普通高等教育“十一五”国家级规划教材
全国医学高等专科学校教材

外　科　学

（第3版）

主　编　姜保国　王　洪　张　旭
副主编　张殿英　李碧丽　马晓鹏
　　　　　张庆广　袁志勇

北京大学医学出版社

WAIKE XUE

图书在版编目（CIP）数据

外科学/姜保国，王洪，张旭主编．—3版．—北京：北京大学医学出版社，2008.6（2015.6重印）

普通高等教育“十一五”国家级规划教材

ISBN 978-7-81116-418-3

Ⅰ．外…　Ⅱ．①姜…②王…③张…　Ⅲ．外科学—高等学校—教材　Ⅳ．R6

中国版本图书馆CIP数据核字（2008）第013121号

外科学（第3版）

主　　编：姜保国　王　洪　张　旭

出版发行：北京大学医学出版社

地　　址：(100191) 北京市海淀区学院路38号 北京大学医学部院内

电　　话：发行部010－82802230；图书邮购010－82802495

网　　址：http://www.pumpress.com.cn

E－mail：booksale@bjmu.edu.cn

印　　刷：莱芜市圣龙印务有限责任公司

经　　销：新华书店

责任编辑：靳新强　　**责任校对**：金彤文　　**责任印制**：张京生

开　　本：787mm×1092mm　1/16　　**印张**：40　　**字数**：1021千字

版　　次：2008年6月第3版　2015年6月第8次印刷

书　　号：ISBN 978-7-81116-418-3

定　　价：56.80元

编者名单

（以姓氏笔画为序）

于昌连　内蒙古科技大学包头医学院
于跃利　内蒙古科技大学包头医学院
王　聪　河北大学医学部
王美顺　菏泽医学专科学校
邓华民　华北煤炭医学院
刘　明　内蒙古医学院
那日苏　内蒙古科技大学包头医学院
李广波　河北大学医学部
李玉明　滨州医学院
李碧丽　内蒙古医学院
杨文增　河北大学医学部
吴丽娜　内蒙古科技大学包头医学院
陈　彪　内蒙古科技大学包头医学院
陈英杰　河北工程大学医学部
辛国华　承德医学院
张云鹤　华北煤炭医学院
张丽芳　长春医学高等专科学校
张殿英　北京大学医学部
苗文隆　河北北方学院
赵文国　华北煤炭医学院
袁志勇　菏泽医学专科学校
夏登云　河北北方学院
曹凤宏　华北煤炭医学院
崔　伟　长春医学高等专科学校
韩　博　内蒙古科技大学包头医学院
程爱斌　华北煤炭医学院
薛　军　河北北方学院
马晓鹏　齐齐哈尔医学院
王　洪　河北大学医学部
王文格　河北工程大学医学部
王振潮　承德医学院
史彦芳　河北大学医学部
刘志伟　承德医学院
苏　峰　河北北方学院
李兴江　齐齐哈尔医学院
李凤歧　河北北方学院
杨　植　承德医学院
杨福申　河北工程大学医学部
陈　冰　河北大学医学部
陈保平　河北大学医学部
何友立　菏泽医学专科学校
张　旭　承德医学院
张庆广　滨州医学院
张学军　承德医学院
林　飞　内蒙古科技大学包头医学院
金志宏　内蒙古医学院
姜保国　北京大学医学部
贾国群　内蒙古科技大学包头医学院
曹立新　齐齐哈尔医学院
康绍叁　华北煤炭医学院
董乐乐　内蒙古科技大学包头医学院
程树杰　河北大学医学部
傅中国　北京大学医学部
魏希亮　河北大学医学部

序

教材建设是提高教学水平的一项重要任务。作为知识的载体，教材是学习专业知识的必备工具，亦是启迪思考的引导书。学校的领导和教师必须十分重视教材建设工作。

医学高等专科学校是为我国培养助理医师的学校，广大教师和学生希望能有一套适用这一层次医学教育的教材。过去用的医学专科教育的教材，不少是本科教材的“压缩版”，给教与学带来困难。为了解决专科教材建设中存在的这种问题，北京大学医学出版社（即原北京医科大学出版社）于 1993 年和 2002 年两次组织了北医的老师和华北地区医学专科学校的老师，经过研讨，编写了临床医学专业教材（第一版和第二版），并于 2000 年组织了护理专业的专科教材。十几年来，通过教学实践表明这两套教材具有较好的适用性，其中许多教材被评为教育部“十五”及“十一五”国家级规划教材。

为了进一步适应科学技术的发展和社会大众对医疗保健需求的提高，落实以人为本的科学发展观，提高专科医学教育的质量，2007 年北京大学医学出版社决定在全国范围内组织有关学校的老师编写第三版临床医学专业和第二版护理专业教材。为此，成立了教材编审委员会，以推动教材建设的改革，进一步提高其适用性。本版教材本着“理论够用，结合实践，指导自学”的原则，力求语言流畅，叙述清晰，图文并茂，利于教学。同时参考了助理医师执业资格考试的要求，使教材内容更加符合未来职业实践的要求。

教材建设不只是编写，加强研讨同样十分重要。在北京大学医学出版社的支持下，教材编审委员会将认真组织好各科教材的研讨会，推动教学改革，提高教学质量。我们诚恳地希望使用本套教材的各校师生能适时地提出你们的建议和指正，使本套教材能与时俱进，为我国的医学专科教育做出贡献。

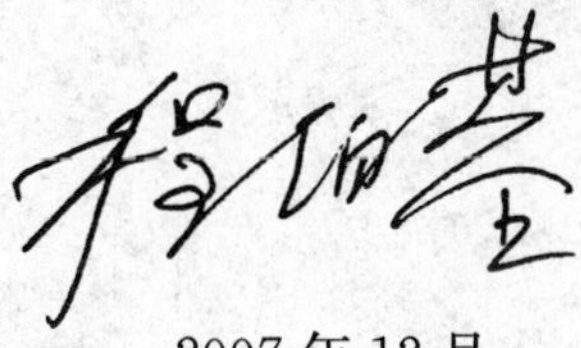

2007 年 12 月

目　录

第一章 绪 论

第一节 外科学的范畴

外科学是在医学发展中自然分出的，是研究外科疾病发生、发展规律、临床表现、诊断、治疗和预防的科学，外科疾病大致可以分为五大类。

（一）损伤　由暴力等因素引起的人体组织结构和功能的破坏，如骨折、内脏破裂。

（二）感染　致病性微生物或寄生虫侵袭人体，导致组织、器官的炎症性损害，局限性的感染病灶需要外科手术治疗，如脓肿的切开引流、阑尾炎的切除等。

（三）肿瘤　绝大多数肿瘤需要外科手术切除，从而达到根治、延长生存时间或改善生存质量的效果，如良性肿瘤和大多数恶性肿瘤的切除。

（四）畸形　大多数的先天性畸形，如先天性心脏病、肛管直肠闭锁等，均需手术治疗。后天性畸形，例如烧伤后瘢痕挛缩和外伤后的肢体畸形，需要手术修复，以恢复功能和改善外观。

（五）功能障碍性疾病　器官梗阻，如肠梗阻、尿路梗阻；血液循环障碍，如下肢静脉曲张、深静脉血栓形成；内分泌功能失常，如甲状腺功能亢进；尿路结石症等，一般需要外科治疗。

随着科学的进步，医学的发展，外科工作范围不断发生变化，并且与医学其他分科出现许多交叉的领域，外科学在理论基础和临床实践上，都已有了很大的提高，手术方法和新技术的结合越来越广泛。手术虽然仍是外科工作中极其重要的组成部分，但是把外科看成单纯是手术工作的时代已经过去。

外科学随着整个医学的发展而前进，外科学的进展又促进整个医学的发展。科学的成果不断为医学，包括外科学发展提供新的条件和知识；对人体和疾病的认识已经深入到亚细胞和分子水平。生物医学工程、医用材料等领域也得到了迅猛的发展。所以，外科学的领域在不断扩大，外科学中新的专业也在不断地出现。

第二节 外科学发展简史

公元前600—200年，希腊人吸取埃及和亚洲的文化，成为后来罗马及欧洲医学发展的基础。在欧洲，有关医学的记载可见于 Hippocrates（公元前460—370年）的著作中，Celsus 在公元1世纪、Galen 在公元2世纪用拉丁文书写医疗文件，从此开始了持续1500年之久的用拉丁文作为欧洲医学公用语言的传统。在5世纪—15世纪漫长的中世纪时代，欧洲进入封建社会，连年战争以及宗教统治的影响，使得文化的发展陷入了黑暗时期。医学完全受教会控制，在这一时期，除开始建立医学校外，医学本身发展较少。直至1745年，英国的外科医生才有自己的独立团体；1800年，英国国王乔治三世特许成立伦敦皇家外科学院；1843 年，维多利亚女王将其改为英国皇家外科学院。在欧洲大陆，中世纪的黑暗保守终被 15 世纪开始的文艺复兴所冲破。17 世纪，欧洲从封建社会过渡到资本主义社会，物理学、化学、天文学等开始迅速发展。随着科学的发展，医学逐渐从玄学、经验转向科学，这一发展先带动了基础医学，后来扩展到临床医学。19 世纪是医学，也是外科学的重要发展时代。医学在病原学的研究方面取得了重大的进展；而 19 世纪中叶所建立的麻醉法和抗菌术、无菌术则奠定了现代外科的基础。

医学必须以人体解剖为基础，但是在很长一个时期，外科医生对解剖也只有模糊的认识。最早的解剖手册写于 1316 年，内容并不精确。法国 A. Pare（1510—1590）是文艺复兴时期最有名望的外科医生，他强调解剖学的重要性，改变了传统的用沸油烧灼创面的做法，代之以刺激性小的油膏；他创用截肢时结扎血管的止血方法；应用手法使胎儿转位，帮助娩出。比利时的 A. Vesalius 医生，也是一位解剖学教授，他专心从事人体结构的研究，成为 16 世纪最有造诣的解剖学家。1859 年，英国解剖学家、外科医生 H. Gray 发表了《描述和外科的解剖学》一书，至今不仅仍然是医学生学习解剖的重要教科书，而且还是外科医生经常应用的参考书。意大利解剖学家 G. B. Morgagni（1682—1771）1761 年出版的《以解剖学来研究疾病的部位和原因》使临床疾病的病理、生理学认识得到了很大的提高。英国解剖学家和外科医生 J. Hunter 要求学生必须具有良好的解剖学、生理学和病理学的知识，并且把三者结合起来，他同时也是一位实验外科的开拓者。1952 年美国外科医生 F. D. Moore 所发表的《对外科病人的代谢反应》是近代外科学中生理方面的重大进展。

19 世纪以前，外科实际还没有成为名副其实的专业，主要是因为没有解决疼痛、出血和感染问题。对于止痛，很早就有了各种探索，而且也找到一些药物，但是始终不能为手术提供无痛条件。1842 年，美国乡村医生 C. W. Long 曾在乙醚的帮助下切除皮肤肿瘤。1846 年，美国牙科医生 W. T. G. Morton 在麻省总医院第一次当众成功地应用乙醚麻醉。1847 年苏格兰产科医生 J. Y. Simpson 介绍了用氯仿麻醉，开创了外科的新纪元。

早在 19 世纪中叶，外科医生已经观察到常见的化脓、丹毒、脓血症、败血症等与手术环境的关系。美国解剖学家 O. W. Holmes（1809—1849）明确提出产褥热是经医生的手带给产妇的。匈牙利产科医生 I. P. Semmelweis（1818—1865）证明产褥热是一种感染，首先在产科手术中提倡应用抗菌法，接生前医生必须用含氯的石灰水洗手。1864 年，英国外科医生 T. S. Wells 发表题为《外科手术后死亡过多的某些原因》的论文，介绍了法国化学家 L. Pasteur 的研究，并指出“化脓性感染与在医院和过分拥挤场所发生的一系列致命性疾病有重要的联系”。英国外科医生 J. Lister（1827—1912）是公认的抗菌外科的创始人，他在 1865 年首先将石炭酸试用于伤口，并在 1867 年发表了有关抗菌法的论文。德国细菌学家 R. Koch（1843—1910）于 1878 年发现伤口感染的病原菌之后，德国外科医生 F. Von Bergmann（1836—1907）创用蒸气灭菌法，对敷料进行灭菌。这种方法使抗菌法发展为无菌法。1890 年，美国外科医生 W. S. Halsted（1852—1922）创用灭菌橡皮手套，达到了无菌手术的要求，而使现代外科得到进一步发展。

20 世纪中叶以来，新的技术革命在全球兴起，自然科学的进展和新技术、新材料的出现推动了各学科的前进，并出现了许多新兴的领域。这些正是医学迅速发展的基础，而且其作用还在继续扩大之中。当代外科进入了一个蓬勃发展的阶段，人们对疾病和它所可能产生的全身性病理生理变化以及各种治疗的措施，都有了更深刻的认识。诊断技术的提高使许多过去难以确诊的疾病能在早期查出，从而可以观察到病变的动态变化，使外科的治疗能更为及时、周到、全面。另外，内镜操作已经成为外科的一项重要诊治手段，其应用范围还在继续扩大。显微外科的发展使得一些难以在肉眼下进行的手术，可以在显微镜下顺利完成，这使得外科各个专业的手术治疗范围都得到了扩大。器官移植也是外科领域内的一条新的途径，随着移植免疫学的进展、移植技术的提高以及免疫抑制剂的不断更新，器官移植已经成为临床上一种全新的治疗方法。新材料的应用，使得过去许多手术方法得到了提高和发展，如人工心脏瓣膜、人工关节置换、人造血管和人造肌腱的替换使不久的将来，人工心脏、人工神经也会成为现实，所有的这些都离不开新材料的发展和应用。20 世纪后半叶，生物科学走到了科学的最前沿。生物工程技术对医学正起到巨大的影响，这种影响也无疑会使外科学出现多方面的变化。

第三节　我国传统医学中外科学的成就

在我国，公元前 14 世纪的商代，就有外科疾病“疥”、“疮”的记载。在周代（公元前 1066—481），外伤科已经独立成为一科，称为“疡科”，外伤科医生称为“疡医”。秦汉时代，科学文化随着生产的发展而昌盛起来。这个时期的医学名著《内经》已经有外科专著“痈疽篇”，举出了夭疽、猛疽等 20 余种病名，以及针砭、熨帖、按摩等治疗方法。1973 年自马王堆出土的《五十二病方》是一部秦汉时代具有相当高水平的外科专著，其中已经认识到破伤风（伤痉）的发病与创伤受风有关，婴儿破伤风（索痉）与居住潮湿及脐带不洁有关。汉末杰出的医学家华佗（141—203），使用麻沸散为病人进行死骨剔除术、剖腹术等。南北朝龚庆宣著《刘涓子鬼遗方》（483）是中国最早的军事外科的经验总结。隋代巢元方著《诸病源候论》（610）中的“金疡肠断候”叙述断肠缝接、腹疝脱出等手术采用丝线结扎血管。在唐代，孙思邈著《千金要方》（652）中，记述手法整复下颌关节脱位，与现代医学采用的手法类似。蔺道人著的《理伤续断秘方》（841）是我国第一部伤科专著，制订了一套与现代治疗相类似的骨折整复固定方法和处理开放性骨折需要注意的规则。在宋代，王怀隐著《太平圣惠方》（992）中有砒剂治疗痔核的记载。金元时代齐德之著《外科精义》（1335）在卷首《论疮肿疹候》中说明外科病应注意病人全身症状，把辨证论治的法则应用于外科。危亦林著《世医得效方》（1337）在正骨方面有精确的记载，主张在骨折或脱臼的整复前用乌头、曼陀罗等药物先行麻醉；对脊柱骨折，主张用悬吊复位法，早于西方提出悬吊复位法 600 余年。明代是我国外科学的全盛时代，精通外科的医师有薛己、汪机、王肯堂、申斗垣、陈实功和孙志宏等，遗留下不少著作。清朝高文晋著《外科图说》（1856），是一本以图释为主的外科学著作。

这些，足以说明我国传统医学中外科学具有悠久的历史，不但有丰富的经验，而且有相当的科学内容，疗效确实，方法简便，适合广大人民的需要。

第四节　外科医生的培养

医生的本职是解决医疗工作中的实际问题，为人民的健康事业竭尽所能。作为临床医生，不仅要有高度的责任感、无私的奉献精神，在实践中不断提高自己的才能，对医学科学作出贡献，造福人类，同时还要善于用现代科学的知识解决各个具体病人的实际问题。

外科医生的成长，首先是一个实践、思考、知识结合的过程，并且将这三者有机地结合。实践是第一位的，解决实际问题的才能或本领只能在实践中得到。学习临床医学一刻都不能脱离临床实践。在外科医生的培养中必须把临床实践放在第一位，努力使自己懂得临床医学的特点，打好基础。重视实践，认真从实践中总结经验教训是外科医生成长的一个基本环节。思考是有目的的一种探索，透过表面现象去理解事物的本质。一个外科医生必须不断提高自己的临床思维能力。知识的作用在于运用，所以，重视知识更重要的是要将知识运用于实践当中，“知识就是力量”是以运用为前提的。另外，单纯从书本上学到的知识，一般较为肤浅容易遗忘，而为了解决实际问题而获得的知识是牢固的，所以在实践中获得知识、在思考中运用知识是非常重要的。

外科医生在学习和工作中，还应该学会用辩证唯物主义的思维方法去认识事物、分析问题和解决问题。医生如果不能够全面地考虑、辩证地看待问题，就可能产生片面性，可能遗漏病情、耽误治疗。辩证唯物主义继承了人类文化科学的优秀成果，概括了自然科学的成就和发展。自然科学，包括医学的不断进步应有辩证唯物主义的指引。所以，医生的培养也必须首先从人生观、世界观上完善自己。我们外科医生要以高尚的医德、医风和精湛的医术为人民服务；要有为医学科学奉献一切的精神，努力创新，为外科学的发展作出贡献。

（姜保国）

第二章　水、电解质代谢及酸碱平衡失调

正常体液容量、渗透压及电解质含量是机体正常代谢和各器官功能正常进行的基本保证。创伤、手术及许多外科疾病均可能导致体内水、电解质和酸碱平衡的失调，处理这些问题成为外科病人治疗中一个重要的内容。

第一节　概　述

一、体液的含量、分布和组成

1. 体液的含量　体液的主要成分是水和电解质。其总量因性别、年龄和胖瘦而异。肌肉组织含水量较多（75%～80%），而脂肪组织含水量较少（10%～30%），因此成年男性的体液总量约占体重的60%，成年女性约为50%。婴幼儿约为70%～75%，新生儿可占体重的80%。随着儿童年龄的增长，体内脂肪含量逐渐增多，14岁之后体液占体重的比例与成人相仿。

2. 体液的分布　体液分为细胞内液和细胞外液两部分。细胞内液绝大部分存在于骨骼肌中，男性约占体重的40%，女性约占体重的35%；细胞外液男、女均约占体重的20%。细胞外液又被血管分成血浆和组织间液。血浆量约占体重的5%，组织间液约占体重的15%。

组织间液中绝大部分能迅速地与血浆或细胞内液进行交换，对维持循环和细胞功能起很大作用。故这部分组织间液又称为功能性细胞外液。另一小部分组织间液，包括结缔组织液和如脑脊液、关节液、消化液等的透细胞液，对维持体液平衡的作用甚小，故又称为无功能性细胞外液。

3. 体液的组成　体液除了水外，其溶质可分为电解质和非电解质两类。电解质在细胞内液和细胞外液的分布显著不同。细胞外液中阳离子主要是钠离子（Na^+），阴离子主要是氯离子（Cl^-）、碳酸氢根离子（HCO_3^-）和蛋白质。细胞内液中阳离子主要是钾离子（K^+），其次为镁离子（Mg^{2+}）；阴离子主要是磷酸根离子（HPO_4^{2-}）和蛋白质。由于电解质能自由出入毛细血管壁，所以除蛋白质外，功能性组织间液和血浆的电解质成分基本相同。因此，临床上只要测定血浆中的电解质成分，就可以反映细胞外液的情况。细胞外液和细胞内液的渗透压相等，正常为290～310mmol/L。渗透压的稳定对维持细胞内、外液平衡具有非常重要的意义。

二、体液平衡及渗透压的调节

1. 水的出入平衡　正常人每日摄入和排出的水量基本保持平衡。一般成人24小时的出入量为2000～2500ml（表2-1）。

表 2-1 正常成人每日水的出入量（ml）

	摄入量	排出量
饮水	1000～1500	尿量 1000～1500
食物含水	700	粪便 150
食物氧化内生水	300	皮肤蒸发 500 呼吸道失水 350
总计	2000～2500	总计 2000～2500

临床工作中判断出入量时应注意以下几点：①皮肤蒸发与呼吸道排出的水分（即不显性失水）每日约 850ml。②体温升高时，水分蒸发增多。每升高 1℃，失水量增加 3～5 ml/（kg·d）。③出汗明显增多时，失水量增加。故在应用发汗退热药时，如出汗过多应及时补液。④气管切开时，呼吸道失水量增加，约为正常人的 2～3 倍（1000ml）。⑤每日约有 8000ml 消化液分泌，多经大肠吸收。在腹泻、呕吐或肠梗阻时，大量消化液排出体外或留滞于肠腔，造成脱水和电解质紊乱。

2. 机体对水的调节　机体对水的调节是通过肾完成的，肾的调节功能受神经和内分泌的影响。①中枢神经的调节：当体内水分减少时，体液的渗透压增加，刺激渗透压感受器，兴奋传入大脑，产生口渴感，引发饮水行为。②内分泌的调节：抗利尿激素是下丘脑分泌并储存于垂体后叶的激素，能增加肾对水的重吸收。机体通过下丘脑-垂体后叶-抗利尿激素系统来恢复和维持体液的正常渗透压。醛固酮是由肾上腺皮质球状带分泌的激素，能促进肾对水、钠的重吸收及对钾的排出。机体通过肾素-醛固酮系统来恢复和维持血容量。

三、酸碱平衡的维持

酸碱平衡是体液内稳态的重要组成部分。正常人体血液的 pH 相当恒定，动脉血的 pH 是 7.40±0.05。体内具有酸碱平衡的调节机制，称之为缓冲系统，通过血液缓冲作用和肺、肾等的调节作用，维持体液相对恒定的酸碱度。

1. 血液缓冲系统　血液中含有一些由弱酸及其弱酸盐组成的缓冲体系，又称为缓冲对。例如 H_2CO_3 与 $NaHCO_3$、NaH_2PO_4 与 Na_2HPO_4 等。其中以 H_2CO_3 与 $NaHCO_3$ 最为重要。如体内酸性物质增多，则 $NaHCO_3$ 就以 HCO_3^- 结合 H^+，中和酸；如碱性物质增多，H_2CO_3 就以 H^+ 去中和碱。如此，以避免血液酸碱度发生急剧变化。

根据 Henderson-Hasselbalch 公式：$pH = pKa + lg [HCO_3^-] / [H_2CO_3]$ $pKa = 6.1$，正常的 $[HCO_3^-] = 24mmol/L$，$[H_2CO_3] = 1.2mmol/L$。则 $pH = 6.1 + lg24/1.2 = 6.1 + 1.3 = 7.4$。由公式可以看出：$[HCO_3^-]$ 与 $[H_2CO_3]$ 的比值等于 20 比 1 时，血浆的 pH 为 7.4。只要此比值保持不变，pH 将保持不变。血液缓冲系统的作用快，但不能持久，还需肺和肾的调节。

2. 肺的调节　肺主要靠呼出二氧化碳来发挥其缓冲作用。在体内酸性物质增多时，即 $[H_2CO_3]$ 相对增高，H_2CO_3 分解为 H_2O 和 CO_2 亦增多。CO_2 刺激呼吸中枢使呼吸加深加快，加速排出 CO_2，这样使 $[H_2CO_3]$ 下降，从而使 $[HCO_3^-]$ 与 $[H_2CO_3]$ 的比例重新得到恢复。反之，当体内 CO_2 浓度降低时，呼吸就变慢，以减少 CO_2 的排出。肺调节酸碱平衡的方法是通过改变肺泡内的气体交换率，加快或减慢CO_2的排出，调节血液中的H_2CO_3。肺对酸碱平衡的调节是快速调节，在24小时内即可代偿完全。

3. 肾调节　肾是调节酸碱平衡的重要器官，一切非挥发性酸和过剩的碳酸氢盐，都必须经过肾排出。肾主要是排出H^+、回收HCO_3^-和Na^+。尿中的［H^+］比血液的大10～100倍，可见肾强大的排酸能力对维持血液的酸碱平衡起着重大作用。肾排酸保碱的主要机制是：①H^+-Na^+交换：近曲肾小管细胞回吸收Na^+而排出H^+。②肾小管分泌NH_3与H^+结合成NH_4^+，排入尿中。③近曲肾小管细胞回吸收HCO_3^-。肾的代偿比较慢，需要5～7天才能达到高峰。

总之，机体通过上述调节方式保持血液pH稳定。即使［HCO_3^-］与［H_2CO_3］的绝对值已经改变，但其比值维持于20∶1，即可使pH不变，而处于代偿状态。一旦因疾病等原因，打破此比值的恒定，就会出现失代偿，而表现出酸碱平衡紊乱。

第二节　水、电解质代谢失调

机体通过内在调节机制维持水和电解质在体内的动态平衡。当这种调节机制因疾病、创伤等因素而遭破坏时，机体就会出现水、电解质紊乱，表现为容量、浓度和成分失调。

一、水、钠代谢失调

在体液中水和钠的关系密切，临床上缺水和缺钠常同时存在，只是在比例上有所差别。根据两者缺失的情况，可分为等渗性脱水、低渗性脱水和高渗性脱水。钠离子是细胞外液中的主要阳离子，血清正常参考值为135～145mmol/L。生理作用有：①维持细胞外液的渗透压。②影响水平衡：钠增多时，细胞外液增加；钠减少时，细胞外液随之减少。③提高神经肌肉的兴奋性。钠离子主要由肾调节，肾依钠盐摄入多少而增减尿钠的排泄。禁食时，肾排钠可减至最低限度。正常成人每日需要氯化钠5～9g，相当于生理盐水500～1000ml。氯离子是细胞外液中的主要阴离子。血清正常参考值是98～103 mmol/L。生理功能是与钠离子共同维持细胞外液渗透压，维持体液的酸碱平衡。平衡调节主要由肾完成。

（一）等渗性脱水　又称急性脱水或混合性脱水，在外科临床上最为常见。水和钠成比例地丧失，血清钠仍在正常范围，细胞外液仍为等渗状态。

1. 病因　为急性体液丧失。①急性胃肠道消化液丧失：如严重呕吐、腹泻、肠瘘等。②体液丧失在感染区或软组织内：如弥漫性腹膜炎、肠梗阻及大面积烧伤等。

2. 病理生理　①等渗性脱水造成细胞外液量减少，则循环血量迅速减少，肾素-醛固酮系统兴奋，使醛固酮分泌增加，促进肾对水和钠的再吸收，尿量减少。②等渗性脱水时，如不及时补充液体，由于继续有不显性失水，往往可转化为高渗性脱水；如病人因口渴而饮入大量无盐液体，则又可转化为低渗性脱水。

3. 临床表现　病人有尿少、厌食、恶心、乏力等，但不口渴。舌干燥，眼球凹陷，皮肤干燥、松弛。短期内体液的丧失达到体重的5%，即丧失细胞外液的25%时，病人出现脉搏细速、肢端湿冷、血压不稳定或下降等血容量不足的症状。体液继续丧失达体重的6%～7%时（相当丧失细胞外液的30%～ 35%），休克的表现更严重，常伴发代谢性酸中毒。

4. 诊断　主要依靠病史和临床表现。应详细询问有无消化液或其他体液的大量丧失；

失液或不能进食已持续多少时间；每日的失液量估计有多少，以及失液的性状等。实验室检查血清 Na^+ 和 Cl^- 一般无明显降低。血细胞比容明显增高提示血液浓缩现象。尿比重增高。必要时作血气分析或二氧化碳结合力测定，以确定有否酸（或碱）中毒。

5. 治疗　积极消除病因，减少水钠丧失；同时针对细胞外液量的减少，以平衡盐溶液或等渗盐水尽快补充血容量。常用平衡盐液为乳酸林格液，或乳酸钠和复方氯化钠溶液的混合液（1.86％乳酸钠溶液 1 份和复方氯化钠溶液 2 份）两种，较理想。如单纯用等渗盐水，大量输入后有引起高氯性酸中毒的危险。

如有血容量不足的症状时，可先从静脉给病人快速滴注上述溶液约 3000ml（按体重 60kg 计算），以恢复血容量。如无血量不足的表现时，则可给病人上述用量的 1/2～ 2/3，即 1500～2000ml，补充缺水量，或按血细胞比容来计算补液量。需补液量（L）＝血细胞比容上升值/血细胞比容正常值×体重（kg）×0.25。此外，还应补给日需要水量 2000ml 和氯化钠 4.5g。

（二）低渗性脱水　又称慢性脱水或继发性脱水。水、钠同时缺失，但缺水少于失钠。故血清钠低于正常范围，细胞外液呈低渗状态。

1. 病因　主要有：①胃肠道消化液持续性丧失，如反复呕吐、长期胃肠减压引流或慢性肠梗阻，以致钠随着大量消化液而丧失；②大创面慢性渗液；③肾排出水和钠过多，例如应用排钠利尿剂（氯噻酮、利尿酸等）时，未注意补给适量的钠盐；④禁食病人补给的葡萄糖液多，而未补电解质液或补得少。

2. 病理生理　①缺钠后，细胞外液的渗透压降低，垂体后叶释放抗利尿激素减少，使肾小管对水的重吸收减少，水分又从尿中排出，导致细胞外液减少，血容量随之下降。②细胞外液的渗透压降低，致水分转移至细胞内，可引起细胞内水肿，血容量下降。③血容量下降，肾小动脉压力感受器受到刺激，使醛固酮分泌增加，促进肾小管对水、钠的重吸收，从而尿量减少。如血容量继续减少，可出现低钠性休克。

3. 临床症状　据缺钠程度不同分为三度：①轻度缺钠：约失钠 0.5g/kg。病人有疲乏、头晕、手足麻木，血清钠为 130～135mmol/L。尿中钠、氯减少，血红蛋白及血细胞比容升高。②中度缺钠：约失钠 0.5～0.75g/kg。除上述症状外，还有食欲减退、恶心、呕吐、血压不稳、直立性低血压等表现。血清钠 120～130mmol/L。尿少，尿中几乎不含钠和氯。③重度缺钠：约失钠 0.75～1.25g/kg。除上述症状加重外，还出现表情淡漠、肌痉挛性抽痛、休克及昏迷等。腱反射减弱或消失。血清钠＜120mmol/L。

4. 诊断　存在相关病因及临床表现。实验室检查血清钠＜135mmol/L。

5. 治疗　积极处理致病原因。针对细胞外液缺钠多于缺水和血容量不足的情况，采用含盐溶液或高渗盐水静脉输注，以纠正体液的低渗状态和补充血容量。①轻、中度病人口服盐水或静脉输入生理盐水，通过机体的调节就会纠正脱水。②重症病人出现休克者，应快速输入平衡盐液和胶体液，补充血容量，提高渗透压、改善微循环，使血压尽快回升。改善组织灌注后，可输入高渗盐液（3％～5％氯化钠溶液）200～300ml，纠正血钠过低。以后根据病情再决定输液。补高渗盐时滴速每小时应小于 100～150ml。

补钠盐的计算公式：需补钠量（mmol）＝［血钠正常值（mmol）－血钠测得值(mmol)］×体重（kg）×0.6（女性为 0.5）。按 17mmol Na^+ ＝1g 钠盐计算补给氯化钠的量。当天补给一半和日需量 4.5g，其中 2/3 的量以 3％～5％氯化钠溶液输给，其余量以等渗盐水补给。以后可测定血清 Na^+、K^+、Cl^-，作为进一步治疗时的参考。

（三）高渗性脱水　又称原发性脱水，水和钠同时缺失，但缺水多于缺钠，造成细胞外液呈高渗状态。

1. 病因　主要为：①摄入水分不够，如食管癌的吞咽困难，重危病人的给水不足，鼻饲高浓度的要素饮食或静脉注射大量高渗盐水溶液。②水分丧失过多，如高热大量出汗（汗中含氯化钠 0.25%）、烧伤暴露疗法、呼吸道不显性失水增加（气管切开、代谢性酸中毒、发热、脑功能障碍）等。

2. 病理生理　①细胞外液渗透压增高，通过刺激渗透压感受器而兴奋视丘下部的口渴中枢，引起口渴感。②高渗透压促使垂体后叶释放抗利尿激素，增加远端肾小管对水的重吸收，使尿量减少，比重增加。③细胞内渗透压低于组织液，故细胞内水分向组织间隙渗出，从而形成细胞内脱水。缺水严重时，细胞内液的缺水程度超过细胞外液，引起脑细胞脱水导致脑功能障碍。④持续缺水可导致循环血量减少，醛固酮分泌增加，促进肾对水、钠的重吸收，使尿量进一步减少。若每日尿量少于 500ml，则不能将代谢废物排出，可导致氮质血症和代谢性酸中毒。

3. 临床表现　口渴为最早出现的症状，随后出现黏膜干燥、皮肤弹性减退、眼窝凹陷、尿量减少、尿比重增高、体温上升等。按脱水的多少可分为轻、中、重三度。①轻度缺水　除口渴外，无其他症状。缺水量为体重的 2%～4%。②中度缺水　极度口渴，乏力、尿少和尿比重增高，唇舌干燥，皮肤弹性差，眼窝凹陷，常出现烦躁。缺水量为体重的 4%～6%。③重度缺水　除上述症状外，出现躁狂、幻觉、谵妄，甚至昏迷等脑功能障碍的症状。缺水量超过体重的 6%。

4. 诊断　诊断依据为存在脱水的病因，有相应的临床症状和体征，化验检查血钠＞150mmol/L，尿比重＞1.030，血细胞比容升高。

5. 治疗　应尽早去除病因，以利机体发挥自身调节功能。重点是补充缺失的水量，输入 5%葡萄糖溶液或 0.45%氯化钠溶液。轻度脱水病人，如能饮水及进食，病情可很快好转。对不能饮水或中度以上的脱水病人，应静脉补液。如输入 5%葡萄糖液，在基本纠正失水、尿量增加、尿比重降低后，还应补充等渗盐水和钾盐。估计补液量的方法有两种：①根据临床分度，按体重丧失情况来估计，每丧失体重的 1%，补液 400～500ml。②根据血钠浓度计算：

补水量（ml）＝［血钠测得值（mmol）－血钠正常值（mmol）］×体重（kg）×4

计算所得的补水量可分两天补给，当天先给补水量的一半，另一半在次日补给。治疗一天后应监测全身情况及血钠浓度，必要时可酌情调整次日的补给量。补液量中还应包括每天正常需要量 2000 ml。必须注意，血清钠测定值虽然增高，而体内总钠量仍可能不足。故在输入适量等渗葡萄糖溶液后，应适当纠正缺钠。在尿量超过 40ml/h 后适当补钾。

二、钾代谢失调

钾是细胞内液中的主要阳离子，血清正常参考值为 3.5～5.5mmol/L。生理作用是：①维持细胞内液渗透压。②维持神经肌肉的兴奋性。③参与糖和蛋白质的合成代谢，机体合成 1g 糖需钾离子 0.36mmol，合成 1g 蛋白质需钾离子 3mmol。肾对钾的调节能力低，85%

的钾由肾排出，其余部分多由粪便排出。在禁食及血清钾很低的情况下，肾仍从尿中排钾。故禁食两天以上，就应从静脉补钾，以免发生低钾血症。成年人每日需钾盐 3～4g。血清钾浓度反映细胞外液的钾含量，可反映机体对钾调节的动态变化，但不反映体内钾的总量。

（一）低钾血症　血清钾低于 3.5mmol/L 时，称为低钾血症。

1. 病因　①摄入不足：如手术后病人或重病、昏迷的病人长期禁食，未及时补钾。②损失过多：经胃肠道丢失过多，如频繁呕吐、持续胃肠减压、肠瘘等；经肾丢失过多，如长期应用利尿剂、原发性或继发性醛固酮增多症、碱中毒时肾排钾增多等。③钾分布异常：如静脉输入葡萄糖和胰岛素溶液时，钾离子随糖原的合成进入细胞内；碱中毒时细胞外液的 K^+ 与细胞内液的 H^+ 交换，钾离子进入细胞内。

2. 临床表现　主要是血清钾降低引起的一系列神经-肌肉兴奋性的改变。①神经-肌肉兴奋性降低：四肢肌肉软弱无力、腱反射减弱或消失。重者出现软瘫，呼吸困难。②消化道症状：腹胀、厌食、恶心、呕吐、肠鸣音减弱或消失。重者可出现麻痹性肠梗阻。③中枢神经系统症状：早期有烦躁不安、濒死感。重者神志淡漠、定向力障碍、嗜睡。④循环系统症状：心音低沉、心律不齐、心动过速。⑤检查：血清钾＜3.5mmol/L；心电图可有心动过速、房性早搏或室性早搏、T 波改变（低平、双向、倒置）、Q－T 延长和出现 U 波等。低血钾的病人不一定出现典型的心电图改变，故不能依靠心电图诊断。

3. 治疗　①病因治疗：尽快去除造成缺钾的原因。②预防治疗：对于禁食的术后病人或昏迷病人，补给每日需要量 3～6g，相当于 10%氯化钾 30～60ml。③补钾治疗：口服补钾：是最安全的补钾方法，以 10%氯化钾、枸橼酸钾或醋酸钾溶液口服，每次 10ml，每日 3 次。静脉补钾：由于血钾浓度的骤然改变可对心血管功能产生不利影响，所以静脉补钾应缓慢、持续进行。因此，静脉补钾应注意以下几个方面：①见尿补钾：钾离子主要经肾排泄，故少尿者补钾应慎重，防止引起高钾血症。②浓度：静脉输液的含钾浓度一般不超过 0.3%（10%KCl 15ml 加 500ml 液），浓度过大不易控制，且对静脉刺激性大，病人不能忍受滴注时的疼痛。③输入速度：不能过快，防止出现高钾血症。成人静脉滴入速度每分钟 40～60 滴为宜，一般禁止静脉推注。④控制总量：每天补钾总量要正确估计。一般禁食病人，如无其他额外丢失，每日补钾 2～3g。严重缺钾者每日补钾 6～9g。要完成纠正体内缺钾常需连续 3～5 天的治疗。

（二）高钾血症　血清钾高于 5.5mmol/L，称为高钾血症。

1. 病因　常见：①进入体内（或血液内）的钾增多，如口服或静脉输入氯化钾，服用含钾药物，以及大量输入保存较久的库血等。②肾排泄功能减退，如急性肾功能衰竭，应用保钾利尿剂（如安体舒通、氨苯蝶啶），以及盐皮质激素不足等。③细胞内钾的移出，如重度溶血、组织损伤（大面积挤压伤、烧伤等）以及酸中毒等。

2. 临床表现　一般无特异性症状，有时有轻度神志模糊或淡漠、感觉异常和四肢软弱等。严重高钾血症有微循环障碍的表现，如皮肤苍白、发冷、青紫、低血压等。常出现心跳缓慢或心律不齐，甚至发生心搏骤停。高钾血症，特别是血钾超过 7mmol/L 时，几乎都有心电图的改变。典型的心电图改变为早期 T 波高而尖，QT 间期延长，随后出现 QRS 增宽，PR 间期延长（图 2－1）。

3. 治疗　由于高钾血症有导致病人心搏突然停止的危险，因此高钾血症一经诊断，应积极予以治疗。

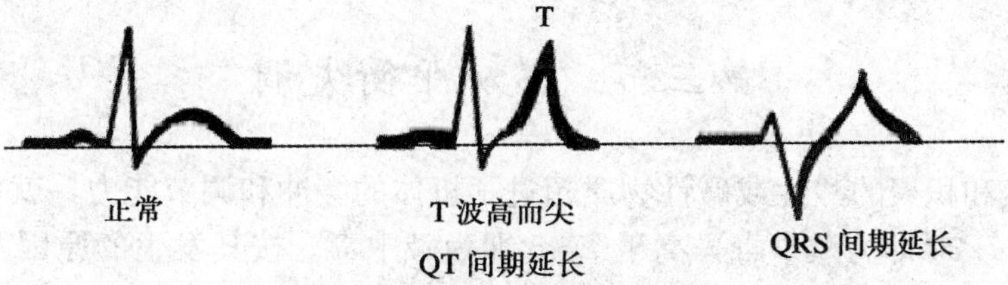

图 2-1　高钾血症的心电图变化

①停止钾盐的摄入和补充：避免进食含钾量高的食物，如牛奶、水果等。②保护心肌，防止心律失常：心电图有心律失常时，可用钙剂来对抗钾离子抑制心肌的作用。如 10%葡萄糖酸钙 20～30ml 或 5%氯化钙 20ml，缓慢静脉注射。③促进钾离子向细胞内转移，降低血钾浓度：可用葡萄糖液加胰岛素静脉输入；或静脉输入 5%碳酸氢钠溶液，碱化细胞外液，可促进肾排钾，并使钾离子转入细胞内。④透析疗法：应用腹膜透析或血液透析，肾功能不全者适用。⑤口服阳离子交换树脂：能从消化道带走较多的钾离子。也可以加入 10%葡萄糖溶液 200ml 后作保留灌肠。

三、钙、镁代谢失调

机体内 99%的钙在骨质中。血清钙浓度为 2.25～2.75mmol/L，钙离子生理作用是维持神经肌肉兴奋性。离子化和非离子化钙的比率受血液 pH 的影响，pH 降低可使离子钙增加，pH 升高可使离子钙减少。调节依靠甲状旁腺激素、维生素 D 及降钙素对骨、肾和肠道的作用。

正常成人体内的镁约一半存在于骨骼内，其余几乎都存在于细胞内，仅 1%的镁存在于细胞外液，血浆正常参考值为 0.7～1.1mmol/L。镁具有多种生理功能，在对神经活动的控制、神经肌肉兴奋的传递、肌肉收缩、心脏激动性以及血管张力等方面具有重要作用。甲状旁腺激素和维生素 D 促进镁的重吸收。

（一）低钙血症　血钙低于 2mmol/L 即为低钙血症。多见于急性胰腺炎、慢性肾衰竭、甲状旁腺激素缺乏（甲状腺手术后或甲状旁腺功能不全）及维生素 D 缺乏等。临床主要表现为神经-肌肉兴奋性增强，如易激动，口周麻木，手足搐搦，肌肉抽动等。治疗低钙血症应纠正病因，急性者可静脉注射 10%葡萄糖酸钙或 5%氯化钙 10～20ml。一般可口服乳酸钙及维生素 D 治疗。

（二）低镁血症　血清镁低于 0.7mmol/L 即需治疗。低镁血症多发生于长期肠瘘、胆瘘、慢性腹泻或经长期输液而未注意补充镁的病人。缺镁时可出现神经-肌肉及中枢神经系统的症状。表现为：①中枢神经症状：眩晕、共济失调、手足徐动等。②精神：谵妄、抑郁、性格改变、昏迷。③神经肌肉：震颤、手足搐搦等。常与缺钙、缺钾同时存在。故对手足搐搦病人注入钙剂不见好转者，应想到低镁血症。低钾血症病人补钾后病情无改善，也应怀疑存在镁缺乏。治疗低镁血症可口服硫酸镁或氯化镁。亦可肌内注射 10%硫酸镁。重症有搐搦时，可静脉滴注 10%硫酸镁。

第三节　酸碱平衡失调

凡体内产生和积聚的酸性或碱性物质超过了机体的缓冲和调节能力，就可发生酸碱平衡紊乱。pH 低于 7.35 即为酸中毒，高于 7.45 即为碱中毒。按其发生的原因及病理生理的不同，可分为四类，即代谢性酸中毒、代谢性碱中毒、呼吸性酸中毒和呼吸性碱中毒。

一、代谢性酸中毒

代谢性酸中毒是外科最常见的酸碱平衡失调，主要是血浆 pH 降低、［HCO_3^-］减少。

1. 病因　①碱性物质丢失过多：如肠瘘、胆瘘、胰瘘、重度腹泻、肠梗阻等。②产酸过多：如失血性及感染性休克致急性循环衰竭，组织缺血缺氧，产生大量丙酮酸和乳酸，这在外科很常见；还可见于糖尿病、禁食、抽搐、心脏骤停等。③酸性物质排出障碍：如急性肾衰竭，钾摄入过多使肾泌 H^+ 减少。④酸性物质摄入过多：如氯化钠溶液输入过多过快，因治疗需要应用氯化铵、盐酸精氨酸，均造成高氯性酸中毒。

2. 机体的代偿　①肺代偿：体内［H^+］和［H_2CO_3］增高及 pH 下降，刺激呼吸中枢，使呼吸加深加快。②肾代偿：增加 HCO_3^- 的回吸收和泌 H^+。③H^+-K^+ 交换：细胞外液 H^+ 与细胞内液 K^+ 交换，降低细胞外液的［H^+］，可产生高钾血症。

3. 临床表现和诊断　突出的症状是呼吸深而快。病人面部潮红、眩晕、头痛、嗜睡，甚至昏迷。常伴有严重缺水的一些症状，易发生心律不齐、急性肾功能不全和休克。尿液检查一般呈酸性。动脉血气分析可明确诊断，血液 pH 和［HCO_3^-］明显降低。呼吸代偿时，$PaCO_2$ 降低。

4. 治疗　最根本的是病因治疗。轻度代谢性酸中毒（HCO_3^- ＞ 16～18mmol/L）经适当补液、纠正脱水后，往往自行好转。严重的（HCO_3^- ＜10mmol/L）可考虑静脉应用碱性溶液。常用碳酸氢钠溶液：输入体内后，其 HCO_3^- 直接中和酸，具有作用迅速，疗效确切的优点。一般成人首次剂量可用 5%碳酸氢钠溶液 100～200ml 静脉滴注，根据血气分析再作进一步补充。依计算公式得出所需 HCO_3^- 的量：HCO_3^- 需要量（mmol）＝［HCO_3^- 正常参考值（mmol）－HCO_3^- 测得值（mmol）］×体重（kg）×0.4。5%碳酸氢钠溶液 20ml 含 HCO_3^- 12mmol。将所需值换算为 5%碳酸氢钠溶液，先补一半的量，再根据情况决定是否继续输入剩余的量。

二、代谢性碱中毒

代谢性碱中毒是血浆［HCO_3^-］增高，pH 升高。

1. 病因　①酸性物质丢失过多：如幽门梗阻、剧烈呕吐、长期胃肠减压等，这是外科病人发生代谢性碱中毒的最常见原因。②碱性物质摄入过多：如碱性液体输入过多或长期服用碱性药物（如胃溃疡病人长期服用碳酸氢钠）。③长期应用利尿剂：如速尿和利尿酸等，可引起低氯性碱中毒。

2. 机体的代偿　①肺：血液的 pH 升高，对呼吸中枢的兴奋性减弱，使呼吸变浅变慢。②肾：减少对 H^+ 的排出和 HCO_3^- 回吸收。③H^+-K^+ 交换：细胞外液 K^+ 与细胞内液 H^+ 交换，增高细胞外液的［H^+］，可产生低钾血症。

3. 临床表现和诊断 一般无明显症状，有时可有呼吸变浅变慢，或神经精神方面的异常，如谵妄、精神错乱或嗜睡等。严重时，可因脑和其他器官的代谢障碍而发生昏迷。根据病史和症状可以初步作出诊断。血气分析可明确诊断及其严重程度。失代偿时，血液 pH 值和［HCO_3^-］明显增高，$PaCO_2$正常；部分代偿时，血液 pH 值、［HCO_3^-］和 $PaCO_2$均有一定程度的增高。

4. 治疗 着重于原发疾病的积极治疗。轻症的碱中毒只需补给生理盐水或葡萄糖盐水就可纠正。因往往伴有缺钾，所以补钾很重要，以纠正细胞内外离子的异常交换和终止从尿中排酸。一般补给氯化钾，可同时纠正低氯。严重的碱中毒（血浆［HCO_3^-］达 45～50mmol/L、pH＞7.65），需给稀盐酸溶液或盐酸精氨酸溶液静脉点滴来纠正。计算所需酸量的公式为：所需酸的量（mmol）＝［测得的 HCO_3^-（mmol）－正常 HCO_3^-（mmol)］×体重（kg）×0.4。第一个 24 小时内补给计算量的一半。常用 0.1mol/L 等渗盐酸溶液从中心静脉缓慢滴注输入。

三、呼吸性酸中毒

呼吸性酸中毒是血液中 $PaCO_2$升高、pH 下降，亦称高碳酸血症。

1. 病因 呼吸功能障碍，导致 CO_2不能正常呼出。①急性呼吸性酸中毒：呼吸道梗阻(如异物、痰栓、溺水)、呼吸中枢受抑制（脑外伤、心跳停止、吗啡副作用)、呼吸肌麻痹(重症肌无力、严重低血钾等)、急性肺部疾患（肺炎、肺不张、胸外伤)。②慢性呼吸性酸中毒：慢性阻塞性肺疾病、矽肺及限制性通气障碍等。

2. 机体的代偿 当 $PaCO_2$升高时，肾排 H^+和 HCO_3^-回吸收增加，使体内的［HCO_3^-］增加。但这一作用的完成需要时间。急性呼吸性酸中毒时，通过血液的缓冲系统代偿，但能力有限，血液 pH 常随着 $PaCO_2$的升高而相应地下降。慢性呼吸性酸中毒时，通过肾的代偿，可使 pH 保持在正常范围。另外，细胞外液中 H_2CO_3增多，可使 K^+由细胞内移出，Na^+和 H^+转入细胞内，减轻酸中毒。

3. 临床症状 ①急性呼吸性酸中毒：呼吸困难、全身乏力、发绀、头痛、胸闷、烦躁不安、心律失常（血清钾升高时)，甚至昏迷。动脉血气分析示 $PaCO_2$升高，pH 下降。②慢性呼吸性酸中毒：喘息、咳嗽、发绀、桶状胸、杵状指等。动脉血气分析示 $PaCO_2$升高，pH 正常或下降，［HCO_3^-］增加。慢性呼吸性酸中毒的病人血中 CO_2分压增高，呼吸中枢对 CO_2的敏感性降低。此时，缺氧使呼吸中枢兴奋。不适当的吸氧治疗，可使缺氧对呼吸中枢的兴奋作用解除，病人会出现呼吸抑制，甚至呼吸停止。

4. 治疗 主要是解决通气问题，去除呼吸道梗阻及其他妨碍气体交换的因素，改善通气功能。必要时，作气管插管或气管切开，使用呼吸机治疗。对于慢性呼吸性酸中毒，以控制感染，促进咳痰和扩张小支气管等措施为主。

四、呼吸性碱中毒

呼吸性碱中毒是通气过度，造成血中 CO_2排出过多，血液 pH 升高，又称低碳酸血症。

1. 病因 多为急性呼吸性碱中毒，发生时间短暂，见于癔病、高热、颅脑损伤、感染、应用呼吸兴奋剂、机械通气不当等。慢性呼吸性碱中毒在外科病人中比较少见。

2. 机体的代偿 $PaCO_2$的降低，起初虽可抑制呼吸中枢，使呼吸减慢变浅，CO_2排出减少，血液中［H_2CO_3］代偿性增高，但这种代偿很难持续下去。肾的代偿作用为肾小管上皮细胞分泌H^+减少，HCO_3^-再吸收减少，使血液中［HCO_3^-］降低，［HCO_3^-］/［H_2CO_3］比值接近于正常，维持pH值在正常范围。$PaCO_2$降低可使脑血管收缩，脑血流量减少，颅内压降低。

3. 临床表现　多数有呼吸急促，引起呼吸性碱中毒后可有眩晕、手足及面部麻木感，肌肉震颤、手足抽搐等。动脉血气分析示pH升高、$PaCO_2$降低，初期［HCO_3^-］正常，代偿后降低。

4. 治疗　治疗应首先处理原发疾病。危重病人发生急性呼吸性碱中毒，常提示将发生急性呼吸窘迫综合征，预后不良。一般病人可用纸袋罩口鼻，增加呼吸道死腔，减少CO_2的排出，以升高$PaCO_2$。有手足抽搐时，可静脉注射钙剂。如系呼吸机使用不当所造成的通气过度，应调整呼吸机参数。危重病人或中枢神经系统所致呼吸急促，可用呼吸机辅助呼吸。

五、复合型酸碱平衡失常

由于各种原因导致呼吸性失常和代谢性失常同时存在者，称为复合型酸碱平衡失常。其变化较复杂，要根据病因、病程、治疗措施、电解质及血气检查结果，作综合和动态的分析判断。

1. 代谢性酸中毒合并呼吸性酸中毒　如感染性休克的病人由于组织缺氧、代谢紊乱引起代谢性酸中毒。若同时因休克引起急性呼吸功能不全时，就可合并呼吸性酸中毒。又如，肾衰竭的病人并发急性肺部感染，即可出现代谢性酸中毒合并呼吸性酸中毒。

2. 代谢性碱中毒合并代谢性酸中毒　如幽门梗阻病人，呕吐胃液，丢失酸性物质过多，引起代谢性碱中毒。又由于饥饿，体内脂肪分解释放能量，使酮体增多，并发代谢性酸中毒。

第四节　诊断酸碱平衡的常用指标

动脉血气分析法常用来诊断酸碱平衡失常，是应用最广、测定较全面的方法。它包括以下几项：

1. 血液pH　正常参考值为7.35～7.45，直接反映血液酸碱程度。pH小于7.35，即为酸中毒；pH大于7.45，即为碱中毒。

2. 动脉血二氧化碳分压（$PaCO_2$）　$PaCO_2$是指溶解于血浆中的CO_2所产生的压力，正常参考值为35～45mmHg，反映呼吸性酸碱平衡。$PaCO_2$小于35mmHg，即为呼吸性碱中毒（低碳酸血症）；$PaCO_2$大于45mmHg，即为呼吸性酸中毒（高碳酸血症）。

3. 标准碳酸氢盐（SB）和实际碳酸氢盐（AB）　SB是指在温度38℃、血红蛋白完全氧合的条件下，经过用$PaCO_2$为40mmHg的气体平衡后所测得的碳酸氢盐的浓度。因此它不受$PaCO_2$的影响，是判断代谢性酸碱平衡的可靠指标。AB是机体血浆中HCO_3^-的真实含量，它包括了具体条件下的呼吸因素的影响。正常时SB等于或接近AB，为22～27mmol/L。SB低于正常值为代谢性酸中毒，高于正常值为代谢性碱中毒。当存在呼吸性酸碱平衡失常时，AB与SB不一致。如AB小于SB时，反映存在呼吸性碱中毒；AB大于SB时，反映存在呼吸性酸中毒。

4. 剩余碱（BE）　BE 是指在温度 38℃、$PaCO_2$ 为 40mmHg、血红蛋白完全氧合的条件下，将血液或血浆的 pH 滴定至 7.40 时所需用的酸或碱的量。凡血液的 pH 大于 7.40，需用酸来滴定，说明体内碱多，则碱剩余为正值。反之，血液的 pH 小于 7.40，需用碱来滴定，说明体内碱少，则碱剩余为负值。BE 正常参考值为－3～＋3mmol/L，如 BE 小于－3mmol/L，提示存在代谢性酸中毒；BE 大于＋3mmol/L，提示存在代谢性碱中毒。

5. 阴离子间隙（anion gap）　阴离子间隙又称为阴离子空隙或阴离子浓度。正常情况下，细胞外液阳离子（主要是钠离子）浓度与阴离子（主要是氯离子和碳酸氢根离子）浓度相等，维持人体电中性。阴离子间隙是由钠离子浓度减去氯离子和碳酸氢根离子浓度得来。正常参考值为 8～12mmol/L。计算公式为：

$$\text{阴离子间隙（mmol/L）} = [Na^+] - [Cl^-] - [HCO_3^-]$$

临床上应用阴离子间隙有否增大，作为推断代谢性酸中毒病因的参考。例如，消化道瘘或回肠代膀胱术后代谢性酸中毒时，血中 Cl^- 增多和 HCO_3^- 丢失相当，所以阴离子间隙可在正常范围。而失血、休克使组织灌注不良引起酸中毒或饥饿、糖尿病引起酸中毒时，HCO_3^- 减少，乳酸和丙酮酸等有机酸形成过多，故阴离子间隙增大。若阴离子间隙低于 8mmol/L，则可能存在低蛋白血症，因为实际上一部分蛋白质也参与了阴离子间隙的组成。

第五节　临床处理的基本原则

水、电解质和酸碱平衡失调是临床上很常见的病理生理改变。无论是哪一种平衡失调都会造成机体代谢的紊乱，进一步恶化则可导致器官功能衰竭，甚至死亡。因此，如何维持病人水、电解质和酸碱平衡，如何及时纠正已产生的平衡失调，成为临床工作的首要任务。处理水、电解质和酸碱平衡失调的基本原则是：

1. 充分掌握病史，详细查体。大多数水、电解质和酸碱平衡失调都能从病史、症状及体征中获得有价值的信息，得出初步诊断。

（1）了解是否存在可导致水、电解质和酸碱平衡失调的原发病。例如严重呕吐、腹泻，长期摄入不足、严重感染等。

（2）有无水、电解质和酸碱平衡失调的症状及体征。例如脱水、尿少、呼吸浅快、精神异常等。

2. 即刻的实验室检查

（1）血、尿常规，肝肾功能、血糖、电解质。

（2）动脉血血气分析。

（3）血、尿渗透压测定（必要时）。

3. 综合病史及上述实验室资料，确定水、电解质和酸碱平衡失调的类型及程度。

4. 在积极治疗原发病的同时，制定纠正水、电解质和酸碱平衡失调的治疗方案。如果存在多种失调，应分轻重缓急，依次予以调整纠正。首先要处理的应该是：

（1）积极恢复病人的血容量，保证循环状态良好。

（2）缺氧状态应予以积极纠正。

(3) 严重的酸中毒或碱中毒的纠正。

(4) 重度高钾血症的治疗。

只要原发疾病能够解除，体液的继续丧失得到控制或补偿，又能补充液体，使血容量和体液的渗透压有所恢复，机体自身具有的调节能力，便能使体液代谢和酸碱平衡逐渐恢复。因此，纠正任何一种失调不可能一步到位，边治疗边调整方案。应该密切观察病情的变化，及时调节用药种类、输液速度和输液总量。最理想的治疗结果往往是在原发病已被彻底治愈之际。

(苏　峰　薛　军)

第三章　输　血

输血是临床常用的一种治疗和抢救措施。适当的输血具有举足轻重的作用，但也应认识到输血伴有的风险。一方面，应严格掌握输血适应证，正确应用血液制品；另一方面，应利用现代科学技术，积极采取血液保护的措施（如减少手术中出血、自体输血等），尽量避免和减少输血。

第一节　输血适应证和方法

（一）输血的意义　输血可以达到补充血容量、改善循环、增加携氧能力、提高血浆蛋白浓度、增进免疫力和改善凝血功能的目的。

（二）输血适应证

1. 急性大出血　对于严重创伤、重大手术和大量出血的疾病（如输卵管妊娠破裂、上消化道大出血等），在出血量较大时，应及时输血治疗。

2. 贫血　通过输血提高携氧能力。

3. 低蛋白血症　可补充血浆或白蛋白。

4. 严重感染　对于经抗生素治疗无效、中性粒细胞低下的全身严重感染者，可考虑输入浓缩粒细胞。

5. 凝血机制障碍　根据引起病人凝血功能异常的病因，选用相关的血液成分进行治疗。如，血友病A患者应输Ⅷ因子；血友病B患者输Ⅺ因子；纤维蛋白原缺乏症者应输纤维蛋白原或冷沉淀制剂，或用新鲜全血或血浆代替。

6. 血小板减少　可补充浓缩血小板。

（三）输血方法

1. 输血途径　静脉输血是最常用的方法，动脉输血已很少应用。

2. 血液过滤　所有血液制品均应经过带有过滤器的输血器输入，防止细胞聚集物或纤维蛋白块进入血管。

3. 输血速度　根据出血速度、出血量及心脏功能等情况而定。一般成人为每分钟5～10ml。老年、小儿或心功能较差者应降低输入速度。急性大出血时，应大量、快速输血，可用加压输血的方法。

（四）输血注意事项

1. 严格查对　输血前必须认真核对供血者和受血者的姓名、血型、交叉配血报告单，检查血袋有无破损渗漏、血液颜色是否正常以及保存时间等。

2. 不加药物　输血前后用静脉注射生理盐水冲洗输血管道。血液内不得加入其他药物，如需稀释只能用生理盐水。

3. 加强观察　输血过程中应密切观察病人情况，注意有无输血不良反应，尤其应注意病人的体温、脉率、血压及尿的颜色。输血后的血袋应送回血库至少保存一天，以备必要时复查。

第二节 输血的并发症及其防治

（一）发热反应 发热反应是最常见的输血并发症。

1. 原因 ①致热原引起：致热原（如蛋白质、死亡的细菌或细菌的代谢产物等）污染贮血器、输血器或保存液，输入人体后引起发热反应。随着一次性输血用具的应用，此类反应已少见。②免疫反应：常见于经产妇或多次接受输血的病人，其体内已存在白细胞或血小板抗体，当再次输血时发生抗原抗体反应而引起发热反应。

2. 临床表现 主要为畏寒、寒战和高热。体温可达39～40℃，伴有头痛，皮肤潮红，血压可无变化。持续1～2小时后体温逐渐下降，症状消失。少数反应严重的病人可出现抽搐、呼吸困难、血压下降，甚至昏迷。

3. 治疗 当出现发热反应后，可减慢输血速度，严重者应停止输血。可用解热镇痛药、肌内注射哌替啶（度冷丁）50mg和异丙嗪25mg，静脉输入地塞米松5～10mg。畏寒和寒战时应注意保暖；高热不退时可用物理降温。

4. 预防 ①严格消毒输血用具，提倡使用一次性用品。②对于多次输血者或经产妇可输入不含白细胞和血小板成分的血。

（二）过敏反应

1. 原因 过敏反应的原因较为复杂，但主要是抗原抗体反应、活化补体导致血管活性物质释放所致。①过敏性体质病人对血中蛋白质类物质过敏。②受血者因多次输入血浆制品，体内产生多种抗血清免疫球蛋白抗体。

2. 临床表现 临床特点是只输入几毫升血液或血浆后就出现皮肤瘙痒或荨麻疹。严重者可出现支气管痉挛、血管神经性水肿，表现为喘鸣、呼吸困难、腹痛、腹泻，甚至过敏性休克。

3. 治疗 ①当发现皮肤瘙痒或荨麻疹时，应减慢输血速度，并应用抗组胺药物，如异丙嗪、苯海拉明等。亦可静脉注射地塞米松5～10mg。②对反应严重者应立即停止输血，皮下注射肾上腺素0.5～1mg，静脉输入肾上腺皮质激素。③对出现喉头水肿、呼吸困难者，应适时行气管插管或气管切开术。

4. 预防 ①对有过敏史的患者，可在输血前半小时口服抗过敏药（如苯海拉明25mg或氯雷他定10mg）和静脉注射肾上腺皮质激素。②对多次输血者可输洗涤红细胞。③过敏体质的人不宜献血。

（三）溶血反应

溶血反应是极其严重的输血并发症，是输血后受血者体内红细胞发生非生理性破坏的一种输血反应，死亡率高（20％～60％）。

1. 原因 ①血型不合：引起以红细胞破坏为主的免疫反应。②非免疫性溶血：由输入有缺陷的红细胞引起。如保存过期、过度预热或加入了不等渗溶液的血液。③自身免疫性贫血的受血者其自身抗体破坏输入的红细胞而溶血。

2. 临床表现 输入少量血液后，病人出现头疼、腰背疼痛、寒战高热、胸闷、呼吸急促、血压下降和休克。在全麻手术中，如出现原因不明的广泛渗血，血压下降，应想到溶血反应的可能性。随之可出现血红蛋白尿，溶血性黄疸，弥散性血管内凝血（DIC）以及急性肾衰竭。

3. 治疗　出现可疑症状时，应立即停止输血。治疗原则是严密观察病情，及早扩容利尿，控制溶血性贫血，抗休克，保护肾，防止 DIC。①早期应用肾上腺皮质激素：如氢化可的松或地塞米松，减轻免疫反应。②抗休克：补充晶体液和胶体液，扩充血容量。对休克严重及有出血倾向的病人，应输入新鲜同型血液或补充血小板、冰冻血浆等凝血因子。③保护肾：静脉输入 5%碳酸氢钠溶液，碱化尿液，促进血红蛋白结晶溶解，防止肾小管阻塞。使用利尿药加快游离血红蛋白的排出。肾衰竭者可行透析疗法。④严重者可考虑换血疗法，清除异形红细胞及有害的抗原抗体复合物。

4. 预防　①严格执行配血及输血过程中的核查工作，杜绝错误输血。②严格遵守输血操作规程，不向血液内加任何药物，严格掌握血液预热温度。

（四）细菌污染血液

输入细菌污染血液的发生率很低，但后果严重。

1. 原因　在采血及贮存环节中细菌污染血液。细菌多数为革兰阴性菌，可在低温及室温下繁殖，并可产生内毒素。

2. 临床表现　输入毒力小、数量少的污染血液，可只出现发热反应。反之，可立即出现内毒素性休克和弥漫性血管内凝血（DIC）。病人可出现烦躁不安、寒战、高热、呼吸困难、发绀、恶心、呕吐、全身出血点、腹痛和休克。

3. 治疗　立即停止输血。对所输血液送检，做细菌学检查。采用一切抗感染和抗休克的治疗措施。

4. 预防　①严格遵守无菌制度，按无菌要求采血、贮血和输血。②输血前要检查血液，发现颜色改变、透明度变浊或产气增多时不得使用。

（五）输血传播的疾病

尽管对献血者进行严格的体检及有关血液鉴定检查，但通过输血、血液成分或血浆蛋白制品仍可传播疾病。

1. 病毒性肝炎　是常见的并发症，发生率为 2.4%～27.3%。主要为甲型、乙型和丙型肝炎等。

2. 艾滋病（AIDS）　由人免疫缺陷病毒（HIV）引起，输血是该病传播的重要途径。

3. 巨细胞病毒　感染者一般临床症状较轻，但新生儿、器官移植者、免疫缺陷者以及老年体弱者可发生严重的全身感染。

4. 人 T 细胞白血病病毒Ⅰ型　与 T 细胞淋巴瘤-白血病发病有关，已证实该病可经输血传播。

5. 梅毒　可由输入二期梅毒患者的血液而直接传播。

6. 寄生虫病　如疟疾、丝虫病、弓形虫病等。

（六）其他不良反应

①大量输血可致循环超负荷，导致肺水肿和充血性心力衰竭，尤其是老年人、心功能不全者或体弱儿童；②低体温：发生于大量、快速输入冷藏血；③碱中毒：大量输血时，枸橼酸钠在肝转化成碳酸氢钠；④暂时性低钙血症：大量枸橼酸结合血中游离钙离子造成；⑤移植物抗宿主病：免疫功能低下的病人输血后可引起移植物抗宿主病。

第三节 血液制品及成分输血

随着医学的发展和输血观念的进步，传统的输全血的方法已被改变。成分输血越来越受到重视。成分输血是将供血者的血液成分（红细胞、白细胞、血小板、血浆、血浆蛋白）用科学的方法分开，依据病人病情的实际需要，分别输入相关的血液成分。成分输血具有疗效显著、副作用少、节约血源和经济方便的优越性。可一血多用，节约血源。

1. 全血　每袋200ml或400ml。保存期依保存液和温度不同而不同。4℃以下为20～35天。全血可用于补充血容量，主要是急性出血。出血量小于总血容量10%，可不输血；大于20%时，可输胶体液、晶体液和红细胞；超过50%时，应输全血。输血的原则：①血红蛋白大于100g/L，可不输血；②血红蛋白小于60g/L，则需要输血；③血红蛋白在60～100g/L之间时，应根据病人所可能承受的氧合不足的风险考虑是否输血；即应结合病人心肺功能和是否继续出血决定是否输血。

2. 红细胞　是现代输血常用的制品，作用是增强运氧能力。浓缩红细胞最为常用，容量小，疗效高，不良反应少。每袋110～120ml，含200ml全血中的全部红细胞，血细胞比容为0.7～0.8，保存期同全血。适用于各种急性失血和慢性贫血，特别是有心功能不全的老年人或小儿。少白细胞红细胞是一种去除白细胞的红细胞制品，保存期为4℃时24小时。适用于输血产生白细胞抗体引起发热等输血不良反应的病人，或用于防止产生白细胞抗体的输血病人（如器官移植）。洗涤红细胞是将全血去除血浆和白细胞，用生理盐水洗涤3～4次，最后用生理盐水悬浮。保存期为4℃下24小时。适用于对血浆蛋白有过敏反应的贫血患者、自身免疫性溶血性贫血的患者、器官移植患者、尿毒症及血液透析（高钾血症）的病人。冰冻红细胞是将去血浆的红细胞加甘油保护剂，在-80℃下可保存10年。适用于稀有血型患者或备以后自身输血。

3. 白细胞　白细胞悬液是用细胞分离单采技术，从单个供血者循环血液中采集的。在22℃下，保存24小时。其作用是提高机体的抗感染能力。适用于中性粒细胞低下、抗生素治疗无效的严重感染病人。因其疗效有限，可引起肺损伤及增加抗原抗体反应，故应从严掌握适应证。

4. 血小板　浓缩血小板可以由全血手工分离制备，或用细胞分离单采技术，从单个供血者循环血液中采集。22℃轻振荡下，普通袋的保存期为24小时，专用袋为5天。适用于血小板减少或功能障碍伴有出血或出血倾向的患者。手术及创伤时，血小板大于100×10^9/L，可以不输；小于50×10^9/L，应考虑输入；在（50～100）$\times10^9$/L之间，应根据是否有自发性出血或伤口渗血决定；如有不可控制的渗血，确定血小板功能低下，则输血小板不受上述限制。对于内科病人，血小板大于50×10^9/L，一般不输；小于5×10^9/L，应立即输注防止出血；在（10～50）$\times10^9$/L之间，应根据临床出血情况决定是否输注。预防性输注不可滥用，防止产生同种免疫导致输注无效。

5. 血浆　新鲜液体血浆含有新鲜血液中的全部凝血因子（包括不稳定的凝血因子Ⅴ和Ⅷ）。保质期为4℃下，24小时。作用是补充凝血因子，扩充血容量。适用于多种凝血因子缺乏引起的出血倾向。新鲜冰冻血浆含有全部凝血因子，在－20℃以下的保质期为1年。其作用和适应证同上。普通冰冻血浆为保存1年后的新鲜冰冻血浆。在－20℃以下的保质期为

4年。可补充稳定的凝血因子和血浆蛋白。冷沉淀为新鲜冰冻血浆融化后的沉淀物，含有Ⅷ因子和纤维蛋白原。在－20℃下的保存期为1年。用于补充凝血因子Ⅷ和纤维蛋白原，适用于甲型血友病、血管性血友病和纤维蛋白原缺乏症。

6. 血浆蛋白　包括白蛋白制剂、免疫球蛋白及浓缩凝血因子。

①白蛋白制剂　分为5%、20%和25%三种浓度。常用者为20%的浓缩白蛋白液，可在室温下保存，体积小，便于携带与运输。当稀释成5%溶液应用时不但能提高血浆蛋白水平，且可用来补充血容量；直接应用有脱水作用，适用于治疗营养不良性水肿、肝硬化及低蛋白血症。

②免疫球蛋白　包括正常人免疫球蛋白（肌肉注射用）、静脉注射免疫球蛋白和针对各种疾病的免疫球蛋白（抗乙肝、抗破伤风及抗牛痘等）。肌注免疫球蛋白多用于预防病毒性肝炎等传染病，静脉注射丙种球蛋白用于低球蛋白血症引起的重症感染。

③浓缩凝血因子　包括抗血友病因子（AHF）、凝血酶原复合物（Ⅸ因子复合物）浓缩Ⅷ、Ⅺ因子及ⅩⅢ因子复合物、抗凝血酶Ⅲ（anti－thrombinⅢ，AT－Ⅲ）和纤维蛋白原制剂等。用于治疗血友病及各种凝血因子缺乏症。其中Ⅻ因子复合物有利于促进伤口愈合。

第四节　血浆代用品

血浆代用品（plasma substitute）又称血浆增量剂（plasma volume expander），是经天然加工或合成的高分子物质制成的胶体溶液，可以代替血浆扩充血容量。其分子量和胶体渗透压近似血浆蛋白，能较长时间在循环中保持适当浓度，不在体内蓄积，也不会导致红细胞聚集、凝血障碍及切口出血等不良反应。产品无抗原性和致敏性，对身体无害。临床常用的包括右旋糖酐、羟乙基淀粉和明胶制剂。

1. 右旋糖酐　6%右旋糖酐等渗盐溶液是常用的多糖类血浆代用品。中分子量（平均75000）右旋糖酐的渗透压较高，能在体内维持作用6～12小时，常用于低血容量性休克、输血准备阶段以代替血浆。低分子量（平均40000）右旋糖酐输入后在血中存留时间短，增加血容量的作用仅维持1.5小时，且具有渗透性利尿作用。由于右旋糖酐有覆盖血小板和血管壁而引起出血倾向，本身又不含凝血因子，故24小时用量不应超过1500ml。

2. 羟乙基淀粉（hydroxyethyl starch，HES）代血浆　是由玉米淀粉制成的血浆代用品。该制品在体内维持作用时间较长（24小时尚有60%），目前已作为低血容量性休克的容量治疗及手术中扩容的常用制剂。临床上常用的6%羟乙基淀粉代血浆，其中电解质的组成与血浆相近似，并含碳酸氢根，因此除能维持胶体渗透压外，还能补充细胞外液的电解质和提供碱储备。每天最大用量为2000ml。

3. 明胶类代血浆　是由各种明胶与电解质组合的血浆代用品。含4%琥珀酰明胶的血浆代用品，其胶体渗透压可达6.2kPa，能有效地增加血浆容量、防止组织水肿，因此有利于静脉回流，并改善心输出量和外周组织灌注。又因其相对粘稠度与血浆相似，故有血液稀释、改善微循环并加快血液流速的效果。

第五节 自身输血

自身输血是将病人自身的血液或手术中丢失的血液再回输给病人的方法，可以避免血源传播的疾病和免疫抑制。自身输血包括自体血液储备、血液稀释和手术中血液回收三种方法。

1. 术前预存自体库血　在手术前一定时间内采集病人自身血液进行保存，供手术期间输用；也可制成冰冻红细胞长期保存，待需要时回输。

2. 急性等容血液稀释　在麻醉前或后，抽取病人一定量的血液，同时用胶体液和晶体液补充血容量，使血液适度稀释，降低血细胞比容，使手术中出血的血液有形成分减少。然后根据术中失血及患者情况再将自体血回输给患者。

3. 手术中失血回输　可通过简便回收系统或“洗血细胞机”（cell saver）实现。洗血细胞机可收集术野的失血，经肝素抗凝、生理盐水洗涤和浓缩，从而得到浓缩红细胞，再回输给病人。

第六节 血液保护

随着现代科学技术的发展，实施各种血液保护措施，防止血液丢失、破坏和污染，达到减少出血、尽量不输或少输异体血，减少输血并发症及输血传播疾病的目的。

1. 减少出血　①外科技术对减少术中出血非常重要，手术中仔细止血，应用止血电刀、氩气刀等可减少术中出血。②使用止血药物。③保持体温可减少因低温造成的出血增加，因为低温会抑制血液凝血功能，特别是血小板的功能。④血液稀释可减少循环红细胞，以减少红细胞的损失和降低实际出血量。⑤控制性降压：在全身麻醉期间，用降压技术人为地将病人的平均动脉压降低至60～70mmHg，以减少术中出血量。⑥控制性降压与血液稀释联合应用，减少出血。

2. 应用各种自身输血技术。

3. 适当应用血浆代用品。

4. 增加出血的耐受性　如术前应用红细胞生成素和铁制剂。

随着人们安全用血、合理用血意识的提高，以及国家相应法律法规的普及和全民的努力，科学输血的目标终能实现。

（魏希亮　李广波）

第四章 休 克

第一节 概 论

一、概 念

休克（shock）本身并不是一个独立的疾病，而是机体遭受到各种病因的强烈侵袭后，引起以有效循环血容量减少、组织血流灌注不足、细胞代谢异常和器官功能改变为共同途径和主要特征的一种临床综合征。各类休克的发生和发展虽然都有不同的病因和病程，但休克的共同病理生理改变是组织灌流不足、细胞代谢异常和器官功能障碍。如果这种病理生理状态在早期得不到及时纠正，在晚期纠正是很困难的，病人终因一个或多个器官功能衰竭而死亡。

二、休克的分类

根据引起休克的病因和病理生理特点，可将休克分为：

（一）低血容量性休克　由于循环血容量的急性减少，使有效循环血容量绝对不足，导致机体组织灌注不足和弥漫性缺血性缺氧。血管内容量减少可因大量失血引起，称为失血性休克。当机体遭受严重创伤或烧伤后，引起大量血管内体液的丢失，包括血液和血浆的丢失，创伤部位的体液渗出，导致低血容量，称为创伤性休克。另外，低血容量性休克可由液体积存于第三间隙而引起。

（二）感染性休克　机体遭受到病原体的侵袭后发生全身性感染，引起血管内皮的损伤和炎症介质的释放，进而导致血流动力学的紊乱，导致器官的灌流不足和组织缺氧等症状，称为感染性休克。

（三）心源性休克　是指由心脏疾病本身或因机械因素造成心脏泵功能衰竭，称心源性休克。如急性心肌梗死、心肌病、心脏术后以及心脏外伤等，由于心脏的泵血功能不足，使全身组织（包括心肌）灌流不足，冠状动脉灌流不足又可抑制心脏功能，形成恶性循环。

（四）神经源性休克　由于神经损伤或麻痹，使由该神经支配区域的血管失去神经控制，导致血管阻力降低和血管舒张，心排出量降低，进而有效循环血量不足，称为神经源性休克。

（五）过敏性休克　已致敏的机体对抗原物质产生急性、全身性、强烈的变态反应，造成呼吸、循环急性衰竭，称为过敏性休克。抗体与抗原的反应可释放出一些具有生物活性的物质，如组胺、多肽等，可使血管突然扩张，有效循环血量不足，血压骤降等，严重者可导致病人突然死亡。

三、病理生理改变

不同病因的休克各有特点，但休克均有共同的病理生理变化，即微循环障碍、代谢改变及重要器官继发性损害。

（一）微循环的变化

1. 微循环收缩期　休克早期，有效循环血量显著减少，动脉血压下降。此时机体通过一系列代偿机制调节和矫正所发生的病理变化。包括：通过主动脉弓和颈动脉窦压力感受器引起血管收缩加压反射，交感－肾上腺轴兴奋导致大量儿茶酚胺释放以及肾素－血管紧张素分泌增加等环节，可引起心跳加快、心排出量增加以维持循环相对稳定；又通过选择性收缩外周（皮肤、骨骼肌）和内脏（肝、脾、胃肠）的小血管使循环血量重新分布，保证心脑等重要器官的有效灌注。受儿茶酚胺等激素的影响，内脏小动、静脉血管平滑肌及毛细血管前括约肌发生强烈收缩，动静脉间短路开放，结果外周阻力和回心血量均有所增加；毛细血管前括约肌收缩和后括约肌相对开放有助于组织液回吸收和血容量得到部分补偿。但微循环内因前括约肌收缩而致“只出不进”血量减少，组织处于低灌注、缺氧状态。若能在此时去除病因，积极复苏，休克常较容易得到纠正。

2. 微循环扩张期　若休克继续发展，微循环将进一步因动静脉短路和直接通路大量开放，使原有的组织灌注不足更为加重，细胞因严重缺氧处于无氧代谢状况，并出现能量不足、乳酸类产物蓄积和舒血管介质等释放。这些物质可直接引起毛细血管前括约肌舒张，而后括约肌则因对其敏感性低仍处于收缩状态。结果微循环内“只进不出”，血液滞留、毛细血管网内静水压升高、通透性增强，致血浆外渗、血液浓缩和黏稠度增加，于是又进一步降低回心血量，致心排出量继续下降，心脑器官灌注不足，休克加重而进入抑制期。此时微循环的特点是广泛扩张，临床上病人表现为血压进行性下降、意识模糊、发绀和酸中毒。

3. 微循环衰竭期　若病变继续发展，便进入不可逆性休克。淤滞在微循环内的粘稠血液在酸性环境中处于高凝状态，红细胞和血小板容易发生聚集并在血管内形成微血栓，甚至引起弥漫性血管内凝血。此时，由于组织缺少血液灌注，细胞处于严重缺氧和缺乏能量的状态，细胞内的溶酶体膜破裂，溶酶体内多种酸性水解酶溢出，引起细胞自溶并损害周围其他的细胞。最终引起大片组织、整个器官乃至多个器官功能受损。

（二）体液因子和代谢的改变

1. 与休克相关体液因子的变化　当机体受到任何严重的打击时，都可引起生理的相应变化以维持生理功能，即应激反应。同样，休克时也可引起机体的应激反应，并释放许多神经体液因子，包括：儿茶酚胺、肾素-血管紧张素、抗利尿激素、促甲状腺素、生长激素等。体液因子的释放对机体起到一定保护作用，可增加心率和心肌收缩力以增加心排出量；产生全身血管的收缩以保证生命器官的灌注；使水钠潴留以维持有效循环血量；动员机体代谢所需要的原料如葡萄糖、脂肪等，产生足够的能量以适应机体的需要。近来的研究表明，休克或感染之所以能引起其他器官的功能改变，是由于这些病症对机体的严重损伤可引起炎性细胞激活和大量炎性递质的释放，导致强烈的全身性炎症反应，进而影响全身各器官的广泛损伤和功能改变。主要炎性递质包括：肿瘤坏死因子 α（TNF－α）、白细胞介素（IL－1、IL－2、IL－6、IL－8、IL－10 等）、血栓素、前列腺素、心肌抑制因子等。

2. 代谢的变化　休克时代谢的变化包括：蛋白质分解和糖异生增加；骨骼肌和肝糖原

分解加速；缺氧时，无氧代谢增加，乳酸产生增加，加上肝对乳酸的代谢障碍，使乳酸积聚，导致代谢性酸中毒。组织缺氧，能量产生不足，代谢产物的堆积，都可引起细胞膜的离子泵功能障碍，导致细胞的严重损伤和死亡。

（三）对主要器官功能的影响

1. 心脏　由于有效循环血容量不足，交感神经系统的兴奋增加，可使心率增快，心肌收缩力增加，以增加心排出量。如果休克继续发展，可导致冠状动脉灌流不足，心肌抑制因子的释放，使心肌收缩力严重受损。心肌严重缺血可导致心内膜下或心肌梗死，以及心律失常。

2. 脑　休克早期，儿茶酚胺释放增加对脑血管作用甚少，故对脑血流影响不大；但随着动脉压持续下降，最终也可使脑灌注压和血流量下降，导致脑缺氧。细胞缺血导致局部乳酸增加，大量钠和水进入到细胞内引起脑水肿、细胞膜的结构被破坏、神经传递功能丧失和不可逆性脑损害。病人表现为躁动不安、神志淡漠、昏迷，或因脑干的损伤而引起呼吸和循环衰竭。

3. 肺　低灌注使肺泡死腔通气增加，肺泡的气体交换功能严重受损，可导致低氧血症和 CO_2 的蓄积。长时间的肺循环低灌流和缺氧，可促进肺毛细血管的微血栓形成，并可损伤毛细血管内皮细胞和肺泡上皮细胞。结果进一步损害肺泡灌注，引起肺毛细血管通透性增加和肺间质水肿，肺泡表面活性物质的生成减少。严重者导致急性呼吸窘迫综合征（ARDS）。

4. 肾　休克早期由于低血容量引起心排出量降低，肾也发生代偿性变化，表现为肾血流量下降，肾小球滤过率降低，醛固酮和抗利尿激素分泌增加引起肾对钠和水的再吸收增加。结果使尿浓缩、尿量减少和尿钠含量降低。如治疗不及时，长时间的肾血流灌注不足可导致肾小管坏死，严重者可引起肾皮质坏死和不可逆性急性肾衰竭。在感染性休克或创伤性休克，除了肾灌流不足外，常伴有毒性代谢产物对肾小管的损伤，导致急性肾衰竭。

5. 肝　肝细胞因缺血、缺氧和血流淤滞，导致肝的代谢功能障碍。休克早期，由于肝糖原降解和糖原代谢加速，可引起血糖升高。但到晚期，因碳水化合物的摄取障碍和糖原消耗增加，可导致低血糖。蛋白质和脂肪的代谢增加，肝对乳酸的代谢能力降低，都加重已存在的代谢性乳酸血症或酸中毒。肝对胆红素、细菌毒素及代谢产物（如氨）的代谢能力降低，解毒功能受损，最终导致肝衰竭。

6. 胃肠道　全身有效血容量不足和组织灌注压明显降低时，机体为了保证重要生命器官（如心、脑）的血流灌注，胃肠道、皮肤及骨骼肌的血管首先发生代偿性收缩，血管阻力显著增加，据研究，腹腔动脉阻力较休克前增高 234％，比全身外周血管阻力的增高（156％）还要显著，使胃肠道处于严重缺血缺氧状态。结果损害粘膜上皮细胞的屏障功能，导致肠道内的细菌或毒素进入到血液循环；胃肠蠕动功能降低导致肠麻痹；严重的粘膜缺血可导致胃肠溃疡；损害胃肠道对碳水化合物和蛋白质的消化吸收功能；胰腺缺血还可释放心肌抑制因子而损害心肌功能。以上结果都可进一步使休克恶化，促进多器官功能衰竭的发生。

四、休克的临床表现和分期

虽然不同类型的休克其临床表现各有特点，但休克的发展却有一相同的过程。根据休克病情的发展过程，休克可分为三期。

（一）休克代偿期

休克代偿期亦称休克早期。在休克代偿期，病人的血压仍可维持在正常或稍偏低水平，但脉压变窄。一般观察不一定发现病人有明显异常体征，但仔细检查则可发现休克早期的表现体征，如心率增速，四肢湿冷，脸色苍白，外周静脉萎陷。连续测定尿量可发现少尿，尿量低于 0.5～1ml/（kg·h）。病人常表现为精神兴奋或烦躁不安，可能是兴奋性神经递质引起中枢神经系统兴奋的结果。由于全身组织器官的灌注不足，心血管系统则发生代偿性改变以保证生命器官（心、脑等）的血液灌流和供氧。代偿反应包括：

1. 心率增快和心肌收缩力增强　休克可引起机体的应激反应和儿茶酚胺的释放，导致心率增快和心肌收缩力增强，使心排出量增加，有利于维持动脉血压和组织灌注。

2. 全身静脉收缩　静脉收缩可使静脉回流量和心室的充盈压增加，以增加心脏的每搏排出量和心排出量。这对于心排出量低的病人来说是最有效的代偿机制。因此，病人在这期表现为面色苍白，四肢表浅静脉萎陷。

3. 全身动脉收缩　动脉血压为心排出量与外周血管阻力的乘积，因此，动脉收缩有助于血压的维持。但主要是非生命器官的动脉收缩，如皮肤、内脏及骨骼肌等，以保证生命器官心、脑的血流灌注。因此，临床上表现为皮肤苍白，手足湿冷，肌无力，尿量减少，以及胃肠功能失调。

4. 微循环的改变　毛细血管前括约肌和小动脉的收缩可减少毛细血管网的灌注，使毛细血管网的血流减少，静水压降低。结果，促使血管外液向血管内转移。在 1 小时内急性失血 1500ml 时，大约有 400～600ml 体液从组织间质向血管内转移，可部分补充血管内容量的不足。血管内容量增加又可增加静脉回心血量，使心排出量增加，血压回升。如果继续失血，血管外的体液储备也可耗竭，在临床上表现为皮肤失去弹性，黏膜干燥，尿少等症状。由于非生命器官组织约占全身的 75%左右，大面积的组织灌注不足和无氧代谢，可引起代谢性酸中毒。

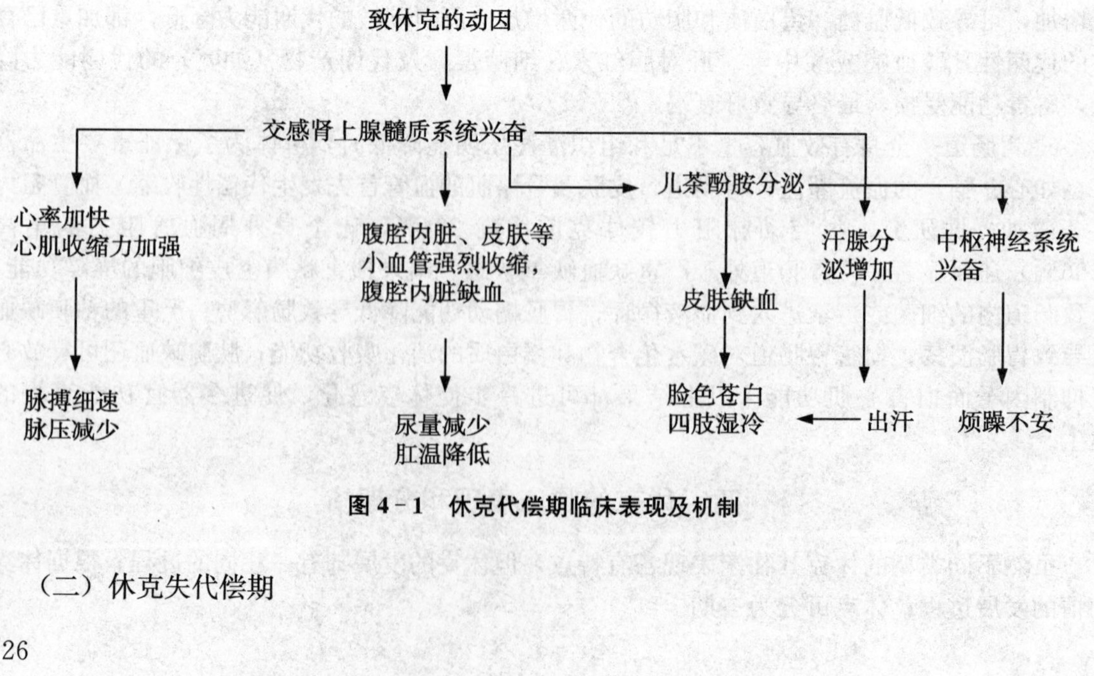

图 4-1　休克代偿期临床表现及机制

（二）休克失代偿期

当休克继续发展，该期微循环血管床大量开放，血液淤滞在内脏器官，造成有效循环血量锐减，静脉充盈不良，回心血量减少，心输出量和血压进行性下降；临床可出现中枢神经系统和心肌缺血的体征和症状，如神志淡漠、心律失常、心肌缺血 ST－T 改变、外周脉搏减弱甚至消失，表示心排出量严重降低。由于交感神经系统高度兴奋，血管严重收缩，皮肤变得更加苍白和湿冷，黏膜和甲床变为灰白，尿量进行性减少。组织灌注不足和缺血的范围更大，程度更加严重，乳酸的产生增加，代谢性乳酸血症不断加重。由于静脉平滑肌较动脉平滑肌更能耐受局部组织缺氧和酸中毒，因此，毛细血管前括约肌开始松弛，而毛细血管后静脉系统仍处于收缩状态。这样进入毛细血管网的血流量超过流出量，大量血液滞留，导致毛细血管内的静水压明显增加。加上毛细血管壁因缺血而通透性增加，大量体液透过毛细血管壁进入到组织间质内，使已经存在的低血容量更加恶化，有效循环血量大减，血压下降。如果原发疾病或损伤未能得到迅速有效的治疗，则进入不可逆性休克期。见图 4－2。

（三）不可逆性休克

严重或长时间的全身性组织缺氧可降低心血管系统对儿茶酚胺的敏感性，结果血压难以维持，低血压又进一步加重组织缺氧，形成恶性循环。由于全身组织灌注严重不足，进一步损害循环系统的生理功能。最严重的是毛细血管通透性增加，出现严重的体液渗漏现象，排入的任何液体都很快地漏出到组织间隙，不能保持在血管内。其次是动脉和静脉都被动地扩张，血管床的容量明显扩大，使部分体液滞留在外周循环中。即使大量、快速地输入液体，由于毛细血管的严重渗漏和液体在外周血管的滞留，回心血量和有效循环血量锐减，心排出量降低到难以接受的程度。这时，器官功能也严重受损。由于肺毛细血管的渗透性增加，液体甚至血浆蛋白都可渗漏到肺间质，使肺间质水肿、肺顺应性降低和气体弥散功能障碍。肾小管缺血坏死，出现少尿或无尿，且对输液或利尿药毫无反应。胃肠道黏膜发生坏死和溃疡，丧失其屏障作用，导致组织间质和肠道内的细菌或毒素进入血液循环，发展为脓毒血症。心肌也因低灌注而使心肌收缩力降低，最终导致心力衰竭。动脉血内的乳酸浓度可以反映全身无氧代谢和低灌注的程度，如果乳酸浓度由正常的 1～2mmol/L 升高到 8.2mmol/L，病人的成活率明显降低。多器官功能衰竭（MOF）常为休克后病人死亡的主要原因。

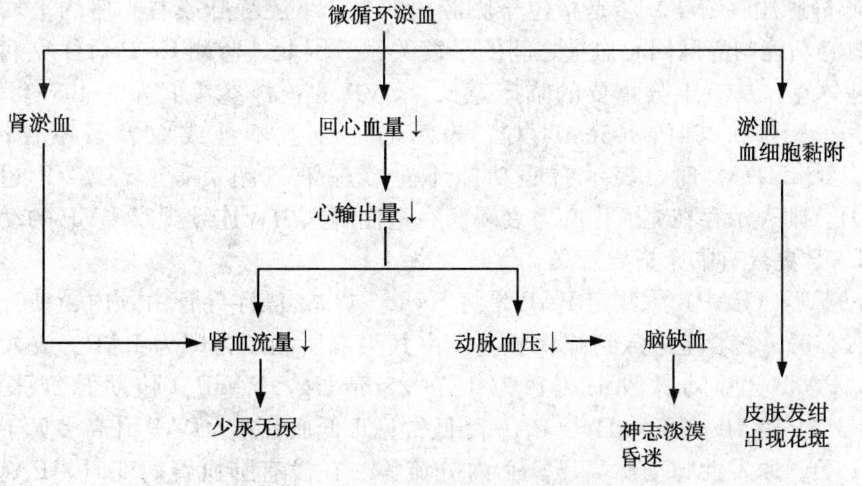

图 4－2 休克失代偿期临床表现及机制

五、休克的临床监测

监测不但可了解病人病情变化，并为调整治疗方案提供客观依据。

（一）一般临床观察

1. 神志状态　主要反映脑组织的血流灌注和供氧情况。在脑血流灌注逐渐减少的过程中，脑缺氧的程度不断加重，病人可依次出现兴奋、躁动不安、神志淡漠、昏迷等症状。

2. 皮肤温度　是体表灌流情况的标志。在休克期，由于皮肤的血管代偿性收缩，血流灌注不足，皮肤温度低于体温。加上交感神经的兴奋促使血管收缩和汗腺分泌增加，皮肤变得更加苍白和湿冷。

3. 皮肤和黏膜的色泽　休克代偿期，皮肤和黏膜的血管收缩，其颜色变得苍白或灰白。一旦休克得到纠正，组织循环改善，色泽变为红润且有光泽。

4. 动脉血压　血压是衡量循环功能状态的基本参数，是休克病人监测的基本指标之一。但血压不是反映休克程度最敏感的指标，例如休克早期血压可维持正常。决定血压高低的因素包括：心排出量、外周血管阻力、血容量、血管弹性和血液黏滞度等。由于组织灌注取决于血压和血管阻力两个因素，因此血压并不是衡量循环状态的唯一指标。当外周血管过度收缩、阻力升高时，血压虽然可以升高，但组织的血液灌注反而减少。

5. 脉率　多出现在血压变化之前。当血压还较低，但脉率已恢复且肢体温暖者，常表示休克趋于好转。常用脉率比收缩压计算休克指数，帮助判断有无休克及轻重。指数为 0.5 多提示无休克；＞1.0～1.5 提示有休克；＞2.0 为严重休克。

6. 尿量和比重　尿量的多少可直接反映肾的灌注情况，又是衡量全身组织器官灌注情况的窗口。一般来说，休克早期尿量减少，尿量持续减少表明器官灌注不足未能纠正，治疗后尿量增加表明器官灌注得到改善。尿量减少，尿比重增加，表示血容量不足，肾功能并未受到明显损害。在肾衰竭多尿期或非少尿性肾衰竭时，尿量异常增加，但尿比重降低或维持不变。

（二）特殊监测

1. 中心静脉压（CVP）　是指位于胸腔内的上、下腔静脉或右心房的平均压力。CVP 主要反映右心功能与静脉回心血量之间的平衡关系。因此，监测 CVP 对休克病人，尤其是低血容量性休克，具有十分重要的临床意义。CVP 的正常参考值为 0.49～0.98kPa（5～10cmH_2O），小于 0.49kPa（5cmH_2O）表示右心充盈不佳或血容量不足；CVP 高于 1.47kPa（15cmH_2O）时，表示右心功能不全或输液量超负荷。若 CVP 超过 1.96kPa（20cmH_2O），则表示存在充血性心力衰竭。在重症病人中，连续观察 CVP 的动态改变，比单次测定 CVP 更具有临床指导意义。

2. 肺动脉压（PAP）　测定 PAP 是将 Swan－Ganz 漂浮导管由颈内、锁骨下或股静脉插入，经右心房、右心室进入到肺动脉内。由其尖端所测压力即为 PAP。成人肺动脉压正常参考值：PAsP（肺动脉收缩压）为 15～28mmHg，PAdP（肺动脉舒张压）为 5～16mmHg，PAP 为 10～22mmHg。PAP 降低常见于低血容量；PAP 升高多见于慢性阻塞性肺病（COPD）、原发性肺动脉高压、心内分流等。在没有肺血管病变时，PAdP 比 PCWP（肺毛细血管楔压）仅高 1～3mmHg，故可作为 PCWP 的参考值。当肺梗死、肺纤维化以及因其他原因引起的肺血管阻力增加时，PAP 升高而 PCWP 可正常或偏低。左心功能衰竭时，PAP 升高，PCWP 也升高。以此可鉴别肺动脉高压是心源性还是肺源性。

3. 肺毛细血管楔压（PCWP）　对于病情复杂或循环功能极其不稳定者，放置 Swan—Ganz 漂浮导管可以获得一系列的血流动力学的参数，是现今较好的血流动力学监测手段。当导管的气囊充气后嵌闭肺小动脉并阻断血流时，导管尖端所测压力即为 PCWP。由于左心房和肺循环之间不存在瓣膜，PCWP 即为从左心房逆流经肺静脉和肺毛细血管所传递的压力。当左心室和二尖瓣功能正常时，PCWP 比左房压仅高 1～2mmHg，因此 PCWP 可用于估计肺循环状态和左心室功能。PCWP 的正常参考值为 5～16mmHg，均值为 9mmHg，其高低与肺水肿的发生有密切关系。

表 4-1　血流动力学参数及计算方法

参数	计算方法	正常值
心排出量（CO）		4～6L/min
心脏指数（CI）	CO/BSA（体表面积）	2.5～3.5L/（min·m^2）
每搏排出量（SV）	CO/HR	60～90ml/beat
心搏指数（SI）	SV/BSA	40～60ml/（beat·m^2）
左室做功指数（LVSWI）	$\frac{SI\cdot(MAP-PCWP)\times 1.36}{100}$	45～60g·m/m^2
右室做功指数（RVSWI）	$\frac{SI\cdot(MAP-CVP)\times 1.36}{100}$	5～10g·m/m^2
外周血管总阻力（TPR，SVR）	$\frac{(MAP-CVP)\times 80}{CO}$	900～1500dyn·s·cm^{-5}
肺血管阻力（PVR）	$\frac{(PAP-PCWP)\times 80}{CO}$	150～250dyn·s·cm^{-5}

4. 心排出量（CO）　是指左或右心室每分钟射入主动脉或肺动脉的血容量。测定心排出量对于心功能的判断，计算血流动力学其他参数，具有十分重要的意义。正常成人的 CO 为 5～6L/min，每搏排出量（SV）为 60～90ml。根据 CO 和心脏前负荷可绘制心功能曲线图，用于指导临床输液及药物治疗。但是，CO 在不同个体之间的差异较大，尤其与体表面积关系密切。因此，CO 除以体表面积得出的心脏指数（CI），是比较不同个体心排出量的可靠参数。根据测定的 CO 和其他心内压力值，可以计算出血流动力学的其他参数，计算方法及正常参考值见表 4-1。

5. 氧供（DO_2）和氧耗量（VO_2）的监测　氧供（DO_2）是动脉血氧含量（CaO_2）和 CO 的乘积，如能测定 CO 和动脉血气分析，即可计算出氧供：

$$DO_2 = CaO_2 \times CO = (Hb \times 0.00139 \times SaO_2 + PaO_2 \times 0.0031) \times CO$$

氧耗量可反应组织灌注状态和细胞的代谢功能。当氧跨肺运输不足，组织灌注不良或体内代谢率降低时，氧耗量降低。当组织代谢率增加时，如感染、甲状腺功能亢进等，都可使氧耗量增加。正常动脉血的氧含量（CaO_2）为 20Vol%，而混合静脉血的氧含量（CvO_2）

为 15Vol%。如果 CO 为 5L/min，组织每分钟的氧耗量为：

$$VO_2 = CO \times (CaO_2 - CvO_2) = 5L/min \times (20\% - 15\%) = 250ml/min$$

正常成人在基础代谢水平时的氧耗量为 200～350ml/min，或 3.5ml/（kg·min）。在临床，单次测定氧耗量只能反映即时的组织灌注状态，如能连续测定重症病人在治疗前、治疗中及治疗后的氧耗量变化，对于判断治疗效果和指导治疗具有重要意义。

（三）实验室检查

1. 动脉血气分析　呼吸的主要功能是提供组织细胞足够的氧和排出代谢所产生的 CO_2，所提供的 PaO_2 及 $PaCO_2$，有助于了解呼吸功能的状态。休克时可因肺换气不足，出现体内 CO_2 积聚，致 $PaCO_2$ 明显升高；相反，如病人原来无肺部疾病，因过度换气可致 $PaCO_2$ 较低。血气分析可提供 pH 及酸碱平衡的参数，有利于对酸中毒性质的判断。所提供的二氧化碳分压是麻醉及 ICU 病人调整呼吸机的重要指标。

2. DIC 的检测　对怀疑有 DIC 可能的病例，应检测血小板数量和质量、凝血因子的消耗程度和反映纤溶活性的多项指标。必要时可做 3P（血浆鱼精蛋白副凝）试验和查凝血酶时间（TT）、纤维蛋白降解产物（FDP）。当下列 5 项出现三项以上异常，结合临床上有休克及微血管栓塞症状和出血时，便可诊断 DIC。包括：①血小板计数低于 $80 \times 10^9/L$；②凝血酶原时间比对照组延长 3 秒以上；③血浆纤维蛋白原低于 1.5g/L 或呈进行性降低；④3P（血浆鱼精蛋白副凝）试验阳性；⑤血涂片中破碎红细胞超过 2%等。

3. 血乳酸含量的测定　休克时需氧量增加，而组织灌注和氧供又不足，结果无氧代谢增加，导致血乳酸含量增加。因此，监测血浆乳酸含量可反应组织缺血的严重程度，也是衡量休克治疗效果的重要指标。正常参考值为 1～1.5mmol/L。

六、休克治疗的基本原则

休克治疗的基本原则是：尽快恢复有效循环血量，尽早去除引起休克的原因，纠正微循环障碍，增进心脏功能和恢复人体的正常代谢。对于休克这个由不同原因引起、但有共同临床表现的综合征，应当针对引起休克的原因和休克不同发展阶段的重要生理紊乱采取下列相应的治疗。

（一）一般紧急治疗

积极处理原发病，如大出血止血。采取头和躯干抬高 20°～30°，下肢抬高 15°～20°体位，以增加回心血量。及早建立静脉通路。用药维持血压、吸氧保温等。

（二）恢复血容量

血液循环的作用是供给机体代谢所需要的氧及能量，并将代谢产物排出体外。所谓循环衰竭并非指继发于休克的一些临床表现，而是指组织灌注和氧合不足，治疗的目的是恢复组织的氧供，而首要的治疗方法是充分恢复血容量以达到理想心脏充盈压，提高有效循环血容量。体液治疗有两个重要作用：第一，输液可使心脏前负荷增加，结果使心排出量（CO）增加。根据 Frank-Starling 曲线，当心脏舒张末容积由低渐渐升高，每搏排出量（SV）和 CO 也渐渐增加；但达到一定程度（即达曲线平台水平）时，舒张末容量继续升高，SV 和 CO 则反而降低。因此，体液治疗应达到理想的心脏充盈压。第二，体液治疗可增加氧供（DO_2）。因为氧供为 CO 与动脉氧含量（CaO_2）的乘积，如果 CaO_2 稳定不变，CO 增加，

DO_2也增加。在液体的选择方面，可先输入含钠液，然后再输胶体液。目前还没有资料说明胶体液比晶体液更好，但快速输入胶体液更容易恢复血容量和维持血流动力学稳定，同时能维持胶体渗透压，持续时间也较长。一般认为，维持血红蛋白浓度（Hb）在100g/L左右，HCT为30%为好，若Hb大于100g/L就不必输血。输入液体的量应根据病因、尿量及血流动力学参数进行评估。

（三）积极处理原发病

外科疾病引起的休克，多存在需手术处理的原发病变，如内脏大出血的控制、坏死肠袢的切除、消化道穿孔修补和脓液引流等。应在尽快恢复有效循环血量后，及时实行手术处理原发病变，才能有效治疗休克。

（四）纠正酸碱平衡失调

休克时，由于组织灌注不足和缺氧，无氧代谢增加，乳酸、丙酮酸等代谢产物积聚，导致代谢性酸中毒。当pH低于7.20时，可降低心室纤颤的阈值，容易发生顽固性室颤，使心肌收缩力减弱，拟交感胺类药物的作用减弱，因而影响治疗效果。在休克早期，也可因过度换气而引起呼吸性碱中毒。休克早期，一般不用药物纠正酸中毒，经容量复苏组织灌注改善后，酸中毒多能自行纠正。但酸中毒严重时应以药物纠正，常用药物为碳酸氢钠。最好应根据血液pH及动脉血气分析结果来指导碱性药物的应用，当碱剩余（SBE）达到－10mmol/L以上时才以碳酸氢钠来纠正。

（五）心血管活性药物的应用

1. 血管收缩剂　组织灌注需要一定的灌注压。感染性休克早期多存在高排低阻，在快速输液的同时，应用血管收缩药能较快地恢复组织灌注压。但血管收缩药不能代替容量复苏，应尽快减量或撤离。首选药为多巴胺，能兴奋多巴胺受体以及α、β肾上腺素受体。小剂量［0.5～3μg/（kg·min)］能激活多巴胺1受体，使肾及内脏血管扩张，有利于器官灌注；用量为4～10μg/（kg·min）时，使心肌力、HR和CO增加；用量为10～20μg/（kg·min）时，可兴奋α受体，使血管阻力增加。当用量大于20μg/（kg·min）时血压仍低或心动过速，应选用强效血管收缩药，如去甲肾上腺素、苯肾上腺素等。去甲肾上腺素常用于多巴胺不能维持血压、又无心动过速的病人。其强效兴奋α受体效应常可纠正感染性休克的血管扩张，使心率减慢，尿量和CO增加。成人用量从0.5～1μg/min开始，逐渐调节以维持血压稳定。但去甲肾上腺素用量太大可损害肾功能。因此，临床上常以小剂量多巴胺和去甲肾上腺素合用，既有利于肾的灌注，又可达到维持血压的目的。多巴酚丁胺是休克病人治疗中常用的药物之一，尤其对感染性休克。它具有直接兴奋β-受体（主要是β_1-受体）和α-受体作用，不兴奋多巴胺受体。因此，有直接兴奋心肌、增加心肌收缩力作用，使心排出量增加，并使心率轻度加快。主要用于治疗充血性心力衰竭，心源性或感染性休克引起的心功能障碍。开始用量为2.5μg/（kg·min)，最大用量不超过20μg/（kg·min)。

2. 血管扩张剂　分α受体阻滞剂和抗胆碱能药两类。前者包括酚妥拉明、酚苄明等，能解除去甲肾上腺素引起的小血管收缩和微循环淤滞，并增强左室收缩力。抗胆碱能药物包括阿托品、山莨菪碱等。山莨菪碱可对抗乙酰胆碱引起的平滑肌痉挛使血管舒张，从而改善微循环。

3. 强心药　包括兴奋α和β肾上腺素受体兼有强心功能的药物，如多巴胺和多巴酚丁胺等，可增强心肌收缩力，减慢心率。

（六）治疗 DIC，改善微循环

对诊断明确的 DIC，可用肝素抗凝，一般为 1.0mg/kg，6 小时一次，成人首次可用 10000U。有时还使用抗纤溶药，如氨甲苯酸、氨基乙酸和抗血小板黏附和聚集的阿司匹林、潘生丁和小分子右旋糖酐。

第二节　低血容量性休克

一、概　念

低血容量性休克常因大量失血或体液丢失，或液体积存于第三间隙，导致有效循环血量不足而引起。

二、病　因

（一）体液的体外丢失

各种原因引起的失血，包括外伤、手术、咯血、呕血、便血、围生期子宫出血等。经消化道丢失体液，如呕吐、腹泻、胃肠道外瘘等。体液经肾丢失，如尿崩症、糖尿病引起的高渗性利尿、大量使用利尿剂等。经皮肤损失体液，如大量出汗、烧伤。

（二）体液的体内丢失

各种原因引起的内出血，如骨盆闭合性骨折，肾破裂等造成腹膜后出血，肝脾破裂、腹主动脉瘤破裂及宫外孕引起的腹腔内出血，胸部外伤引起的胸腔内出血，长骨闭合性骨折（股骨）引起的组织内出血等。因各种炎症如胸膜炎、腹膜炎、脓肿等引起的第三间隙形成。肠梗阻大量体液淤积在肠腔内以及胸水、腹水的形成等，虽然总体液并不减少，但有效循环血容量不足。

三、病理生理改变

低血容量性休克病人的病理生理反应，血流动力学特点和临床表现都与体液丢失的量、速度及持续的时间有关。血管内容量的丢失使静脉回心血量减少，使心脏充盈和每搏排出量降低，结果导致心排出量降低和血压下降。血压降低可引起冠状动脉的血流减少和心肌缺血，导致心肌功能的障碍。心肌收缩力降低又进一步降低心排出量，形成恶性循环。

在休克早期，机体为了维持血压和生命器官的血流灌注，启动代偿机制。在代偿期，交感-肾上腺髓质系统兴奋使心率增快，心肌收缩力增强，外周血管阻力增加，结果心排出量增加，血压回升。肾素-血管紧张素-醛固酮系统兴奋和垂体后叶抗利尿激素（ADH）分泌增加，引起血管紧张素Ⅱ和醛固酮分泌增加，导致水、钠潴留，尿量减少，回心血量增加，使心排出量和血压恢复。体液发生重新分布，组织间液快速向毛细血管内转移，最初数小时回吸速度可达 120ml/h。长时间缓慢丢失体液，细胞内液也经组织间液移到毛细血管内。以上代偿反应的结果是：使灌流压升高；保存体液；体液重新分布以保证重要器官（脑、心）的灌流。如果低容量不能及时纠正，体内有害代谢物质堆积造成毛细血管前小动脉麻痹，大量血液淤积在外周，毛细血管通透性增加，血浆漏到间质，即微循环衰竭，休克进入失代偿期和不可逆期，病人可因多器官功能衰竭而死亡。

四、临床表现

休克的临床表现和体征与休克的程度（表4-2）相关。

（一）中枢神经系统

在休克代偿期多数病人的神志清醒，但可表现为烦躁不安或淡漠。在失代偿期，大多数病人处于嗜睡状态，有的病人出现谵妄或昏迷。

（二）循环系统

1. 在休克代偿期，由于交感神经兴奋，外周血管收缩，动脉血压波动较大，可表现为轻度降低、正常或高于正常。由于心脏的每搏排出量减少，脉压缩小，脉搏细弱，心率加快。在失代偿期，血压都低于正常，心率明显增快。

2. 每搏排出量（SV）和心排出量（CO）都降低，外周血管阻力（SVR）升高，呈低排高阻。随着休克程度的加重，以上改变越来越严重。到休克不可逆时，血管被动舒张，失去张力。

3. 在休克代偿期，由于静脉回流减少，中心静脉压（CVP）和右房压都降低。但由于血管代偿性收缩，临床可出现CVP与实际血容量丢失不相称的情况，即CVP可偏高。肺动脉压（PA）和肺动脉楔压（PCWP）都低于正常，反映了肺血管内容量和左室充盈降低。但在晚期，由于缺氧和酸中毒，肺血管强烈收缩，阻力显著增加。

（三）呼吸系统

呼吸频率加快，每分钟20～30次，呼吸运动也较激烈，常出现过度通气和呼吸性碱中毒。在晚期，呼吸的代偿功能已耗尽，可出现呼吸衰竭。

（四）肾

尿量减少，尿比重升高，尿钠降低。休克晚期出现无尿。

（五）其他

皮肤冰冷、潮湿、苍白或发花（交感神经兴奋）。组织灌流不足而致无氧代谢，血内乳酸堆积，出现代谢性酸中毒。

表4-2 低血容量性休克程度的判断

	Ⅰ	Ⅱ	Ⅲ	Ⅳ
失血量（ml）	＜750	750～1500	1500～2000	＞2000
占总血量（%）	＜15	15～30	30～40	＞40
收缩压	—	正常	↓	↓↓
舒张压	—	↑	↓	↓↓
心率（bpm）	↑轻	100～120	＞120	＞140
毛细血管再充盈	正常	慢（＞2s）	慢（＞2s）	测不到
呼吸（bpm）	正常	正常	快（＞20）	快（＞20）
尿量（ml/h）	＞30	20～30	10～20	0～10
四肢色泽	正常	苍白	苍白	湿冷，苍白
神志改变	紧张	焦虑不安	焦虑不安，嗜睡	嗜睡，消失

五、治疗原则

（一）补充血容量

休克是以组织血液灌注不足和细胞代谢异常为特征的一种临床综合征。由于细胞和组织缺血缺氧，无氧代谢及代谢产物的蓄积，导致细胞功能受损和器官功能障碍。低血容量是引起组织低灌流的最普遍的原因，输液是首先也是最重要的治疗方法。液体的选择的关键在于如何最安全和最有效地达到适当的血管内容量，以维持组织灌注。

1. 晶体液　常用的晶体液为乳酸钠林格液和生理盐水。由于失血性或创伤性休克组织间液的丢失及循环血量向第三间隙转移的液体为晶体液，因此应当补充与其相似的成分。补充晶体后，所补充的成分多数向血管外、细胞间隙转移，留在血管内者仅占一少部分（约25％）。以晶体液补充血容量时，输液量一般应达到失血量的2～3倍。由于晶体液容易向血管外转移，常引起外周水肿。

2. 胶体液　常用的胶体液为白蛋白、血浆及人工胶体液。胶体液可以较长时间保持在血管内，从而有效地补充血容量，并可提高胶体渗透压，扩容效果较好。但严重创伤的病人毛细血管通透性增加，白蛋白可以渗入组织间隙引起水肿。人工合成的胶体液如右旋糖酐、明胶制剂如血定安、中分子羟乙基淀粉等，可以较长时间保留在血管内，是较理想的血浆代用品。适量的输入可以增加循环血量，降低血液黏滞度，改善微循环。但是右旋糖酐影响交叉配血的结果，所以在应用右旋糖酐之前必须抽取血样以备配血之用。此外，右旋糖酐还可影响凝血，引起组织渗血，24小时用量一般不超过1000ml。而血定安、羟乙基淀粉在一定程度上优于右旋糖酐。在选择晶体液或胶体液进行容量复苏目前仍有争论。从扩容的效果、速度及持续时间来看，胶体液明显优于晶体液，并可维持血管内液的胶体渗透压。而晶体液在血管内的半衰期明显短于胶体液。

3. 输全血或血液成分　常用于治疗失血性休克，但大量输库存血的弊病较多。低血容量性休克的治疗目的应是迅速恢复循环血容量，并以相对低的血液黏滞性维持最高的氧供。一般认为，血红蛋白维持在100g/L、HCT为30％～35％最好。因此，应避免不必要的输血和血液制品。

（二）治疗原发病

终止体液的继续丢失，采取有效措施治疗呕吐、腹泻等；尽早实行手术止血；治疗腹膜炎、肠梗阻等。

第三节　感染性休克

一、概　念

感染性休克（septic shock）：指全身性感染合并血流动力学紊乱，即在充分补液及排除其他原因后，发现组织灌注不足的临床表现，如乳酸酸中毒、少尿、神志的急剧变化等。然而在确诊为感染性休克的病人中，可能未见有明显的感染病灶，但具有全身炎症反应综合征（SIRS）：①体温＞38℃或＜36℃；②心率（HR）＞90bpm（次/分）；③呼吸＞20bpm（次/

分）或 $PaCO_2$＜32mmHg；④WBC＞12×10^9/L、＜4×10^9/L 或幼稚细胞＞10%。炎性反应可因感染或非感染性疾病引起。

二、病　因

在临床上，许多病原体都可以引起全身性感染。在外科最常见的病原菌是能释放内毒素的革兰阴性杆菌，内毒素与体内的补体、抗体或其他成分结合后，可刺激交感神经引起血管痉挛并损伤血管内皮细胞，同时还可使大量的炎症介质释放，引起全身炎症反应，导致微循环障碍、代谢紊乱、器官功能不全等。临床上胆道感染、胰腺炎、胃肠道穿孔及术后合并症引起的急性腹膜炎等消化道途径，或者呼吸系统、泌尿生殖系统及其他途径，均可引起全身性炎性反应。结果，导致微循环障碍、代谢紊乱和器官功能不全等。

三、病理生理

感染性休克的基本病理生理改变是组织灌注不足引起的全身性缺氧。因感染引起细菌毒素释放，激活机体的免疫系统而引起中性粒细胞、内皮细胞、细胞因子及其他炎性递质的释放，可导致心血管系统的一系列改变。①低血容量：引起相对容量不足的原因包括：小动脉扩张，静脉扩张引起血液的滞留。引起绝对容量不足的原因包括：体液的体外丢失，毛细血管通透性增加引起血管内液向间质转移。②血管扩张：可能与肾上腺素受体与递质的亲和力下降及血管舒张因子的释放有关。③心肌抑制：感染性休克早期即可发生心肌抑制，可能与心肌抑制因子或 NO 的心肌负性肌力作用有关。

感染性休克时组织对氧的摄取能力受到严重损害，即使心排出量（CO）和氧供（DO_2）增加，而氧耗（VO_2）却未必增加，仍可发生组织缺氧和血乳酸含量增加。可能与血管对肾上腺素递质的反应性发生改变、血管内血细胞凝聚及内皮细胞损伤等因素有关。由于不同部位的血管发生不协调的舒缩，导致血流分布异常，使氧需量增加部位的血管反而收缩，引起低灌流状态。粒细胞、血小板和纤维蛋白在血管内的聚积，又可加重血流分布异常。内皮细胞损伤可增加血管通透性，血管内液向血管外转移引起组织水肿，进一步损害组织灌注。感染时需氧量增加，而氧供和氧摄取又不足，结果无氧代谢增加导致血乳酸含量增加。组织灌注不足引起细胞缺氧和坏死，最终导致多器官功能衰竭和死亡。

四、临床表现

根据感染性休克的血流动力学特点，一般可分为高动力相和低动力相两类。高动力相的特点是心排出量正常或高于正常，全身血管总阻力降低。临床表现：神志虽然清楚，但总感全身难受，记忆减退，易兴奋和激怒；体温升高，皮肤温暖，但颜色为灰黄或潮红；心率加速，脉搏有力；呼吸深快，常发生过度通气和呼吸性碱中毒；尿量减少，如不及时补充液体可发生少尿或无尿。低动力相的特点是心排出量降低，全身血管总阻力升高。当心脏功能失代偿时，则血压降低。临床表现为：病人的意识淡漠或消失；外周静脉塌陷，皮肤湿冷，苍白，发绀或斑状发绀；心动过速，脉搏细弱，有时难以触到；呼吸浅而速，有时出现反常呼吸；少尿或无尿；由于乳酸的蓄积，发生代谢性酸中毒，晚期发生混合性酸中毒，这时应进行机械通气治疗。（表 4－3）

高动力相和低动力相的分界线并不是非常明显或固定不变的，而是动态的变化，并随着体液的补充和心功能的改善而改变。病人的情况在整个病程中可在高动力相和低动力相之间波动，并与感染播散速度和范围、治疗措施和病人对治疗的反应等因素有关。

表 4-3 感染性休克的临床表现

	暖休克（高动力相）	冷休克（低动力相）
神志	清醒	躁动、淡漠或嗜睡
皮肤色泽	淡红或潮红	苍白、发绀
皮肤温度	温暖、干燥	湿冷
毛细血管充盈时间	1～2 秒	延长
脉搏	搏动清楚	细速
脉压（mmHg）	＞30	＜30
尿量（ml/h）	＞30	＜25

五、治疗原则

原则是在休克纠正前应重点治疗休克，同时治疗感染；在休克纠正后，应重点治疗感染。主要治疗措施：

（一）补充血容量　在感染期间，由于外周血管扩张和毛细血管通透性增加而使大量体液转移到血管外间隙，结果导致严重的低血容量。因此，体液治疗对感染性休克是很有效的。衡量休克治疗的效果一般都以血流动力学是否正常为标准。但 MAP、HR、CVP、PCWP 和 CO 这五项临床常用的参数，对预测危重病人的预后并不敏感。Shoemaker 等分析危重病人 34 项生理参数与预后的关系表明，与氧供（DO_2）和氧耗（VO_2）相关的参数与预后有显著相关。因此，休克治疗的目标不应只满足于维持正常值，而应以成活者的超常值为治疗目标，即：①心脏指数（CI）比正常值高 50％［4.5L/（min·m^2）］；②DO_2高于正常［600ml/（min·m^2）］；③VO_2高于正常值 30％左右［170ml/（min·m^2）］；④血容量比正常高 500ml，即男性 3.2L/m^2，女性 2.8L/m^2。应用胶体液较容易达到目标，与晶体液相比，胶体液可扩张血浆容量而对间质容量的扩张不明显。羟乙基淀粉与白蛋白、右旋糖酐或明胶类相比，更能维持血容量和血流动力学稳定，持续时间也较长。当 HCT＞30％，Hb＞100g/L 时，可不需要输血。

（二）控制感染和原发病的治疗　有明确感染灶者应尽可能手术清除，如清创、引流或切除等。并根据细菌学培养结果或可能的感染源选择有效的抗生素。

（三）改善心肌收缩力　由于感染性休克早期即可发生心肌抑制，即使血容量、HCT 及氧合均达正常水平，仍可限制 CO 及 CI 的进一步增加，而难以使 DO_2达到超常值。在灌注压正常而组织低灌注状态仍未改善时（如血乳酸高，尿量少），可能与 CO 降低有关。这时可选用多巴酚丁胺。多巴酚丁胺主要兴奋 β 受体，能增加心肌收缩力和 CO，用量为 2～10μg/（kg·min）。如增加多巴酚丁胺用量仍不能改善组织灌注时，表明仍存在低血容量，应及时补足。

（四）血管活性药物的应用 补足血容量后，高排低阻型休克时，可给予血管收缩剂，以维持血压。低排高阻型休克时，可给予血管扩张剂，以疏通循环。多巴胺：剂量为 2.5～10μg/（kg·min），发挥其兴奋 β、多巴受体的效应；如剂量＞10μg/（kg·min）仍不能维持血压在正常范围时，应考虑加用强效肾上腺素受体兴奋药。去甲肾上腺素：剂量为 1～8μg/min 静点，并将多巴胺剂量降至 4μg/（kg·min）以下，以减轻肾血管的收缩。多巴酚丁胺：剂量为 2.5～10μg/（kg·min），同多巴胺合用可改善心肌做功。出现低排高阻或心衰表现时，可应用血管扩张药物。

（五）皮质激素的治疗 皮质激素能抑制多种炎症介质和稳定溶酶体膜，缓解 SIRS（全身炎症反应综合征）。

（六）纠正电解质紊乱和酸碱平衡失调。

（于跃利 贾国群）

第五章　多器官功能障碍综合征

第一节　多器官功能障碍综合征

多器官功能障碍综合征（multiple organ dysfunction syndrome，MODS）是指机体在经受严重打击（如严重创伤、感染、休克等）后，同时或继发序贯出现两个或两个以上器官功能障碍，甚至功能衰竭的综合征。MODS 是与应激密切相关的急性全身性器官功能损害，其病因复杂、防治困难、病死率极高。在概念上应注意以下几点：①原发的致病因素是急性的，继发的受损器官远离原发损害的部位；②从原发损害到发生 MODS，往往有一间隔期，可为数小时或数天；③受损器官原来的功能基本正常，一旦阻断其发病机制，功能障碍是可逆的；④在临床表现上，各器官功能障碍的严重程度不同步，有的器官已呈现完全衰竭（如无尿性肾衰），有的器官则可为临床不明显的“化学性”衰竭（如血转氨酶升高）。MODS 的病死率很高，且随衰竭器官的数目增加而增高。累及 1 个器官者的病死率为 30%，累及 2 个者的病死率为 50%～60%，累及 3 个以上者的病死率为 72%～100%。此外病死率还与病人的年龄、病因和基础病变等因素有关。

【病因】

1. 严重创伤　多发性创伤、大面积烧伤、挤压综合征等。

2. 严重感染　如脓毒血症、急性出血性坏死性胰腺炎、严重腹腔感染、继发于创伤后的感染等。

3. 外科大手术　如心血管手术、胸外科手术、颅脑手术、胰十二指肠切除术等。

4. 各种类型的休克。

5. 各种原因引起的低氧血症　如吸入性肺炎及急性肺损伤等。

6. 心跳骤停　复苏不完全或复苏延迟。

7. 妊娠中毒症。

8. 其他　如毒物与中毒、大量快速输血、输液、系统性红斑狼疮等。

9. 有的病人可能存在一些潜在的易发因素　如高龄、免疫功能低下、营养不良、慢性疾病及器官储备功能低下等。

【发病机制】

MODS 的发病机制非常复杂，虽然国内外学者对此做了大量的临床观察和实验研究，但迄今仍未能完全阐明。多数观点认为，尽管病因多种多样，导致 MODS 发生发展的机制是共同的，即失控的炎症及免疫反应。当机体经受打击后，发生全身性自我破坏性炎性反应过程，称为全身性炎性反应综合征（systemic inflammatory response syndrome，SIRS）。SIRS 在有感染或无感染的情况下均可发生，是机体过度炎症反应的共同特征。就本质而言，SIRS 是导致 MODS 的共同途径。

生理上的炎症反应是防御功能的重要部分，能控制感染，帮助伤口愈合，为自限性的良性过程。一旦出现超常反应，则将导致病理过程。当机体受到严重损害时，如感染、炎症、坏死组织、组织缺血和再灌注损伤等，体内的防御系统如巨噬细胞、库普弗细胞（枯否细胞，Kupffer cell）、中性粒细胞、淋巴细胞等可生成多种细胞因了和炎性介质，如肿瘤坏死因子（TNF-α）、白介素-1（IL-1）、白介素-6（IL-6）、白介素-8（IL-8）、血小板活化因子（PAF）、白细胞三烯（LTB4）等。这些细胞因子的失控性释放，可以激活补体系统、激肽和凝血系统，导致一系列难以控制的SIRS，造成全身细胞组织广泛受损，引起多器官功能障碍。较为重视的相关发病机制有以下几个方面。

1. 微循环障碍　严重创伤、休克、心跳骤停等许多病因可引起低血压、组织低灌注状态。此时机体的应激反应致使血管收缩和微循环紊乱，导致组织器官灌注障碍。组织缺血、缺氧可迅速引起细胞功能障碍。若经治疗和复苏，恢复了组织灌注，又可因产生大量氧自由基造成组织器官的再灌注损伤。诱发中性粒细胞等细胞因子的释放，引起一系列严重、广泛的炎性反应，导致MODS。

2. 严重感染　严重感染可由原发疾病引起，也可以是创伤、休克、烧伤等的严重并发症。细菌及其分泌的外毒素或裂解释放出来的内毒素可引起血流动力学改变，导致机体各器官系统处于低灌流和缺氧状态。这些毒素可直接作用于毛细血管和组织细胞而引起损伤，使心肌细胞线粒体氧化磷酸化功能紊乱而损害心肌收缩性；可降低肝细胞的蛋白质合成等。严重感染激活体内防御细胞系统，导致大量细胞因子和炎性介质大量释放，激发一系列连锁反应，导致SIRS，使全身血管内皮细胞损伤，血管通透性增高、组织水肿；全身各脏器的内皮细胞损伤，细胞膜破坏，线粒体肿胀，细胞膜内外离子失平衡，溶酶体破裂释放各种水解酶，进而导致全身凝血和纤溶系统功能紊乱、血管紧张性改变、心肌功能抑制、高代谢状态等。这种"瀑布式反应"导致MODS，甚至病人死亡。

3. 肠道细菌与内毒素移位　肠道是体内最大的"贮菌所"和"内毒素库"。在严重创伤、休克等情况下，肠道是最敏感的易损器官之一。肠黏膜受到缺血缺氧性损害时，肠壁通透性增加，黏膜水肿，其完整性和屏障功能遭到破坏，肠道内大量繁殖的细菌及内毒素转位到腹腔及肠系膜淋巴结，并不断侵入门静脉和体循环，发生肠源性感染，导致大量炎症介质的产生和释放而引发SIRS最终导致MODS。

【病理生理】

MODS的病理生理基础是机体对致病因素的强烈反应过程。其病理生理变化涉及几乎所有的组织和器官。

（一）MODS病理生理基础

1. 应激反应　机体在严重创伤等因素打击下发生应激反应。在其发展过程中，几乎所有的激素均有反应，如肾上腺素、去甲肾上腺素、肾素-血管紧张素-醛固酮、抗利尿激素、高血糖素、皮质醇及生长激素等，引起一系列相应的组织器官功能及代谢的改变。

2. 氧代谢障碍　在应激反应、感染及SIRS等因素影响下，机体出现氧代谢障碍。首先可是血液灌注不足，引起组织缺血、缺氧，进而细胞受损、线粒体氧化磷酸化解偶联，细胞氧利用障碍。

3. 代谢紊乱　发生应激后在各种激素和SIRS的影响下，机体可出现代谢紊乱，主要表现为：蛋白质分解代谢异常增高，出现负氮平衡；糖原分解增加，表现为血糖增高；糖类无氧酵解增加，造成高乳酸血症等；脂肪代谢异常，从初期的脂肪利用加速，转向后期的抑制。这些代谢紊乱可随着营养状况的下降而迅速恶化，且不能被外源性的营养支持所纠正。

4. 凝血机制障碍　各种致病因素引起的应激反应可激活凝血系统、补体系统、激肽系统及纤溶系统，使血小板和红细胞在微血管中聚集、黏附，纤维蛋白沉积形成微血栓，循环血液中的血小板进行性下降，凝血因子消耗，引起弥散性血管内凝血（DIC）。DIC又可加剧MODS。

（二）各器官的病理生理特点

1. 肺功能障碍　肺是全身静脉血液回流的主要过滤器，也是重要的代谢器官，在MODS发病过程中最早和最容易受到损害。所以，急性肺功能障碍常常是MODS早期的表现。主要病理生理特点如下。

（1）肺泡毛细血管膜通透性增加：炎性介质或细菌毒素导致中性粒细胞在肺组织中浸润和跨内皮移行是肺损伤的病理基础。肺泡毛细血管膜通透性增加，可引起肺水肿，造成通气/血流比值不匹配而引起换气障碍。

（2）肺泡Ⅱ型细胞代谢障碍：肺组织缺血和炎性介质可引起肺泡Ⅱ型细胞代谢障碍，使肺泡表面活性物质减少，引起肺泡表面张力增加，导致肺泡萎陷和肺不张。

（3）肺血管调节功能障碍：肺血管内皮细胞和中性粒细胞之间的相互作用导致内皮细胞受损从而影响肺血管的调节功能，可引起缺氧性肺血管收缩障碍，这是造成急性肺功能障碍顽固性低氧血症的重要原因之一。肺损伤病人内源性一氧化氮（NO）合成明显减少，引起肺血管阻力升高，可致右心功能不全，加重全身血流动力学障碍。

（4）肺微循环障碍：肺微循环障碍和微血管血栓栓塞，引起通气血流比例失调，增加混合静脉血的掺杂，加重全身低氧血症。

2. 肾功能障碍　肾血流灌注不足，以及毒素和炎性介质引起的组织损伤是造成MODS时肾功能障碍的主要原因。在严重创伤或休克下，应激反应引起肾血管收缩，肾血流量下降及肾小滤过减少。肾血管内皮细胞肿胀及微血管内血栓形成，增加血管阻力，加重肾缺血，可使肾皮质坏死，肾小管上皮细胞肿胀、坏死，导致肾小管阻塞。结果病人出现少尿或无尿，水、电解质和酸碱平衡紊乱及代谢产物堆积等肾衰竭的表现。

3. 胃肠道功能障碍　病理生理基础是胃肠道黏膜屏障功能损害。在休克或严重感染时全身微循环灌注量下降，造成胃肠道的微循环障碍，黏膜上皮细胞缺血、黏膜通透性增加，这可促使肠内细菌移位或毒素入血，诱发SIRS和加剧MODS。MODS时胃肠道消化液分泌障碍，胃肠道运动功能减弱，黏膜糜烂或多发性表浅溃疡出血，从而出现消化不良、腹胀、肠麻痹及消化道出血等胃肠道功能障碍的症状。

4. 肝功能障碍　肝在代谢、解毒、免疫、凝血等方面具有重要功能，一旦遭受低血流灌注、炎性介质、细菌及内毒素等损害而发生功能障碍。①代谢障碍：早期应激状态下，糖原分解和蛋白质分解代谢增加，助长了高代谢状态。随着病情的发展，肝的分泌、合成和生物转化功能进一步恶化，可出现血糖、氨基酸、甘油三酯、胆红素、乳酸和尿素水平升高。血转氨酶水平的升高可反映肝实质的损害。②免疫系统：受损的肝库普弗细胞（枯否细胞Kupffer cell）对内毒素、细菌和毒素的清除功能障碍；被内毒素激活的肝巨噬细胞可释放大量炎性介质；受损的肝细胞对炎性介质的清除下降。③凝血系统：肝细胞损害可导致凝血因子缺乏，而出现出血倾向。肝功能障碍会影响其他器官功能，如“肝肾综合征”、“肝肺综合征”及“肝脑综合征”等，加剧MODS的恶化。

5. 心功能障碍　由于机体的调节功能和心脏本身具有的储备能力，心功能障碍多在MODS较晚期时才趋于明显。导致心室功能障碍的主要病理生理因素有：①冠状动脉血流减少：为创伤或休克时低血容量和低血压所致，使心肌血供减少。②内毒素对心肌的毒性：可出现心肌细胞线粒体肿胀、结构破坏，致心肌收缩受损，心排出量减少。③心肌抑制因子及炎性介质：休克时缺血、缺氧，胰腺细胞受损，使大量心肌抑制因子进入血液循环，抑制心肌收缩功能。此外，脓毒血症和过度炎症时，TNFα、血小板活化因子（PAF）、白三烯等炎性介质亦可抑制心肌收缩，降低冠状动脉血流量，导致心肌细胞损伤，心脏射血分数和做功指数均明显降低。受损伤的心肌可发生衰竭。④心脏微循环障碍：心脏微血管内血栓形成，心肌坏死，使心功能受损。

【临床表现】

MODS的临床表现随病情的发展逐渐恶化，应认真观察，及早发现，尽早治疗，以提高MODS的治愈率。

（一）呼吸系统　早期可见呼吸频率（RR）加快＞20次/分，吸气时动脉氧分压（PaO_2）下降≤70mmHg，动脉氧分压与吸入氧浓度之比（PaO_2/FiO_2）＞300。X线胸片可正常。中期RR＞28次/分，PaO_2≤60mmHg，动脉二氧化碳分压（$PaCO_2$）＜35mmHg，PaO_2/FiO_2＜300。胸片可见肺泡实性改变（≤1/2肺野）。晚期则呼吸窘迫，RR＞28次/分，PaO_2≤50mmHg，$PaCO_2$＞45mmHg，PaO_2/FiO_2＜200。胸片肺泡实性改变加重（≥1/2肺野）。

（二）心　由心率增快（体温升高1℃，心率加快15～20次/分）、心肌酶正常，发展到心动过速、心肌酶（CPK、GOP、LDH）升高，甚至室性心律失常、Ⅱ度～Ⅲ度房室传导阻滞、室颤、心跳停止。

（三）肾　轻度肾功能障碍，在无血容量不足下，尿量能维持40ml/h，尿钠、血肌酐可正常。进而尿量＜40ml/h，使用利尿剂后尿量可增加，尿钠20～30mmol/L、血肌酐为1768μmol/L左右。严重时无尿或少尿（＜20ml/h，持续6h以上），利尿剂冲击后尿量不增加，尿钠＞40mmol/L、血肌酐＞1768μmol/L。非少尿肾衰者尿量＞600ml/24h，但血肌酐＞1768μmol/L，尿比重≤1.012。

（四）肝 SGPT（血清谷丙转氨酶）＞正常值2倍以上、血清胆红素＞17.1μmol/L可视为早期肝功能障碍，进而血清胆红素可＞34.2μmol/L，重者出现肝性脑病。

（五）胃肠道　可由腹部胀气，肠鸣音减弱，发展到腹部高度胀气，肠鸣音消失。重者出现麻痹性肠梗阻，应激性溃疡出血。

（六）凝血　轻者可见血小板计数减少＜100×10^9/L，纤维蛋白原、凝血酶原时间（PT）及凝血酶原激活时间（TT）正常。进而纤维蛋白原可≥2.0～4.0g/L、PT及TT比正常值延长3秒，优球蛋白溶解试验＞2h。重者血小板计数＜50×10^9/L，纤维蛋白原可＜2.0g/L、PT及TT比正常值延长＞3秒，优球蛋白溶解试验＜2h，有明显的全身出血表现。

（七）中枢神经系统　早期有兴奋或嗜睡表现，唤之能睁眼，能交谈，能听从指令，但有定向障碍。进而可发展为对疼痛刺激能睁眼，有屈曲或伸展反应，但不能交谈、语无伦次。重者则对语言和疼痛刺激均无反应。

（八）代谢　可表现为血糖升高或降低、血钠降低或增高以及酸中毒或碱中毒。

【诊断】

根据上述对MODS概念和发病机制的认识，以及临床表现，应能早期做出诊断。

SIRS的诊断标准：具有以下两项或两项以上者：①体温>38℃或<36℃；②心率>90次/分；③呼吸>20次/分或 $PaCO_2$<32mmHg；④白细胞计数>12.0×10^9/L或<4.0×10^9/L或幼稚杆状核细胞>0.10%。

MODS的早期诊断依据为：①存在诱发MODS因素（严重创伤、休克、感染、延迟复苏等)；②存在全身炎症反应综合征的临床表现；③存在两个系统或器官功能障碍。早期准确地判断SIRS和器官功能障碍是MODS诊断的关键。

随着MODS的病情发展，不同器官功能障碍的临床表现亦逐渐恶化。临床症状、体征、病生理监测指标及实验室化验结果是判断和评估MODS程度的依据和基础。MODS的分期诊断如表5-1。但这是相对的，即使在同一病程阶段，各器官功能障碍的程度也是不一致的。如呼吸系统的病程进展较快，可以在较短的时间内达到衰竭程度；而肝功能往往经较长时间达衰竭程度。

表5-1　多器官功能障碍综合征的临床分期和特征

项目	第1阶段	第2阶段	第3阶段	第4阶段
一般情况	正常或轻度烦躁	急性病容，烦躁	一般情况差	濒死感
循环系统	容量需要增加	高动力状态，容量依赖	休克，心排量下降，水肿	血管活性药物维持血压，水肿，SvO_2 下降
呼吸系统	轻度呼碱	呼吸急促，呼碱、低氧血症	严重低氧血症，ARDS	高碳酸血症、气压伤
肾脏	少尿，利尿药反应差	肌酐清除率下降，轻度氮质血症	氮质血症，有血液透析指征	少尿，血透时循环不稳定
胃肠道	胃肠胀气	不能耐受食物	肠梗阻，应激性溃疡	腹泻，缺血性肠炎
肝脏	正常或轻度胆汁淤积	高胆红素血症，PT延长	临床黄疸	转氨酶升高，严重黄疸
代谢	高血糖，胰岛素需要量增加	高分解代谢	代谢性酸中毒，高血糖	骨骼肌萎缩，乳酸酸中毒
中枢神经系统	意识模糊	嗜睡	昏迷	昏迷
血液系统	正常或轻度异常	血小板降低，白细胞增多或减少	凝血功能异常	不能纠正的凝血障碍

【预防】

MODS的治疗复杂、困难，且耗费大。MODS的病死率高，故积极预防MODS的意义重大。

1. 积极治疗原发病，避免和消除诱发因素。控制原发疾病是MODS治疗的关键。积极有效控制和处理原发疾病，以减少或阻断有害介质和毒素的释放，防治休克及缺血再灌注的损伤。对严重创伤、休克、低血容量的病人要及时、充分的复苏，尽量缩短休克时间，避免器官功能的进一步损害。重视病人的循环和呼吸，尽可能及早纠正低血容量、组织低灌流和缺氧，保持满意的组织氧合。

2. 控制感染　原发严重感染和创伤后继发感染均可引发 MODS。一方面根据致病菌选用有效的抗生素控制感染；另一方面利用手术方法彻底清创，充分引流，及时清除难于恢复血液灌注的坏死组织，防止感染扩散。

3. 改善全身状况　尽可能维持水、电解质和酸碱平衡，提高营养状态等。因为这与器官功能相关。如酸中毒可影响心血管功能；碱中毒可影响脑功能；营养不良可降低免疫功能、消耗肌肉组织等。

4. 及早发现 SIRS 的征象，及早治疗。

5. 及早治疗任何一个首先继发的器官功能障碍，阻断病理的连锁反应，以免形成 MODS。临床经验证明，治疗单一器官功能障碍的疗效，胜过治疗 MODS。

【治疗】

（一）治疗 MODS 的主要措施

1. 消除引起 MODS 的病因和诱因，治疗原发疾病。

2. 改善和维持组织充分氧合

要达到满意的氧运输，必须支持呼吸和循环系统功能，力争满足三个条件：①纠正贫血，使血红蛋白（Hb）保持在 90g/L 以上；②满意的心排血量，心脏指数（CI）＞2.5L/(min·m^2)；③动脉血氧合好，血氧饱和度（SaO_2）＞90%。

3. 保护肝、肾功能

①保证器官充分的血流供应，应注意避免血管收缩药物对肾的损害；②避免应用对肝、肾功能有毒性的药物；③为肝提供必要的能量、维生素和氨基酸。

4. 营养支持及代谢调理　输入营养底物进行营养支持，同时应用外源性药物进行代谢调理，促进合成代谢，降低分解代谢。

5. 合理应用抗生素，力求迅速控制感染。

6. 抗氧化剂、自由基清除剂的应用　包括过氧化物歧化酶、α-生育酚、别嘌呤醇以及抗坏血酸等，以减轻组织缺血后的再灌注损伤。

7. 特异性治疗　近年来，随着 MODS 病因及发病机制研究的进展，尤其针对炎性介质引起的 SIRS，研制出了一些特异性制剂。如内毒素单克隆抗体、TNF 抗体、白介素抗体或受体拮抗剂等。试图阻断 SIRS 恶性循环中的诱发因素或环节，以达到治疗目的。虽然这些试剂动物实验效果令人振奋，但临床实验结果尚不让人乐观。

（二）MODS 的治疗方法

1. 呼吸系统

（1）保持气道通畅：这是一切呼吸支持的前提。

（2）吸氧：有自主呼吸的病人采用鼻导管或面罩吸氧，改善氧合状况。

（3）呼吸机支持疗法：对吸氧不能改善的低氧血症，应及时用呼吸机支持。呼吸机的使用宜早不宜迟，对适应证的掌握宜宽不宜严。对 RR＞30 次/分，PaO_2/FiO_2＜200，或 FiO_2 为 0.4 仍不能使 PaO_2＝80mmHg 的病人，需及时进行经鼻或经口气管内插管，或行气管切开，用机械辅助通气或机械控制通气支持呼吸。并根据血气监测结果和血流动力学监测指标，调整通气参数和通气模式，以保证肺脏最合适的通气与气体交换。加强气道湿化和肺泡灌洗，清除呼吸道分泌物，防治肺部感染。避免使用呼吸兴奋药，而合理应用激素、利尿剂、支气管解痉药和血管扩张剂，对ARDS治疗有好处。

(4) 防治肺水肿：可以应用肾上腺皮质激素来保护内皮细胞，降低肺毛细管的通透性。短期使用地塞米松40mg/d或氢化可的松300～500mg/d。

2. 循环系统　维持正常的循环功能，是保证组织血液灌注，恢复各器官功能的基础。

(1) 维持有效循环血容量：通过持续监测血压、心率、中心静脉压和尿量，及时适当地输液、输血，补充血容量。有条件的可插入漂浮导管，监测心排血量和肺动脉楔压。

(2) 应用血管活性药物：密切监测血流动力学指标，若循环不稳定、血压低时，需用升压药物，如多巴胺或多巴酚丁胺等；若血压稳定，血容量补足，而末梢循环不佳时，可用血管扩张药物，如山莨菪碱等。

(3) 洋地黄和中药人参、黄芪等具有强心补气功效。纳洛酮对各类休克均有效，尤其感染性休克更需使用。

(4) 其他循环功能支持疗法：对于经过药物治疗难以维持有效循环功能的病人，可采用主动脉内球囊反搏、人工机械泵血装置（如体外循环、左心辅助等）、直接机械心室辅助及全人工心脏等方法支持或辅助循环。目的是暂时和较长时间支持病人的循环功能，保证组织灌注，维持病人的生命，等待病人自身的循环功能恢复。

3. 肝　在恢复血容量，保证肝血液供应的基础上，加强支持疗法。

(1) 供给维生素：每日供给足够的维生素B_1、B_6、C、K。

(2) 补充热量：每日补给葡萄糖液，加用胰岛素、氯化钾、ATP、辅酶A及细胞色素C等，以保证足够的热量供给，减少组织蛋白分解，防止血氨增高。

(3) 补充新鲜血浆、白蛋白或支链氨基酸，利于保护肝和促进肝细胞合成蛋白质。

(4) 促进氨的代谢：可应用精氨酸或谷氨酸静脉输入。

(5) 在病情必需时可应用人工肝或血浆置换。

(6) 中医中药治疗：可试用安宫牛黄丸、紫雪散等开窍苏醒剂。

4. 肾

(1) 维持血容量、心排出量、肾血流量和尿量。

(2) 使用利尿药：维持稳定的循环功能后，每小时尿量仍少于0.5ml/kg时，应及早使用利尿剂，如呋塞米。严格掌握每日入量。

(3) 透析疗法：对大剂量利尿剂没有效应的病人应严密监测血肌酐和血尿素氮的变化，及早进行腹膜透析或血液透析治疗。

(4) 避免应用对肾有损害的药物：如庆大霉素等。

5. 血液系统

(1) 原发病的治疗：治疗原发病是治疗凝血功能障碍及衰竭的主要方面。轻型凝血功能障碍及衰竭在解除病因、支持治疗后凝血障碍可纠正。

(2) 对于因为血小板或凝血因子大幅度下降引起的出血，可输浓缩血小板或新鲜冰冻血浆。纤维蛋白原下降<1g/L时，应补充纤维蛋白原。

(3) 肝素/低分子肝素的应用：肝素不仅用于高凝期，而且亦可在纤溶期使用，但剂量宜小。易采用输液泵控制静脉持续滴注，避免血中肝素浓度波动。低分子肝素应谨慎应用，一旦过量出血，难以处理。肝素过量可用鱼精蛋白锌对抗。

（4）中医中药：如丹参、三七、红花等。

第二节　急性肾衰竭

急性肾衰竭（acute renal failure，ARF）是由各种原因引起的急性肾功能损害，是临床常见而严重的病症之一。ARF 的发生常与创伤和大手术有关，肾功能受损的最突出表现是尿量明显减少。成人 24 小时的尿量少于 400ml 为少尿，少于 100ml 称为无尿。但有一种非少尿型 ARF，24 小时的尿量大于 800ml，而血肌酐和血尿素氮进行性升高，伴有水、电解质和酸碱平衡失调。多见于大手术和创伤后，应提高警惕。

【病因】

临床上根据不同的病因，将急性肾衰竭分为肾前性、肾后性和肾性。

1. 肾前性　常见的病因有大出血、休克、脱水等，造成有效循环血量锐减，肾血流量急剧减少而引起少尿。心脏疾病导致的心功能不全使心排血量减小，不能维持正常的肾小球滤过率亦可引起少尿。疾病早期为功能性病变，肾本身无结构改变。但如不及时处理，可发展为肾实质性损害，引起急性肾衰竭。

2. 肾后性　是指双侧输尿管梗阻所致的肾功能急剧下降。常见病因有输尿管结石、肿瘤压迫输尿管或术中误扎输尿管等。梗阻解除后可恢复，若梗阻时间过长，可引起肾实质损害而致急性肾损伤。

3. 肾性　各种病因造成肾实质的急性损害都可引起急性肾衰竭。常见的致病因素是肾缺血和肾中毒两类。导致肾缺血的病症有很多，如大出血、感染性休克、过敏反应等。造成肾损害的肾毒性物质有：氨基糖苷类抗生素（庆大霉素、卡那霉素和新霉素等）、重金属（汞、铅、砷、铋等）、造影剂、有机溶剂（四氯化碳、乙二醇、苯、酚等）、抗癌药物（顺铂）、抗真菌药物（两性霉素 B）以及生物性毒素（蛇毒、鱼胆等）。有些因素既可造成肾缺血，又可引起肾中毒，如大面积深度烧伤、挤压综合征、感染性休克、肝肾综合征等。

【临床表现】

（一）少尿或无尿期　此期是病程的主要阶段，一般为 7～14 天，也可长达 3 个月以上。少尿期越长，预后越差。

1. 水、电解质和酸碱平衡失调

（1）水中毒：体内水分大量蓄积，导致高血压、心力衰竭、肺水肿及脑水肿。临床上可出现恶心、呕吐、头晕、心悸、呼吸困难、水肿、嗜睡，甚至昏迷等症状，是常见的死亡原因。

（2）高钾血症：是此期最重要的电解质失调。正常人 90％的钾经肾排泄，少尿或无尿使钾排出受限造成高钾血症。高钾血症可引起心律失常、心跳骤停而致病人死亡，是急性肾衰竭的常见死亡原因之一。

高钾血症的临床症状不明显，需依靠血钾测定和心电图检查发现。心电图可表现出心跳缓慢、T 波高尖、QRS 间期延长及 QRS 增宽。

（3）酸中毒：代谢性酸中毒是急性肾衰竭少尿期的主要病理生理改变。由于代谢性酸性产物不能排出，加上肾小管受损丢失碱基和高钾血症，导致代谢性酸中毒。

临床可表现为呼吸加深加快、面部潮红、胸闷、气急、疲乏无力、嗜睡、心律失常，重者可有抽搐、昏迷、呼吸节律改变，甚至出现呼吸肌麻痹和心脏骤停。

(4) 其他：可出现高镁血症，常与高钾血症同时存在，有软弱无力、昏迷等症状。心电图 QT 间期延长。也可出现低钠、低氯血症，常由呕吐、肾小管功能障碍所致。高磷、低钙血症可引起抽搐并加重高钾血症对心肌的毒性作用。

2. 氮质血症　蛋白质的代谢产物不能经肾排泄，积聚于血中，称为氮质血症。与此同时血中其他毒性物质（酚、胍等）增加，形成尿毒症。临床表现为恶心、呕吐、头痛、烦躁、倦怠无力、意识模糊，甚至昏迷。

3. 出血倾向　由于血小板功能降低、凝血因子减少、毛细血管脆性增加，造成出血倾向。临床可见皮下、口腔黏膜、齿龈及胃肠道出血。晚期有弥漫性血管内凝血的表现。另外，几乎所有的病人都有进行性贫血，其贫血的程度与氮质血症相平行。

（二）多尿期　在少尿期或无尿期后 1～2 周，24 小时的尿量超过 400ml 时，即进入多尿期，尿量常可达 3000ml 以上，一般历时 2 周左右。尿量可突然增加或逐步增加，尿素氮逐步降低，病情好转。有些病人尿量增加缓慢，至 500～700ml 后就停滞不增，提示肾有难以恢复的损害，预后不良。多尿期可出现脱水、低钾血症、低钠血症，甚至休克。

（三）恢复期　肾功能进一步改善，血尿素氮和肌酐接近正常，尿量减少至正常，但病人体质虚弱，营养不良，贫血，肾功能多在 6 个月内恢复，完全复原约需 1 年以上，少数病人由于肾功能不能恢复而致慢性肾功能衰竭。

【诊断与鉴别诊断】

（一）病史　详细询问病史及体格检查十分重要。注意有无引起急性肾衰竭的各种病因，如感染、休克、严重烧伤、创伤、严重肝病、肿瘤和结石等。

（二）尿量及尿液检查

1. 尿量　精确记录每小时尿量。少尿期持续时间越长，预后越差。如超过 1 个月则预后不良。

2. 尿液性状　如尿液呈酱油色，提示有溶血或软组织严重破坏。

3. 尿液检查　呈酸性，比重为 1.010～1.014，可见红细胞、上皮细胞或管型。有时可见宽大棕色管型，即为肾衰管型。大量蛋白质和红细胞管型提示为急性肾小球性肾炎；白细胞管型提示为急性肾盂肾炎。

4. 尿中尿素值小于 1g/dl；尿钠升高（正常为 20mmol/L）。

（三）血液检查

1. 血尿素氮和肌酐　血尿素氮和肌酐呈进行性增加，每日血尿素氮升高 3.6～7.1mmol/L，血肌酐升高 44.2～88.4μmol/L，提示有进行性急性肾衰竭。若血尿素氮升高较肌酐明显，其比率大于 20 时提示有高分解代谢存在，常见于严重烧伤、感染性休克。高分解代谢时，加重高血钾和代谢性酸中毒，预后不佳。

2. 血清电解质测定　每日测定血清钾、钠、钙、氯、镁等。

3. 血气分析　血气的监测对急性肾衰的进程及代谢紊乱的发现和处理至关重要。

（四）肾前性和肾性 ARF 的鉴别

根据中心静脉压决定补液量。如中心静脉压低，补液后尿量增加，提示为肾前性少尿，如补液后尿量不增加，而中心静脉压正常，于20分钟内静滴20%甘露醇200～250ml，如果尿量增加，则提示肾前性。如静滴甘露醇尿量不增加，而中心静脉压升高，则提示血容量已超过正常，静注呋塞米后，尿量不增加则提示肾小管坏死。

（五）肾性与肾后性ARF的鉴别

1. X线检查　腹平片和尿路造影，可了解有无结石和输尿管梗阻。

2. B超检查　可检查有无肾积水。

【治疗】

对ARF的治疗应注意严密监护，计水的出入量，防止高血钾，维持营养，供给热量，防止和控制感染。

（一）少尿期或无尿期治疗　此期的治疗原则是维持内环境的稳定，特别是要防止水中毒和高钾血症造成的死亡。ARF治疗的关键在此期。

1. 限制水分和电解质　严格记录24小时的出入量，测定电解质，量出为入，宁少勿多，以防发生肺水肿、脑水肿和心功能不全。每日补液量＝显性失水＋不显性失水－内生水，或按10ml/kg＋显性失水补液。通常以每日体重下降0.5kg为佳。

2. 维持营养供给热量　用高糖、低蛋白、高维生素饮食，目的是减少蛋白质分解代谢，减缓尿素氮和肌酐的升高，减轻代谢性酸中毒和高血钾。每日热量供给为35kcal/kg。不能进食者，可行静脉高营养。

3. 预防和治疗高血钾　严格控制钾的摄入，密切观察血钾，血钾大于5.5mmol/L时要及时纠正。

（1）应用钙剂：用10%葡萄糖酸钙20ml静脉缓慢注射，以对抗钾离子对心肌的抑制作用。

（2）碱化血液：用5%碳酸氢钠100ml静脉滴注，碱化血液，使钾离子转入细胞内。

（3）糖＋胰岛素液：用25g葡萄糖液加胰岛素6U，缓慢静脉滴注，使钾离子进入细胞内。

（4）树脂交换：可口服钠型或钙型交换树脂，使钾排出体外。

（5）透析疗法：当血钾大于6.5mmol/L时可行透析治疗。

4. 纠正酸中毒　ARF所致的酸中毒常不需要紧急治疗。当血浆碳酸氢根离子低于15mmol/L时才考虑应用碳酸氢盐治疗。血液过滤是治疗酸中毒的最好方法。

5. 防治感染：ARF病人易受感染，如继发肺炎和尿路感染。应注意消毒隔离，合理应用抗生素，避免使用含钾和肾毒性药物。

6. 血液净化疗法　血液净化疗法是救治ARF的有效措施。当BUN大于35mmol/L，血肌酐大于750μmol/L，或血钾大于6.5mmol/L，或有严重酸中毒或水中毒时，应根据具体情况采用血液净化疗法。常用方法：

（1）血液透析：血液透析是一种能代替部分肾功能的方法。它能清除血液中的代谢废物，纠正体内水、电解质紊乱，维持酸碱平衡的生理状态。血液透析具有作用快、效果好的优点。缺点是需要建立血管通路，抗凝治疗有加重出血倾向的危险，对血流动力学有一定影响。适用于高分解代谢、病情危重、心功能尚稳定的ARF。

（2）腹膜透析：腹膜透析是利用腹膜具有生物半透膜的生理特性，达到清除体内有毒物质，调节水、电解质平衡的治疗目的。腹膜不仅具有弥散和渗透作用，还具有吸收和分泌功能。血液内的水、电解质及尿素氮等代谢产物可通过腹膜进入腹腔；腹腔内的水分和溶质也能通过腹膜进入血液，直至腹膜两侧的离子浓度平衡为止。腹膜透析就是通过腹腔内置管并注入透析液，以腹膜作为透析膜，清除体内积聚的水分、电解质和代谢产物。

（3）连续性肾脏替代疗法（CRRT）：CRRT 具有持续低流率替代肾小球滤过的特点，可在床旁进行急救，适用于危重病例的抢救。但费用昂贵，24 小时不间断医护人员监护和持续使用肝素对出血的病例不利是一缺点。CRRT 常用的方式为连续性静脉静脉血液滤过（CVVH）和连续性静脉静脉血液滤过透析（CVVHD）。CVVH 一般每小时可超滤 600～1000ml，每日可清除水分 12～24L，但对氮质血症明显者溶质清除量不够，故在 CVVH 加上弥散透析（CVVHD）增加氮质清除。其有血流动力学稳定，连续缓慢脱水，满足静脉营养和其他治疗需要，清除中、大分子蛋白类物质的能力优于间歇性透析等优点。

（二）多尿期治疗　多尿期尿量虽然有所增加，但肾的病理改变并未完全恢复。尿量的增加，又可致水、电解质失衡。此期病人的全身状态仍很差，蛋白质不足，虚弱，易感染。故此期的治疗原则为：保持水、电解质平衡，增进营养，增加蛋白质的补充，预防感染，防止并发症的发生。

第三节　急性呼吸窘迫综合征

急性呼吸窘迫综合征（acute respiratory distress syndrome，ARDS）是急性呼吸功能衰竭中非常严重的一种。

【病因】

1. 创伤　严重创伤、大手术、烧伤后可出现此综合征。胃内容物误吸、溺水、肺挫伤、长时间呼吸机吸入高浓度氧等也可引起 ARDS。

2. 感染　严重的肺部感染或肺外感染，如感染性休克、急性梗阻性化脓性胆管炎、原发性腹膜炎、腹腔脓肿及急性坏死性胰腺炎等。

3. 重要器官功能衰竭　如急性肾衰竭、急性肝衰竭等，均可致 ARDS，引起 MODS。

4. 其他疾患　如弥散性血管内凝血、大量输血或脂肪栓塞等。

【临床表现】

1. 初期　病人可仅有呼吸急促和窘迫感，用一般吸氧方法不能缓解，但常无明显的呼吸困难、发绀。肺部无明显啰音，X 线胸片无明显表现，可持续 1～2 天。实际上，此阶段肺部病变仍在进展，是靠心脏对低氧血症的代偿作用使病情表现平稳。

2. 进展期　病人有明显的呼吸困难和发绀，呼吸道分泌物增多，肺部有啰音，胸片有广泛的点、片状阴影。病人可出现意识障碍，体温升高。此期必须行气管插管，辅以机械通气，缓解缺氧症状。

3. 终末期　病人可因昏迷、心律失常、心跳缓慢或停止而死亡。

【诊断】

要及时发现和诊断 ARDS 必须熟悉其发病因素，在创伤、感染等病程中密切观察和监护病人的呼吸状态。如发现病人呼吸频率增加，大于 28 次/分，呼吸窘迫，应立即进行各种检查。若排除了气道阻塞、肺部感染、肺不张、急性心功能衰竭，即应考虑 ARDS。

1. 血气分析　对 ARDS 的诊断和病情的判断有重要意义。初期临床表现不重时，PaO_2

就可有明显下降，低至60mmHg，$PaCO_2$可正常或降低。后期$PaCO_2$增高，提示病变加重。

2. 呼吸功能监测　ARDS时PA－aO_2增加（正常为5～10mmHg）；死腔-潮气量之比（VD/VT）增加（正常为0.3）；肺分流率（QS/QT）增加（正常为5%）；肺顺应性降低，功能性残气量下降等。

3. 血流动力学监测　可放置Swan－Ganz飘浮导管，监测肺动脉压（PAP）、肺动脉楔压（PAWP）、心排出量（CO）、混合静脉血氧分压（PvO_2）等，以了解ARDS的病理生理变化、心功能状态等。

【治疗】

（一）呼吸治疗　目的是纠正进行性低氧血症和高碳酸血症。

1. 早期　可用空气-氧气混合面罩吸氧，或用面罩作持续气道正压通气（CPAP），使肺泡复张，增加换气面积，提高动脉血氧分压。

2. 进展期　若用CPAP后，PaO_2仍低于50mmHg，应行气管内插管，使用机械通气。可使用呼吸末正压通气（PEEP），对恢复肺泡功能有效，且能降低吸入的氧浓度，防止氧中毒。

CPAP和PEEP均能引起胸腔内持续高压，降低心脏搏出功能，造成肺气压伤，偶尔可引起肺泡破裂和高压气胸。故应与间歇性强制通气（IMV）联合应用。使较高的吸入氧浓度逐渐降低至40%以下，而PaO_2维持在65mmHg以上。

（二）维持循环

1. 合理补充血容量　纠正休克。但又要防止输液过量而加重肺间质水肿和肺泡水肿。应监测尿量、中心静脉压或肺动脉楔压，指导扩容。

2. 纠正贫血　尽量使血红蛋白维持在120g/L左右，使血液携氧能力增高，毛细血管阻力降低，又不使因血红蛋白过低致心率过快。

3. 维持心功能　酌情应用血管活性药物，如多巴酚丁胺、多巴胺、酚妥拉明、硝酸甘油等，降低血管阻力，改善心脏功能。

（三）治疗感染　注意抗生素的选择和感染灶的引流。既要彻底治疗诱发ARDS的感染病源，又要防止并发的肺部感染。

（四）营养支持，ARDS患者处于高代谢状态，应及时补充热量，保持每日总热量摄取83.7～167.4kJ/kg（20～40kcal/kg）

（五）其他治疗

1. 肾上腺皮质激素　可早期应用地塞米松或氢化可的松，减轻炎症反应，减少炎性渗出，减轻肺循环损伤。

2. 利尿剂　可酌情应用利尿剂，如速尿，能降低静水压，提高血浆胶体渗透压，改善肺水肿。

3. 肺表面活性物质替代疗法　其治疗婴儿呼吸窘迫综合征有较好的效果，外源性表面活性物质在成人ARDS中仅能使PaO_2升高。

（程爱斌　曹凤宏）

第六章　外科感染

第一节　概　论

外科感染一般系指需要手术治疗的感染性疾病和发生在创伤、手术、器械检查或插管等治疗后的感染。它具有一些与内科感染不同的特点：①多属几种需氧菌与厌氧菌的混合感染；②以内源性（自身）感染为主，病原菌多来自人体的正常菌群；③多数有明显的局部症状和体征，病变常导致组织结构破坏、修复、愈合并形成瘢痕；④常需手术治疗。

外科感染按其临床特性，分为化脓性感染与特异性感染两种。亦有人按病因、微生物学的种类分为：①细菌性感染；②真菌性感染；③病毒性感染三类。

【病原菌】

外科感染的病原菌有细菌、真菌及病毒等，但以细菌感染为主。除有葡萄球菌、链球菌、大肠杆菌、绿脓杆菌和变形杆菌等化脓性病菌外，一些革兰阴性杆菌和厌氧菌与外科感染亦有重要关系。近年来产气杆菌、克雷伯杆菌和沙雷杆菌也上升成为外科感染的重要致病菌。另外，耐甲氧西林金葡菌引起的感染增多，此菌对大多数抗生素均不敏感，治疗困难。

1. 葡萄球菌　革兰染色阳性。常存在于人的鼻、咽部黏膜和皮肤及其附属的腺体。金黄色葡萄球菌的致病力甚强，主要产生溶血素、杀白细胞素和血浆凝固酶等，对一般抗生素容易耐药。金黄色葡萄球菌感染的特点是局限性组织坏死、脓液稠厚、色黄而臭，常引起疖、痈、急性骨髓炎及败血症等。

2. 链球菌　革兰染色阳性。多存在于口、鼻、咽及肠腔内，其种类繁多，溶血性链球菌、绿色链球菌及粪链球菌为最多见。溶血性链球菌能产生溶血素和多种酶，对组织的破坏性很大，感染易于扩散，脓液稀薄，色淡红，量较多。典型的感染如急性蜂窝织炎、丹毒、急性淋巴管炎等，容易引致败血症。绿色链球菌是胆道感染和细菌性心内膜炎的主要致病菌。粪链球菌是肠道和阑尾穿孔引起混合感染的病原菌之一，也常引起泌尿系统感染。

3. 大肠杆菌　革兰染色阴性。大量存在于肠道内，对维生素 K 的合成有重要作用。单独致病力不大，其脓液稀薄，无臭味。因常与其他细菌混合感染，如粪杆菌和粪链球菌等，产生的脓液稠厚且有恶臭或粪臭味。

4. 绿脓杆菌　革兰染色阴性。常存在于皮肤及肠道内，对多数抗生素不敏感。多为继发性感染，如大面积烧伤。脓液淡绿色，有特殊的腥臭味，可引起严重的败血症。

5. 变形杆菌　革兰染色阴性。存在于皮肤及肠道内，常为泌尿系统感染、急性腹膜炎和大面积烧伤感染的病原菌之一。脓有特殊的恶臭味。对常用的抗生素具有耐药性。

6. 克雷伯杆菌和沙雷杆菌　革兰染色阴性。为肠内正常菌群，平常不致病，当数量多、毒力大或机体抵抗力下降时，则成为致病菌，常为医院内感染的病原菌。近年来感染有上升的趋势，对常用抗生素有较大的耐药性。

7. 粪杆菌　革兰染色阴性厌氧菌，多存在于结肠内，常为阑尾穿孔致腹膜炎和胃肠手术后感染的病原菌。常与其他细菌形成混合感染，脓有恶臭味。

【病程演变】

病菌侵入人体并不都发生感染，感染的发生取决于人体的抵抗力、细菌种类、数量和毒力等综合因素。当人体抵抗力低、细菌的数量及毒力大时，才能发生感染。人体的抵抗力包括局部及全身两方面。全身抵抗力与年龄、营养、一般状况有关。长期营养不良、血浆低蛋白、维生素缺乏、失血、过度疲劳等均能降低抵抗力。糖尿病、放疗、化疗等亦能降低抵抗力。局部抵抗力与组织结构、部位、血供情况有关。伤口的大小、深浅，有无异物、血肿、死腔和坏死组织，对局部抵抗力均有一定的影响。

依据感染的致病菌及机体抵抗力，所采取的具体治疗措施，对病程演变也起重要的作用。

由于上述因素的影响，急性外科感染可有下列三种结局：

1. 感染局限化、吸收或形成脓肿　人体抵抗力占优势，感染可局限化，有的自行吸收，有的形成脓肿。脓肿经切开引流后，脓液和坏死组织排出，逐渐愈合。

2. 转为慢性感染　当机体抵抗力与病原菌的毒力相持时，感染即转为慢性。病灶既不能完全吸收，亦不扩散。当机体抵抗力转弱时，慢性感染可重新急性发作。反之当机体抵抗力增强时，慢性感染也可吸收、消散。

3. 扩散　当病原菌毒力超过机体抵抗力时，感染向周围组织或脏器迅速扩散，并侵入淋巴系统或血液循环，引起全身化脓性感染，甚至发生感染性休克和多器官功能衰竭。

【临床表现】

（一）局部症状　外科感染的急性期，局部表现为红、肿、热、痛及功能障碍。其程度和范围，随感染的位置、轻重和病程而不同。早期感染范围小、位置深，红、肿、热等不明显；范围大、位置浅、程度重的感染局部表现十分明显。当感染未局限化时，病变与正常组织之间没有明显的界限，脓肿形成后界限比较清晰，浅表脓肿有波动感。

（二）全身症状　轻微的感染可无全身症状；感染重时，常有寒战、发热、头痛、乏力、恶心、呕吐、食欲减退及脉率加快等症状。白细胞计数增加，严重者可出现水和电解质平衡紊乱，代谢性酸中毒以及感染性休克。

【诊断】

依据典型的局部表现，浅表的外科感染诊断常无困难。深部的外科感染除局部压痛外，其他体征不明显。必要时可在压痛最明显处做诊断性穿刺。但有些部位深，如膈下、肠袢间、腹膜后等感染，缺乏定位症状，诊断困难，可行辅助检查。

1. 超声波检查　B超检查可显示出脓肿的图像、部位和范围。

2. 放射线检查　对膈下脓肿的诊断有帮助，CT检查对腹腔内脓肿的诊断率可高达90%以上。

在诊断急性外科感染中，尚需依据病情的需要做若干实验室检查。

1. 尿液检查　不仅可诊断泌尿系感染，且可检查人是否患有糖尿病，对治疗外科感染有重要意义。

2. 血细胞检查　外科感染多有白细胞计数增加，或分类可见核左移现象及中毒颗粒。

3. 涂片和细菌培养　脓液涂片、革兰染色检查、培养及药物敏感试验，有助于判断致病菌的种类，选择有效的抗菌药物。

另外，有些外科感染，尚需应用皮肤过敏试验、血清反应、血液内抗体检测等来协助诊断。

【治疗】

外科感染的治疗，包括全身治疗及局部治疗两个方面，其中抗菌药物的应用和外科手术治疗占重要的地位。

（一）全身治疗　可以改善和增强机体的一般情况和抵抗力，促使感染好转和消失。

1. 支持疗法　确保患者充分休息，给予高营养、易消化的饮食，适当地补充维生素B和C。纠正水、电解质和酸碱平衡失调，少量输新鲜血，注射丙种球蛋白增加免疫力等。严重感染者，在足量有效的抗生素应用同时，可应用肾上腺皮质激素。

2. 抗感染药物的应用　正确、适当地应用抗生素，是治疗外科感染的重要措施之一。盲目使用，不仅浪费药物，且可引起细菌的耐药，影响治疗。全身化脓性感染或深部组织感染一般需用抗生素治疗。局部急性化脓性感染，全身症状不明显者可不用抗生素。一般可根据细菌培养和药敏试验结果来选择抗生素。在细菌培养尚无结果，或无条件作细菌学检查时，可依据临床表现、脓液性状或感染部位和细菌涂片检查来估计病原菌的种类，以选用适当的抗菌药物。

（二）局部治疗　局部治疗的目的在于减少毒素吸收，减轻疼痛、促使感染局限化、易吸收，以及通畅排除毒素及坏死组织，改善局部情况和增强抵抗力。

1. 局部固定、休息　可改善血液循环减轻疼痛，有利于炎症局限化。

2. 物理疗法　炎症早期可局部热敷，肿胀明显者用50%硫酸镁溶液湿敷；有条件时可作理疗。以达到消肿、止痛，加速渗出液的吸收，消除炎症的目的。

3. 外敷软膏　如鱼石脂软膏、消肿止痛膏、金黄膏等。

4. 外科疗法　包括脓肿的切开引流或穿刺引流、切除炎症坏死脏器。大部分脓肿需要切开引流，清除坏死组织及异物，清洗脓腔，促进愈合。某些发炎的脏器可以切除，如急性阑尾炎。

第二节　体表软组织的化脓性感染

一、疖

疖是单个毛囊及其所属皮脂腺的急性化脓性感染。致病菌为金黄色葡萄球菌。

疖最初为局部皮肤呈小结节状，表现为红、肿、痛，逐渐扩展，数日后炎症中央区组织坏死、溶解、形成脓肿，中央出现脓栓，脓栓多能自行破溃。破溃或切开引流后脓液排除、炎症逐渐消退而愈合。

疖一般无明显的全身症状，面部疖尤以唇、鼻周围（危险三角）的危险性较大，因为面部有丰富的淋巴管和血管网，如疖被挤压或处理不当，细菌或脓栓极易进入血液，造成颅内感染，引起海绵窦血栓形成或脑膜炎。病人表现为头痛，眼部周围组织红、肿、疼痛及压痛，寒战，高热，甚至昏迷。疖病是指多个疖同时在身体各部散在发生或反复发作。好发于青壮年和皮脂腺代谢旺盛者，也可见于抵抗力差、营养不良的小儿。

疖以局部治疗为主，如热敷、理疗等。亦可涂以2.5%碘酊、外敷中药等。对未成熟的疖，切忌挤压。脓肿形成尚未破溃者，可以切开引流，面部疖应尽量避免切开。

二、痈

痈是金黄色葡萄球菌引起的多个相邻的毛囊和皮脂腺或汗腺的急性化脓性感染。

痈早期呈大片酱红色炎症区，高出体表，坚硬、水肿、边界不清，继之中央区皮肤坏死，形成多头脓栓，中央部溶解塌陷，破溃状如蜂窝，其中有大量脓液及坏死组织，溢出脓血样分泌物。患处剧痛。病人常有全身不适、寒战、高热、头痛、食欲不振、恶心，并易发生淋巴管炎、淋巴结炎及静脉炎。唇痈有致海绵窦血栓形成的危险。痈好发部位为颈、背、唇及腹壁。多发生在体弱及糖尿病病人。

痈应按急性化脓性感染的治疗原则进行治疗。①全身给予支持疗法和选用适当的抗菌药物治疗。②局部早期可用50%硫酸镁湿敷，外敷中药或理疗。绝大部分痈因范围大，引流不畅，感染不易控制，需要手术切开引流。切口一般为十字、双十字，或井字形，切口长达炎症边缘，深到筋膜，将皮瓣向四周剥离外翻，尽量清除坏死组织。伤口用3%过氧化氢冲洗、湿敷。手术应轻巧，不可挤压，以免感染扩散。经常更换敷料。创面较大者，可在健康肉芽组织上进行植皮，以加速愈合。

三、急性蜂窝织炎

急性蜂窝织炎是皮下、筋膜下或深部疏松结缔组织的急性弥漫性感染。其病原菌主要是溶血性链球菌和金黄色葡萄球菌。由链球菌引起者，因其链激酶和透明质酸酶的作用，病变扩展迅速。而由葡萄球菌引起的蜂窝织炎，则较易局限为脓肿。

浅表的急性蜂窝织炎，局部红、肿、热、痛表现常较明显，色暗红，中央部色较深，无明确的边界。产气细菌如大肠杆菌、厌氧杆菌、厌氧链球菌所引起者可出现捻发音。病变中央区容易发生坏死，常有不同程度的全身症状。深部的急性蜂窝织炎，组织致密者，除局部水肿、疼痛及压痛外，常伴有严重的全身性症状，如寒战、高热、头痛、全身乏力等，且易并发淋巴管炎、淋巴结炎。

患部抬高、休息，以50%硫酸镁溶液湿敷，也可以敷中药及理疗等，可同时应用抗生素。经上述治疗，如仍不能控制其扩散，或脓肿形成者，应手术切开引流。新生儿急性蜂窝织炎，应早期切开引流，以防广泛组织坏死。

四、丹 毒

丹毒是溶血性链球菌侵入皮肤或黏膜内的网状淋巴管引起的急性感染。一般不化脓，很少有组织坏死。

丹毒好发于下肢或面部，起病急骤，常有寒战、高热、头痛等全身症状。炎症表面呈片状红疹，形状不规则，色鲜红似玫瑰，与正常组织界限清楚，边界隆起，高出皮面，有时可出现水疱，压之褪色，压力除去后红色很快恢复，有烧灼感。炎症向四周扩散，中央部逐渐褪色，呈棕黄色，有脱屑。如丹毒多次、反复发作，使淋巴管阻塞、皮肤增厚形成象皮病。

丹毒局部用50%硫酸镁溶液湿敷治疗。休息，抬高患肢，同时应用大剂量青霉素，疗效显著。在全身和局部症状消失后，仍应用5～7日，不宜停药过早，以免复发，丹毒一般不化脓，不需手术治疗。

五、急性淋巴管炎和淋巴结炎

急性淋巴管炎多为溶血性链球菌或金黄色葡萄球菌经皮肤、黏膜损伤处或其他感染灶蔓延到淋巴管而引起。

急性淋巴结炎多继发于其他化脓性感染病灶，细菌沿淋巴管侵入淋巴结所引起，常见于颈、腋窝和腹股沟。

浅表淋巴管炎可见皮肤上有一条或几条红线，自原发病灶向心侧蔓延，引向所属区域的淋巴结。淋巴结可肿大、疼痛。严重者有发热、头痛、全身不适、食欲不振等全身症状。深层淋巴管炎不出现红线，但患肢肿胀，发炎的淋巴管有压痛。

急性淋巴结炎，早期为淋巴结肿大，疼痛和压痛，可活动。当炎症扩散而引起淋巴结周围组织炎时，淋巴结发生粘连，则不能活动，表面的皮肤常有红肿。淋巴结亦可化脓，形成脓肿。急性淋巴结炎也可有头痛、畏寒、发热、全身不适等症状。

急性淋巴管炎和淋巴结炎的治疗原则，与一般急性化脓性感染相同。如有脓肿形成，则应切开引流。

六、脓　肿

化脓性感染在组织、器官或体腔出现的脓液积聚、周围有完整的腔壁者称为脓肿。致病常为毒力强且有凝固血浆能力的金黄色葡萄球菌。脓肿可原发于急性化脓性感染的后期，如急性蜂窝织炎、急性淋巴结炎、疖、痈，或损伤后感染；或由远处原发感染灶，经血流、淋巴管转移而来。脓腔周围有明显的充血、水肿和白细胞浸润。

【临床表现】

浅表脓肿临床表现为略高出于体表的局限性红、肿、热、痛和波动感，全身症状不明显，波动感与脓肿大小、位置、深浅及脓腔壁厚薄有关。脓肿小、位置深、腔壁厚时，波动感一般不明显。深部脓肿仅局部有疼痛及压痛，体表有水肿，而全身中毒症状明显。结核杆菌引起的脓肿，病程长，发展慢，局部无典型红、肿、热、痛等表现，故常称为寒性脓肿，多继发于骨关节、脊柱结核。

脓肿诊断一般不困难，必要时可做穿刺及超声波检查以明确诊断。

【治疗】

当脓肿尚未局限时，局部应热敷、理疗等。一旦脓肿形成，即应切开引流。全身症状明显时，应用抗菌药物治疗。

第三节　手部急性化脓性感染

一、甲沟炎

指甲一侧或两侧的甲沟及其周围组织的化脓性感染，称为甲沟炎。甲沟炎多由轻微外伤所致，如小刺、沟裂、肉刺逆剥、嵌甲或修甲过短等损伤所引起。病原菌多为金黄色葡萄球菌。

【临床表现】

初起为指甲一侧有轻微疼痛，局部红肿，有压痛。感染可逐渐蔓延至甲根部和对侧，乃至指甲下，形成甲周围炎或甲下脓肿。局部红肿明显，疼痛剧烈，或跳痛感，有黄白色脓液，指甲与甲床分离，可有漂浮感。严重者可脱落，很少有全身症状。

【治疗】

甲沟炎早期，尚未形成脓肿，可采用非手术疗法，局部热敷或热水浴、理疗及中药外敷并辅以抗菌药物治疗。若已形成脓肿，应沿甲沟作纵行切开引流。甲下脓肿，应拔去指甲，但勿损伤甲床，每日换药，约 3～4 个月可生出新甲。

二、脓性指头炎

手指末节指腹皮下组织化脓性感染，称为指头炎，是手部常见的一种急性化脓性感染。常因轻微外伤，如挤压、刺伤、皮肤裂伤等引起。致病菌多为金黄色葡萄球菌。

【临床表现】

起病初指端有异物感和刺痛，继而出现明显红肿，剧烈疼痛并迅速加剧，可出现搏动性痛，指下垂时尤为明显。严重时可并发指骨缺血、坏死，甚至指骨骨髓炎。

【治疗】

病变早期脓肿不明显时可试用非手术治疗。应用大剂量抗菌药物，局部可用 30%硫酸镁溶液湿敷，或热盐水浸浴，亦可理疗。一旦形成脓肿或出现搏动性疼痛，应尽早手术切开引流，即便脓液较少甚至无明显脓液，亦可减轻痛苦和并发症。

切开引流应在患指的侧面作纵行切口，切口近端不可超过关节部横纹，以免伤及屈指肌腱鞘。为引流通畅，可做对口引流，两口贯通，但不应做鱼嘴状切口，亦不可于指腹正中切开以免影响活动及触觉。

三、急性化脓性腱鞘炎和掌间隙感染

手指屈肌腱鞘的化脓性感染，称为急性化脓性腱鞘炎，手指伸肌腱鞘炎症极少。手掌内的筋膜间隙化脓性感染称之为掌间隙感染。感染多为直接刺伤或因皮下感染蔓延所致。致病菌以金黄色葡萄球菌为常见。

【临床表现】

急性化脓性腱鞘炎病情发展迅速，局部及全身症状明显。患指红肿明显，疼痛剧烈，皮肤极度紧张，发亮，呈微屈状。无论主动或被动活动手指，都可引起剧烈疼痛，沿肌腱均有明显的压痛。

全身症状严重，初期即有高热、寒战、头痛、头晕、食欲不振等症状。化验白细胞计数明显增加。化脓性腱鞘炎可蔓延到滑囊或掌间隙，而致滑囊或掌间隙化脓性感染。

【治疗】

化脓性腱鞘炎初期可用金黄散外敷，重者应切开引流、减压，以免肌腱受压坏死。同时应给予大剂量抗生素治疗。

手术引流切口，应于手指侧面，与手指平行作纵行切口。切忌切口位于掌侧正中，否则可致肌腱脱出、肌腱粘连和皮肤瘢痕挛缩，影响手指伸屈功能。

掌间隙感染初期可外敷中药制剂、超短波或红外线理疗，重者应切开引流。

第四节 全身化脓性感染

病原菌侵入人体血液循环，并生长繁殖或产生毒素，引起严重的全身感染症状或中毒症状，称为全身性感染。常见致病菌为金黄色葡萄球菌、溶血性链球菌、大肠杆菌、绿脓杆菌、变形杆菌等化脓菌。若感染得不到控制，可因炎症介质失控，并互相介导，发生级联和网络反应，导致全身炎症反应综合征（SIRS），脏器受损和功能障碍，严重者可致感染性休克、多器官功能不全综合征（MODS）。

【病因】

全身化脓性感染多为继发性。常继发于严重创伤后的感染和各种化脓性感染，如大面积烧伤、弥散性腹膜炎、胆道或尿路感染等。另外医源性原因，如长期留置导管：导尿管、气管导管、静脉内导管、各种引流导管等，以及不适当地应用抗生素、激素等。

病原菌侵入体内后，是否发病取决于致病菌的数量、毒力，以及人体的抵抗力。只有当侵入血液循环的细菌数量大，毒力强，在血液中生长繁殖，产生毒素时才会引起全身化脓性感染。容易导致全身性感染的因素有：① 人体抵抗力的下降；② 免疫功能的改变；③ 局部病灶处理不当。

【分类】

1. 败血症　是指病原菌侵入血液循环，持续存在，并迅速繁殖。产生大量毒素，引起全身症状。

2. 脓血症　细菌栓子或脱落的感染血栓间歇性地进入血液循环，并在全身器官或组织形成转移性脓肿者，称为脓血症。

3. 病原菌侵入血液循环，仅短时间留存，并不繁殖致病，称为菌血症。

4. 大量毒素或严重感染及损伤所致的组织坏死的代谢产物，进入血液循环，引起全身反应，而病菌并不侵入血液循环称为毒血症。

败血症与脓血症也常同时存在，形成脓毒败血症。

【临床表现】

1. 起病急骤，进展快。全身情况严重，伴有寒战、高热、大汗、脉细快，神志淡漠、烦躁、谵妄或昏迷。

2. 头痛、头晕、恶心、呕吐、食欲不振，腹胀、腹泻、关节酸痛、全身无力。

3. 白细胞计数增加，可达（20～30）$\times 10^9$/L以上，中性粒细胞占80%以上，可出现中毒性颗粒。

4. 水、电解质和酸碱平衡紊乱。肝、肾功能损害、贫血，甚至出现黄疸。

5. 严重者出现感染性休克。

尽管败血症、脓血症及毒血症的临床表现有许多相似之处，但也有各自的特点，一般可以借此互相鉴别。

1. 败血症　高热前常有剧烈寒战，体温每日波动不大，约在0.5～1℃，呈稽留热型。寒战经常发生。眼结膜、黏膜和皮肤常出现淤血点。血培养经常阳性，一般不出现转移性脓肿。

2. 脓血症　高热前也常有剧烈寒战，因细菌栓子间歇地进入血液循环，故寒战和高热的发作呈阵发性，间歇期体温可下降。因此发热呈明显的弛张热型。从第2周开始，转移性脓肿可陆续出现。病程多呈亚急性或慢性。体表转移性脓肿不易被发觉，为此须经常检查病人。脓肿转移至各脏器，可出现相应脏器脓肿的症状。在寒战、高热时采血送培养，常呈阳性。

3. 毒血症　高热前无寒战，脉搏细快较明显，早期出现贫血。血、尿及骨髓的细菌培养均呈阴性。

【诊断】

主要根据病史和临床表现，一般诊断并不太困难。但有时原发灶隐蔽，或发病时原发灶已愈合，临床表现又不典型，而造成诊断困难或延误。因此，对一些难用原发病灶来解释的临床表现，如畏寒、发热、贫血、呼吸急促、脉细而快、低血压、呼吸性碱中毒、腹胀、黏膜皮肤淤血点、神志改变等，应密切观察，以除外全身化脓性感染的存在。

关于是哪一种致病菌所引起的败血症主要应依据原发感染灶的性质来初步推断。有时临床表现也可参考，如血小板明显减少，早期即出现发绀、低血压、腹胀、少尿等休克表现，常提示为革兰阴性杆菌所致的败血症。真菌性败血症，眼底镜检查有一定帮助，可见到眼底视网膜和脉络膜上有小的、白色发亮的圆形隆起，做尿和血液真菌检查和培养可以确诊。

值得注意的是，有些败血症并非由一种病原菌所致，常为两种或更多的菌种所引起。这种败血症，统称为复数菌败血症，是一种极为严重的败血症。近年来有上升的趋向，多为革兰阴性杆菌所致。如疑为复数菌败血症，应及时送动脉血和静脉血作需氧菌、厌氧菌和真菌培养，以利早期明确诊断。

病原菌的检查对确诊和治疗有重要意义，但需一定时间和条件，并且败血病病人又常用抗菌治疗，血液细菌培养结果常受影响，因此，一次血液培养为阴性，应在24小时内连续几次抽血培养。最好在寒战前抽动脉血送培养，阳性率更高。

【治疗】

治疗的原则为：增加病人的抵抗力，处理原发病灶和应用抗菌药物控制感染三个方面同时进行。

（一）支持疗法　卧床休息，给予高营养、易消化的饮食，不能口服者，应静脉补充热量、蛋白质，纠正水、电解质失衡、酸中毒。同时应补充各种维生素，特别是维生素B、C。必要时应反复输给新鲜血，一般每次200～400ml，以补充血容量，纠正贫血，增加血浆蛋白和免疫力。高热时应物理降温。

（二）抗菌疗法　一般先根据原发病灶的性质来选用抗菌药物，并选用抗菌谱较广的抗菌药物，或两种抗菌药物联合应用。以后根据治疗效果、病情演变和病原菌培养结果及药敏测定，调整抗菌药物的种类。抗菌药物剂量应较大，疗程应较长。真菌性败血症，应用抗真菌药物如两性霉素B、氟康唑等。

（三）局部治疗　目的是处理原发感染灶。根据其性质，采取不同的方法。例如，脓肿切开引流术，以解除病因，切除伤口内已坏死和濒于坏死的组织，除去异物，以利引流，以及拔除留于体内的导管等。急性腹膜炎、急性梗阻性化脓性胆管炎、绞窄性肠梗阻等应作手术治疗。

（四）其他疗法

1. 冬眠疗法　可用于病情严重者。常用氯丙嗪（冬眠灵）、异丙嗪（非那根）各50mg

和哌替啶（度冷丁）100mg 加于 5% 葡萄糖溶液中作静脉滴注，或将上述药量分 2～4 次作肌内注射。

2. 激素　肾上腺皮质激素有改善人体代谢、保护细胞免受缺氧和毒素的损害，稳定溶酶体，维持内环境的稳定，扩张周围血管和解毒等作用。

3. 血清和疫苗　常用新鲜血浆、丙种球蛋白，以增加人体的抵抗力。多价疫苗治疗，对某些化脓性全身性感染，可以提高治愈率。

第五节　急性特异性感染

一、破伤风

破伤风是破伤风杆菌感染，在人体内繁殖，产生毒素，以引起机体全身或局部肌肉持续性或阵发性收缩和痉挛为特征。

【病因与发病机制】

破伤风杆菌是一种革兰阳性厌氧性梭状芽孢杆菌。自然界分布甚广，以芽孢形式存在于灰尘、土壤、人和动物的粪便中，但必须通过皮肤或黏膜的伤口才能侵入人体内，并在缺氧的环境下才能生长繁殖，产生毒素致病。因此多发生于损伤后，如战伤、创伤、锈钉、木刺及污秽的擦伤以及伤口小且深，引流不畅，供血不良，组织坏死等情况。新生儿破伤风是由脐带残端感染所致，流产后和产褥期破伤风是因产道感染引起。另有部分病例并无明显的损伤史和伤口存在，称为隐匿性破伤风。破伤风的临床表现主要是由破伤风杆菌所产生的外毒素引起，其毒素分为两种。一种是痉挛毒素，对神经有特别的亲和力，可直接引起肌肉痉挛；另一种是溶血毒素，能引起局部组织坏死和心肌损害。痉挛毒素作用于中枢神经，使运动神经失控，引起特征性的全身横纹肌的痉挛和强直。此外，破伤风毒素对交感神经和内分泌系统也有影响，可引起高血压、心跳加快、大汗淋漓、体温升高、外周血管收缩和心律不齐等症状。

【临床表现】

（一）潜伏期　长短不一，常与是否曾接受预防注射、创伤的性质和部位，以及伤口的早期处理方式等因素有关。通常是 6～12 天，但偶有仅 24 小时或长达几个月或数年者。潜伏期越短，预后越差。

（二）前驱期　一般为 1～2 天，表现为乏力、头晕、头痛、兴奋、烦躁不安、下颌紧张、张口不便、反射亢进等，因缺乏特异性，往往不被重视。

（三）发作期　表现为肌肉持续收缩和痉挛性发作。发作顺序为，首先是咀嚼肌，其后是面部、颈部、背部及腹部、四肢，最后为膈肌和肋间肌。其典型表现为：

1. 初始咀嚼不便，张口困难，继而出现牙关紧闭。

2. 面部表情肌痉挛性收缩，出现蹙眉、口角歪斜，特征性的“苦笑面容”。

3. 颈项肌肉痉挛，头后仰，颈强直。咽喉肌痉挛，致吞咽及呼吸困难。

4. 腹背肌收缩、腰部前凸，头和足后屈，形如弓，称为角弓反张。

在上述持续性肌肉收缩的基础上，任何轻微刺激，如声、光、震动、饮水、注射等，均可诱发强烈的阵发性痉挛。痉挛发作时，患者满身大汗、面唇青紫、呼吸急促、流涎、口吐白沫、磨牙、表情十分痛苦。头频频后仰，手足抽搐不止。发作持续时间长短不一，数秒至数分钟不等。间歇期长短亦不一。病情严重，发作期长，间隔期短，且间隔期肌肉收缩持续存在。病人神志始终清楚，感觉也无异常。一般无高热，体温如超过40℃，多为细菌毒力甚强或合并肺部感染。

病程一般为3～4周，严重者可达6周以上。绝大多数为全身型，但亦偶有局限型者，其病情较轻者，表现为肌肉抽搐，痉挛仅限于创伤或感染部位，或仅限于伤肢。

破伤风的并发症主要为肺炎、肺不张、窒息、肺水肿，亦可并发出血、骨折、舌咬伤、心律不齐、心肌炎、麻痹性肠梗阻。

破伤风应与低钙性抽搐、狂犬病、士的宁中毒、精神病相鉴别。

【预防】

破伤风是可以预防的疾病。避免创伤，无菌操作接生，正确及时的处理伤口，均可减少破伤风的发病率。有效的预防措施如下。

（一）主动免疫　注射破伤风类毒素作为抗原，使人体产生抗体，从而起到主动免疫的作用，是目前最可靠的预防措施。方法是皮下注射类毒素0.5ml，4～6周后注射第2针，6个月～1年后注射第3针。以后每隔10年“强化注射”一针，可使人体有足够的免疫力。如一旦受伤，只需再注射0.5ml类毒素即可有效地预防破伤风。

（二）被动免疫　用于未接受主动免疫注射的病人，在24小时内皮下或肌内注射破伤风抗毒血清。抗毒血清有两种。

1. 破伤风抗毒血清（TAT）　适用于未注射过类毒素而有下列之一情况者：①污染明显的伤口；②小而深的刺伤；③严重的开放性损伤，如开放性颅脑损伤、开放性骨折、烧伤等；④未能及时清创或处理欠妥的伤口；⑤因某些陈旧性损伤如异物摘除需施行手术。尽早皮下注射破伤风抗毒素（TAT）1500～3000U，尽早注射有预防作用，对深部创伤，潜在其他细菌感染可能的病人，可在1周后追加注射一次剂量。抗毒素易发生过敏反应，注射前必须行过敏试验。如过敏，应按脱敏法注射。

2. 人体破伤风免疫球蛋白（TIG）　由人体血浆中免疫球蛋白提纯而成，剂量为150U，作深部肌内注射，病情重者加倍。此药无血清反应，不需做过敏试验，注射后被动免疫可持续3～4周，是理想的破伤风抗毒素。

【治疗】

破伤风的治疗应采取综合治疗，其原则为：

- 消除毒素来源。
- 尽快中和游离毒素。
- 控制和解除肌肉痉挛。
- 保持呼吸道通畅及预防并发症等。

破伤风的预后除与治疗是否及时和正确有密切关系外，还与患者年龄、曾否接受破伤风类毒素注射、创伤的性质和部位、潜伏期长短、痉挛发生的早晚等有关。

（一）伤口处理　凡有伤口者应进行彻底清创，扩大伤口，充分引流，清除坏死组织和异物，并用3%过氧化氢或0.1%高锰酸钾溶液冲洗，湿敷。

（二）应用TAT　其目的是中和血液中的游离毒素，使其不再与神经结合。按其重、中、轻型病人，皮试阴性后首次分别给予TAT10万、7万、5万U，加入5%葡萄糖内滴注，以后每日1万～2万U，共4～6天；或将TAT5000～10000U加泼尼龙12.5mg，做鞘内注射。

人体破伤风免疫球蛋白（TIG）的效果远超过TAT，只需一次肌内注射500～1000U，或将TIG与泼尼龙的混合液鞘内注射。成人量TIG为500～1000U，加泼尼龙12.5mg，只需一次注射即可。

（三）控制和解除痉挛　减少和避免外界刺激使病人安静，以免引起痉挛发作是综合治疗的中心环节。

地西泮（安定）：10mg肌内注射，每4～6小时一次，或成人每日1.0～2.0mg/kg，分3～4次静脉滴注。其效果十分显著，能阻断外毒素对神经系统的作用，从而有镇静、抗痉挛作用，但应注意呼吸。

氯丙嗪：50～100mg加入5%葡萄糖液中，一日4次，静脉缓慢滴注。

10%水合氯醛：10ml口服或灌肠，每4～6小时一次，亦可2%～5%副醛4～8ml静脉注射或两者合用。

冬眠疗法：哌替啶100mg、异丙嗪50mg、氯丙嗪50mg，加入5%葡萄糖液中静脉滴注，或用上述量的1/3～1/2肌内注射。

（四）保持呼吸道通畅　病情严重的病人，有频繁抽搐，应早期行气管切开术以利排除气管内的分泌物，维持良好的通气功能，预防和减少肺部并发症。气管切开后应经常吸除分泌物，清洁导管，雾化吸入和定时滴入抗生素溶液。

（五）抗生素的应用　大剂量青霉素对破伤风杆菌有抗菌作用，同时能抑制其他需氧菌感染，常用量为每次80万～120万U肌内注射，每4～6小时一次。此外，如有必要可选用其他有效抗生素。

（六）全身支持疗法　病人由于反复的痉挛和持续性肌肉收缩，使病人身体严重耗损，应给予高碳水化合物、高蛋白、高热量饮食，大量维生素B和C，纠正水和电解质代谢紊乱，必要时输血或血浆。如患者不能进食，应鼻饲或全肠道外营养。

二、气性坏疽

气性坏疽是一种发展迅速的严重急性感染，肌肉广泛坏死，可有（或无）气体产生，伴有严重的毒血症。通常发生于开放性骨折，深部肌肉广泛性挫裂伤，伤口内有异物或伴有血管损伤，血运不良，大量组织坏死，也可发生于截肢、结肠手术及胆囊手术后。

【病因】

梭状芽孢杆菌为病原菌，是革兰阳性厌氧杆菌，种类较多，主要由产气荚膜杆菌（魏氏杆菌）、恶性水肿杆菌、败血杆菌、溶组织杆菌及产气芽孢杆菌等引起。也可与其他化脓菌引起混合性感染。泥土中或肠道中的产气荚膜杆菌污染伤口不一定致病，当全身或局部条件适合时，细菌在局部生长繁殖，并分泌多种外毒素和酶。主要外毒素有α、β、γ等12种，以α毒素为最强，它既是致命的坏死性溶血性毒素，也是卵磷脂酶，能破坏多种细胞的细胞膜，造成广泛的组织坏死和严重毒血症。有些毒素可直接侵犯心脏、肝及肾，造成局灶性坏死和多器官功能衰竭。

【临床表现】

潜伏期长短不一，一般为1～4天。有短至6小时、长达3～6天者。伤口处表现为剧痛，呈“胀裂样”，一般止痛剂难以缓解。起初伤口周围水肿，皮肤苍白，紧张发亮，随后快速变为紫红色，最后变为灰黑色，并出现水疱，伤口内流出带有恶臭的浆液性或血性液体。伤口周围的组织间隙气体积聚，触压有捻发音，有气泡和血性液体溢出。伤口内肌肉色暗红肿胀，失去弹性，刀割之不收缩，也不出血。有时整个肢体水肿、变色、厥冷及坏死。

全身表现为患者极度软弱，表情淡漠，烦躁不安，呼吸急促，面色苍白，出冷汗，高热，脉快，贫血，黄疸等。但神志清楚，亦可发生谵妄。严重病人出现血压下降和多器官功能衰竭。

【实验室检查】

红细胞迅速降至（1.0～2.0）$\times10^{12}$/L，血红蛋白下降，白细胞计数（12～15）$\times10^{9}$/L。伤口渗液涂片可查到大量革兰阳性粗大杆菌。

【诊断】

出现典型的临床表现，诊断不难。而早期诊断和治疗是保存伤肢和抢救生命的关键。因此凡创伤、手术后，伤口突然出现剧痛、肿胀，有明显的全身中毒症状，无一般炎症的红、热表现时，应高度怀疑梭状芽孢杆菌性肌坏死。伤口周围触诊有捻发音，X线平片检查发现肌群内有积气阴影，渗出液细菌涂片检查出革兰阳性粗大杆菌，是早期诊断的三项主要依据。

【治疗】

伤口污染严重，软组织损伤较多，在清创后应尽量敞开，不予缝合，以预防梭状芽孢杆菌的生长。凡疑有梭状芽孢杆菌性肌坏死的伤口，清创后应用大量3%过氧化氢或1‰高锰酸钾溶液冲洗。对已缝合的伤口和石膏绷带包扎的伤口应立即拆除缝线和石膏，伤口完全敞开，按上法处理。诊断已确定者，治疗措施主要是手术、应用大量抗生素以及其他辅助治疗。

（一）手术治疗　手术前给予抗生素，补液和输血。手术应在病变区作广泛、多处纵行切开，彻底清除伤口及其周围的坏死肌肉、异物、碎骨片等，直达色泽正常、有弹性、易出血的健康组织为止。伤口完全敞开，用大量氧化剂冲洗或湿敷。如病情进展迅速，经上述治疗无效，仍不能控制者，为抢救生命应高位截肢，残端全部开放，不予缝合，伤口以大量氧化剂冲洗或湿敷。

（二）抗生素　术前、术中、术后静脉滴注大剂量青霉素G（每日1000万U）、甲硝唑或其他广谱抗生素；如患者对青霉素过敏，可静脉滴注红霉素，每日1.5～1.8g。

（三）辅助疗法　高压氧舱治疗效果显著。其方法为：第1日3次，第2、3日各2次，3日内共行7次，每次2小时，间隔6～8小时。凡能在最初48小时内接受5次高压氧舱治疗的病人，几乎都能保留肢体和存活。同时应给予病人高营养、易消化的饮食，补充维生素，维持水、电解质平衡，必要时少量多次输新鲜血。为了防止该病传播应将病人隔离。病人衣物、敷料、器材等单独收集进行消毒，以防止交叉感染。

三、狂犬病

狂犬病又称“恐水病”，是由RNA病毒引起的急性脑膜炎。本病主要见于狗、猫等动物。人是通过病兽的咬伤、抓伤或伤口接触病兽的唾液而染病。

【病因与发病机制】

致病微生物为一种子弹状 RNA 病毒，通常经过唾液传染，主要由病犬咬伤致病，在病犬的唾液中含有病毒，于发病后 3～4 天即具有传染性，人被犬咬伤后并不全部发病，发病率约为 25%。病毒对神经有强大的亲和力，沿末梢神经传入中枢神经和脑部，并在脑部繁殖，继而又沿神经传入唾液腺，使唾液具有传染性。

【临床表现】

（一）潜伏期 10 日～2 年，一般为 3～7 周。

（二）前驱期 2～4 天，病人有发热、头痛、恶心、呕吐、吞咽困难、声音嘶哑等。继之出现恐惧、不安，对声、光、风等刺激过敏，喉部有紧缩感。咬伤处虽已愈合但又感疼痛、麻木或蚁走感觉。

（三）激动期　患者躁动不安，恐惧感加剧，大声、吹风等刺激可激发躁动和惊厥。出汗、流唾多于平时。体温上升达 38～40℃，吞咽及呼吸困难，出现恐水症。病人渴极欲饮，却有咽喉痉挛不能咽，闻水声或见水即出现咽喉或全身痉挛。继续发展出现幻听、幻视、冲动叫跳，直至衰竭。但神志一直清楚。

（四）瘫痪期　此时病人肌肉松弛，下颌下坠，口流唾液，反射消失，瞳孔散大，呼吸弱不规则，或呈潮式呼吸，常于数小时内死于呼吸及循环衰竭。

【诊断】

早期易误诊，应严密观察，确诊有赖于以下检查。

（一）病毒包涵体检查　对咬人动物应观察 5～10 天，如有症状出现，可杀死取其脑组织涂片，用 Seller 染色法检查细胞浆内病毒包涵体，或作免疫荧光检查。

（二）动物接种　将咬人动物之脑组织制成 10%悬液，接种于小白鼠的脑内，观察 6～8 天，小鼠出现震颤、尾强直、麻痹等现象，12～15 日死亡。本病应与破伤风、癔病、脑炎、神经官能症等鉴别。

【预防】

（一）伤口处理　伤口应从速彻底清创，以 20%肥皂水清洗，应用狂犬病免疫血清，并注射 TAT 及抗生素，以控制感染。伤口应敞开。

（二）预防接种　凡被野兽咬伤、被来历和下落不明的犬或动物咬伤、被病犬咬伤以及兽医工作者，均应行预防注射。常用的疫苗有：

1. 接种疫苗　此病潜伏期长，及早接种疫苗可防止复发。近年来出现了人双倍体细胞疫苗，效价高，无神经反应。只需注射三次，主动免疫效果达 100%，且安全可靠。

2. 被动免疫　注射人狂犬病免疫球蛋白或抗狂犬病马血清，人抗狂犬病免疫球蛋白优于抗狂犬病马血清，因其副作用小，作为被动免疫，该免疫球蛋白只需注射一次，最好在伤后 24 小时内注射，72 小时后注射无效。

【治疗】

一旦发病，几乎都在 2～3 天内死于心脏或肺并发症，应积极抢救。患者应予隔离，置于安静单人病房内，专人监护，避免各种刺激。医护人员应戴胶皮手套，以免唾液中病毒污染皮肤破损处。

（一）狂犬病免疫血清　肌内注射量为 10～20ml，或按 40U/kg 计算，每日或隔日 1 次肌内注射。同时进行疫苗接种。

（二）人狂犬病免疫球蛋白　量为每公斤体重 20U，一半注射于伤口，一半肌内注射。

（三）镇静剂的应用　为减少病人的兴奋性，可给予巴比妥或水合氯醛，亦可注射较大剂量的地西泮或氯丙嗪。

（四）呼吸支持疗法　为预防呼吸肌痉挛窒息，可作气管切开，采用人工呼吸器辅助呼吸。给予氧气吸入，并保持呼吸道通畅。

（五）全身支持疗法　补液，输血，纠正水、电解质紊乱和维护酸碱平衡；用肾上腺皮质激素及脱水剂等治疗，以治疗颅内压增高。

第六节　抗菌药的选择与应用

抗菌药物特别是抗生素的应用，提高了许多疾病的治疗效果。在外科领域中，抗菌药物在预防、控制和治疗外科感染中有显著的作用，它提高了手术的安全性，减少手术并发症，使手术范围扩大成为可能。但是过分依赖和不适当的使用抗菌药物，不仅有可能使耐药菌株增加，导致棘手的二重感染，并可能引起严重的过敏反应和毒性反应。另外，抗菌药物的应用并不能代替外科治疗的基本原则，如严格的无菌技术、彻底的清创、脓肿的及时切开引流和增加全身抵抗力等。熟知常用抗菌药物的性能，掌握应用抗菌药物的适应证，预防可能发生的不良反应，才能合理使用抗菌药物，使其在治疗感染中发挥良好的作用。

一、常用抗菌药物

（一）化学药物　有磺胺类药物、硝基呋喃类药物、喹诺酮类药物和甲硝唑等。

1. 磺胺类药物　抗菌谱较广，多可口服，吸收快，属制菌剂，易产生耐药性。对革兰阳性和阴性菌均有抗菌作用，可用于溶血性链球菌、肺炎球菌、脑膜炎球菌、大肠杆菌所致的感染。对金黄色葡萄球菌和变形杆菌的感染也有一定效果。

2. 硝基呋喃类药物　在外科常用的有呋喃西林和呋喃妥因两种，多用于治疗尿路感染。

3. 喹诺酮类药物　有萘啶酸、吡哌酸和氟哌酸等，对大多数革兰阴性菌有作用，常用来治疗泌尿系统感染。

4. 甲硝唑（灭滴灵）　初用于治疗滴虫性阴道炎、肠阿米巴病和蓝氏贾第鞭毛虫病，后来发现几乎对所有的厌氧菌如脆弱类杆菌、其他类杆菌、梭形杆菌和梭状芽孢杆菌等具有杀菌作用。在治疗混合感染时，常联合应用甲硝唑和氨基糖苷类抗生素。其毒性反应有周围神经变性、静脉炎、呕吐、腹泻和皮疹等。一般口服 500mg，每日 3 次，静脉用量为 500mg，每 8 小时 1 次。

（二）抗生素

1. 抗革兰阳性细菌的抗生素

（1）青霉素 G（苄青霉素）：对链球菌、肺炎球菌、敏感金黄葡萄球菌等所致的感染疗效很好，毒性很小，但可引起过敏反应。用前应作皮内过敏试验。

（2）耐青霉素酶的合成青霉素：如苯唑青霉素、乙氧萘青霉素、邻氯青霉素、双氯青霉素等。可治疗耐青霉素金黄色葡萄球菌所引起的各种感染。

（3）红霉素：对革兰阳性球菌有作用。对多数类杆菌感染也有效。

（4）克林霉素：对革兰阳性球菌有作用。

(5) 另外有万古霉素，对革兰阳性细菌有强大的杀菌作用。

2. 抗革兰阴性细菌的抗生素

(1) 链霉素：主要用于治疗结核病。

(2) 多黏菌素：是一种多肽类抗生素。

3. 广谱抗生素

(1) 头孢菌素类：头孢菌素有多种应用于临床。头孢菌素有三代，第二和第三代头孢菌素对革兰阳性菌的抗菌作用不如第一代，而对革兰阴性杆菌的抗菌作用则优于第一代，临床应用广泛。

(2) 氨基糖苷类：为杀菌性抗生素。庆大霉素、卡那霉素、丁胺卡那霉素、妥布霉素、新霉素等，均属氨基糖苷类，有较广的抗菌谱。

(3) 广谱的半合成青霉素：氨苄青霉素、羧苄青霉素、羧噻吩青霉素钠、氧哌嗪青霉素、硫苯咪唑青霉素等均属此类。它们多能被β-内酰胺酶所水解。

(4) 四环素族：对革兰阳性和阴性细菌所致的感染，都有一定的疗效。

(5) 氯霉素：对耐青霉素金黄色葡萄球菌、肺炎球菌和革兰阴性杆菌等感染有效，对伤寒杆菌也有抗菌作用。

4. 抗结核杆菌的抗菌药物根据抗菌作用，可分为：

(1) 全杀菌药：异烟肼和利福平。

(2) 半杀菌药：链霉素和吡嗪酰胺。

(3) 制菌药：乙胺丁醇、对氨柳酸钠、氨硫脲、乙硫异烟胺、丙硫烟胺、卡那霉素等。

5. 抗真菌的抗菌药物

(1) 制霉菌素：对白色念珠菌、新型隐球菌、荚膜组织胞浆菌、曲菌等均有制菌作用。口服剂量为50万～100万U，每日3～4次。

(2) 曲古霉素：对白色念珠菌、酵母菌、新型隐球菌及阴道滴虫有抑制作用。口服10万U，每日3次。

(3) 克霉唑：对真菌感染有作用。剂量为30～60mg/(kg·d)，分3次口服。

(4) 两性霉素B：治疗全身性真菌感染的主药物。也用以治疗白色念珠菌、毛霉菌病、隐球菌病、球孢子菌病以及肺部孢子丝菌病。毒性大，可引起肾损害、贫血、静脉炎等多种并发症。

(5) 氟康唑：是新的抗真菌药物。对各种真菌具有强力抗菌作用。

二、抗菌药物的应用

抗菌药物的应用目的，是治疗已发生的感染和预防可能发生的感染。为更合理的应用抗菌药物，需要对其适应证、药物选择及给药方法、毒副作用等有足够的认识。

【外科适应证】

1. 无局限化倾向的外科感染，如急性蜂窝织炎、丹毒、急性淋巴管炎、急性淋巴结炎、急性骨髓炎、急性化脓性关节炎等，早期应用抗菌药物治疗，往往可治愈。在治疗过程中应密切观察，如有脓肿或积液，应及时切开引流。

2. 配合手术治疗外科感染，如急性腹膜炎、肝脓肿、急性阑尾炎、急性胆囊炎、气性坏疽、手部感染等手术前后，应用抗菌药物可提高手术安全性和治疗效果。

3. 严重创伤，如开放性骨折、火器伤、腹腔内脏穿通伤、严重污染的软组织损伤。

4. 大面积烧伤。

5. 结肠手术前后。

6. 急症手术病人，身体其他部位有化脓感染者。

7. 病人营养不良，全身情况差或手术过程中伤口有明显污染者。

8. 进行人造物留置手术，如人造血管移植、人造关节、人造心脏瓣膜置换术。

【药物的选择】

临床上选择抗菌药物主要依据以下原则：

1. 根据诊断选择抗菌药物，因为各种外科感染都有它的主要病原菌。

2. 根据脓液的性状、脓液涂片检查来估计病原菌的种类，选用有效抗菌药物。

3. 根据脓液和血液细菌培养及抗菌药物敏感试验，选择有效药物。

4. 根据用药的性能、效果、副作用、毒性以及药源和费用等全面考虑。

三、应用抗菌药物出现的问题

（一）副作用

1. 过敏反应　常见者为过敏性休克、血清反应等。在肌内注射青霉素或链霉素后，尤以前者为常见，多发生于注射后数分钟内，应立即注射肾上腺素，以及迅速采用其他措施。过敏反应也可见于磺胺药物、四环素族、新生霉素等抗菌药物。一旦发生，应立即停药，并给予对症治疗。

2. 毒性反应

（1）神经系统：长期应用链霉素、卡那霉素、庆大霉素等，对神经有毒性，可出现重听、耳鸣、耳聋、眩晕及定向障碍等症状，轻者停药后可恢复。

（2）胃肠道反应：磺胺药物、四环素族、红霉素等口服后常可引起食欲不振、恶心、呕吐、腹胀等。

（3）造血系统：氯霉素可以引起白细胞减少，严重者可导致再生障碍性贫血和粒细胞缺乏症。磺胺药、新生霉素等也对造血系统有损害。用药期间应定期检查血象，如有异常，应及时停药。

（4）肾损害：多粘菌素、卡那霉素、庆大霉素、磺胺药等，可引起肾损害。

（5）肝损伤：红霉素、四环素、磺胺药及头孢菌素等，大剂量亦可引起肝损害。

（二）细菌产生耐药性　金黄色葡萄球菌、绿脓杆菌、变形杆菌、大肠杆菌、结核杆菌等极易产生耐药性。

（三）二重感染　是发生于抗菌药物应用过程中的新感染。长期应用广谱抗菌药物，发生二重感染的机会多于抗菌谱窄的抗菌药物。

（程树杰）

第七章　创　伤

广义的创伤是指由物理、化学、机械、生物等致伤因素造成人体组织器官的破坏及功能障碍，狭义的创伤是指人体组织器官受机械外力的作用而发生破坏和功能障碍。本章重点叙述狭义的创伤。

第一节　创伤分类

创伤的分类有很多种分法，目的是为了尽快作出正确的诊断，使伤员得到及时有效的救治。另一方面便于保存资料，总结经验，提高救治水平。本章重点介绍最常用的两种分类方法。

（一）按伤后皮肤完整性分类

1. 开放伤　有皮肤破损者称开放伤。使皮肤、黏膜下的软组织外露。开放伤有外源性污染时，容易造成感染。如伤口深达体腔，使体腔与外界相通，如开放性气胸等。依伤情及致伤因素不同又可分为以下几种：

（1）擦伤：是指皮肤不完全损伤，皮肤全层尚未破裂。皮肤的屏障作用部分破坏，可有外源性污染。

（2）刺伤：致伤物为尖锐性物，如刀尖、针、木叉、钉等所致软组织损伤。其特点为伤口小而深，易造成神经、血管及内脏损伤。伤口内可有异物存在，易造成感染。

（3）切伤和砍伤：致伤物为锐刃性物，如刀刃、玻璃缘、金属片等，皮肤伤口为线状，出血较多。砍伤暴力大，可造成骨损伤。

（4）火器伤：以火药为动力的武器伤，如枪弹伤、弹片伤等。其特点为：致伤物为高速，因而具有高动能，进入人体组织造成特殊的伤道，破坏性强。致伤物可存留于人体。如果致伤物穿出人体可造成贯通伤，对人体伤害较大，污染严重。

（5）撕脱伤：皮肤受到大的扭转力或拉力，使皮肤、皮下组织与其深处组织分离。如头皮及四肢皮肤撕脱伤，可有大面积创面外露，污染严重。

2. 闭合伤　受伤处的皮肤、黏膜完整。闭合伤根据致伤因素不同又可分为：

（1）挫伤：致伤物为钝性物，如手、拳、足、棒等，皮肤和黏膜完整，而皮下组织或器官发生破坏。如软组织挫伤、肾挫伤、脑挫伤等多为钝性暴力所致。

（2）扭伤：外伤作用于运动系统而造成关节囊、韧带、肌腱损伤，使关节活动范围异常，如膝、踝关节扭伤、腰扭伤等。

（3）挤压伤：是指人体，尤其是躯干、四肢受重物的挤压作用，使肌肉和软组织发生肿胀、变性和坏死，易发生休克及急性肾衰竭。

（4）震荡伤：由于惯性力的作用，使体腔内的组织器官受到损伤。可发生一过性的功能障碍，如脑震荡、脊髓震荡等。

（5）关节脱位或半脱位：肢体受暴力牵拉、推动，或在动力失衡的情况下，导致构成关节的骨端失去正常解剖对合关系，如肩、肘、髋关节脱位。脱位时常合并关节周围软组织扭伤，如韧带、关节囊等的扭伤。

有些损伤，可以同一名称，但可能是闭合性的，也可能是开放性的，如挫裂伤。强大的钝性暴力，可以造成皮肤软组织的破裂，伤口边缘不整齐，组织挫伤较重。也可以皮肤完整，而深部组织器官损伤，如脑挫裂伤、肾、脾挫裂伤等。

（二）按受伤部位或组织器官分类

1. 按受伤部位分为头、颈、胸、腹、四肢、脊柱创伤等。此分类较笼统而不具体。

2. 按受伤器官或组织分为脑、脊髓、心、肺、肝、脾、肾、骨与关节创伤等。由同一致伤因素而造成多部位创伤，称为多发伤。

第二节 创伤的病理

创伤反应包括局部和全身两方面。如果不并发感染，轻度创伤主要起局部反应。较重的创伤使局部和全身均起反应。创伤愈严重，全身反应就愈显著。

（一）局部反应 创伤后数小时内局部出现炎症反应。细菌污染、异物存留、细胞失活等，可以加重炎症。出现局部毛细血管扩张、充血、渗出、组织间隙水肿，损伤局部表现为红、热、痛及肿胀。渗出液中含有中性粒细胞、单核细胞，具有杀灭细菌、清除颗粒物质的作用。纤维蛋白原变成纤维蛋白可填充间隙和起支架作用。上述炎症反应对创伤起修复作用。严重创伤的局部组织可有血管断裂、组织坏死，对创伤的修复不利，而且容易感染。局部组织、细胞的变性、坏死，组织结构的破坏，局部微循环障碍，缺血缺氧及各种化学物质的生成，而造成继发性损伤，使局部炎症反应加重，同时也可影响到全身其他器官。临床症状的程度和时限，取决于组织破坏以及细菌、异物污染的程度，大多局部反应在伤后 48～72 小时达到最高峰。

（二）全身反应 在较严重的创伤后，可引起人体一系列的反应，包括重要器官的功能变化和神经内分泌系统的反应，这些反应是相关、互为因果的。其反应程度与创伤程度有密切关系。

1. 重要器官功能的改变

（1）心血管：伤后心血管系统在儿茶酚胺增多的影响下，使心肌收缩力增强，心率加快，同时使皮肤、胃肠道及肾的血管收缩，以保障心、脑等重要脏器的灌注和血压的维持。

（2）肾：由于伤后抗利尿素的增加和肾血流量的减少，使水重吸收增加而致少尿。醛固酮分泌增加使肾保钠排钾作用增强，血钠的保留可使组织间液进入血管内，以增加血容量。

（3）呼吸的变化：伤后体内耗氧量增加，缺氧代谢使乳酸增加，动脉血氧分压降低，而使肺呼吸加深加快，可导致代谢性碱中毒和混合型碱中毒，如果肺毛细血管受到更多的损害，则可发生成人呼吸窘迫综合征。

（4）脑：由于血流量不足而缺氧，乳酸生成增多，可以使脑血管扩张和通透性增高，导致微循环淤滞、红细胞聚集和间质水肿，患者可出现烦躁、谵妄等。

（5）肝：伤后胃肠血管收缩，门静脉回流减少，肝血液灌流量减少，可使肝功能降低。

2. 代谢改变 严重创伤后，由于应激反应使儿茶酚胺、肾上腺皮质激素、胰高血糖素等增加，糖原、蛋白质、脂肪分解加速，造成分解代谢超过合成代谢，而且创伤后进食减少，可造成体重降低。因此，伤后常出现血糖增高、高乳酸血症和负氮平衡状态。

3. 体液改变　创伤失血、失液使血容量降低时，垂体-肾上腺轴释放多量的抗利尿素、醛固酮，使肾泌尿量减少。通过交感神经对心血管的作用，使心跳加快，末梢血管（皮肤、肌肉、肾）收缩以保障心、脑、肺的供血。此外，组织间液可以部分回流入血管内，以增加有效血容量。上述是机体对血容量降低的调节代偿功能。表现为心率加快、面色苍白，尿量减少。如果血容量过低而失代偿时，则可发生休克。

除上述变化外，还可以引起免疫功能下降，易并发感染。这可能与淋巴细胞减少、吞噬细胞功能低下、细胞因子和免疫球蛋白含量降低有关。

第三节　创伤的诊断和治疗

【诊断】

与其他外科急症相似，首先观察患者的生命体征，其次检查受伤部位和其他方面的变化，包括局部和全身两方面，轻者仅有局部症状，重者可以出现全身反应。

（一）局部表现

1. 疼痛　创伤局部均有疼痛，其疼痛的程度和性质与受伤的轻重、部位及个体差异有关，疼痛一般在伤后 3 天左右，逐渐减轻。

2. 淤斑和肿胀　皮下出血可出现淤斑和肿胀，多见于软组织挫伤及扭伤，是由于创伤局部无菌性炎症反应所致。深部创伤出血和肿胀较难发现。

3. 功能障碍　功能障碍主要是由于疼痛或器官破坏引起的保护性反应。骨关节损伤后，运动功能发生障碍，可出现异常活动。

4. 伤口和出血　锐器伤均有伤口和出血，一般伤口整齐，如伤口较深，易伤及内脏和大血管。钝器伤和撕裂伤，伤口不整齐，但软组织损伤较重，淤血重，外出血少。火器伤有两种方式，一种是只有入口无出口，称为盲管伤，致伤物存留在体内。另一种是有入口和出口，称为贯通伤，异物容易被带入伤口内造成污染。污染较重，时间较长的伤口，可能发生感染，出现异味和脓性分泌物。

（二）全身表现：伤情较轻的，全身表现不明显。

1. 一般症状　精神不振、烦躁、食欲不佳、尿少、体重减轻。

2. 体温变化　轻度创伤，体温可无变化，较重时可出现体温逐渐上升，一般不超过 38.5℃，为伤后坏死组织分解和血肿吸收所致，称为吸收热。如果体温继续升高，注意继发感染。

3. 循环变化　严重创伤和失血可出现脉率快而细弱，血压下降、脉压差变小，面色苍白，四肢发冷等现象，严重者导致休克。

4. 呼吸变化　严重创伤可出现呼吸深快，以利于排除二氧化碳和增加氧的吸入，代偿组织低灌注和减轻酸中毒。如有胸部外伤则呼吸变化更为明显。如创伤性湿肺、多发性肋骨骨折等。

5. 肾功能改变　严重挤压伤，可出现血红蛋白尿等急性肾功能衰竭表现。

（三）创伤并发症

1. 感染　开放性伤口都有污染，异物存留。伤口内的渗液、坏死组织、积血等都是细菌生长繁殖的条件。其致病菌多数为金黄色葡萄球菌，深部的伤口，如火器伤，易引起厌氧菌的生长，如破伤风、气性坏疽等致病菌。当有内脏损伤时，可引起胸腔和腹腔感染。一旦感染发生，会出现明显的全身炎症反应，如体温增高，疼痛加重，创伤部位可出现潮红，产生脓性分泌物。严重者可出现中毒性休克。如为破伤风或气性坏疽等特殊致病菌所致的感染，则出现特殊的临床表现，严重感染可以增加多系统器官衰竭的发生率。

2. 创伤性休克　主要由于剧烈的疼痛和失血所致。发生在严重创伤时，如内脏破裂、急性失血、挤压伤、气胸、心包内出血及强烈的疼痛等。主要表现为意识障碍、面色苍白、手足发凉、脉细弱，血压下降，如不及时处理，可致死亡。

（四）创伤部位以外的系统器官衰竭　严重创伤的全身反应，可有休克和继发其他器官功能衰竭，如果发生两个以上的器官系统受累时，称为多器官功能障碍综合征，死亡率很高。

1. 急性肾衰竭　多见于以下几种情况：①挤压综合征；②创伤性休克；③大量输血或血型不匹配；④过量使用血管收缩药；⑤不当使用肾毒性抗生素等。其主要表现为少尿或无尿。

2. 成人呼吸窘迫综合征（ARDS）原因有：①重度休克（休克肺）；②大量输血输液后（灌注肺）；③用呼吸机和高浓度氧正压通气后（呼吸机肺和氧中毒）；④肺脂肪栓塞综合征；⑤创伤后湿肺。

上述原因引起肺内主要病理变化为肺间质水肿、肺泡萎缩和肺实变。临床表现为呼吸快、呼吸困难或呼吸窘迫感。常常伴有脑缺氧而出现意识障碍。

3. 应激性溃疡　多见于严重创伤、颅脑损伤后。主要有消化道急性糜烂和溃疡，消化道出血和穿孔等表现。

4. 中枢神经系统衰竭　主要由脑缺氧而致，多见于心肺复苏后期、急性呼吸衰竭等。表现为不同程度的意识障碍。

5. 凝血功能障碍　由于凝血物质的消耗，缺乏，抗凝系统活跃，从而易造成出血倾向。

（五）辅助检查

1. 实验室检查　血、尿常规是必要的，对判断失血量、肾功能状态是重要指标。血糖和电解质检查对治疗有指导意义。

2. 穿刺和导管检查　胸腔、腹腔、心包腔的穿刺简便，易行。可迅速、客观、准确地明确诊断。导尿管的插入和冲洗，可以明确尿道及膀胱损伤的情况，保留导尿，观测尿量，对休克和肾衰的治疗非常重要。置管测中心静脉压，已成为危重症救治中重要的监测指标，可判断血容量和心功能。

3. 影像学检查　X线平片，对骨关节损伤，胸部的气胸、血胸、创伤性湿肺等，腹部空腔脏器损伤造成的膈下游离气体均有诊断意义。CT可对颅脑损伤、腹部实质性脏器的损伤作出诊断。“B”超对实质性脏器损伤，体腔的积血，积液，血管损伤提供诊断帮助。近年来，介入手段对血管损伤的诊断，提供了重要依据。

【诊断注意事项】

一般情况下，根据病史和临床表现，正确诊断并不困难，但有些受伤机制复杂，损伤的部位较多，尤其是合并有内脏损伤，往往需要仔细观察，结合必要的化验、检查才能做出完整的诊断。在诊断中应注意以下几点：

1. 认真询问病史　要了解致伤物的性质、受力的方向、受伤的部位及患者受伤时的姿势，还要了解伤后病情的变化和处理过程，以及从受伤到救治的时间。

2. 全面系统检查　对患者的诊断要有整体观。严重的多发伤，尤其是对危及生命的内脏器官损伤，应认真检查，以防漏诊。

3. 严密观察病情变化　要注意呼吸、循环和意识状态的变化。创伤的临床表现，有时不能立刻表现出来，而是有一个逐渐的过程。尤其是有颅内出血，内脏损伤时，应严密观察病情变化，尽早明确诊断，以防延误治疗。

4. 正确运用各种检查设备　可帮助及时明确诊断，但是，不能忽视物理检查，要结合临床综合分析。

5. 手术探查仍然是诊断闭合性创伤的重要手段之一。尽管辅助检查手段日益增多，但是，为了争取抢救的时间和进一步治疗，外科医生仍应重视手术探察，但要严格掌握手术探查指征。

【治疗原则】

创伤的致残率和死亡率很高，加速急救步骤和争取完善的处理，对创伤患者，特别是危及生命者极为重要。

（一）现场急救

1. 抢救生命，如有窒息和心跳骤停，先通畅呼吸道，再进行心肺复苏。

2. 开放性气胸用无菌或清洁织物在伤员呼气末封闭伤口，变开放性气胸为闭合性气胸。若为张力性气胸可在锁骨中线第二肋间插入一粗针头接水封瓶或接胶皮指套排气。若为连枷胸可用加垫压迫法制止反常呼吸，以防止纵隔摆动。

3. 及时止血，如有活动性出血应及时止血。常用的方法是：

（1）填塞压迫止血法：伤口局部填塞无菌敷料或用清洁织物加压包扎。

（2）止血带止血法：是最有效的临时止血法，但是必须防止压力过高或止血时间过长，导致急性肾衰竭和神经、血管损伤。所以止血带应每小时松解一次，每次 2～5 分钟，使用时止血带压力要超过动脉压。止血带放置的位置要正确，上肢要放置在上臂的中上 1/3 处。下肢要放置在股部中上段。

（3）指压动脉止血法，主要用于头面部。

4. 简易固定骨折和伤肢以减少合并伤和疼痛，防止休克。其中开放性骨折在没有清创之前不能复位，以免将污染物带入伤口深处。怀疑有脊柱骨折时，应用木板搬运，以防止脊髓损伤。

（二）及时转运到有条件的医院进一步完善抢救和治疗。运送过程要继续抢救，保持呼吸道通畅，维持生命体征。

（三）后继治疗

1. 全身治疗　医疗单位接受患者后，应根据患者病情进一步检查、诊断和治疗，包括复苏后期治疗，抗休克，调节水、电解质平衡。根据不同的创伤类型，给予及时的局部治疗。

2. 闭合性创伤　具体治疗方法应根据创伤部位、程度而定。如四肢软组织闭合伤可给予适当制动，抬高患肢；骨折脱位给予复位、固定、功能锻炼；如果出现骨筋膜室综合征应密切观察，尽早切开减压。对于头、胸、腹部闭合伤，应注意有无内部组织器官创伤。

3. 浅部伤口的处理，可分三种情况。

(1) 清洁伤口：细菌数量微少，机体自己能清除，只需要用双氧水和盐水冲洗伤口，不用清创即可缝合伤口；较深的伤口，要注意消灭死腔。

(2) 污染伤口：伤口存在污染，已有相当数量的细菌进入，但尚未形成感染。其处理原则是变污染伤口为清洁伤口即清创术。

(3) 感染伤口：已化脓的伤口，一般要经过引流和肉芽形成，逐渐达到瘢痕愈合。

【清创术】

清创术是将污染伤口通过手术处理成为新鲜、清洁的伤口，并使其顺利愈合的方法。清创术的目的是清除伤口内的污物、异物、无生机的坏死组织，彻底止血使伤口顺利愈合。清创时间越早越好，一般在 8 小时内效果好，但血管丰富部位的伤口，也可在 24 小时内行清创后缝合。而一般伤口超过 12 小时，污染严重时，应按感染伤口处理，清创后不缝合，3 日内无感染征象者，再给予缝合。

(一) 清创步骤

1. 麻醉　根据创伤部位、伤口大小和估计手术所需时间，选用安全有效的麻醉，如局麻、臂丛麻醉或硬膜外麻醉。

2. 放置止血带

3. 清洗

(1) 创伤周围皮肤的处理：暂用无菌纱布填充伤口。剃去伤周毛发并用肥皂水刷洗伤口周围的皮肤，用清水冲洗，直到伤口周围皮肤清洁为止。如有油垢可先用汽油清除后再刷洗。

(2) 伤口内冲洗：除去伤口内的纱布，用 3% 双氧水冲洗，并用生理盐水反复冲洗。

4. 伤口周围常规消毒，置无菌巾。

5. 伤口组织的处理（器械清创）　依伤口内污染和组织破坏情况，彻底清除异物、血块、坏死组织。必要时扩大伤口，充分显露潜在的死腔，切除坏死组织，至可见渗血为止。切除伤口周缘皮肤 1～2mm，伤口边缘整齐时可以不必修剪。手掌皮肤应尽力保留。清创时应注意以下几点：

(1) 按一定顺序进行，由一侧开始，依次清创。

(2) 由浅至深。

(3) 消灭死腔。

(4) 注意保护神经、血管。

(5) 游离骨片应尽量保留。

(6) 充分止血。

6. 再次消毒铺单　创面彻底止血后，用 3% 双氧水冲洗伤口，盐水冲洗后，皮肤及创面再次用 0.1% 新洁尔灭或碘伏盐水浸泡消毒 5～10 分钟，重新铺无菌单，更换手术器械、手套。

7. 组织修复和创口缝合骨折、神经、肌腱、肌肉应尽力一期修复。按组织层次缝合伤口。如果皮肤缺损较多，可行减张缝合、植皮或转移皮瓣，争取早期闭合伤口。放置引流条或引流管 24～48 小时。

(二) 术后处理

1. 创伤部位给予适当制动。

2. 肌注破伤风抗毒素（TAT）。应用抗生素预防感染。

3. 定时检查伤口，观察有无感染征象。如有感染征象，应及时拆除感染部位的缝线以利引流。

4. 水、电解质和酸碱平衡紊乱的调整。

第四节　创伤的愈合

（一）创伤的愈合过程

1. 组织增生期　创伤局部在 72 小时内主要表现为炎性渗出，渗出物以白细胞、抗体、补体和纤维蛋白原为主，其中纤维蛋白原转为纤维蛋白，具有网架作用，形成伤口内凝块。在此基础上，出现新生细胞，有成纤维细胞、成肌纤维细胞、血管内皮细胞等，共同组成肉芽组织。继而有上皮细胞和成骨细胞出现。新生的组织有肉芽组织、瘢痕组织、新生皮肤充填组织缺损，组织再生使断裂组织恢复连接。其中成纤维细胞转为胶原纤维。组织增生从一周开始，两周达高峰，以后成纤维细胞和毛细血管逐渐减少，肉芽组织逐渐成熟。

2. 组织塑形期　组织增生期能使创伤组织愈合，但不完全适应功能要求。在组织修复后期，人体通过酶的作用抑制组织增生，并吸收消除过度增生的组织，使伤口收缩，在肉芽组织表面，上皮细胞由边缘向中心爬行生长，并逐渐覆盖创面。愈合的瘢痕内无毛囊和汗腺，并且缺乏感觉神经末梢，所以局部感觉迟钝。

（二）伤口愈合的类型

1. 一期愈合　经手术处理后，伤缘整齐，伤口内腔隙小，组织修复以原来的细胞为主，只需少量纤维组织填充，伤口愈合快，结构和功能修复好，称为一期愈合。

2. 二期愈合　创伤大，伤缘距离大，有感染的伤口，必须有大量肉芽填充缺损和大片上皮覆盖创面，形成较大的瘢痕。这种伤口需要较长时间才能愈合，称为二期愈合。

（三）影响创伤愈合的因素

1. 全身因素

（1）全身性疾病：贫血、低蛋白、糖尿病、营养不良和创伤性休克等均可影响创伤修复过程。

（2）药物作用：皮质激素可以抑制创伤修复。抗癌药物和放射线可抑制细胞新生。

2. 局部因素

（1）局部创伤组织破坏程度，尤其血循环破坏情况。血循环破坏越重，创伤愈合越慢。

（2）局部血循环不良，如静脉曲张、脉管炎等均可影响局部损伤的愈合。

（3）局部伤口有异物、血肿、感染等均影响创伤的愈合。

（4）组织不能连接，如骨折断端有软组织嵌插时，则骨折两端难以连接。伤口及皮缘缺损太多，伤口愈合困难。

第五节　烧　伤

烧伤是热力（火焰、灼热气体、液体或固体）所引起的损伤。由于电能、化学物质、放射线等所致的组织损伤的病理和临床过程与热力烧伤很相近，因此临床习惯上将它们都归在烧伤一类。

一、烧伤

【病理生理】

病理变化程度取决于热源温度和受热时间、损伤的范围、受损部位的皮肤结构特点和患者机体条件及年龄。如小儿烧伤的全身反应，常比成人严重。

（一）局部反应　热力作用于皮肤和黏膜后，不同层次的细胞因蛋白质变性和酶失活而发生变性、坏死，之后脱落或结痂。强热可使皮肤，甚至其深部组织炭化。

烧伤区及其邻近组织的毛细血管扩张，可发生充血、渗出、血栓形成等变化。渗出是血管通透性增高的结果，渗出液与血浆成分可形成表皮真皮间的水疱和组织水肿。

（二）全身反应　严重的烧伤可以出现全身反应。

1. 血容量减少　伤后 36～48 小时内，毛细血管通透性增高，血浆成分渗入组织间隙、水疱内或体表外，烧伤面积大而深者，使血容量减少。渗出的速度在伤后 6～8 小时最快，48 小时达高峰。严重烧伤后，除损伤和渗出外，其他部位因受炎症介质的作用亦可有血管通透性增高，故血容量更加减少。此外，烧伤区因失去皮肤保护而水分蒸发加速，加重脱水，可引起低血容量性休克。临床上称休克期。

2. 能量不足和负氮平衡　伤后机体能量消耗增加，皮肤损害后散热增多，出现应激反应，分解代谢加速，均会引起负氮平衡。

3. 红细胞丢失　较重的烧伤可使红细胞计数减少，其原因是血管内凝血，红细胞沉积，红细胞形态改变后易被破坏或被网状内皮系统吞噬，故可出现血红蛋白尿和贫血。

4. 免疫力降低　严重烧伤可使中性粒细胞功能和免疫功能下降，提高了对病原菌的易感性，故患者易发生感染甚至脓毒血症。临床上称感染期。

烧伤后的全身性变化，由于烧伤刺激和皮肤屏障的缺损，引起中枢神经-交感神经和垂体-肾上腺轴的一系列效应。如果这些变化不及时恢复正常，就将出现各种并发症。

5. 烧伤后，组织在炎症反应的同时，组织也开始进行修复，浅度烧伤多能自行修复。深度烧伤往往通过上皮岛融合修复或皮肤移植修复。可能出现肢体的瘢痕挛缩畸形，影响功能。临床上称修复期。

【临床表现和诊断】

为了正确处理热烧伤，要判断烧伤的面积和深度，密切观察创面变化和全身状态，并要注意并发症的发生。

1. 烧伤面积的计算　目前在我国采用两种计算法，即新九分法和手掌法。前者主要用于大面积烧伤，后者用于小面积烧伤。

（1）新九分法：根据我国人体大量实测的资料研究，将体表面积分成 11 个 9%，以便计算，主要适用于成人，成人头颈部占体表面积 9%；双上肢各占 9%；躯干前后（各占 13%）及会阴部（占 1%）共占 3×9%（27%）；臀部及双下肢占 5×9%+1%（46%）。

儿童因头部较大而下肢较小，并随着年龄的增长，其比例也不同。估计烧伤面积时应按下列简易公式计算。

头颈部面积%＝9＋（12－年龄）

双下肢面积%＝46－（12－年龄）

（2）手掌法：以患者的一个手掌（手指并拢）为体表面积1%估计，此法测定小面积烧伤比较方便。

临床上诊断烧伤面积，只计算Ⅱ度～Ⅲ度，Ⅰ度不计在内。

2. 深度估计　根据烧伤的深度分为Ⅰ度、浅Ⅱ度、深Ⅱ度、Ⅲ度（图7-1）。称三度四分法。

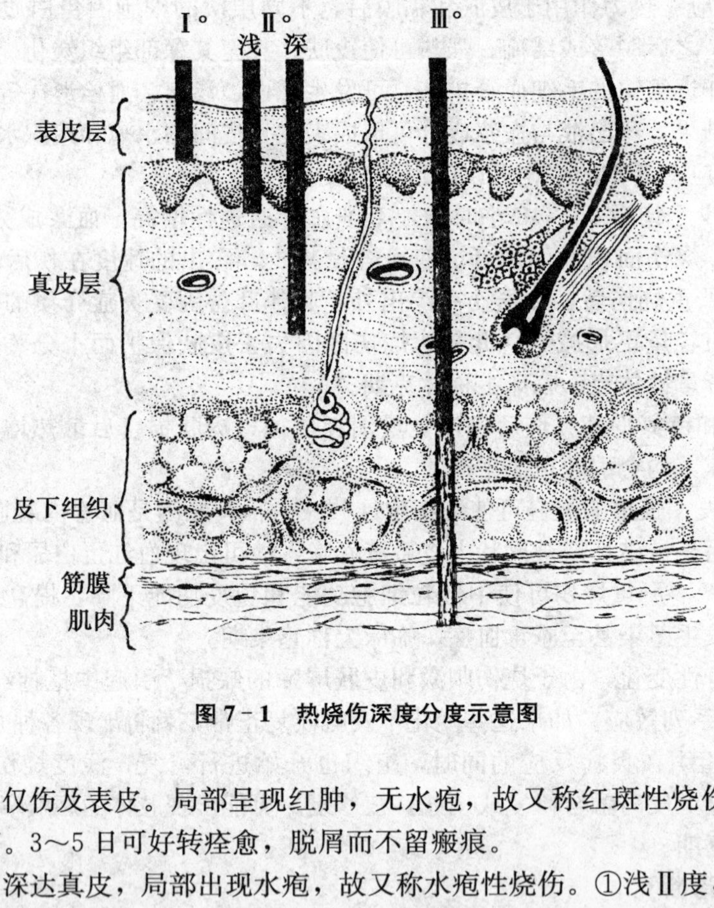

图7-1　热烧伤深度分度示意图

Ⅰ度烧伤：仅伤及表皮。局部呈现红肿，无水疱，故又称红斑性烧伤。有疼痛和烧灼感，皮温稍增高。3～5日可好转痊愈，脱屑而不留瘢痕。

Ⅱ度烧伤：深达真皮，局部出现水疱，故又称水疱性烧伤。①浅Ⅱ度，仅伤及表皮生发层、真皮乳头层。因渗出较多，水疱多而饱满，破裂后创面渗液明显，创面底部肿胀发红，有剧痛和感觉过敏，皮温增高。若无感染，约2周可愈，不留瘢痕，短期内可有色素沉着，皮肤功能良好。②深Ⅱ度，伤及真皮深层，尚残留皮肤附件。变质的表层组织稍厚，水疱较小或较扁薄，感觉稍迟钝，皮温可稍低。去表皮后创面呈浅红色或红白相间，可见网状栓塞血管；表面渗液少，但底部肿胀明显。若无感染等并发症，3～4周可愈，可留轻度瘢痕。

Ⅲ度烧伤：伤及皮肤全层，甚至可深达皮下、肌肉、骨等。皮肤坏死、脱水后形成焦痂，故又称焦痂性烧伤。创面无水疱，蜡白或焦黄色，或可见树枝状栓塞血管，硬如皮革。感觉消失，皮温低。待焦痂脱落，肉芽组织生长后形成瘢痕。

在临床工作中，Ⅰ度烧伤容易识别，浅Ⅱ度～深Ⅱ度、深Ⅱ度～Ⅲ度烧伤有时在伤后不易识别。如作用于伤处的热力不均匀，不同深度的烧伤区之间可有移行部。表皮覆盖下的创面复杂，经常不易看清。若创面发生感染或者并发休克，可增加皮肤损害深度，致使浅Ⅱ度烧伤后损害如同深Ⅱ度，深Ⅱ度者如同Ⅲ度。

3. 烧伤严重性分度，我国常用分度法见下表（表 7－1）。

表 7－1　烧伤后严重性分度

	深度	轻度	中度	重度	特重
成人	Ⅱ度	≤9%	10%～29%	30%～49%	>50%
	Ⅲ度		<10%	10%～19%	>20%
小儿	Ⅱ度	≤5%	6%～15%	16%～25%	>25%
	Ⅲ度		<5%	6%～10%	>10%

【全身性反应】

烧伤面积大或有Ⅱ度、Ⅲ度烧伤可出现全身反应：①低血容量表现：口渴唇干、尿少等；②体温高，早期与组织分解产物吸收有关，稍晚与炎症反应、感染有关；③消瘦乏力。

【并发症】

1. 休克　早期为低血容量性休克。发生感染时，可出现脓毒症。甚至导致感染性休克。

2. 脓毒症　皮肤保护屏障破坏，免疫力低下，致病菌多为金黄色葡萄球菌和绿脓杆菌。

3. 肾衰竭　可为多方面原因所致。如低血容量性休克、脓毒症、游离血红蛋白、感染毒素、肾毒物质，都可破坏肾功能造成肾衰竭。

4. 肺部感染和急性呼吸窘迫综合征　主要是与吸入性损伤、休克、脓毒症及输血等多种因素有关，使肺间质水肿，换气功能低下，造成严重缺氧症状。

5. 应激性溃疡

6. 多器官功能障碍综合征

7. 吸入性损伤　呼吸系统的热力损伤的同时伴有燃烧时的烟雾含有的大量化学物质可被吸入到肺泡，这些化学物质有局部腐蚀和全身中毒的作用。如 CO 中毒，氰化物等。病人可死于吸入性窒息。

在严重烧伤患者，除观察全身和局部变化外，还要严密监测心、肺、肾等重要器官的功能变化，及时发现器官功能衰竭，以便早期预防和治疗。

【烧伤的治疗】

（一）治疗原则

1. 保护烧伤区，防止和尽量消除外源性污染。

2. 预防和治疗低血容量或休克。

3. 治疗局部和全身感染。

4. 用非手术和手术的方法促使创面早日愈合，并尽量减少瘢痕所造成的功能障碍和畸形。

5. 预防和治疗多器官功能障碍综合征。

对于轻度烧伤的治疗，主要是处理创面和防止局部感染，辅以使用少量镇静药和烧伤饮料。

对于中度以上烧伤，因全身反应较重和并发症较多，需要局部治疗和全身治疗并重。在伤后24～48小时内要着重防治低血容量性休克。对于创面，除了防治感染以外，要尽力使之早日愈合，对Ⅲ度烧伤尤其如此。

（二）烧伤治疗

1. 现场急救

（1）迅速消除致伤物，保护创面，迅速脱离现场。首先设法扑灭伤者身上的火焰，可用棉被，或用水浇灭。迅速脱去燃着的衣服、鞋袜，伤处的衣裤袜之类应剪开取下，不可剥脱。然后用消毒敷料或清洁的布单包裹创面，送往近处医疗单位进行抢救，转运时，伤处向上以免受压。

（2）对有吸入性损伤，发生呼吸道梗阻者，应及时气管切开，给予吸氧。

（3）对合并伤也应同时予以处理，如大出血应及时止血，骨折应作固定等。

（4）注意保温，减少各种刺激，应用止痛镇静药物。

（5）对有口渴的患者，可口服烧伤饮料，对伤情严重者，应争取尽快建立静脉通道，进行有计划的液体治疗。

2. 创面处理　Ⅰ度烧伤创面一般只需保持清洁和防止再损伤，面积较大者可冷敷、湿敷或涂抹烧伤油膏以缓解疼痛。

【Ⅱ度以上烧伤创面需用下述方法处理】

（1）创面初期处理：清创术，目的是尽量清除创面污物。对已并发休克者须先行抗休克治疗，待休克好转后再行清创。清创方法是修剪毛发和指（趾）甲；擦洗创面周围的健康皮肤，并用75%酒精消毒，以灭菌盐水或消毒液冲洗创面（如新洁尔灭）直至创面清洁。为了缓解疼痛，可先给止痛剂后再清创。

（2）包扎疗法和暴露疗法：创面经初期处理后，根据情况可选用包扎或暴露疗法。

①包扎疗法：先将一层无菌油性纱布覆盖创面，再用几层药液纱布铺盖创面，再加厚2～3mm的吸收性棉垫，然后由远而近以绷带包扎（尽可能露出肢端），均匀加压（勿过紧）。此法能保护创面，防止外源污染和吸收创面渗出液。

包扎后，应经常检视敷料松紧，有无浸透及臭味，肢端循环是否良好等。注意患者有无高热、白细胞明显增高、伤处疼痛加剧等感染征象。如已发生感染，则应充分引流。浅Ⅱ度烧伤面包扎后，若无不良情况，可保持10～14天首次更换敷料。深Ⅱ度或Ⅲ度的创面包扎后，3～4日后更换敷料，以观察其变化，或需对痂皮、焦痂处理。

较大面积的包扎有碍散热，不适用于温度较高的环境内。头颈、会阴等处亦不适用包扎疗法。

②暴露疗法：为了使创面迅速干燥结痂，减少渗出，创面经初期处理后暴露于空气中，为减轻创面感染和保护深部组织，创面上常施以某种霜剂或溶剂。暴露要求在无菌或较干净的病室，室温要求在28～30℃，定时更换无菌床单，2～4小时翻身一次。避免被服直接覆盖于创面上，可加用支被架或烤灯架。创面渗出物及五官分泌物随时用0.1%新洁尔灭棉球擦拭，在痂皮或焦痂形成前后，都要注意其深部有无感染，除了观察体温、白细胞等变化，必要时可用粗针穿刺或稍剪开痂壳观察。暴露疗法适用于全身、臀部、会阴、躯干或四肢的大面积深度烧伤；以及创面污染较重，不能彻底清创的大面积烧伤，特别是绿脓杆菌感染的创面。

(3) 去痂和植皮：深度烧伤的创面自然愈合过程缓慢，甚至不能自愈。在创面未愈期间易发生并发症，而且愈合后形成瘢痕或发生瘢痕增生症（瘢痕疙瘩），可造成畸形和功能障碍。因此，尽可能及早去除痂壳，植皮覆盖创面，可缩短疗程，避免并发症。

①手术切痂、削痂和植皮：切痂主要用于Ⅲ度烧伤，削痂深度应达深筋膜（颜面和手背处应稍浅）。若深部组织已失活，一并切除。创面彻底止血后，尽可能及时植皮，一般于伤后一周进行，每次切痂不超过 25%。削痂主要用于深Ⅱ度烧伤，削去坏死组织，使其成为新鲜创面，然后植皮。在手、关节等部位的深Ⅱ度烧伤于伤后 24 小时进行一次切痂植皮。

②脱痂：先保持痂皮表面干燥，尽可能预防痂下感染。待痂下组织自溶，痂壳与基底分离时（约 2 周以后），剪去痂壳。创面为肉芽组织，并常有程度不等的感染。用药液湿敷、浸洗等方法，控制感染，待肉芽组织生长良好时，可植皮。此法是逐步去痂，称为蚕蚀脱痂法。脱痂法较切痂、削痂法简便，但难免感染和延长治疗时间，仅适用于较小面积深度烧伤。

③植皮：目的是使创面早日愈合，从而可减少烧伤的并发症，利于功能恢复。所用的自体皮为中厚或薄层，制成大张网状、小片邮票状或粒状；异体皮取自新鲜尸体（非传染、感染性疾病、恶性肿瘤等致死者），新鲜使用或深低温保存待用。自体皮移植成活后，其周缘的上皮细胞可生长。异体皮在创面上移植成活后终将溶解。起到过渡性覆盖作用。异体皮适用于自体皮片不足时，临床上多采用自体皮与异体皮混植的办法。

鉴于大面积烧伤后健康的自体皮不足，国内外均致力于人工皮研制。原材料为硅胶、尼龙之类，对切痂后创面能起保护作用，已在临床试用。另一植皮新技术是取自体表皮做培养，增容后用以代替事先移植的异体皮，也已在研究单位临床试用。我国有羊膜应用于烧伤面的报道，羊膜来源广，经济方便，制备贮存简便，可在临床试用。

(4) 感染创面的处理

1) 引流和清洁创面是处理感染创面的基本原则。可选用湿敷、半暴露法（用薄层油纱布或药液纱布覆盖）或浸浴法等，防止形成脓痂，使感染创面生长出新鲜的肉芽组织，以利植皮或自行愈合。

2) 创面用药：主要是为了杀灭或抑制致病菌。

①一般的细菌感染，可用呋喃西林、新洁尔灭、洗必泰、新霉素等。中药有黄连、黄芩、黄柏、虎杖、四季青等，这些药物均可制成药液纱布湿敷或浸洗。

②绿脓杆菌感染时，可用乙酸、苯氧乙醇湿敷，或创面用磺胺灭脓，磺胺嘧啶银、多粘菌素等霜制剂。

③真菌感染，发生于使用广谱抗生素、肾上腺皮质激素等的重症患者，创面较灰暗，有霉斑或颗粒，肉芽水肿苍白，作真菌检查可确定。创面可选用大蒜液、碘甘油、制霉菌素、三苯甲咪唑等，同时应停用广谱抗生素及激素。

3) 薄层植皮：较大的创面感染基本控制后，肉芽组织较良好，应及时行邮票状植皮。

3. 全身治疗　防治低血容量性休克是中度以上烧伤早期治疗的重点之一。主要方法是根据Ⅱ度、Ⅲ度烧伤面积补液，抗渗扩容，以静脉补液为主，以保持有效循环血量。

【烧伤补液预算方法】

1. 国内通用预算法　烧伤后第 1 个 24 小时的补液量、按每 1%面积，每公斤体重补给胶体液和晶体液共 1.5ml（小儿 2.0ml）。胶体液与晶体液比例为 0.5：1，广泛深度烧伤者可改为0.75∶0.75。另外，补给日需水量，成人以5%～10%葡萄糖液2000ml计算（小儿依年龄或体重计算）。补液速度要求，伤后第1个8小时输入第1个24小时总量的一半，其余半量在伤后16个小时平均输入。第二个24小时，胶体和电解质液为第一个24小时的一半。水分补充仍为2000ml，第三个24小时可酌情补液。

举例：一个Ⅱ度、Ⅲ度烧伤面积为80%，体重60kg的病人，第1个24小时补液总量为80×60×1.5+2000=9200 ml，其中胶体液为80×60×0.75=3600ml，晶体液为80×60×0.75=3600ml，日需水分5%葡萄糖2000ml。伤后前8小时输入4600ml，后16小时平均输入4600ml。伤后第2个24小时的补液，胶体液及晶体液皆为第1个24小时的一半，日需水分不变。伤后3天因渗出开始吸收，为减少并发症，尽量不补液及少补液。

2. 成人简便补液计算法　伤后第1个24小时的补液量为烧伤面积百分数×100±1000ml，烧伤面积小于50%者加1000ml，面积大于50%者减1000ml，其中包括日需水分2000ml。适用于现场急救用。

【补液种类及其输注原则】

胶体液包括全血、血浆、血浆代用品（如右旋糖酐、聚乙烯吡咯酮、代血浆等）。晶体液包括等渗盐水、林格液、平衡盐液等。输液的原则是先胶体后晶体，先盐后糖，先快后慢；早给碱性药，早给利尿药，预防并发症。

【临床观察指标】

补液是否合理还应根据患者反应而定，上述公式只能作参考，所以必须密切观察具体情况，方能调节好补液方法。

1. 观察尿量和比重，成人要求每小时尿量在30ml以上，小儿1岁以下要求5～10ml/h；1～5岁10～20ml/h；5～10岁20～25ml/h，尿比重要求在1.010～1.020（输右旋糖酐尿比重增高），尿pH维持在中性或弱碱性。

2. 成人脉率在120次/分以下，小儿140次/分以下。

3. 成人血压12kPa以上，脉压差在4kPa以上。

4. 神志清楚，不烦躁，治疗合作。

5. 红细胞在（4.0～5.0）$\times 10^{12}$/L左右，血红蛋白在150g/L左右，血细胞比容在0.45左右。

6. 中心静脉压维持在0.49～1.18kPa。

【利尿药物及碱性药物的应用】

为了减轻肾小管痉挛和阻塞，应碱化尿液，预防肾衰，及早给予利尿药和碱性药物。利尿药可用利尿合剂（普鲁卡因3.0g，维生素C 3.0g，安纳加750mg，氨茶碱750mg，10%葡萄糖1000ml）300ml静滴6～8小时1次；或25%甘露醇200ml，快速静脉点滴，6小时1次；亦可用利尿酸静注。碱性药物常用5%碳酸氢钠，可按烧伤面积×体重×（0.2～0.25ml）=5%碳酸氢钠毫升数，分3次静滴。

【全身性感染的防治】

1. 抗生素全身性应用　先联合使用足量抗生素，然后依细菌血培养结果，选用敏感抗生素。绿脓杆菌感染可选用庆大霉素、多粘菌素等。因为常为混合感染，为了减少细菌耐药性，常用两种抗生素联合法，静脉给药，剂量须足够。严格掌握抗生素使用指征，及时停药。注重局部的抗感染治疗。应注意防止二重感染。

2. 增强机体抗感染能力　要增加营养，少量多次输入新鲜血浆或全血，给予免疫球蛋白、烧伤免疫血清、纤维结合素等，为预防深度烧伤并发破伤风，可注射破伤风抗毒素。

3. 中药应用　如四季青、三棵针等注射剂有抗菌作用。根据患者情况，辨证施治，选用有效方剂。

4. 创面处理　力争及早控制创面感染和植皮覆盖。

二、化学烧伤

（一）强酸类烧伤　强酸包括硫酸、盐酸、硝酸、石炭酸等。强酸能够迅速引起组织蛋白凝固，形成一层厚的干痂，无水疱。烧伤严重程度与酸的种类、浓度、接触时间及烧伤部位等有关。

强酸烧伤以后，要及时用大量清水冲洗创面，冲洗时间不少于15分钟，然后用5%的$NaHCO_3$冲洗，再用水冲洗。然后，保持创面清洁干燥，待其痂下愈合或切痂植皮。

石炭酸烧伤，因其不溶于水，可用70%酒精中和，然后用清水冲洗，以防石炭酸溶于酒精而被吸收导致中毒。创面较大者应予输液、高渗葡萄糖、利尿剂等，并考虑及早去痂。其他一般处理原则同热烧伤，创面多采用暴露疗法。

（二）强碱类烧伤　强碱包括氢氧化钠、氢氧化钾（苛性碱）、氢氧化钙（生石灰）、氨水等。强碱类烧伤对组织破坏力较大，渗透力强，伤后创面黏滑或有肥皂样痂，可有小水疱。坏死组织脱落后，创底较深，疼痛较剧，伤口愈合甚慢。

【治疗】

1. 碱类烧伤后应立即用大量清水冲洗或浸浴。

2. 用弱酸溶液，如1%枸橼酸、1%醋酸等溶液中和后，再用大量清水冲洗。石灰烧伤，应先去除石灰粉末后，再用水冲洗，以防石灰遇水产生氢氧化钙而释放大量热能，加重烧伤。

3. 局部伤面处理，同烧伤。

4. 全身治疗，同热烧伤。

（三）磷烧伤　磷烧伤后有以下特点：

1. 附着于皮肤上的磷颗粒与空气中的氧化合，极易燃烧，而且造成较深的烧伤，愈合很慢。

2. 氧化时产生五氧化二磷（P_2O_5），遇水形成磷酸，吸收后易引起肝、肾和神经系统的磷中毒。

3. 含磷的烟雾吸入呼吸道可引起肺水肿。

【治疗】

1. 局部治疗　磷烧伤后，要立即用大量清水冲洗或将伤区浸入清水中，使磷和空气隔绝，及时清除磷颗粒，防止磷继续在体表燃烧，创面湿敷包扎，忌用油质敷料，以免增加磷吸收而致中毒。

2. 全身治疗

（1）调节水、电解质平衡，补足血容量。

（2）预防感染。

（3）一旦发生磷中毒，应立即注射阿托品和解磷定。

第六节　冷　伤

人体遭受低温侵袭所引起的损伤为冷伤。冷伤有两类：一类称非冻结性冷伤，由 10℃以下至冰点以上的低温加以潮湿条件所造成，如冻疮。另一类称冻结性冷伤，由冰点以下的低温造成，又分为局部冻伤和全身冷伤（又称冻僵）。

一、非冻结性冷伤

【病理】

暴露于 10℃以下冰点以上低温的机体局部皮肤发生血管收缩和血流滞缓，影响细胞代谢。待局部复温后，血管扩张，充血且有渗出，表皮下形成水疱，有的毛细血管甚至小动、静脉受损后发生血栓，引起组织坏死。

【临床表现】

发病往往不自觉，开始足、手等部位出现红肿，复温时有痒感或刺痛和水疱。水疱去表皮后创面发红，有渗液。若并发感染后形成糜烂或溃疡。冻疮易复发，可能与患病后局部皮肤抵抗力降低有关。

【预防和治疗】

做好防冻的宣传教育工作，在寒冷条件下，工作人员应有防寒、防水服装。患过冻疮的人，特别是儿童，在寒冷季节要注意手、足、耳等部位的保温，并可涂擦某些防冻疮霜剂。发生冻疮后，局部表皮存在者可涂冻疮膏，每日湿敷数次。有糜烂或溃疡者可用含抗生素类药物的软膏及冻疮膏。

二、冻结性冷伤

局部冻伤和全身冷伤（冻僵）大多发生于意外事故或战时，人体接触冰点以下的低温，如在野外遇到暴风雪陷入冰雪中，或工作时不慎受制冷剂如液氮、固体 CO_2 等损伤。

【病理】

人体局部接触冰点以下的低温时，发生强烈的血管收缩反应，时间较久或温度很低，细胞外液和细胞内液可形成冰晶。复温后局部血管扩张、充血、渗出以及血栓形成等；组织内冰晶可使细胞外液渗透压增高或直接破坏组织细胞结构，发生坏死，邻近组织引起炎症反应。

全身受低温侵袭时，除了外周血管强烈收缩和寒战（肌肉收缩）反应外，可使体温降低，导致心血管、脑和其他器官均受损害，如不及时抢救，可直接致死。

【临床表现】

局部冻伤按其损伤深度可分 4 度。在冻融以前，伤处皮肤苍白，温度低，麻木刺痛，不易区分其深度，复温后不同深度的创面表现有所不同。

Ⅰ度冻伤：伤及表皮层。局部红肿，有发热、痒、刺痛的感觉。数日后表皮干脱而愈合，不留瘢痕。

Ⅱ度冻伤：损伤达真皮层。局部红肿较明显，有水疱，水疱内为血清状液体或稍带血性。有自觉疼痛，但局部感觉迟钝。若无感染，局部可成痂，经 2～3 周脱痂愈合，很少有瘢痕。若并发感染，创面形成溃疡，愈合后有瘢痕。

Ⅲ度冻伤：损伤皮肤全层或深达皮下组织。创面由苍白变为黑褐色，感觉消失。其周围有红肿、疼痛，可出现血性水疱。若无感染，坏死组织干燥成痂，而后逐渐脱痂和形成肉芽组织创面，愈合甚慢而留有瘢痕。

Ⅳ度冻伤：损伤深达肌肉、骨等组织。局部表现类似Ⅲ度冻伤，即伤处发生坏死，其周围有炎症反应。容易并发感染而成湿性坏疽，还可因血管病变（内皮损伤、血栓形成等）扩展而使坏死加重。多留有功能障碍而致残。

全身冻伤开始时有寒战、苍白、发绀、疲乏、无力、打呵欠等表现，继而出现肢体僵硬、幻觉或意识模糊，甚至昏迷，心律失常，呼吸抑制，最终发生呼吸衰竭心跳骤停。患者如能得到及时抢救，其心跳、呼吸虽可恢复，但常有心室纤颤、低血压、休克等；呼吸道分泌物多或发生肺水肿；尿量少或发生急性肾衰竭；其他器官也可发生功能障碍。

【治疗】

（一）急救和复温

1. 迅速使患者脱离低温环境。衣服、鞋袜等连同肢体冻结者，万勿勉强卸脱。

2. 复温用温水（40℃左右）使冰冻融化后脱下或剪开衣裤。应即刻施行局部或全身的快速复温，切忌用火炉烘烤。用 38～42℃温水浸泡伤肢或浸浴全身，水量要足够，水温要稳定，使局部在 20 分钟，全身在半小时内复温。温水浸泡至肢端转红润，皮温达 36℃左右为度。浸泡时可按摩未损伤的部分，帮助改善血液循环。如患者疼痛，可用镇静剂或止痛剂。

3. 对心跳呼吸骤停者要施行心脏按压和人工呼吸。

（二）局部冻伤的治疗

1. Ⅰ度冻伤创面保持清洁干燥，数日后可愈。

2. Ⅱ度冻伤经过复温、消毒后，创面干燥者可加干纱布包扎；有较大水疱者，可将疱内液体吸出后，再用纱布包扎，或涂冻伤膏后暴露；创面已感染者先用抗菌药湿纱布湿敷，而后再用冻伤膏。

3. Ⅲ度冻伤多用暴露疗法，保持创面清洁干燥；待坏死组织边界清楚时予以切除。若出现感染，则应充分引流；对并发湿性坏疽者常需截肢。

Ⅲ度以上冻伤的全身治疗：

（1）注射破伤风抗毒素。

（2）肢体冻伤者，可选用改善血循环的药物，如低分子右旋糖酐、托拉苏林、罂粟碱等，也可选用活血化瘀中药，并可施行交感神经阻滞术。

（3）应用抗生素。

（4）Ⅲ度、Ⅳ度冻伤患者需要高营养，包括高热量、高蛋白和高维生素等饮食。

（三）全身冻伤的治疗

1. 复温后首先要防治休克和维护呼吸功能。防治休克主要是补液、选用血管活性药、除颤等。

2. 须考虑到脑水肿和肾功能不全，故又需选用利尿剂及碱性药物。

3. 维护呼吸功能主要是保持呼吸道通畅，给氧和使用呼吸兴奋剂，防治肺部感染等。

4. 纠正酸碱失衡和电解质平衡、维持营养等。全身冻伤常合并局部损伤，故不可忽视创面处理。

5. 选用抗生素预防感染。

6. 注射抗破伤风毒素。

【预防】

1. 在寒冷条件下的工作人员，注意防寒。

2. 防潮湿，保持鞋、袜、服装的干燥，勤洗勤晒，潮湿时及时更换。

3. 防静，户外寒冷条件下工作，要加强活动，促进血液循环。

4. 增强机体抗寒能力，低温下作业，要保证足够热量的饮食和充足的睡眠，避免过劳，不宜饮酒，因为饮酒后常不注意防寒，而且增加机体的热量丢失。

5. 普及防冻知识，重视防冻措施，加强耐寒锻炼。虽进入高寒地区和环境，仍能预防冻伤的发生。

（苏　峰）

第八章 肿 瘤

第一节 概 论

肿瘤是机体中正常细胞，在不同的启动与促进因素长期作用下所产生的增生与异常分化所形成的新生物。新生物一旦形成后，不因病因消除而停止增生。其生长不受机体生理调节，而且可破坏正常组织与器官。根据肿瘤对人体的影响，可分为良性与恶性，恶性者可转移到其他部位，治疗困难，常危及生命。

恶性肿瘤是当前危害人类健康的主要疾病之一。在传染病得到基本控制的国家，恶性肿瘤死因位居第二位，仅次于心脑血管疾病。全世界每年死于恶性肿瘤的约有 700 万人，其中我国约 150 万人。我国最常见的恶性肿瘤发病位次在城市为肺癌、胃癌、肝癌，在农村为胃癌、肝癌、食管癌。

【肿瘤命名与分类】

肿瘤命名可分为普通命名法和特殊命名法两种。普通命名法是根据肿瘤的生物行为、解剖部位、组织结构、细胞类型而定。如根据生物行为可将肿瘤分为良性、恶性及交界性肿瘤；恶性肿瘤中来源于上皮的称为癌，来自间叶组织者称为肉瘤。又根据恶性程度可分为低度、中度和高度恶性肿瘤；根据生长方式可称为原位癌、浸润癌和转移癌；根据解剖部位可分为肺癌、大肠癌等；根据组织结构分为乳头状癌、囊腺癌等；根据细胞来源可分为鳞癌、腺癌等。

特殊命名法无一定规律，难以顾名思义。如以人名命名的肿瘤有：Ewing 瘤、Kaposi 肉瘤、Wilms 瘤、Krükenberg 瘤等。以“母细胞瘤”命名的肿瘤有：视网膜母细胞瘤、肾母细胞瘤、神经母细胞瘤等。以“病”命名的肿瘤有：Hodgkin 病、Paget 病、白血病等。此外，含多种组织成分的肿瘤则用复合性名称，如癌肉瘤、腺鳞癌等。

【病因】

恶性肿瘤的病因尚未完全了解，但近 20 年来，已有了深入而非常广泛的进展。肿瘤的病因按传统划分，可归纳为化学、生物、物理三大类。此外，机体的内环境如内分泌、遗传与免疫机制等在肿瘤的发生、发展中也起着极其重要的作用。现分类叙述如下。

（一）化学因素　化学致癌物种类繁多，简单分类如下。

1. 烷化剂　如芥子气、氯乙烯、治癌烷化药物等。理论上可致基因和染色体突变。常与造血器官肿瘤、肺癌和膀胱癌有关。

2. 多环芳香烃类化合物　有苯并芘、二甲基苯蒽、3-甲基胆蒽等。这类物质可致人类皮肤癌、阴囊癌及肺癌。

3. 亚硝胺类　这是很强的动物致癌剂，与胃癌、食管癌、肝癌关系密切。它除通过细胞突变诱发肿瘤外，还能活化许多原癌基因，产生致癌作用。

4. 真菌及植物毒素类　其中毒性与致癌性最强的代表化合物为黄曲霉毒素 B_1，摄入黄曲霉毒素与肝癌死亡率之间有明确关系。

5. 其他　主要为一些职业性致癌物，如：砷、铬、镍及其化合物可致肺癌等。

（二）生物因素　主要为病毒病因，病毒按其所含核酸不同可分为两大类：DNA 病毒和 RNA 病毒。目前已知与肿瘤形成有关的病毒有：EB 病毒与 Burkitt 淋巴瘤、鼻咽癌有关；乳头状病毒与宫颈癌有关；乙肝病毒与原发性肝癌有关；C 型 RNA 病毒主要与白血病、Hodgkin 病有关。

此外，寄生虫与肿瘤有关，如埃及血吸虫可致膀胱癌，华支睾吸虫与肝癌有关，日本血吸虫病对大肠癌有促进作用。

（三）电离辐射　目前已肯定接触电离辐射能增加肿瘤发病率，肿瘤是受射线作用后远期最严重的病理变化。辐射所致的肿瘤包括：白血病、乳腺癌、甲状腺癌、肺癌、骨肿瘤、皮肤癌、多发性骨髓瘤和淋巴瘤等。

（四）遗传因素　越来越多的证据表明肿瘤有遗传倾向性，如结肠息肉病综合征、乳腺癌、胃癌等。相当数量的食管癌、肝癌、鼻咽癌者有家族史。癌基因和抗癌基因的发现，证实了癌的发生在细胞水平上存在遗传物质的失常。

（五）其他　除上述病因外，内分泌因素及免疫因素在肿瘤的发生中也起着重要作用。如雌激素和催乳素与乳腺癌有关。长期使用免疫抑制剂的人，肿瘤发生率较高等。

但肿瘤的发生并非上述单一病因的结果，而是多原因、多步骤协同作用；综合病因的概念更符合肿瘤形成的实际情况。

【病理】

根据肿瘤对人体危害轻重不同，可分为良性肿瘤和恶性肿瘤。良、恶性肿瘤的鉴别依据主要为分化、转移和复发。

（一）恶性肿瘤的发生发展过程　包括癌前期、原位癌及浸润癌三个阶段。一般情况下，经 10 年左右的癌前期阶段恶变为原位癌。原位癌可历时 3～5 年发展成浸润癌。浸润癌的病程长短不一。

（二）生长方式及生长速度　良性肿瘤通常生长缓慢，呈膨胀性生长，边界清楚，常有包膜。彻底切除后不复发。而恶性肿瘤通常生长迅速，呈浸润性生长，可破坏周围组织，无包膜或仅有假包膜。切除后常有复发。

（三）肿瘤细胞的分化或分级　对肿瘤进行病理分级，可表明肿瘤的恶性程度，但迄今尚无统一分级方法。通常是根据肿瘤细胞和组织结构的分化程度、异形程度、核分裂象多寡、肿瘤的类型来判断。国际上普遍采用的是三级分类法，即高分化、中分化和低分化，也可用Ⅰ级、Ⅱ级、Ⅲ级来表示。高分化或Ⅰ级分化，细胞接近正常分化程度，显示恶性程度低。低分化或Ⅲ级分化显示高度恶性，核分裂较多。肿瘤分化差，则异形性明显，排列紊乱或极性消失，细胞核形状不规则，常有不同程度的深染，核仁增大增多，并出现病理性核分裂象。肿瘤细胞代谢亦不正常，核酸代谢旺盛，酶谱改变，细胞的遗传性亦有显著改变。

（四）转移与浸润　肿瘤转移指恶性肿瘤细胞脱离其原发部位，通过各种渠道的转运，到不连续的靶组织继续增殖生长，形成同样性质肿瘤的过程。常有三种转移途径：淋巴道转移、血道转移和种植性转移。其中淋巴道转移是最常见的转移方式。血道转移的常见部位依次是肝、肺、骨、脑、肾。

浸润是某些物质或细胞在质或量方面异常地分布于组织间隙的现象，是恶性实体瘤的生长特征之一，是肿瘤转移的前奏。

（五）癌前期病变、原位癌、早期癌、微小癌、隐匿癌

癌前期病变是指可能转变为癌的疾病，如家族性大肠息肉病、慢性萎缩性胃炎等。原位癌是指癌细胞仍局限于上皮层内的癌，其基底膜完整。常见的原位癌有宫颈原位鳞癌、乳腺小叶原位癌等。早期癌是指原位癌伴有早期浸润，所谓早期是指仅有微灶浸润。微小癌是指体积很小的癌，各种器官的微小癌的标准不一。隐匿性癌是原发癌甚小，临床上未能发现，首先发现的是转移灶。

【临床表现】

肿瘤早期多无明显症状。随着病程进展，可产生局部和全身的症状，特定器官或组织的肿瘤还可出现相关的临床表现。

（一）局部表现

1. 肿块　多为肿瘤首发症状。位于体表或浅在的肿瘤更为明显。因肿瘤性质不同，肿块的硬度、移动度、形态、颜色、包膜、数目均不同。肿块本身还可以产生压迫或梗阻症状。

2. 疼痛　晚期肿瘤常有持续的疼痛。肿瘤的压迫、破溃、感染、梗阻均可产生难以忍受的疼痛，尤以夜间明显。

3. 溃疡　进展期肿瘤，因生长迅速，血供不足而继发坏死，产生溃疡，同时伴有恶臭及血性分泌物，多不能愈合。

4. 出血　肿瘤本身的破溃可致出血，但常为隐性出血。肿瘤侵破血管，可致大出血，危及生命。长期隐性失血可导致贫血、乏力等。

5. 梗阻　空腔脏器的肿瘤可产生梗阻症状，因肿瘤生长为进行性，梗阻多为无痛性，与其他疾病所致的急性梗阻有显著区别。

6. 转移症状　某些肿瘤，由于瘤栓阻塞区域淋巴管，可致淋巴回流障碍，造成水肿。若肿瘤转移至某些脏器，破坏其功能，可产生相应症状，有时这种症状为首发就诊症状，而原发肿瘤的症状却不明显，对于这种患者应积极寻找原发灶。

（二）全身症状　随着肿瘤的进展，可产生一系列非特异性全身症状，如贫血、发热、乏力、消瘦等，直至出现恶病质。

某些肿瘤除具有上述表现外，还可伴有内分泌功能失调的表现，如嗜铬细胞瘤引起高血压，甲状旁腺瘤引起骨质疏松等。

【分期】

国际抗癌联盟根据原发肿瘤的大小及范围（T），局部淋巴结受累情况（N）以及肿瘤转移情况（M）对肿瘤进行临床病理分期。

T　原发肿瘤

T_{is}　原位癌

T_0　未见原发肿瘤

$T_{1\sim4}$　原发肿瘤逐级增大

T_x　无法判断肿瘤体积

N　局部淋巴结

N_0　未见局部淋巴结转移

$N_{1\sim3}$　局部淋巴结转移逐级增加

N_x　淋巴结转移情况不清

M　远处转移

M_0　无远处转移

M_1　有远处转移

M_x　不能确定有无远处转移

第二节　肿瘤的诊断与治疗

肿瘤的诊断目的在于确定有无肿瘤并明确其性质。虽然医疗诊断设备及诊疗手段日益更新，但要实现对肿瘤的早期诊断仍是比较困难。因此，重视病史的收集与体格检查操作等基本功的训练仍至关重要。

【诊断】

（一）病史　首先根据病人的年龄进行分析。如胚胎肿瘤多发于儿童，白血病多见于青少年，而大多数肿瘤多见于老年人等。

病程的长短与肿瘤的生物学行为有关。一般情况下，短期内生长迅速的肿瘤可能为恶性肿瘤，且多易转移，预后较差。

要仔细询问过去史，包括肿瘤的家族史；有无癌前病变及相关疾病；个人史中行为与环境相关的情况。

（二）体格检查

1. 局部检查　根据对肿瘤的部位、性状、大小和区域淋巴结及转移灶的检查，可以明确肿瘤的组织来源及性质、生物学行为，并可进行临床病理分期。

2. 全身检查　除了解是否存在肿瘤伴随的贫血、消瘦、腹水等全身表现外，还可检查是否有远处淋巴结的转移及同时癌或转移癌的存在，对决定治疗有重要指导意义。

（三）化验检查

1. 常规化验　包括血、尿、便常规检查。常规化验的异常不能作为恶性肿瘤诊断的直接证据，但常可提供诊断线索，作为初筛检查。如便潜血检查对大肠肿瘤的初筛，尿潜血对泌尿系肿瘤的初筛等。

2. 生化检查　用生化方法检测体内与肿瘤相关的分泌物、血液等成分中的酶、激素、糖蛋白和代谢产物，它们作为肿瘤标记物质，对肿瘤的诊断，有一定价值。

（1）酶学检查

1）碱性磷酸酶（AKP）：正常人血清 AKP 主要是肝型和骨型，AKP 升高对于肝癌及骨转移癌、梗阻性黄疸的诊断可提供帮助。

2）酸性磷酸酶（ACP）：存在于血细胞及其他细胞的溶酶体和前列腺中。前列腺癌约70％ACP 升高，且 ACP 的含量还与癌的扩散程度呈正相关。

3）乳酸脱氢酶（LDH）：有 5 种同工酶，在恶性肿瘤中，一般是 LDH 4 和 LDH 5 增多。LDH 可用于鉴别原发性或继发性肝癌，前者 LDH 5 ＞LDH 4，后者 LDH 4 ＞LDH 5。

（2）激素类　不同激素器官肿瘤可出现不同激素分泌增加，出现内分泌-肿瘤综合征。绒毛膜促性腺激素已被广泛应用于绒毛膜上皮癌的诊断及治疗。另外，如垂体肿瘤出现抗利尿激素伴低血钠或生长激素过高；胰岛细胞瘤伴胰岛素分泌过多的低血糖；甲状旁腺肿瘤可出现高血钙。

（3）鞘糖脂类

1）CA19－9：胰腺癌、肝胆系癌、胃癌和结直肠癌CA19－9明显升高，尤其对胰腺癌诊断、监测术后复发有重要价值。

2）CA50：与CA19－9相仿，在胰腺癌、肝胆系统癌的阳性率较高。

3）SLEX：为唾液酸化的LewisX－1糖脂抗原，对肝癌、大肠癌、乳腺癌的诊断有相当价值。

3. 免疫学检查　近年来，由于免疫定量技术的发展，已从半定量过渡到高灵敏，能进行准确定量的放免或酶联免疫吸附测定，再加上单克隆抗体技术的应用，使肿瘤标记物检测的灵敏度和特异性大为提高。重要的蛋白质肿瘤标记物的检测是肿瘤诊断中的重要组成部分。

（1）甲胎蛋白（AFP）：主要在胎儿组织中存在，如胎肝、卵黄囊及胃肠道黏膜。当发生肝细胞癌、卵黄囊性和胚胎性肿瘤时，AFP水平升高。在我国用于肝癌普查，效果良好。

（2）癌胚抗原（CEA）：为胎儿胃肠道合成。大肠癌、肺癌、胰腺癌、胃癌、乳腺癌可见CEA升高，但不是恶性肿瘤的特异性标志。CEA对大肠癌的预后判断、疗效观察有较大临床价值。

（3）CA15－3抗原：对乳腺癌的诊断灵敏度高但特异性低，可用于乳腺癌预后判断和疗效观察。

4. 流式细胞分析术　是用以了解细胞分化的一种方法，分析染色体倍体特性、DNA倍体类型、DNA指数等，结合肿瘤病理类型用以判断肿瘤恶性程度及推测其预后。

5. 基因诊断　肿瘤的发生是由于体细胞中基因改变积累的结果。核酸中碱基排列具有极严格的特异序列，基因诊断即利用此特征，根据有无特定序列以确定是否有肿瘤或癌变的特定基因存在，从而做出诊断。

（四）影像学检查

肿瘤影像学在肿瘤的诊断和治疗中起了非常重要作用，尤其在早期发现和介入治疗方面作用更为明显。

1. X线诊断

（1）X线平片：是最基本的X线检查方法，在具有良好自然对比的人体部位，如胸部、骨骼系统一旦发生任何异常密度的改变都可在平片上显示出来。

（2）造影检查：脑、脊髓、消化系统和泌尿系统的器官本身与这些器官的肿瘤之间缺乏自然对比，只有用造影检查才可显示肿瘤的部位、形态、大小以及鉴别良、恶性。中空脏器的腔内造影检查，如胃肠造影和尿路造影，通过显示其内腔和黏膜情况从而可对这些脏器的肿瘤做出诊断。血管造影可显示肿瘤的供血情况，发现较小的肿瘤并为肿瘤的血管内介入治疗提供依据，如肝、脾、脑和胰腺等，当其肿瘤引起内管道变化时，也可通过胰胆管造影或血管造影显示肿瘤。

（3）特殊X线显影术：主要是指体层摄影。体层摄影可清楚显示肿瘤病灶的层面，从而明确病灶的详细情况，对于胸部和骨骼系统的肿瘤诊断和鉴别诊断有一定价值。此外，软X线摄影用于乳腺肿瘤的普查和诊断也很有价值。

2. 电子计算机X线断层扫描（CT） CT在肿瘤的诊断中占有极其重要的地位。主要应用在肿瘤的诊断、分期、判断预后、治疗后随访以及协助肿瘤放疗计划的制订等。注射造影剂后扫描可提高肿瘤发现率和确诊率。但CT也存在一定不足，如对于空腔脏器肿瘤发现困难。与正常组织等密度的肿瘤，难以诊断。

3. 超声显像 超声检查是一项安全、简便、迅速、无创、可反复使用的诊断方法。临床上常用B超诊断仪。它通过不同的探测方式对人体肿瘤进行诊断，尤其适用于囊性和实性脏器肿瘤的诊断。近年来，介入超声、腔内超声、术中超声的应用，使超声应用的范围大大拓展，已成为各项检查的首选方法。

4. 放射性核素显像 是指向人体注射放射性药物，药物有选择地聚集于某一脏器或肿瘤，通过体外探测方法显示放射性分布情况，以判断病变情况。常用放射性核素有^{131}I、^{32}P、^{99m}Tc、^{111}In等。临床上对甲状腺肿瘤、肝肿瘤、骨肿瘤、脑肿瘤等常用此法检查，一般2cm以上病灶可显示，但易有假阳性。

5. 核磁共振成像（MRI） MRI有优良的软组织对比度，多平面直接成像的优点，且对人体无损害，对肿瘤的定位、定性、手术方案的制订和预后的估计都有重要意义。但其费用昂贵，成像时间长，对某些恶性肿瘤的鉴别也存在困难，使用上有一定限制。

6. 正电子发射断层扫描（PET）-CT PET是一种能够反映活体生化代谢特点的功能型显像技术，而PET-CT则将形态学的CT图像和功能型的PET图像相结合，形成两种技术的优势互补，既克服了PET在定位方面的不足，又克服了CT不能进行功能显像的不足，因此，PET—CT优于单纯的CT和PET，在肿瘤的诊断，以及复发转移的监测方面发挥着越来越大的作用。

（五）内镜检查 应用金属（硬管）或纤维光导（软管）的内镜直接观察空腔器官、胸、腹腔以及纵隔的肿瘤或其他病变，并可取细胞或组织行病理学检查诊断，还能对小的病变如息肉做摘除治疗；又可向输尿管、胆总管或胰管插入导管作X线造影检查。常用的有食管镜、胃镜、纤维肠镜、直肠镜、气管镜、腹腔镜、纵隔镜、膀胱镜、阴道镜、子宫镜等。

（六）病理学检查 为目前确定肿瘤的直接而可靠依据，包括细胞学与组织学两部分。

1. 细胞学检查 该方法具有简便、安全、准确、迅速和经济等特点，是宫颈癌、食管癌普查的主要诊断方法之一。常包括以下方法：

（1）体液自然脱落细胞：如取胸水、腹水脱落细胞涂片。

（2）黏膜细胞：食管拉网、黏膜刷检等。

（3）细针穿刺细胞学检查：对于体表肿物进行针吸细胞学检查，明确诊断。

2. 病理组织学检查 包括常规和快速石蜡切片、冰冻切片等。对于可疑肿块，应避免做切取活检，而应行切除活检，以避免血行转移。

【治疗】

肿瘤的治疗包括手术治疗、放射治疗、化学治疗、生物治疗和中医中药治疗。具体治疗方法的选择，应根据肿瘤的性质、分期及全身情况而定。肿瘤作为一全身性疾病，应合理应用各种真正有效的治疗手段，在循证医学指导下进行综合治疗，治疗原则以及具体治疗方法的选择大多来源于大规模的临床随机对照试验结果。

（一）手术治疗 目前仍是对某些肿瘤最有效的治疗方法。手术切除肿瘤只有在肿瘤尚限于原发部位及区域淋巴结时才有效。因此，选择手术治疗时应注意正确选择手术病人。考虑手术治疗与功能损伤的关系，还要制订正确的综合治疗方案。常用的手术方法包括：

1. 根治性手术 包括原发癌所在器官的部分或全部连同周围正常组织和区域淋巴结整块切除。

2. 扩大根治术 在根治手术基础上，扩大切除附近器官、组织及区域淋巴结。

3. 姑息手术 以手术解除症状，改善生存质量。

4. 其他 如冷冻外科、激光外科等。

（二）化学治疗 在肿瘤治疗中，化疗药主要用于：

1. 治疗晚期肿瘤。

2. 手术或放疗的辅助治疗。

3. 手术前的辅助化疗，即所谓新辅助化疗，可以降低肿瘤的分期，使一些不能手术的患者重新获得手术机会。

4. 单独应用治疗的疾病有：绒癌、睾丸精原细胞瘤、Burkitt 淋巴瘤、急淋白血病等。常用的化疗药物包括：

（1）细胞毒素类：如烷化剂类。

（2）抗代谢类：如 5-FU、甲氨蝶呤。

（3）抗生素类：如丝裂霉素、阿霉素等。

（4）生物碱类：如长春新碱、羟喜树碱。

（5）激素类：如甲地孕酮、三苯氧胺、丙酸睾酮等。

上述药物还可按细胞周期作用分类：①细胞周期非特异性药物，该类药物对增殖或非增殖细胞均有作用，如氮芥类、抗生素类。②细胞周期特异性药物：作用于细胞增殖的大部分时相，如抗代谢类药物。③细胞周期时相特异药物，选择性作用于某一时相，如阿糖胞苷等。

每一药物都有特定的给药方式、剂量和给药时间。联合用药为应用不同类别的药物，产生协同或相加作用，提高疗效，减轻副反应。

化疗常见的副反应包括：①骨髓抑制；②胃肠道反应；③脱发；④局部刺激；⑤过敏反应。此外，某些化疗药还有其独特的不良反应，如阿霉素对心脏的毒性反应等，应用时应严密观察，及时纠正。

近年来开展的介入治疗为经动脉定位插管单纯灌注或栓塞加化疗，亦可同时于皮下留置微泵。在肝癌、肺癌应用较多。

（三）放射治疗 放射治疗分为两大类。

1. 光子类 包括深度 X 线、γ 射线、同位素如镭、^{60}Co 等。

2. 粒子类 粒子加速器，如直线加速器。

放疗方法分为远距离放射和近距离放射两种。前者指放射源离开人体一定距离，如 ^{60}Co、直线加速器。后者是指放射源在组织内，但不与组织接触，而有金属外壳包住，制成针、管等。常用的放射源有 ^{60}Co、^{125}I 等。近年来开展的三维适形调强放疗，可以使放疗靶区与病灶形状完全吻合，提高病灶内的放疗剂量，并大大减少对周围正常组织的放射损伤。

各种肿瘤对放射线的敏感度不同，可分为：

1. 高度敏感 如淋巴系统肿瘤、性腺肿瘤、多发性骨髓瘤、肾母细胞瘤等。

2. 中度敏感 鳞癌及某些未分化癌，如宫颈鳞癌、鼻咽癌、乳癌、食管癌、肺癌等。

3. 低敏感度　如胃肠道腺癌、软组织及骨肉瘤等。

放疗的副反应与化疗基本相似，但程度较轻，主要表现为局部反应。术前放疗可以降低肿瘤的分期，使一部分无法手术的患者获得手术机会，只要规范化应用，术前放疗不会给手术造成困难。

（四）生物治疗　是近年来肿瘤研究最活跃的领域之一，也是进展最快的领域。主要包括四大类：

1. 细胞因子　包括：①白介素；②干扰素；③集落刺激因子；④肿瘤坏死因子。

2. 过继转移免疫活性细胞　包括淋巴因子活性杀伤细胞（LAK）、肿瘤浸润淋巴细胞（TIL）等。

3. 单克隆抗体及其偶联物。赫赛汀，美罗华等

4. 肿瘤分子疫苗。

上述在肿瘤免疫治疗中不仅有调节宿主对肿瘤的免疫应答作用，且有杀伤肿瘤细胞的效应。生物治疗一般与化疗联合应用，可以提高化疗药物的疗效。

（五）中医中药治疗　中医药在肿瘤的治疗中处于辅助地位，合理应用可以减轻化疗和放疗引起的不适。

第三节　常见体表肿瘤与肿块

（一）皮肤癌　皮肤癌常见有基底细胞癌与鳞状细胞癌，多发生于头面部及下肢。

1. 基底细胞癌　为皮肤癌中最常见类型。可分为表浅溃疡型、表皮下型及基底鳞形基底细胞癌。早期为淡黄色或粉红色，为略高于皮面小结，表面光滑，质地硬，常无疼痛，发展缓慢，发生溃疡后边缘呈鼠咬状，很少发生转移。治疗可采用手术、放疗、冷冻及激光治疗，预后较好。5年生存率可达90%以上。

2. 鳞状细胞癌　多见于老年男性或继发于慢性溃疡和窦道，边缘隆起不规则，表面呈菜花状，易出血，分泌物恶臭，易发生区域淋巴结转移。血行转移以肺多见。治疗同基底细胞癌。

（二）恶性黑色素瘤　好发于白种人。可发生于皮肤、口腔、消化道、呼吸道、生殖系统的黏膜及眼球。对于恶性黑色素瘤可通过其迅速长大，色素突然加深，不规则边缘，表面粗糙，病灶周围皮肤水肿及局部痒、痛来判断此病。但需与普通痣相鉴别。痣多为棕黄色，呈圆形隆起，边界清楚，表面光滑，＜5mm，数目较多，常见于暴露部位，青年期多见。恶性黑色素瘤主要以淋巴转移和血行转移为主。治疗上，以手术根治为主，辅以免疫治疗、化疗和放疗。

（三）脂肪瘤　通常好发于脂肪组织较多的皮下，也可发生于肌肉和肌间隙中，多见于项背、臀部及大腿。多为单发，基底较广，略向外突，扪之柔软，可呈分叶状。对于影响功能和外观及可疑恶变的较大脂肪瘤以手术彻底切除为宜，少有复发。

（四）血管瘤　多见于婴儿及儿童，可发生于身体各处，但多见于皮肤及皮下组织。随身体发育可逐渐生长。可分为毛细血管型、海绵状型及蔓状血管瘤。血管瘤为血管内皮细胞病变，充满血液，质软并有压缩性。因其深浅不同而产生不同的皮肤特征，毛细血管瘤皮肤为斑片状红色，海绵状血管瘤为淡蓝色。治疗时，手术往往不易彻底，而只能行部分切除，

或以药物栓塞、硬化等。

（五）神经纤维瘤　神经纤维瘤可分为神经鞘瘤和神经纤维瘤病。

神经鞘瘤多发生于头颈部，其次是肢体。恶性者除上述部位外，还可发生于腹膜后间隙。良性神经鞘瘤体积不大，边界清楚。恶性者体积较大，易破溃出血。神经鞘瘤触之在远段大多有触电感。治疗以手术为主，应沿神经方向切开去除肿瘤，避免损伤神经。

神经纤维瘤病是皮肤咖啡色斑与多发性神经纤维瘤的总称。病变广泛，遍及体表各部位。肿瘤大小不等，均高出皮面，与皮肤粘连，有的边界不清呈弥散性组织增厚，故称为神经性橡皮瘤。神经瘤有明显触痛。因肿瘤无明显边界，手术治疗不易彻底，只能部分切除，改善症状。

（六）纤维瘤　纤维源性肿瘤种类较多，其好发部位各不相同。一般纤维瘤发自皮内、皮下及浅筋膜等处。弹力纤维瘤大多数位于肩胛骨下角附近深部组织内。韧带样瘤多发于女性腹壁肌肉及腱膜组织内。隆突性皮纤维肉瘤来自皮内纤维组织，生长在体表、躯干部。纤维瘤多有包膜，边界清，体积小，呈球形，无皮肤粘连。质地较硬，多无疼痛。手术切除宜彻底，否则极易复发。

（七）囊肿

1. 皮样囊肿　是胚胎遗留的外胚叶所形成的囊肿，发展缓慢，好发于面部及颅骨，与皮下粘连，与皮肤无粘连。可与颅内交通，切除时应予考虑。

2. 皮脂腺囊肿　为皮脂腺排泄受阻所致。多见于皮脂腺分泌旺盛处，如头面部、背部。表面可见皮脂腺开口处之小黑点，与皮肤紧密粘连，囊内皮脂呈油脂样豆渣物，极易伴发感染，因此需控制感染后方能手术。手术时勿使囊肿破裂，否则易复发。

3. 表皮样囊肿　多因外伤时表皮细胞植入皮下而成，与皮肤及皮下均无粘连，活动度大。手术切除效果佳。

4. 腱鞘囊肿　由表浅滑囊经慢性劳损粘连而成。多见于活动较多的腕背、足背等关节处。囊肿较硬呈圆形，光滑，有弹性感或波动感，有一定活动度，无痛。可行加压挤破自行吸收或手术切除，但较易复发。

（陈　冰）

第九章 移 植

第一节 概 论

将一个体的细胞、组织或器官用手术或其他方法，移植到自体或另一个体的某一部位，统称为移植。移植的细胞、组织或器官称为移植物，提供移植物的个体称为供者或供体，接受移植物的个体称为受者、受体或宿主。18 世纪开始的输全血是最早的细胞移植。19 世纪皮肤和角膜移植开始应用于临床。20 世纪以来，人类移植学科发展迅速，现在，除了对骨、软骨、大网膜、筋膜、肌肉、肌腱、神经、血管等进行移植外，多数实质性器官如肾、肝、心、胰腺及各类联合器官移植已获得成功并正在迅速开展。随着对植入器官排斥反应和器官缺血、保存与再灌注损伤的进一步认识和技术改进，器官移植作为综合性现代医学的新成就，有着广阔的应用前景。

【分类和概念】

（一）根据移植物的来源分类

1. 自体移植　供者和受者为同一个体，不会出现排斥反应。如肾动脉狭窄时，将肾自腰部切除，肾血管与髂血管吻合，将肾移植至髂窝。如移植物重新移植到其原解剖位置，则称为再植术，如断肢再植术。

2. 同质移植　又称同基因移植。供者和受者为同卵双生，两者的抗原结构完全相同，移植后能永久存活而不产生排斥反应。

3. 同种异体移植　供者和受者属同一种，如人与人之间的移植。由于供受者的组织相容性抗原不同，移植后会发生排斥反应。同种异体移植是研究最多、临床应用最广泛的移植。

4. 异种移植　供受者属不同种，如人与狒狒，移植后会引起强烈的排斥反应，目前仅限于动物实验和少数情况下，如以猪皮移植于人烧伤创面，起暂时性覆盖作用。

（二）根据移植方法分类

1. 游离移植　从供者将移植物完全离断后取下，移植到受者后重新建立血液供应，如游离皮片移植、骨移植。

2. 带蒂移植　从供者将移植物取下时，尚有一带血管、淋巴和神经的蒂与供者保持有效联系，待移植物在受体上建立血液循环后，再将蒂切断。如带蒂皮瓣移植、带蒂大网膜移植，这种移植均为自体移植。

3. 吻合移植　从供者将移植物完全离断，移植到受者后将移植物的血管与受者的血管相吻合，建立新的有效血液循环，如断肢再植，肝、肾移植。

4. 输注移植　将有活力的细胞群悬液输注到受者的血管、体腔或组织器官内，如输全血、同种异体胰岛细胞移植。

（三）根据移植物是否保持活力分类

1. 活体移植　移植物保持着活力，在移植后能恢复其原来的功能，如自体皮肤移植，同种异体肝、肾移植。

2. 结构移植　又称支架移植。移植物已失去活力或有意识地灭活后再行移植，以利用移植物的机械解剖结构，使来自受者的同类细胞附着生长。如同种异体骨移植，因已经灭活，不会出现排斥反应。

第二节　皮肤移植

皮肤移植是利用自体或异体皮片移植到皮肤缺损区域，修复缺损，治愈创面，或用于整形手术的需要。皮肤移植是临床应用最多的组织移植。

皮肤移植的适应证是：①严重创伤或手术切除大片皮肤后所致的皮肤缺损；②Ⅲ度烧伤切痂后遗留创面；③经久不愈的肉芽创面；④整形手术的需要。

皮肤移植按移植方法可分为游离移植和带蒂移植两大类。如按皮片来源可分为：①自体皮移植；②同种异体皮移植；③异种皮移植。

一、游离皮肤移植

（一）自体游离皮肤移植

自体游离皮肤移植是切取人体供皮区一定厚度的皮肤，移植到身体其他部位的受皮区而不吻合血管，游离的皮肤称皮片。

1. 皮肤的局部解剖和皮片的分类　皮肤分表皮和真皮两层，其下为皮下组织。表皮层分角质层、颗粒层、棘细胞层和生发层四层，主要由上皮细胞组成。真皮则由胶原纤维、弹力纤维和网状纤维组成。皮肤的厚度因个体、年龄、性别及部位不同而异。

根据皮片的厚薄，可分为刃厚皮片、中厚皮片、全厚皮片三类。一般来说，皮片愈薄，抗感染能力就愈强，愈易成活，但存活后色素沉着愈明显，愈易收缩，愈不耐磨。

（1）刃厚皮片：含表皮层和少许真皮乳头层，厚度为0.20～0.25mm。其优点为成活力强，供皮区愈合快，可重复取皮，常用于有污染或感染的新鲜或肉芽创面、覆盖三度烧伤创面和某些口、鼻腔手术的衬里。缺点是成活后皮色深厚，收缩性大，不耐磨，因而不宜用于颜面、关节等处。

（2）中厚皮片：包括表皮层和部分真皮层。成人中厚皮片厚度在0.3～0.6mm不等。薄的中厚皮片功能与刃厚皮片类似。一般的中厚皮片有一定的抗感染能力，皮色改变轻微，质地柔韧，耐磨耐压，而且其供皮区仍留有真皮组织，创面可自行愈合不留瘢痕，可反复取皮或大面积取皮，临床应用最为广泛。适用于外伤、体表瘢痕、肿瘤切除术后的新鲜创面或长期不愈的肉芽组织创面的修复，三度烧伤切痂后创面的修复以及口、鼻腔、眼眶、阴道黏膜缺损修复等整形手术。

（3）全厚皮片：厚度为皮肤全层，不含任何皮下组织。全厚皮片成活后皮色改变轻，收缩很少，耐磨耐压，但血供较差，抗感染能力低，不适用于肉芽创面。全厚皮片适用于面部软组织新鲜创面的修复、眉再造、手和关节部位新鲜创面。

2. 皮片的切取

（1）供皮区的选择：刃厚和中厚皮片宜选择皮面较阔而平坦，愈合后瘢痕不外露的部位，如上臂、股部、腹部、背部、胸侧壁等处，供皮区的皮色、质地要尽量和受皮区接近。

全厚皮片常选择耳后、锁骨上窝、上胸、上臂内侧部，因为全厚皮片常用于修复面部小面积缺损，而上述供皮区的皮肤色泽、质地与面部相似，皮片成活功能和美容效果较好。面部瘢痕切除后修复或手部、关节等重要功能部位的整复，多取股内侧和下腹部的全厚皮片。口腔、眼窝等处植皮需选择毛发稀少的部位为供皮区，如锁骨上、下窝，上臂内侧等。

（2）不同皮片的切取法

1）徒手取皮法：用普通手术刀。仅用于切取小块皮片修复小面积皮肤缺损或肉芽创面。取皮可直接切取中厚皮片或全厚皮片，亦可切取带皮下脂肪组织的皮瓣，然后再将脂肪组织切除（图 9－1）。

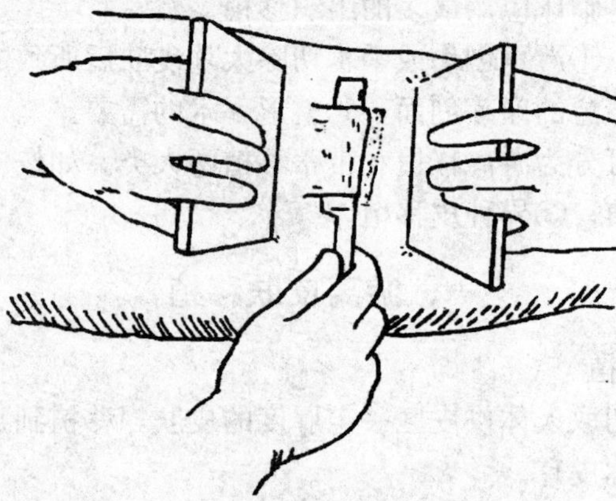

图 9－1　剃刀取皮法

2）滚轴式植皮刀切取法：滚轴式植皮刀两端装有厚度调节旋钮，旋钮刻度共分四格，一格约可取得 0.25mm 厚的皮片。供皮区皮肤充分显露，并涂上少许消毒的液体石蜡。取皮时助手持方块木板压紧供皮区一端皮肤，术者左手持木板压紧另一端皮肤，使两木板之间的供皮区保持紧张而平坦。术者右手持刀柄，将取皮刀适当紧压皮肤，使刀架与刀面保持约 30°～45°角切入皮肤，然后改用 10°～15°角依滚轴作拉锯式滑动前进，直至皮片达到需要为止。取皮时应注意调整手力的大小和刀刃的角度，以获得适当宽度和厚度的皮片（图 9－2）。

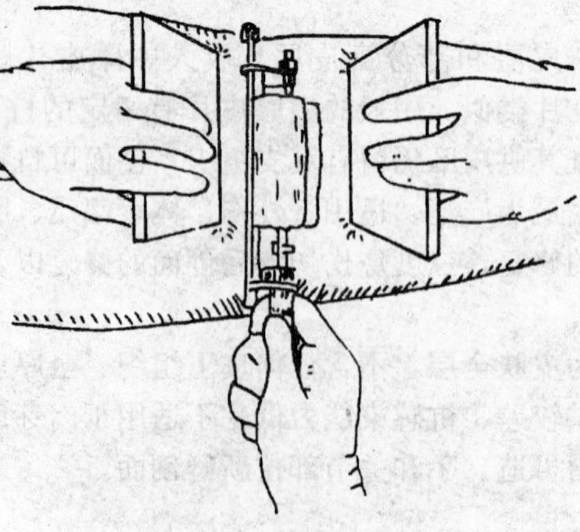

图 9－2　滚轴式刀取皮法

3）鼓式切皮机切取法：鼓式切皮机鼓面有 10cm×20cm 大小，一次可切取 $200cm^2$ 的大皮片。使用前调好刻度，先用乙醚擦去鼓面和供皮区的油脂，然后各涂一薄层医用胶水，待干后，术者持切皮机横轴，将鼓面前缘轻压供皮区上缘皮肤，然后将鼓稍向前上翻转，使鼓面前缘粘着皮肤微向上翘，随即将刀刃接触皮肤，右手做拉锯动作，边切边将鼓面后旋，直至所需大小的皮片切下为止（图 9-3）。

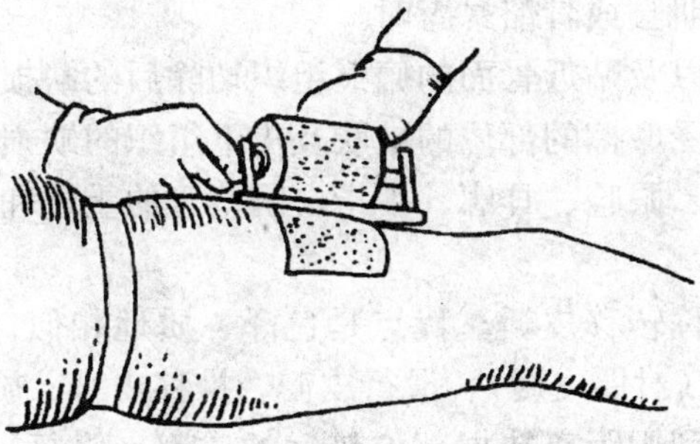

图 9-3　用鼓式切皮机取皮

3. 供皮区创面的处理

（1）刃厚和中厚皮片供皮区仍保留有真皮，其毛囊、皮脂腺的上皮细胞增生可自行修复创面。因此，创面应用消毒凡士林纱布覆盖，外覆盖消毒纱布和棉垫加压包扎，2 周左右自行愈合。或于 48 小时后去除外层敷料，保留紧贴创面的一层凡士林纱布，局部亦可加用红外线烘烤促使创面干燥。

（2）全厚皮片供皮区的处理：面积小的可直接拉拢缝合；面积大的需移植刃厚或中厚皮片覆盖创面。

4. 新鲜或清创创面，彻底止血后可即时植皮。游离皮片的存活有赖于皮片与创面建立血液循环，因此皮片边缘与受皮区皮缘作较密缝合，皮片紧贴创面，加压包扎使其不留空腔并避免皮片移动。一般术后 18～24 小时，即有新生毛细血管从创底、创边长入皮片，3～5 日后血液循环即形成，但尚未粘牢，需防止其在换药时移动滑脱。刃厚皮片需 4～5 日，中厚皮片需 6～8 日，全厚皮片约需 10 日左右可愈合。术后皮片固定可用厚敷料覆盖，用绷带加压包扎（适用于四肢、躯干部位）或不剪断边缘缝线，皮片上覆消毒凡士林纱布和松散纱布块，以缝线相对结扎打包。适用于眼睑、面颈部、腋窝、会阴及四肢关节部位的游离皮肤移植。

（二）异体游离皮片移植

异体皮片（刃厚、中厚皮片）主要用于大面积烧伤缺乏自体皮时暂时覆盖创面，消灭创面，减少渗出，防止感染，缩短疗程，以后再行二期手术移植自体皮。异体皮片不能长期存活，一般 2～3 周后即因排斥反应而溶解脱落。临床上也常用异体皮间隔或开洞嵌以小块自体皮混合移植或用人工皮暂时覆盖创面的方法。

二、皮瓣移植术

皮瓣移植是指具有血液供应的带蒂皮肤及皮下组织的移植。皮瓣移植可分为带蒂皮瓣和游离皮瓣移植。两者均属自体移植。

（一）带蒂皮瓣移植术　是指皮瓣移植过程中有蒂部与身体相连，由蒂部提供血液供应，数周后由于皮瓣与周围皮肤边缘建立起血液循环，因此可以将皮瓣的蒂部切断。皮瓣移植需精心设计，皮瓣的长宽比例最好为 1∶1，不宜超过 1.5∶1，除非皮瓣内有解剖学命名的动脉。

带蒂皮瓣移植术的适应证：

1. 局部创面有肌肉、肌腱或骨骼暴露时。

2. 放射性溃疡、褥疮以及贴近骨面的瘢痕组织切除后的缺损。

3. 身体负重部位或经受摩擦的部位的皮肤及皮下组织的缺损。

4. 器官缺损如鼻、唇、眼睑、耳廓、手指、阴茎等的重建和修复。

移植方法有以下两种：

1. 近位皮瓣移植　亦称转移皮瓣，优点是色泽、质地相似，手术一次完成不需分期进行。可分为："Z"形皮瓣（对偶皮瓣）、滑行皮瓣、推移皮瓣、旋转皮瓣。

2. 远位皮瓣移植　指利用距离缺损部位较远的皮瓣来修复缺损的方法，常用的有扁平皮瓣和管状皮瓣。远位皮瓣须分期手术，时间长，并需行有效的固定和强迫体位，较痛苦。

（二）带血管蒂的游离皮瓣移植　是指将轴型皮瓣（皮瓣内含有与皮瓣纵轴平行的轴心动、静脉）游离移植，其轴心动、静脉分别与受皮区相应的血管进行吻合，使离体中断血运的皮瓣重新恢复血液循环。游离皮瓣移植，需采用显微外科技术，进行精密、无创的血管吻合。其优点是避免带蒂皮瓣移植的多次手术，减少患者的痛苦，更适应于修复血供较差的厚皮区和覆盖关节部位的皮肤缺损。

第三节　器官移植

器官移植是通过手术将一有活力的器官移植到自体其他部位或另一个体内。器官移植一般需进行血管吻合，使移植器官迅速恢复血液供应，并迅速恢复功能，以替代功能衰竭的器官。器官移植分自体移植、同种移植和异种移植三类。

将供者器官移植到受者体内原解剖位置叫原位移植，原位移植必须将受者原脏器切除，如原位肝移植。将供者器官移植到受者另一部位，叫异位移植，异位移植可能切除受者原器官，也可保留。移植器官可来自活体和尸体。活体捐献多为患者亲属，亦称亲属移植。献出器官限于成对器官中的一个（如肾）或单一器官的一部分（如肝）。尸体供体可切取一个或同时切取多个器官作联合器官移植。

随着对植入器官缺血、保存和再灌注损伤的进一步认识，新型免疫抑制药和器官保存液的问世，以及移植技术的改进，器官移植获得迅速发展。器官移植技术日益成熟，接受移植病人数量不断增加，治疗效果稳步提高。器官移植作为一多学科渗透的高技术性综合治疗方法，已成为新的专业学科。

一、供者与受者的选择

（一）供者的选择　一般来说，供肾者以同卵孪生最佳，依次为同胞兄弟姐妹、父母及血缘相近的亲属，最后再考虑无血缘关系的尸体供肾。供者的选择包括免疫学和非免疫学两方面。

1. 免疫学选择

（1）血型：同种异体间的移植必须血型相同，或至少要符合输血原则。

（2）淋巴细胞毒交叉配合试验：指受者的血清与供者淋巴细胞之间的配合，是临床上必须作的。一般来说，如肾移植，淋巴细胞毒交叉配合试验必须<10%或阴性，才能施行。

（3）混合淋巴细胞培养：将供者与受者的淋巴细胞放在一起培养，观察其转化率，一般应低于 10%。

（4）人类白细胞抗原（HLA 抗原）配型：测定供、受者 HLA - A、B 和 DR 等位点，尽量选择与受者 HLA 各位点抗原相同数较多的供者。

2. 非免疫学选择　主要是年龄不超过 50～55 岁，心、肝、肾等重要脏器和供移植用的器官功能良好，没有血液病、高血压、肝炎、恶性肿瘤、血管性疾病以及全身和局部感染性疾病。

（二）受者的选择　首先应符合器官移植适应证；其次年龄不宜超过 60 岁，除需移植的器官外，其他重要器官功能良好，一般情况可耐受移植手术，无全身或局部感染性疾病。

二、供移植用器官的切取和保存

移植的器官不同，切取与保存的方法不相同。切取器官的步骤包括切口、探查、游离器官、原位灌注、切取器官，缝合切口，保存器官并运往移植中心。从同一供者可以获取多个器官，移植于多个受者。器官移植要求移植一个活的器官，但用手术切取的失去血供的器官，在 35～37℃的常温下（称为热缺血）短期内即趋向失去活力。因此，为延长供移植器官的存活时间，器官保存应遵循下述原则：低温，预防细胞肿胀，避免生化损伤。目前采用的方法是用特制的器官灌洗液（0～4℃）快速灌洗器官，尽可能将血液冲洗干净。然后将器官保存于 2～4℃保存液的容器中，直至移植（称为冷缺血）。UW 液作为新型的器官保存液，已在国际上广泛应用，UW 液可保存胰腺、肾达 72 小时，保存肝 20～24 小时。

三、供移植器官的移植

移植物在移植过程中须保持活力，常通过血管吻合建立移植器官和受者之间的血液循环。

四、移植术后的排斥反应

同种异体器官移植术后必然会发生排斥反应，临床上根据其发生时间、机制、临床表现及组织学表现分为四类：超急性、加速血管、急性和慢性排斥反应。

（一）超急性排斥反应　发生在移植术后 24 小时内，甚至几分钟、几小时内。临床上移植器官功能迅速衰竭，如移植肾立即终止排尿。超急性排斥反应原因在于：

1. 供受者血型不合；

2. 再次移植，反复输血，多次妊娠，长期血液透析；

3. 异种移植。

超急性排斥反应是由于受者的血液循环中预先存在抗供者组织抗原的抗体，所以在移植术后迅速发生。其预防的要点在于供、受者血型必须相同，并且禁忌在抗淋巴细胞抗体强阳性和交叉配型阳性者作器官移植。

（二）加速血管排斥反应　通常发生在移植术后 1 周之内。其特点是：小动脉纤维蛋白样坏死，伴有明显的血管内血栓形成；细胞浸润相对较少；由新一代抗供体抗体引起的交叉配型阳性。组织病理已证实有血管内皮损伤，且伴有血管内凝血。某些加速血管排斥反应是有可能治疗的。

（三）急性排斥反应　发生在移植器官功能恢复后，往往在移植术后数日、数周首次发作，并可在术后一年内重复出现。临床表现为突现寒战、高热，移植物肿胀致局部胀痛，一般情况随之变差，移植器官功能减退，如肾移植出现排尿骤停，血肌酐、尿素氮增加。组织学的主要表现为弥漫性间质性水肿和圆细胞浸润（包括浆细胞、小淋巴细胞、巨噬细胞、单核细胞和中性粒细胞等），移植物的小动脉和毛细血管内有纤维蛋白和血小板沉淀而引起梗死。

急性排斥反应是由于 T 细胞的免疫反应所致。特别强调在移植后第一年内应当加强对急性排斥反应的监测。

（四）慢性排斥反应　发生在移植术后几年中。主要表现为移植器官的功能进行性减退，以至丧失。如肾移植病人逐渐出现肾功能减退、高血压、水肿、蛋白尿乃至肾衰。慢性排斥反应的机制尚不清楚，亦无可靠的预防和治疗措施。

五、移植术后排斥反应的治疗

同种异体器官移植后，需用免疫抑制措施来防治排斥反应。目前临床所用的主要是免疫抑制药物，其他尚有抗血清、外科手术和放射等措施，但均不能最终消灭免疫排斥反应，且对受者的抗感染能力有一定影响。

目前常用的免疫抑制药物有以下几种。

1. 硫唑嘌呤　该药主要作用于 T 细胞，常用口服制剂，吸收迅速，主要经肾排出。一般在移植前 2～3 天给药，需终身服用。

2. 皮质类固醇　用于治疗急性排斥反应。

3. 环孢素　为新一代强有力的免疫抑制剂，主要抑制 T 细胞，临床应用于肾、心、肝、胰、心肺联合等多种移植，效果满意。

4. 抗淋巴细胞球蛋白。

5. 他克莫司（FK506）　类似环孢素（作用强 10～100 倍），阻止受异常刺激的 T 细胞白介素受体表达。

6. Leflunomide（arava）　对预防和逆转慢性排斥反应可能有帮助。

7. 雷帕霉素　可推迟首次急性排斥反应发作时间，减少中度到重度排斥反应发作的次数。

六、肾 移 植

肾移植是临床各类器官移植中疗效最稳定和最显著的。肾病如慢性肾小球肾炎、慢性肾盂肾炎、多囊肾、糖尿病性肾小球硬化等发展到慢性肾衰竭终末阶段，经一般治疗无明显效果时，都是肾移植适应证。肾移植手术是将移植肾放在腹膜后的髂窝，肾动、静脉分别与髂动、静脉吻合，输尿管与膀胱吻合（图 9-4）。

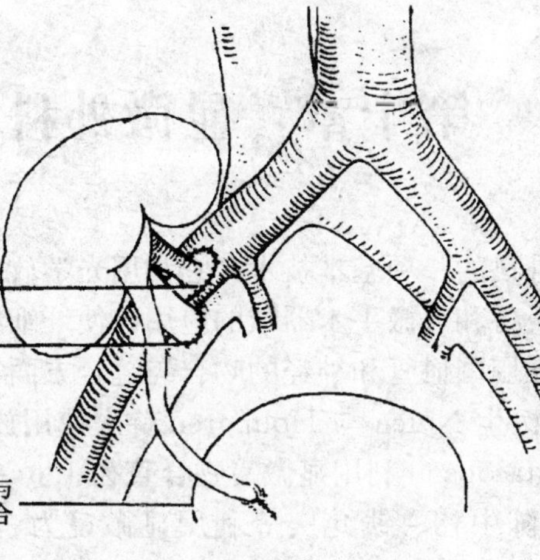

图 9-4 肾移植

七、肝 移 植

适应证为终末期肝病伴有曲张静脉出血、难治性腹水、难治性肝性脑病、自发性细菌性腹膜炎和肝合成功能低下等，缺乏其他有效的治疗方法时，如儿童先天性胆道闭锁、某些先天性肝代谢障碍、成人终末期肝硬化、急性肝功能衰竭及肝肿瘤等。肝移植标准术式是原位肝移植（图 9-5）。国际统计资料显示，首次肝移植手术存活率超过 95%，5 年存活率已逾 75%。

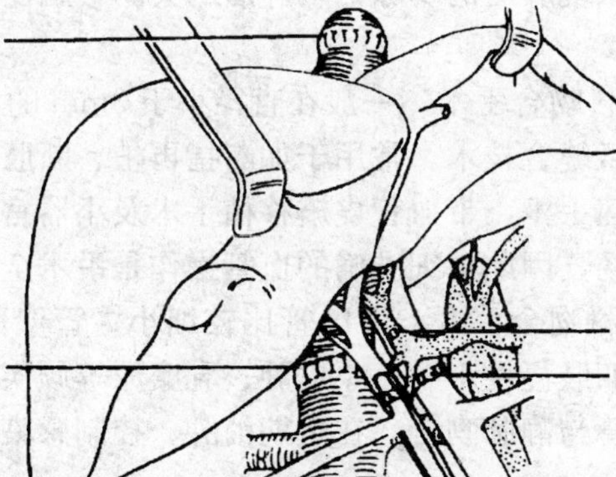

图 9-5 原位肝移植

（赵文国）

第十章　显微外科技术

显微外科是现代外科的一项基本技术，它利用光学放大系统及精细的显微外科器械实施外科手术。光学放大设备和显微手术器械的应用，使纤细组织的分离与修复手术的操作更精细、更稳定，尤其是在周围血管和神经的吻合与缝合方面实现了一次技术革命。在显微外科发展中，1921 年瑞典医生 Nylen 与 Holmgren 首次使用放大镜和显微镜为耳硬化患者进行了内耳手术；1960 年 Jacobson 利用显微镜吻合直径 1.6～3.2mm 细小血管，获得较高通畅率；1963 年我国上海陈中伟、钱允庆等利用显微镜为一患者成功地接活了离断的前臂；1967 年 Komatsu 报告了完全离断的手指再植成功。它标志着显微外科进入了综合组织移植阶段。目前，在全世界外科领域，显微外科技术已广泛应用，如骨科、泌尿科、心血管外科、脑外科、妇产科、眼科、淋巴管外科等。在中国，由于广大医生的努力，显微外科得到了快速发展，断指再植技术已经相当普及，多年来挽救了数以万计的患者的肢体，使其恢复生活和劳动能力。我国的显微外科水平也得到了国际外科界的高度评价。

第一节　显微外科技术的应用范围

显微外科作为一项外科领域的精细操作技能，被广泛应用于外科各个分支领域。由于其技术的特点，目前主要在小血管吻合、淋巴管吻合、各系统小管道吻合、神经组织缝合上应用。也应用于中枢神经系统肿瘤的切除，动脉瘤的夹闭，脑出血的止血，耳鼻喉科及眼科等方面。

1. 小血管的显微外科吻合手术　一般在直径小于 3mm 的血管吻合时，开始同时采用显微外科的放大技术及显微缝合技术。常用于如断指再植、断肢再植，心脏及颅内外血管搭桥手术，肢体血管移植重建手术，带血管皮瓣移植手术及小器官再植手术等。这一组手术的成败在于血管吻合后的通畅，因此精细准确的血管操作是手术全过程的关键。

2. 淋巴管的显微外科吻合手术　淋巴管比较细小，管壁薄而透明，肉眼观察困难。淋巴管发生病变后，引起四肢慢性水肿、象皮肿、乳糜尿等顽疾，治疗比较困难。近年来采用显微外科技术，将淋巴管与静脉吻合，在近期消肿、控制感染和改善乳糜尿方面取得了较好的疗效。

3. 各系统小管道的显微外科吻合手术　显微外科技术应用于泌尿外科和妇产科，如输精管、输卵管及输尿管等吻合，提高了这些管腔吻合后的再通率。此外，显微外科技术也在耳鼻喉科、眼科得到广泛的应用。

4. 应用显微外科的神经手术　显微外科在神经手术中的应用可分为两种，在周围神经组织，主要是在显微镜下的准确缝合；在中枢神经组织则主要是为防止副损伤的精细剥离操作。临床上应用较多的为肢体周围神经损伤的缝合、神经移植手术、神经松解手术及颅脑、脊髓的肿瘤切除手术。颅内动脉瘤的准确夹闭。脑出血的精确止血。由于神经组织脆性大、结构精细及单位组织结构功能定位等特性，都需要精细的手术操作，因此，显微外科技术在这一领域的应用，显著地提高了手术效果。

第二节　显微外科器械及缝合材料

（一）手术用显微镜和放大镜

1. 手术用显微镜　手术显微镜有单人双目、双人双目镜（图 10－1）。目前临床使用的多为双人双目且带有一人示教目镜的手术显微镜。放大倍数可在 6～40 倍之间，一般 6～25 倍就可以满足临床操作。手术显微镜的焦点距离（物镜与视野之间的距离），骨科多为 20cm；神经外科为 27.5cm 左右，手术显微镜目镜的瞳距是可调解的，每组目镜都能调节瞳孔间距离和屈光度，以适应不同使用者需要。在使用手术显微镜时，应注意无菌操作的原则，术中手术人员只能触摸手术显微镜的无菌区。

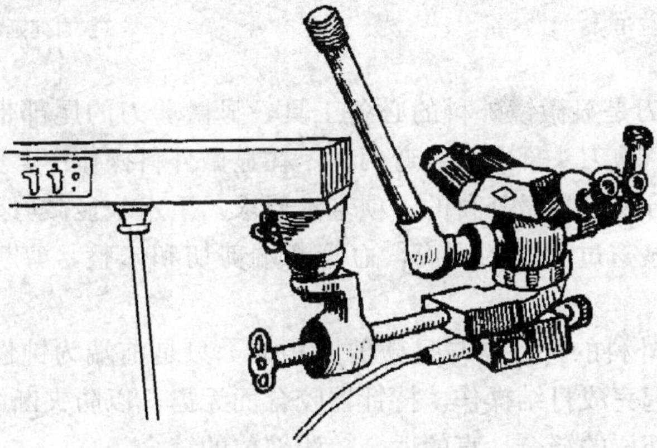

图 10－1　双人双目手术显微镜

2. 手术放大镜

为附于术者眼镜架上的一套放大镜，如果手术者原来就戴眼镜，可在原镜架上装配；如果手术者的视力正常，可以在一个平镜上装配这套放大镜。放大倍数从 2 倍到 8 倍不等，选择 2.5 倍和 3.5 倍的较多。手术放大镜的瞳距和屈光度都是可以调解的，是一种简易方便的放大系统（图 10－2，10－3）。

（二）显微外科手术器械

显微外科的手术器械是源于原有外科手术器械的一组精巧外科工具。其中包括镊子、剪刀、持针器、血管夹、合拢器、对抗器、冲洗针头、微型电凝和低压吸引器等。这些器械的特点是精小、锐利、不反光及无磁性，目的是在手术显微镜或放大镜下，完成更细致的手术操作。

1. 镊子　镊子是显微外科中最常用的工具，利用镊子可以对微小组织进行分离、提取，也可以用其夹持针线。在进行血管吻合时，常用来插入血管腔内，轻轻撑开血管便于进针缝合。镊子尖端很精细，一般其宽度在 0.1～0.3mm 之间，合拢后尖端相互紧密接触，可保证夹持组织操作的稳定性。

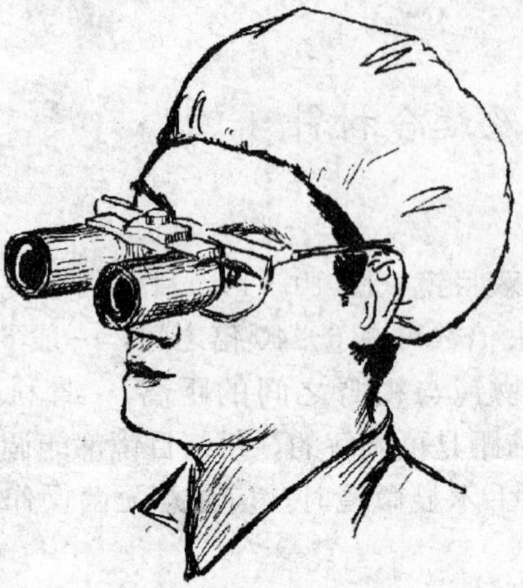

图 10-2　手术放大镜（镜片式）

（引自傅延年）

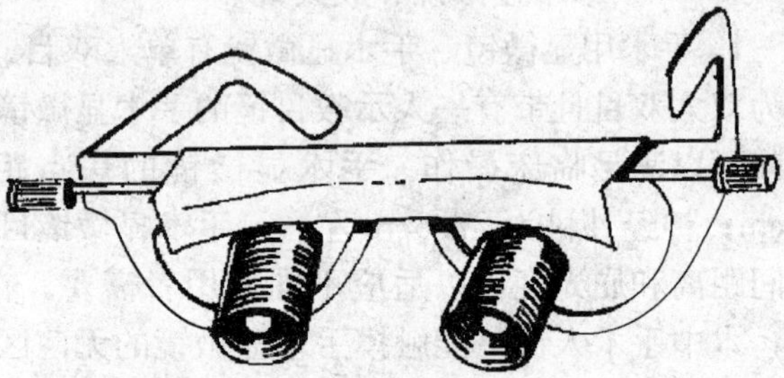

图 10-3　手术放大镜（望远镜式）

（引自傅延年）

2. 剪刀　显微剪刀是显微镜外科的必备工具，显微剪刀的尾部带有弹簧片，剪切时握紧，松开时自动张开，剪刀头部有直、弯两种。在显微外科操作中，剪刀的使用比普通外科操作时多，因为锐性分离是显微外科的一项基本要求。手术中显微剪刀主要用于血管周围组织的分离，血管神经显露过程中的剥离，血管断端剪切和修整，剪断细小柔软组织及无损伤线。

3. 持针器　显微外科的持针器与显微剪刀相似，只是前端为钝性，主要用于夹持针线进行缝合，与镊子一起完成打结操作。持针器咬合面无齿，以防夹断缝线，头部也有直、弯之别，弯的适合较深部位的缝合，直的适合较浅部位的缝合。

4. 血管夹　血管夹的主要功能是阻断血流，保持术野清晰。血管夹有不同大小多种类型，以适合于不同口径的血管使用。有单夹和双夹，单夹用于阻断一根血管；双夹用于同时阻断准备吻合的两根血管，并具有合拢装置，以调节两个血管夹之间的距离，使血管断端靠拢，减小张力，有利于操作（图 10-4）。

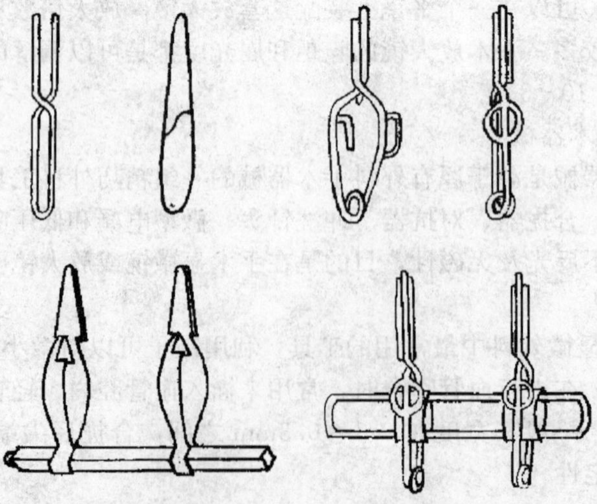

图 10-4　血管夹和血管合拢器

5. 冲洗针头　在血管吻合过程中，为了使手术野清晰及冲洗两血管断端的残血，经常用生理盐水或肝素盐水冲洗，需要尖端平齐光滑的细针头作为冲洗针头，目的是既能保持缝合时视野清晰，又能防止损伤血管内膜。

6. 微型电凝和低压吸引器　由于显微外科手术中所涉及的组织纤细，又要始终维持手术野的清晰，所以一般的电凝无法使用。双极电凝的作用空间为两个镊子尖端之间，不会伤及周围组织，因而在显微外科手术时常采用双极微型电凝。同样，由于组织的细小，术中使用的吸引器应为低压和细管装置，以保证术野和避免副损伤。

（三）显微外科缝合材料　显微外科使用的针和线与普通外科不同，由于微创技术的要求，显微外科的针线是连在一起的，而且衔接光滑、均匀，缝针有其固定的弧度，通常为3/8，线的材料一般为单股尼龙线。根据直径粗细分为8－0、9－0、10－0、11－0、12－0等不同型号，8－0无损伤线针粗150μm，线粗38μm；9－0线针粗100μm，线粗25μm；10－0线针粗100μm，线粗20μm；11－0线针粗70μm，线粗18μm；12－0线针粗50μm，线粗14μm。

第三节　显微外科基本技术

（一）显微外科技术训练

显微外科手术是在放大视野下的操作，要求手术者动作精巧、稳定。显微外科的技术需要一个适应镜下操作和显微器械的训练过程。初学者由于视野较小和视物放大，容易产生镜下动作过度及操作手的抖动，较好的练习方法是先使肘部和腕部依附于手术台面，保持手的稳定性，可先将一张报纸置于镜下，用小镊子描上面的字，然后练习双手持镊交替拾针线，当能准确夹持缝隙针时可开始缝合训练。一般先在镜下缝合旧的医用手套，通过练习，做到双手配合协调，动作准确平稳。然后开始做动物实验，吻合大白鼠尾动脉、颈动脉和股动脉，验证血管通畅率。经过4～6周的基础训练，可以基本掌握细小血管的吻合技术，再经过一定时间的临床助手操作，即可以独立进行显微外科手术。

（二）显微血管吻合的基本原则

1. 视野清晰　暴露充分，彻底止血，尽可能采用锐性分离，将准备吻合的血管解剖分离清楚，用牵引线将附近的皮缘、皮下组织或其他挡住视线或影响操作的组织稳定地牵开，用微量冲洗针头及生理盐水冲洗视野，保证视野清晰及组织湿润。

2. 修剪血管　吻合血管前，检查血管是否有损伤及损伤范围，切除不正常的血管。吻合前要检查血流是否正常，要使动脉近心端恢复正常喷血，静脉远侧端有静脉血回流，对侧断端无血块等阻塞因素，双侧断端缝合区血管外膜的疏松组织都要剪除。

3. 口径基本一致　缝合血管的口径应相同或相近，以确保缝合后吻合点匀称，血管通畅。如果直径相差1/5～1/4，缝合前将口径较小的断端轻轻扩张，一般仍可做对端吻合。若两端口径相差1/4～1/3，宜将口径较小的血管断端斜向剪切，以增大其口径，再行对端吻合。若两断端口径相差超过其直径的1/2，应行端侧吻合。

4. 张力适宜　血管断裂后，往往向两侧回缩，在吻合前应将两断端轻轻地试拉在一起，看其张力是否适宜，一般自然回缩的血管，其间隙为其直径的4倍左右，可以直接缝合，张力比较合适。张力过高，吻合口易漏血，血管壁易撕裂；张力过低，通血后血管迂曲，也会影响血流动力学。

5. 无创技术　显微外科操作很精细，术者及助手每一个动作必须轻柔细致，准确有效，血管缝合操作只能夹持外膜，不能夹持整个管壁，否则易损伤肌层和内膜，引起血栓形成。操作时应避免锐性器械强行插入管腔，以免损伤内膜。

6. 均匀对称　缝合血管时，各针之间的距离即为针距，各进针点与断端边缘之间的距离为边距。针距和边距的大小要根据吻合血管的口径、管壁的厚薄与管腔的压力而定。一般口径大、管壁厚、管腔血压低则针距可稍大些，而口径小、管壁薄、血压高针距宜稍小些。如直径 1mm 的小动脉，通常缝合 8 针即可，其针距约为 0.3mm，而直径 1mm 的小静脉，由于血压低，针距可稍大些，缝合 6 针不会漏血。缝合动脉的边距约等于血管壁的厚度，缝合静脉时边距可为管壁厚度的两倍，内脏静脉管壁很薄，可增加到 3～4 倍（图 10－5）。

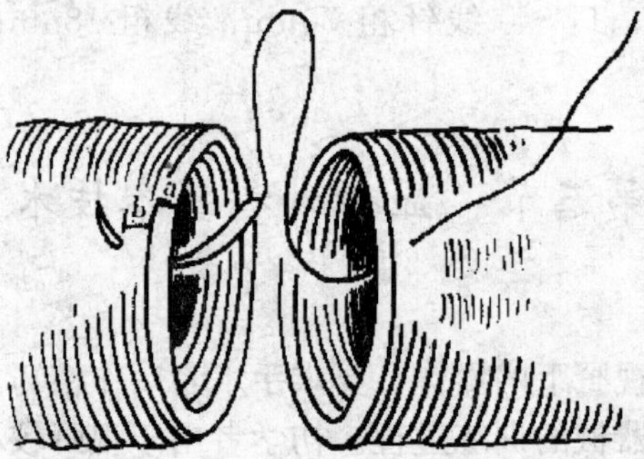

图 10－5　小血管吻合针距、边距

小动脉：边距＝血管壁厚度，针距较密；小静脉：边距＝血管壁厚度的 2～4 倍，针距较疏。

（三）小血管缝合方法　分为对端缝合、端侧缝合及套叠缝合（图 10－6）。

1. 对端缝合

（1）血管分离与修剪：准备缝合的血管应分离出足够的长度，缝合区的外膜要剪除。用显微外科剪分离血管，用镊子将外膜夹住向断端牵拉，剪去超过断端的部分，使其回缩，断端自然显露。

（2）放置止血夹：血管分离清楚后，垂直血管纵轴方向放置血管夹，一般距断端 4～5mm 为宜，血管夹有不同型号，应根据血管的口径进行选择。

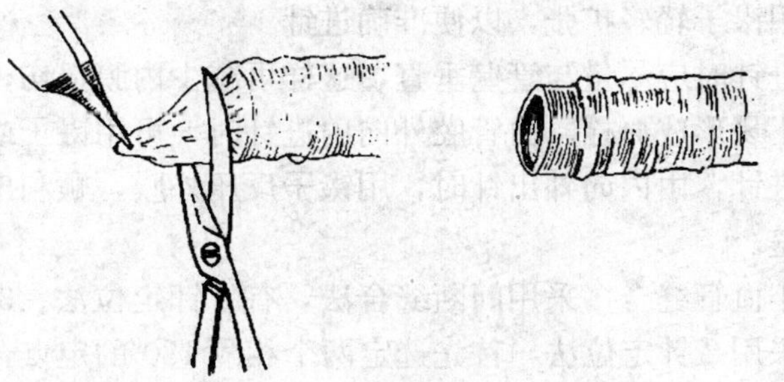

(1) 血管断端外膜修剪法

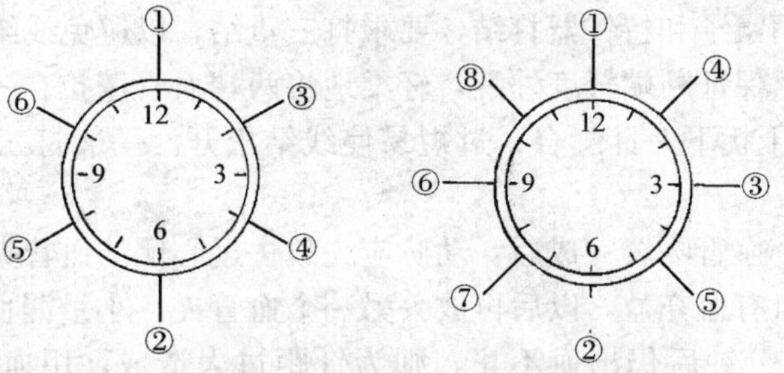

缝合 6 针的顺序　　　　缝合 8 针的顺序

(2)血管对端缝合的顺序（按钟面计）

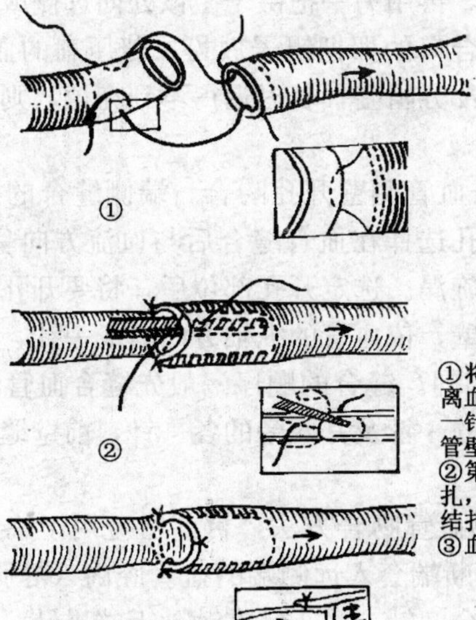

(3) 小血管套叠缝合法

①将血管近侧段的外膜旁组织剥除，于距离血管断口切缘略大于外径的一点处缝吊一针，深达外膜与部分中层，以后缝置远侧管壁的全层。已缝2针

②第一、二针已结扎，第三针缝闭暂不结扎，将近血管远侧段塞入远侧血管腔后，结扎第三针缝线

③血管套叠缝合完成后及其纵剖面

图 10－6　血管缝合的三种常用方法

（3）断口的冲洗与扩张：断端的血管腔内往往有血液或血块存在，要用肝素盐水冲洗（每 100ml 生理盐水内加入 12.5mg 肝素），使管腔清晰和塌陷的血管壁张开，便于进针缝合。冲洗用的针头要细小光滑，稍稍插入血管腔即可，过深易损伤血管内膜。缝合前若血管

痉挛，管腔狭小，可用镊子轻轻扩张，以便准确进针。

（4）进针方法：进针时应尽量与管壁垂直，这样可减少内膜损伤，打结后血管壁轻度外翻，内膜对合良好，不易形成血栓。由管腔外向内进针时，可用镊子或反压器伸向血管腔进行反压，以保证平稳进针，由内向外出针时，用镊子反压外膜，顺利出针。每缝合一针都要检查是否误缝对侧管壁。

（5）缝合顺序：小血管缝合多采用间断缝合法，有2针定位法、3针定位法及顺序缝隙缝合法等。初学者多采用2针定位法，首先选定两个相隔180°的定点，各缝合一针，每针留有稍长的尾线，用线坠牵引。然后缝合前壁，若准备在前壁缝3针，应先缝中间一针，旁边各加一针。翻转血管夹和线坠，同样方法缝合后壁。

（6）缝线打结：用镊子和持针器打结，要求打三重结，以避免线结滑脱。打第1结时注意血管壁的拉拢情况，保证断端轻度外翻，轻柔地将两端血管壁拉在一起。剪线后留0.1～0.2mm线尾，过长易干扰下一针缝合；过短易使线结松开。一般打三个结为宜，第一结要稳，第二结要快。

（7）渗漏的处理：血管吻合完成后，动脉应先放去远心侧的血管夹，而静脉则先放去近心侧血管夹，使缝合口有血充盈，以后再放去另一个血管夹。小量漏血用盐水棉球轻压1～2分钟即能停止，若2分钟后仍出血不止，则为针距过大造成，用血管夹暂阻血流，补缝一针。

（8）通畅试验：血管缝合后，必须检查是否通畅。其方法是术者用镊子在动脉吻合口的远侧或静脉吻合口的近侧，轻轻地压扁血管，再用另一把镊子由该处向远侧或近侧移动，驱去其中的血液，使血管塌陷，然后把靠近吻合口的那把镊子放松，若压扁的血管迅速充盈，表示吻合口通畅。如充盈缓慢，表示吻合口部分阻塞，若迟迟得不到充盈，则提示吻合口已阻塞。

2. 端侧缝合　即一条血管断端与另一条血管侧壁开孔吻合。端侧缝合的一般技术与对端缝合相似，其不同点为血管壁的开孔。开孔选择在血管缝合后与血流方向呈锐角的部位，不要做相互垂直方向的缝接，以免形成血流旋涡。选定开孔部位后，将要开孔段的血管的外膜、旁膜剪除，用小镊子提起开孔处的血管壁，依血管的纵轴方向剪成一孔，开孔的大小应与将要缝合的血管断端经45°斜切后的口径相同。缝合的顺序一般先缝合血管远心端与近心端的两针做牵引线，以后依次缝合前壁中间的一针及其两旁的各一针，前壁缝合完成后，可将血管翻转，同样方法缝合后壁。

3. 套叠缝合　这是一种新的、简化的小血管吻合方法，目前已应用于临床，实验证明远期通畅率为98.3%。该方法是将动脉近侧断端套入远侧端的血管腔内（静脉则反之），其套入的长度应略超过血管外径的长度。共缝合3针，第1针在动脉近端进针，进针点与边缘间距略大于血管外径，沿血管纵轴方向自外向内深度只达部分中层，不穿过内膜向外缝吊，再自远端动脉断口由内向外穿过全层出针。其边距约等于管壁厚度，打结。然后缝合第2针，其进针位置与第1针相距血管周径1/3（120°），进针、出针方法及深度与第1针相同。然后将近端血管断端轻轻塞入远侧管腔。在第1、2针之间缝合第3针，方法同前，这3针的位置，正好将血管周径分为3等份。缝合完毕放开血管夹，稍有漏血用盐水棉球轻轻压迫即可止血。静脉的缝合方法相同，只是方向相反。

（四）神经的吻合原则

1. 尽量保留正常神经，将受损的变性的神经组织根除，直至断端为正常的神经结构为止，方可能进行缝合。

2. 争取按原有的神经束方位进行对位缝合　周围神经多为混合神经，神经干内由感觉束和运动束组成。对于新鲜损伤，没有神经缺损者，可按神经外膜纵行营养血管的位置、标定方位进行缝合。如神经有长度缺损，无法用神经血管标记，可参考神经束的口径，进行对位缝合。

3. 无张力缝合　神经缝合要求无张力缝合。神经缝合可行外膜缝合、束间缝合，当神经有缺损而无法进行无张力缝合时，可行相近关节屈曲、短缩肢体（指骨）及神经移植缝合。

（苏　峰）

第十一章　麻　醉

第一节　绪　论

麻醉（anesthesia）一词来源于希腊文，其原意是感觉丧失，即指应用药物及其他方法来消除手术时的疼痛。公元200年，我国名医华佗即“以酒服麻沸散，既醉无所觉”，并应用于临床手术，是祖国医学对麻醉的贡献。1846年Morton在美国麻省总医院公开演示了乙醚麻醉并获得成功，其意义不仅在临床实践中找到了一种有效的麻醉药物和方法，而且推动了麻醉方法、麻醉药理学和麻醉生理学的研究，标志着近代麻醉史的开端。为了适应手术的需要和为手术操作创造方便条件，在手术麻醉期间如何调控病人的生理功能，不仅是临床麻醉的重要内容，而且其难度和所需知识的深度及广度都比单纯消除手术疼痛更为困难和复杂。正确认识和合理应用麻醉药物，改善麻醉技术和提高麻醉管理水平，是提高麻醉质量和安全性的重要环节。在现代麻醉工作中，消除手术疼痛已不是麻醉的全部内容，麻醉学的理论和技术也不仅用于手术治疗，而且在手术室以外的医疗工作中发挥了积极作用。

麻醉学是临床医学中一个独立学科，它的业务范围包含有临床麻醉学、急救和复苏医学、重症监测治疗学、疼痛治疗学及其机制研究，以及其他有关业务范围。麻醉是麻醉学的开始，而麻醉学包含了丰富的临床实践和较系统的理论内容，如临床麻醉、气管内插管、复苏、低温及控制性低压，呼吸和循环生理学、麻醉药理学、酸碱平衡及水、电解质代谢等，是系统的理论基础和在科学理论指导下的麻醉技能相结合的专门学科。

临床麻醉是麻醉学的主要内容之一，其基本内容是消除手术疼痛，保障病人安全，并为手术创造条件。麻醉作用是利用药物使中枢神经系统或神经系统中某些部位受到抑制的结果。根据麻醉作用部位和所用药物的不同，可将临床麻醉方法进行分类（表11-1）

表11-1　临床麻醉方法分类

1. 全身麻醉	3. 局部麻醉
吸入全身麻醉	表面麻醉
静脉全身麻醉	局部浸润麻醉
2. 椎管内麻醉	区域阻滞麻醉
蛛网膜下隙阻滞麻醉（腰麻）	神经阻滞麻醉
硬脊膜外隙阻滞麻醉（硬膜外麻醉）	4. 复合麻醉
腰-硬联合麻醉（联合麻醉）	两种以上麻醉药物复合麻醉
	两种以上麻醉方法复合麻醉
	5. 基础麻醉

（吴丽娜）

第二节 麻醉前准备和麻醉前用药

麻醉前准备与手术前准备在含义上并无严格的区别，其目的在于：使病人在体格和精神两方面均处于可能达到的最佳状态，以增强病人对麻醉和手术的耐受力，提高病人在麻醉中的安全性，避免麻醉意外，减少麻醉后并发症。

一、麻醉前病情评价

影响麻醉风险性的因素是多样的，麻醉方法和药物对病人的生理功能有一定的影响；外科疾病本身所引起的病理生理改变，以及并存的非外科疾病所导致的器官功能改变等。麻醉的风险性与手术大小并非完全一致，手术复杂程度可使麻醉的风险性增加，而有时手术并非复杂，但病人的病情却为麻醉带来更多困难。为了提高麻醉的安全性需要做到：

（一）麻醉前访视病人，仔细阅读病历，详细了解临床诊断、相关病史记录及与麻醉有关的检查，应详细询问手术麻醉史、吸烟史、药物过敏史及药物治疗情况，平时体力活动能力及目前的变化。

（二）检查生命体征，呼吸、循环系统，脊柱及神经系统，对并存病的严重程度进行估计。

（三）根据访视和检查结果，对病情和病人对麻醉及手术的耐受能力做出全面评价。

一般将手术分为择期手术（或限期手术，如肿瘤病人）及急症手术，后者无充裕的麻醉前准备时间，麻醉难度及风险偏高。美国麻醉医师协会（ASA）将病情分为5级（表11-2），对病情的判断有重要参考价值。

表11-2 ASA病情分级标准和围术期死亡率

分级 *	标准	死亡率（%）
Ⅰ	无并存病，发育营养良好，各器官功能正常	0.06～0.08
Ⅱ	除外科疾病外，有轻度并存病，但功能代偿健全	0.27～0.40
Ⅲ	并存病较严重，体力活动受限，但尚能耐受日常生活	1.82～4.30
Ⅳ	并存病严重，丧失日常工作能力，经常面临生命威胁	7.80～23.0
Ⅴ	无论手术与否，生命难以维持24小时的濒死病人	9.40～50.7

* 急症病例注“急”或“E”，表示风险较择期手术增加。

一般认为，Ⅰ～Ⅱ级病人对麻醉和手术的耐受性良好，风险性较小。Ⅲ级病人的器官功能虽在代偿范围内，但对麻醉和手术的耐受能力减弱，风险性较大，如术前准备充分，尚能耐受麻醉。Ⅳ级病人因器官功能代偿不全，麻醉和手术的风险性很大，即使术前准备充分，围手术期的死亡率仍很高。Ⅴ级者为濒死病人，手术是孤注一掷，麻醉和手术都异常危险，不宜行择期手术。围术期的死亡率与ASA分级的关系密切（表11-2）。

二、麻醉前准备事项

（一）纠正或改善病理生理状态

术前应改善营养不良状态，使血红蛋白达80g/L以上，血浆白蛋白达30g/L以上。应纠正脱水、电解质紊乱和酸碱平衡失调，以免麻醉期间发生严重低血压和心律失常。合并心脏病者，应重视改善心脏功能。心衰、心房纤颤或心脏明显扩大者，应以洋地黄类药物治疗，但以洋地黄维持治疗者，手术当天应停药。长期服用β-受体阻滞剂，最好术前停药24～48小时，如因停药症状加重者，可恢复用药直至手术当天。合并高血压者应经过内科系统治疗以控制血压稳定，对舒张压超过110mmHg者，抗高血压药治疗必须延续到手术日晨，以防术中因血压剧烈波动而诱发心力衰竭或脑血管意外等。在选择抗高血压药时，应避免用中枢性降压药或酶抑制剂，以免麻醉期间发生顽固性低血压和心动过缓。合并呼吸系统疾病者，术前应检查肺功能、血气分析和肺X线片，停止吸烟至少2周；雾化吸入和胸部物理治疗以促进排痰；应用有效抗生素3～5天以控制急慢性肺部感染。合并糖尿病者，择期手术应控制空腹血糖不高于8.3mmol/L，尿糖低于（++），尿酮体阴性。急诊伴酮症酸中毒者，应静滴胰岛素消除酮体、纠正酸中毒后手术。

（二）心理方面的准备　术前病人常有紧张和焦虑感，甚至对手术和麻醉有恐惧感。这些心理状态对生理功能都有不同程度的扰乱，并影响病人的恢复。在访视病人时，应消除其思想顾虑和焦虑心情，耐心听取和解答病人提出的问题，以取得病人的理解、信任和合作，对于过度紧张而难以自控者，应以药物治疗，有心理障碍者，应请心理学专家协助处理。

（三）胃肠道的准备　择期手术前除浅表局部浸润麻醉小手术外其他任何麻醉方式均应使胃处于排空状态，以避免围手术期间发生胃内容物的反流、呕吐或误吸。成人术前应禁食12小时，禁饮4小时。小儿术前应禁食（奶）4～8小时，禁水2～3小时。急症病人也应充分考虑胃排空问题。饱胃又需立即手术者，即使是区域阻滞或椎管内麻醉，也有发生呕吐和误吸的危险。选用全麻时，可选择清醒气管内插管，以免发生误吸。

（四）麻醉用具及药品的准备　麻醉前必须对麻醉机、监测仪、麻醉用具及药品进行准备和检查。无论实施何种麻醉，都必须准备麻醉机、急救设备和药品。麻醉期间除必须监测血压、呼吸、ECG、脉搏和体温外，还应根据病情，选择适当的监测项目，如脉搏氧饱和度（SpO_2）、呼气末CO_2分压（$ETCO_2$）、有创动脉压、中心静脉压（CVP）等。在麻醉实施前对已准备好的设备、用具和药品等，应再一次检查和核对。术中所用药品，必须经过核对后方可使用。

三、麻醉前用药

（一）麻醉前用药的目的在于

①消除病人紧张、焦虑或恐惧心情；

②增强麻醉药的效果，减少药物用量及其副作用；

③对一些不良刺激产生遗忘作用，这也是对病人的一种保护性措施；

④提高病人的痛域，缓和或解除原发疾病或麻醉前有创操作引起的疼痛；

⑤抑制呼吸道腺体的分泌功能，减少唾液分泌；

⑥消除因手术或麻醉引起的不良反射，特别是迷走神经反射，以维持血流动力学的

稳定。

（二）麻醉前用药物选择

麻醉前用药的种类、用量、给药途径和时间应根据麻醉方法和麻醉药物药理特点以及病人情况来选择。一般来说，全麻病人以镇静药和抗胆碱药为主，有剧痛者加用麻醉性镇痛药。腰麻病人以镇静药为主。硬膜外麻醉给予镇静药和镇痛药。准备选用丙泊酚或硫喷妥钠行全麻者、椎管内麻醉者、术前心动过缓者、行上腹部或盆腔手术者，除有使用阿托品的禁忌证外，均应选用阿托品。冠心病及高血压病人的镇静药量应增加，而心脏瓣膜病、心功能差及病情严重者，镇静及镇痛药的剂量应酌减，抗胆碱药以东莨菪碱为宜。一般状况差、年老体弱者，恶病质及甲状腺功能低下者，对催眠镇静药及镇痛药都较敏感，用药量应减少；而年轻体壮或甲亢病人，用药量应酌增。麻醉前用药一般在麻醉前 30～60 分钟肌内注射。

（三）常用药物（表 11-3）

表 11-3 麻醉前常用药

药名	作用	用法和用量（成人）
地西泮（diazepam）	安定、镇静、催眠	肌注，5～10mg
咪达唑仑（midazolam）	抗焦虑、抗惊厥	肌注，0.04～0.08mg/kg
苯巴比妥（phenobarbital）	镇静、催眠、抗惊厥	肌注，0.1～0.2g
吗啡（morphine）	镇痛、镇静	肌注，0.1mg/kg
哌替啶（pethidine）	镇痛、镇静	肌注，1mg/kg
阿托品（atropine）	抑制腺体分泌	肌注，0.01～0.02mg/kg
东莨菪碱（scopolamine）	解除平滑肌痉挛和迷走神经兴奋	肌注，0.2～0.6mg

（吴丽娜 陈 彪）

第三节 局部麻醉

用局部麻醉药（简称局麻药）可逆行阻断神经末梢或神经干（丛）的传导，以产生神经支配相应区域的无痛，称为局部麻醉。从广义上讲，对脊神经以及脊神经根远端的神经干、神经丛和神经末梢的阻滞均属于局部麻醉的范畴。因此，它包括椎管内麻醉、外周神经阻滞、表面麻醉、局部浸润麻醉、区域阻滞麻醉等。椎管内麻醉在相关解剖、生理、麻醉操作和管理上有其特殊性，将在另一节中介绍。局部麻醉的优点在于简便易行且安全性大。并发症少。病人清醒。如果麻醉效果确切，不仅能有效阻断痛觉，而且可以完善地阻断各种不良的神经反射，对预防手术创伤所引起的应急反应有一定的作用。局部麻醉适用于较表浅、局限的手术，但不适合部位深、范围大的手术。局麻之前一定要掌握局部麻醉药的药理，熟悉外周神经解剖，了解手术范围及其神经支配，否则容易增加并发症的发生率及麻醉失败率。

一、局麻药的理化性质

常用局麻药的化学结构都由三个基本部分组成，分别是芳香族环、胺基团和将二者连接起来的中间链。根据中间链是酯链还是酰胺链而将局麻药分为酯类和酰胺类两大类。常用的酯类局麻药有普鲁卡因（procaine）、氯普鲁卡因（Chlorprocaine）和丁卡因（tetracaine），酰胺类局麻药有利多卡因（lidocaine）、布比卡因（bupivacaine）和罗哌卡因（ropivacaine）。局麻药的理化性质可以影响神经阻滞的起效速度、作用强度和作用时间，从而影响局部麻醉药的麻醉性能。

1. 离解常数　局麻药在水溶液中会发生离解，一部分成为非离子状态的碱基，另一部分成为离子状态的阳离子。两者的浓度取决于溶液的 pH 值。当溶液中药物离子浓度和非离子浓度完全相等，即各占 50%时，溶液的 pH 称为该药的离解常数，用 pKa 表示。普鲁卡因、丁卡因、布比卡因和利多卡因的 pKa 分别为 9.0、8.5、8.1、7.9。当它们进入组织后，由于组织液的 pH 接近 7.4，故药物的 pKa 愈大，非离子部分愈小，非离子部分具有亲脂性，易透过神经鞘膜等组织，其含量越高，麻醉起效越快。弥散性能越好。

2. 脂溶性　局麻药的脂溶性是决定麻醉强度的重要因素。布比卡因和丁卡因的脂溶性大，故麻醉强度强；利多卡因居中；普鲁卡因脂溶性最小，麻醉强度弱。

3. 血浆蛋白结合率　局麻药吸收入血后一部分与血浆蛋白结合，暂时失去其药理活性。局麻药与血浆蛋白结合率低，血中游离型局部麻醉药浓度高，易于出现毒性反应。低蛋白血症病人与局麻药结合少，故较易发生局部麻醉药毒性反应。血浆蛋白结合率高的局麻药如布比卡因不易透过胎盘屏障。

根据局麻药的麻醉性能，常用局麻药中普鲁卡因麻醉强度弱，作用时间短。利多卡因麻醉性能和作用时间为中等。布比卡因、罗哌卡因和丁卡因的麻醉强度强，作用时间长。

二、常用局麻药

1. 普鲁卡因　毒性小，起效快，作用时间约 45～60 分钟，是最常用的局部浸润麻醉药。常用浓度为 0.5%～1%，大面积浸润时可用 0.25%的溶液。成人一次限量为 1g。由于其穿透组织的能力弱，不适合用于表面麻醉。

2. 氯普鲁卡因　与普鲁卡因相似，在血液内水解速度较普鲁卡因快 4 倍，故毒性低，起效快，作用时间约 30～60 分钟，一次最大剂量 800mg，1%溶液可用于局部浸润麻醉，2%～3%溶液适用于硬膜外阻滞和其他神经阻滞。氯普鲁卡因溶液的 pH 为 3.3，若不慎把大量氯普鲁卡因注入蛛网膜下腔可引起严重的神经并发症。

3. 丁卡因　在同等剂量时麻醉效能较普鲁卡因大 10 倍，而其毒性约大 12 倍。眼部表面麻醉一般用 0.5%溶液，其他部位表面麻醉用 1%溶液。神经阻滞时一般用 0.15%～0.3%溶液。成人一次限量为 60mg。丁卡因起效缓慢，约 15～20 分钟麻醉始完善。作用时间约 2～3 小时。

4. 利多卡因　中效局麻药，起效较快，弥散广，穿透性强，毒性相当于普鲁卡因的 1.5 倍，作用时间约 1.5～2 小时。组织穿透性能较好，主要用于神经阻滞和硬膜外麻醉，亦可用于表面麻醉和局部浸润麻醉。神经阻滞常用 1.5%～2%的溶液，局部浸润用 0.25%～0.5%的溶液。成人一次限量为 400mg，小儿为 10mg/kg。表面麻醉用 2%～4%溶液，一次限量为 200mg。肝功能不全者限量降低，重复用药时剂量要酌减。

5. 布比卡因　麻醉效能强，作用时间约为利多卡因的 3 倍。因其组织穿透性差，不适用于表面麻醉，主要用于神经阻滞、硬膜外阻滞和蛛网膜下腔阻滞麻醉。神经阻滞用

0.25%～0.5%的溶液，硬膜外阻滞麻醉成人一次限量为150mg。

6. 罗哌卡因　为新的长效酰胺类局部麻醉药，低浓度时产生运动阻滞与感觉阻滞分离现象，即对感觉神经阻滞强于对运动神经阻滞。高浓度时（≥0.75%），可达到良好的手术麻醉要求。与布比卡因相比，其中枢神经和心脏毒性较低。此外，罗哌卡因对子宫胎盘血流无影响，更适用于产科麻醉及术后镇痛。神经阻滞和硬膜外阻滞麻醉常用0.5%～1%的溶液。起效时间5～15分钟，阻滞时间与给药剂量有关。

三、局麻药的不良反应

（一）毒性反应　血液中局麻药的浓度超过一定水平而引起中枢神经系统（CNS）和心血管系统（CVS）的异常反应，称为毒性反应。

1. 发生原因　局麻药意外注入血管内；局麻药使用过量；局麻药注入血运丰富的组织使局麻药吸收过快；在肝功能严重异常、低蛋白血症病人中，游离局麻药含量增高等。

2. 临床表现　在CNS方面，轻度毒性反应时，病人常有嗜睡、眩晕、多语、唇舌麻木、寒战、耳鸣、惊恐不定、定向障碍、躁动等症状。这时如药物已停止吸收，一般在短时间内症状都能自行消失。如继续发展，则可神志丧失。也有的病人无上述症状而神志突然消失，相继出现面部和四肢的肌肉震颤，继而发生抽搐或惊厥，心率增快、血压上升，同时可因呼吸肌痉挛、缺氧导致呼吸心跳停止而致死。心血管系统抑制严重程度与局麻药的血药浓度、局麻药种类、病人的全身状况等因素密切相关。在CVS方面，毒性反应为对心脏和外周血管的直接抑制作用，表现为心脏快传导组织浦肯野纤维和心肌组织的去极化速率减慢，抑制心肌收缩力，使心排出量减少，血压下降；当血药浓度极高时，可使周围血管舒张，房室传导阻滞，心率缓慢甚至心搏骤停。强效局麻药布比卡因比利多卡因的心脏毒性大，表现为不可逆性心血管虚脱和中枢神经系统毒性作用，室性心律失常和致命性室颤也时有发生，孕妇较非孕妇对布比卡因的心血管毒性更为敏感，新型长效局部麻醉药罗哌卡因的CVS毒性明显低于布比卡因。

3. 预防及治疗　对局麻药毒性反应必须积极预防并早期发现、及时处理。

（1）预防措施包括：①一次用药不能超过限量。②注药前必须回抽无血液。③根据病人具体情况和注药部位酌减剂量。④如无禁忌，局麻药液中加1∶（20万～40万）单位肾上腺素。⑤局麻前给予适量的神经安定药，提高中枢神经系统发生毒性反应的阈值。

（2）治疗原则：①发生毒性反应后，应立即停止使用局部麻醉药，吸入氧气。②轻者可肌注或静注地西泮或咪唑安定。③如已发生抽搐或惊厥，给予起效快的硫喷妥钠（1～2mg/kg）静脉缓慢注射。若抽搐仍不能制止，在有气管插管条件及麻醉机的前提下，可考虑给予肌肉松弛药，如琥珀酰胆碱。④如出现低血压，可用麻黄碱或间羟胺等药物维持血压稳定，心动过缓则静注阿托品。一旦呼吸心跳停止，立即进行心肺复苏。

（二）过敏反应　局麻药的过敏反应极为罕见。一般认为，对酯类局麻药过敏者相对较多，对酰胺类局部麻醉药过敏者较少。临床表现为皮肤红斑、荨麻疹、结膜和鼻黏膜充血、血管神经性水肿、咽喉水肿、支气管痉挛和过敏性休克。凡属过敏体质或可疑对酯类局部麻醉药过敏者，可选用酰胺类局部麻醉药。如果发生局部麻醉药的过敏反应，应立即停止用局部麻醉药并肌注抗组胺药物苯海拉明10～50mg，静注氟美松10～20mg，同时吸入氧气，严重者可应用血管活性药物维持血流动力学的稳定。但应注意与局部麻醉药的毒性反应或对局部麻醉药液中添加的肾上腺素的不良反应相鉴别。局部麻醉药中加用肾上腺素，有时可引起肾上腺素反应，这种不良反应多发生在高血压、心脏病、情绪紧张者和老年人，尤多见于颈神经丛阻滞病人，表现为面色苍白、烦躁不安、心悸、气短、恶心呕吐、心动过速和血压升高等症状。发生肾上腺素反应时应用巴比妥类药物或哌替啶、吸氧，对高血压者可用酚妥拉明等血管扩张药治疗。

四、局部麻醉方法

（一）表面麻醉　利用局部麻醉药透过黏膜或皮肤而阻滞浅表的神经末梢，称为表面麻醉。眼、鼻、咽喉和尿道等处的浅表手术或内镜检查时常用此法。近年有经皮肤透入的贴膜剂型用于穿刺注射等技术操作的局部皮肤麻醉。眼部用0.5%～1%丁卡因或2%利多卡因点滴。鼻、咽喉和气管可用1%～2%丁卡因或2%丁卡因或2%～4%利多卡因涂敷或喷雾。尿道则可用上述药物作保留灌注。黏膜吸收局部麻醉药迅速，特别是在黏膜有损伤时，其吸收速度接近静脉注射，故用药剂量应减少。

（二）局部浸润麻醉　沿手术切口线分层注射局部麻醉药，使组织中神经末梢神经传导被阻滞，称为局部浸润麻醉。进针时可将针头的斜面紧贴皮肤，斜面向上刺入至皮内即可注药。在皮肤表面呈橘皮样隆起，称为皮丘，然后从皮丘向皮内和皮下分层注射。穿刺针应仅从已浸润过的部位刺入，以减轻穿刺时的疼痛。

（三）区域阻滞麻醉　围绕手术区组织，在其周围和基底部注射局部麻醉药，以阻滞进入手术区的神经干和末梢，称为区域阻滞麻醉。避免了穿刺肿瘤组织或一些小肿块因注射药液后难以扪及而增加手术难度，也不会因局部麻醉药浸润而影响对局部解剖层的辨认，常用于囊肿、肿块组织检查等。

局部浸润麻醉和区域阻滞麻醉时，常用普鲁卡因、利多卡因、布比卡因和罗哌卡因。一次局麻药量均应严格掌握，不可超过极量，每次注药前都要回抽注射器，防止局部麻醉药误入血管内产生毒性反应。

（四）神经阻滞　在神经干（丛）周围注射局部麻醉药，使其所支配的区域失去痛觉，称为神经干（丛）阻滞麻醉。此法能以少量的局麻药产生较大区域的无痛，效果好而安全。常用的方法有颈神经丛阻滞麻醉、臂神经丛阻滞麻醉、半月神经节阻滞麻醉，还有上肢神经阻滞（包括尺神经阻滞、正中神经阻滞、桡神经阻滞和肌皮神经阻滞、指根神经阻滞）、下肢神经阻滞（包括股神经、坐骨神经、腰神经丛和骶神经丛等）、躯干神经阻滞（包括肋间神经阻滞、椎旁神经阻滞和会阴神经阻滞）、交感神经阻滞（包括星状神经节阻滞和胸腰交感神经阻滞）。准确的神经定位和足够剂量的局麻药是保障阻滞完善的基础。近年来，由于外周神经刺激器的引进和应用，大大提高了神经定位的准确性和麻醉满意度。

1. 臂丛神经阻滞　臂丛神经由第5～8颈神经及第1胸神经的前支组成，支配上肢的运动和感觉。但上臂内侧的皮肤不受臂丛神经支配，而由胸1和2神经支配，在臂丛神经阻滞时该区痛觉不消失。每一脊神经前支从椎动脉后方穿出椎间孔后，经前、中斜角肌间沟向第一肋骨方向行走，在锁骨上方的第一肋骨面上横过而进入腋窝。脊神经在前、中斜角肌间隙行走时已经合并成三条主要的神经干而且由筋膜形成一鞘膜包围神经形成神经丛。在第一肋骨水平与锁骨下动脉共同包于一个鞘中，再向下延伸则与腋动静脉包绕形成腋鞘。在腋窝内延续为正中、桡、尺和肌皮神经。因此，只要将局麻药注入上述鞘膜中，就能阻滞臂丛神经。常用的阻滞方法有：肌间沟径路阻滞法、锁骨上径路阻滞法和腋径路阻滞法（图 11－1）。

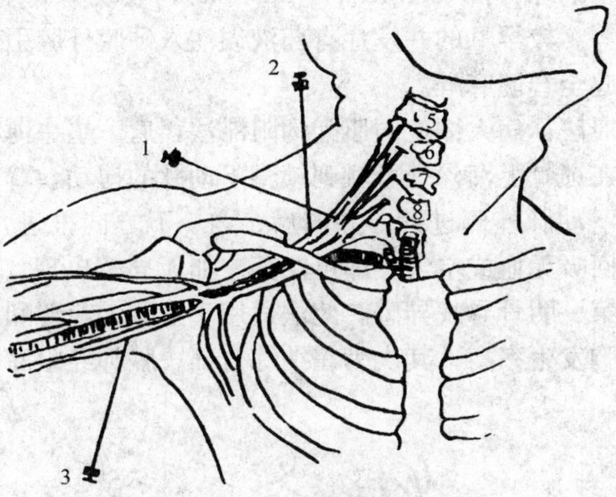

图 11－1 臂丛神经阻滞

（1）肌间沟径路 （2）锁骨上径路 （3）腋径路

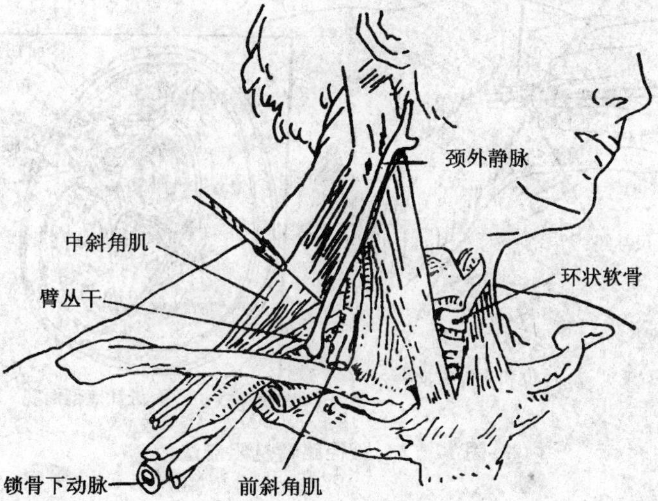

图 11－2 肌间沟臂丛阻滞法

（1）肌间沟径路阻滞法：病人仰卧，头偏向对侧，肩和手臂尽量下垂。令病人略抬头以显露胸锁乳突肌，然后在平环状软骨水平（颈 6），胸锁乳突肌后缘深部摸到前斜角肌，再向后便是中斜角肌，两肌之间即为肌间沟。肌间沟呈上小下大的三角形，其下端为锁骨下动脉，有时可摸到动脉搏动。用 6 或 7 号针头由此肌间隙向背、骶尾方向进针，约进针 2～3cm，有刺破鞘膜的感觉，病人主诉有异感出现，回吸无血或脑脊液后，即可注射局部麻醉药。（图 11－2）一般成人用利多卡因或利多卡因与布比卡因混合液 20ml，局麻药浓度、用量依病人体重和病情而定。主要适用于肩部、上臂手术。由于尺神经可能阻滞不全，如用于前臂和手部手术，应增加药液容积或在肘关节处补加尺神经阻滞。

常见并发症：局麻药毒性反应、膈神经麻痹、喉返神经麻痹，穿刺过深发生气胸，也可能阻滞星状神经而出现霍纳综合征（Horner syndrome），表现为同侧瞳孔缩小、眼睑下垂、鼻黏膜充血和面部潮红等。较罕见的并发症有药液误注入硬膜外腔引起高位硬膜外阻滞和药液误注入蛛网膜下腔引起全脊髓麻醉。

（2）锁骨上径路阻滞法：病人体位同肌间沟阻滞法，肩下垫一薄枕，麻醉医师站在病人头侧。确定锁骨中点，在锁骨上窝深处可触到锁骨下动脉的搏动，臂丛神经即在其外侧。在锁骨中点上 1cm，锁骨下动脉外侧进针，并向后、内、下方向推进，当病人诉有上肢异感时，固定针头，注射器回吸无血或空气，即可注药。如无异感出现，进针 1～2cm 深度时可能触及第一肋骨，可沿第一肋骨寻找异感。此法适用于上臂、前臂和手部的手术。并发症有局麻药毒性反应，血气胸发生率高，其次为霍纳综合征、膈神经阻滞和喉返神经阻滞。

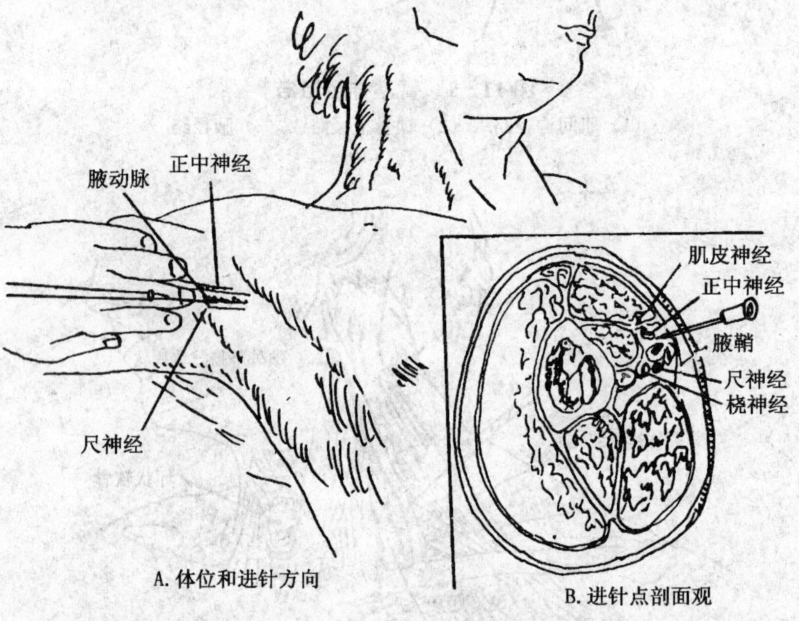

图 11－3　腋径路臂丛阻滞法

（3）腋径路阻滞：臂丛神经分支在腋窝的解剖位置和穿刺方法如图 11－3 所示。穿刺时病人仰卧，上肢呈行举手礼状。用手触摸腋动脉，在腋窝顶部可触摸到腋动脉的最高点。左手示、中指固定腋动脉，右手持 6 号针头自腋动脉上方刺入，并向前推进。当刺破腋鞘时有明显突破感，有的病人可同时出现异感。松开手指，针头可随动脉搏动而上下跳动。在注射器回吸无血后注入局麻药。注药后在注射部位，沿腋动脉出现梭状隆起，拔除注射器时有药液自穿刺针孔外溢表示注药位置正确。此法适用于前臂和手部手术，特别适用于儿童臂丛神经阻滞。并发症较少，主要并发症是局麻药毒性反应，儿童较易出现。儿童臂丛神经阻滞时，一般用 1%利多卡因（必须加肾上腺素），剂量为 10mg/kg。

2. 颈神经丛阻滞

（1）解剖：颈丛神经由颈 1～4 脊神经的前支组成。颈 1 脊神经前支主要是运动神经纤维，支配枕下三角的肌肉运动。颈2～4脊神经为感觉神经，出椎间孔后分为上升支和下降支，这些上下相邻的分支连接形成一系列的环，构成颈丛神经。颈丛神经又分深丛和浅丛。深丛神经分支支配肌肉和其他深部组织，并与舌咽神经、迷走神经、颈部交感神经节的节后纤维等相吻合。浅丛神经沿胸锁乳突肌后线中点通过筋膜，向前分出颈前神经，向下分出锁骨上神经。向下、向后分出耳大神经、枕小神经，分布于颌下、锁骨上整个颈部及枕部区域的皮肤组织，呈披肩状。

（2）穿刺方法：病人仰卧，头向对侧偏转。自胸锁乳突肌后缘中点进针，与皮肤垂直方向推进约1～3cm处遇到骨质，为第4颈椎横突。回吸无血及脑脊液后注入利多卡因或利多卡因与布比卡因混合液5～10ml，阻滞颈丛神经深丛。在胸锁乳突肌后缘中点进针达皮下遇有轻微阻力时，相当于胸锁乳突肌筋膜部，即颈丛神经浅丛穿出处。于该处注入局部麻醉药，即可阻滞颈浅神经丛。颈部手术多需双侧颈神经阻滞，颈部血运丰富，局麻药的用量必须严格掌握。

（3）适应证：颈丛神经阻滞适用于颈部手术，如甲状腺腺瘤摘除术、甲状旁腺摘除术和气管切开术等。

（4）并发症：严重的并发症有穿刺误入硬膜外腔或蛛网膜下腔，造成高位硬膜外阻滞或全脊髓麻醉；局麻药吸收过快出现局麻药毒性反应。其次为喉返神经阻滞和膈神经阻滞。在同时阻滞双侧颈神经深丛时，有可能阻滞双侧喉返神经或膈神经，而引起严重的呼吸困难。

（陈　彪　吴丽娜）

第四节　椎管内麻醉

从解剖学角度看，椎管内含有与脊椎麻醉相关联的蛛网膜下隙和与硬脊膜外麻醉相关的硬脊膜外隙。将麻醉药物注入蛛网膜下间隙使脊神经前后根阻滞的麻醉方法称为蛛网膜下隙阻滞（又称腰麻，subarachnoid block）；将麻醉药物注入硬脊膜外间隙，使脊神经根阻滞的麻醉方法，称为硬脊膜外间隙阻滞麻醉（又称硬膜外麻醉，epidural block）。大量临床研究已表明，腰麻和硬膜外麻醉可延迟手术应激反应，减少术中出血，降低术后血栓栓塞发生率，从而降低高危病人术后并发症的发病率。另外，硬膜外阻滞还可用于术后镇痛，是目前胸、腹部手术后和分娩镇痛的主要镇痛方法。熟悉椎管的解剖结构，掌握椎管内麻醉对生理可能产生的影响，及其与手术操作之间的关系，是提高穿刺成功率。取得良好的麻醉效果。减少并发症的根本保障。

一、解　剖

1. 椎管　脊椎由椎体和椎弓组成，椎体和椎弓之间围成的间隙为椎孔。由33块脊椎的椎孔上下相连而成的管状结构为椎管。椎管起于枕骨大孔，止于骶骨裂孔。位于骶骨内的椎管称为骶管。脊柱由脊椎连接而成，正常脊柱有四个生理弯曲，即颈曲、胸曲、腰曲和骶曲。椎管内有脊髓、脊神经及其被膜。

2. 韧带　连接椎弓的韧带自外向内有棘上韧带、棘间韧带和黄韧带。穿刺针经皮肤至蛛网膜下隙或硬膜外间隙时，须经过上述三个韧带组织。棘上韧带连接脊椎棘突尖端，质地较坚韧。棘间韧带连接上下两棘突，质地较疏松。黄韧带连接上下椎板，覆盖着椎间孔，组织致密厚实，穿刺时穿刺针触及黄韧带的坚韧感和穿透黄韧带的落空感，是穿刺针到达硬脊膜外间隙的重要标志。中老年患者棘上韧带可因钙化而坚硬，造成穿刺困难。因此可避开棘上韧带和棘间韧带，采用旁正中入路穿刺，穿刺针经皮肤、皮下组织后直达黄韧带。

3. 脊膜　脊髓有三层被膜：内层为软膜，有丰富的血管为脊髓提供营养；中层为蛛网膜，薄而透明；外层为硬脊膜，厚而坚韧。硬脊膜是硬脑膜的延续。

4. 硬脊膜外间隙　硬脊膜和椎管内壁（即黄韧带和骨膜）之间的潜在腔隙为硬膜外间隙。上端起自枕骨大孔，下端止于骶裂孔。腔内有脂肪、疏松结缔组织、血管和淋巴管。31对脊神经在此经过，是硬膜外麻醉的主要注药部位。

5. 蛛网膜下隙　为蛛网膜与软膜间的腔隙，其内充满脑脊液。蛛网膜下腔上与脑室相通，下端止于第2骶椎平面，最宽处位于L_{3-4}，称为终池，为腰麻穿刺最佳穿刺点。

6. 脊髓　脊髓上端与延髓相连，下端成人止于第1、2腰椎之间，儿童终止位置较低，新生儿在第3腰椎下缘。脊髓发出的31对脊神经有颈神经8对、胸神经12对、腰神经5对、骶神经5对和尾神经1对。每条脊神经由前、后根合并而成。前根从脊髓前角发出，由运动神经纤维和交感神经传出纤维（骶段为副交感神经传出纤维）组成。后根由感觉神经纤维和交感神经传入纤维（骶段为副交感神经传入纤维）组成，进入脊髓后角。

7. 与椎管麻醉有关的脊神经体表分布范围的解剖标志：锁骨下由第2胸神经支配；乳头连线由第4胸神经支配；剑突由第6胸神经支配；肋缘连线由第8胸神经支配；脐部由第10胸神经支配；耻骨联合由第12胸神经支配；大腿前面由第1～3腰神经支配。如果痛觉消失区域上界平乳头水平，下界平脐水平，则麻醉平面上界为胸4，下界为胸10。

8. 与椎管内麻醉穿刺点选择有关的体表骨性标志：侧卧屈曲体位，颈段棘突最大突起的棘突为第7颈椎（C_7）棘突；两侧肩胛冈连线水平为第3胸椎（T_3）棘突；两侧肩胛角连线为第7胸椎（T_7）棘突；两侧髂嵴最高点连线为第4腰椎（L_4）棘突或L_{4-5}棘突间隙。临床上常以上述标志确定选择椎管内麻醉的棘突穿刺点。

二、椎管内麻醉对生理功能的影响

（一）椎管内麻醉的作用部位

椎管内麻醉时药物的主要作用部位是脊神经根。施行蛛网膜下间隙阻滞时，局麻药经脑脊液稀释和扩散后直接作用于脊神经根和脊髓表面，主要作用部位是脊神经根。硬膜外阻滞作用机制较复杂，目前仍有一些临床现象不易解释清楚。多数意见认为，药物是通过多种途径发生作用的。主要作用方式有：①椎旁阻滞：药物由硬膜外间隙经椎间孔渗出，在椎旁阻滞脊神经；②经根蛛网膜绒毛阻滞脊神经根；③局麻药直接弥散过硬膜进入蛛网膜下间隙，直接作用于脊神经根和脊髓表面。

蛛网膜下间隙阻滞时，局麻药物经脑脊液稀释及扩散后直接作用于脊神经和脊髓表面，而硬膜外阻滞时，药物首先是在硬膜外间隙扩散，进而通过不同途径产生麻醉作用。因此，蛛网膜下间隙阻滞所用药物容积小而浓度高（经脑脊液稀释后又远较硬膜外阻滞药物浓度低）；硬膜外阻滞所用药物容积大，药物总剂量可以是蛛网膜下腔阻滞的4～5倍，局麻药浓度是决定硬膜外阻滞的重要因素，高浓度局麻药可使神经阻滞更完善，包括运动神经、感觉神经和自主神经；相反稀释后局部麻醉药获得分离阻滞，适用于手术后镇痛，即仅阻滞感觉神经而保留运动神经功能。

脊神经阻滞后，相应的支配区域出现麻醉现象，感觉神经阻滞后感觉和痛感消失，运动神经阻滞后产生肌肉松弛，交感神经阻滞后使内脏牵拉反应减轻。但不同类型的神经对局麻药的敏感性不同，如交感神经纤维最先且最易被阻滞，感觉纤维次之，运动神经纤维最晚被阻滞。因此，在临床上出现神经阻滞在空间上的差异，即交感神经纤维阻滞较感觉神经阻滞高 2～4 个神经节段，运动神经阻滞较感觉神经阻滞低 1～4 个节段。

（二）心血管系统

椎管内麻醉时，由于交感神经被阻滞，使阻滞神经支配区域的小动脉扩张而致外周血管阻力降低；静脉扩张而使静脉系统容量增加，故出现回心血量减少，心排出量下降导致血压降低。但是，低血压的发生和血压下降的幅度则与阻滞范围的大小、病人的全身状况和机体的代偿能力密切相关。如麻醉平面不高（T_{10}以下），麻醉范围不广，病人循环系统代偿能力健全，则可借助于未被麻醉区域的血管收缩来代偿而不出现上述反应。若麻醉平面超过 T_4，心脏交感神经也同时被阻滞，更容易出现心动过缓和血压下降。如果病人麻醉前就有低血容量现象，动脉粥样硬化或心功能代偿不全等表现，则发生血压下降的可能性增加。阻滞平面高、麻醉范围广和病人循环系统代偿能力不足是阻滞后发生血压下降的主要原因。

（三）呼吸系统

椎管内麻醉对呼吸功能的影响主要取决于支配肋间肌和膈肌运动功能的脊神经被阻滞的范围和程度。当肋间肌大部或全部麻痹，胸式呼吸会减弱或消失，病人只能依靠腹式呼吸以保持肺通气功能，这对肺通气功能有不同程度的影响。一旦膈神经（C_{3-5}脊神经）也被阻滞，则可能导致严重通气不足或呼吸停止。但运动神经纤维较粗，使用浓度较低的局麻药难以使其完全阻滞，对呼吸功能的影响也较轻。

（四）消化系统

椎管内麻醉时交感神经被阻滞，迷走神经的功能相对亢进，胃肠蠕动增强，有引起恶心、呕吐的可能。手术牵拉腹腔内脏时也容易引起呕吐。如果阻滞平面较广，血压下降迅速且下降幅度较大时，中枢缺血缺氧，可兴奋呕吐中枢亦会引起恶心、呕吐。

（五）泌尿系统

肾功能有较好生理储备，椎管内麻醉时虽然肾脏血流减少，但没有临床意义。腰骶段的交感神经阻滞后，尿道括约肌收缩，而逼尿肌松弛，可产生尿潴留。

三、蛛网膜下间隙阻滞

将局麻药注入到蛛网膜下间隙阻滞脊神经，使其支配的相应区域产生麻醉作用的方法，称为蛛网膜下隙阻滞，简称腰麻。根据所给局麻药液的比重与脑脊液比重的关系，可分为重比重腰麻、轻比重腰麻和等比重腰麻。临床上常将感觉神经阻滞平面超过 T_4 者称为高位脊麻，T_{10}平面以下者称为低位脊麻，阻滞平面仅限于会阴及臀部，称为鞍麻。

（一）腰麻穿刺技术

1. 体位　通常采用侧卧位或坐位。

2. 穿刺点　由于蛛网膜下间隙在终池部位最宽，因此首选穿刺点为 L_{3-4}棘间隙（图 11－4），其次为 L_{4-5}、L_{2-3}棘间隙。另外，成人脊髓终止于 L_{1-2}水平，小儿位置更低，为防止损伤脊髓尽可能避免在 L_2 以上穿刺。

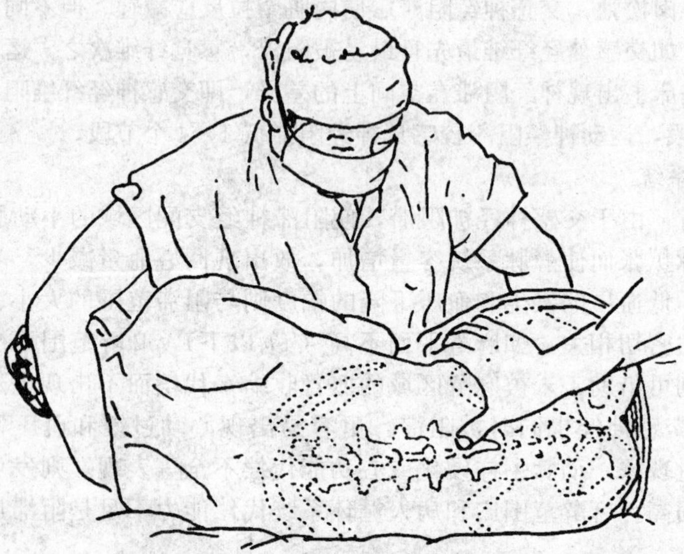

图 11-4　腰椎间隙定位图

3. 穿刺方法　正中入路法是经棘间隙正中点进针，进针方向与皮肤垂直，通过棘上韧带、棘间韧带，抵达黄韧带时阻力稍大，用力突破黄韧带和蛛网膜时有“减压感”。此时拔出针芯，应能见到清亮的脑脊液流出，将配备好的局麻药液缓慢注入到蛛网膜下间隙，一般以每 5 秒注入 1ml 为宜。

（二）常用局麻药配方

1. 丁卡因　成人一次用量为 10～15mg，最多不超过 20mg。临床以 1% 丁卡因溶液 1ml，加 10% 葡萄糖溶液和 3% 麻黄碱溶液各 1ml，配备成丁卡因重比重溶液，临床上简称 1∶1∶1 重比重溶液。其起效时间约 5～10 分钟，作用时间 2～3 小时。

2. 利多卡因　成人一次剂量 100mg，最高剂量 120mg，加入 10% 或 5% 葡萄糖溶液 0.5ml 配备成重比重液。麻醉起效时间 1～3 分钟，维持 75～150 分钟。利多卡因易弥散，麻醉平面不易有效控制，注药速度应更慢。

3. 布比卡因　0.75% 布比卡因 2ml 加 10% 葡萄糖溶液和 3% 麻黄碱溶液各 1ml 配备成为重比重溶液。0.5% 布比卡因 2～3ml，加注射用水配备成 0.125%～0.2% 浓度的轻比重溶液。成人一次用量为 10～15mg，最多不超过 20mg。其起效时间约 5～10 分钟，作用时间 1.5～3 小时。

4. 罗哌卡因　局麻药溶液配置同布比卡因。成人一次用量为 10～25mg。

（三）腰麻平面的调节　局麻药的剂量、比重和病人体位是影响腰麻平面的主要因素。

1. 剂量　局麻药剂量的大小是影响腰麻麻醉平面最重要的因素。剂量越大，麻醉平面越广，作用时间也越长。

2. 腰麻药液的比重　蛛网膜下间隙内充满脑脊液，其比重为 1.003～1.008。重比重药液在脑脊液中易向低处扩散，轻比重药液在脑脊液中易向高处扩散，等比重液即停留在注射点附近。

3. 体位　由于不同比重的局麻药液在蛛网膜下间隙内扩散的方向不同，因此，病人在注药仰卧后，通过调整病人的体位可获得满意的麻醉平面。例如，临床上希望麻醉平面向胸部扩散广一些，在应用重比重药液时，可将病人体位置于头低脚高位；而应用轻比重药液时，可将病人体位置于头高脚低位。如手术仅局限于肛门和会阴部，可使病人取坐位，注入小量重比重局麻药液（约为一般用量的 1/2），则局麻药仅阻滞骶神经。一般调节麻醉平面应在注药后 5～10 分钟内完成，否则超过这一时限，局麻药已与神经组织结合，改变体位已很难改变阻滞范围。

4. 其他　穿刺间隙、腹腔压力和注药速度亦可影响麻醉平面。

（四）适应证　腰麻适用于 3 小时内下腹部盆腔、下肢和肛门会阴部手术。

（五）禁忌证　中枢神经系统疾病，脊柱畸形，外伤或结核，休克，败血症，靠近穿刺部位皮肤感染，心脏病等，都视为腰麻禁忌证。对老年、妊娠和高血压等患者要严格控制用药剂量和阻滞平面。

（六）并发症

1. 广泛脊神经阻滞　由于短时间内交感神经广泛阻滞，机体代偿不足，可出现血压下降和心动过缓。处理血压下降首先是加快静脉输液，无效时静注麻黄碱 10～15mg。心动过缓时，静注阿托品 0.3～0.5mg。血压和心率未恢复时，应暂停手术牵拉并用面罩吸氧。另外，阻滞平面过高，肋间神经被阻滞时，病人可出现呼吸运动障碍，表现为胸闷气短，烦躁不合作，说话无力。当阻滞平面上升到颈 4，膈神经被阻滞时，可导致病人的呼吸停止。阻滞平面过高如出现严重低血压，可引起呼吸中枢缺血缺氧，产生呼吸抑制。如果并用镇静剂或麻醉性镇痛剂，更易引起呼吸抑制或呼吸停止。如呼吸抑制未及时发现，长时间缺氧或二氧化碳潴留可引起呼吸停止和心跳骤停，其复苏成功率较低，预后也较差。因此，应密切观察病人的呼吸状态。一旦出现呼吸抑制，应立即以面罩给氧或同时辅助呼吸，必要时气管内插管进行人工呼吸。

2. 腰麻后头痛　一般在腰麻后 72 小时内发生。特点是抬头和坐起时头痛较剧，平卧时减轻或消失。轻者 1～2 日内自愈，重者可持续 1 周以上。多发生在年轻女性病人。主要与脑脊液自穿刺针眼漏出而造成颅内压降低有关。选用细针穿刺，可降低发生率。术中应积极补液，术后令病人平卧 6 小时，或有预防作用。对顽固的头痛，可在原穿刺部位的硬膜外间隙内注入中分子右旋糖酐 30ml 或自体血 10ml，以增加颅内压并减缓脑脊液的外漏。

3. 尿潴留　由骶 2～4 发出支配膀胱的副交感神经，其节后纤维兴奋时可使膀胱逼尿肌收缩和膀胱内括约肌松弛，产生排尿。骶神经被阻滞后，恢复较慢，导致自主排尿困难和尿潴留。阻滞作用消除后排尿功能可立即恢复，但有的可持续 1～2 日，可能与不习惯于病房内床上排尿和手术刀口疼痛不适（特别是肛门会阴部手术）等有关。发生后可用针灸治疗或对膀胱区腹部进行热敷，必要时应予导尿。

4. 颅神经麻痹　腰麻后偶尔发生颅神经麻痹，其中以展神经麻痹为多。发生的原因尚难确定，可能因腰椎穿刺后脑脊液外漏，颅内压降低，脑组织移动压迫展神经所致。其先驱症有剧烈头痛、畏光、眩晕，随后出现复视和斜视。多数发生在麻醉后第 5～11 日，半数以上能在 4 周内自行恢复，个别病人可长达 2 年或造成永久性麻痹。

5. 其他　腰麻引起的感染极为罕见，可导致脑膜炎、蛛网膜炎或硬膜外间隙脓肿。其病因可能与化学药物污染、病毒或细菌感染有关。脊神经根或脊髓损伤可引起下肢感觉异常、腱反射失常或大小便失禁，可能与刺针直接损伤或其他化学刺激有关。因局麻药液不纯，产生化学性刺激，可引起假性脑膜炎或粘连性蛛网膜炎。因此，腰麻时必须严格遵守无菌操作和不接触技术（即任何时候不用手触摸穿刺针的前 1/2 部位），操作规范，以减少麻醉并发症的发生。

四、硬脊膜外间隙阻滞

将局麻药注入到硬脊膜外间隙产生节段性脊神经阻滞，使其支配的相应区域产生麻醉作用的方法，称为硬脊膜外间隙阻滞，简称硬膜外阻滞。硬膜外阻滞有单次法和连续法两种，一般都采用连续法。单次法系将预定的局麻药全部注入硬脊膜外间隙以产生麻醉作用。连续法是在硬膜外间隙置入导管，根据病情、手术范围和时间，分次给药，使麻醉时间得以延长，并发症明显减少，可进行硬膜外术后镇痛。目前临床一般都采用连续法。

（一）硬膜外穿刺置管　硬膜外穿刺术和腰麻穿刺术相似，也有直入法和侧入法两种。除穿刺间隙的选择不同外，体位、进针部位和穿刺针所经过的层次均相同。但硬膜外穿刺时，针尖穿过黄韧带后即到达硬膜外间隙。硬膜外穿刺针较粗，其尖端呈勺状，便于特制导管置入硬膜外间隙。硬膜外穿刺成功的关键是保证穿刺针尖端在硬膜外间隙，并未刺破硬脊膜。硬膜外间隙的确定方法如下。

1. 阻力消失法　穿刺针通过棘上韧带和棘间韧带时阻力较小，抵达黄韧带时，阻力增大并有韧性感。可将针芯取下，接一注射器，内装少量生理盐水，推动注射器时有阻力感，空气泡被压缩，表明针尖已达黄韧带。然后缓缓进针，一旦有突破韧带时的落空感，推动注射器时阻力消失，空气泡不被压缩，回吸无脑脊液流出，表示针尖已在硬膜外间隙。

2. 毛细管负压法　当穿刺针抵达黄韧带时，注气有阻力。取下注射器，在针蒂上连接盛有液体的毛细玻璃管，继续缓慢进针。当针进入硬膜外间隙时除有“落空感”外，毛细管内液体被吸入，即硬膜外间隙特有的负压现象。此负压现象在颈部及中胸部穿刺时最易出现。

确定穿刺针的针尖已在硬膜外间隙后，通过穿刺针置入硬膜外导管顺畅（图 11－5），一般硬膜外间隙内留置导管 3～5cm。按需要定时经导管注入局麻药。须注意，导管在穿刺针内只许推进，不许后退，否则导管有被针刃割断、残留在硬膜外间隙内的危险。

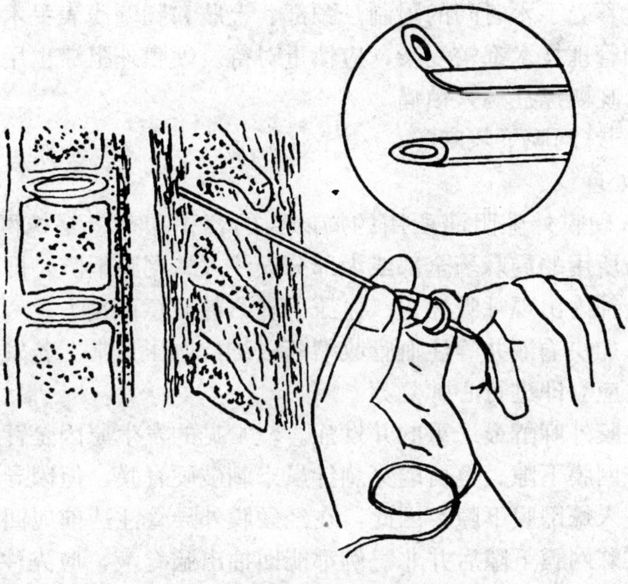

图 11-5 硬膜外间隙内置入导管

（二）常用局麻药 常用药物为利多卡因、丁卡因、布比卡因和罗哌卡因。利多卡因一般用 1.5%～2%的浓度，起效时间为 5～8 分钟，作用时间为 30～60 分钟。丁卡因常用浓度为 0.25%～0.33%，起效时间为 10～15 分钟，维持时间为 1～1.5 小时。布比卡因用 0.5%～0.75%浓度，起效时间为 7～10 分钟，维持时间 1～2.5 小时。罗哌卡因用 0.5%～1%浓度，起效和维持时间与布比卡因类似。通常局麻药追加剂量为首次剂量的 1/2～1/3。如病人无高血压病，可在局麻药液内加 1∶20 万单位肾上腺素，以延缓局麻药的吸收，延长作用时间。为取长补短，常将长效和短效局麻药配成混合液，达到起效快、维持时间长的目的。

（三）影响麻醉平面调节的因素

1. 穿刺点 局麻药液在硬膜外间隙扩散的阻滞平面很少受病人体位的影响。决定硬膜外阻滞平面的因素是穿刺间隙、硬膜外导管的位置和局麻药的容积。穿刺间隙选择不当，可能造成阻滞平面不能满足手术要求或不必要的呼吸、循环抑制。一般取支配手术区范围中央相对应的棘突间隙作为穿刺间隙。导管置入硬膜外间隙应通畅无阻。局麻药一般自穿刺点向头尾两端扩散。但导管在硬膜外间隙的实际位置往往难于控制和确定，导管管端可能卷曲或偏于一侧，也可能管端置入某椎间孔或置入脂肪或结缔组织，从而严重影响局麻药液扩散和阻滞效果。因此，应防止硬膜外导管置入过深。

2. 药物剂量 如证实导管确实在硬膜外间隙而阻滞平面过于狭窄时，应在严密观察病人的同时，增加局麻药液的容积，以获得手术所需要的阻滞范围。

3. 注药部位 一般药物在颈段硬膜外间隙内的扩散范围较胸段广，而在胸段硬膜外间隙内的扩散范围又比腰段为广。

4. 病人年龄、一般状况 同等剂量的局麻药用于老年人、孕妇可产生相对广泛的阻滞范围。在重症病人，注药后阻滞范围较一般人为广。

（四）适应证 一般来说，横膈以下的各种腹部、腰部、盆腔和下肢的手术，均可在硬膜外麻醉下完成，且不受手术时间的限制。颈部、上肢和胸壁浅表手术，有时也可以选择硬膜外麻醉，但操作和管理技术都较复杂，应慎重对待。硬膜外阻滞也用于镇痛，镇痛包括产科镇痛、术后镇痛、晚期癌症病人镇痛。

（五）禁忌证　同蛛网膜下隙麻醉。

（六）并发症及处理

1. 全脊髓麻醉　硬膜外隙阻滞所用的局麻药的容积和剂量是蛛网膜下隙阻滞的3～5倍。如将硬膜外阻滞所用的局麻药全部或大部分误注入蛛网膜下隙，即可导致全部脊神经被阻滞。病人可在数分钟内出现呼吸停止、血压下降，甚至意识丧失。一旦发生全脊髓麻醉应立即施行人工呼吸，加快输液并静注血管收缩药以维持血压正常。若发现不及时或处理不当导致病人心跳骤停，应立即进行心肺复苏。

全脊髓麻醉是硬膜外麻醉最严重的并发症。较常见的发生原因是针尖刺破硬脊膜未被发现，以致导管置入蛛网膜下隙。也可能穿刺针虽未刺破硬脊膜，但因导管质地较硬，置管时导管刺破硬脊膜而进入蛛网膜下隙。因此，在经硬膜外导管注药前应回抽无脑脊液回流后方可注药。但导管置入蛛网膜下隙后并非每例都能回抽出脑脊液，应先注试验剂量2%利多卡因3～5ml，观察5～10分钟，如无腰麻现象（即短时间内发生广泛神经阻滞、运动障碍和血压下降等现象），再根据试验剂量所出现的阻滞平面和血压变化决定给予追加量。虽然全脊髓麻醉是硬膜外阻滞最严重的并发症，但只要注意操作仔细轻柔、给予试验剂量后密切观察，出现异常及时处理，全脊髓麻醉是可以避免的。

2. 局麻药的毒性反应　硬膜外间隙有丰富的静脉丛，对药物的吸收较快；硬膜外导管有可能误入血管丛内，经导管注药实际上是将局麻药直接注入血管内；也可能损伤血管，使注射的局麻药吸收过快。以上因素均可引起轻重不等的局麻药毒性反应。因此，每次经导管注药前，均应回抽，无鲜血回流时，方可注药。除外局部麻醉药入血的另一个方法是注射试验剂量。凡有血液自导管反流、注入局部麻醉药后无阻滞平面出现、病人出现局麻药毒性反应症状，都应考虑硬膜外导管损伤血管或已在血管内，须更换穿刺间隙重新置入硬膜外导管或更改麻醉方法。

3. 硬脊膜穿破后头痛　由于硬膜外穿刺针较粗，当穿刺不慎或硬膜外腔有粘连时，可能会出现硬脊膜和蛛网膜刺破，脑脊液外漏，造成术后头痛。症状和治疗同腰麻后头痛。

4. 神经损伤　因穿刺困难或不慎，或导管质地过硬可损伤脊神经根。病人当时即可出现电击样异感，向一侧肢体放射。麻醉作用完全消退后出现该神经根支配区域感觉异常、缺失或运动障碍。治疗可给地塞米松10～30mg/d，连续3天和大量维生素B_{12}及局部理疗。轻者一般在数周或数月内自愈。

5. 硬膜外血肿　硬膜外间隙有丰富的静脉丛，穿刺和置管时有可能损伤出血，但一般出血都能很快停止。如病人有凝血机制障碍，或接受抗凝治疗，则可形成血肿，压迫脊髓而致截瘫。若麻醉作用持久不消退，或消退后又复出现，同时腰背部剧痛，都是血肿形成的征兆。应及早做出诊断，拍X线片、核磁共振对明确诊断有帮助。应在血肿形成8小时内行椎板切开减压术，清除血肿。如血肿形成超过24小时，神经功能一般难以恢复。

6. 感染　硬膜外间隙及蛛网膜下间隙感染是最严重的并发症，穿刺过程一定要严格无菌操作。

五、腰麻-硬膜外联合麻醉

腰麻-硬膜外联合麻醉自20世纪80年代开始应用于临床。此麻醉方式能将两种技术结合并相互取长补短，既有麻醉起效快、肌肉松弛及镇痛效果确切等腰麻的优点，又有硬膜外麻醉可满足长时间手术需要的长处。另外，局麻药血药浓度比单纯硬膜外阻滞麻醉低，硬膜外导管还可以留置用于手术后持续镇痛等优点。根据穿刺位置的不同，腰麻-硬膜外联合麻醉可分为一点法和两点法。

一点法即腰麻和硬腰外隙阻滞均在同一点穿刺。穿刺点选在 L_{2-3}或 L_{3-4}。病人准备同硬膜外麻醉，当硬膜外麻醉穿刺成功后，取一根长腰麻针（24G，120mm）经硬膜外穿刺针内向前缓缓推进，直至有硬脊膜穿破感，并可见有清亮脑脊液顺畅流出，即可将腰麻药注入蛛网膜下隙。随后退出腰麻针，并按硬膜外阻滞麻醉方法将硬膜外导管置入硬膜外间隙。妥善固定硬膜外导管后让病人平卧。按腰麻管理方法调节麻醉平面。若手术时间较长，则可以在腰麻平面消退，不能满足手术麻醉要求时，经硬膜外导管酌情追加局部麻醉药来维持麻醉。硬膜外导管可以用于术后持续镇痛。

两点穿刺法指腰麻和硬膜外麻醉分别在不同点穿刺。按外科手术需要，可在下胸或上腰段棘突间隙先行硬膜外隙阻滞麻醉穿刺置入导管备用，然后在 L_{3-4}间隙用腰麻穿刺针穿刺直达蛛网膜下隙，注入腰麻药。管理办法与一点法相同。

六、骶管阻滞

骶管阻滞是硬膜外阻滞的一种，经骶管裂孔将局麻药注入骶管腔内，阻滞骶部脊神经。常用于肛门、会阴部手术。骶骨是由五个骶椎融合而成的三角形骨块，上连腰椎，下接尾骨。各骶椎的椎孔上下融合而成骶管。骶管是硬膜外间隙的下段，上与腰段硬膜外间隙相通。成人骶管长9～12cm，容积为15～20ml。左右椎板未在中线融合而形成骶管的下口，称为骶裂孔，为骶管麻醉穿刺进针点。穿刺时病人取侧卧或俯卧位，腰背向后弓曲，两膝向腹部靠拢。自尾骨向上摸清骶裂孔后，在其上用7号针头垂直皮肤进针，刺过骶尾韧带可有阻力消失感。此时将针干向尾侧倾斜，与皮肤呈30°～45°角顺势推进2cm即可达到骶管腔。回抽无脑脊液或血液，即可注药。注药时应无阻力，不应出现局部皮下肿胀。应先注入试验量5ml，观察5分钟无任何不良反应后，再注入15ml局麻药液。骶管阻滞所用局麻药液种类与浓度和硬膜外阻滞相同。骶管内静脉丛丰富，骶管阻滞时局麻药毒性反应发生率略高于硬膜外阻滞。如穿刺针进入过深达硬膜囊内，局麻药液可注入蛛网膜下间隙，引起全脊髓麻醉。

（吴丽娜 陈彪）

第五节 全身麻醉

麻醉药经呼吸道吸入或静脉、肌内注射进入人体内，产生中枢神经系统的可逆抑制，临床表现为神志消失、全身的痛觉丧失、遗忘、反射抑制和一定程度的肌肉松弛，这种方法称为全身麻醉，临床常简称为全麻。对中枢神经系统抑制的程度与血液内的药物浓度有关，并且可以调控。这种抑制是完全可逆的，当药物被代谢或从体内排出后，病人的神志逐渐恢复。

一、全身麻醉药

（一）吸入麻醉药　吸入麻醉药是指经呼吸道进入人体内并产生全身麻醉作用的药物。一般用于全身麻醉的维持，有时也用于麻醉诱导。

1. 理化性质与药理性能　常用吸入麻醉药多为卤素类，经呼吸道吸入后，作用于脑细胞膜产生全身麻醉作用。吸入麻醉药的油/气分配系数（即脂溶性）和血/气分配系数，对其药理性能有明显影响。吸入麻醉药的强度以最低肺泡浓度（MAC）来衡量。MAC是指某种吸入麻醉药在一个大气压下与纯氧同时吸入时，能使50%病人在切皮时不发生摇头、四肢运动等反应时的最低麻醉药肺泡浓度。因为MAC是不同麻醉药的等效价浓度，所以能反映该麻醉药的效能，MAC越小麻醉效能越强。由表11-4可见，吸入麻醉药的强度与油/气分配系数成正比关系，油/气分配系数越高，麻醉强度越大，MAC越小。麻醉深度与脑内吸入麻醉药的分压相关，当肺泡、血液和脑组织的吸入麻醉药分压达到平衡时，肺泡浓度（F_A）可反映吸入麻醉药在脑内的分布情况。因此，MAC也可以作为衡量麻醉深度的指标。吸入麻醉药的可控性与其血/气分配系数相关。血/气分配系数越低的吸入麻醉药，其在肺泡、血液和脑组织中的分压越容易达到平衡状态，因而在中枢神经系统内的浓度越容易得到控制。由表11-4可见，地氟烷和七氟烷的血/气分配系数较低，因此其诱导和恢复速度都较快。

表11-4　吸入麻醉药的理化性质

药物	分子量	油/气	血/气	代谢率（%）	MAC（%）
乙醚	74	65	12	2.1～3.6	1.9
笑气	44	1.4	0.47	0.004	105
氟烷	197	224	2.4	15～20	0.75
恩氟烷	184	98	1.9	2～5	1.7
异氟烷	184	98	1.4	0.2	1.15
七氟烷	200	53.4	0.6	2.3	2.0
地氟烷	168	18.7	0.42	0.02	6.0

2. 影响肺泡药物浓度的因素　肺泡浓度（F_A）是指吸入麻醉药在肺泡内的浓度，而吸入浓度（F_I）是指从环路进入呼吸道的药物浓度。临床上常以F_A/F_I来比较不同药物肺泡浓度上升的速度。F_A和F_A/F_I的上升速度取决于麻醉药的输送和由肺循环摄取的速度，影响因素有：

（1）通气效应：肺泡通气量增加，可将更多的药物输送到肺泡以补偿肺循环对药物的摄取，结果加速了F_A升高和F_A/F_I上升的速度。药物的血/气分配系数越大，被血液摄取也越多。因此，对于血/气分配系数大的药物来说，通气量增加对F_A/F_I升高的影响更明显。

（2）浓度效应：F_I不仅可影响F_A的高低，而且影响F_A上升的速度，即F_I越高，F_A上升越快，称为"浓度效应"。假如吸入浓度为100%，F_A上升非常快。因为这时F_A只取决于肺通气时向肺内输送气体的速度，肺循环对药物的摄取已不能限制 F_A/F_I的上升速度。

(3) 心排出量（CO）：麻醉药是以扩散方式由肺泡向血液转移的。在肺通气量不变时，CO 增加，通过肺循环的血流量也增加，被血液摄取并移走的麻醉药也增加，结果 F_A上升减慢。CO 对肺泡药物浓度的影响，还与药物的血/气分配系数有关。药物的血/气分配系数越大，CO 增加引起的血液摄取量也越多，肺泡药物浓度降低也越明显。

(4) 血/气分配系数：指麻醉药气体与血液达到平衡时，单位容积血液中该气体的溶解量。血/气分配系数越高，被血液摄取麻醉药越多，肺泡中麻醉药浓度上升减慢，麻醉诱导期延长，麻醉恢复也较慢。从临床角度讲，血/气分配系数越低表示麻醉诱导期 F_A上升快，麻醉恢复期 F_A降低快，肺泡、血液和脑组织之间容易达到平衡，麻醉深度容易控制。吸入麻醉药的可控性与血/气分配系数呈反比关系。

(5) 麻醉药在肺泡和静脉血中的浓度差（F_{A-V}）：F_{A-V}越大，肺循环摄取的药量越多，即肺血从肺泡带走的麻醉药越多，在诱导早期，混合静脉血中的麻醉药接近零，F_{A-V}很大，促进了血液对麻醉药的摄取。随着麻醉的加深和时间的延长，静脉血中麻醉药浓度增加，使 F_{A-V}降低，摄取速度减慢，摄取量亦减少，最终达到相对稳定状态。

3. 代谢和毒性　吸入麻醉药的脂溶性较大，很难以原形由肾排出，绝大部分由呼吸道排出，仅小部分在体内代谢后随尿排出。主要代谢场所是肝，细胞色素 P_{450}是重要的药物氧化代谢酶，能加速药物的氧化代谢过程。此外，有些药物具有药物代谢酶诱导作用，可加速其自身代谢速度。由于药物的代谢过程及其代谢产物，对肝和肾的功能都有不同程度的影响，因此，衡量药物的毒性涉及其代谢率、代谢中间产物及最终产物的毒性。

4. 常用吸入麻醉药

(1) 氧化亚氮（Nitrous oxide，N_2O）：又称笑气。为麻醉性能较弱的气体麻醉药，MAC 为 105%。在血液中溶解度低，诱导、苏醒迅速。对心肌有直接抑制作用，但对心排出量、心率和血压无明显影响，可能与其兴奋交感神经系统有关。对于冠心病或低血容量者，N_2O 的心肌抑制作用可导致心排出量和血压的降低。对肺血管平滑肌有收缩作用，使肺血管阻力增加而导致右房压升高，但对外周血管阻力无明显影响。对呼吸有轻度抑制作用，使潮气量降低和呼吸频率加快，但对呼吸道无刺激，对肺组织无损害。因其血/气分配系数很低，肺泡浓度和吸入浓度的平衡速度非常快，肺泡通气量或心排出量的改变对肺循环摄取 N_2O 的速度无明显影响。可引起脑血流量增加而使颅内压轻度升高。N_2O 几乎全部以原形由呼吸道排出，对肝肾功能无明显影响。

临床应用：因 N_2O 的麻醉性能弱，常与其他全麻药复合应用于麻醉维持，吸入浓度为 50%～70%。麻醉时必须维持吸入氧浓度（FiO_2）高于 0.3，以免发生低氧血症。在麻醉恢复期有发生弥散性缺氧的可能。麻醉结束由吸入 N_2O-O_2改为吸入空气时，血液中的 N_2O 迅速弥散到肺泡，使肺泡氧浓度降低而导致缺氧，因此，停止吸 N_2O 后应吸纯氧 5～10 分钟。此外，N_2O 可使体内封闭腔内压升高，如中耳、肠腔等，因此，肠梗阻患者不宜应用。

(2) 恩氟烷（安氟醚，Enflurane）：麻醉性能较强，成人的 MAC 为 1.7%。对中枢神经系统有抑制作用，但可使脑血流量和颅内压增加。随着吸入浓度逐渐升高（>3%），脑电图（EEG）可出现癫痫样棘波和暴发性抑制。对心肌收缩力有抑制作用，引起血压、心排出量和心肌氧耗量降低。对外周血管有轻度舒张作用，导致血压下降和反射性心率增快。虽然恩氟烷也可引起心肌对儿茶酚胺的敏感性增加，但肾上腺素的用量达 4.5μg/kg，仍不致引起心律失常。对呼吸道无刺激，不引起唾液和气道分泌物的增加。对呼吸的抑制作用较强，表现为潮气量降低和呼吸增快，0.1MAC即可抑制机体对缺氧反射的50%。可增强非去极化肌松药的作用。约2%～5%在体内代谢，一般临床麻醉后，主要代谢产物血无机氟浓度（F^-）低于肾毒性阈值。

临床应用：可用于麻醉诱导和维持。麻醉维持期的常用浓度为0.5%～2%。因深麻醉时脑电图显示癫痫样发作，临床表现为面部及肌肉抽搐，因此有癫痫病史者应慎用。

（3）异氟烷（异氟醚，Isoflurane）：麻醉性能强，MAC为1.15%。低浓度时对脑血流无影响，高浓度时（>1MAC）可使脑血管扩张，脑血流增加和颅内压升高。其升高颅内压的作用较恩氟烷为轻，并能为适当过度通气所对抗。对心肌收缩力的抑制作用较轻，对心排出量的影响较小，但可明显降低外周血管阻力而降低动脉压。对冠脉有扩张作用，并有引起冠脉窃流的可能，即扩张正常冠状动脉，增加正常供血区心肌血流量，进一步减少了缺血区心肌的血流供应，加重缺血心肌的缺氧。异氟烷不增加心肌对外源性儿茶酚胺的敏感性。对呼吸有轻度抑制作用，对支气管平滑肌有舒张作用，对呼吸道有刺激。可增强非去极化肌松药的作用。血/气分配系数较低，肺泡浓度很快与吸入浓度发生平衡。代谢率约0.2%，最终代谢产物为三氟乙酸。临床麻醉时对肝肾功能无明显影响。

临床应用：可用于麻醉诱导和维持。以面罩吸入诱导时，因有刺激味，可使麻醉诱导减慢。因此，常在静脉诱导后，以吸入异氟烷维持麻醉。常用吸入浓度为0.5%～2%。麻醉维持时易保持循环功能稳定，停药后苏醒较快。因其对心肌收缩力抑制轻微，而对外周血管扩张明显，因而可用于控制性降压。

（4）七氟烷（七氟醚，Sevoflurane）：麻醉性能较强，成人的MAC为2%。对CNS有抑制作用，对脑血管有舒张作用，可引起颅内压升高。对心肌收缩力有轻度抑制，可降低外周血管阻力，引起动脉压和心排出量降低。对心肌传导系统无影响，不增加心肌对外源性儿茶酚胺的敏感性。对呼吸道无刺激性，不增加呼吸道的分泌物。对呼吸的抑制作用比较强，对气管平滑肌有舒张作用。可增强非去极化肌松药的作用，并延长其作用时间。血/气分配系数很低，肺泡浓度上升快。临床无确定的肝肾毒性作用。

临床应用：用于麻醉诱导和维持。用面罩诱导，吸入浓度为4.5%加70%N_2O时，呼吸数次即可使病人神志消失，平均诱导时间为10分钟。诱导平稳，呛咳和屏气的发生率很低。维持麻醉浓度为1.5%～2.5%，循环稳定。麻醉后清醒迅速。在钠石灰中和温度升高时可发生分解，产生有毒的分解产物，故不宜使用钠石灰的全禁闭麻醉，需要时可用钡石灰并降低CO_2吸收剂的温度。

（5）地氟烷（地氟醚，Desflurane）：麻醉性能较弱，成人的MAC为6.0%～7.3%。可抑制大脑皮层的电活动，降低脑的氧代谢率。高浓度可使脑血管舒张，并降低其自身调节能力。对心肌收缩力有轻度抑制作用，对心率、血压和CO影响较轻。当浓度增加时可引起外周血管阻力降低和血压下降。对呼吸有轻度抑制作用，对呼吸道也有轻度抑制作用，有一定的刺激性，可引起咳嗽、屏气和喉痉挛。对神经-肌肉接头有抑制作用，增强肌松药的效应。因其血/气分配系数很低，肺泡浓度上升很快，F_A/F_I很容易达到平衡状态。不增加心肌对外源性儿茶酚胺的敏感性。几乎全部由肺排出，除长时间或高浓度应用外，其体内代谢率极低，因而肝肾毒性很低。

临床应用：用于麻醉诱导和维持，麻醉诱导和苏醒都非常迅速。可单独以面罩诱导，可

单独或与 N_2O 合用维持麻醉，麻醉深度可控性强，肌松药用量减少。因对循环功能的影响较小，故对心脏手术或心脏病人行非心脏手术的麻醉更为有利。其诱导和苏醒迅速，适用于门诊手术病人的麻醉。需要特殊的蒸发器，价格较贵。

（二）静脉麻醉药　经静脉注射进入体内，通过血液循环作用于中枢神经系统而产生全身麻醉作用的药物，称为静脉麻醉药。其优点为诱导快，对呼吸道无刺激，无环境污染，使用时无需特殊设备。常用静脉麻醉药有：

1. 硫喷妥钠（Thiopental sodium）　为超短效巴比妥，是常用的巴比妥类静脉全麻药。常用浓度为 2.5%，其水溶性呈强碱性，pH 为 10～11。硫喷妥钠易透过血脑屏障，增强脑内抑制性递质 γ-氨基丁酸（GABA）的抑制作用，从而影响突触的传导，抑制网状结构的上行激活系统。小剂量静脉注射有镇静、催眠作用，剂量稍大（3～5mg/kg）时，20 秒内即可使病人入睡，作用时间约 15～20 分钟。可降低脑代谢率及氧耗量，降低脑血流量和颅内压，对脑细胞有一定的保护作用。有直接抑制心肌及扩张血管作用而使血压下降，血压下降程度与所用剂量及注射速度有关。在合并低血容量或心功能障碍者，血压降低则更加显著。有较强的中枢性呼吸抑制作用。可抑制交感神经而使副交感神经作用相对增强，使咽喉及支气管的敏感性增加。麻醉中对喉头、气管或支气管有刺激，容易引起喉痉挛及支气管痉挛。硫喷妥钠的脂溶性高，静脉注药后到达血管丰富的脑组织，使病人的神志迅速消失进入麻醉状态。可很快再分布到骨骼肌及脂肪组织，使脑内浓度迅速降低，故苏醒迅速。若反复用药，可在脂肪组织中蓄积，并可再向脑内分布而使苏醒延迟。硫喷妥钠主要在肝代谢降解，肝功能障碍者，麻醉后清醒时间可能延长。

临床应用：

①全麻诱导：缓慢静脉注射 3.5mg/kg，病人即可入睡，常用剂量为 4～6mg/kg，辅以肌松药即可完成气管内插管。但不宜单独用于气管内插管，容易引起严重的喉痉挛。②短小手术的麻醉：脓肿切开引流、血管造影等，成人静注 2.5%溶液 6～10ml。③控制惊厥：2.5%溶液 2～3ml。

2. 氯胺酮（Ketamine）　为苯环已哌啶的衍生物，易溶于水，水溶液 pH 为 3.5～5.5。主要选择性抑制大脑联络径路和丘脑—新皮质系统，兴奋边缘系统，而对脑干网状结构的影响较轻，镇痛作用显著。可增加脑血流、颅内压及脑代谢率。氯胺酮有兴奋交感神经作用，使心率增快，外周血管和肺血管阻力均增加，血压及肺动脉压升高。对低血容量休克及交感神经呈高度兴奋者，氯胺酮可呈现心肌抑制作用。对呼吸的影响较轻，但用量过大或注射速度过快，或与其他麻醉性镇痛药配伍时，可引起显著的呼吸抑制，甚至呼吸暂停，应特别警惕。氯胺酮可使唾液和支气管分泌物增加，对支气管平滑肌有松弛作用。主要在肝内代谢，代谢产物由肾排出。

临床应用：可用于全麻诱导，剂量为 1～2mg/kg 静注。静脉持续点滴 1%溶液 0.2mg/kg 可用于麻醉维持。常用于小儿基础麻醉，肌注 4mg/kg 可维持麻醉 30 分钟左右，对于小儿，口服 6mg/kg 可产生基础麻醉。静注 0.5～1mg/kg，可加强阻滞麻醉的作用。主要副作用有一过性呼吸暂停，幻觉、噩梦及精神症状，使眼压和颅内压升高。

3. 依托咪酯（Etomidate）　为短效催眠药，无镇痛作用，作用方式与巴比妥类近似。起效快，静脉注射后约 30 秒钟病人意识即可消失，1 分钟脑内浓度达峰值。可降低脑血流量、颅内压及代谢率，并且在降低颅内压时平均动脉压不降低，对缺氧性脑损害可能有一定的保护作用。对心率、血压及心排出量的影响均很小，不增加心肌氧耗量，并有轻度冠状动脉扩张作用。因此，适用于冠心病、心脏储备功能差及年老体弱的病人。对呼吸的影响明显轻于硫喷妥钠，在静注依托咪酯诱导时，大多数病人先出现过度通气，持续时间很短后平稳，但用量过大或与麻醉性镇痛药合用时，可使呼吸频率减慢及潮气量降低，并可引起一过性呼吸暂停。对肝肾功能无明显影响。

临床应用：主要用于全麻诱导，适用于年老体弱和危重病人及心血管疾病病人麻醉诱导，一般剂量为0.15～0.3mg/kg。主要副作用是注射后常可发生肌阵挛，对静脉有刺激性，术后易发生恶心、呕吐，反复用药或持续静滴后可能抑制肾上腺皮质功能。

4. 丙泊酚（异丙酚，Propofol） 是一种新型快效、短效静脉麻醉药。具有镇静、催眠作用，有轻微镇痛作用。起效快，静脉注射1.5～2mg/kg后30～40秒钟病人即入睡，维持时间仅为3～10分钟，停药后苏醒快而完全。可降低脑血流量、颅内压和脑代谢率。异丙酚对心血管系统有显著的抑制作用，抑制程度比等效剂量的硫喷妥钠为重。主要表现为对心肌的直接抑制作用及血管舒张作用，结果导致明显的血压下降，心率减慢，外周阻力和心排出量降低，血压下降时间一般在注药后2～9分钟最明显。当大剂量、快速注射或用于低血容量及老年人时，有引起严重低血压的危险。对呼吸有明显抑制作用，表现为潮气量降低和呼吸频率减慢，甚至呼吸暂停，抑制程度与剂量相关。经肝代谢，代谢产物无生物活性。反复注射或静脉持续点滴时体内有蓄积，但对肝肾功能无明显影响。

临床应用：用于全麻静脉诱导，剂量为1.5～2.5mg/kg，因其对上呼吸道反射的抑制较强，气管内插管的反应也较轻。可静脉持续注射或与其他全麻药复合应用于麻醉维持，用量为6～10mg/（kg·h）。用于门诊手术的麻醉和阻滞麻醉的辅助药。丙泊酚也常用于ICU病人实施机械通气持续输注，长时间镇静也能迅速苏醒。副作用为对静脉有刺激作用，对呼吸抑制作用常较硫喷妥钠为强。

5. γ-羟丁酸钠（Sodium Oxylate，γ-OH） 具有镇静和催眠作用，镇痛作用很弱。其水溶液的pH为8.5～9.5。γ-OH系γ-氨基丁酸（GABA）的中间代谢产物，主要阻滞乙酰胆碱对受体的作用，干扰突触部位对冲动的传导，作用部位在皮层、海马旁回和边缘系统。静脉注射后通过血脑屏障较慢。可直接抑制中枢神经活动而引起生理样睡眠，同时出现肌颤搐、不随意运动及锥体外系症状。对循环有轻度兴奋作用，血压轻度升高，脉搏变慢，对心排出量无明显影响。一般用量时可使呼吸频率减慢，潮气量增加。用量大时可明显抑制呼吸。

临床应用：可用于全麻诱导和维持，也是一种很好的小儿基础麻醉药。静脉注射剂量为50～100mg/kg，起效时间为5～10分钟，维持时间为45～60分钟。1小时后可追加15～20mg/kg以维持麻醉。因其镇痛作用很弱，只能与其他麻醉药复合应用才能获得满意的麻醉效果，是近年来临床应用少的原因。适用于小儿、老年及体弱者。毒性低，副作用较少，但可引起锥体外系症状，用量过大时可抑制呼吸。

（三）肌肉松弛药 肌肉松弛药又称肌松药，是骨骼肌松弛药的简称。自从1942年筒箭毒碱首次应用于临床后，肌松药就成为全麻用药的重要组成部分。肌松药不仅便于手术操作，也有助于避免深麻醉带来的危害。

1. 肌松药的作用机制和分类 神经肌肉接合部包括突触前膜、突触后膜和介于前、后膜之间的突触裂隙。在生理状态下，当神经兴奋传至运动神经末梢时，引起位于突触前膜的囊泡破裂，将递质乙酰胆碱向突触裂隙释放，并与突触后膜的乙酰胆碱受体相结合，引起肌纤维去极化而诱发肌肉的收缩。肌松药主要在接合部干扰了神经冲动的传导。根据干扰方式的不同，肌松药主要分为两类：去极化肌松药和非去极化肌松药。

（1）去极化肌松药：以琥珀胆碱为代表。琥珀胆碱的分子结构与乙酰胆碱相似，与乙酰胆碱受体结合后可产生乙酰胆碱相同的作用，引起突触后膜去极化和肌纤维成束收缩。琥珀胆碱与受体的亲和力较强，而且在神经肌肉接头处不易被胆碱酯酶分解，因而作用时间较长，使突触后膜不能复极化而处于持续的去极化状态，对神经冲动释放的乙酰胆碱不再发生反应，结果产生肌肉松弛作用。当琥珀胆碱在接头部位的浓度逐渐降低，突触后膜复极化，神经肌肉传导功能才恢复正常。

（2）非去极化肌松药：以筒箭毒碱为代表。这类肌松药与突触后膜的乙酰胆碱受体结合能力较强，但缺乏内在活性，不引起突触后膜的去极化。肌松药和乙酰胆碱与受体竞争性结合，具有明显的剂量依赖性。应用胆碱酯酶抑制药（如新斯的明）后，使乙酰胆碱的分解减慢，可反复与肌松药竞争受体。一旦乙酰胆碱与受体结合的数量达到阈值时，即可引起肌肉收缩。因此，非去极化肌松药的作用可被胆碱酯酶抑制药所拮抗。

2. 常用肌松药

（1）琥珀胆碱（司可林，Scoline）：是作用迅速的短效去极化肌松药，静脉注射后迅速再分布，通过血浆胆碱酯酶水解。气管插管时静注 1～1.5mg/kg，20 秒内出现肌肉震颤（运动终板去极化后引起肌纤维的部分非协同兴奋），30～60 秒显效，作用持续 10～15 分钟，也可使用 0.1%的溶液以 2～4mg/min 持续静脉滴注，维持术中肌肉松弛。琥珀胆碱不释放组胺，可兴奋心脏毒蕈碱样受体，引起心动过缓或心律不齐，特别是在重复大量应用时，可使血清钾升高，高血钾病人（严重创伤、烧伤等）禁用，截瘫病人使用琥珀胆碱后更易发生血清钾急剧上升，亦应禁用。琥珀胆碱可使眼内压升高，有穿透性眼损伤及青光眼的病人应禁用。琥珀胆碱引起肌肉震颤可致病人术后肌痛，预先用小剂量非去极化肌松药可以预防肌肉震颤的发生。

（2）筒箭毒碱（Tubocurarine）：长效肌松药，首次剂量 0.4mg/kg，显效时间 4～6 分钟，45～60 分钟再给半量。大剂量时阻滞自主神经节和释放组胺，可引起血压下降，呼吸道阻力增加。主要经肾排泄，不透过胎盘，对胎儿呼吸无影响。

（3）潘库溴铵（潘可罗宁，Pancuronium）：强效且长效的肌松药。首次剂量 0.08～0.1mg/kg，显效时间 3～5 分钟，1～1.5 小时后追加半量。能阻断心脏毒蕈碱样受体，引起心率增快，甚至出现心动过速。能抑制去甲肾上腺素的再摄取，可引起血压升高。因此，心动过速和高血压病人慎用。潘库溴铵不引起组胺释放。部分经肝代谢，代谢产物及原形主要经肾排除，部分经胆汁排泄。

（4）维库溴铵（万可松，Vecuronium）：是潘库溴铵的衍生物。首次剂量 0.05～0.07mg/kg，显效时间 1.5～4 分钟，30 分钟后追加半量。维库溴铵对心血管系统影响小，不引起组胺释放，适用于心肌缺血和心脏病人。主要经肝代谢，胆汁排出。通过胎盘浓度为维库溴铵的 1/2。

（5）阿曲库铵（卡肌宁，Atracurium）：中效肌松药。首次剂量 0.4～0.5mg/kg，显效时间 2～4 分钟，30 分钟后追加半量。阿曲库铵对心血管系统影响轻微，产生轻度组胺释放。在人体内代谢主要是 Hoffman 降解，即在人体正常 pH 条件下自行降解，不依赖于体内酶的作用，不依赖肾排泄，故适用于肝肾衰竭病人。少部分经酯酶水解。注射剂量的5%～20%通过胎盘，对新生儿呼吸影响小。

(6) 罗库溴铵（爱可松，Rocuronium）：是至今临床广泛应用的非去极化肌松药中起效最快的中时效药。无心血管作用。不释放组胺。消除主要依靠肝脏，其次是肾脏。气管插管量0.6mg/kg，注药后90秒可作气管插管，肌松维持45分钟，如作快速气管插管用量增至1.0mg/kg，60～90秒即可插管，维持肌松75分钟。此药尤其适用于琥珀胆碱禁用时作气管插管。

3. 应用肌松药的注意事项 ①为保证呼吸道通畅，应进行气管内插管，并施行辅助或控制呼吸。②肌松药无镇静、镇痛作用，不能单独应用，应在全麻药作用下应用。③体温降低可延长肌松药的肌松作用。吸入麻醉药、某些抗生素（如链霉素、庆大霉素、多粘菌素）及硫酸镁等，可增强非去极化肌松药的作用。④合并有神经-肌肉接头疾患者，如重症肌无力，禁忌应用非去极化肌松药。⑤有的肌松药有组胺释放作用，有哮喘史及过敏体质者慎用。

二、气管内插管术

气管内插管是将特制的气管导管，经口腔或鼻腔插入到病人的气管内，是麻醉医师必须熟练掌握的基本操作技能，也是临床麻醉的重要组成部分。其目的在于：①麻醉期间保持病人的呼吸道通畅，防止异物进入呼吸道，及时吸出气管内分泌物或血液。②进行有效的人工或机械通气，防止病人缺氧和二氧化碳蓄积。③便于吸入麻醉药的应用。气管内插管在危重病人的抢救中发挥了重要作用。常用插管方法有经口腔或鼻腔明视插管和经鼻腔盲探插管。

（一）经口腔明视插管 借助喉镜在直视下暴露声门后，将导管经口腔插入气管内。

1. 将病人头后仰，双手将下颌向前、向下托起以使口张开。或以右手拇指对着下牙列，示指对着上牙列，借旋转力量将口腔张开。

2. 左手持喉镜由右口角放入口腔，将舌推向左侧后缓慢推进，可见到悬雍垂。将镜片垂直提起前进，直到看见会厌。

3. 挑起会厌以显露声门。如采用弯镜片插管则将镜片置于会厌与舌根交界处（会厌谷），用力向前上方提起，使舌骨会厌韧带紧张，会厌翘起紧贴喉镜片，即显露声门（图11-6）。如用直镜片插管，应直接挑起会厌，声门即可显露（图11-7）。

4. 右手持导管的中上段，将其前端由右口角进入口腔，接近并插入声门。导管插入气管内的深度成人为4～5cm，导管尖端至中切牙的距离约为18～22cm。

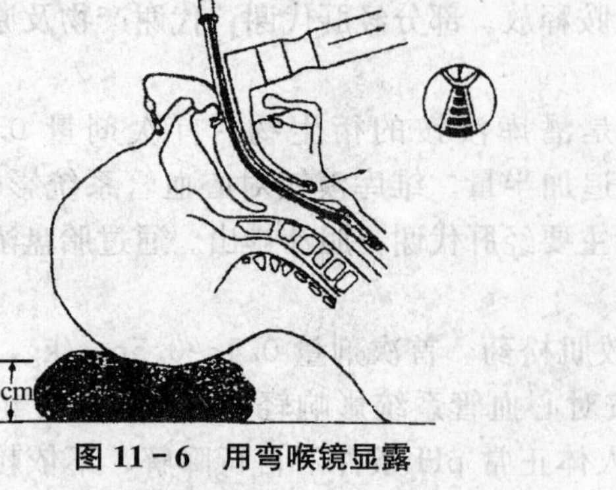

图11-6 用弯喉镜显露

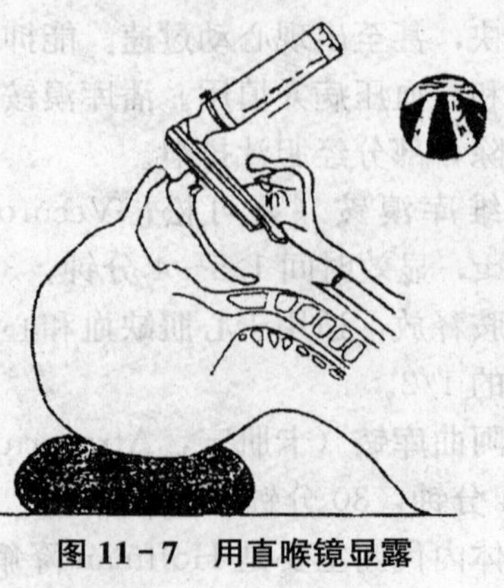

图11-7 用直喉镜显露

5. 确认导管已进入气管内方可固定。确认导管进入气管内方法有：①按压胸部，导管口有气流。②人工通气可见双侧胸廓对称起伏，听诊双肺可听到清晰的肺泡呼吸音。③如用透明导管时，吸气时管壁清亮，呼气时可见明显的“白雾”样变化。④病人如有自主呼吸，接麻醉机后可见呼吸囊随呼吸而张缩。⑤如监测呼气末 CO_2 分压（$ETCO_2$）有显示则可确认无误。

（二）经鼻腔盲探气管插管

1. 以 1% 丁卡因做鼻咽腔内表面麻醉，并滴入 3% 麻黄碱液使鼻腔黏膜的血管收缩，减少出血。

2. 环甲膜穿刺气管内注入局部麻醉药做喉气管表面麻醉.

3. 插管时必须保留自主呼吸，以便根据呼出气流的强弱来判断导管前进的方向。

4. 导管插入过程中注意听呼出气流的强弱，同时左手调整病人头部位置，以寻找呼出气流最强的位置（图 11－8）。

5. 于呼气（声门张开）时将导管迅速插入。如进入声门则感到推进阻力减小，导管口呼出气流非常明显，接上麻醉机可见呼吸囊随患者呼吸而张缩，清醒病人无法发音表明导管插入气管内（图 11－9）。

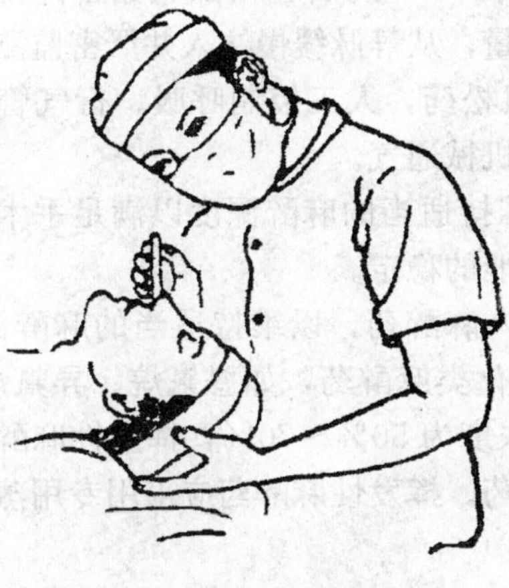

图 11－8　经鼻腔盲探插管方法

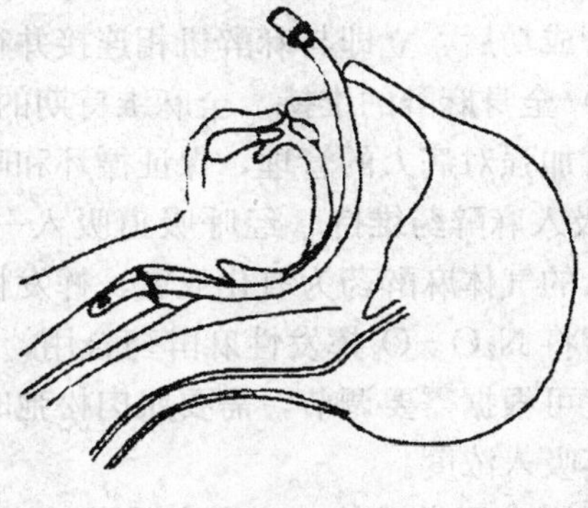

图 11－9　导管经鼻腔插入气管内

（三）气管内插管的并发症

1. 插管技术不规范或粗暴，可致牙齿损伤或脱落，口腔、咽喉部和鼻腔的黏膜出血，颞下颌关节脱位。

2. 浅麻醉下行气管插管，可引起剧烈咳嗽、憋气或支气管痉挛，有时由于迷走神经过度兴奋而产生心动过缓、心律失常，甚至心跳骤停，或心动过速、血压升高、心室纤颤。应采取措施预防插管时严重的心血管反应，如适当加深麻醉，插管前行喉头和气管内表面麻醉，应用麻醉性镇痛药或短效降压药以及肌肉松弛药等。

3. 气管导管内径过小，可使呼吸阻力增加，导管内径过大或质地过硬易损伤呼吸道黏膜，甚至引起急性喉头水肿或慢性肉芽肿。导管过软容易变形，或因压迫、扭折而引起呼吸道梗阻。

4. 导管插入过深可误入一侧支气管内，引起通气不足、缺氧或术后肺不张。过浅可因病人体位变动而意外脱出，导致严重意外发生。因此，插管后及改变体位时应仔细检查导管插入深度，听诊双肺呼吸音是否对称。

三、全身麻醉的实施

（一）全身麻醉的诱导　全麻诱导是指病人接受全麻药后，由清醒状态到神志消失，进行气管内插管的阶段，方法包括吸入诱导法、静脉诱导法。

1. 吸入诱导法

（1）开放点滴法：以金属丝网面罩绷以纱布扣于病人的口鼻部，将挥发性麻醉药滴于纱布上，病人呼吸时将麻醉药蒸气吸入并逐渐进入麻醉状态。以往主要用于乙醚麻醉，但有空气污染，临床较少用此诱导方法。实施开放点滴麻醉前，应注意病人眼睛的保护，避免吸入麻醉药流入病人眼睛。一般以薄橡胶或透明胶贴垫衬少许棉絮贴封病人双眼。

（2）面罩吸入诱导法：将麻醉面罩置于病人口鼻部，开启麻醉药蒸发器并逐渐增加吸入浓度，待病人意识消失，静注肌松药后行气管内插管。吸入麻醉诱导必须保持自主呼吸，现较少用，主要用于小儿麻醉或某些特殊病人如重症肌无力病人。

2. 静脉诱导法　优点在于诱导迅速，病人舒适，无环境污染，但麻醉深度的分期不明显，对循环的干扰较大。开始诱导时，先以面罩吸入纯氧 2～3 分钟，增加氧储备并排出肺及组织内的氮气。根据病情选择合适的静脉麻醉药及剂量，从静脉缓慢注入并严密监测病人的意识、循环和呼吸变化。待病人神志消失后再注入肌松药，人工控制呼吸，行气管内插管。插管成功后，立即与麻醉机相连接并行人工呼吸或机械通气。

（二）全身麻醉的维持　全麻维持期的主要任务是维持适当的麻醉深度以满足手术的要求，同时加强对病人的管理，保证循环和呼吸等生理功能的稳定。

1. 吸入麻醉药维持　经呼吸道吸入一定浓度的吸入麻醉药，以维持适当的麻醉深度。目前吸入的气体麻醉药为氧化亚氮，挥发性麻醉药为氟化类麻醉药，如恩氟烷、异氟烷等。临床上常将 N_2O-O_2 挥发性麻醉药合用，N_2O 的吸入浓度为 50％～70％，挥发性麻醉药的吸入浓度可根据需要调节，需要肌肉松弛时可加用肌松药。挥发性麻醉药应采用专用蒸发器以控制其吸入浓度。

2. 静脉麻醉药维持　为全麻诱导后经静脉给药维持适当麻醉深度的方法。静脉给药方法有单次、分次和连续注入法三种，应根据手术需要和不同静脉全麻药的药理特点选择给药方法。单一的静脉全麻药仅适用于全麻诱导和短小手术，而对复杂或时间较长的手术，连续注入、泵入或靶控输注（Target - controlled - infusion TCI）维持麻醉。

3. 复合麻醉　是指两种或两种以上的麻醉药和/或方法复合应用，彼此取长补短，以达到最佳临床麻醉效果。随着静脉和吸入全麻药品种的日益增多，麻醉技术的不断完善，应用单一麻醉药（如乙醚）达到所有全麻作用的方法，基本上不再应用，而复合麻醉在临床上得到越来越广泛的应用。根据给药的途径不同，复合麻醉可大致分为全静脉复合麻醉、静脉与吸入麻醉药复合的静吸复合麻醉、全身麻醉与局部麻醉复合麻醉等。

四、全身麻醉的并发症及其处理

（一）呼吸系统并发症

1. 呕吐与窒息　饱胃病人及上消化道出血和肠梗阻的病人，全身麻醉时易发生呕吐并因误吸呕吐物而造成窒息或吸入性肺炎。呕吐可发生在麻醉诱导期、术中或麻醉苏醒期。病人在呕吐前常有恶心、唾液分泌增加、吞咽动作及痉挛性呼吸等先兆症状。病人一旦出现呕吐，应将其置于头低位，头偏向一侧，使呕吐物容易引出，避免进入呼吸道，同时应用纱布及吸引器将口、鼻腔内的食物残渣清除干净。必要时进行气管插管或支气管镜检查，清除呼吸道内呕吐物。如大量（>25ml）低 pH（pH<2.5）胃液误吸入下呼吸道，将迅速引起小支气管周围渗出性反应，间质出血和水肿，出现哮喘、咳嗽和发绀等化学性肺炎的症状。对化学性肺炎的治疗，除给氨茶碱和抗生素外，可经气管导管或支气管镜以 5～10ml 生理盐水做支气管反复冲洗，2～3 日内给予大剂量糖皮质激素，以抑制支气管周围的渗出反应。必要时，行呼吸治疗以维持机体氧合正常。

2. 呼吸道梗阻　以声门为界，分上呼吸道梗阻和下呼吸道梗阻或两者合并有之。

（1）上呼吸道梗阻：最常见的原因是舌后坠（图 11-10）及咽喉部积存分泌物。舌后坠时可听到鼾声，咽喉部有分泌物则呼吸时有水泡音。上呼吸道梗阻时常表现吸气困难为主的症状，处理应把下颌托起（图 11-11），放入口咽通气道（图 11-12）或鼻咽通气道（图 11-13），及时吸净咽喉部分泌物。

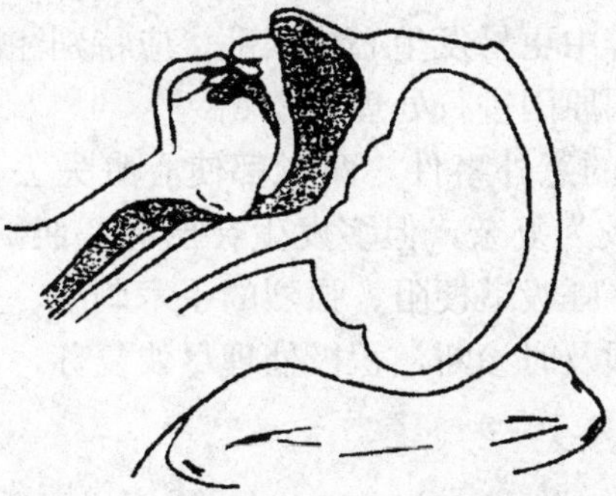

图 11-10　舌后坠引起呼吸道梗阻

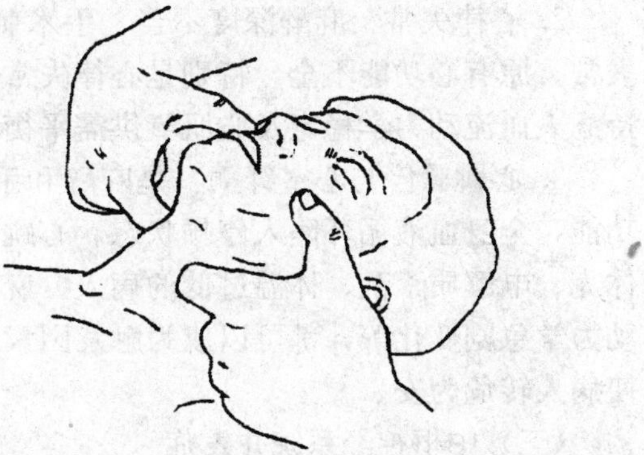

图 11-11　托起下颌

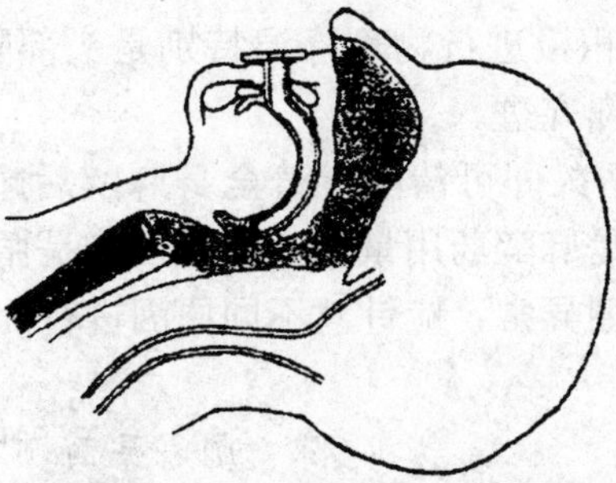

图 11-12　放置口咽通气道

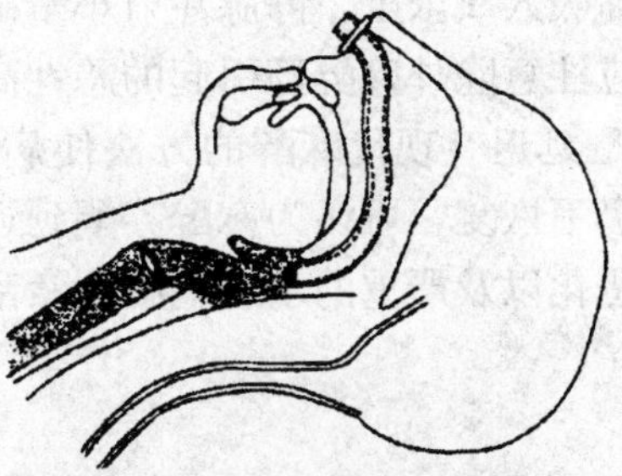

图 11-13　放置鼻咽通气道

（2）下呼吸道梗阻：常因气管、支气管内分泌物或支气管痉挛而引起。行气管插管的病人，可发生导管扭曲、受压，导管插入过深误入一侧支气管，导管被黏痰阻塞等情况。梗阻严重者可出现缺氧、二氧化碳蓄积、心动过速和血压下降。因此，全身麻醉时应及时吸净呼吸道内分泌物。支气管痉挛时，可用氨茶碱 250mg 静脉注射或吸入支气管扩张药，并增加吸入氧浓度，防止缺氧。

3. 急性肺不张　呼吸道梗阻是肺不张最常见的原因。弥散性肺泡萎陷或肺段、肺叶甚至一侧肺完全萎陷，失去通气功能。分泌物较多且黏稠度增加，咳痰无效，阻塞支气管，远端肺泡内气体被吸收，导致肺泡萎陷。此外，全麻期间间歇正压通气，潮气量比较恒定，吸入气体大多仅到达一定肺区，长时间后某些未被膨胀的肺泡内气体被吸收后，也可导致肺泡萎陷。因此，多痰的病人术前应充分准备，术中应及时吸除呼吸道分泌物。施行机械通气应采用大潮气量（10～15ml/kg）低频率（8～12 次/分），并定时吹张肺。开胸病人关胸前应吸痰后彻底吹张所有肺组织。吸入气体应保持一定的温度和湿度。术后经常变动病人体位，施行完善的术后镇痛，鼓励咳嗽，早期离床活动。发生肺不张时，小片散在肺不张可无明显症状，大片肺不张可出现咳嗽、呼吸急促和发绀。如咳嗽吸痰无效应行支气管镜吸痰，并给予抗生素治疗。

（二）循环系统并发症

1. 低血压　麻醉过深，术中失血过多、血容量不足，手术直接或反射性刺激迷走神经的心脏支，均可引起血压明显下降。低血压应减浅麻醉，及时补充血容量，必要时暂停手术操作，待麻醉深度调整适宜，血压平稳后再继续。

2. 心律失常　麻醉深度不当、手术刺激、低血压、二氧化碳蓄积及缺氧均可引起心律失常。原有心功能不全，特别是心律失常的病人，麻醉中更易发生心律紊乱，应特别注意维持病人血流动力学稳定及心肌氧供需平衡，并针对不同原因进行处理。

3. 心跳骤停与心室纤颤　是麻醉和手术中最严重的意外事件，两者都使心脏失去排血功能，全身血液循环陷入停顿状态。心跳骤停的原因较为复杂，但多发生在已有心肌缺氧、休克、电解质紊乱、体温过低的病人。麻醉深度不当、呼吸道梗阻、强烈的手术刺激、血流动力学急剧变化等，都可以成为触发因素。心跳骤停须及时诊断，积极处理尽快复苏，方能使病人转危为安。

（三）中枢神经系统并发症

1. 高热、抽搐和惊厥　常见于小儿麻醉，系由于婴幼儿的体温调节中枢尚未发育健全。如高热不立即处理，可以引起抽搐甚至惊厥。当发现体温升高时，应积极控制体温，抽搐后需立即提高吸入氧浓度，静脉注射小量硫喷妥钠，同时积极进行物理降温特别是头部降温。此外，还应注意除外麻醉药引起的恶性高热所导致的代谢亢进。

2. 苏醒延迟　现代麻醉的方法使病人在手术结束不久即可清醒。若全身麻醉后超过 2 小时意识仍不恢复，可认为麻醉苏醒延迟。其原因可能是麻醉药用量过大，也可能是循环或呼吸功能恶化以及严重的水、电解质紊乱，贫血或糖代谢异常，应针对不同原因进行处理。

（陈　彪　吴丽娜）

第六节 麻醉期间和麻醉恢复期的监测和处理

围麻醉期出现意外和并发症，部分原因是由于忽视仔细的观察和缺乏必要的生理指标监测。监测是物理检查和实验室检查的延伸，是保障麻醉安全和提高麻醉质量的重要手段。麻醉及麻醉恢复期间的监测包括对病人的临床观察和各项生理指标的测定。前者主要是指对病人一般状况、呼吸、循环和中枢神经系统等方面变化的评价，后者除进行常规的实验室检查外，还包括对病人的呼吸、循环、体温及脑电图等的监测和分析。

对全身情况的观察，除注意病人神志变化外，应注意病人对各种刺激的应激反应。休克时病人表情往往淡漠，对周围事物漠不关心，严重休克时病人甚至昏迷。麻醉、手术中病人发生缺氧时亦常昏迷不醒或苏醒延迟。局部麻醉药中毒轻度者起初常出现精神兴奋症状，中毒明显时则多从面部开始出现肌肉抽搐，甚或发展至全身出现惊厥。对体温的观察，要注意谨防高热和围术期低温的发生，特别是小儿，其体温易受周围环境温度的影响，随室温上升或下降。因此，小儿麻醉中连续监测体温尤为重要。在监测体温时，应观察中心温度而非体表温度，应将温度计的探头插入直肠或食管内进行测定。观察眼球和瞳孔的变化，除有助于对麻醉深度判断外还可了解有无缺氧。眼球固定和瞳孔散大以及对光反应迟钝甚至消失，均为中枢深度抑制或缺氧的表现。

麻醉、手术中还需观察不同体位对呼吸、循环系统和周围神经系统带来的不利影响。颅脑手术时采用坐位容易引起体位性低血压和空气栓塞；俯卧位、侧卧位和头低脚高位都会影响呼吸和循环；体位不当还可使周围神经受到牵拉或压迫，以致手术后引起肢体麻痹。

围麻醉期对病人呼吸的观察主要看呼吸频率、幅度和呼吸道通畅程度，应善于识别呼吸异常情况。最简单的措施是将听诊器置于胸背部，仔细听呼吸音的变化。浅而快的呼吸是呼吸功能不全的表现，常使潮气量锐减，引起低氧血症。麻醉及其恢复过程中容易发生呼吸道梗阻，表现为呼吸困难、吸气时胸廓软组织凹陷、辅助呼吸肌用力、出现鼻翼扇动，甚至全身皮肤发绀。潮气量减低可能因麻醉过深使呼吸中枢受抑制，或肌松药的残余影响，或椎管内麻醉平面过高所致。麻醉、手术中除做上述观察外，可应用呼吸流量计数确切测量潮气量、每分钟通气量、气道阻力和肺顺应性。监测呼气末 $ETCO_2$ 可以了解病人的通气情况。使用气体浓度测定仪还可监测呼吸回路内吸入性麻醉药和吸入气中氧的浓度。对于危重病人，可做动脉血气分析，测定血液酸碱值及氧和二氧化碳分压，以明确病人体内氧合情况。

缺氧和二氧化碳蓄积，对呼吸和循环的影响很大，处理不及时可引起严重后果。许多麻醉意外都直接或间接与缺氧或二氧化碳蓄积有关。缺氧时，因血红蛋白未充分氧合，皮肤或黏膜有发绀表现，但在缺氧的早期或严重贫血病人，发绀现象难以觉察。二氧化碳蓄积的早期，血压升高，脉搏增快，呼吸加深、加快，肌肉紧张度增加。由于毛细血管扩张，表现为面部潮红。在二氧化碳迅速排出后，血压可能突然下降或偶有呼吸暂停的现象。严重缺氧与二氧化碳蓄积的病人，可表现为呼吸不规则，血压下降，脉搏减慢，心律失常，最终可导致呼吸、心跳骤停。贫血和术中失血较多的病人，面色和结膜苍白，应及时输血。麻醉中病人的甲床和黏膜出现发绀或苍白，四肢厥冷而出汗，说明患者微循环灌注不良，病情严重，应立即寻找原因，积极进行处理。脉搏血氧饱和度（SpO_2）由于能无创伤连续经皮监测血氧饱和度，且在一定范围内与 PaO_2 呈线性相关，已广泛应用于临床麻醉，尤其在麻醉恢复阶段，对于判断即将拔除气管导管的病人的氧合状态非常重要。

对病人循环功能的了解，一般可通过监测心电图、血压、脉搏、脉压以及每小时尿量的变化来判断循环状态。心电图监测可以观察心脏的电生理活动情况，及时发现心律失常或心脏传导异常，了解心肌供血情况及是否存在心肌缺血，评价麻醉药物对心肌的影响，在提示电解质异常方面也有一定参考意义。血流动力学监测是重症监测和治疗的重要手段，可分为无创伤和创伤性两大类。前者是应用对机体组织没有机械损害的方法，经皮肤或黏膜等途径间接取得有关资料。后者是指经体表插入各种导管或监测探头到心脏或血管腔内，利用各种监测仪或监测装置直接测定各项生理参数。通过对所测得的数据进行分析和演算获得数量的概念，从而及时准确地监测心血管系统的功能，以估计病情、明确诊断和指导治疗。对于心脏功能较差，危重患者以及行大手术病人，可插入肺动脉导管（Swan - Ganz）以测定肺毛细血管楔压（PCWP），了解左心功能。如能同时测定心排血量，则可计算体循环和肺循环的血流动力学状态。

在麻醉期间和术后监测肌松药作用的起效、维持和消退，目的是能做到在术中合理地使用肌松药，减少不良反应，术后及时正确地使用拮抗药，逆转肌松药的残余作用。目前临床监测肌松药的最佳方法是使用神经刺激器，即通过其刺激周围神经干，诱发该神经支配肌群的收缩。根据肌收缩效应，评价肌松药作用程度、时效与阻滞性质。使用单次刺激方式，肌颤搐抑制 90%以上可顺利完成气管插管，腹部手术要求肌颤搐保持被抑制 90%左右。使用四个成串刺激方式时，T4/T1＞0.75 提示临床肌张力已完全恢复。

近年来临床监测大脑功能的技术和设备发展很快，目前应用较多的是定量脑电图（qEEG）。qEEG 具有以下特点：①保留原始 EEG 全部信息；②EEG 变化可以量化；③显示方式简明、直观、连续、实时；④可先于临床检测出中枢神经系统的异常和功能状态；⑤不受病人意识障碍与麻醉状态的影响。在定量脑电图中应用最广泛的是双频谱指数（BIS）分析，与麻醉镇静程度的相关性很好，可作为判断病人镇静程度的指标。

现代麻醉学的发展使越来越多的监测仪器和设备应用于临床，极大地提高了麻醉的安全性。但是过多的监测可能会令人陷入假安全感，过分依赖监测仪也会使麻醉医师疏远病人。所以麻醉期间各项生理指标的观察依然非常重要。密切而细致地观察病人，常能及早发现一些先兆，及时予以处理，使险情消失在萌芽之中。

（陈　彪　吴丽娜）

第十二章　重症监测治疗和复苏

第一节　重症监测治疗病房

一、概　述

重症监测治疗病房（Intensive Care Unit，ICU）是集中各有关专业的知识和技术、先进的监测和治疗设备，对重症病例的生理功能进行严密监测和及时有效治疗的专门单位。ICU 能够显著地提高危重病人的治愈率，降低发病率和死亡率。ICU 的特点有：①病人来自多个专科；②可对病人生命功能进行连续、动态、及时的监测，因而可实现早期诊断与早期治疗；③具有先进的治疗手段；④ICU 医师与各专科医师的协同诊治；⑤训练有素的护理人员；⑥现代管理模式带来的高质量和高效率。

ICU 的发展与临床麻醉工作有密切联系。麻醉期间使用各种监测技术最为频繁，尤其是对呼吸、循环及中枢神经系统功能的监测；麻醉医师对呼吸道的管理最为熟悉，包括人工呼吸、气管内插管、机械通气等；术中经常进行大量、快速输液输血，使用血管活性药物及其他强效、速效药物；对心肺脑复苏知识和技术也最为熟悉。所有上述内容都是 ICU 中主要的工作内容。通过这些监测技术和治疗手段，能够及时和准确地了解到病人生理功能的改变，采取有针对性的治疗措施，尤其在病情急剧变化时，能够果断地进行抢救。ICU 的建立是临床医学的需要，是医学科学发展的必然趋势，也是医院综合水平的体现，已成为现代化医院中不可缺少的医疗单位。

（一）ICU 的设置

ICU 的设立应根据医院的规模、病种、技术力量和设备条件而定。一般认为，规模较小的医院可设综合性 ICU，为各专业的病人服务。但 ICU 的专业化已成为发展趋势，500 张床位以上的医院应设有专科 ICU，如外科 ICU（SICU）、冠心病 ICU（CICU）、呼吸 ICU（RICU）等。综合医院的 ICU 床位一般占总床位的 3%～6%；专科医院（如心脏外科等）的 ICU 床位比例可达 10%～15%。

（二）设计和布局

ICU 的设计和布局应以便于监测、治疗和护理为原则。专科 ICU 应邻近本专业病房，而 SICU 应靠近手术室，便于病人转运，对麻醉医师和外科医师观察和处理病人也较为方便，距离检验科和血库不能太远。目前的 ICU 大都采用矩形结构，病床之间的距离应大于 1.5 米。病床可选用完全隔离式，适用于需要隔离的病人；关闭式，即用墙壁或玻璃隔断分开；开放式，必要时用帷幕隔开，便于护理和治疗。各床旁监测仪可与中央监测台联网。现代化的 ICU 对人流、物流及气流方向等方面的要求很高，强调室内空气的温度、湿度和洁净度的标准化，采用层流净化设备，防止污染和交叉感染，尤其是对于免疫功能低下的病人更为重要。

（三）室内要求

1. 光线充足，包括自然光和灯光。

2. 床旁有氧气、压缩空气和负压吸引系统及其连接装置。

3. 每张床旁应配备至少 8～10 个电流等级为 10～13A 的多功能电源插座。电源来自至少两条线路，并且有自动切换装置。一路电源中断时，可自动启用另一路电源。

4. 床头应有放置监测仪、输液泵及其他用具的支架或多功能吊塔。

5. 隔离病房内应有专用急救药品柜、洗手池。

（四）设备的配备

ICU 购置仪器应根据 ICU 的床位数、财力及工作人员的情况而定，一般仪器设备应包括以下三个方面：

1. 监测和专项治疗设备：包括①循环系统：心电监测记录仪、除颤器、临时起搏导管和起搏器、脉搏血氧饱和度仪、心排出量测定仪、动静脉穿刺针、血气分析仪、飘浮肺动脉导管等；②呼吸系统：能进行多参数呼吸治疗与监测的呼吸机、氧和 CO_2 测定仪、肺量计、各种型号带气囊的气管造口套管、气管导管和咽喉镜、简易人工呼吸器以及纤维支气管镜等；③泌尿系统：尿比重计、腹膜透析装置、床边血液透析机等。

2. 诊断仪器设备：床边 X 机、血气、电解质分析仪、晶体和胶体渗透压计、自动生化分析仪、超声诊断仪、眼底镜等。

3. 护理设备：除一般病房的常规设备外，应有微型电脑输液泵、电热毯、冰帽、测温仪、自动血压计等。每个 ICU 病室必须有装备齐全的急救车，车内备有抢救用具、急救药品和一定数量的治疗用品。

（五）专业人员的配备

ICU 是一个多专业协同工作的单位，因此必须分工明确，组织有序，才能保证工作的顺利进行。ICU 主任负责医疗、教学、科研及行政管理工作。在综合 ICU 或 SICU 的主任和专职医师主要由麻醉医师担任。每个 ICU 应有主治医师 1～2 名，负责日常医疗工作，并与护士长共同负责日常管理工作。住院医师 2～4 名，实行 24 小时值班制，负责收治病人、基本监测的实施和常规治疗。病人入 ICU 后主要由 ICU 主治医师负责管理与治疗，原经管医师仍然是该病人的主管医师，对治疗负责，并参加特殊治疗方案的研讨和决策。ICU 医师必须与心脏病学、药理学、营养学、影像医学等专家保持密切合作关系，提高临床疗效。护士长 1～2 名，负责护理和护士培训工作，并参与行政管理工作。ICU 护士除掌握一般护理知识外，还应熟悉气管内插管、心肺复苏、心律失常的识别和处理（包括电除颤）以及呼吸器的临床应用等技术。在正常工作期间，责任护士与床位数的比例为 1∶1～2。护士总数与床位数的比例为 3～4∶1。ICU 的仪器设备应由技术员负责调试、校准和维修，呼吸器应由呼吸治疗员负责使用和维护，胸部物理治疗（CPT）可由专门技术员负责，也可由护士经过一定训练后承担。

二、ICU 的工作内容

ICU 的主要工作内容是对重症病人的各器官功能进行严密监测，收集临床第一手资料；对现有临床资料和既往资料进行综合和科学分析，及时发现和预测重症病人的病情变化和发展趋势；针对病情采取积极有效的治疗措施，防止严重病情的发展，改善和促进器官功能的恢复，或进行生命支持治疗以便争取时间治疗原发病；经过适当治疗后，应及时对病情进行分析和判断，以衡量治疗效果及其预后。机体的一个功能系统发生紊乱时，常常可引起其他系统的并发症，使病情复杂化，并有发生多器官功能衰竭的危险。对重症病人进行监测和治疗主要包括以下内容。

（一）循环系统

1. 循环监测　心电图监测已广泛应用于临床，是危重病人的常规监测项目。监测心电图的临床意义主要是能了解心率的快慢，对心律失常的类型进行确切诊断，对心肌缺血状况的判断也有重要价值。血流动力学的监测是 ICU 中常用的监测指标，尤其是有创伤性监测方法，可以实时准确地反映病人的循环状态，如中心静脉压（CVP）可用于判断血容量，心功能及外周阻力的状况。肺动脉压（PAP）反映右心室阻力。肺动脉楔压（pulmonary wedge pressure，PCWP）可用于估计肺循环状态和左心室功能，是衡量左心室前负荷的可靠指标。同时，可根据测定的心排出量和其他心内压力值计算出血流动力学的其他参数（如外周血管阻力、左室做功指数等），为临床诊断、治疗和评估其预后提供了较为可靠的依据。

2. 循环功能的评价和治疗原则

（1）由血压和心率的改变分析循环状态：在循环状态不稳定时，心率和血压的改变是最先，也是最容易监测到的。表 12－1 是从血压和心率改变的关系来分析循环状态，对临床有一定参考意义。

表 12－1　从血压心率改变分析循环状态

血压与心率的关系	病因	症状与体征	治疗
心率↑ 血压↑	交感神经兴奋	躁动，CVP↑，PAP↑	镇静，镇痛
心率↓ 血压↓	1. 心脏传导阻滞	ECG 改变	异丙肾上腺素，起搏
	2. 严重缺氧	发绀	吸氧，机械通气
	3. 镇静镇痛药作用	近期用药	减少用量
心率↓ 血压↑	颅内压升高	意识障碍 瞳孔散大	过度通气，利尿 甘露醇
心率↑ 血压↓	1. 低血容量休克感染休克早期	CVP↓，尿量↓，四肢循环差 CVP↓，尿量↓，四肢灌注好	输液 输液，抗感染
	2. 心包填塞	CVP↑，尿量↓，肺顺应性	引流，再开胸
	3. 气胸	躁动，肺顺应性↓	胸腔引流
	4. 快速心律失常	ECG 改变，CVP↑	抗心律失常
	5. 肺栓塞	胸痛，发绀，CVP↑，ECG 改变	吸氧，肺动脉造影
	6. 过敏反应	皮疹，近期用药或输液	输液，抗过敏

（2）CVP 和血压变化之间的关系：对于临床分析病情具有重要意义（表 12－2）。但应注意，CVP 并不直接反映血容量的多少，仅表示右心室对回心血量的泵出能力，即回心血量与右心功能之间的平衡关系。CVP 的变化对输液的反应比 PAP 或 PCWP 要慢，不应强求达到某一标准，以免发生输液超负荷。

表 12-2 CVP 与血压关系的临床意义

CVP	BP	临床意义
低	低	血容量不足
低	正常	血容量轻度不足
高	低	心功能不全，血容量相对过多
高	正常	容量血管收缩，肺循环阻力高
正常	低	心排出量低，容量血管过度收缩，血容量不足或正常

(3) 根据循环监测结果决定治疗的基本原则：①当 PCWP 低于 10mmHg，表示心脏前负荷降低，有效循环血量不足。应参考血细胞比容（HCT）及血浆胶体渗透压来选择补充晶体液、胶体液或全血。当 PCWP 高于 18mmHg 时，说明心脏前负荷升高，应用利尿药或血管扩张药降低前负荷。②当周围血管总阻力（TPR）小于 100kPa・s/L 时，表示心脏后负荷降低，应首先补充血容量，并可应用小剂量血管收缩药。当 TPR 大于 200kPa・s/L 时，表示心脏后负荷升高，应用血管扩张药可使 SV、CO 增加，并降低心肌氧耗量。③当心肌收缩性降低时，表现为 CI 和 LVSWI 降低，应用正性心肌力药物治疗，必要时可应用主动脉内球囊反搏治疗。当心肌收缩力增强，心率增快，血压升高，心肌氧耗量增加时，适当应用β肾上腺素受体阻滞剂及钙离子阻断剂，可降低心肌的氧耗量，起到心肌保护作用。

（二）呼吸系统

1. 呼吸功能的监测　术后肺部并发症是引起死亡的主要原因之一。手术前有肺功能异常者最容易发生术后肺部并发症。术前肺活量和呼气速率正常者，术后肺部并发症发生率约3%；而以上两项异常者则为70%。围术期间主要是对肺通气功能、氧合功能和呼吸机械功能进行监测，以帮助判断肺功能的损害程度、呼吸治疗效果以及组织器官对氧的输送和利用状况。通气功能包括：潮气量（V_T）、呼吸频率（RR）、每分通气量（MV）、死腔量/潮气量（V_D/V_T）、$PaCO_2$（或 $ETCO_2$）、CO_2产量和呼吸商。氧合功能包括：PaO_2、SaO_2、肺泡-动脉氧分压差（$P_{A-a}O_2$）、肺内分流量（Q_S/Q_T）和氧耗量（VO_2）。呼吸机械功能包括：肺活量（VC）、最大吸气负压（MIF）、呼吸系统顺应性（Crs）、气道阻力（R）和呼吸做功。

2. 呼吸治疗

(1) 氧治疗：是通过不同的供氧装置或技术，使吸入氧浓度（F_iO_2）高于空气的氧浓度（21%），以达到纠正低氧血症，提高氧供的目的。当病人的通气功能无障碍时，F_iO_2升高可使肺泡氧浓度升高，肺泡气和肺毛细血管血的氧分压差增加，有利用氧由肺泡向血流方向弥散，使 PaO_2升高。但当肺泡完全萎陷，或肺泡的血液灌流完全停止时，则气体交换不能进行。这时肺泡氧分压再高，也难以进到血液中。因各种原因引起的吸入氧浓度降低或肺泡通气/灌流比例失调而导致的低氧血症，如轻度通气不足、肺部感染、肺水肿等，对氧治疗较为敏感，疗效较好。对于其他原因引起的缺氧，必须针对病因治疗，如贫血性缺氧必须纠正贫血，心排出量降低者必须改善循环状态等，而氧治疗仍可改善 PaO_2，是一种重要的辅助治疗方法。

(2) 机械通气：是目前治疗呼吸衰竭的有效方法，也是危重医学中的基本内容。呼吸衰竭可因肺氧合功能或呼吸泵功能障碍而引起。前者是因肺病理改变引起肺泡气与血液之间的气体交换障碍，表现为低氧血症。低氧血症可导致呼吸做功增加，严重者可因呼吸肌疲劳而导致呼吸泵功能衰竭。呼吸泵功能衰竭又称通气功能衰竭，引起呼吸泵功能衰竭的原因有：呼吸肌疲劳、胸廓运动障碍、神经肌肉接头病变及中枢神经功能抑制等。一般来说，肺实质病变主要是引起氧合功能障碍或衰竭，也可继发 CO_2 排出障碍。而泵功能衰竭主要影响 CO_2 的排出，常合并低氧血症。因泵功能衰竭引起的低氧血症，机械通气使肺通气功能恢复后即可纠正。因肺实质病变引起的低氧血症，单纯依赖机械通气有时很难改善，应该采取氧治疗、胸部物理治疗、呼气终末正压（PEEP）或循环支持等综合治疗措施。任何机械通气模式都有治疗的一面，也存在潜在的合并症。研究表明，机械通气本身还可引起或加重肺损伤，称为机械通气引起的肺损伤（VILI）。肺内压过高或肺泡过度扩张都可导致肺组织及间质结构的破坏和肺泡膜损伤。表现为肺水肿、肺顺应性降低和氧合功能障碍，并可引起纵隔气肿、皮下气肿和气胸等。VILI 与机械通气的肺吸气末容量、气道压及持续时间等因素相关，而肺泡吸气终末容量是影响 VILI 的主要因素。因此，正确认识机械通气对生理的影响，选择适当的通气模式、呼吸参数及辅助治疗措施，对于提高疗效和减少合并症，都具有重要意义。

（3）胸部物理治疗——呼吸道加温和湿化治疗：胸部物理治疗是几种维护呼吸道卫生、辅助呼吸道内分泌物排出、预防或逆转肺萎陷的方法的总称，包括体位引流、拍背、胸部震颤、辅助咳嗽和呼吸功能训练等。术后病人常可继发肺不张或肺部感染，胸部物理治疗是非常有效的治疗方法。在正常生理情况下，吸入气经过鼻腔、口腔、咽喉部加温湿化后进入呼吸道，气体的含水量约为 34mg/L，肺泡内的饱和水蒸气为 43.4mg/L。但在病态时，尤其是呼吸窘迫、高流量吸氧、人工气道等情况下，吸入气的温度和湿度都难以达到生理要求。结果，可使呼吸道内分泌物变稠，气管黏膜纤毛运动发生障碍，导致肺不张和肺部感染等。因此，呼吸道加温和湿化对于危重病人是十分必要的。

（三）肾功能的监测

连续监测肾功能的动态变化不仅能评价肾本身的功能状态，而且在评估全身的组织灌注、体液平衡状态及心血管功能等方面都有重要价值。在重危病人中，连续监测肾功能的动态改变可以及时发现肾功能不全的早期征兆，以便采取措施，防止发生急性肾衰竭。在发生多器官功能衰竭时，合并肾衰竭可严重影响对其他器官功能的治疗，死亡率也明显增加。在治疗呼吸衰竭时，体液平衡、循环功能的维持、机械通气治疗及抗生素的应用等治疗措施都是非常重要的，但如果合并肾衰竭，以上治疗措施都可受到严重限制。因此，应根据不同病情，选择监测参数和监测的频率，为临床治疗提供参考。

（四）水、电解质和酸碱平衡的调控

体液和酸碱的动态平衡是维持人体内环境稳定和正常生理功能所必需的。正常人对体液和电解质的需求，或体内电解质含量及酸碱度的改变，具有很强的自身调节功能，可以根据正常生理功能的反应及时补充所需体液和排泄生理代谢所产生的酸性物质。故一般不易发生失衡。但在危重病人，因某种病因或病理生理改变，使其自身调控能力受到限制或完全丧失，这不仅可使原发病加重或恶化，而且可引起相应器官的功能障碍和并发症，严重者可危及病人的生命。酸碱失衡还涉及多系统的相互交叉影响，不仅可使正常生理功能发生障碍，而且可影响机体对药物治疗的反应。如在电解质紊乱时容易发生心律失常，在严重酸中毒时对血管活性药物很不敏感。因此，维持水、电解质和酸碱的平衡，对于危重病人尤为重要。维持人体水、电解质和酸碱平衡的主要任务是：根据生理和病态对体液和电解质的需求，以及临床监测所获得的实际参数，维持体液和电解质出入量的平衡；维持血管内液晶体和胶体渗透压的正常和稳定；维持酸碱平衡稳定，避免发生呼吸性或代谢性酸碱失衡。

第二节 心肺脑复苏

心搏骤停（cardiac arrest）是指心脏机械活动停止，收缩功能衰竭导致心脏突然丧失有效排血能力，自主血液循环停止的病理生理状态。心搏骤停可导致细胞缺氧死亡。脑组织发生缺氧或氧供应减少，可立即引起病人意识消失和呼吸停止。针对呼吸和循环骤停所采取的一切抢救措施，称为"心肺复苏"（cardiopulmonary resuscitation，CPR），即以人工呼吸替代病人的自主呼吸，以心脏按压形成暂时的人工循环并诱发心脏的自主搏动。但心肺复苏的成功不仅是自主呼吸和心跳的恢复，更重要的是中枢神经功能的恢复，维持脑组织的灌流。故将"心肺复苏"扩展为"心肺脑复苏"（cardiopulmonary cerebral resuscitation，CPCR），并将其分为三个阶段：初期复苏（basic life support，BLS）；后期复苏（advanced life support，ALS）和复苏后治疗（prolonged life support，PLS）。心肺脑复苏成功的关键是时间，在心脏停搏后 4 分钟内开始初期复苏、8 分钟内开始后期复苏者的恢复出院率最高。因此早期开始复苏是提高成活率和脑功能完全恢复率的基础。

一、初期复苏

心搏骤停发生后最初数分钟内采取的抢救措施对于病人的生存至关重要。在确认病人发生心搏骤停后，要立即向急救医疗服务系统（emergency medical service，EMS）求助，同时立刻进行初期复苏。初期复苏是呼吸、心搏骤停时的现场急救措施，一般都缺乏复苏设备和技术条件。主要任务是迅速有效地恢复生命器官（心脏、脑）的血液灌流和供氧。基础生命支持的任务和步骤可归纳为 ABC：A（air way），保持呼吸道顺畅；B（breathing），进行有效的人工呼吸；C（circulation），建立有效的人工循环。人工呼吸和胸部按压是初期复苏时的主要措施。

（一）人工呼吸

保持呼吸道通畅是进行人工呼吸的先决条件，在施行人工呼吸前必须清除呼吸道内的异物或分泌物，利用托下颌和/或将头后仰的方法可消除由于舌后坠引起的呼吸道梗阻。有条件时可通过放置口咽或鼻咽通气道、食管堵塞通气道或气管内插管等方法维持呼吸道通畅。以耳靠近病人的口和鼻感觉是否有气流，并观察病人胸廓是否起伏，判断呼吸是否停止。如胸廓无起伏亦无气流，表示呼吸已经停止，应立即进行人工呼吸。人工呼吸方法可分为两类：一类是徒手人工呼吸法，以口对口（鼻）人工呼吸，最适于现场复苏。另一类是利用器械或特制的呼吸器进行人工呼吸，主要用于后期复苏和复苏后治疗。口对口人工呼吸时，应先将病人仰卧并使头部后仰，迅速解开病人衣扣和裤带以免妨碍呼吸动作，急救者以一手将其下颌向上、后方掩起以保持呼吸道顺畅，另一手将病人的鼻孔捏闭，急救者吸一口气后，以嘴唇包紧病人的口部，然后将呼出气吹入。开始时可连续吹入 3～4 次，然后以每 5 秒钟吹气一次。每次吹毕即将口移开，此时病人凭其胸肺的弹性被动地完成呼气。有效的人工呼吸，应该能保持病人的 PaO_2 和 $PaCO_2$ 接近正常。施行口对口人工呼吸的要领是每次深吸气时必须尽量多吸气，吹出时必须用力。这样可使吹出的气体中氧浓度较高，可达 16%以上，病人也能获得足够的潮气量。这种方法已普及于世界各国，效果优良，其缺点是操作者易感疲乏。

（二）心脏按压

心脏按压是指间接或直接按压心脏以形成人工循环的方法。心脏停搏时丧失其排血能力，使全身血液循环处于停止状态。心搏骤停有三种类型：心室停顿，心脏完全处于静止状态；心室纤颤，心室呈不规则蠕动而无排血功能；电-机械分离，心电图显示有心电活动（心室复合波），但无机械收缩和排血功能。当病人的神志突然丧失，大动脉搏动消失（触诊颈总动脉或股动脉）及无自主呼吸，即可诊断为呼吸循环骤停。心脏停搏使全身组织细胞失去血液灌流和缺氧，而脑细胞经受 4～6 分钟的完全性缺血缺氧，即可引起不可逆性损伤。因此，尽早建立有效的人工循环会对病人的预后产生显著影响。心脏按压方法有：

1. 胸外心脏按压　施行胸外心脏按压时，病人必须平卧，背部垫一木板或平卧于地板上。术者沿季肋摸到剑突，选择剑突以上 4～5cm 处，即胸骨上 2/3 与下 1/3 的交接处为按压点。将一手掌根部置于按压点，另一手掌根部重叠于前者之上，两臂伸直，凭重力通过双臂垂直向胸骨加压，使胸骨下陷 4～5cm，然后立即放松，但双手不离开胸壁，使胸廓自行恢复原位，如此反复操作，按压时心脏排血，松开时心脏再充盈，形成人工循环。按压与松开的时间比为 1∶1 时心排血量最大，按压频率以 80～100 次/分为佳。单人复苏时，心脏按压 30 次进行口对口呼吸 2 次（30∶2）。双人复苏时，心脏按压 5 次进行口对口人工呼吸 1 次（5∶1）。如果已经气管内插管，人工呼吸频率为 12 次/分，可不考虑是否与心脏按压同步的问题。有效心脏按压可触及颈动脉或股动脉的搏动；呼气末 CO_2 分压（$ETCO_2$）升高表明心排出量增加，肺和组织的灌注改善；心脏按压过程中如果瞳孔立即缩小并有对光反应者，预后较好；如无药物影响而瞳孔始终完全散大且角膜呈灰暗色者，预后一般不良。胸外心脏按压的主要并发症是肋骨骨折。

2. 开胸心脏按压　胸外心脏按压虽可使主动脉压升高，但右房压、右室压及颅内压也升高。因此，冠脉灌注压和血流量并无明显改善，脑灌注压和脑血流量的改善也有限。而开胸直接心脏按压更容易刺激自主心跳的恢复，且对中心静脉压和颅内压的影响较小，因而增加心肌和脑组织的灌注压和血流量，有利于自主循环的恢复和脑细胞的保护。因此，对于胸廓严重畸形、胸外伤引起的张力性气胸、多发性肋骨骨折、心包填塞、晚期妊娠或有大量腹水者、胸主动脉瘤破裂需要立即进行体外循环者，以及心脏停搏发生于已行开胸手术者，应该首选开胸心脏按压。胸外心脏按压效果不佳并超过 10 分钟者，应采用开胸心脏按压。开胸心脏按压应在无菌条件下进行。于左侧第 4 肋间，距离胸骨左缘 2～2.5cm 处至左腋前线开胸，术者将手掌伸进胸腔并将心脏托于掌心，以除拇指以外的四指握住心脏对准大鱼际肌群部位进行按压，按压频率以 60～80 次/分为宜。

二、后期复苏

后期复苏指借助于器械和设备、先进的复苏技术和知识以争取最佳疗效的复苏阶段。其内容包括：

（一）呼吸道的管理

托下颌的方法虽可保持呼吸道的通畅，但往往难以持久。放置口咽或鼻咽通气道，对维持呼吸道通畅较为容易也较持久，但更适用于自主呼吸已恢复者。为了获得最佳肺泡通气和供氧，或需要行机械通气治疗者，应施行放置喉罩、气管内插管或气管切开。气管插管是最有效、最可靠的开放气道方法。可与任何种类的人工通气装置相连接行人工通气，也便于清除呼吸道分泌物以及防止误吸。而气管切开适用于当外源异物造成气道完全梗阻的情况。

（二）呼吸器的应用

利用呼吸器进行人工呼吸的效果较徒手人工呼吸更有效。临床上常用简单呼吸器进行人工呼吸，携带和使用都较方便，还能与氧气源连接以提高吸入氧浓度。多功能呼吸器是性能完善、结构精细的自动机械装置，可按要求调节多项呼吸参数，并有监测和报警系统，主要在重症监测治疗室使用。

（三）监测

应尽快监测心电图。因为心脏停搏可能是心室停顿或心室纤颤，其临床表现虽然相同，但治疗却不相同。只有心电图（或开胸直视）才能对二者进行鉴别。在复苏过程中还可能出现其他心律失常，心电图监测可以明确其性质，为治疗提供极其重要的依据。在后期复苏期间，尤应重视呼吸、循环和肾功能的监测。应密切监测血压并维持其稳定。监测尿量、尿比重及镜检，有助于判断肾的灌注和肾功能改变，也为输液提供参考。对于循环难以维持稳定者应监测 CVP，亦便于给药和输液。

（四）药物治疗

复苏时用药的目的是为了提高心脏按压效果，激发心脏复跳并增强心肌收缩力；提高心脑灌注压，增加心肌和脑的血液灌注量；防治心律失常，调整急性酸碱失衡，补充体液和电解质。复苏时首选给药途径为静脉给药，如已有中心静脉置管则应由中心静脉给药；已经气管内插管而开放静脉又困难时，应由气管内给药，但碳酸氢钠、钙剂及去甲肾上腺素禁止从气管内给入；婴幼儿可以采用骨内注射法给药，作用迅速安全，还可用于慢速输液；只有当静脉或气管内注药途径仍未建立时，才采用心腔内注射给药，近年来美国心脏协会（American Heart Association，AHA）已不再强调使用心腔内给药，而是将其作为在其他给药方法失败时的最后手段。

1. 液体　心搏骤停时血管迅速扩张，因此有必要输入晶体液来维持有效循环血量，如病人存在贫血或低蛋白血症还可给予全血、血浆或血浆代用品。

2. 肾上腺素　肾上腺素是少数已被证实有效的药物之一，为心搏骤停和 CPR 期间的首选药物，它具有兴奋 α 与 β 肾上腺素受体作用，有助于自主心律的恢复；其 α 受体兴奋作用可使外周血管阻力增加，而不增加冠脉和脑血管的阻力，因而可增加心肌和脑的灌流量；能增强心肌收缩力，使心室纤颤由细颤转为粗颤，提高电除颤成功率。在心脏按压的同时用肾上腺素能使冠脉和心内、外膜的血流量明显增加，并增加脑血流量。每次静脉常用量为 0.5～1.0mg，或 0.01～0.02mg/kg，若首次用量效果不佳，可每隔 3～5 分钟重复使用，直至自主循环恢复。儿童使用剂量为 10μg/kg。

3. 阿托品　它能降低心肌迷走神经的张力，提高窦房结的兴奋性，促进房室传导，对窦性心动过缓有较好疗效，尤其适用于有严重窦性心动过缓合并低血压、低组织灌注或合并频发室性早搏者。窦性心动过缓时，给阿托品使心率增快达 60～80 次/分左右，可增加心排出量。心脏停搏时阿托品用量为1.0mg静注，心动过缓时的首次用量为0.5mg，每隔5分钟可重复注射，直到心率恢复达60次/分以上。

4. 氯化钙　它使心肌收缩力增强，延长心脏收缩期，并可提高心肌的激惹性。如果使用肾上腺素和碳酸氢钠之后仍未能使心搏恢复时，可以静注氯化钙。尤其适用于因高血钾或低血钙引起的心脏停搏者。在电-机械分离时，氯化钙也有一定疗效。常用10%氯化钙2.5～5ml（2～4mg/kg），缓慢静脉注射。

5. 利多卡因　它是治疗室性心律失常的有效药物，尤其适用于治疗室性早搏或阵发性室性心动过速。对于除颤后又复发心室纤颤而需反复除颤的病例，利多卡因可使心肌的激惹性降低，或可缓解心室纤颤的复发。常用剂量为1～1.5mg/kg，缓慢静脉注射，必要时可重复应用，亦可以2～4mg/min的速度连续静脉滴注。

6. 碳酸氢钠　呼吸、心搏骤停后可引起呼吸性及代谢性酸中毒。当pH低于7.20时，容易发生顽固性室颤，心肌收缩力减弱，使拟交感胺类药物的作用减弱，因而影响复苏效果。在复苏早期主要依靠过度通气来纠正呼吸性酸中毒，不应盲目大量使用碳酸氢钠，而且应在有效人工呼吸和心脏按压时，才考虑应用碳酸氢钠。如心脏停搏时间短暂，如1～2分钟，则不需要用碳酸氢钠。如果心脏停搏发生之前已存在代谢性酸中毒，以碱性药物纠正之对复苏有利。应根据血液pH和血气分析结果来指导碱性药物的应用，当碱剩余（SBE）超过10mmol/L时，才以碳酸氢钠来纠正。用量可按以下公式计算：碳酸氢钠（mmol）＝SBE×体重（kg）/4。若无查血气分析的条件，首次碳酸氢钠的剂量可按1mmol/kg给予，然后每10分钟给0.5mmol/kg。

（五）心室纤颤和电除颤

心室纤颤或心室停顿，复苏的第一步都是进行人工呼吸和心脏按压。但在心脏停搏中以心室纤颤的发生率最高，而电除颤是目前治疗室颤的惟一有效方法。对于室颤者，如果除颤延迟，其成功率明显降低。室颤后4分钟内、CPR8分钟内除颤可使其预后明显改善。因此，凡具备除颤条件者，应尽快施行电除颤。如已开胸，可将电极板直接放在心室壁上除颤，称胸内除颤。将电极板置于胸壁进行除颤为胸外除颤。胸外除颤时将一电极板放在靠近胸骨右缘的第2肋间，另一电极板置于左胸壁心尖部。胸外除颤所需电能成人为200J（焦耳），小儿为2J/kg；胸内除颤成人为20～80J，小儿为5～50J。一次除颤未成功者，应立即行胸外心脏按压和人工呼吸，并准备重复除颤。再次除颤时应适当加大电能，最大可到360～400J。

三、复苏后治疗

对于初期复苏及时（4分钟内）和非常有效者，其预后较好，无需特殊治疗，但必须加强监测以防再发生呼吸循环骤停。初期复苏延迟者，其循环功能即使基本稳定，神志可能仍未恢复，呼吸功能可能存在不同程度的障碍，脑、心、肾、肺等重要器官的病理生理改变不仅难以恢复，而且可能会继续恶化。其中尤以脑的病变最为复杂也最难处理。防治多器官功能衰竭和缺氧性脑损伤是复苏后治疗的主要内容。

（一）维持良好的呼吸功能

心肺复苏后应对呼吸系统进行检查，检查胸肺X线片以判断气管内插管的位置、有无肋骨骨折、气胸及肺水肿。如果自主呼吸未恢复，有通气或氧合功能障碍者，应进行机械通气治疗，并根据血气分析结果调节呼吸器以维持良好的PaO_2、$PaCO_2$及pH。氧合功能对心、脑功能的恢复十分重要，如果发生低氧血症，可直接影响对心、脑的供氧，应积极治疗。维持良好的通气功能有利于降低颅内压，可借助轻度过度通气，维持 $PaCO_2$ 在 25～35mmHg 之间，以减缓脑水肿的发展。

（二）确保循环功能的稳定

循环功能的稳定是一切复苏措施之所以能奏效的先决条件。应避免发生低血压，即使轻度低血压也可影响脑功能的恢复。维持血压在正常或稍高于正常水平为宜，有利于脑内微循环血流的重建。血流动力学监测十分必要，重症病人应监测 ECG、动脉压、CVP 及尿量，必要时应放置 Swan－Ganz 漂浮导管监测 PCWP 和心排血量以指导临床治疗。

（三）防治肾衰竭

呼吸循环骤停可能损害肾功能，严重者可发生肾衰竭。最有效的预防方法是维持循环稳定，保证肾的灌注压，尽量避免应用使肾血管严重收缩及损害肾功能的药物。复苏后应监测肾功能，包括每小时尿量、血尿素氮、血肌酐及血、尿电解质浓度等，以便早期发现肾功能的改变以便及时进行治疗。

（四）脑复苏

为了防治心脏停搏后缺氧性脑损伤所采取的措施称为脑复苏。脑复苏的原则在于防止或缓解脑组织肿胀和水肿。脱水、降温和应用肾上腺皮质激素仍是现今防治急性脑水肿的主要措施。

1. 脱水　这项措施应以减少细胞内液和血管外液为主，而血管内液不仅不应减少和浓缩，还应保持正常或高于正常并适当稀释。脱水应以增加排出量来完成，不应使入量低于代谢需要。脱水时应维持血浆胶体渗透压不低于 15mmHg，血浆白蛋白在 30g/L 以上，维持血液渗透压在 280～330mmol/L。脱水治疗一般以渗透性利尿为主，快速利尿药（如速尿）为辅助措施。常用药为甘露醇，用量为每次 20％甘露醇 0.5～1.0g/kg 静脉滴注，每日 4～6 次，必要时可加用速尿 20～40mg。血浆白蛋白的利尿作用缓和且持续，可与甘露醇同时使用。在两次静注甘露醇之间，可注射 50％葡萄糖溶液 50ml，或可弥补甘露醇药效难以连续的不足。一般在第 3～4 天脑水肿达到高峰，因此脱水治疗应持续 5～7 日。

2. 低温　低温可使脑细胞的氧需量降低，维持脑氧供需平衡，起到脑保护作用。体温每降低 1℃ 可使代谢率下降 5％～6％。心脏停搏未超过 3～4 分钟或病人已呈软瘫状态时，不是低温的适应证。心脏停搏时间较久，或病人呈现体温升高或肌张力增高者，应予降温。如果心脏停搏的时间不明，应密切观察，若病人出现体温升高趋势或有肌紧张或痉挛时，应立即降温。脑组织是降温的重点，头部以冰帽降温效果较好。将冰袋置于颈侧、腋窝、腹股沟和腘窝等大血管经过部位，可达到全身降温的目的。一般将温度降到 35～33℃ 即可。降温时易发生寒战反应，在降温之前应用氯丙嗪或安定类药，降温可持续到病人神志开始恢复或好转为止。复温时逐步减少冰袋使体温缓慢回升。

3. 肾上腺皮质激素　在脑复苏中的应用虽在理论上有很多优点，但临床应用仍有争议。实验研究中激素能缓解神经胶质细胞的水肿，临床经验认为激素对于神经组织水肿的预防作用似较明显，但对于已经形成的水肿，其作用难以肯定。激素的应用宜尽早开始，心脏停搏时即可静滴氢化可的松 100～200mg，以后用地塞米松 20～30mg/24h。一般使用 3～4 日即可全部停药，以免发生并发症。

（夏登云）

第十三章　疼痛治疗

1994年，国际疼痛研究学会将疼痛定义为一种与组织损伤有关的，令人不快的感觉和情绪上的体验。组织损伤有可能是确实存在或是潜在的，也可能不存在但被病人描述成有某种损伤。因此，疼痛是人对伤害性刺激的一种主观感受，是人的理性因素、情感因素和生理因素相互作用的结果。不同个体对疼痛的感受可有明显差异，同一个体在不同时期对疼痛的反应也可不同。疼痛的发生与发展和组织损伤直接相关。有些损伤确实存在，如急性创伤、手术后的疼痛；有些是潜在的损伤，如肠痉挛引起的腹痛；还有一些病变部位虽已切除，损伤已不存在，但病人仍主诉疼痛，如幻肢痛。

临床上将疼痛分为急性疼痛和慢性疼痛两大类。急性疼痛：指由创伤、疾病、肌肉或内脏功能异常等伤害性刺激引起的疼痛，包括体表痛（皮肤、皮下和黏膜）、深部躯体痛（关节、肌肉和肌腱）和内脏痛。慢性疼痛：指超过急性疾病一般病程，或疾病痊愈后相当一段时间仍持续存在的或反复发作的疼痛，一般为1～6个月不等。虽然慢性疼痛可由外周伤害性刺激或神经系统功能异常引起，但与急性疼痛不同的突出特点是，心理和环境因素常常在慢性疼痛中起主要作用。严重的、长时间的疼痛会对人的身心健康造成不利影响。因此，积极地治疗疼痛对减轻病人痛苦，改善生活质量有明显的益处。

疼痛治疗的范畴是在医学发展和临床实践中形成并不断拓展。主要有以下几类：慢性疼痛性病症，如软组织慢性损伤的疼痛、骨关节炎的疼痛、神经病理性疼痛、血管源性疼痛等；头痛；创伤后疼痛；内脏痛；术后痛；分娩痛；癌性疼痛等。

第一节　疼痛传导的神经学基础

人体神经系统的主要功能之一是传递身体损伤的信息、感受，并对伤害性刺激做出防御反射。神经系统传递疼痛信息可通过以下几个环节：外周特殊感受器感受伤害性刺激的强度和性质；初级传入神经纤维，主要包括A-δ和C纤维，将伤害性信号传递至脊髓中枢神经系统的神经元换元，并对疼痛信息进行初步整合；再由脊髓内上行传导束，包括脊髓丘脑束、脊髓小脑束和脊髓背索等，传至大脑更高级中枢；高级中枢参与疼痛的鉴别、疼痛的记忆以及对伤害性刺激做出反应。

在组织损伤部位，脊髓和脊髓上中枢有不同级别的疼痛调节机制，释放不同神经递质，对伤害性刺激进行整合。当损伤持续长时间存在时，传递伤害性刺激的神经和神经元长期处在兴奋状态，可使神经传递系统不但在功能上，还在形态学上发生病理性改变，这是慢性疼痛综合征发生的基础。根据伤害性刺激发生的部位不同，如体表、内脏和神经等，其神经传递途径和发生的病理性改变不同，因此临床表现和治疗亦有差别。

第二节　疼痛所引起的生理改变

（一）急性疼痛　手术和创伤引起的中度至重度疼痛，无论疼痛在什么部位，都可对几乎所有器官功能产生影响，对手术和创伤的恢复极为不利。

1. 呼吸系统　疼痛可使氧耗和二氧化碳生成增加，对于合并肺部疾患的病人，可使呼吸做功明显增加。特别是胸部和腹部的疼痛，由于被动的制动，胸、腹部活动减弱，使潮气量和功能残气量下降，从而促进了肺不张的发生、通气/灌流比值下降和低氧血症。另外，由于病人恐惧疼痛，不愿咳嗽和活动，导致排痰不利，妨碍肺功能恢复。

2. 心血管系统　主要表现在血压增高、心率增快、外周阻力增加。心功能正常时，疼痛可使心排出量增加，而对于左室功能减弱的患者，可使心排出量下降。另外，由于疼痛增加了心肌耗氧量，可加重心肌缺血。

3. 消化系统　疼痛引起交感神经张力增加，使胃肠系统和泌尿系统蠕动减弱，导致肠麻痹或尿潴留。也可引起恶心、呕吐和便秘。肠胀气还可对肺功能恢复造成不利影响，使肺活量降低。

4. 凝血系统　应激可使血小板凝聚功能增加，纤溶降低，使术后病人的血液处于高凝状态。有报道，术后强烈疼痛应激是术后血栓形成的原因之一。

5. 内分泌系统　应激可使分解代谢的激素分泌增加，如儿茶酚胺、皮质醇和胰高血糖素等。合成代谢的激素分泌降低，如胰岛素和睾丸激素等，导致病人创伤后成负氮平衡和脂解增加。皮质醇以及肾素、血管紧张素和抗利尿激素的增加还会使水钠潴留和继发细胞外间隙扩张。

6. 免疫系统　应激对患者的细胞免疫和网状内皮系统有抑制作用，是创伤后容易感染的原因之一。

7. 精神心理　对急性疼痛的最常见反应是焦虑和睡眠不良，长期疼痛还会产生抑郁。

（二）慢性疼痛　慢性疼痛常见于四肢慢性损伤、慢性内脏功能紊乱、神经损伤后和恶性肿瘤侵犯神经等病人。大多数慢性疼痛病人对应激引起的神经内分泌改变并不明显，除了伴有久治不愈的疼痛外，对其他脏器功能的影响主要表现在睡眠障碍、工作效率下降、食欲增加或下降、抑郁，以及对社会人际交往能力的影响等。

第三节　疼痛的分类

疼痛涉及全身各部位，各器官系统；引起疼痛的病因是多方面的，包括创伤，炎症，神经病变等；不同的部位的疼痛和不同的疼痛性疾病，其疼痛性质不同。为了便于对疼痛的流行病学，病因，预后和治疗效果等各方面的研究和便于临床的正确诊断，对疼痛进行分类和建立一套合理的分类方法是必要的，有用的。根据疼痛的发生部位、原因、性质及持续时间等可有多种分类。

（一）根据疼痛所在的躯体部位分类

可分为头痛、颌面部痛、颈部痛、肩及上肢痛、胸痛、腹部痛、腰及骶部痛、下肢痛等。每个部位的疼痛又包含各种疼痛性疾病或综合征。

（二）根据疼痛部位的组织器官及系统分类

可分为躯体痛、内脏痛和中枢痛。

（三）按疼痛的原因分类

主要有：创伤性疼痛、炎症疼痛、神经病理性疼痛、癌痛和精神（心理）性疼痛等。

（四）其他分类

如按疼痛的性质分类，有刺痛、灼痛及酸痛；按持续时间分类可分为，急性痛和慢性痛。

第四节　疼痛程度的评估

疼痛是病人看病时最常见的主诉，其症状不仅仅取决于组织损伤程度，而且还受每个人的信仰、既往疼痛经历、周围环境、个人动机以及心理等因素的影响。没有客观指标可以用来测定疼痛程度。血液和脑脊液中神经内分泌变化和应激相关肽类（如 CGRP、P 物质），兴奋性氨基酸的升高可间接反应疼痛的强度，但不能作为疼痛的独立诊断标准。因此，只有通过采集完整的病史和进行系统详细体格检查才能对疼痛进行正确的评估。通过对疼痛的特点、部位、强度和影响疼痛的因素，如使疼痛加重或缓解等因素进行评估，可对病人疼痛做出诊断。

（一）疼痛特点　躯体痛多表现为定位明确，成刀割样、针刺样疼痛。内脏疼痛多表现为钝性或绞榨样痛，且定位不准确，向体表某一部位放散。当神经系统，包括外周和中枢神经系统损伤后，疼痛表现为自发的、烧灼样疼痛，以及痛觉过敏（对不致痛的刺激产生疼痛感觉）。

（二）疼痛强度的评估　疼痛强度的评估对选择治疗措施和治疗效果的评价都非常重要。目前较常用和相对可靠的疼痛程度评估方法有如下几种。

1. 口述描述法　通过文字描述将疼痛的强度分为无痛、轻度、中度、重度和剧烈疼痛。此法缺点是分级不够细。

2. 数字分级法（numerical rating scale，NRS）　用 0～10 数字代表不同程度的疼痛，将 0 定为无痛，10 为所经历的最剧烈疼痛。由病人评出最能代表其疼痛程度数字。1～3 为轻度疼痛，4～6 为中度疼痛，7～10 为重度疼痛。被测者根据个人疼痛感受在其中一个数作记号。此法简单常用，可重复性强，主要缺点是不能反映由一些疾病引起的生理性和心因性异常（图 13-1）。

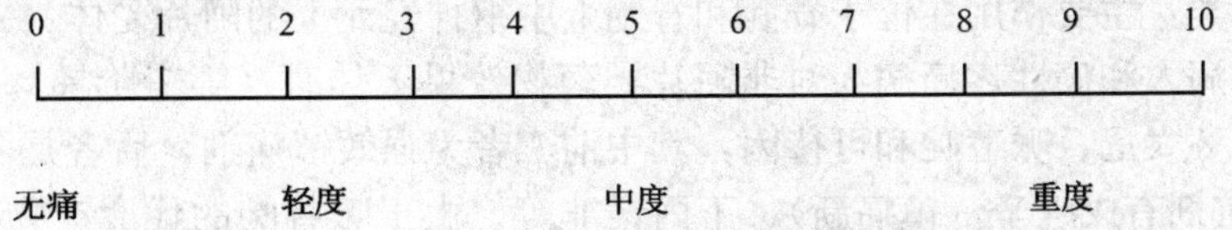

图 13-1　疼痛数字分级法

3. 视觉模拟分级法（visual analogue scale，VAS）　与 NRS 类似，应用 0～100mm 的

划尺，一端代表无痛，另一端代表剧烈疼痛，让患者在线上指出疼痛程度位置，由医生读出尺子反面相对应的数值（图 13-2）。

图 13-2　疼痛视觉模拟分级法

4. McGill 疼痛问卷法（McGill pain questionnaire，MPQ）　为多维疼痛测试方法，从感觉、情感、评价和其他相关类四个方面因素以及现实疼痛强度进行较全面的评价。对疼痛进行测试。每个方面包含 20 个问题，每个问题又有不同的分级评分，最终得出每一方面的和总的疼痛评分。

对于有明确创伤，如手术和外伤等引起的疼痛，一般使用第 1、2、3 的方法即可较好地判断出疼痛程度。但对于长期慢性疼痛或伴有心因性问题的病人，需应用第 4 种方法，并结合心理调查做进一步综合评估。

（三）肌电图和神经传导检查　上述两种方法主要用于脊神经根综合征，神经创伤和复杂神经病理疾患的确诊，可鉴别疾病是肌源性的还是神经源性的。通过对肌电图和神经传导检查的异常表现分析，可以确定病变部位是在脊髓、脊神经根、神经丛或外周神经等。另外，还可用于除外疑有心因性疼痛或功能性综合征病人的器质性病变。

第五节　疼痛治疗

由于疼痛的发生发展原因和机制较复杂，影响因素很多，因此治疗过程中，单纯止痛治疗并不能完全达到理想的效果。必须从原发病、器官功能康复以及心理方面进行多方面综合治疗。

（一）药物治疗

1. 常用镇痛药物　疼痛的药物治疗主要是针对疼痛发生和发展过程中相关的受体、神经递质和各类调节物质，通过抑制受体的过度兴奋和递质释放，以缓解疼痛。在疼痛发生和发展以及传导疼痛通路中的各个环节，如感受器、传入神经、位于脊髓和大脑中枢的各级神经元，都可作为镇痛药的靶目标。

（1）阿片类：主要作用在位于脊髓和脊髓上中枢神经元上的阿片受体。一般用于中度以上的急性疼痛病人和癌性疼痛病人对非阿片类药物效果不佳时（第三阶梯）。阿片受体激动剂包括吗啡、芬太尼、哌替啶和可待因，其中前三者为强效镇痛剂，后者是弱镇痛剂。阿片受体激动-拮抗剂有戊唑辛（镇痛新）、丁丙诺非等。由于哌替啶的代谢产物具有神经毒性，且在肾功能不全的病人容易产生蓄积，因此不宜用于慢性疼痛病人。新近的一些研究认为在外周创伤组织中亦存在激活的阿片受体，因此通过局部用药可达到镇痛作用，但仍需进一步证实。阿片类的主要副作用包括呼吸抑制、皮肤瘙痒、便秘、头晕、嗜睡和尿潴留等。副作用的发生率和严重程度与药量和给药途径有关。近来，由于制剂技术水平的提高，不断有缓释片和控释片，以及皮肤贴剂问世，可用于慢性疼痛和癌性疼痛的治疗。如硫酸吗啡控释片、盐酸吗啡控释片、酒石酸二氢可待因控释片、磷酸可待因控释片和芬太尼透皮贴剂等。

（2）环氧化酶抑制剂：其机制是抑制前列腺素 E 合成，主要作用部位在中枢和外周，包括水杨酸类，以阿司匹林为主；对乙酰氨基酚（泰诺）；非甾体抗炎药（布洛芬、酮洛酸）。除对乙酰氨基酚外，环氧化酶抑制剂有较强消炎止痛作用，对伴有炎症反应的疼痛有效，同时可协同阿片类的镇痛作用。但单独应用时，不能有效缓解中度以上的疼痛。所有环氧化酶抑制剂（对乙酰氨基酚除外）均对血小板有抑制作用，特别是阿司匹林的抑制是不可逆的，血小板功能需 1～2 周才恢复。另外，由于前列腺素合成受到抑制，使胃黏膜分泌黏液和 HCO_3^- 减少，易导致溃疡形成。大量使用非甾体抗炎药可促成急性肾功能不全，肾小球坏死，特别是对于肾功能本身有问题的患者。

（3）局麻药：主要作用在神经膜上的钠通道，减少伤害性刺激引起的神经兴奋性传导，缓解疼痛。通过局部浸润对神经末梢阻滞或通过椎管内对某一区域内的神经根阻滞产生镇痛作用。常用局麻药有布比卡因和罗哌卡因等两种长效局麻药。常用浓度为 0.0625%～0.15%。罗哌卡因为新型局麻药，其心脏毒性和神经毒性较布比卡因低，它的另一优点是低浓度时感觉和运动阻滞分离，即对感觉神经的亲和力较运动阻滞强，感觉神经阻滞的同时运动神经无明显阻滞。此优点使罗哌卡因特别适合应用于分娩镇痛。局麻药用于镇痛时的副作用和禁忌证与椎管内麻醉相同。

（4）抗惊厥和抗抑郁药：有些神经病理性疼痛，如糖尿病后、带状疱疹后疼痛和营养不良性交感神经退化症等引起的疼痛对阿片类药物不敏感或低敏感。当复合应用了上述药物后可明显缓解神经病理性疼痛。复合抗抑郁药，可提高病人的情绪，增强阿片类药物的镇痛作用。抗惊厥药主要包括卡马西平、苯妥英钠和新型抗惊厥药加巴喷丁。抗抑郁药包括三环类抗抑郁药，如马普替林、多塞平；5-羟色胺再摄取抑制剂，如氯西汀、帕罗西汀等。此类药物的主要不良反应有口干、多汗、视物模糊、头晕、排尿困难和嗜睡等。

（5）镇静催眠药：以苯二氮草类最常用。如地西泮、咪达唑仑等。此类药物具有抗焦虑、镇静、遗忘、肌松和抗惊厥作用。其肌松作用有助于风湿性疼痛和其他肌肉痉挛状态的治疗。本身无镇痛作用，但能增强镇痛药物的镇痛作用。

目前的药物治疗，多主张联合应用两种或两种以上作用机制不同的药物，使镇痛作用相互协同的同时减少每种药物的药量，从而降低副作用的发生率和严重程度。如阿片类与非甾体类合用，如硬膜外阿片类复合局麻药同时加用口服非甾体类药等。

2. 常用给药途径　根据疼痛发生部位和药物作用机制以及所制备药物的稳定性，药物可通过局部（皮肤、黏膜）、口服和肠道、肌内注射、静脉、椎管内等途径发挥作用。由于阿片受体广泛存在于人体的中枢神经系统和组织中，且与蛋白质结合力高，因此，它可以通过上述几乎所有途径达到作用部位。而局麻药的作用部位在神经膜，只有在皮下和椎管内给药才有效。

3. 常用给药方式

（1）间断给药：根据药物半衰期和作用时间间断给药，主要缺点是镇痛不连续，当药效减弱时，病人会反复出现疼痛，特别是在护士紧缺或繁忙时刻，不能及时给药，可因治疗不及时给病人带来痛苦。另外如果使用肌内注射方法，病人可能更不易接受。

（2）连续给药：是使用微量输液泵连续给药的一种方法，是静脉、皮下和椎管内给药途径的常用给药方法。此法镇痛效果连续，满意度高。缺点是如果给药量不当，长时输注后可能会产生药物蓄积，血药浓度过高，使副作用增加。

表 13-1　常用镇痛药物的给药途径

药　物	途　径					
	皮肤（下）	口服	直肠	肌肉	静脉	椎管内
局麻药	+	−	−	−	−	+
阿片类	+	+	+	+	+	+
环氧化酶抑制剂	−	+	−	+	−	−
抗惊厥药	−	+	−	−	+	−

（3）病人自控镇痛（patient-controlled analgesia，PCA）：是一种新的镇痛给药方法，它是通过一种特殊的注射泵，允许病人自行给药的一种急性疼痛治疗方式。常用于急性疼痛的治疗，如术后疼痛、分娩痛等。该方式是目前被临床外科医师、麻醉医师和病人广泛接受的一种给药方式。尤其近 10 年来在临床镇痛中广泛普及，如今，PCA 已经成为术后镇痛的主要方式之一。其主要优点由病人控制；按照病人的需要调整用药剂量；减少医护人员的工作量；迅速缓解偶发疼痛；可以早期下床活动；镇痛效果等同于或优于其他镇痛方法；提高病人的满意度。但仍有一定缺点，如用药过量，呼吸抑制，恶心呕吐，尿潴留等。根据给药途径不同可分为病人自控静脉镇痛、病人自控硬膜外镇痛、病人自控皮下镇痛和病人自控外周神经阻滞镇痛。治疗前，麻醉医师需根据病人情况、可能的疼痛程度，设计输液泵的工作参数，如给药模式（间断 PCA、连续或连续基础上加用 PCA）、负荷量、基础输注量、每次按压给药量、两次按压最短间隔时间、单位时间内最大限量等，以保证镇痛质量和病人安全。常用药物为阿片类药和/或局麻药。

（4）超前镇痛：在伤害性冲动产生之前给予镇痛药物，阻断伤害性刺激后神经和神经元过度兴奋和递质过度释放，从而降低疼痛强度。部分临床实验证实，超前镇痛可明显降低术后疼痛程度，减少镇痛药用量，还可降低术后慢性疼痛综合征的发生率。但此结果在临床上仍存在很大争议。

（二）非药物治疗

1. 针灸、理疗　针灸和理疗作为中国传统医学的重要组成部分，对慢性疼痛，特别是对四肢慢性损伤引起的疼痛和头痛，有非常好的辅助治疗作用。实验研究显示，针灸可促进内源性阿片的释放产生镇痛作用，还可加强外源性阿片的镇痛作用。

2. 神经电刺激　采用闸门学说的理论。通过刺激粗大的传导非伤害性刺激的神经（Aβ 纤维），竞争细小的传导疼痛神经（C 纤维）的冲动，达到减缓疼痛的目的。用于急性和慢性疼痛的治疗。刺激电极可置于皮肤、脊髓上或颅内。镇痛效果可随治疗时间延长而减弱。

3. 神经外科手术　对于对药物治疗无效，或因明显副作用无法接受药物治疗的患者，可使用神经外科手段，切除某一传导通路，以达到镇痛目的。常用的手术包括神经根切断术、脊髓前角切断术、交感神经切断术和脊髓背索切断术。脊髓背索是近年证实的一条新的传导内脏疼痛的通路。近期的临床结果显示，脊髓背索切断术可较长时间缓解恶性肿瘤引起的难治性内脏疼痛，减少吗啡用量。但值得提出的是此类手术为神经损毁手术，只适用于晚期恶性肿瘤病人，不宜用在生存期可能很长的良性疾患病人。

4. 精神心理疗法　患者的心因性因素，如对手术的恐惧和焦虑、对疾病的担忧（特别是肿瘤）、生活质量不佳、不同的生活态度以及以往有关疼痛的不良刺激均会对创伤后疼痛的程度和疼痛治疗效果产生很大的影响。辅助积极的心理治疗，争取病人的合作对缓解疼痛有明显益处。

第六节　癌症疼痛治疗

癌症疼痛是指由于癌症或癌症治疗所引起的疼痛。其治疗包括药物治疗和非药物治疗，如手术、放疗、心理治疗、理疗和神经外科治疗。其中药物治疗是癌症疼痛治疗的主要方法。

WHO三阶梯癌痛治疗方案：WHO推荐的三阶梯疗法（图13－3）为国际上广泛接受的药物治疗方法。它的基础是按阶梯方式给药。治疗过程中为达到良好的镇痛效果必须遵守以下基本原则：①按阶梯给药：即根据疼痛程度由弱到强选择镇痛药物，首选第一级非阿片类药物（以阿司匹林为代表）；若疼痛不缓解或继续加剧，则升高到第二级，弱阿片类药（以可待因为代表）；如果疼痛仍未能控制或继续加剧，则进入第三级，强阿片类药（以吗啡为代表）。第二、三级均可同时加用非阿片类药，以加强镇痛效果。②依以下顺序选择给药途径：首选经口，其次是经直肠、皮下、静脉，椎管内。③按时给药：按照规定时间间隔给药，而非按需给药，以保证疼痛连续缓解。④个体化给药：阿片类药无标准剂量，凡能使疼痛缓解的剂量即为正确剂量。⑤辅助用药：包括镇静催眠药、抗抑郁药等。加用一些辅助药以减少主药的用量和副作用。

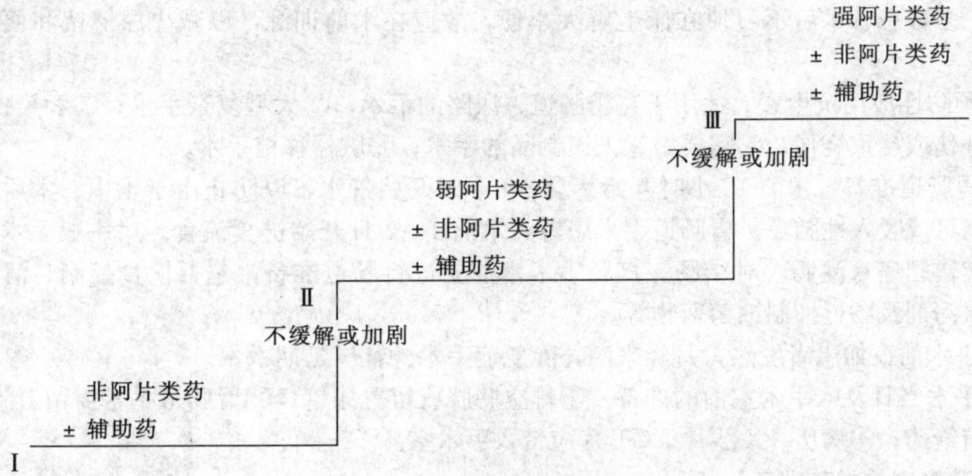

图13-3　WHO推荐的三阶梯疗法

（何友立）

第十四章　围手术期处理

手术是治疗外科疾病的重要手段，它能治愈疾病，但手术和麻醉具有创伤性，甚至引起新陈代谢的应激反应，所以手术也能产生并发症、后遗症等不良后果。为了确保手术成功，做好手术前的充分准备，妥善处理好手术后的各种不适症状及并发症，尽快地恢复生理功能，是保障手术达到预期目的的关键。按照手术的时限性，外科手术可分为三种：①急症手术：病情紧急，做好必要的准备即手术。如胸腹腔大血管破裂手术；②限期手术：在短时间内做好术前准备后的手术，如各种恶性肿瘤切除术；③择期手术：术前充分准备，选择适当时机进行的手术，如疝修补术。

第一节　术前准备

【一般准备】

1. 心理准备　消除病人紧张情绪，使整个治疗过程顺利进行。应履行书面知情同意手续，包括手术同意书，麻醉同意书等，由本人（或委托家属）签署。

2. 贫血、营养不良将影响机体代谢和伤口的愈合，且易并发严重脓毒性感染，术前应加以纠正，使血红蛋白达 100g/L 左右，血清白蛋白达到 30g/L 以上。估计术中失血较多或有贫血者，术前应抽血做好交叉配血试验和输血准备。

3. 纠正水、电解质及酸碱平衡失调。

4. 适应手术后变化的准备　术前 2 周停止吸烟，教会患者做深呼吸运动和术后正确咳痰方法。多数患者术后不习惯在床上解大小便，故应在术前训练，以减少尿潴留和便秘的发生。

5. 预防性应用抗生素　适用于：①肠道、尿路的手术；②大型复杂手术；③污染伤口；④复杂外伤或严重烧伤；⑤需要植入人工制品的手术；⑥脏器移植手术。

6. 胃肠道准备　术前 12 小时开始禁食、4 小时开始禁水，以防止由于术中、术后呕吐而引起窒息或吸入性肺炎。胃肠道手术患者，术前 1～2 日开始进食流食。对一般手术，术前一日应作肥皂水灌肠。对结肠、直肠手术术前要进行肠道准备，包括饮食控制、清洁灌肠、口服泻剂及肠道抑制细菌药物等。

7. 手术前夜如患者发热，月经来潮，除急症手术外，应延期手术。

8. 手术当日及入手术室前的准备　①排空膀胱或留置尿管；②胃肠道手术需留置胃管；③麻醉前给药；④病历、X 线片、CT 片应带入手术室。

【特殊患者的术前准备】

1. 高血压　血压过高者，应使血压控制在 180/100mmHg 以下时，方可考虑手术。抗高血压药一般主张应用到手术日晨，因停药后的反跳现象更难处理。

2. 糖尿病　糖尿病患者在整个围手术期都处于应激状态，手术耐受性差，其并发症发生率和死亡率较无糖尿病患者高。故术前应做相应处理：①仅以饮食控制病情者，术前不需要特殊准备；②口服降糖药的病人，应继续服用至手术的前一天晚上。如果服长效降糖药，应在术前2～3日停药。禁食病人需静脉输注葡萄糖加胰岛素维持血糖轻度升高状态（5.6～11.2mmol/L）为宜；③平时用胰岛素者，术前应以葡萄糖和胰岛素维持正常糖代谢。在手术日晨停用胰岛素；④伴有酮症酸中毒的病人，需要接受急症手术，应当尽可能纠正酸中毒、血容量不足、电解质紊乱。

3. 心脏疾病　长期应用利尿剂或低盐饮食的患者，常有低钠和低钾血症，术中易发生心律失常和休克，术前应予纠正。同时要注意控制心律失常。心力衰竭病人，最好在心力衰竭控制3～4周后再施手术。心肌梗死后半年无明显症状，无显著心律异常才适宜手术。

4. 肝脏疾病　术前改善患者营养状况，给予高碳水化合物、高蛋白饮食，补充多种维生素，特别是维生素K，提高血浆蛋白量，避免使用可能损及肝功能的药物。肝功能损害较重的患者，加强保肝治疗。

5. 慢性呼吸系统疾病　着重治疗呼吸系统炎症，减轻其阻塞与感染，可选用有效抗生素控制感染，口服祛痰药物，应用麻黄碱、氨茶碱等支气管扩张药，蒸气或雾化吸入，体位引流排痰等。

6. 肾脏疾病　改善肾功能状况，避免使用血管收缩剂和对肾脏有明显损害的药物等。

第二节　术后处理

【一般处理】

1. 体位　应根据麻醉及病人全身状况、术式、疾病性质等选择体位。全麻尚未清醒时，应去枕平卧，头偏向一侧，以防口腔内呕吐物或分泌物吸入呼吸道。椎管内麻醉患者，应去枕平卧6～12小时，以防头痛。颈、胸部手术后，多采用高半坐卧位，以便于呼吸及有效引流。腹部手术后，多取低半坐卧位，以减少腹壁张力。任何体位都应使患者感到舒适，有利于内脏生理活动为原则。

2. 生命体征观察　凡大、中型手术或有可能发生内出血、气管压迫者，必须定时测定血压、脉搏、呼吸，每15～30分钟一次，直至病情稳定后视病情减少测定次数。

3. 饮食和输液　何时进何种食物与手术大小及是否涉及胃肠道有关。局麻术后饮食一般可不限制，全麻非胃肠道手术患者，术后6小时无恶心呕吐者，可给流食，以后改为半流食或普食。胃肠道手术患者，一般禁食1～2日，第3日肠功能恢复，肛门排气后方可进饮食。禁食期间需由静脉输液来供给水、电解质和营养成分。

4. 早期下床活动　术后若无禁忌，患者应及早开始活动。术后早期下床活动有利于：①增加肺活量，使呼吸道分泌物易于咳出，减少肺部并发症；②促进血液循环，防止静脉血栓形成；③有助于肠道和膀胱功能的恢复，减少腹胀和尿潴留的发生。但是，凡休克、心力衰竭、严重感染、出血、极度衰弱患者，以及整形、骨关节手术后需要固定时，不宜过早下床活动。

【常见不适症状的处理】

1. 疼痛　麻醉作用消失后，患者开始感到伤口疼痛。手术后24小时内疼痛最剧烈，常需药物止痛。小手术后的伤口疼痛可口服止痛片或可待因。大手术后1～2日内，常需用吗啡或哌替啶止痛，必要时可间隔4～6小时重复使用或应用镇痛泵持续注入。如伤口疼痛难忍，则应检查伤口是否感染。总之，术后应尽可能解除患者的伤口疼痛，使患者得以充分休息和睡眠。

2. 恶心、呕吐　麻醉反应是手术后恶心、呕吐的常见原因，待麻醉作用消失后即可停止。如持续不止，应注意有无水和电解质紊乱、酸中毒、急性胃扩张、肠梗阻和腹膜炎存在。如无明显原因，可应用阿托品、灭吐灵（甲氧氯普胺）或氯丙嗪，疗效较好。

3. 腹胀　手术后腹胀多因腹部手术后胃肠蠕动受到抑制，胃肠内积气过多所致。这种情况一般仅持续2～3日，不需特殊处理。如腹胀严重，可采取持续胃肠减压、放置肛管、针灸理疗等措施。如腹胀持续不消又无肠鸣音，可能是腹膜炎或其他原因所致的肠麻痹。如腹胀伴阵发性绞痛、肠鸣音亢进，甚至有气过水声或金属音，则提示存在粘连性或其他原因所致的机械性肠梗阻。对于因腹腔感染引起的肠麻痹，或已确定为机械性肠梗阻，在严密观察下，经过非手术治疗不能好转者，需再次手术治疗。

4. 呃逆　多为暂时性，但有时为顽固性。发生原因可能为神经中枢或膈肌受到刺激所致。多发生于手术后早期，采用镇静、解痉药物，压迫眶上缘，抽出胃内潴留液，短时间吸入二氧化碳等措施常可制止。出现顽固性呃逆，应考虑有无特殊激惹膈肌的原因存在，如胃扩张、膈下感染、腹膜炎等，如原因不明可肌注利他灵或在颈部作膈神经封闭。

5. 尿潴留　多发生于老年、慢性下尿路炎症、肛门部手术、椎管内麻醉术后以及不习惯在床上排尿的患者。手术后尿潴留是引起尿路感染的主要原因。如患者在手术后8小时内尚未排尿，即应注意有无尿潴留，应检查患者下腹部膀胱区有无膨隆，患者有尿意但不能排出，叩诊呈浊音，即可确定有尿潴留的存在，应及时处理。尿潴留的处理措施决定于尿潴留的原因。老年男性患者有前列腺肥大，或施行盆腔广泛手术如直肠癌根治术后，由于骶丛神经损伤影响膀胱收缩功能，致使排尿困难和尿潴留。这些器质性病变引起的尿潴留不会在短时间内恢复，常需保留一个时期导尿管。除外器质性原因后，应消除患者精神紧张、焦虑情绪，可协助患者下床小便，听流水声诱导排尿或轻轻按摩下腹部、局部热敷等刺激膀胱肌肉收缩引起排尿。用止痛药解除切口疼痛，或肌注氨甲酰胆素C（卡巴可）0.25mg，以兴奋膀胱平滑肌促使排尿。不能奏效时应及早进行导尿。如果导尿量超过500ml，应留置导尿管1周，有利于膀胱壁的逼尿肌恢复收缩力，减少尿路感染的发生。

第三节　常见并发症的防治

1. 发热　术后由于机体对手术创伤的反应，体温可略升高达38℃，临床上称为术后吸收热或外科热，1～2日后可逐渐恢复正常，无需特殊处理。如术后3～4日发热持续不退，应检查伤口有无感染或其他并发症。体温超过38.5℃时，一般应采取降温措施，如酒精擦浴、冰袋降温或药物降温。

2. 手术后出血　多由于手术中止血不彻底、血管结扎不牢固或患者凝血机制障碍所致。一般缺少明显的局部症状和体征。腹部手术特别是没有放置引流者，须密切观察病情，必要时作B超检查或腹腔穿刺，才能明确诊断。胸腔手术后出血较易发现，如胸腔闭式引流管持续流出血液达数小时，每小时引流血液超过100ml，则表明胸腔内有出血。胸部X线检查可显示胸腔积液。凡诊断为手术后出血的，需及时输血，紧急手术止血。

3. 切口感染和裂开　切口感染是指清洁切口或可能污染的切口并发感染。切口感染原因除了细菌侵入外，还有切口血肿、异物、局部组织血供不良、全身抵抗力下降等因素的影响，常发生在术后3～5日。感染初期切口局部有红肿、压痛或体温升高等表现，可给予有效抗生素或抗生素局部封闭、理疗等，争取使其不发展为脓肿。已形成脓肿的切口，应拆线敞开引流。预防切口感染至为重要，应严格遵守无菌操作规程，在伤口内尽量减少异物（线结）和坏死组织的遗留，以及各层组织缝合严密不留死腔等。切口裂开多见于腹部及肢体临近关节部位的手术，常发生在年老体弱、营养不良以及由于缝合技术欠缺，腹腔内压力突然升高的患者。表现为从伤口流出较多的血性液体、肠管或网膜脱出。切口完全裂开可见切口全层张开，有肠管或网膜脱出切口外。切口部分裂开而皮肤愈合尚好，但皮下松软，有肿物隆起，有时可见肠蠕动波。切口完全裂开时应立即用无菌盐水纱布覆盖，腹带包扎后送手术室用粗丝线或合金线作腹壁全层间断缝合。切口部分裂开，如范围较小，腹胀不严重，又无肠梗阻，可用蝶形胶布和腹带加强保护伤口，促进愈合。以后形成切口疝者，再做择期修补。针对切口裂开的原因，术前应重点纠正贫血和低蛋白血症，补充维生素C，防治呼吸道感染，术后腹带保护伤口等。

4. 肺部感染和肺不张　是胸部和上腹部大手术后常见的并发症。多见于老年人、长期吸烟和慢性支气管炎患者。这些患者术后支气管内分泌物增多，加之手术后患者因伤口疼痛，或因胸、腹部包扎过紧限制了深呼吸和咳嗽动作，影响痰液排出，加重支气管的阻塞，造成肺不张。表现为呼吸困难、发绀、呼吸音减弱或消失等。如继发感染则形成肺炎，可有体温升高和白细胞增多等炎症表现。根据手术后发生肺不张的原因，预防在于：①有吸烟习惯的患者术前2周应停止吸烟；②术前练习深呼吸运动，胸部手术患者练习腹式呼吸，腹部手术患者练习胸式呼吸，以增加肺的通气功能；③已有呼吸道感染的患者，待感染有效控制后再行手术；④术后积极鼓励患者咳嗽和多做深呼吸。对腹部手术后患者，医护人员可用两手压住腹部切口两侧，协助患者咳痰，或拍击背部鼓励患者做有效咳痰；⑤术后帮助患者翻身和尽早离床活动，对咳痰有较好的帮助。治疗上除了应用有效抗生素外，应着重排除气管支气管分泌物。可协助患者咳痰，痰液黏稠不易咳出者，可用蒸汽吸入、超声雾化吸入或口服氯化铵等祛痰药，使痰液变稀薄，易于咳出。如患者无力咳嗽或痰液持续过多排出不理想时，可用导管插入气管吸痰，或做支气管镜吸痰，或气管切开吸痰。

5. 下肢深静脉血栓形成与肺血栓栓塞症　下肢深静脉血栓形成多见于老年患者，与术后患者长期卧床，造成下肢血流缓慢、静脉回流不畅有关。另外，脱水、血液浓缩、多次下肢静脉穿刺、输注高渗液体或刺激性药物等也可引发血栓形成。主要的临床表现是：肢体肿胀、胀痛、浅静脉扩张。预防上强调术后早期起床活动，卧床期间要加强踝关节的伸屈活动或行腓肠肌电刺激法，以加速静脉回流，防止血液淤滞。药物预防措施包括小剂量肝素皮下注射和服用华法林等抗凝剂。治疗的目的是防止血栓蔓延。卧床休息，抬高患肢，适当使用利尿剂，以减少肢体肿胀。禁止按摩以防栓子脱落。血栓形成3天之内者，溶栓治疗，3天后抗凝治疗。血栓形成早期亦可以手术取出血栓。

肺血栓栓塞症的血栓可以来自下腔静脉径路、上腔静脉径路或右心室，其中大部分来源于下肢深静脉。手术后由于血管内皮损伤、凝血机制变化、肢体制动等因素增加了发生肺栓塞的机会。临床表现与栓塞的范围和程度有关，轻者表现为胸闷、胸痛、气短、咯血等；重者呼吸困难、口唇发绀、低氧血症或呼吸衰竭。术后肺血栓栓塞症发病率虽不多，但病死率较高，应引起外科界的关注。术后预防措施主要是针对下肢深静脉血栓形成的各种因素。治疗方面以溶栓、抗凝疗法和呼吸与循环的支持为主。

6. 尿路感染　长期留置尿管、尿潴留是术后并发尿路感染的基本原因，感染可上行引起急性膀胱炎和急性肾盂肾炎。急性膀胱炎主要表现为尿频、尿急、尿痛，有时尚有排尿困难。一般无全身症状，尿液检查有较多红细胞和脓细胞。急性肾盂肾炎主要表现为全身发冷、发热，肾区叩击痛，血白细胞计数增高，尿液检查可见大量白细胞和细菌。尿液细菌培养不仅可以明确菌种，而且为选择有效抗生素提供依据。预防尤为重要。留置尿管一定要按无菌要求操作，留置时间不宜过长。术后指导病人自主排尿防止尿潴留。尿路感染的治疗主要是应用有效抗生素，维持充分尿量以及保持尿通畅。

【常用导管及引流物的管理】

1. 胃肠减压管　通常所说的胃肠减压是指经鼻将胃管插入胃腔，利用负压和虹吸作用的原理，将积聚于胃肠道内的气体及液体吸出，可以缓解或解除机械性肠梗阻所致急性胃肠道扩张的症状；可减轻由于肠麻痹引起的腹胀；术中可减少胃肠胀气，便于操作并增加手术的安全性；术后可减轻腹胀，减少缝线张力和切口疼痛，有利于切口愈合。使用胃肠减压术需注意：①保持胃管通畅，防止阻塞；②经常观察引流量及性质；③胃肠手术后 24 小时内，胃液多呈暗红色，如有鲜血持续吸出，说明有胃肠道内出血存在，应及时采取措施止血；④胃肠减压期间禁饮食，必须经口服药时，可研碎调水后注入，夹管半小时；⑤胃管一般在术后 2～3 天拔除，其指征为肠蠕动恢复、腹胀消失或肛门排气。

2. 胸腔闭式引流管　胸腔手术后常规应用胸腔闭式引流，目的是使气体、液体或脓液从胸腔内排出，减轻胸腔内压力，重建胸膜腔内负压，使肺复张，消除残腔。使用胸腔闭式引流管需注意：①须保持低位引流，水封瓶应置在患者胸部水平下 60～100cm 处，绝对不能高于患者胸部；②安置的胸管与皮肤、中间玻璃管、水封瓶的接头处须牢固固定，防止脱落；③更换引流瓶时，应注意无菌操作及将近侧胸管用血管钳夹闭，不让空气进入，以免发生气胸；④要注意维持引流通畅，检查是否通畅的简单方法是经常观察水封瓶玻管中的水柱波动情况。在术后初期，水柱波动范围为 4～6cm，随着气体、液体被排出或肺的膨胀，水柱波动范围逐渐缩小。术后初期应每 30～60 分钟挤压胸腔引流管一次，避免被血块、脓液或坏死组织阻塞；⑤胸腔引流管安置 48 小时后，如无气体、液体继续排出，体检及胸部 X 线检查证实肺已完全复张，即可拔管。拔管时先拆去固定缝线嘱患者深吸气后屏气，迅速拔出胸管同时立即以凡士林纱布和无菌敷料覆盖伤口。

3. 腹腔引流管　常用的引流物有：①烟卷引流：通过虹吸作用和腹内、外压力差达到引流目的，是常用的一种腹腔引流。通常在术后 1～2 日内渗出较多。暴露在伤口外的引流管可用安全别针固定，一般在术后 3 日左右拔除。每日换药时应转动和拔出少许烟卷引流。②T 形管：胆总管切开探查术后常规放置 T 管引流，其目的是支撑胆道，引流胆汁，以减轻胆管因手术创伤而造成的水肿、炎症，并防止胆汁外漏。要牢固固定 T 管谨防脱出，否则因胆汁流入腹腔，可引起胆汁性腹膜炎。手术 2 周以后，胆总管下端恢复通畅可拔管。拔管指征为：胆汁量逐渐减少；试行夹管 1～2 日后患者无腹胀、腹痛、黄疸和发热等现象；胆总管 X 线造影显示通畅。③其他：橡胶管引流多用于引流深部创面及脾切除术后。橡皮片引流一般用于浅表伤口，多于术后 1～2 日内拔除。

（辛国华）

第十五章　无菌术及手术基本操作技术

第一节　无菌术

无菌术就是针对可能引起感染的微生物源所采取的一系列预防措施。无菌术在临床具体实施中主要包括两种方法：一是消毒，即应用化学消毒剂消灭伤口、皮肤、物品、空气中的病原微生物和其他有害微生物；二是灭菌，即通过物理或化学方法将所有与手术区域伤口接触的物品预先彻底地消灭其附着的一切活的微生物（如芽孢等）。

【手术室消毒】

手术室空气消毒的常用方法有：

（一）紫外线消毒法　按每 $1m^2$ 地面面积使用紫外线功率 1～2W 计算，照射距离不超过 2m，每次照射 1～2 小时，每日 2～3 次。

（二）乳酸消毒法　按每 $10m^3$ 空间用 80％乳酸 1.2ml 计算，也可加等量水，将乳酸加热待其蒸发完毕 30 分钟后，打开门窗通风。

（三）特殊感染手术后的消毒法　绿脓杆菌感染，先用乳酸进行空气消毒，1～2 小时后进行扫除，然后用 0.1％新洁尔灭溶液擦洗室内物品；破伤风、气性坏疽感染手术后须用福尔马林熏蒸，按 $1m^3$ 空间 40％甲醛溶液 2ml 加高锰酸钾 1g 计算，将甲醛倒入高锰酸钾内，即产生蒸气，12 小时后开窗通风；肝炎或肝炎表面抗原阳性的患者，手术后用 0.1％次氯酸钠或优安净溶液喷洒手术台和地面。

【手术用品的灭菌方法】

手术用品种类很多，包括器械、敷料、手套、纱布、缝线、搪瓷及玻璃制品等。这些用品均须灭菌后才能使用。临床常用的灭菌方法有物理灭菌法和化学灭菌法。

（一）物理灭菌法

1. 煮沸灭菌法　在正常气压下，煮沸的水温为 100℃，一般生长期细菌在 10～15 分钟后即可被杀死，带芽孢细菌则需 1 小时以上。如在水中加碳酸氢钠使之成为 2％碱性溶液时，可将沸点提高至 105℃，煮沸时间可缩短至 10 分钟，并能避免金属器械生锈。对能耐热、耐湿的用品，如金属器械、搪瓷、玻璃制品、橡胶和塑料制品以及丝线等均可用此法灭菌。

使用煮沸灭菌法时注意事项：

(1) 被灭菌的用品必须擦去油脂，刷洗干净。器械的关节必须打开，然后将物品放置在水面以下。

(2) 橡胶、丝线类用品应在水煮沸后放入，持续煮沸 15 分钟取出，以免煮沸过久影响质量。

(3) 玻璃制品需用纱布包好后放在冷水中煮，以免碰撞或骤热而破裂。

(4) 锐利器械（如刀、剪、针等）不宜用煮沸法灭菌，以免利刃变钝。

(5) 灭菌时间从煮沸后算起，如需中途加入其他物品应重新计算时间。

2. 高压蒸气灭菌法　是目前常用的有效灭菌方法，凡能耐受高温的物品，如金属器械、玻璃搪瓷制品、敷料、药液及橡胶类制品等均可用此法灭菌。

高压蒸气灭菌器的样式有多种，但其构造原理相同，均由双壁层的能耐高压的蒸气锅炉构成。两层壁之间灌水，水被煮沸后产生蒸气，在密闭灭菌器内，随着蒸气压力增高，温度随之上升，可达130℃以上。当蒸气压力达1.06～1.40kg/cm²时，温度可升至121～126℃，维持30分钟，可杀死一切微生物。各类物品灭菌所需压力、温度和时间如下（表15-1）。

表15-1　各类物品灭菌所需的压力温度和时间

品名	蒸气压力（kg/cm²）	温度（℃）	时间（分）
器械、玻璃搪瓷物品	1.05	121	20～30
药液、橡胶	1.05	121	15～20
敷料、布类	1.40	126	30～45

使用高压蒸气灭菌时注意事项：

(1) 需要灭菌的各种包裹不宜过大，一般应小于40cm×30cm×30cm，排列不宜过紧，以免妨碍蒸气透入。

(2) 灭菌包内可放入少许升华硫磺粉（熔点为120℃），使用时，观察药粉是否已熔化（颜色由淡黄色变为粉红色），作为检查灭菌效能的标志。

(3) 易燃、易炸物品如碘仿、升汞、苯等禁用该法灭菌。

(4) 瓶装液体灭菌时需用玻璃纸和纱布包扎瓶口，如用橡皮塞，应插入针头，以便排气。灭菌完毕后，应在完全冷却后取出否则容易爆炸。

(5) 灭菌物品应做好标记以便识别，并与未灭菌的物品分开放置，以免混淆。

(6) 灭菌后有效期限为两周，过期应重新灭菌。

3. 火烧灭菌法　在紧急情况下，可将器械放在装有少许90%酒精的搪瓷或金属盆内点燃，至酒精燃尽。此法灭菌不可靠，而且容易使锐利器械变钝，失去光泽，一般不宜应用。

（二）化学灭菌法　是指利用某些化学制剂的杀菌作用进行灭菌的方法。一般仅限用于不能耐高热灭菌的物品，如锐利器械（刀、剪）、内镜的光学部分等。常用方法有两种。

1. 溶液浸泡法　常用的化学灭菌药物、物品灭菌时间如下（表16-2）。

使用溶液浸泡法灭菌时注意事项：

(1) 浸泡前应将所需灭菌的物品洗净、去脂并擦干。

(2) 物品必须全部浸在溶液内。

(3) 有关节的器械，须将关节打开，有腔器械须将空气排尽并使腔内充满溶液。

(4) 金属器械不宜长期浸泡在酒精内，以防生锈。其他溶液如新洁尔灭、洗必泰、消毒净等也须加入防锈剂（每100ml加亚硝酸钠0.5g或碳酸氢钠0.3g）。

表 15-2　常用灭菌药物及物品的灭菌时间

灭菌药物	常用浓度（%）	浸泡时间（分）	灭菌物品
酒精	70	30～60	锐利器械、塑料管
新洁尔灭	0.1	30	锐利器械、缝线
来苏儿	5	60	洗手刷
消毒液	配方见下注	30	锐利器械、精密仪器
甲醛	10	20～30	树脂类、塑料类、有机玻璃

注：消毒液配方为：石炭酸 20g、碳酸氢钠 10g、甘油 266ml、95%酒精 26ml，加蒸馏水至 1000ml。该溶液每两周更换一次。

(5) 使用前用无菌等渗盐水将药液冲洗干净，以防损害组织。

2. 甲醛溶液气体熏蒸法　用带有蒸格的容器，格下放一量杯，杯中放入 40%甲醛溶液，上放置被消毒物品，熏蒸 1 小时可达消毒目的，但灭菌需 6～12 小时。

【手术人员与患者手术区的准备】

（一）手术人员的准备

1. 一般准备　手术人员进入手术室要更换手术室准备的清洁衣裤、鞋、帽和口罩。上衣的袖口不低于上臂的上 1/3，手术帽要遮住所有头发，口罩要盖住鼻孔。剪短指甲，除去甲缘下的积垢。

2. 手和前臂的消毒　在皮肤表面和毛囊、皮脂腺、汗腺等处都藏有大量细菌，所以，手术人员的手和前臂在手术前必须彻底刷洗和消毒。常用的方法有：

(1) 肥皂刷手、酒精或新洁尔灭浸泡法：先用普通肥皂清洗手及前臂一遍，再用无菌毛刷沾肥皂水刷洗手和前臂，从手指尖到肘上 10cm，两侧交替刷洗、特别注意甲沟、甲缘、指蹼等处的刷洗。刷洗后手指朝上肘朝下，用清水冲洗手及前臂的肥皂水。如此反复刷洗 3 遍，共约 10 分钟。用无菌毛巾从手到肘部的顺序擦干手臂。然后将双手及前臂浸泡于 70%酒精或 0.1%新洁尔灭溶液内 5 分钟。用新洁尔灭溶液浸泡时需要用毛巾反复擦洗手臂。

(2) 碘伏消毒法　肥皂水刷洗双手、前臂至肘上 10cm 两遍，共 5 分钟，清水冲净，用无菌纱布擦干，用浸透 0.5%碘伏的纱布涂擦手和前臂两遍，稍干后，穿手术衣和戴手套。

(3) 紧急手术简易消毒法　①用 3%～5%碘酊涂擦手和前臂，再用 70%酒精拭去碘酊；②0.75%碘伏直接涂擦手一遍。然后先戴干手套，穿无菌手术衣，手术衣的袖口要盖住手套腕部的外面，由另一手术人员用无菌纱布系紧袖口，或加戴另一副手套。

洗手消毒完毕后，两手臂不得再接触任何未经消毒的物品，保持拱手姿势进入手术间。

3. 穿无菌手术衣和戴无菌手套　各种手臂消毒法都不能完全清除手和前臂细菌，故需穿无菌手术衣和戴无菌手套。

(1) 穿无菌手术衣：穿手术衣时衣服外面不可面向自己，更不可触碰它处，以保持无菌。先将手术衣轻轻抖开，双手提起衣领两角，双手插入衣袖内，然后两臂前伸并交叉提起腰带，由巡回人员在身后协助系紧衣带和腰带（图 15-1）。目前，很多医院采用带有后遮盖的无菌手术衣。

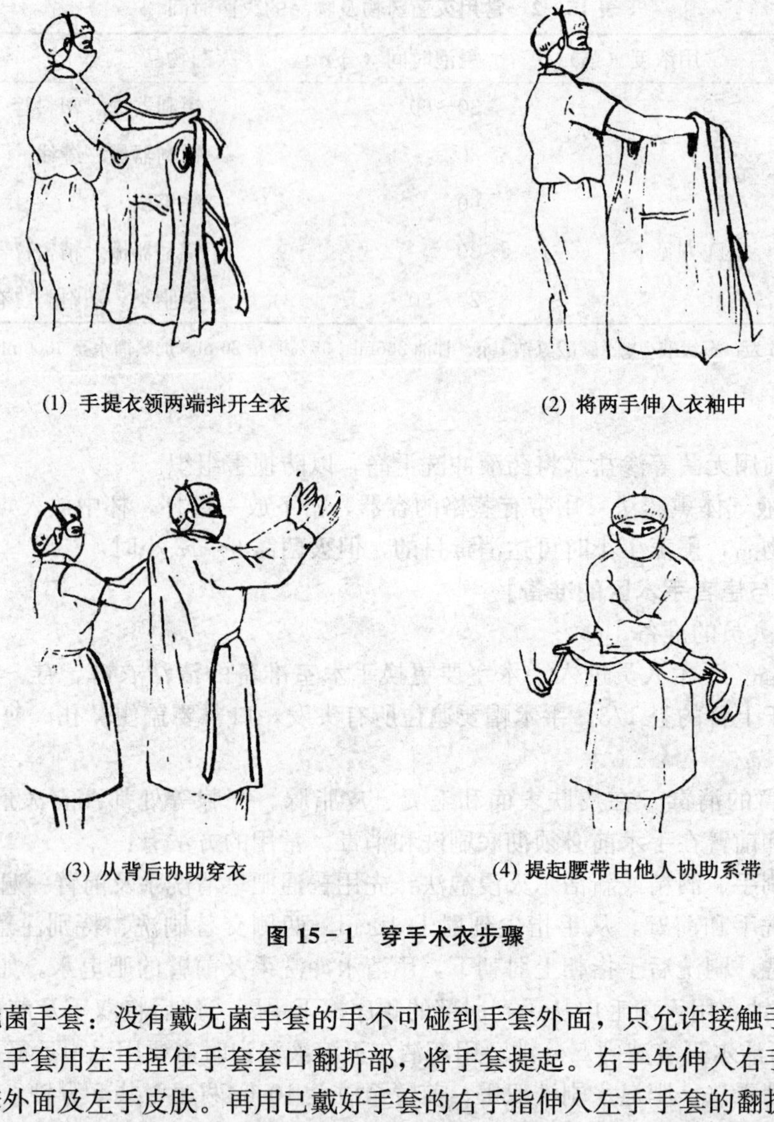

(1) 手提衣领两端抖开全衣　　(2) 将两手伸入衣袖中

(3) 从背后协助穿衣　　(4) 提起腰带由他人协助系带

图 15-1　穿手术衣步骤

(2) 戴无菌手套：没有戴无菌手套的手不可碰到手套外面，只允许接触手套套口向外翻折部分。取出手套用左手捏住手套套口翻折部，将手套提起。右手先伸入右手手套内，切记不可触及手套外面及左手皮肤。再用已戴好手套的右手指伸入左手手套的翻折部内，协助左手伸入手套内。收紧衣袖口，将手套翻折部翻回盖住手术衣袖口。用无菌盐水冲手，以冲净手套表面的滑石粉（图 15-2）。

穿戴完毕后，在等待手术时可将双手微举于胸前，避免破坏无菌。手术结束，手套未破，如需连续施行另一手术时，除污染手术外，可不用重新刷手，按规定更衣后，直接将双手回浸泡于酒精或新洁尔灭内 5 分钟，另穿无菌手术衣和戴无菌手套，即可再施手术。更衣方法：先由巡回人员解开手术衣衣带，自背向前反折脱去手术衣，使手套的腕部随之翻折于手上。然后用右手将左手套扯至掌指部，再用左手指扯去右手套，最后用右手指在左掌部推下左手手套。

（二）患者手术区的准备　手术开始前，由手和前臂消毒过的手术人员（一般是第一助手）对患者手术区进行消毒。消毒范围（图 15-3）一般应超过切口周围 15cm。一般手术的消毒顺序是由手术区中央向四周涂擦，感染伤口或肛门部手术则由手术区外周向内涂擦。一般采用 2.5%～3%碘酊涂擦皮肤，待碘酊干燥后，再用 70%酒精将碘酊擦净；也可用

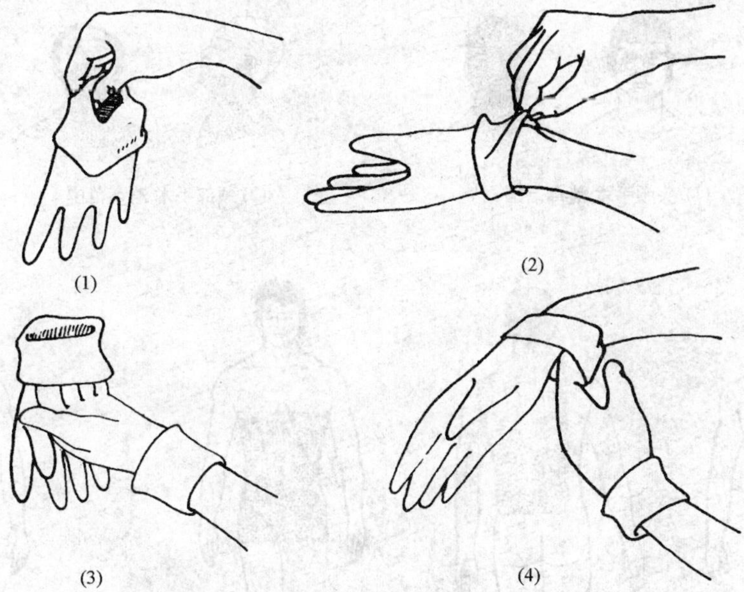

图 15-2　戴手套方法

0.75%碘伏直接涂擦皮肤；对婴儿、口腔、肛门、外生殖器及面部皮肤的消毒可用 0.1%新洁尔灭涂擦两遍。

铺无菌布单是为了将手术切口与其他部位隔离，减少污染机会。手术区域皮肤消毒完毕后，铺无菌布单。小手术一般只铺盖 1 块孔巾即可。较大手术铺 4 块无菌小布单，外加盖中单和带孔大布单。一般铺巾方法是：取无菌小布单 4 块，每块一边双折少许，折部靠近切口 2～3cm 盖住切口四周。术者应先铺站立的对侧或相对不洁的一侧，最后铺靠近术者的一侧，用布巾钳分别夹住布巾的四个交角，以免移动。然后加盖中单和大布单。大布单的上方应盖住头架，两侧和足端应垂过手术床缘下 30cm 以上。无菌巾在铺盖时不可触及任何未灭菌的物品，铺盖后不许随便移动，如确需移动时，只可自手术切口向外移，不可向内移，以免污染手术切口。

【手术进行中的无菌原则】

在手术进行中，所有手术人员都必须严格执行无菌操作原则，如有违反，必须立即纠正。

1. 避免与无菌区以外任何物品接触。

2. 手术中如手套破裂或接触到有菌区应立即更换，衣袖污染应更换无菌手术衣或加戴无菌套袖，无菌布单如已湿透，需另加盖无菌的干布单。

3. 做皮肤切口及缝合皮肤切口前，皮肤需用 75%酒精重新消毒一次；手术切口切开后，两旁皮肤应以无菌干纱布覆盖；切开空腔脏器时，需用纱布垫保护周围组织，并及时吸除其内容物，以减少污染。因故手术需暂停进行时，切口应用无菌纱布覆盖。

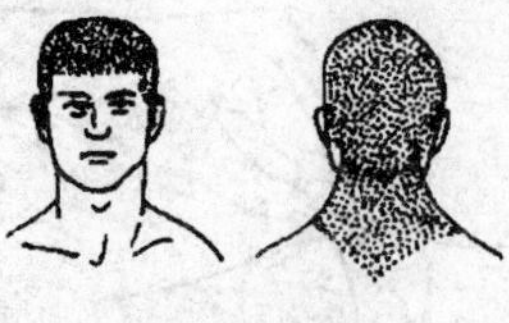

(1) 头颅手术 消毒范围

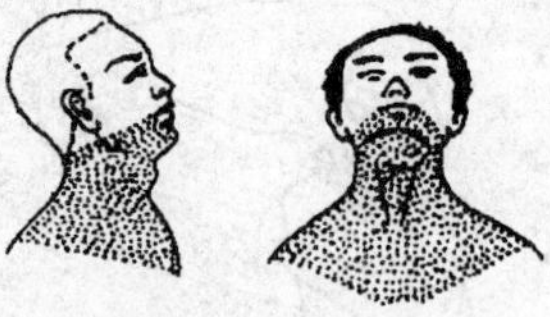

(2) 颈部手术 消毒范围

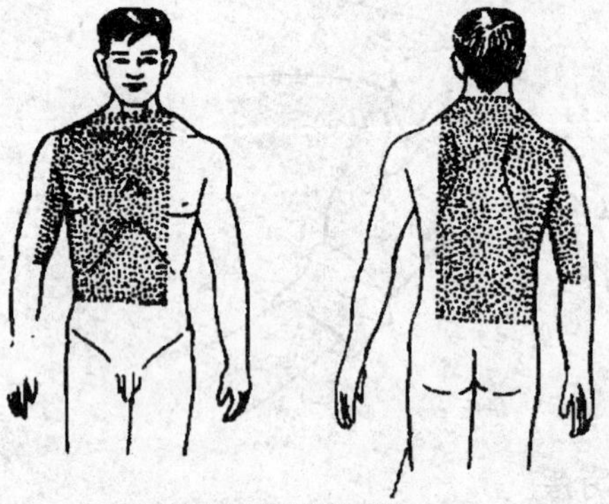

(3) 胸部手术消毒范围

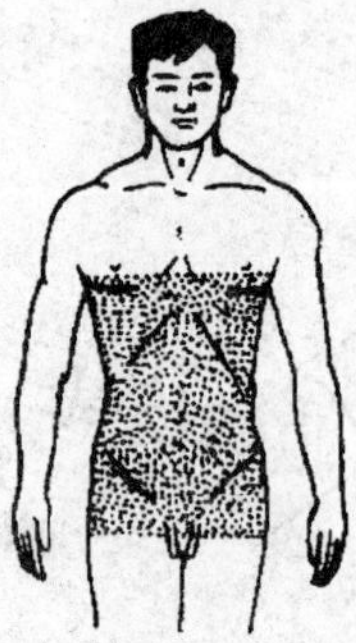

(4) 腹部手术消毒范围

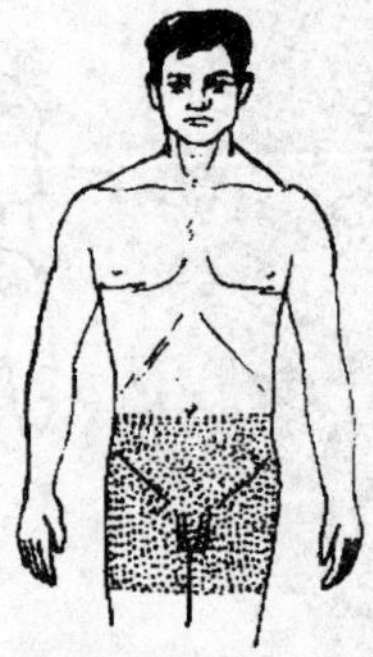

(5) 腹股沟和阴囊部手术消毒范围

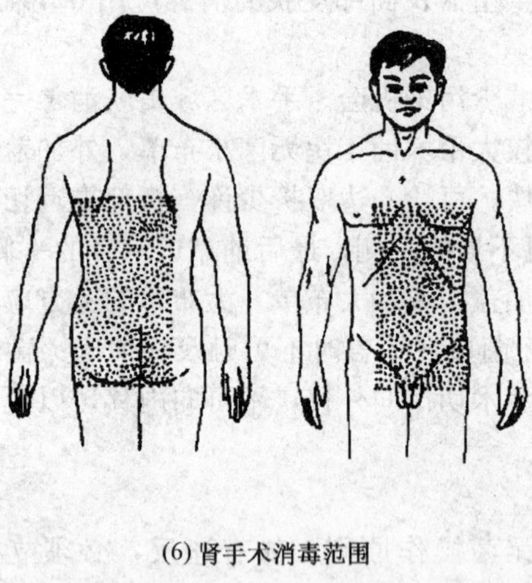

(6) 肾手术消毒范围

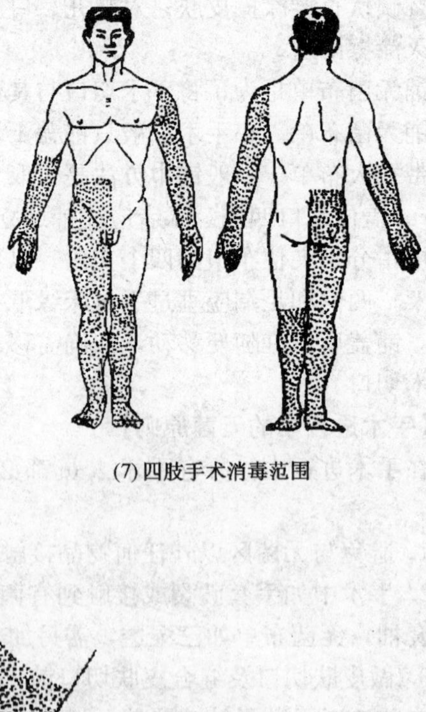

(7) 四肢手术消毒范围

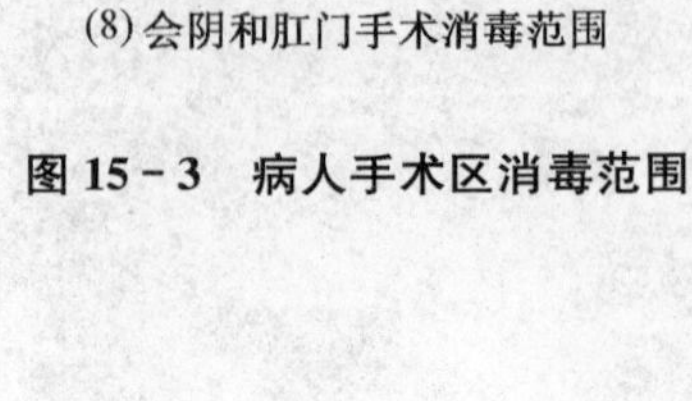

(8) 会阴和肛门手术消毒范围

图 15-3　病人手术区消毒范围

4. 同侧手术人员如因更换位置时，应先各自退后一步，转过身，然后背对背的更换位置，或先离开手术台，再交换位置。

5. 参观人员应与手术人员保持一定距离，不得碰及手术人员无菌部位。也不可随意在室内走动，以减少污染机会。

6. 两台手术在一室同时进行时，如手术已开始，即不应互相挪用器械或用品。

第二节　手术基本操作技术

手术的种类很多，手术的方法、范围、大小和复杂程度也各不相同，但任何一种手术都是由许多基本操作积累而成，即切开、止血、结扎、分离及缝合。正确而熟练地执行这些基本技术，是保证手术成功的关键之一。

【显露】

手术野充分显露是保证手术顺利进行的先决条件。特别是深部手术，良好的显露不仅使术野解剖清楚，而且便于手术操作，增加手术安全性。手术野显露程度虽与病人的体位、照明、麻醉时肌肉松弛情况等诸多因素有关，但选择适当的切口和做好组织分离是显露手术野的基本要求。

（一）切口　正确选择手术切口是显露手术野的重要步骤，理想的手术切口应符合下列要求。

1. 能充分显露手术野，便于手术操作。原则上切口应尽量接近病变部位，同时能适应实际需要，便于延长和扩大。

2. 操作简单，组织损伤小。

3. 有利于切口愈合、瘢痕小及功能恢复。

在实际工作中，切口的设计还应注意下列问题：

1. 切口最好和皮肤皱纹平行，尤其面部和颈部手术更为重要，此切口不仅缝合时张力低，而且愈合后瘢痕小。

2. 较深部位切口应与局部血管、神经走行近于平行，可避免对其损伤。

3. 要避开负重部位，如肩部和足部手术的切口设计应避开负重部位，以免劳动时引起疼痛。

组织切开要用手术刀，执刀方法主要有持弓式、指压式、执笔式和反挑式四种（图 16-4）。

根据不同切口需要选用不同执刀方法。在切开时，手术刀需与皮肤垂直，用力适当，力求一次切开一层组织，避免偏斜或拉锯式多次切开，造成边缘不整齐而影响愈合。深部筋膜、腱鞘的切开，应先剪一小口，再用止血钳分离张开后剪开，以防损伤深部血管和神经。切开腹膜或胸膜时要防止内脏损伤，切开肌肉多采用顺肌纤维方向钝性分开。

（二）分离　分离是显露深部组织、游离病变等的重要操作。分离的范围视手术的需要，按照正常组织间隙进行，这样不仅容易分离，且损伤轻，出血少。常用方法有两种。

1. 锐性分离　用锐利的刀或剪进行的分离。常用于较致密的组织，如腱鞘、瘢痕组织、恶性肿瘤手术中分离。一般用刀刃在直视下沿组织间隙作垂直的短距离的切开或用闭合的剪刀伸入组织间隙内，但不要过深，然后张开分离，仔细观察无重要组织后再剪开。此法组织

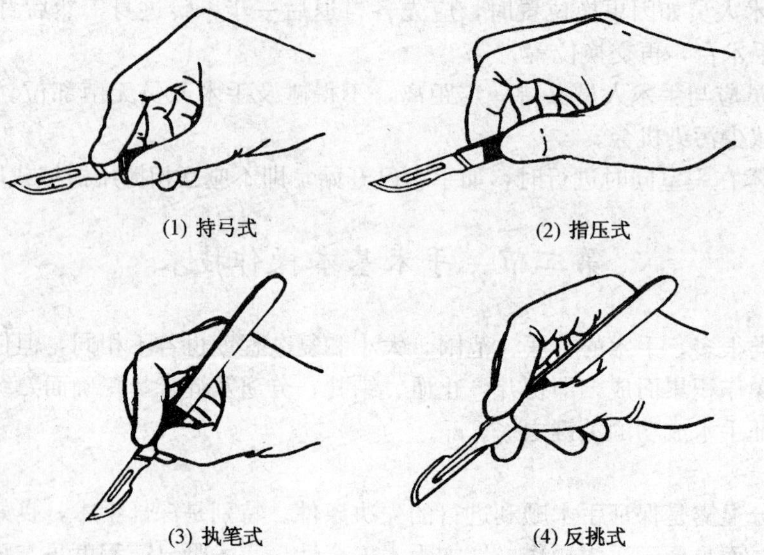

图 15-4 各种执刀法

损伤小，但要求在直视下进行，动作应精细准确。

2. 钝性分离　用刀柄、止血钳、剥离纱球或手指等插入组织间隙内，用适当的力量推开周围组织。常用于正常肌肉、筋膜、腹膜后、脏器间及良性肿瘤包膜外疏松组织的分离。该法分离速度快，可在非直视下进行，但力量要适当，避免粗暴动作造成不必要的组织撕裂或重要组织的损伤。在实际操作中，上述两种方法常配合使用。

【止血】

组织切开分离或病变切除等操作过程中均会导致出血，彻底止血不仅能减少失血量，保证患者安全，而且能使手术野显露清楚，便于手术操作，有时因止血不彻底造成组织血肿、继发感染等并发症。常用的止血方法有：

（一）局部压迫止血法　是常用的止血初步措施。当毛细血管渗血或小血管出血，暂时用手指或纱布压迫出血处，如凝血功能正常，出血多可自止。对较大血管出血，暂时压迫出血处，待清除手术野积血，看清出血点后再予以处理。有时对较大血管破裂出血或毛细血管的弥漫渗血，患者全身情况危急，而用其他止血方法困难或无效时，也可用纱布局部填塞压迫止血，但纱布不能长期留在体内，一般 3～5 天取出，取出时间过早可再次出血，过晚容易继发感染。

（二）结扎止血法　是最常用、最可靠的止血方法。在组织切开或分离时，如血管已断裂出血，可用血管钳的尖端快速准确地夹住出血部位的血管，或用纱布暂时压迫，待看清出血点后再予以钳夹。如已看到血管或预知有血管时可先用血管钳夹住血管两端，在其中间切断，然后用丝线结扎出血血管。切忌盲目乱夹造成组织损伤或大出血。常用的结扎方法有两种：

1. 单纯结扎　用缝线绕过血管钳下面血管或组织而结扎，适用于微小血管出血。

2. 缝合结扎　用缝线通过缝针穿过血管端和组织，绕过一侧，再绕过另一侧打结。也可绕过一侧后再穿过血管和组织，于另一侧打结。适用于较大血管重要部位的止血。对较大血管的出血，上述两种方法常合并使用，先在血管的断端作一单纯结扎，再在其远端作一贯穿缝合结扎，更为安全可靠。

（三）电凝止血法　是用电灼器通过电流使组织发生凝固的原理达到止血目的。电灼器可以直接电灼出血点，也可先用血管钳夹住出血点，再用电灼器接触血管钳止血。此法止血迅速，常用于面积较广的表浅部位的止血。应用电凝止血时须注意：①用乙醚麻醉的手术使用该法时，应先关闭麻醉机，以免发生爆炸；②病人皮肤不宜与金属物品接触，以防电伤；③凝血组织可脱落发生再次出血，所以不用于较大血管出血和深部组织出血。

（四）其他止血法　用于一般方法难于止住的创面或骨髓腔等部位的渗血，可采用局部止血物品，如明胶海绵、淀粉海绵、止血纱布、骨蜡等。这些药物可以吸收或被包裹，用于体腔内止血，不必取出。

【打结和剪线】

（一）打结　打结是手术操作中最常用和最基本的技术之一。止血、缝合都需要结扎，结扎是否牢靠，与打结技术是否正确有密切关系。不正确的打结易发生结扎松动、滑脱、继发性出血。因此，外科医师必须熟练地掌握打结技术，做到既简单又迅速可靠，常用的打结方法如下（图 15－5）。

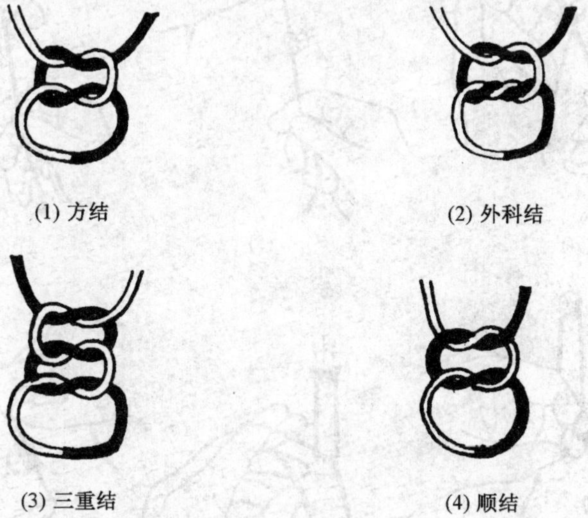

图 15－5　常用手术结扣

1. 方结　是由两个方向相反的单结组成。该结方法简单，速度快，打成后不易松动或滑脱，是手术中最常用的结。

2. 外科结　是将第一结扣线重绕两次，然后打第二结扣，该结摩擦面比较大，不易松开，但比较费时，一般不采用。

3. 三重结　打成方结后，再打一个与第一结扣方向相同的结，加强其牢固性。常用于较大血管或组织的结扎。在使用肠线、尼龙线打结时，因易出现松动、滑脱，也常使用三重结。

4. 顺结　由两个方向完全相同的结扣组成。该结扣容易松开滑脱，除浅表部位的结扎止血外，一般不宜使用。

打结的方法有以下三种：

1. 单手打结法　一般由左手持缝线，右手打结。单手打结速度快，简便，但如两手用力不当，易成滑结（图 15－6）。

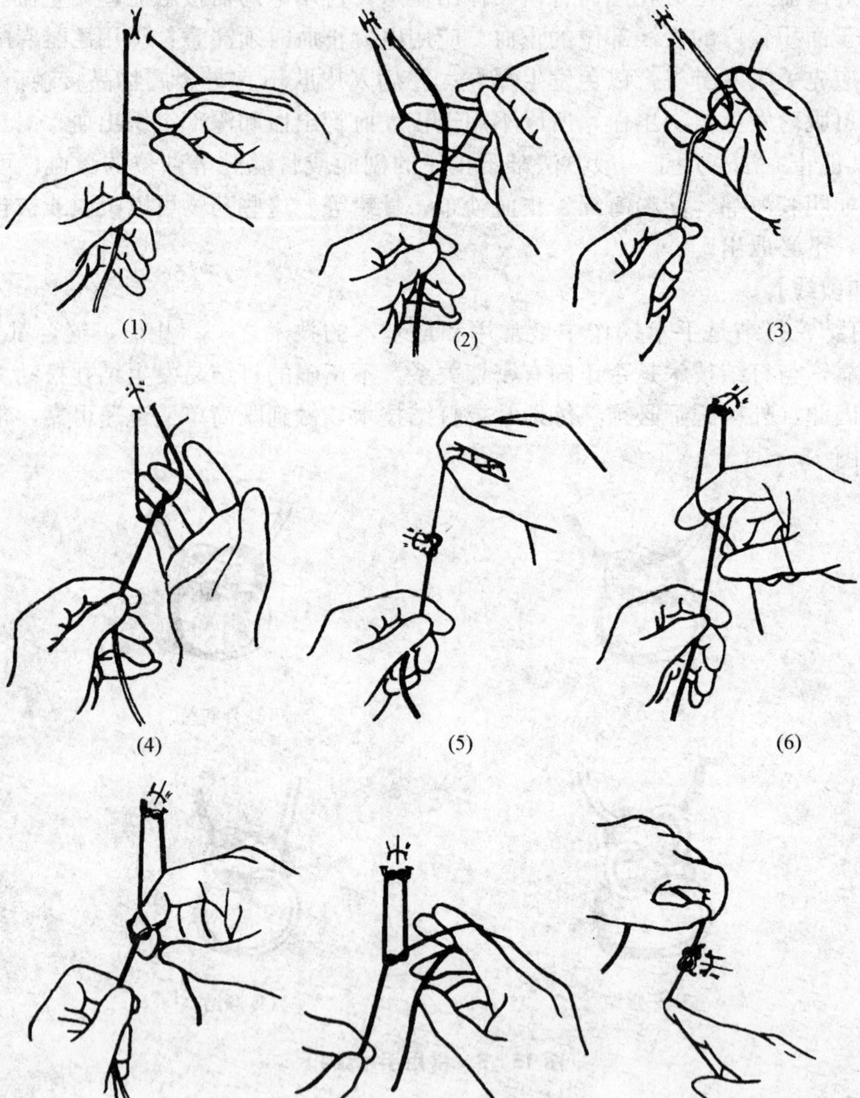

(1)　(2)　(3)　(4)　(5)　(6)　(7)　(8)　(9)

图 15－6　单手打结法

2. 双手打结法　即用双手分别打一结扣，为最可靠的打结法。但所需线较长，速度较慢。常用于深层部位的结扎（图 15－7）。

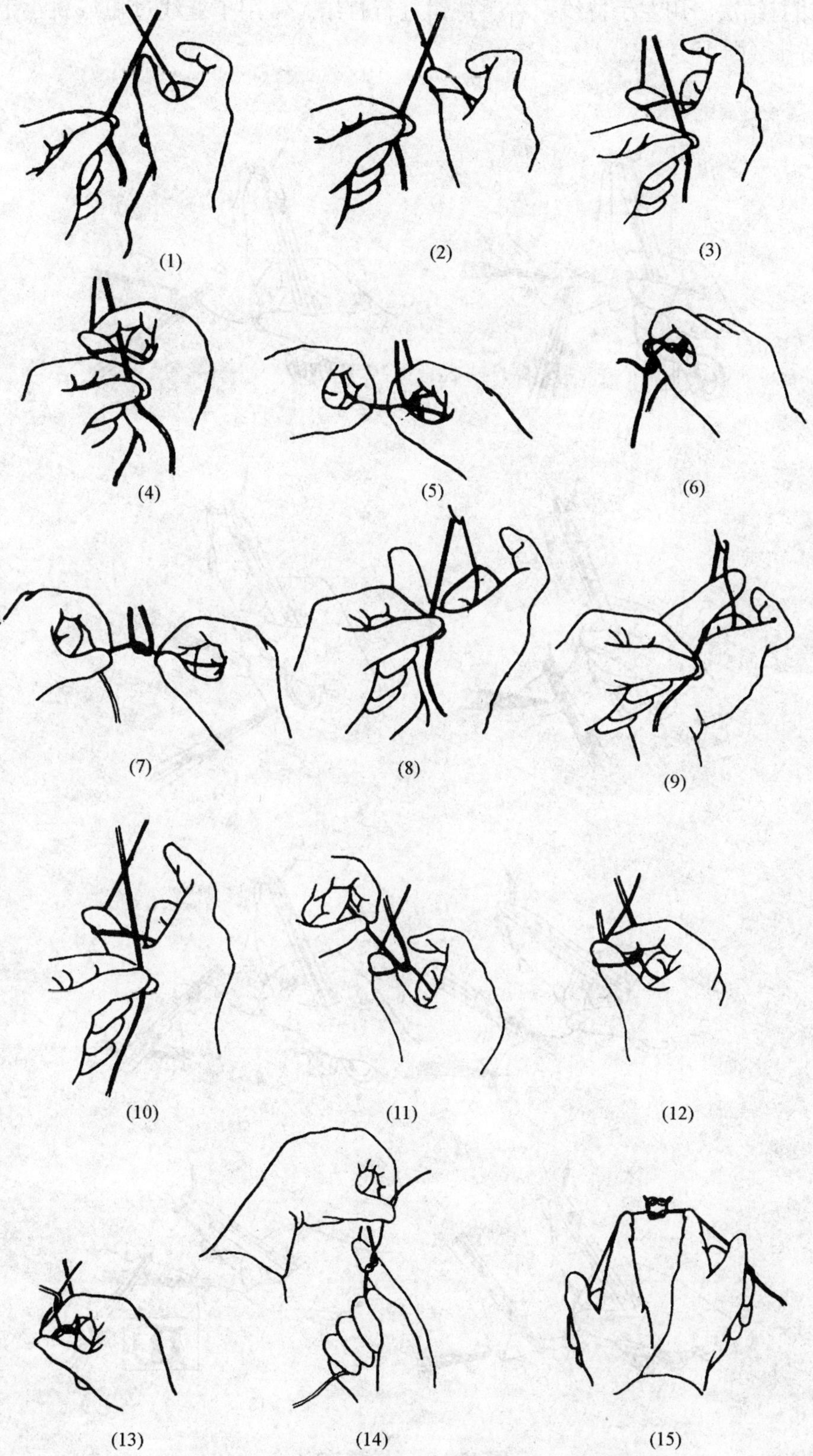

图 15－7　双手打结法

3. 持钳打结法　用左手持线，右手持钳进行打结。常用于缝线过短或狭小手术野的中小血管的结扎（图 15－8）。

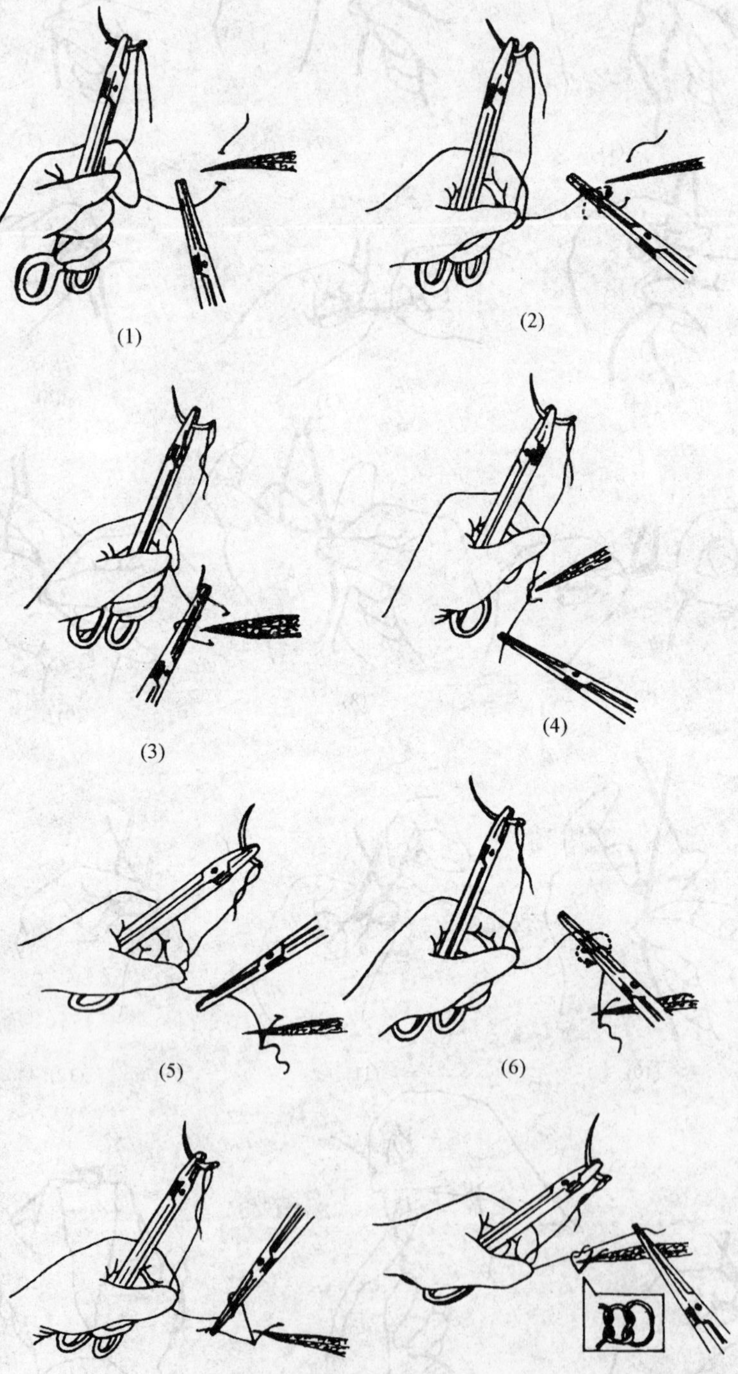

图 15－8　持钳打结法

打结方法很多，不论采用何种方法，都应注意下列事项：

1. 拉线的方向应顺结扎方向，否则易在结扎处折断或结扎不牢。

2. 双手用力必须相等，否则易成滑结。

3. 在打第二结扣之前，注意第一结扣不要松开，必要时可用一把血管钳压住第一结扣，待第二结扣收紧时，再移去血管钳。

（二）剪线　为了防止结扣松开，在剪线时需留一段线头。留线的长短决定于缝线的类型、粗细和结扣的多少。通常丝线留 1～2mm，肠线和尼龙线留 3～4mm。粗线可留长些，细线短些；深部结扎可留长些，浅部短些；结扎次数少者要留长些，结扎次数多者可短些；剪线方法是在直视下将剪刀尖端稍张开，沿拉线向下滑至结扣处，向上倾斜 25°～45°，然后剪断缝线，倾斜度的大小，决定于留线头的长短。

【缝合与拆线】

组织切开、断裂或恢复空腔脏器的连续性，除特殊情况外，一般均需缝合后才能达一期愈合。在正常愈合能力下，愈合是否完善，常取决于缝合方法和操作技术是否正确。目前常用的缝合法基本上可以分为两大类，即手工缝合法和器械缝合法。

（一）手工缝合法　该法应用灵活，不需要特殊设备和材料，可根据不同性质的切口选用不同的缝线和缝合方法，手工缝合是手术中最常用的缝合法。

手工缝合常用的缝线有铬制肠线、丝线、尼龙线和金属线四种。各种缝线各有其优缺点，可根据手术的需要，选用合适的缝线。一般来说，无菌切口或污染很轻的切口多选用丝线。丝线不能被组织吸收，如发生感染，因异物作用，容易形成经久不愈的窦道，直至取出线头或线头脱出才能愈合；胆道、泌尿道的黏膜缝合以及感染或污染严重的创口缝合，选用肠线。肠线在缝合后 10～20 天被组织吸收，不产生异物作用；整形手术的缝合和小血管吻合常采用尼龙线，组织反应小，抗张力强；神经、肌腱应用无创线及肌腱缝线；腹壁张力大的缝合常用金属线。

手工缝合方法基本上可分为单纯缝合、内翻缝合和外翻缝合三类，每类中又可分为间断式和连续式两种（图 15－9）。

1. 单纯缝合法　操作简单，将切开的组织边缘对正缝合即可。间断式或双间断式缝合（“8”字缝合）多用于缝合皮肤、皮下组织、筋膜和肌腱等组织；连续式缝合常用于腹膜、胃肠道吻合的内层缝合；另一种连续式缝合亦称连续交锁式缝合或称毯边式缝合，多用于胃肠道吻合的后壁内层缝合，有较好的止血作用。为使对合整齐，缝合时应使切口两边缘的针距和进针深度尽量相等。

2. 内翻缝合法　将缝合组织的边缘向内翻入缝合，使其外面光滑而有良好的对合。多用于胃肠道的吻合，可减少感染和促进愈合。胃肠道吻合的内层缝合可用肠线作连续内翻缝合，也可用丝线作间断内翻缝合；外层缝合多用丝线作褥式内翻缝合。小范围的内翻，如阑尾根部残端的包埋可用荷包缝合法。

3. 外翻缝合法　将缝合的组织边缘向外翻出缝合，使其内面光滑。多用于血管的吻合和腹膜的缝合，以减少血管内血栓形成和腹膜与腹腔内容物粘连。

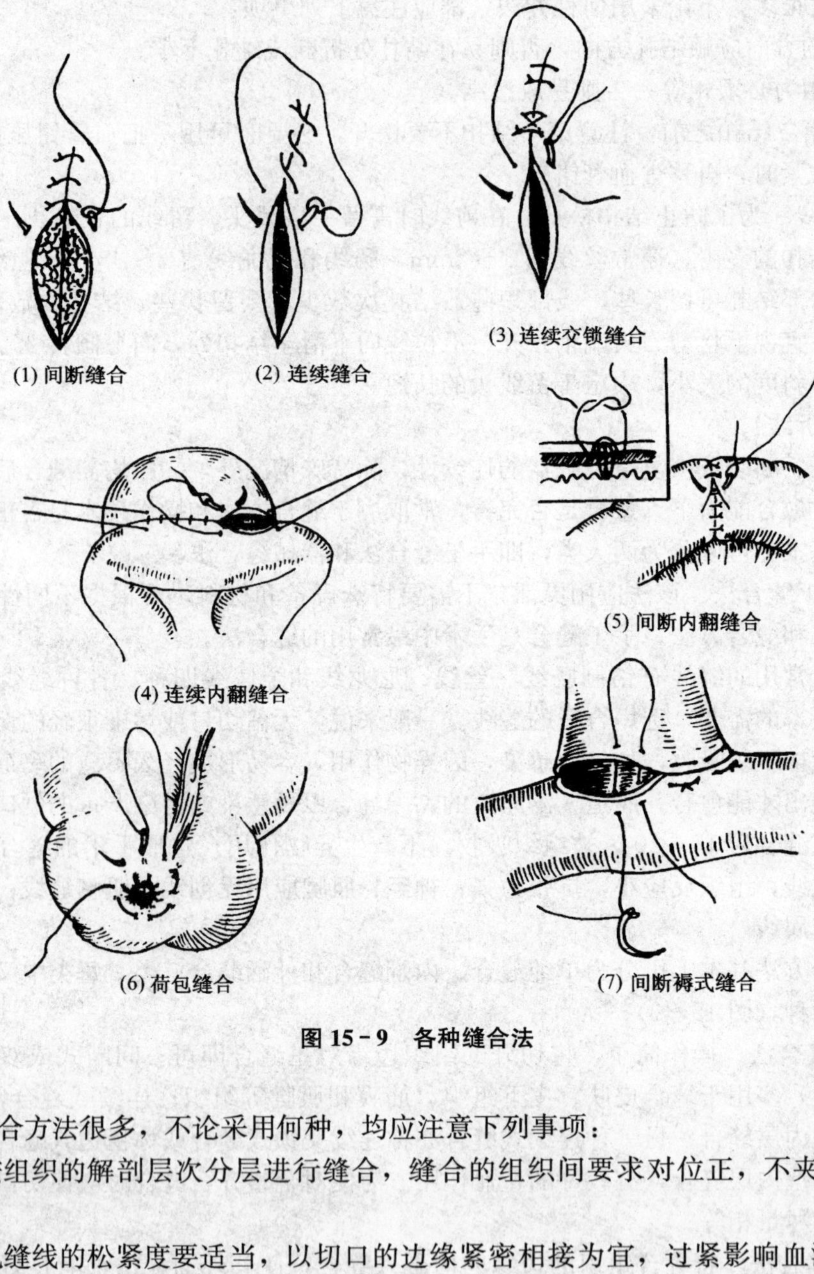

图 15－9　各种缝合法

手工缝合方法很多，不论采用何种，均应注意下列事项：

1. 应按组织的解剖层次分层进行缝合，缝合的组织间要求对位正，不夹有其他组织，少留残腔。

2. 结扎缝线的松紧度要适当，以切口的边缘紧密相接为宜，过紧影响血液循环，过松则使组织对合不良，影响愈合。

3. 缝合时针间距离以不发生裂隙为宜。例如，皮肤缝合针距通常掌握在 1～1.5cm，进出针与切口边缘的距离以 0.5～1cm 为宜。

4. 对切口边缘对合张力大者，可采用减张缝合。

（二）器械缝合法　根据钉书器的原理制成一定形状的器械，将组织钉合或吻合称为器械缝合法。用此法代替手工缝合，可省时省力，且组织对合整齐。但由于手术区的解剖关系和各种器官不同，限制了器械的使用范围。目前常用的缝合器主要用于消化道手术，如管状吻合器、残端闭合器、荷包缝合器等。使用前须详细了解器械的结构、性能和使用方法，才能取得良好效果。

（三）拆线　皮肤缝合线需要拆除，因全身不同部位的愈合能力及局部的张力强度不同，所以，拆线的时间也不一样。一般来说，胸、腹、会阴部手术后 7 天拆线；头、面、颈部手术后 5～6 天拆线；四肢、关节部位手术以及年老体弱、营养状态差或有增加切口局部张力因素存在者可在手术后 9～12 天拆线或分期进行拆线。

拆线时先用碘酊、酒精消毒切口，然后用镊子提起线结，用剪刀在线结下靠近皮肤处剪断缝线，随即抽出。这样可使露在皮肤外面的一段线不经皮下组织抽出，可防止皮下组织孔道感染。抽出缝线后，局部再用酒精涂擦一遍，然后用无菌纱布覆盖，切口有明显感染时，可提前拆除部分或全部缝线。

（刘志伟）

第十六章　外科营养

机体的正常代谢及良好的营养状态，是维持生命活动的重要保证。任何代谢紊乱或营养不良，都可影响组织和器官的功能，进一步恶化可导致器官功能衰竭。外科领域许多疾病、创伤和手术引起的病人代谢紊乱和营养不良，常会减低病人对手术和感染的耐受力，增加病人手术的危险性，以及影响术后的恢复过程。因此，在现代外科基础上发展起来的外科营养学在临床应用中越发显示出它的重要性。在外科病人的围手术期，根据病人的代谢变化和营养状况，建立有效的营养途径，输注各种符合生理、副反应小的营养制剂，已成为不可缺少的一项治疗措施。目前的营养支持方式可分为肠内营养及肠外营养两种。

第一节　饥饿、创伤或感染后的代谢变化

一、人体的基本营养代谢

营养物质有碳水化合物、脂类、蛋白质、水和各种元素如各种电解质、微量元素以及各种维生素。

（一）碳水化合物的代谢　人类膳食中或多或少都含有碳水化合物，它是生命活动所需热能的主要来源。食物经口入胃肠道后，经淀粉酶和双糖酶水解后，以单糖形式被小肠吸收，一半以上为葡萄糖，其余主要是果糖和乳糖。葡萄糖吸收后大部分以血糖形式随血液循环分布全身，其中大部分氧化，产生热量；小部分经胰岛素的作用转化为糖原。乳糖和果糖也转化成糖原贮存在肝脏和肌肉内，糖原总量约500g，其中200g是肝糖原，可以转化成葡萄糖为身体利用，其余300g是肌糖原，不能直接变成葡萄糖被身体利用。正常时，血中葡萄糖可被脑、肾髓质和一些血细胞直接利用，而肌肉和其他许多组织则须从脂肪酸代谢获得能量。葡萄糖的氧化首先经磷酸化后氧化成丙酮酸，然后丙酮酸进入线粒体氧化脱羧转变为乙酰辅酶A，再经三羧酸循环彻底氧化成二氧化碳和水并释放能量。葡萄糖过多时，葡萄糖经磷酸化后氧化成的丙酮酸可经转氨作用生成丙氨酸，经脂质生成作用合成脂肪。成人对葡萄糖的利用，通常每小时0.5g/kg，超过这一水平，常使葡萄糖由肾排出。

（二）蛋白质代谢　蛋白质是生命的存在方式，氨基酸是蛋白质的基本形式。摄入食物中的蛋白质经肠道内蛋白酶水解，以氨基酸形式被吸收。人体蛋白质由20种氨基酸构成，可分为必需氨基酸和非必需氨基酸两类。过去认为异亮、亮、缬、色、苯丙、蛋、赖、苏氨酸人体不能合成，必须从外界补充，称必需氨基酸。现在认为所谓的非必需氨基酸也是相对的，如精氨酸、组氨酸、酪氨酸及半胱氨酸等在体内的合成率很低，当机体需要量增加时则需体外补充，称条件必需氨基酸。人体体重的15%是蛋白质。成人平均每天需要蛋白质为1g/kg，用于身体的生长和组织的修复，维持血液中蛋白质含量及制造各种酶等。当人体处于能量摄入不足的状况下，肌肉蛋白质分解和蛋白质的糖原异生，可以补充供能，但体内可呈现负氮平衡。此时，只有输入大量供能物质和氨基酸才能纠正负氮平衡。

（三）脂类代谢 包括类脂和脂肪。类脂中的胆固醇和磷脂主要是作为细胞膜结构的基本原料，是神经髓鞘的主要成分，在体内还能转化为许多类固醇物质等。类脂的含量相对恒定，一般不因肥胖而增多，也不因饥饿而减少。脂肪是人体能量的主要贮存形式，它主要是甘油三酯。人体必需的脂肪酸有亚油酸、亚麻酸和花生四烯酸，不能由体内合成，必须摄入。碳水化合物摄入不足时，甘油三酯就被动员分解产能，以节约蛋白质。

（四）维生素、无机盐和微量元素 维生素是各种生物维持正常生理功能所必需的一类低分子有机化合物。许多维生素是构成辅酶（辅基）的组成成分，在调节物质代谢方面起着十分重要的作用。此类物质在体内不能合成或合成量不足，故虽然需要量很少，每日仅以毫克或微克计算，但必须由外界供给。维生素虽属机体所必需的营养物质，缺乏不同的维生素可发生不同的疾病，但过多地使用某些维生素，不但对机体无益，反而有害。维生素分脂溶性维生素（如A、D、E、K）和水溶性维生素（如B族和C）。脂溶性维生素吸收后可在体内贮存（主要在肝），短时间内不摄入不易引起缺乏。水溶性维生素包括维生素B族和维生素C，均溶于水。维生素B族在体内大都构成辅酶，对物质代谢发生影响。维生素C在体内有许多重要的生理功能，目前，维生素C作为一种重要的治疗或辅助治疗药物广泛地应用于临床。体内水溶性维生素的贮存量不大，若贮存饱和后，多余部分即自尿中排出。因此，当机体物质代谢发生改变时，水溶性维生素易受影响。水与无机盐中的钠、钾、氯主要组成体液；钙、磷参与骨骼构成；血红蛋白中含有铁；铜、锌、碘、铬、硒、锰等微量元素也具有重要的功能。

二、饥饿时机体代谢的改变

正常人每日所需能量是由食物供给，饥饿时，血糖下降。为维持代谢恒定，胰岛素分泌减少，胰高血糖素、生长激素、儿茶酚胺分泌增加，以加速糖原分解，使糖异生增加。随着饥饿时间延长，上述激素的变化可促使氨基酸自肌肉动员，肝糖原分解，糖的生成由此增加，但也同时消耗了机体蛋白质。饥饿时，受内分泌的支配，体内脂肪分解增加，逐步成为机体的最主要能源。充分利用脂肪能源，尽量减少糖异生，即减少蛋白质的分解，是饥饿后期机体为生存的自身保护措施。反映在尿氮排出量的变化，初期约8.5g/L，饥饿后期则减少至2～4g/L。此时，如输入支链氨基酸（BCAA），可使肌肉蛋白质分解减少，从而起到节省体内蛋白质的作用。饥饿也可导致机体组成的显著变化，可涉及所有器官，例如肾浓缩能力消失，肝蛋白丢失，胃排空运动延迟，消化酶分泌减少，肠上皮细胞萎缩等。长期饥饿可使肺的通气及换气能力减弱，心脏萎缩、功能减退。最终导致死亡。

三、创伤或感染时机体代谢的改变

机体对创伤、手术或感染的代谢反应表现为神经-内分泌发生一系列改变。此时交感神经系统兴奋，胰岛素分泌减少，肾上腺素、去甲肾上腺素、胰高血糖素、促肾上腺皮质激素等分泌增加。在抗利尿激素及醛固酮的作用下，水、钠潴留，以保存血容量。创伤、感染可导致水、电解质及酸碱平衡失调。交感神经所致的高代谢状态，使肌体的静息能量消耗（REE）增加。严重创伤、感染时静息能量需求可增加50%～100%。适量的能源提供是创伤、感染时合成代谢的必备条件，创伤时机体对糖的利用率下降，容易发生高血糖、糖尿。蛋白质分解增加，尿氮排出增加，出现负氮平衡，糖异生过程活跃，脂肪分解明显增加。如果创伤、感染后病情趋向平稳，感染得到控制，营养基质得到补充，氮平衡呈正平衡。为贮存脂肪的需要，热量的供给必须足够。此时，体重可以增加。

第二节　外科病人营养状况的评估和营养支持

在外科病人中，疾病本身和手术前后的需要如禁食、肠道准备和胃肠减压等，都影响到病人的营养，导致体内蛋白质不足。再加手术、创伤引起代谢改变，病人营养状况又将进一步受到影响。但这并不意味着病人都需要营养支持。一般病人可通过病因治疗和补充液体与电解质等，以及在较短时间内恢复进食，即可使病人顺利恢复，营养状况也能逐渐改善。只有严重营养不良的病人，较长时间内不能很好进食的病人，才需要采取营养支持治疗。

一、病人营养状况的评价

病人营养状况存在着明显的个体差异，用一个统一的标准评价每一个病人营养状况的确是一个难题。因此，病人营养状况的评价只能根据病史、体格检查以及有关的营养检测指标综合分析作一评估，以便及时进行营养补充。

（一）临床表现　病人表现疲乏无力、消瘦，体重在短时间内比健康时体重降低10%以上，或体重低于标准体重的15%，小腿及双踝部软组织易出现水肿，伤口愈合不良，手术切口裂开等，提示病人营养不良。严重者可有感染，表情淡漠呈无欲状，反应迟钝。

（二）检查项目

1. 三头肌皮褶厚度　在此处测量皮皱厚度所估计的皮下脂肪厚度能反映出全身脂肪贮存程度。正常参考值：男性＞10mm，女性＞13mm，低于标准值的10%表示营养不良。

2. 上臂中部肌周径　由上臂中部周径（cm）－0.314×三头肌皮皱厚度（mm）计算出结果，男性＞20.2cm，女性＞18.6cm，低于正常参考值，可反映出蛋白质的消耗程度和储存情况。可作为病人营养状况好转或恶化的指标。

3. 氮平衡测定　摄入氮（由蛋白质摄入克数÷6.25计算）－排出氮（由尿素氮g/L×24小时尿量L＋非尿素氮3g＋每次粪便排出氮1g）结果为负值称氮负平衡，其负值＞0.5g/kg，表示人体分解代谢占优势，肌肉蛋白正在减少。氮正平衡表示人体合成代谢占优势。

4. 血清白蛋白及淋巴细胞计数　血清白蛋白低于30g/L，白细胞总数乘以淋巴细胞百分率即淋巴细胞总数，少于1.5×10^9/L，反映体内蛋白削减，免疫功能减低。此外，还有转铁蛋白测定、肌酐指数、核素标记测定等方法。

二、营养物质的需要量

（一）能量的需要　外科病人的能量需要，与年龄、性别、身高、体重、疾病性质、手术及并发症的严重程度等因素密切相关。只有提供足够能量才能维持正氮平衡。基础能量的供给，通常是用基础能量消耗（BEE）公式计算：

男性BEE（kcal）＝66＋（13.7×体重kg）＋（5×身高cm）－（6.8×年龄）

女性BEE（kcal）＝66.5＋（9.6×体重kg）＋（1.7×身高cm）－（4.7×年龄）

外科病人因有损伤、感染等，增加能量消耗20%～40%，严重者可成倍增高。但经研究表明，热量增加到 40kcal/kg，相当于 168kJ/kg 以上时，负氮平衡就不显著，所以，40kcal/kg（168kJ/kg）的热量对多数病人是上限。

能量的来源主要是糖和脂肪，近年来有较多研究表明，如单独使用葡萄糖作为非蛋白的热量来源时，可发生脂肪肝；但在使用葡萄糖及脂肪乳剂时，就不会发生脂肪肝。脂肪乳剂除了提供热卡外，还能预防必需脂肪酸缺乏。因此，能量的 1/3 最好由脂肪乳剂提供。热量补充中，每克葡萄糖可产热 4kcal，每克脂肪（指充分代谢产热）可产热 9kcal。蛋白质也可通过糖异生产热，但体内蛋白质是维持生命的主要组成成分，在治疗中由葡萄糖和脂肪产热防止其分解代谢增强，使机体处于氮平衡或正氮平衡状态。

（二）蛋白质　正常成人每日需要 0.8～1.0g/kg，外科病人在创伤、手术后分解代谢占优势，治疗中提供糖和脂肪产生足够热量，可减少体内蛋白质分解，蛋白质日需要量可按 2～3g/kg 供给。因此，营养配方需要有一定的比例，氮：热＝1：150～200。常用制剂为复合氨基酸注射液。

（三）维生素和微量元素　营养支持中，维生素是很重要的组成部分，应重视补充供给，常用剂型为可供静脉注射的复合维生素。微量元素各具有一定的生理作用，已被确认为维持生命活动不可缺少的元素，在长时间营养支持中应重视补充。

三、补给营养的途径

补给营养的途径有经胃肠道和经胃肠外两种，可按下列情况选择。

1. 消化道功能正常者，以口服为主，必要时经胃肠外补充部分热量、水和电解质。
2. 昏迷病人或不愿进食的病人，可用管饲代替口服。
3. 口服或管饲有困难或仍难补给营养时，可采用胃肠外营养。

第三节　胃肠外营养

胃肠外营养（parenteral nutrition，简称 PN）是指完全经静脉途径供给病人所需的全部营养成分，包括一定量的热量、必需氨基酸和非必需氨基酸、脂肪、维生素、电解质及微量元素，使病人在不进食的状况下，仍能维持良好营养状况的一种营养治疗方法。它不但使机体在疾病过程中可以逐渐康复，而且，还可使机体得到正常的生长发育。

胃肠外营养应用的静脉营养液组成应包括：葡萄糖、脂肪乳剂、复方氨基酸、电解质(钾、钠、氯、钙、镁、磷)、维生素、微量元素和生长激素。从生理角度，将各种营养素在体外先混合在 3L 塑料袋内（称全营养混合液）再输入的方法最合理。以 60kg 体重为例，全营养混合液中的基本组成见表 16－1。

在基本溶液中，根据病情及血生化检查，酌情添加各种电解质和维生素，禁食时间超过 2～3 周者应补充微量元素，溶液中应加入适量正规胰岛素（胰岛素：葡萄糖＝1U：8～10g)。全营养混合液的渗透压不高，故可经周围静脉输注，适宜于用量小、PN 支持不超过 2 周者。对于需长期 PN 支持者，则以中心静脉导管输入为宜。该导管常经颈内静脉或锁骨下静脉穿刺置入至上腔静脉，现在还有经周围静脉插入中心静脉导管（PICC）方法，全营养混合液常需 12～16 小时输完，也可 24 小时连续输注。

表 16-1　全营养混合液基本组成

	ml	kJ（kcal）	N（g）
全量配方			
25%葡萄糖	1000	4180（1000）	
20%脂肪乳剂	250	2090（500）	
10%葡萄糖	500	836（200）	
5%糖盐水	500	418（100）	
复方氨基酸	1000		9.4
	3250	7524（1800）	9.4
部分量配方			
25%葡萄糖	500	2090（500）	
20%脂肪乳剂	250	2090（500）	
5%糖盐水	1000	836（200）	
复方氨基酸	500		4.7
	2250	5016（1200）	4.7

一、适应证

凡不能或不宜经口摄食超过 5～7 天，都是 PN 的适应证。从外科角度，营养不良的术前应用、消化道瘘、食管胃肠道先天性畸形、短肠综合征、癌症病人手术前后、放射治疗或化学治疗期间胃肠道反应过重时也可应用。严重烧伤和严重感染、克隆病、重症溃疡性结肠炎、重症胰腺炎、急性肝衰竭等均是 PN 的应用指征。

二、并发症

在采用深静脉插管过程中，可发生气胸、血胸、臂丛神经损伤、出血、空气栓塞、导管扭结或折断等，应予注意。插管时无菌操作不严，局部伤口处理欠妥和营养液配制过程中受到污染，可发生脓毒症。由于输入大量高浓度葡萄糖，内生胰岛素暂时不能相应增加，可引起高渗性非酮性昏迷。肠外营养本身也可引起胆囊内胆泥和胆石形成、肝酶谱升高及肠屏障功能减退等。

三、注意事项

1. 营养液的配制应在严格无菌操作下进行。

2. 深静脉插管只能用来输营养液，不能进行给药、输血、输血浆或抽血化验等多用途使用。

3. 应每日或隔日检查导管和消毒插管处皮肤，并更换无菌敷料。

4. 输液速度应保持恒定，不应突然大幅度改变输液速度，更不应突然换用无糖溶液，以防体内胰岛素过多，造成低血糖。

5. 准确记录 24 小时内出入水量，最初数日，每 6 小时检查血糖和尿糖。糖和胰岛素供能趋于稳定后，如突然出现对糖的不耐受，常表示新的应激情况出现，如败血症等。

6. 初期每 1～2 日检测血钾、钠、氯、钙、镁，定期检测肝肾功能。

经周围静脉完全胃肠外营养：首先用 3L 静脉营养输液袋，由专人按严格无菌操作技术和一定程序把营养液配制好，然后选用上肢或下肢浅静脉，使用 7 号针头（同型号套管针或头皮针均可）刺入静脉，可留管也可不留，不留管者在当日内将全部营养液输完后拔针，次日更换对侧肢体静脉，由远至近，由上至下，由左至右，这样浅静脉可较长时间应用。此方法完全可靠，简便易行，无明显并发症发生。

第四节 胃肠内营养

胃肠内营养（enteral nutrition，简称 EN）是指经胃肠道用口服或管饲来提供代谢需要的营养基质及其他各种营养素的营养支持方式。分为管饲饮食和要素饮食。

一、管饲饮食

一般由牛奶、豆浆、鸡蛋、蔗糖、食盐、维生素和适量的水配制成为高渗液体，营养液的输入应缓慢、匀速，常用输液泵控制输注速度。但为使肠道适应，应从少量低浓度开始，逐渐增量，3～4 天后达到全量，以免引起腹痛、腹泻。每 1000ml 供热量可达 5000kJ（约 1200kcal），每日总量可达 2000～3000ml。

二、要素饮食

要素饮食由含单分子的水解蛋白产物或氨基酸，大分子碳水化合物，脂肪或中链三酰甘油，各种维生素，无机盐和微量元素等组成，在上消化道中几乎能完全被吸收，每日可供给热量 10460～12440kJ（2500～3000kcal），不但能提供足够的营养，纠正、负氮平衡，而且能防止胃肠道黏膜萎缩并维护其功能。由于营养液高渗性且易吸收，用管饲连续滴注时应先慢后快，逐渐增量，浓度亦逐渐增高，直到需要的热量和氮量为止，此时进入量亦不超过 100～120ml/h，否则易产生恶心、呕吐、腹痛等。同时注意代谢紊乱的发生，如高血钠、高血氯、氮质血症以及高血糖和高渗性非酮性昏迷。在治疗过程中，随病情变化做有关生化检查，及时发现问题并妥善处理。

三、胃肠内营养适应证

1. 胃肠功能正常，但营养物质摄入不足或不能摄入者，如昏迷病人。
2. 胃肠功能基本正常，但伴其他脏器功能不良者，如糖尿病或肝、肾衰竭者。
3. 胃肠道功能不良者，如消化道瘘、短肠综合征等。

（马晓鹏　李兴江）

第十七章　颅内压增高

颅内压是指颅内容物对颅腔壁产生的压力，比较恒定。成人的颅腔是一个半封闭体腔。个人颅腔容积固定不变。其中含有三种内容物，即脑组织、脑脊液、血液。三者的体积与颅腔容积相适应，使颅内保持着稳定的压力，称为颅内压。通常用脑脊液的压力来代表，可通过侧卧位腰椎穿刺或脑室穿刺来测定。正常人的颅内压为 0.7～2.0kPa（70～200mmH_2O），儿童的颅内压为 0.5～1.0kPa（50～100mmH_2O）。当某种原因使颅腔内容物体积增加，颅内压持续超过 2.0kPa（200mmH_2O）时称为颅内压增高。

【颅内压的生理调节】

正常颅内压可有小范围的波动，但相对保持稳定。由于颅腔容积固定不变，当某一颅内容物的体积或容积发生改变时，为保持颅腔容积与颅内容物体积之间的平衡，其他颅内容物的体积或容量即相应缩减或置换，以维持正常的颅内压。而脑组织的体积不可能在短期内被压缩，只是在慢性颅内压增高时，通过脑细胞死亡及纤维束的退行性变来实现脑实质的缩减，这是一病理过程，不是生理调节的范畴。而脑血流量的调节比脑脊液的调节更为复杂、精细，当颅内压发生改变时，通过血液的流速、血压，尤其是血管阻力的变化来保持脑血流量的稳定。因此，颅内压的调节主要依靠脑脊液量的变化来维持。当颅内压增高时，一部分脑脊液被挤入脊髓蛛网膜下腔，同时，脑脊液的分泌减少而吸收加快，使颅内脑脊液量减少，以抵消增加的颅内压。但脑脊液总量只占颅腔容积的 10%，其调节作用有限，只能维持正常生理状态下的颅内压的稳定，超出此范围颅内压开始增高。

此外，动脉血的氧分压（PO_2）和二氧化碳分压（PCO_2）对颅内压亦有影响，当 PO_2 降低、PCO_2 增高时，脑血管扩张，脑体积增加，颅内压升高；反之，PO_2 增高、PCO_2 降低时，脑血管收缩，脑体积缩小，颅内压降低。

【病理生理】

（一）颅内容积压力关系　颅内容积代偿有其特殊规律，在颅内容积增大的初期，由于上述生理功能的调节，颅内压不增高或增高不明显。随着病变的不断增大，调节功能逐渐耗竭，颅内压增高逐渐变得明显，颅内容物的体积终于发展到一个临界点。其压力超过此点时，即使体积少量地增加也将引起颅内压明显增高。1966 年 Langfitt 以猴为实验动物进行颅腔容积与压力关系的试验。在幕上硬脑膜外放置一个小橡皮囊，每小时向囊内注水 1ml，在注入 5ml 之前颅内压变化很小或不明显，其后每增加 1ml，则引起非常明显的增高。这种颅腔内容物的体积与颅内压之间的关系可以用图 17－1 中的曲线来表示，称为体积-压力关系曲线。压力骤增的转折点即临界点，达到临界点之前，颅内对容积增加尚有代偿力，超过临界点即失代偿。这种关系曲线也说明一些临床现象。颅内压增高的病人，当颅内容积代偿功能的消耗已发展到一临界点时，如病人用力排便、咳嗽、呼吸道不畅、躁动不安等均可以引起血压升高或颅内静脉回流受阻而导致颅内容积的增加，即使这种增加的容量很小，有时也足以令病人颅内压力急剧上升，使病人发生颅内高压危象。

（二）颅内压的测定方法　测量颅内压可通过腰椎蛛网膜下腔穿刺和脑室穿刺来观察脑

脊液压力的高度，单位是毫米水柱。近年来改用压力换能器及电测压来做测定。

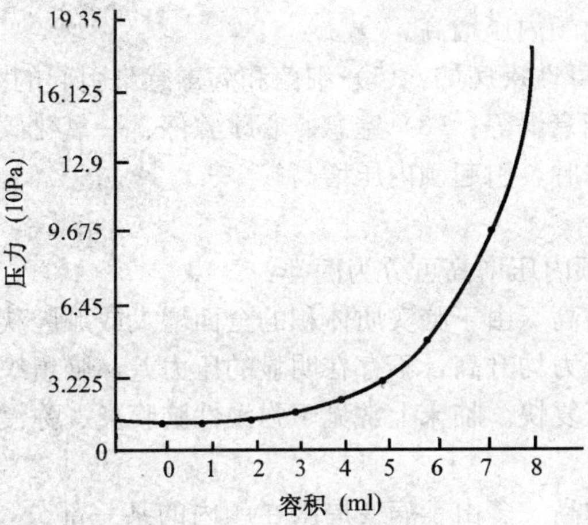

图 17-1　颅内体积/压力曲线

颅内压监护是采用传感器和监护仪连续测量的方法。1960 年，Lundberg 首先在临床使用。我国于 20 世纪 70 年代开始制造监护仪和传感器，80 年代初应用于临床，目前已较广泛。常用的有脑室内压、硬脑膜外压、脑组织内压监测三种方法。

【病因】

在临床中，各种病因引起颅内压增高的机理有两类，一是颅腔内容物体积或量的增加；另一类是颅腔容积缩小，改变了容积与压力关系。引起颅内压增高常见的疾病有：

（一）颅脑损伤　由于外伤引起颅内血肿、脑挫裂伤及其伴有的脑水肿是最常见的原因。外伤性蛛网膜下腔出血伴脑血管痉挛、脑梗死、脑脊液循环障碍致外伤性脑积水等均可导致颅内压增高。

（二）颅内肿瘤　颅内肿瘤包括来源于颅内各组织的原发性肿瘤如各种胶质瘤、脑膜瘤、神经鞘瘤、垂体腺瘤、颅咽管瘤、脊索瘤等以及继发的各种转移瘤。约有 80％的病人伴有颅内压增高。

（三）颅内感染　脑脓肿、化脓性与病毒性脑膜炎等多因形成脑水肿和颅内占位性病变，造成颅内压增高。炎症晚期包括结核性脑膜炎，因颅底炎性粘连，使脑脊液循环通路受阻而引起颅内压增高。

（四）脑血管病　各种原因引起的脑出血，如动脉瘤及脑血管畸形出血、高血压脑出血等形成颅内血肿，造成颅内压增高。发生蛛网膜下腔出血后，由于脑脊液循环和吸收障碍形成脑积水，造成颅内压增高。颈内动脉血栓形成和脑血栓，脑软化区周围水肿，也可产生颅内压增高。

（五）脑寄生虫病　在颅内发生的寄生虫病主要有：脑囊虫病、脑包囊虫病和脑血吸虫病等。引起颅内压增高的原因包括脑内多发性囊虫结节所致的弥散性脑水肿、脑室系统阻塞而产生梗阻性脑积水、形成占位或产生脑脓肿等。

（六）颅脑先天性疾病　如婴幼儿先天性脑积水、颅底凹陷和先天性小脑扁桃体下疝畸形、狭颅症等，因脑脊液循环通路受阻、颅缝过早闭合、颅腔狭小等，引起颅内压增高。

（七）良性颅内压增高　又称假脑瘤综合征，多由于脑蛛网膜炎引起颅内炎症性粘连，造成颅内压增高。其中发生于颅后窝者最为显著。颅内静脉窦（上矢状窦或横窦）血栓形成，因静脉回流障碍引起颅内压增高。

（八）其他　某些全身性疾病如：（1）细菌和病毒感染引起的中毒性脑病；（2）尿毒症、酸中毒、肝昏迷、心功能衰竭等；（3）窒息、心跳骤停、一氧化碳中毒和缺氧性脑病等，均可导致脑缺氧，继发脑水肿，引起颅内压增高。

【类型】

1. 根据病因不同，颅内压增高可分为两类：

（1）弥漫性颅内压增高　由于脑实质体积的全面增大或颅腔狭小而引起，其特点是颅腔内各部位及各分腔之间压力均升高，不存在明显的压力差，脑组织很少发生移位，耐压限度高，压力解除后，功能恢复快。临床上常见于弥漫性脑膜炎、弥漫性脑水肿、急性蛛网膜下腔出血及交通性脑积水等。

（2）局灶性颅内压增高　多由于病变局限在颅内的某一部分，病变部位压力首先增高，并把压力传向远处，在颅内各分腔之间有明显的压力差，这种压力差导致脑室、脑干及中线结构发生移位。其特点是耐压限度低，常有明显的脑组织移位，压力解除后神经功能的恢复较慢而且常不完全。

2. 根据病变进展的快慢，颅内压增高又可分为三类：

（1）急性颅内压增高：见于急性颅脑损伤中的颅内血肿、高血压脑出血等。病情进展快，颅内压增高所引起的反应重。

（2）亚急性颅内压增高：见于发展较快的颅内病变如颅内恶性肿瘤、各种颅内炎症等。病情进展比较快，但没有急性颅内压增高紧急，颅内压增高所引起的反应较轻。

（3）慢性颅内压增高：见于生长缓慢的良性肿瘤，病情进展较慢，可以不出现或较迟出现颅内压增高的症状。

【临床表现】

（一）头痛　为颅内压增高的最常见症状，程度不一，以晨起或夜间较重，多位于前额及颞部，也可位于后枕部并向前放射至眼眶部，呈进行性或持续性，并伴有阵发性加重，间歇期可以正常。常因咳嗽、打喷嚏等用力动作或低头活动而加剧。儿童颅缝未闭或闭合不全时，头痛常不明显或不出现。

（二）呕吐　典型表现为喷射性呕吐，多在头痛剧烈时发生，可伴有恶心，呕吐后头痛可暂时缓解。一般与饮食无关，故对原因不明的呕吐，尤其是小儿，应想到颅内压增高。

（三）视神经乳头水肿　是颅内压增高的重要客观体征之一。表现为视神经乳头充血，边缘模糊不清，中央凹陷消失，视盘隆起，静脉怒张。早期多无视力障碍，晚期则视盘苍白，视力减退，视野向心性缩小，出现继发性视神经萎缩。如继续恶化可导致失明。通常影响双侧，可不对称，幼儿甚少发生。

以上三者是颅内压增高的典型表现，称之为颅内压增高的“三主征”。在颅内压增高时，这三个症状各自出现的时间和程度并不一致。

（四）生命体征变化　主要见于中重度颅内压增高时，表现为呼吸、脉搏减慢，而血压升高，即出现 Cushing 综合征。这些变化可能是脑组织对急性缺氧的代偿反应。当颅内压持续升高得不到有效控制时，患者出现潮式呼吸、血压下降、脉搏细数，最终呼吸停止。这种典型的 Cushing 反应在慢性颅内压增高的患者中不明显。

（五）其他　颅内压增高时，可以出现头晕、复视、黑朦、猝倒、癫痫以及不同程度的意识障碍。儿童常有头颅增大、颅缝分离、前囟饱满、头皮静脉怒张等症状。

【并发症】

当颅内压增高持续加重得不到缓解时，可引起中枢神经系统及心血管、肺及消化道等一系列的严重功能紊乱及病理变化。如生命体征改变、脑疝、神经源性肺水肿、消化道出血等，其中常见的是生命体征的变化和脑疝的发生。

（一）生命体征的变化　主要见于中重度颅内压增高时，表现为呼吸、脉搏减慢，而血压升高，即出现 Cushing 综合征。

（二）脑疝

当颅腔内发生局灶性或弥漫性病变，引起脑组织体积增大和颅内压增高时，部分脑组织从压力较高处经过解剖上的裂隙或孔道向压力较低处挤压、移位，导致脑组织、血管及颅神经等重要结构受压，引起一系列严重临床症状和体征，称为脑疝。在神经系统疾病中，以颅内血肿、颅内肿瘤、脑脓肿等占位性病变最常见，其他在脑挫裂伤、脑膜炎、脑出血和脑缺氧等亦可发生。此外，医源性因素如腰椎穿刺、放出脑脊液过多过快等造成的脑疝，临床医师应予避免。

根据脑疝发生的部位和所疝出组织的不同，可分为小脑幕切迹疝、枕骨大孔疝、大脑镰下疝、小脑幕切迹上疝、蝶骨嵴疝等。临床上最常见和有重要意义的是小脑幕切迹疝和枕骨大孔疝。

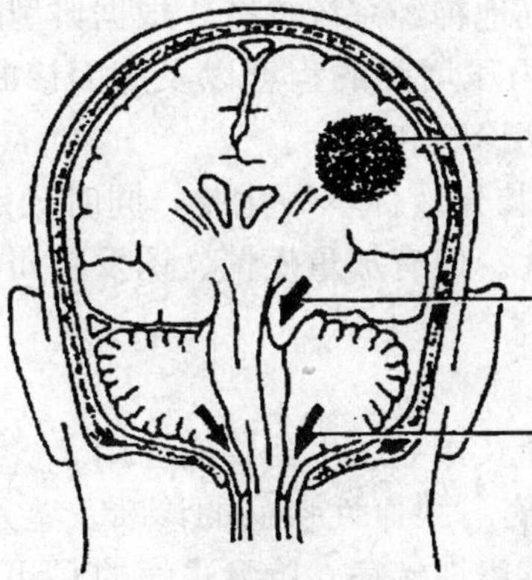

图 17－2　脑疝

1. 小脑幕切迹疝　又称颞叶疝，较常见，且危害巨大，当幕上占位性病变不断增大时，同侧颞叶钩回和海马回明显移位，致使脑干受压，造成病变对侧肢体瘫痪，同时，位于小脑幕切迹周围的结构也因受到牵拉与压迫而产生症状，如动眼神经麻痹、大脑后动脉受压而致枕叶脑梗死等。脑疝晚期，由于脑干受压严重，缺血、坏死，以致最后形成脑死亡。其主要临床表现包括：

（1）颅内压增高症状　早期常出现剧烈头痛，与进食无关的频繁呕吐，烦躁不安。

（2）意识改变　当脑干受压逐渐加重，累及脑干内网状上行激动系统时，则出现意识障碍，多呈进行性加重。

(3) 瞳孔改变　脑疝初期由于患侧动眼神经受刺激可出现患侧瞳孔缩小，光反应迟钝，随着脑疝进展，患侧动眼神经麻痹，同侧瞳孔逐渐散大，直接和间接光反应均消失。如脑疝继续进展，脑干供血障碍，则出现双侧瞳孔散大，对光反应消失。

(4) 锥体束征　由于同侧大脑脚受压，出现对侧上下肢瘫痪及中枢性面瘫，肌张力增高，腱反射亢进，病理反射阳性等。脑疝晚期，脑干受压严重，则出现双侧肢体瘫痪，颈部过伸，四肢挺直，躯干背屈，呈角弓反张，称为去大脑强直。

(5) 生命体征改变　脑疝早期表现为轻度的血压升高、呼吸加深、脉搏缓慢。晚期则出现呼吸不规则，脉搏频而微弱，血压和体温下降，最后呼吸停止，心脏停搏而死亡。

2. 枕骨大孔疝　又称小脑扁桃体疝，多因颅后窝占位性病变，引起颅内压增高，小脑扁桃体经枕骨大孔疝入椎管，压迫延髓和颈髓，产生一系列生命体征等严重变化。亦可见于小脑幕切迹疝的中、晚期。枕骨大孔疝有急性疝出和慢性疝出两种。其主要临床表现为：

慢性枕骨大孔疝病人，常有枕下部疼痛，颈部强直或强迫头位，有时出现眩晕及听力减退，病程呈渐进性。急性脑疝病人，以延髓急性损害症状为主，颅神经与颈神经损害症状次之，有严重颅内压增高症状，头痛剧烈，恶心、呕吐频繁，生命体征变化出现较早而且明显，呼吸、脉搏减慢，血压升高，四肢肌张力减低，肌力减退。

相对于小脑幕切迹疝而言，枕骨大孔疝病人呼吸和循环障碍出现较早，而瞳孔变化和意识障碍出现较晚。一旦出现，继之即可能出现生命中枢衰竭表现，如潮式呼吸、呼吸停止、脉搏快而微弱、血压下降、心跳停搏等。

【诊断】

通过全面而详细地询问病史和认真地神经系统检查，根据典型的临床表现，判断有无颅内压增高，比较容易，但尚需明确颅内压增高的程度以及病因诊断。有时病因诊断比较困难，应及时做以下辅助检查，以便早期诊断和治疗。

(一) 腰椎穿刺　主要目的是采集脑脊液标本做化验，同时测定压力，对判断有无颅内压增高及确定颅内病变的性质意义很大。但有加重病情、诱发脑疝的危险，应慎重进行。

腰穿适应证

1. 用于诊断

(1) 了解颅内压的高低，用于诊断及指导脱水药物的应用。

(2) 了解 CSF 成分，为出血性疾病与缺血性疾病的诊断及鉴别、中枢神经系统感染性疾病、脱髓鞘疾病的诊断提供资料。感染性疾病、脑囊虫病的 CSF 检查。

(3) 脊髓病变，行 CSF 动力学检查（Queckenstedt's test）。

(4) 特殊检查，如脊髓造影、脑室造影、气脑造影、核素扫描等。

2. 用于治疗

(1) 针对颅脑手术后或出血性疾病的患者，放出血性 CSF，缓解症状，减少后期脑积水的发生率。

(2) 鞘内给药。

(3) 置管引流，如严重感染、CSF 漏（慎用）等。

(4) 术前置管，术中放液，以利显露。

腰穿禁忌证

1. 脑疝危象（双瞳孔不等大、呼吸抑制、去脑强直）属绝对禁忌。

2. 颅内占位诊断明确，颅内压增高明显者，尽量不做腰穿，不得已情况下，应做好准备及补救措施。

3. 局部皮肤感染，脊柱畸形、结核。

4. 病人一般情况极差、休克。

5. 高颈髓病变致呼吸功能减弱者。

6. 未做任何神经系统检查，盲目准备腰穿者。

（二）头颅X线摄片　颅内压增高时，可见颅缝分离、脑回压迹加深、蝶鞍扩大、鞍背及前后床突骨质吸收等。此外，颅骨的局部破坏和增生、内听道孔扩大、松果体钙化斑移位、病理性钙化斑出现等各种不同现象的变化，可以大体上提示颅内病变的位置和性质。但很少单独作为诊断颅内占位的辅助检查手段。

（三）脑造影检查　包括脑室造影、脑池造影、气脑造影和脑血管造影等。目前，唯有脑血管造影仍在经常使用，主要用于疑有脑血管畸形、脑动脉瘤、海绵状血管瘤等血管性疾病的检查。随着数字减影血管造影（DSA）技术的临床应用，脑血管造影术的安全性大大提高，而且图像清晰，使疾病检出率明显提高。

（四）电子计算机X线断层扫描（CT）　目前CT是诊断各种颅内占位的首选辅助检查措施。对绝大多数占位性病变的定位、定性诊断均有意义，且属于无创检查，易于被患者接受。

（五）磁共振成像（MRI）　是影像学领域内自CT问世以来的又一次飞跃，具有无创、无辐射、无骨伪迹和分辨率高的特点，图像清晰，且可以从各方向扫描，但价格昂贵。

（六）放射性核素扫描　在神经外科领域的应用包括脑平面显像、脑脊液循环的放射性核素检查以及发射计算机断层扫描（ECT）。临床上可用于脑肿瘤、脑血管病、脑炎性疾患、脑外伤、脑死亡、脑积水、脑脊液漏等疾病的筛选与定位，亦可用于脑代谢、脑血流量及脑血管通透性的观察。

【治疗】

（一）一般处理　对颅内压增高的病人，应住院检查。严密观察意识、瞳孔、血压、呼吸、脉搏及体温的变化。频繁呕吐者应禁食，以防吸入性肺炎。不能进食者应予补液，补液量应以维持出入量平衡为度，补液过多可促使颅内压增高恶化。注意保持水电解质及酸碱平衡，镇静、保持呼吸道通畅、通便、吸氧等。抓紧时机查明病因，尽早进行病因治疗。

（二）降颅压治疗　对于颅内压增高但病因暂未查明或虽已查明原因但一时不能处理者可行降颅压治疗。常用者包括以下几种：

1. 脱水治疗　可选用高渗脱水剂或利尿剂。意识清楚、颅内压增高程度较轻的病例，可选用口服药物；有意识障碍或颅内压增高症状较重的病例，宜选用静脉或肌肉注射药物。

常用的口服药物有：

（1）氢氯噻嗪25～50mg，每日3次。

（2）氨苯蝶啶50mg，每日3次。

（3）呋塞米（速尿）20～40mg，每日3次。

（4）50％甘油盐水溶液60ml，每日2～4次。

（5）乙酰唑胺250mg，每日3次。

常用的可供注射的制剂有：

（1）20％甘露醇，1～2g/kg，快速静脉滴注，每日2～4次。

（2）30％山梨醇200ml，静脉滴注，每日2～4次。

（3）呋塞米20～40mg，肌肉或静脉注射，每日1～2次。

（4）10％复方甘油液500ml，静脉滴注，每日1次。

（5）50％葡萄糖200ml，有反跳，多在血压低时应用。

上述药物中，目前以静脉滴注20％甘露醇、速尿最常用。此外，亦可使用一些胶体液，如20％人血清白蛋白、浓缩2倍的血浆等静脉注射，对减轻脑水肿、降低颅内压有效。

2. 激素应用　肾上腺皮质激素具有改善或调整血脑屏障功能，降低毛细血管通透性，防止脑水肿等作用，宜早期使用。常用的有地塞米松（氟美松）每日10～20mg，静脉或肌肉注射。

3. 抗感染治疗　预防和控制颅内感染。根据致病菌药物敏感试验选用适当的抗生素，预防用药应选用广谱抗生素。

4. 冬眠低温疗法或亚低温疗法　有利于降低脑的新陈代谢率，减少脑组织的耗氧量，防止脑水肿的发生与发展，对降低颅内压有一定的作用。

5. 对症治疗

（1）抗癫痫药物治疗，如苯妥英钠、安定、苯巴比妥等。

（2）镇痛剂药物治疗，如颅通定、安定等，但忌用吗啡、度冷丁来止痛。

（三）病因治疗　是治疗颅内压增高的关键，包括手术治疗和非手术治疗。根据病变的性质可采取肿瘤全切除术、部分切除术、血肿清除术、减压术、脑脊液分流术等。位于手术易达部位的良性病变，应争取作根治性切除。恶性肿瘤未能全切者，术后应进行放射治疗和化学药物治疗。颅内压增高已引起脑疝时，应分秒必争地进行紧急抢救或手术处理。

（王　洪）

第十八章 颅脑损伤

第一节 概 述

颅脑损伤在平时和战争时期都是常见的损伤。在平时主要以交通事故、跌倒和坠落伤为多见。战争时期多以枪弹伤和爆炸伤多见。颅脑损伤的发病率较高，约占全身损伤的20%，仅次于四肢伤，居第二位。但伤情及后果远比四肢损伤严重，死亡率、致残率居首位，应积极预防和治疗。

【病因】

颅脑损伤是由外界暴力作用于头部引起的，常见原因包括交通事故、高处坠落、斗殴、跌倒、产伤、房屋工事倒塌、爆炸形成的气浪冲击等。依据暴力作用于头部的方式不同，可分为直接和间接两种。

1. 直接暴力　常见有三种情况。

(1) 加速性损伤　指静止的头部被运动的物体撞击后，沿外力作用方向在瞬间作加速运动而造成的损伤。如木棍打击、汽车撞击、飞石击伤等，其特点是脑损伤多发生在着力点的部位，使着力点的头皮、颅骨和脑组织产生损伤，即冲击点伤。

(2) 减速性损伤　指运动的头部撞击静止的物体，使头部在瞬间作减速运动而造成的损伤。如坠落伤、后仰跌倒等。其特点是可以发生冲击点伤，但较多的脑损伤则发生在着力点的对侧，称为对冲伤。以枕部着力，额叶、颞叶前下方脑组织产生脑挫裂伤最多见。

(3) 挤压伤　两个或两个以上方向不同的外力，同时作用于头部而造成的损伤。如汽车碾压、产钳夹伤等，多为冲击点伤，亦可使脑的中间结构和脑干发生损害。

2. 间接暴力　作用于头部以外部位的外力，通过传递而作用于头部引起颅脑损伤，包括3种情况：

(1) 高处坠落时，臀部或双足着地，外力沿脊柱上传至颅底，可造成颅底骨折和脑挫伤，又可产生对冲性损伤；

(2) 外力作用于胸部如爆炸、房屋工事倒塌、挤压等可使胸内压和上腔静脉压急骤上升，外力经上腔静脉或血流逆行至脑内，引起广泛性点状出血；

(3) 暴力作用于躯干，使其发生突然的加速或减速运动，由于惯性，头部运动往往落后于躯干而出现过伸或过屈的动作，造成颅颈交界处的软组织、关节、骨、脊髓和脑组织的损伤，称为“挥鞭样”损伤。

颅脑损伤原因很多，有时各种暴力并存，接诊时应仔细询问病史、认真检查、分析，以防延误诊治。

【分类】

(一) 按组织损伤层次

1. 头皮损伤：可分挫伤、裂伤、撕脱伤等；

2. 颅骨损伤：可分颅盖、颅底骨折；

3. 脑损伤：有脑震荡、脑挫裂伤、脑干损伤等。

（二）按颅腔是否与外界沟通

1. 开放性颅脑损伤　是指头皮、颅骨和硬脑膜三层均已破损，颅腔与外界直接沟通。颅底骨折合并脑脊液耳漏、鼻漏时称为内开放性颅脑损伤亦属此类。

2. 闭合性颅脑损伤　指前述三层组织结构中至少有一层未破损，颅腔没有与外界沟通。

（三）按损伤发生的时间

1. 原发性脑损伤　指受伤当时即刻产生的脑损伤。如脑震荡、脑挫裂伤、脑干损伤等，其轻重直接取决于外界暴力的大小。

2. 继发性脑损伤　指原发性脑损伤后所产生的继发性病理生理改变，如颅内血肿、脑水肿与肿胀等。

（四）按损伤程度

为了便于判断伤情、制定诊疗常规和评估预后，我国于 1965 年在北京颅脑损伤专题会议上将急性闭合性颅脑损伤分为三型：即轻型、中型、重型。并于 1978 年在南京第二届中华神经精神学术会议上，从重型中又分出了特重型。

1. 轻型　此型主要为单纯脑震荡，有或无颅骨骨折。

（1）昏迷时间在半小时以内。

（2）有轻度的头痛、头晕及恶心、呕吐等症状。

（3）神经系统和脑脊液检查阴性。

2. 中型　此型主要指轻型脑挫裂伤，有或无颅骨骨折及蛛网膜下腔出血。

（1）昏迷在半小时至 12 小时以内。

（2）有轻度的神经系统阳性体征，头痛、头晕、呕吐症状较重。

（3）有轻度的生命体征改变。

3. 重型　此型主要有广泛的颅骨骨折，广泛脑挫裂伤，脑干损伤或颅内血肿。

（1）深昏迷，常在 12 小时以上，意识障碍逐渐加重或出现再昏迷。

（2）有明显的神经系统阳性体征。

（3）生命体征显著改变。

4. 特重型　是指重型中的更急更重者：

（1）脑原发伤重，伤后深昏迷，有去大脑强直或伴有其他部位的脏器伤、休克等。

（2）已有晚期脑疝，包括双侧瞳孔散大，生命体征严重紊乱或呼吸已近停止。

20 世纪 70 年代以来，许多国家应用了英国 Teasdale 和 Jennett 1974 年提出的，并于 1976 年再次修订的格拉斯格昏迷分级（Glasgow coma scale，简写 GCS）。

表 18-1　格拉斯格昏迷分级（GCS，分）

睁眼反应		言语反应		运动反应	
正常睁眼	4	回答正确	5	按吩咐动作	6
呼唤睁眼	3	回答错误	4	刺痛能定位	5
刺激睁眼	2	乱说乱讲	3	刺痛能躲避	4
无反应	1	只能发音	2	刺痛肢体屈曲	3
		不能言语	1	刺痛肢体过伸	2
				无反应	1

按检查时患者的睁眼、言语和运动三方面的反应进行计分，以总分表示意识状态的级别。最高分为 15 分，最低分为 3 分。分数越低表明意识障碍程度越重，8 分以下为昏迷。

将 GCS 评分同意识障碍的时间相结合，将颅脑损伤伤情分为三型：①轻型：GCS 13～15 分，伤后意识障碍在 30 分钟以内；②中型：GCS 9～12 分，伤后意识障碍为 30 分钟至 6 小时；③重型：GCS 3～8 分，伤后昏迷或再昏迷在 6 小时以上。目前有人将 GCS 3～5 分从重型中分出，列为特重型。

【治疗】

（一）一般治疗

1. 严密观察病情　脑挫裂伤的急性期，伤情变化较大，应密切观察并定时记录其意识、瞳孔、血压、脉搏、呼吸和体温的改变。必要时应用颅内压监护。如病情逐渐恶化，及时处理。

轻型病人可行对症治疗。对中、重型病人有躁动者可给予镇静药物控制，但禁用吗啡类。发热病人可用解热剂或物理降温。外伤性蛛网膜下腔出血病人，可根据病情选择腰穿，每日或隔日放出一定量的血性脑脊液（颅内压增高明显者禁用），有利于改善症状。

2. 饮食和营养　伤后急性期常有恶心、呕吐，呕吐频繁者要禁食，但每天输液量以不超过 1500 毫升为宜。注意调节水与电解质平衡，并给予足够的维生素。昏迷时间超过一周以上不能清醒者，应行鼻饲流质饮食，注意营养。加强护理，定时翻身，清洁口腔，留置导尿管。

3. 保持呼吸道通畅　对昏迷病人及时清除呼吸道分泌物，保持呼吸道通畅是处理脑挫裂伤的一项重要措施。加强肺部感染的防治，使用有效的抗生素预防褥疮、肺炎、尿路感染等。对昏迷深，短时间内不能清醒的病人，应及早施行气管切开术。

（二）防止脑水肿　控制脑水肿，降低颅内压力，改善脑血循环及缺氧状态，是治疗脑挫裂伤的极为重要的环节。目前最常用的脱水药物为 20％甘露醇，可配合利尿剂，但应注意预防失水和电解质紊乱。25％山梨醇的作用与剂量同甘露醇，但效力弱。50％葡萄糖溶液脱水作用弱而短暂，且有颅内压反跳现象，不能单纯应用。

（三）激素的应用　肾上腺皮质激素可以改善脑屏障功能和降低脑血管的通透性，对预防和治疗脑水肿有明显效果。中型脑损伤病人，要及早应用。在紧急情况下，应先用脱水剂，同时予以肾上腺皮质激素。常用地塞米松和氢化可的松，以地塞米松效果最好。激素类药物有引起消化道出血的副作用，应用时间不宜过长，一般不超过一周。

（四）冬眠低温疗法　冬眠低温能降低组织代谢，减少耗氧量，增强脑组织对缺氧的耐受力，减轻脑组织对创伤的反应，降低脑血管的通透性，阻止脑水肿的发生和发展。但持续时间不宜过长。低温治疗中应严密观察病情，注意预防肺炎和褥疮的发生。

（五）抗癫痫治疗　脑挫裂伤常出现癫痫发作，并迅速引起高热，心动过速和呼吸困难，加重脑水肿，使病情恶化，必须加以控制。常可应用苯妥英钠或安定，无效时可用硫喷妥钠作静脉麻醉。

（六）神经营养药物的应用　为了促进受损细胞功能恢复，可应用能量合剂和大量维生素以及谷氨酸钠、氯酯醒（γ-氨酪酸）等。

（七）手术治疗　手术治疗主要针对继发性损害，对严重脑挫裂伤和颅内血肿的病人，必须争分夺秒地施行手术，否则会造成极为严重的后果。目前随着CT的普及，钻孔探查术已少用。根据CT摄片所见血肿的部位、范围可直接开颅清除血肿。如有脑疝发生，应同时行去骨瓣减压术。

第二节　头皮损伤

头皮损伤是颅脑损伤中最常见的一种类型，但其重要性并不在于头皮本身的损伤，而应着重注意：头皮损伤可以合并不同程度的颅骨骨折和脑损伤；头皮损伤的部位指示着头部受力的方向和位置，有助于伤情的判断。头皮的特点是血供丰富，伤口愈合及抗感染能力强，同时，出血量大，不易自止，可出现休克。

一、头皮挫伤和血肿

头皮遭受钝性打击后，引起头皮及皮下组织损伤，表现为局部疼痛、瘀血肿胀，即头皮挫伤。重者可形成头皮血肿。依出血所在的层次部位，头皮血肿分为三类：

1. 皮下血肿　出血发生在皮下组织层，血肿不易扩散，一般体积较小，质地较硬，有时因血肿周边组织肿胀隆起，中央部似有凹陷，易误诊为凹陷性骨折。

2. 帽状腱膜下血肿　当头皮遭受斜向暴力时，头皮发生剧烈滑动，引起层间的导血管破裂、出血，且出血不易凝结，常沿着疏松的帽状腱膜下层扩散，严重时可扩大至整个头部。血肿张力低，波动明显，疼痛较轻，婴幼儿巨大帽状腱膜下血肿有引起休克的可能。

3. 骨膜下血肿　见于新生儿产伤、胎头吸引助产及有颅骨线形骨折的患者。出血来源多为板障出血或骨膜剥离。其特征是血肿周边止于骨缝，有时吸收较慢，钙化后形成骨性隆起。

【治疗】

较小的头皮血肿可在1～2周左右自行吸收，不必处理。巨大血肿常需4～6周才吸收。早期冷敷以减少出血和疼痛，24～48小时后热敷，有利于血肿吸收。采用局部适当加压包扎，有利于防止血肿扩大，但骨膜下血肿忌用强力加压包扎，以防血液经骨折缝流向颅内。为避免感染，一般不采用穿刺抽吸。若穿刺则应在严格皮肤准备和消毒下，用较粗针尽量将积血抽尽，加压包扎，酌情使用抗生素预防感染。

二、头皮裂伤

头皮受到锐器切割、刺伤或钝性撞击均可引起头皮裂伤，伤口大小、深浅及形状不一。由于头皮血管丰富，出血较多，有引起失血性休克的可能，应立即进行加压包扎止血，尽早施行清创缝合，同时应注意检查有无颅骨及脑损伤。因头皮血循环丰富，愈合力强，故即使伤后逾时 24 小时，如果没有明显的感染征象，可清创后一期缝合。

三、头皮撕脱伤

头皮撕脱伤多见于女性，因发辫被转动的机轮卷入牵扯，使大块头皮自帽状腱膜下层或连同骨膜一并撕脱所致。撕脱范围与受牵扯的发根面积有关，重时可达整个帽状腱膜覆盖区。病人常因大量失血和疼痛而致休克。现场急救包括无菌敷料覆盖创面，加压包扎止血，撕脱的头皮用无菌敷料或清洁布巾包好，最好在低温环境下一并送到医院。治疗包括止血、防治休克、清创、抗感染及皮瓣移植等。条件允许，应采用显微外科技术行血管吻合、头皮原位缝合，成活后有望头发生长。或将撕脱的头皮做成中厚皮片，如皮瓣损伤严重，则应取自体中厚皮片游离植皮。颅骨外露则需在外板上多处钻孔至板障，待创面肉芽生长后再行游离植皮。

第三节　颅骨骨折

颅骨骨折指颅骨受暴力作用所致颅骨骨质结构和形态改变。按颅骨骨折的部位，可分为颅盖骨骨折和颅底骨骨折。根据骨折的形态不同，又可分为线性骨折、凹陷性骨折、粉碎性骨折及穿透性骨折等。此外，按骨折与外界是否相通，分为闭合性骨折和开放性骨折，后者包括颅底骨折伴发外伤性气颅或脑脊液漏者。

颅骨骨折本身多数并不重要，但应重视以下几点：(1) 颅骨骨折的存在，常提示头颅所受外界暴力较重，合并脑膜、血管、脑、颅神经损伤的机率较高。尤其当骨折线跨越脑膜血管或静脉窦时，应警惕颅内血肿的发生。(2) 开放性骨折包括颅底骨折合并脑脊液漏者，可继发颅内感染，后果严重。(3) 凹陷性骨折可引起脑受压，出现肢体瘫痪、癫痫、颅内血肿等，面积过大亦可导致颅内压增高。

一、颅盖骨折

颅盖骨折发生率以顶骨和额骨为多，颞骨和枕骨次之。颅盖骨骨折有三种主要形态，即线性骨折、凹陷性骨折和粉碎性骨折，其中以线性骨折发生率为最高。

线性骨折可分为单发线状和多发线状，骨折处皮肤常有肿胀、压痛或伴有头皮血肿，骨折线多需 X 线摄片才能确诊。线性骨折本身不需特殊治疗，但应注意其是否跨越脑膜中动脉或静脉窦，警惕硬脑膜外血肿的发生。

颅骨凹陷骨折多见于额、顶部，着力点头皮往往有擦伤、挫伤或挫裂伤。多呈全层陷入，少数仅有内板凹陷。成人凹陷骨折多为粉碎性骨折，婴幼儿可呈“乒乓球样凹陷骨折”。陷入的骨折片有时刺破静脉窦，造成致命性出血。有时可压迫或刺伤脑组织，如位于功能区，可发生局限性癫痫、肢体瘫痪、失语等神经定位体征。骨折部位的切线位 X 线片常能显示骨折凹陷的深度，CT扫描不仅可以了解骨折情况，还可了解有无合并脑损伤。颅骨凹陷的深度超过1.0cm（儿童0.5cm）者、骨折片压迫脑重要部位引起神经功能障碍者、骨折凹陷面积过大或合并脑损伤而致颅内压增高、有脑疝可能者均应采取相应的手术治疗。如果凹陷骨折位于大静脉窦处，未引起神经体征或颅内压增高者，即使陷入较深，也不宜手术；必须手术时，应做好处理大出血的准备。对开放性骨折，应彻底清创，去除游离的碎骨片，缝合和修补破裂的硬脑膜，术后常规应用抗生素，预防感染。

二、颅底骨折

颅底骨折多为线性骨折，由于骨折线常累及副鼻窦、岩骨或乳突气房，使颅腔与窦腔交通，故可引起颅内继发感染。颅底骨折多为颅盖骨折延伸至颅底而致，也可由间接暴力所致。X线摄片常不易显示，主要根据临床症状和体征来进行诊断。

1. 颅前窝骨折　颅前窝底即为眼眶顶板，较薄弱，两眶顶的中间是筛板，为鼻腔的顶部。骨折后常有鼻出血及脑脊液外流，此外，出血可向下浸入眼眶，引起球结合膜下出血、眶周广泛瘀血，多在伤后数小时内出现，呈紫蓝色，即“熊猫眼”征。空气可沿骨折处进入颅内，形成颅内积气。筛板及视神经管骨折，可造成嗅神经及视神经损伤。

2. 颅中窝骨折　颅中窝底为颞骨岩部，前方为蝶骨翼，后方是岩骨、鞍背，侧面是颞骨嶙部，中央为蝶鞍。因骨折累及部位不同，可相应出现鼻出血、脑脊液鼻漏、耳漏、咽后壁瘀血肿胀、听力障碍、周围性面瘫、耳后瘀斑以及展神经、动眼神经、滑车神经、三叉神经等颅神经麻痹的表现。

3. 颅后窝骨折　骨折部位多在枕骨及颞骨乳突部和岩部，多在伤后数小时内出现枕下部肿胀、疼痛及皮下瘀斑；1～2日内出现乳突部皮下瘀斑（Battle氏征）；如骨折靠近枕骨大孔或岩尖后缘，可造成软腭麻痹、舌歪、吞咽困难和声音嘶哑等舌咽、迷走神经受损症状。

颅底骨折本身无需特别治疗，应着重治疗合并的脑损伤及脑脊液漏、颅神经损伤等合并症。对脑脊液漏者，应重点预防颅内感染，保持口腔和外耳道清洁，严禁堵塞和冲洗，避免擤鼻、打喷嚏、用力咳嗽等动作，不做腰穿，以免造成颅内积气和感染，给予抗生素治疗。漏口多在1～2周内自行愈合，如超过一个月仍未愈合，应考虑手术治疗，修补漏口。

第四节　脑 损 伤

一、脑 震 荡

脑震荡系指头部外伤后出现的短暂性脑功能障碍，无肉眼可见的神经病理改变，但在显微镜下可见神经组织结构紊乱，如脑干网状结构受损、线粒体肿胀、推移、神经元轴突肿胀并有间质水肿等。是脑损伤中最轻的一种。

【诊断】

主要依靠临床表现

1. 意识障碍　受伤后立即出现意识障碍，其程度可为一时性恍惚至完全丧失，可持续数秒、数分钟，一般不超过半小时。脑震荡愈重，原发昏迷时间愈长。

2. 逆行性遗忘　亦称近事遗忘，即病人对受伤当时乃至伤前一段时间的事情不能回忆，健忘程度与脑震荡的轻重成正比。

3. 头痛、头昏、恶心、呕吐等症状　多在短期内自行消失，部分病人持续时间较长。

4. 植物神经功能紊乱　表现为心悸、气短、面色苍白、多汗、失眠、情绪不稳、注意力不集中、记忆力下降等。

5. 神经系统检查无阳性体征，影像学检查（CT、MRI）阴性，脑脊液压力、化验均正常。

【治疗】

脑震荡无需特殊治疗，可卧床休息 1～2 周，观察病情变化。并予以镇静、止痛等对症治疗。减少外界刺激，做好解释工作。多数病人在 2 周内恢复，预后良好。

二、脑挫裂伤

脑挫裂伤是脑挫伤和脑裂伤的统称，是指头部外伤后脑组织即刻发生的器质性损害。其特点是昏迷程度深，持续时间长，可伴有相应的神经系统局灶症状及蛛网膜下腔出血。

【病理】

脑挫伤时软脑膜完整，脑裂伤指软脑膜、血管和脑组织有断裂，伴有蛛网膜下腔出血。二者常并存，合称脑挫裂伤。其发生部位常在着力点处或着力点对侧，它是一种肉眼可见的器质性损伤，一般在脑表面或深层发生散在的或点状出血、脑皮质及白质挫碎、破裂、水肿、甚至形成血肿，受损皮质血管栓塞，脑组织糜烂、坏死，形成出血灶及软化灶。伤后1～3周坏死、液化的区域逐渐吸收囊变，胶质细胞增生修复而遗留永久性瘢痕。

【临床表现】

由于脑挫裂伤致伤因素、损伤部位的不同，其临床表现差异很大。

1. 意识障碍　伤后立即出现，意识障碍的程度及持续时间与脑挫裂伤的程度、范围有关。多在 30 分钟以上，重者可持续昏迷。少数范围局限的脑挫裂伤，可无原发性昏迷。

2. 头痛、呕吐　意识恢复时可出现烦躁、嗜睡、意识朦胧等现象。清醒后常有头痛、恶心、呕吐等。如伤后持续剧烈头痛、频繁呕吐，或好转后又复加重，应警惕有无颅内血肿。

3. 生命体征改变　一般早期都有血压下降、脉搏细弱、呼吸浅快，常于伤后不久即恢复，如持续低血压，应注意有无复合伤。若生命体征恢复后且表现为血压升高、脉搏慢而有力、呼吸加深变慢，应警惕继发性脑水肿、颅内血肿的发生。病人常有体温升高，严重者可持续高热。

4. 局灶症状和体征　指受伤当时立即出现且与伤灶相符合的神经功能障碍和体征。依损伤部位和程度而不同。如发生在脑功能区时，可出现相应的瘫痪、感觉障碍、失语、视野缺损、局灶性癫痫等。发生在“哑区”的损伤，则无局灶症状和体征。若为治疗过程中新出现的定位体征，应考虑继发损害。

【治疗】

脑挫裂伤的治疗以非手术治疗为主。轻者按脑震荡处理，重者应注意脑损伤后所发生的一系列病理生理变化，警惕继发性损害如颅内血肿、脑疝等，保持呼吸道通畅，预防并发症的发生。手术主要针对继发性颅内血肿及难以遏制的颅内压增高。

三、脑干损伤

脑干损伤是指中脑、脑桥和延髓的损伤，分为原发性损伤和继发性损伤。原发性脑干损伤是指头部受伤后引起脑组织移位，使脑干撞击在颅底斜坡或小脑幕缘上所致，也可因外力引起脑干扭转、牵拉等直接损伤；继发性脑干损伤主要由于颅内血肿或脑水肿所产生的脑疝对脑干压迫而引起。

【临床表现】

单纯的原发性脑干损伤较少见，常与其他脑损伤并存。其主要表现为：

1. 伤后立即出现昏迷且程度深、持续时间长，恢复过程慢，甚至终生不醒。
2. 瞳孔大小多变，对光反射减弱或消失，眼球分离等。
3. 去大脑强直　为脑干上部（中脑）损伤的重要体征，表现为肌张力增高，双上肢过伸并内旋，两下肢伸直，头后仰呈角弓反张。轻者可为阵发性发作，外界刺激即可诱发，重者则持续性强直。
4. 双下肢锥体束征阳性。
5. 生命体征变化　表现为体温过高或过低，血压、脉搏、呼吸等生命征不稳定。
6. 腰穿压力不高，脑脊液多为血性。

【治疗原则】

与脑挫裂伤相似，但应特别注意对呼吸、循环功能紊乱的处理。轻症脑干损伤病人部分可以获救，重症则疗效甚差。

四、颅内血肿

颅内血肿是颅脑损伤的一种严重合并症。其发生率约占闭合性颅脑损伤的8%～10%，在重型颅脑损伤中约占40%～50%。颅内血肿系指外伤性颅内出血积聚于颅腔内某一部分，达到相当的体积，造成脑受压引起相应的临床症状，称为颅内血肿。其严重性在于可引起颅内压增高而导致脑疝，甚至危及生命，故必须早期诊断和处理。

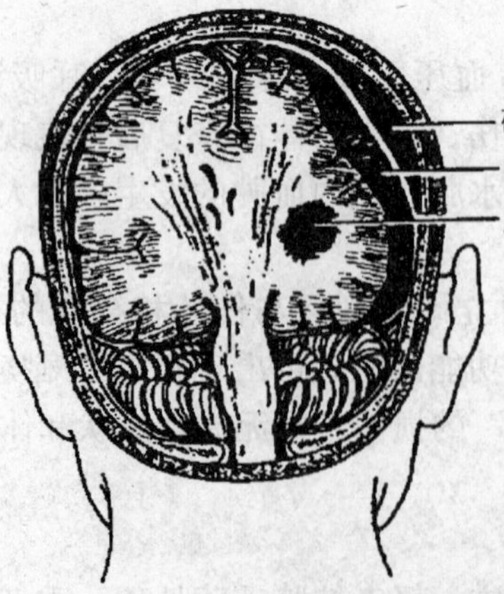

图18-1　颅内血肿

【分类】

（一）按血肿在颅内解剖部位不同（图 18－1）分为：

1. 硬脑膜外血肿　血肿位于颅骨与硬脑膜之间。

2. 硬脑膜下血肿　血肿位于硬脑膜下腔。

3. 脑内血肿　血肿位于脑实质内。

（二）按血肿发生后症状出现的时间分为：

1. 急性血肿　伤后 3 日内，但多数位于伤后 24 小时。

2. 亚急性血肿　伤后 3 日至 3 周。

3. 慢性血肿　3 周以上。

（三）其他　如还可按部位分为幕上血肿和幕下血肿（颅后窝血肿）。按是否合并脑挫裂伤分为单纯型和复合型颅内血肿。随着 CT 在临床的应用而出现的迟发性外伤性颅内血肿、隐匿性颅内血肿等。

【临床表现与诊断】

（一）硬脑膜外血肿　硬脑膜外血肿多发生在头部直接损伤部位，临床上较多见。多因颅骨骨折或短暂变形导致脑膜血管、静脉窦破裂而引起出血，亦可来自颅骨板障静脉或导血管。出血来自动脉，多为急性血肿，可迅猛增大。若出血源于静脉，则病情发展缓慢，可呈亚急性或慢性。以额颞部、颞顶最多，多数为单发，少数为多发。

1. 意识改变　病人的意识障碍与脑损伤的程度和血肿发展的速度、部位有直接关系。其典型的意识障碍形式表现为头部受伤后立即出现意识障碍（原发性昏迷），以后渐清醒或好转（中间清醒期或中间好转期），随着血肿逐渐增大，脑组织受压，病人可有头痛、恶心、呕吐、躁动不安，意识逐渐模糊或嗜睡，不久再度出现昏迷（继发性昏迷）。此过程可概括为昏迷→清醒（或好转）→再昏迷，即硬膜外血肿的典型表现。但部分病人因原发性损伤较重或出血速度快，由原发昏迷直接进入继发昏迷而不出现中间清醒期，也可因原发性损伤较轻，无原发性昏迷。此类病人容易误诊，必须特别注意。

2. 瞳孔改变　瞳孔的改变是硬膜外血肿发生脑疝时的重要体征，伤后早期是轻度缩小，对光反应迟钝，进而迅速扩大，对光反应消失，最后双侧瞳孔散大、固定。但应与原发性动眼神经损伤、视神经损伤相鉴别。

3. 颅内压增高症状　可出现剧烈头痛和频繁呕吐。

4. 锥体束征　由于血肿压迫脑功能区或小脑幕切迹疝的形成，可出现对侧肢体瘫痪、腱反射亢进、病理反射阳性等锥体束征。常在伤后稍晚出现或早期出现而有进行性加重，与脑挫裂伤的局灶体征有所不同。

5. 生命体征变化　随着血肿的增大，颅内压逐渐增高，可出现脉搏减慢、血压升高、呼吸深而慢和体温升高。脑疝晚期则血压下降，脉搏及呼吸加快，最后呼吸、心跳停止。

6. 影像　X 线摄片了解有无骨折，尤其是跨越脑膜中动脉沟及静脉窦的骨折有助于诊断。CT 检查确诊率在 98%以上，其典型表现是在颅骨内板与脑表面之间有呈“双凸镜样”密度增高影。同时 CT 检查还可明确血肿部位、大小、数量、脑室受压及中线移位情况以及是否伴有脑挫裂伤、脑水肿等。

（二）硬脑膜下血肿

硬膜下血肿是颅脑损伤常见的继发性损害，发生率较硬膜外血肿高。硬脑膜下血肿按是否合并脑挫裂伤分为复合性硬脑膜下血肿和单纯性硬脑膜下血肿。前者系脑挫裂伤致脑皮质动静脉出血，血液集聚在硬脑膜与脑皮层之间，病情进展较快，呈急性或亚急性表现。后者系桥静脉断裂出血，血液积聚在硬脑膜与蛛网膜之间，病情发展呈慢性，预后较好。

根据血肿形成的时间不同可分为急性、亚急性和慢性硬脑膜下血肿三种类型。

1. 急性硬脑膜下血肿　病程在 3 日内，好发于暴力打击点与其对冲部位，因多数伴有脑挫裂伤及脑水肿而使病情较重，故很少有中间清醒期，病人很快出现脑受压和脑疝症状。

2. 亚急性硬脑膜下血肿　病程在伤后 3 日至 3 周，由于原发性脑损伤较轻，出血较缓慢，症状出现也较晚，但病情可逐渐加重。

3. 慢性硬脑膜下血肿　病程在 3 周以上，好发于小儿及 50 岁以上老人。仅有轻微头部外伤或没有外伤史。血肿可发生于一侧或双侧，多位于额顶部大脑表面，常有包膜形成。起病隐匿，进展缓慢，主要表现为慢性颅内压增高、神经功能障碍及精神异常。可有记忆力减退、智力下降、精神萎靡、乏力、头痛、呕吐、视神经乳头水肿、锥体束征阳性等。儿童常有嗜睡、呕吐、抽搐、前囟隆起、头围增大等，易与脑积水相混淆。

【治疗】

急性和亚急性硬脑膜下血肿多以手术清除血肿为主。慢性硬脑膜下血肿老年人首选钻孔引流术，术中彻底冲洗，术后引流 2～3 日，疗效满意。儿童可采取经前囟侧角硬膜下穿刺术。

（三）脑内血肿　脑内血肿是脑实质内出血形成的血肿，在颅内血肿中发生率较低。常继发于脑挫裂伤、凹陷性颅骨骨折或脑穿通伤。可发生在脑组织的任何部位，但大多数位于额叶及颞叶。其临床特点为：

1. 头痛、恶心、呕吐，生命体征变化和脑膜刺激症状较明显。

2. 进行性意识障碍加重。昏迷程度及时间受原发性脑损伤程度及血肿形成的速度影响，如继发于凹陷骨折，可能有中间清醒期。

3. CT 检查：不仅可以确定血肿的存在，还可明确血肿的位置、大小及是否多发性血肿。

【治疗】

颅内血肿的诊断一旦成立，即应争分夺秒地进行手术抢救，清除血肿，彻底止血，合并脑疝时应去骨瓣减压。血肿量较小（幕上＜40ml，幕下＜10ml）和少数亚急性、慢性血肿，位于非功能区，中线无移位，意识障碍不明显者，可暂不手术。但应密切观察，一旦病情恶化，出现脑受压的症状和体征或 CT 显示血肿增大，应立即手术。

五、迟发性外伤性颅内血肿

自 CT 问世以后，迟发性外伤性颅内血肿的概念已明确，即头部外伤后，首次 CT 检查未发现血肿，经过一段时间后再次 CT 检查出现的颅内血肿。其中包括硬脑膜外血肿、硬脑膜下血肿、脑内血肿等。发生率约占颅内血肿的 2%，额颞部多见。为防止此类病人的漏诊，对入院时检查无颅内血肿者，经过数小时或更长时间以后，一旦出现颅内高压或脑局灶症状，即应尽早复查CT以明确诊断。提高救治水平的关键在于加强临床观察，及时诊断并给予合理的治疗。治疗方法与其他类型的颅内血肿相同。

六、开放性颅脑损伤

由于头颅的外伤而引起头皮、颅骨及硬脑膜破裂，并有脑脊液外流，脑组织与外界相通，甚至有脑组织溢出，称为开放性颅脑损伤。颅底骨折合并脑脊液漏者亦属此类。

【病因与分类】

开放性颅脑损伤包括非火器伤和火器伤两大类，非火器伤多见于和平时期，常见原因有机械伤，如工具或飞轮碎块击伤；锐器伤，如刀、斧、锄头砍伤等，亦可见于飞石击伤等。颅脑火器伤多见于战争时期，主要为枪弹伤和爆炸伤，在临床上又分为：

1. 非穿透伤　指硬脑膜仍属完整的颅脑火器伤（此类不属于开放性颅脑损伤），主要伤及头皮和/或颅骨。包括：

（1）浅切线伤　即单纯的头皮创伤或沟槽状损伤所致头皮和颅骨的开放伤。

（2）反跳伤　投射物速度低、动能小可致头皮和颅骨的开放伤，但未穿入颅内，硬脑膜完整。

2. 穿透伤　属头皮、颅骨和硬脑膜均被穿透的开放性颅脑火器伤。其中包括：

（1）深切线伤：亦称沟槽伤，射入口和出口相近，头皮、颅骨、硬脑膜和脑组织均呈沟槽状，常有碎骨片等异物存留。

（2）盲管伤：飞射物动能小，只有射入口，无射出口，脑内隧道深浅不一，亦可形成折射创道，并有异物存留。

（3）贯穿伤：多为高速枪伤所致，射入口与出口相距较远，二者连线即为创道全长。创道周围脑挫裂伤严重，以出口端为著，常有碎骨片残留及继发血肿发生。

【临床表现】

开放性颅脑损伤由于致伤物不同，受伤情况不同，临床表现不一，但其共同特点为：

（1）伤口开放，出血多，易引起休克。

（2）伤口及颅腔内常有异物存留，如金属片、碎骨片、泥土、毛发等，伤口感染及颅内感染的发生率高，可出现外伤性脑脓肿。

（3）有时受损的脑组织与脑膜或头皮形成瘢痕性粘连，癫痫发生率高。

【诊断】

在诊断时应注意检查伤口的部位、大小、形状和污染程度。对于贯通伤，应辨别射入口和出口。开放性脑损伤多有脑组织和脑脊液流出，应密切观察意识、瞳孔、肢体运动及生命体征变化。并注意有无复合伤。颅骨X线片及CT检查有助于了解骨折的部位和范围，异物的数目、大小和位置，有无继发性损害等，以便施行彻底的清创手术。

【治疗】

治疗首先应防治休克，保持呼吸道通畅，以防窒息发生。并以消毒敷料包扎伤口，控制创口出血，防治创口再污染。待休克好转后，要进行彻底的清创术。清创术应争取在24小时内实行，在抗生素治疗下可延迟到72小时，使开放性颅脑损伤变为闭合性颅脑损伤。清创务必彻底，颅内坏死组织、异物、碎骨片、凝血块等应一齐清除。但对小于1cm而分散的异物或大于1cm而位置深度超过5cm以上的异物，均不宜强行摘除，以免过多地损伤脑组织而加重病情。开放性颅脑损伤应注射破伤风抗毒血清（TAT）以预防破伤风。应大量应用抗生素预防感染。

（史彦芳）

第十九章　颅脑和脊髓先天畸形

第一节　先天性脑积水

脑脊液在颅内积存过多并引起颅内压增高，造成脑室及蛛网膜下腔发生异常扩大，称为脑积水。先天性脑积水又称婴儿脑积水，指婴儿时期由先天性因素、炎症或产伤引起脑脊液循环通路梗阻、吸收障碍或分泌过多而使脑脊液在颅内积聚，导致脑室或蛛网膜下腔扩大，因颅缝未闭，头颅随积水增多而增大，称为婴儿脑积水。

【病因与分类】

脑积水依据其发生时间可分为先天性脑积水和后天性脑积水，另外，亦根据脑室系统与蛛网膜下腔是否通畅可分为两种类型。

（一）交通性脑积水　脑室与蛛网膜下腔相通的脑积水。常见的病因：炎症、蛛网膜下腔出血以后，造成颅内或蛛网膜下腔粘连或蛛网膜颗粒堵塞。少数因脉络丛组织增生，使脑脊液生成过多所至。

（二）非交通性脑积水（梗阻性脑积水）　脑室与蛛网膜下腔不通畅，主要为脑室通路狭窄或阻塞，造成梗阻部位以上的脑室扩大而形成的脑积水。常见病因有：①先天性畸形，如室间孔闭锁、中脑导水管狭窄、第四脑室正中孔和侧孔闭锁以及小脑扁桃体下疝畸形（Arnold - Chiari 畸形）等。②脑室系统内如室间孔、中脑导水管、正中孔等狭窄部位发生粘连或阻塞。③颅内占位性病变，如某些脑室内肿瘤、囊肿或寄生虫等。

【临床表现】

婴儿脑积水多见于 2 岁以内，生后不久头围开始明显增大，有的在出生时即大于正常，前囟扩大，张力增高，骨缝裂开，颅骨变薄，透光试验阳性，叩诊有“破罐音”。由于眶顶下陷，致使两眼向下翻转，而上部巩膜外露，称“落日征”（图 20 - 1）。头皮静脉怒张，头发稀疏。脑颅异常增大，面颅相对瘦小，躯干和肢体的发育一般尚好，表情呆滞，智力低下。因头颅发生代偿性扩大，颅内压增高症状多不明显，但有时脑积水进展较快，亦出现反复呕吐。可出现视神经萎缩和视力减退，甚至失明。晚期可出现锥体束征、痉挛性瘫痪、去大脑强直等。

【诊断】

根据上述典型症状，诊断并无困难。对早期可疑的病儿，定期测量头颅的大小，包括周径、前后径及耳间径。一般婴儿出生后 6 个月内后囟即闭合，前囟于 12～18 个月之间闭合。正常情况下新生儿的头围在 33～35cm，前半年增加 8cm，后半年增加 3cm，第二年增加 2cm，第三、四年共增加 2cm。如头围明显超出正常范围，前后囟扩大、饱满，且长期不闭

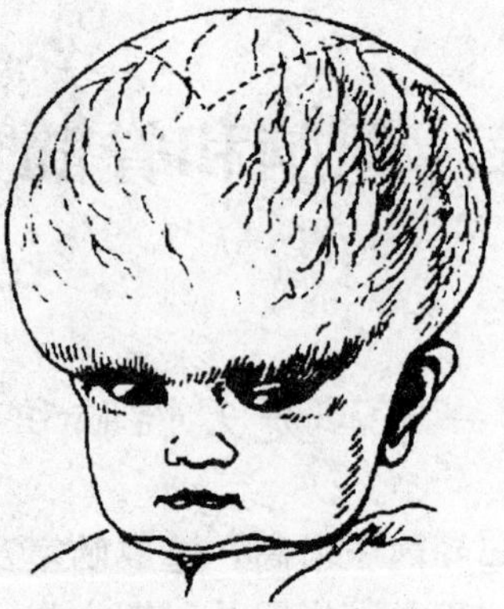

图 19-1　先天性脑积水

合，即应高度怀疑脑积水的可能。为了进一步明确诊断，判断脑积水的性质和程度，可进行头颅 X 线摄片检查、CT 扫描或 MRI 检查。

【治疗】

部分患儿经脱水、利尿等对症治疗或未经治疗而逐渐缓解，不再发展。但多数患儿仍需手术治疗。常用的手术方法包括：

1. 脑室-心房分流术　多用于交通性脑积水，疗效尚好。此法系将分流管的脑室端插入侧脑室内，另一端经耳后至颈部，经颈内静脉送入右心房。

2. 脑室-腹腔分流术　可用于交通性脑积水或非交通性脑积水。此法系将分流管的脑室端经枕角或额角放入侧脑室内，另一端则通过头皮、颈部、胸部以及腹部皮下，放入腹腔。将脑脊液引流到腹腔后，靠腹膜吸收。目前国内外大多应用此法。术后常见的并发症为分流管堵塞、感染等，应注意预防。

3. 脑室-小脑延髓池分流术　适用于非交通性脑积水。此法系将硅胶管一端放入侧脑室的枕角，另一端通过头皮放入小脑延髓池中，以沟通脑脊液循环通路。

4. 终板造漏术　适用于非交通性脑积水。即在终板上打开一漏口，使脑脊液由第三脑室直接进入蛛网膜下腔。

第二节　颅裂和脊柱裂

颅裂和脊柱裂均系胚胎期神经管发育异常所致。由于颅骨或脊柱的闭合不全、先天性缺损，引起颅腔或椎管内容物膨出至皮下。两者的发生原因可能与不正常的胎生环境有关，如组织缺氧、放射线影响等引起染色体畸变，以及妊娠期母体患有某种感染或药物过敏等。有的还伴有其他畸形，如唇裂、腭裂、脑积水、先天性髋关节脱位等。颅裂和脊柱裂均可分为显性和隐性两类。隐性颅裂只有颅骨缺损而无颅腔内容物的膨出，隐性脊柱裂只有椎管的缺损而无椎管内容物的膨出，隐性颅裂和脊柱裂大多无需特殊治疗。下面仅讨论显性颅裂和脊柱裂。

一、颅　裂

显性颅裂又称囊性颅裂或囊性脑膜膨出，多发于颅骨的中线部位，少数偏于一侧，枕部最多，其次为鼻根部，偶见于额、顶或鼻咽部。依据其膨出内容物的不同可分为：

1. 脑膜膨出　内容物为脑膜和脑脊液。

2. 脑膜脑膨出　内容物为脑膜和脑实质。

3. 脑膜脑室膨出　内容物为脑膜、脑组织及部分脑室（图 19－2）。

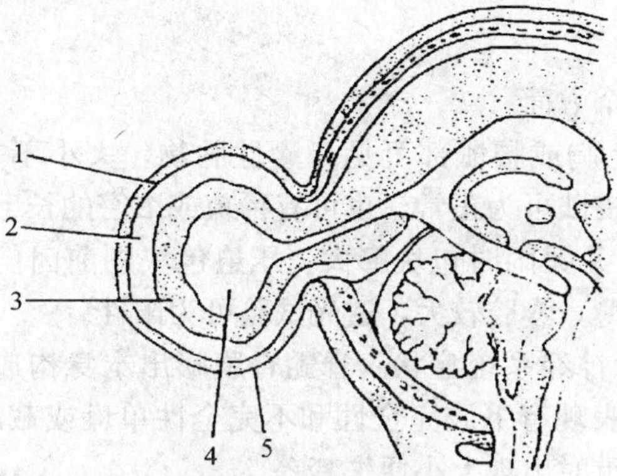

图 19－2　脑膜脑室膨出

1. 脑膜　2. 脑脊液　3. 脑组织　4. 部分脑室　5. 头皮

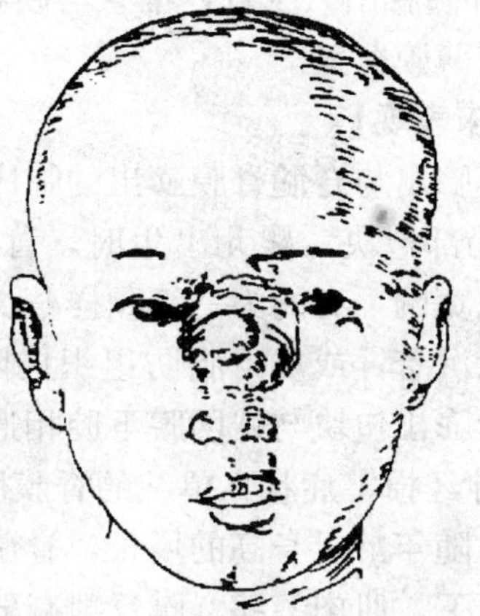

图 19－3　鼻根部脑膜膨出

【临床表现】

颅裂较脊柱裂为少，出生时即存在一局部肿块，大小不一，大者可如儿头，覆盖的皮肤有的正常，有的菲薄如纸，或呈瘢痕变形，有时有糜烂和溃疡。肿块可随病儿的发育而逐渐增大，其基底部可为细蒂状或广阔基底，常可触及颅骨缺损的边缘。脑膜膨出缺损直径较小，肿块较小，囊性感，可压缩，哭闹时张力增加，肿物透光试验阳性。脑膜脑膨出缺损直径较大，肿块较大，实质感，不能压缩，哭闹时张力不变，肿物透光试验阴性。位于鼻根部者（图 19－3）可使两侧眼球向外移开，眶距增宽或眼球突出等。神经系统症状轻者无，重者与部位及受损程度有关。可表现为智力低下、癫痫、不同程度的瘫痪、腱反射亢进及不恒定的病理反射等。亦可有颅神经的损害及邻近器官受压表现。

【诊断】

根据病史和临床表现，一般容易诊断。亦可进行头颅 X 线摄片、CT 扫描等协助诊断。MRI 检查可更清晰地显示脑部畸形和膨出物的各种内容。本病需与皮样囊肿、头皮血肿、脓肿、血管瘤、脂肪瘤等相鉴别。

【治疗】

一般均需手术治疗，手术时机最好在出生后 6～12 个月，如膨出的囊壁菲薄欲破或已破裂有脑脊液溢出而无感染者，需急症手术。手术目的是切除膨出囊，还纳膨出的脑组织，修复不同层次的缺损。术后合并症主要颅内防感染和颅内压增高。对巨型脑膜脑膨出或脑膜脑室膨出，合并脑发育不全神经系统症状，智力低下及明显脑积水者，无需手术治疗。

二、脊 柱 裂

脊柱裂多发生于脊柱背面的中线部位，以腰骶部最多见，少数发生在颈部和胸部，个别情况向椎管侧面突出，或膨向咽后壁、胸腔、腹腔等，多为单发，有时与先天性脑积水并存。脊柱裂可分为：

1. 脊膜膨出　脊膜囊样膨出，含脑脊液，不含脊髓神经组织。

2. 脊髓脊膜膨出　膨出物含有脊髓神经组织。

3. 脊髓膨出　少见，椎管与硬脊膜广泛敞开，脊髓一段呈平板似的暴露于外界或仅有一层透明薄膜覆盖。

【临床表现】

脊膜膨出与脊髓脊膜膨出的临床表现分为三个方面。

1. 局部包块　婴儿出生时，背部中线，颈、胸或腰骶部可见一囊性肿物，大小不等。有的基底宽阔，有的为一细颈样蒂。肿块表面的皮肤可为正常，也可有稀疏或浓密的长毛及异常色素沉着，或皮下脂肪组织局限性增厚。婴儿哭闹时包块膨大，压迫包块则前囟门膨隆。显示膨出包块与蛛网膜下腔相通。若囊壁较薄，囊腔较大，透光试验可为阳性。

2. 神经损害症状　单纯的脊膜膨出，可以无神经系统症状。脊髓脊膜膨出本身构成脊髓栓系，随年龄、身高的增长，脊髓受到牵拉，表现有下肢完全性和不完全性单瘫或截瘫，肌张力低下，肌肉萎缩、腱反射减弱或消失。严重时出现大小便失禁等。

3. 其他症状　少数脊膜膨出向胸腔、腹腔、盆腔内伸长，出现包块压迫内脏的症状。一部分脊膜膨出病儿合并脑积水和其他畸形，出现相应症状。

【诊断】

根据上述临床表现，结合脊柱 X 线摄片显示棘突、椎板缺损，一般均能做出诊断。MRI 检查可见到膨出物内的脊髓、神经，并可见到脊髓空洞症等畸形。

【治疗】

对隐性脊柱裂而无症状者无需治疗。但如有大小便功能障碍或逐渐出现运动、感觉障碍者可进行椎板切除术；或进行纤维带及瘢痕组织切除术。显性脊柱裂均需手术治疗，手术时机在出生后 1～3 个月，要结合患儿的周身情况及承受手术的能力。如囊壁已破或极薄，需紧急或提早手术。手术时尽可能地分离、松解与囊壁粘连的神经组织并回纳入椎管内，切除多余的囊壁，严密缝合硬脊膜的开口，并将裂孔两旁筋膜翻转重叠覆盖加以修补，以避免发生脑脊液漏。对有脊髓栓系综合征的患者，可行椎管探查，松解粘连及切断终丝等。

（史彦芳）

第二十章　颅内及椎管内占位性病变

第一节　颅内占位性病变

颅内占位性病变主要指占据颅内空间的局灶性病变，包括颅内肿瘤、脑脓肿、脑寄生虫病及外伤性颅内血肿等，其中以脑肿瘤多见。

一、颅内肿瘤

（一）颅内肿瘤的分类

1. 颅内原发性肿瘤　根据其起源组织的不同，大体分为神经胶质细胞瘤、脑膜瘤、神经鞘瘤、垂体腺瘤、颅咽管瘤、脊索瘤、皮样囊肿、上皮样囊肿、血管网织细胞瘤及松果体瘤等。

2. 颅内继发性肿瘤　常见于来自肺、乳腺、肾、胰腺、子宫、卵巢、前列腺、甲状腺及肝等处的癌细胞经血液循环系转移到颅内。

（二）颅内肿瘤的好发部位　肿瘤的好发部位多与肿瘤的性质有关系，多形性胶质母细胞瘤、星形细胞瘤、少突胶质细胞瘤等好发于大脑半球的皮质下；髓母细胞瘤多好发于小脑蚓部；血管网织细胞瘤好发于小脑半球；室管膜瘤好发于脑室壁；神经鞘瘤好发于脑桥小脑角；脊索瘤好发于鞍背及斜坡；颅咽管瘤好发于鞍上区；脑膜瘤好发于矢状窦旁、大脑凸面、蝶骨嵴及鞍旁等处。

（三）颅内肿瘤的性质　颅内肿瘤根据其生物学特性及临床经过可分为恶性与良性两类。

1. 良性肿瘤　常见有脑膜瘤、垂体腺瘤、神经鞘瘤、皮样囊肿、上皮样囊肿等。

2. 恶性肿瘤　常见有星形细胞瘤、多形性胶质母细胞瘤、室管膜瘤、少突胶质细胞瘤、髓母细胞瘤及各种转移癌等。一般将胶质细胞瘤分为四级，Ⅰ～Ⅱ级为低度恶性，Ⅲ～Ⅳ级恶性程度较高。

在颅内肿瘤中，一般良性肿瘤生长较慢，病程长，如能手术全部切除，复发率较低，预后较好。恶性肿瘤生长较快，病程较短，手术切除后易复发，不易根治，预后多较差。

（四）颅内肿瘤的生长有下列几种形式

1. 扩张性生长，肿瘤长成球状或块状，与周围的脑组织有较清楚的分界，以压迫脑组织为主要表现。

2. 浸润性生长，瘤细胞的活动性较强，浸润并破坏邻近的脑组织，引起脑的破坏性症状。

3. 多灶性生长，肿瘤的起源不限于一处，可在多处同时或先后生长，以多灶性症状为主要表现。

（五）颅内肿瘤的起病有多种方式

1. 缓慢发展的神经功能障碍，如一个肢体的肌力减弱，进行性的偏身感觉障碍、神经性耳聋、进行性的视力减退等。

2. 以反复发作的抽搐起病。

3. 以急性起病，如突发的脑疝或卒中样起病，主要是由于肿瘤发生出血、坏死、囊变等的结果。

（六）颅内肿瘤的好发年龄　颅内肿瘤可发生于任何年龄，但多见于中年人，婴幼儿及60岁以上老年人则少见。发病年龄与肿瘤好发部位及病理性质有一定关系。

1. 儿童期　肿瘤多发生于小脑幕下及中线部位（包括脑干），常见为髓母细胞瘤、星形细胞瘤和室管膜瘤。发生在幕上肿瘤多见于颅咽管瘤、松果体瘤及视神经胶质瘤等。

2. 成年人　多数肿瘤发生在小脑幕上，位于大脑半球诸叶，鞍区以及脑室内等处。常见的肿瘤为各种胶质细胞瘤、脑膜瘤、垂体瘤等。成年人的幕下肿瘤多发生在小脑半球、脑桥小脑角、第四脑室等。

3. 老年人　多发生在大脑半球，以多形性胶质母细胞瘤及转移瘤为多见。

（七）临床表现

1. 颅内压增高的症状　以头痛、呕吐和视神经盘水肿为典型表现，但因肿瘤的类型、部位和生长速度不同，颅内压增高在发生时间和程度上有很大的差异。

2. 局灶体征　是肿瘤刺激、压迫和破坏脑神经组织使其功能遭受损害的结果。不同部位的肿瘤局灶体征也不同。中央前回肿瘤出现癫痫发作或中枢性瘫痪，额叶肿瘤常有精神障碍，颞叶肿瘤发生某些幻觉，枕叶肿瘤引起视力障碍，语言运动中枢受侵害时则出现运动性失语，听神经瘤出现听力和前庭功能障碍，鞍区肿瘤会引起垂体功能异常，松果体区肿瘤出现性早熟，小脑肿瘤可引起共济失调等。

（八）诊断和治疗　颅内肿瘤的诊断应包括定位诊断与定性诊断两部分。对不明原因的头痛、呕吐或有视力障碍者，要提高警惕，除了详细地询问病史和体格检查外，须进行多种辅助检查以明确诊断。

颅内肿瘤的治疗首选手术切除，术后根据肿瘤性质选择化学治疗和放射治疗。对于某些不能手术的患者可行姑息性手术，继以放射或化学治疗。

（九）常见辅助检查

1. 颅脑电子计算机断层扫描（CT）　目前应用最广的无损伤脑成像技术，对诊断颅内肿瘤有很高的应用价值。CT诊断颅内肿瘤主要通过直接征象即肿瘤组织形成的异常密度区及间接征象即脑室脑池的变形移位来判断。肿瘤组织密度与周围正常脑组织对比有等、低、高三种密度。低密度代表脑水肿或某些低密度病变如水瘤、上皮样囊肿等，肿瘤有出血或钙化时为高密度。

2. 磁共振成像（MRI）　对不同神经组织和结构的细微分辨能力远胜于CT，具有无X线辐射、对比度高、可多层面扫描重建等优点。

3. 神经系统的X线检查　包括头颅平片、脑室脑池造影及脑血管造影等，头颅平片对垂体腺瘤、颅咽管瘤、听神经瘤等具有一定辅助诊断价值。将少量造影剂注入静脉或动脉内即可显示全脑各部位的动静脉分布情况，广泛用于诊断颅内动脉瘤或动静脉畸形（AVM）。

4. 脑电图及脑电地形图检查　对于大脑半球凸面肿瘤或病灶具有较高的定位价值，但对于中线，半球深部和幕下肿瘤的诊断则较为困难。

5. 正电子发射断层扫描　正电子发射断层扫描所提供的信息基于组织代谢变化，即关于组织和细胞的功能成像，可以了解肿瘤的恶性程度，评估手术、放疗、化疗的效果，动态监测肿瘤的恶变与复发。

二、其他种类的颅内占位性病变

（一）脑脓肿　可分为耳源性、鼻源性、血源性、外伤性等。耳源性脑脓肿多见于慢性胆脂瘤性中耳炎及乳突炎。多发生在同侧颞叶及同侧的小脑半球。血源性脑脓肿多继发于肺化脓性疾病、脓毒血症等。可发生于脑的任何部位，但以额、顶叶为多见。脑脓肿的致病菌以金黄色葡萄球菌最多见，其次为变形杆菌、副大肠杆菌、溶血性链球菌等。

（二）脑寄生虫病及肉芽肿　常见的脑寄生虫病有脑血吸虫病、脑囊虫病、脑包虫病、脑肺吸虫病等。脑寄生虫病常较弥散，分布范围较广，但也有少数病变集结成团。病变周围脑水肿明显，并且常常伴有炎性反应。发生在脑部的肉芽肿有结核瘤、真菌性肉芽肿等，均为少见病变。

第二节　椎管内占位性病变

椎管内占位性病变多指在椎管内发生肿瘤、脓肿、寄生虫囊肿以及脊柱骨折等局灶性占位病变，使脊髓受到压迫并出现运动、感觉和自主神经功能障碍。此疾患又称为脊髓压迫症，常见者为椎管内肿瘤。椎管内肿瘤是指生长于脊髓、神经根、硬脊膜、脂肪组织及血管等组织的原发性和继发性肿瘤。椎管内肿瘤的发生率只有颅内肿瘤的十分之一。其中以良性肿瘤为多。肿瘤的分布以胸段最多，约占 1/2，颈段次之，腰骶部及马尾部较少。发病高峰在 20～50 岁之间，除脊膜瘤以女性为多外，其他肿瘤都以男性稍多。

【病理与分类】

椎管内肿瘤按其发生部位分为三类。

1. 髓外硬膜内肿瘤　约占 60％，主要有神经纤维瘤和脊膜瘤。

2. 髓内肿瘤　约占 20％左右，多数为胶质瘤。

3. 髓外硬膜外肿瘤　约占 20％，多为恶性肿瘤，如肉瘤、转移癌，少数为血管瘤、脂肪瘤及上皮样囊肿等。

【临床表现】

主要表现为以下症状：

（一）感觉障碍　常为本病的首发症状。

1. 神经根性疼痛　多由于肿瘤刺激脊神经后根，在该神经的分布区内产生“刀割样”或“针刺样”疼痛，尤其咳嗽或用力大便时为著，呈持续性疼痛，可有间歇性缓解。

2. 感觉异常　包括感觉不良，如麻木、蚁走感、束带感等，有时可出现感觉错乱。

3. 感觉缺失　当相邻两条神经根受损害时，可在相应的皮节出现部分或完全的感觉缺失；若脊髓受压严重，可引起横贯性损害，损害平面以下感觉完全丧失。

（二）运动障碍　肿瘤压迫前根或前角时则出现下运动神经元性瘫痪，表现为肌肉无力，瘫痪并萎缩，以及肌束震颤。如皮质脊髓束受累，则在此节段以下出现上运动神经元性瘫痪，表现为肢体不全瘫痪或完全瘫痪、肌张力增强、腱反射亢进、病理反射阳性。另外，如脊髓的半侧受压迫时，则表现为同侧的肢体瘫痪，深感觉障碍，对侧肢体表现为痛、温觉障碍，即所谓的脊髓半横断综合征。

（三）自主神经功能障碍　可有排尿困难，大便秘结，肿瘤平面以下少汗或无汗。

（四）反射障碍　脊髓受压平面以下浅反射减弱或消失，深反射亢进，病理反射阳性。

（五）其他　肿瘤所在部位的棘突有压迫和叩击痛，具有定位意义。

【诊断和治疗】

椎管内肿瘤的诊断，首先根据病史及临床表现而做出初步的诊断，如发病的缓急，是进行性症状加重，还是突然起病，然后再结合体征及各种辅助检查，即可确定诊断。常用的辅助检查包括：

1. 脊柱 X 线平片　早期多无骨质改变，当肿瘤缓慢生长时，可压迫椎骨的椎管，首先多压迫肿瘤所在的椎弓根，使椎弓根间距增宽，椎间孔扩大。如为脊髓硬脊膜外肿瘤，特别是恶性肿瘤，常可造成椎骨破坏。

2. 腰椎穿刺和脑脊液检查　压颈试验和压腹试验：主要通过腰椎穿刺来测量脑脊液在椎管内是否通畅。如脊髓蛛网膜下腔因肿瘤压迫，可出现不全梗阻或完全性梗阻。另外，腰椎穿刺脑脊液化验检查，可帮助确定脊髓肿瘤的诊断。如脊髓蛛网膜下腔有梗阻，脑脊液常呈黄色，蛋白质含量增加，脑脊液中的细胞数多为正常，此现象常称为蛋白细胞分离。

3. 脊髓腔造影及脊髓血管造影检查　是诊断椎管内肿瘤非常有价值的检查方法，主要通过将碘苯酯或碘水注入脊髓蛛网膜下腔，然后拍摄 X 线片，观察造影剂是否有梗阻现象，根据梗阻的部位和梗阻端形状来判断脊髓肿瘤的位置和性质。脊髓外硬膜肿瘤其梗阻部位常呈小型光滑的杯口状；髓内肿瘤常表现为梭形膨大，有时呈大杯口状；脊髓外硬膜外肿瘤多呈梳齿状或笔尖状。另外，如考虑为脊髓血管畸形，可行脊髓血管造影检查，可见有粗细迂回或成团状的血管影像。

4. CT 脊柱扫描和 MRI（磁共振成像技术）检查　CT 扫描对检查椎管的骨质破坏和椎管扩大非常准确。髓内肿瘤：以室管膜瘤、星形细胞瘤多见，CT 平扫呈低、等或略高密度。增强扫描肿瘤可强化。髓外硬膜下肿瘤：以神经鞘瘤、神经纤维瘤和脊膜瘤多见。CT 扫描多呈略高密度影。髓外硬膜外肿瘤：以转移瘤和脂肪瘤多见，CT 示椎管内偏侧软组织块影，硬膜外脂肪受压消失，常伴骨质破坏。MRI 检查可适合于脊柱任何病变的检查。清楚观察到脊髓受压迫和脊髓本身病变的变化。对定性及定位诊断更为有利，是目前检查脊柱、脊髓的最好手段。

椎管内肿瘤大多为良性肿瘤，早期手术摘除，效果良好；晚期则由于脊髓受压严重且时间过久，脊髓变细、变扁，严重者萎缩变性，临床症状不易恢复。因此，应早期诊断早期手术治疗。对于脊髓内肿瘤，目前多应用显微手术，大部分可将肿瘤一期全部切除。脊髓硬膜外肿瘤，恶性肿瘤较多，手术后常配合放疗或化疗。

（张云鹤）

第二十一章　颈部疾病

第一节　甲状腺疾病

【解剖生理概要】

甲状腺位于颈部的前下方，由左、右两叶和连接两叶的峡部构成，峡部有时向上伸出一椎体叶。甲状腺有内外两层被膜。内层甲状腺固有被膜很薄，并紧贴腺体。外层甲状腺外科被膜较厚，易于剥离，并将腺体靠外科被膜固定于气管和环状软骨上，还借左、右两叶上极内侧的悬吊韧带悬于环状软骨上，因此，吞咽动作时腺体随之上、下移动。两层被膜间有疏松的结缔组织，手术分离甲状腺时应在此两层被膜间进行。甲状旁腺左右各2枚，位于甲状腺两叶的背面，两层被膜的间隙内，多呈扁椭圆形，形状大小与一粒黄豆大小相似，一般为淡棕色、黄棕色或红棕色。甲状腺血供十分丰富，主要由来自颈外动脉的甲状腺上动脉和来自甲状颈干的甲状腺下动脉供应，偶有甲状腺最下动脉。甲状腺静脉有上、中、下静脉，分别汇入颈内静脉和无名静脉（图21－1）。

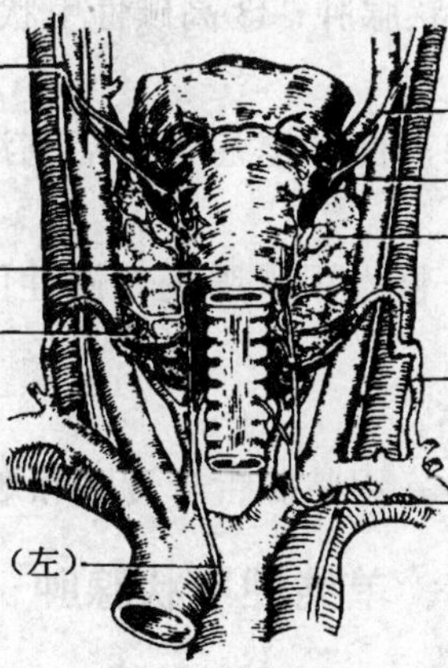

图21－1　甲状腺解剖（背面观）

喉上神经起自迷走神经，在甲状腺上极与甲状腺上动脉交叉后，分内外两支。内支为感觉支，分布在喉及会咽黏膜上；外支为运动支，支配环甲肌，使声带紧张（图21－2）。自甲状腺后内侧走行的喉返神经亦来自迷走神经，支配声带运动。甲状腺有合成、贮存和分泌甲状腺激素的功能。腺体的结构单位为滤泡，内含胶体，胶体的主要成分是甲状腺球蛋白。甲状腺球蛋白水解出来的有机结合碘（T_3、T_4）就是甲状腺素，T_3和T_4被释放到血液与血浆蛋白结合，血液中甲状腺素90％为T_4，10％为T_3。T_3与血浆蛋白结合的亲和力较弱，易于分离被利用，在代谢过程中，它比T_4具有更迅速的作用，量虽少但作用比T_4强2～4

倍。甲状腺素对能量代谢和物质代谢都有重要影响，可加速细胞的氧化率，增加热量的产生，促进人体生长发育，促进蛋白质、碳水化合物和脂肪的分解。

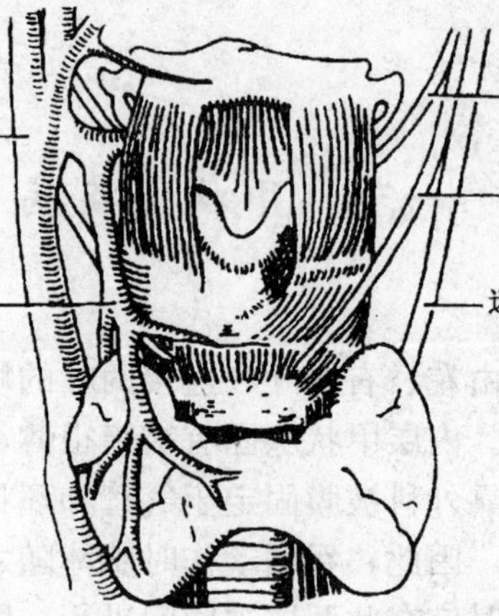

图 21-2　甲状腺上动脉与喉上神经的解剖关系

甲状腺功能受大脑皮层、丘脑-垂体前叶的调控，又受血中甲状腺素水平的反馈影响。

【甲状腺疾病分类】

1. 单纯性甲状腺肿

①地方性甲状腺肿；②散发性甲状腺肿；③高碘性甲状腺肿。

2. 功能性疾病

①甲状腺功能亢进症；②甲状腺功能减退症：包括克汀病、幼年甲低及成人甲低三种类型。

3. 炎症性疾病　急性、亚急性、慢性甲状腺炎，慢性甲状腺炎包括慢性淋巴细胞性和硬化性甲状腺炎及甲状腺结核。

4. 肿瘤　甲状腺腺瘤、甲状腺癌。

5. 先天性疾病　甲状腺胸部异位、甲状腺舌管囊肿和瘘。

一、单纯性甲状腺肿

【病因】

根据发病原因可分为：

1. 甲状腺素原料的缺乏　碘是合成甲状腺激素的主要原料，而在本病流行的地区饮水和食物中碘含量明显低于非流行区，长期碘摄入量减少，使甲状腺因缺碘合成和分泌甲状腺素减少，通过反馈作用，使垂体前叶分泌过多的促甲状腺素，导致甲状腺代偿性增生肿大，造成地方性甲状腺肿（缺碘性甲状腺肿）。

2. 甲状腺素需要量的增加　青春发育期、妊娠期或哺乳期等因素，使机体对甲状腺激素的生理需要量增加，造成甲状腺激素相对不足，使甲状腺出现代偿性增生，这种增生属暂时性生理现象，常在成年或妊娠哺乳期后自行缩小。

3. 甲状腺素合成和分泌的障碍　如久食含有硫脲的萝卜、白菜等，长期服用硫脲嘧啶、磺胺类、对氨基水杨酸钠、保泰松等，因阻止甲状腺素的合成而引起甲状腺肿大。

单纯性甲状腺肿可分为弥漫型和结节型两种类型，实际上是甲状腺肿发病过程中的两个不同阶段。轻度缺碘时呈弥漫性肿大，若病情继续发展，扩张的滤泡集成大小不等的结节，形成结节性甲状腺肿。

【临床表现】

早期一般无自觉症状。主要表现为甲状腺弥漫性肿大，随吞咽动作而上下移动、质软、对称、表面光滑，久之可出现结节和双侧不对称。结节广泛钙化时，质地较硬，但活动仍良好，这点有助于区别甲状腺癌。肿大的甲状腺如压迫邻近器官，可产生相应的压迫症状：如呼吸困难；吞咽困难；颈静脉和上腔静脉受压时，出现头面部及上肢淤血水肿，喉返神经受压时引起声音嘶哑等。少数结节性甲状腺可继发甲状腺功能亢进，或发生恶变。

【预防】

单纯性甲状腺肿主要由于缺碘引起，全国在流行地区长期补充碘，已使发病率大大降低。给碘的方法有：①碘化食盐：在流行区每 10～20kg 食盐中加入碘化钾或碘化钠 1.0g。②碘化油：碘油吸收慢，在体内形成一个碘库，可随身体需碘情况自行调节，成人每 5 年注射一次，每次注射 40%碘油 2.5ml。

【治疗】

1. 青春发育期、妊娠期或哺乳期的暂时性甲状腺肿，一般不需特殊治疗。应多食含碘丰富的食物，如海带、紫菜。

2. 单纯弥漫性甲状腺肿以内科治疗为主，可给予口服甲状腺片，每天 30～60mg，每日 2 次，3～6 个月为一个疗程。

3. 有以下情况时，应及时手术治疗，施行甲状腺大部切除：①有压迫邻近器官症状者；②胸骨后甲状腺肿；③结节性甲状腺肿继发甲亢或疑有恶变者。

二、甲状腺功能亢进症的外科治疗

甲状腺功能亢进症（简称甲亢）是由甲状腺分泌过量的甲状腺激素而发生的一种内分泌疾病。多见于中青年女性。

【病因及分类】

病因尚不完全明确，目前多数认为可能与自身免疫有关。可分为三类：

1. 原发性甲亢　是指在甲状腺弥漫性肿大的同时，出现功能亢进症状，多发生在 20～40 岁之间，常伴眼球突出，故又称突眼性甲状腺肿。

2. 继发性甲亢　是指在结节性甲状腺肿的基础上出现甲亢，年龄多在 40 岁以上，一般无眼球突出。

3. 高功能腺瘤　是指甲状腺体内有单个的不受脑垂体控制的自主性高功能腺瘤，甲亢症状一般较轻，无眼球突出，临床少见。除此之外，甲状腺滤泡癌、慢性淋巴细胞性甲状腺炎以及某些类型的垂体、卵巢肿瘤亦可伴发甲亢。

【临床表现及诊断】

临床主要表现为：甲状腺弥漫性、对称性或不对称性肿大；食欲亢进反而逐渐消瘦，体重减轻；过度兴奋，情绪不稳定，性情急躁，易激动，多忧虑，常失眠；双手常有细微而有节律的震颤；心悸，脉快有力，脉压增大，怕热易出汗和颜面潮红等。原发性甲亢则可表现为眼球突出和眼裂开大。甲亢的特殊检查方法中较重要的有：

1. 基础代谢率（BMR）测定　基础代谢是指人体在清醒、空腹、无精神紧张和外界环境影响下的能量消耗率。常根据脉压和脉率计算，其公式为：基础代谢率＝（脉率＋脉压）－111。正常值为±10％，增高至＋20％～30％为轻度甲亢，＋30％～60％为中度甲亢，＋60％以上为重度甲亢。

2. 甲状腺摄^{131}I率测定　诊断甲亢符合率可高达92％～98％。正常甲状腺摄碘的高峰在24小时后；2小时为5％～20％；24小时为25％～50％，如果在2小时内甲状腺摄碘量超过人体总量的25％，或在24小时内超过人体总量的50％，吸碘高峰提前出现，都表示有甲亢。

3. 血清甲状腺激素测定　测定血中总甲状腺素（T_4）和三碘甲状腺原氨酸（T_3），能反映甲状腺的功能状态。甲亢时血清T_3升高比T_4明显，故T_3对甲亢的诊断具有较高的敏感性。

【手术治疗指征及禁忌证】

甲状腺大部切除术仍是目前治疗甲亢的一种常用而有效的方法。

1. 手术指征

（1）中度以上的原发甲亢。

（2）药物治疗效果不佳或多次复发者。

（3）继发性甲亢或高功能腺瘤。胸骨后甲状腺伴甲亢。

（4）妊娠早、中期具有上述指征者，也应手术治疗，妊娠后期的甲亢，可待分娩后再行手术。

2. 手术禁忌证

（1）甲状腺肿大不很明显、病情较轻者。

（2）青少年患者。

（3）年龄较大或合并有严重器质性疾病难以耐受手术者。

【术前准备】

甲亢病人在高基础代谢率状态下，手术危险性很大，充分而完善的术前准备是保证手术的顺利完成和预防并发症的关键。

1. 消除患者顾虑和恐惧心理，必要时给予镇静安眠药，保证患者有充分的休息和稳定的情绪。对心率过快者，可口服利血平或普萘洛尔（心得安）。

2. 术前除全面的体格检查和必要的化验检查外，还应进行下列检查：

（1）胸部透视和心电图检查，以了解心肺功能情况；

（2）颈部透视或摄片，以了解有无气管受压或移位；

（3）喉镜检查，确定声带功能；

（4）测定基础代谢率，以了解甲亢控制情况和选择手术时机。

3. 通过术前药物治疗，达到降低基础代谢率，有效地控制甲亢症状是术前准备的重要环节。其方法大致分为三种：

（1）碘准备：碘剂可抑制甲状腺素的释放，使甲状腺的血运减少，腺体因而缩小变硬，使手术易于进行并减少出血量。常用的是复方碘化钾溶液。具体用法：第一日从3滴开始，每日3次，逐日每天增加1滴，至每次15滴后维持此量至手术。必须指出，由于碘剂只能抑制甲状腺激素的释放，而不能抑制其合成，故一旦停服碘后，贮存于甲状腺滤泡内的甲状腺球蛋白可大量分解，甲状腺激素大量释放入血，使甲亢症状复发，甚至较原先更为严重。因此凡未确定施行手术治疗的患者，不要服用碘剂。严重甲亢患者，应先用抗甲状腺药物，待甲亢症状基本控制后改服1～2周碘剂，方可施行手术。

(2) 心得安准备：服用剂量是每次40～80mg，每6小时一次，一般连服4～7天后心率即接近正常，甲亢症状得到控制，即可进行手术。术前1～2小时再口服一次，术后继续服5～7天。应注意术前术后均不能使用阿托品，以免引起心动过速。哮喘及心脏传导阻滞的患者，忌用心得安做术前准备。

(3) 碘剂和心得安合用准备：是术前准备的有效方法，可作为常规。一般在用碘剂5～8天后或一开始就加用心得安，剂量为每天30～120mg，分3次服用。

【手术时机的选择】

经过术前药物准备，达到以下条件者，便可进行手术：

1. 脉率降至每分钟90次以下；
2. 基础代谢率下降至+20%以下；
3. 甲状腺腺体缩小变硬，血管杂音减轻或消失；
4. 患者情绪稳定，睡眠好转，体重增加等。

【术后处理】

1. 一般处理　术后48小时内应严密观察呼吸、脉搏、体温和血压变化，半卧位有利于呼吸及伤口渗出物的引流。术后1～2天给予流质饮食或酌情给予静脉补液。术后继续服用复方碘溶液，每日3次，每次10滴，共1周左右，或由每日3次，每次15滴始，逐日每次减少1滴。

2. 术后并发症及处理

(1) 术后呼吸困难：是术后最危急的并发症。多发生于术后48小时内。常见原因为：①由于手术时止血不完善或血管结扎线脱落引起伤口内出血，表现为颈部迅速肿大，皮下瘀血、血肿压迫气管引起呼吸困难。②明显肿大的甲状腺，因长期压迫支气管，可使气管发生软化，术后导致气管塌陷，而出现呼吸障碍。③由于气管插管或手术操作的创伤可引起喉头水肿。如为出血引起，应立即敞开伤口，消除血肿，解除压迫，然后送手术室进一步检查止血。如血肿清除后呼吸仍无改善，应果断施行气管切开。因此，术后应常规地在床旁放置气管切开包。

(2) 甲状腺危象：是术后最严重的并发症。发病机制尚不明了，多由于术前准备不足，甲亢症状未能很好地控制所致。临床表现为术后12～36小时内出现高热（体温达39～40℃）、脉快而弱（每分钟在120次以上）、烦躁、多汗、谵妄，甚至昏迷，伴有恶心、呕吐、腹泻。如处理不及时或不当，患者常很快死亡。术后甲状腺危象治疗原则为降低循环中的甲状腺素水平和降低周围组织对儿茶酚胺的反应。具体措施为：①碘剂：口服复方碘化钾溶液3～5ml，情况紧急时可用碘化钠1g溶于50ml葡萄糖溶液中静脉滴注，24小时内可用2～3g；②氢化泼尼松200～400mg，或地塞米松10～20mg静脉滴注，1～2次/d；③使用抗交感药物，如利血平1～2mg肌内注射，每8小时1次；心得安20mg口服，每4小时1次，情况紧急时，可用心得安5mg溶于葡萄糖溶液100ml中作静脉滴注；④给予镇静剂（地西泮或冬眠合剂）、吸氧、退热、补充水和电解质等。

(3) 手足抽搐：多因术中甲状旁腺被误切、挫伤或使其供血受损，引起甲状旁腺功能低下，出现低血钙，使神经肌肉的应激性增高，发生手足抽搐。症状多在术后2～3天出现。轻者仅有面部、唇部或手足的针刺、麻木或强直感。重者发生面肌及手足抽搐，甚至发生喉痉挛和膈肌痉挛，引起窒息死亡。治疗措施：①限制肉类、乳品和蛋类含磷多的食品，补充维生素D及钙剂，增加钙吸收。或用双氢速固醇0.5～3ml/d，可提高血钙含量，降低神经肌肉应激性。②抽搐发作时，可即刻静脉注射10%葡萄糖酸钙10ml，必要时辅以镇静剂，以迅速控制症状。③同种异体甲状旁腺移植。

(4) 喉返神经损伤：主要是手术操作的直接损伤所引起。绝大多数为单侧喉返神经损伤，主要症状为声音嘶哑。双侧喉返神经损伤除引起失声外，还可造成严重呼吸困难，甚至窒息。处理上可给予神经营养药、理疗、禁声以及短期皮质激素治疗。如为术中牵拉、挫夹所致的暂时性损伤，一般3～6个月内可逐渐恢复；如一侧切断造成永久性损伤，可由健侧声带逐渐代偿而好转；如为双侧喉返神经损伤，应作气管切开术。

(5) 喉上神经损伤：手术中损伤喉上神经外支（运动支），可引起环甲肌麻痹、声带松弛、音调降低。损伤喉上神经内支（感觉支），可使患者黏膜的感觉丧失，饮水进食时可发生误吸及呛咳。一般经理疗等治疗后可自行恢复。

三、甲状腺炎

甲状腺炎分为急性甲状腺炎、亚急性甲状腺炎和慢性甲状腺炎三类。临床上以亚急性和慢性淋巴细胞性甲状腺炎比较常见。

【亚急性甲状腺炎】

一般认为系病毒感染或变态反应所致，病人可有上呼吸道感染病史。

临床上多见于中年妇女，主要表现为甲状腺肿痛、质韧，有疼痛和压痛。疼痛常波及耳根、枕部，吞咽时明显。可伴发热，病程一般持续2～3个月。血浆蛋白结合碘升高。甲状腺吸碘率降低，血沉加快。治疗：可使用泼尼松，每日3～4次，每次5mg，两周后减量，至症状缓解后减量维持1～2个月，同时可加用少量甲状腺素。

【慢性淋巴细胞性甲状腺炎】

又称桥本甲状腺肿，是一种自身免疫性疾病。多见于中青年妇女。临床上甲状腺多呈弥漫性肿大，对称，表面光滑或有结节，边界清楚，质坚硬有弹性如橡皮样，无疼痛。个别患者可出现一过性甲状腺功能亢进症状，病久又可出现甲状腺功能不足症状，同时可伴颈前压迫症状。一般细针穿刺活检就能提供帮助，最可靠的诊断依据是组织学检查。本病一般不宜手术切除，可长期口服甲状腺片每日120～180mg，短期加用泼尼松，常有疗效。对有气管压迫者，可考虑行甲状腺峡部切除。

四、甲状腺腺瘤

甲状腺腺瘤是临床最常见的甲状腺良性肿瘤。病理上分为滤泡型和乳头型两种。

【临床表现】

多发生于20～40岁的青壮年女性。腺瘤多为单发，呈圆形或椭圆形，表面光滑、质韧、边界清楚，随吞咽而上下移动。肿物生长缓慢，多无自觉症状，常在无意中发现颈前肿物。出血囊性变时可突然增大，局部出现胀痛。腺瘤较大时可引起气管的压迫和移位，如肿瘤迅速增大或硬度明显增加，肿瘤固定以及出现声音嘶哑、呼吸困难等压迫症状者，应考虑发生恶变的可能。

【治疗】

因10%的腺瘤可发生恶变，约20%可引起甲状腺功能亢进。原则上应早期手术切除。一般应行患侧甲状腺大部切除术，术中送病理检查，以判断有无恶变。

五、甲状腺癌

甲状腺癌发病率较低，约占全身恶性肿瘤的1%。

【病理分类】

1. 乳头状腺癌　是甲状腺癌中最常见的类型，约占60%。多发生于青、少年。恶性程度低，生长缓慢，转移多在颈淋巴结。

2. 滤泡状腺癌　约占20%，多发生于中年人。恶性程度中等，生长较快，主要通过血行转移到骨骼和肺。

3. 未分化癌　约占15%，多发生于老年人。恶性程度高，早期即可发生淋巴和血行转移，死亡率高。

4. 髓样癌　少见。又称滤泡旁细胞癌，能分泌大量降钙素。中度恶性，可经淋巴及血行转移。

【临床表现】

早期无明显症状。仅在甲状腺部位触及一无痛性肿物，质硬而不光滑。肿块逐渐增大，随吞咽上下移动度减低。癌肿增大到一定程度可出现不同的压迫症状。侵及喉返神经时出现声音嘶哑；压迫颈神经丛时出现耳、枕、肩部疼痛；压迫气管或食管时出现呼吸困难或吞咽困难；若压迫颈交感神经可出现霍纳综合征（同侧瞳孔缩小、上眼睑下垂、眼球下陷）。因病理类型的不同，临床表现也各有特点。乳头状腺癌因分化良好，发展缓慢可带瘤生存多年而无症状。未分化癌常表现为短期内明显增大的肿块、质硬、移动性小。髓样癌常有家庭史，由于肿瘤可产生激素样活性物质，临床可出现面部潮红、腹泻、心悸和血钙降低等症状。

【诊断】

凡甲状腺内有质硬肿块或结节突然增大伴压迫症状者，都应考虑甲状腺癌的可能，尤其是青少年患者甲状腺中如有结节发现，应首先考虑甲状腺癌。辅助检查可用超声波检查、甲状腺扫描检查、细针抽吸细胞学检查等。对疑有甲状腺髓样癌者，可测定血清降钙素等来进一步明确诊断。

【治疗】

应根据病理类型选择不同的手术治疗方法。乳头状腺癌如尚局限在腺体内可将患侧腺体和峡部切除，对侧腺体大部切除；如有颈淋巴转移，应清除患侧颈淋巴结。滤泡状腺癌处理相同，但因其主要经血性转移，在有颈淋巴结转移时多已有远处转移，清除颈淋巴结手术疗效较差。未分化癌，以放射治疗为主。髓样癌应行手术切除同时清除颈部淋巴结。术后加用甲状腺素片治疗。

【鉴别诊断】

	亚急性甲状腺炎	桥本氏病	甲亢	单纯性甲状腺肿	甲状腺癌
别名	de Quervain 甲状腺炎，巨细胞性甲状腺炎	Hashimoto 甲状腺炎，慢性淋巴细胞性甲状腺炎	—	—	—
病史	1～2 周前上感史	无	无	无	无
基础代谢率	增高	降低	增高	正常	正常
吸^{131}I 率	降低	降低	增高	正常	正常
好发年龄	30～40 岁女性	30～50 岁女性	20～50 岁女性	青春期女性	不定
肿物特点	肿物常位于一侧，伴疼痛	弥漫，对称，无痛，质硬，光滑	弥漫，对称，无痛，质软，光滑	弥漫，对称，无痛，质软，光滑	局限，无痛，质硬不平，固定
治疗	糖皮质激素，甲状腺素片，抗生素无效	甲状腺素片，抗生素无效	抗甲状腺药物，手术，同位素	含碘丰富的食物，甲状腺素片，手术	手术，放疗

第二节　颈部肿块

【分类】

（一）肿瘤

①原发性肿瘤：良性肿瘤有：甲状腺腺瘤、血管瘤等。恶性肿瘤有：甲状腺癌、恶性淋巴瘤、涎腺癌等。②转移性肿瘤：原发病灶多在口腔、鼻咽部、甲状腺、肺、纵隔、乳腺或胃肠道等处。

（二）炎症　急慢性淋巴结炎、淋巴结结核、涎腺炎、软组织化脓性感染等。

（三）先天性畸形　甲状腺舌骨囊肿、腮裂囊肿、囊状淋巴管瘤、颏下皮样囊肿等。

【诊断】

颈部肿块容易发现，而要鉴别肿块的性质，则须首先了解常见颈部肿块的发好部位，其次结合病史和各种临床检查，进行综合分析。

（一）询问病史　重点放在肿块最初发生部位，出现的时间、发展速度及与肿块有关联的其他症状。肿瘤多在无意中发现，恶性肿瘤多呈进行性增大，转移性肿瘤常伴原发癌部位的症状，炎症性肿块常有疼痛及伴有全身感染症状。先天性畸形肿块多在幼年时即被发现。

（二）体格检查

1. 根据颈部解剖分区进行系统的检查（图 21－3）。主要是视诊和扪诊，应在良好的光线下进行检查。应让患者对光端坐，解开衣领，头略向后仰。

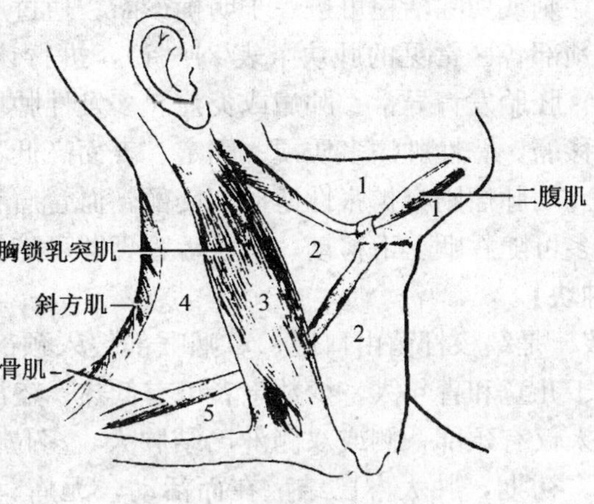

图 21－3　颈部解剖分区

1. 颌下颏下区 } 颈前区
2. 颈前正中区
3. 胸锁乳突肌区 } 颈侧区
4. 肩胛舌骨肌斜方肌区
5. 锁骨上窝

（1）视诊：注意观察颈部两侧是否对称，肿块隆起的部位、形状、大小、表面皮肤颜色、周围血管的充盈情况。注意颈部活动和吞咽动作对肿块的影响。

（2）扪诊：检查者可站在患者对面或身后。用双手手指掌面检查肿块的部位、大小、形状、硬度、表面光滑度、活动度、有无压痛或搏动，边界是否清楚等，以及肿块随伸舌或吞咽而活动的情况等。

2. 全身检查　颈部肿块很多是全身疾病的一部分，也可能是肿瘤的转移病灶，因此应结合必要的系统检查。如恶性淋巴瘤可出现全身多处淋巴结肿大，锁骨上窝坚硬的淋巴结，应考虑是否为肺、乳腺及消化道肿瘤的转移。

表 21－1　颈部各区常见肿块

部　位	单发性肿块	多发性肿块
颌下颏下区	颌下腺炎、颏下皮样囊肿	急、慢性淋巴结炎
颈前正中区	甲状腺舌管囊肿、甲状腺疾病	
颈侧区	囊状淋巴管瘤、胸腺咽管囊肿、颈动脉瘤、血管瘤	急、慢性淋巴结炎、淋巴结结核
锁骨上窝		转移性肿瘤、恶性淋巴瘤
颈后区	纤维瘤、脂肪瘤	转移性肿瘤、淋巴结结核
腮腺区	腮腺炎、腮腺混合瘤	急、慢性淋巴结炎

（三）辅助检查　血常规检查对恶性淋巴瘤和炎性肿块的诊断有帮助。胸片和胃肠道钡餐检查对发现胸部和消化道的原发癌肿有重要价值。B 超及 T_3、T_4 测定，有助于甲状腺疾

病的诊断。颈部肿块的穿刺或切除活检可进一步明确诊断。通过上述病史询问及检查，将获得到的各种资料，结合颈部各区常见的肿块（表 21-1），进行认真分析。单发性肿块多是局部解剖结构发生病变、胚胎发育异常、肿瘤或炎症。多发性肿块大多为淋巴结，常见的是结核，其次是肿瘤或转移癌。恶性肿瘤多质硬、固定、表面高低不平。急性炎症多伴全身感染症状及局部感染体征。动脉瘤则有扩张性搏动和震颤。血管瘤和囊状淋巴管瘤质软、压迫后可缩小。甲状腺肿块多可随吞咽上下移动，甲状舌管囊肿可随伸舌而活动。

【几种常见的颈部肿块】

（一）颈淋巴结结核　是结核杆菌由口腔、鼻咽喉部侵入颈部淋巴结引起，少数继发于肺结核。临床上多发生于儿童和青年人。少数患者可有低热、盗汗、食欲不振、消瘦等结核全身中毒症状。多数病人仅有颈部一侧或双侧淋巴结肿大，多位于颌下及胸锁乳突肌的前、后缘或深面，大小不等。初期，肿大淋巴结散在而活动，无痛。继续发展可因淋巴结周围炎，使淋巴结相互粘连，融合成团或成串珠状结节性肿块。晚期，淋巴结可发生干酪样坏死、液化而形成寒性脓肿，最后破溃流出米汤样黄白色稀薄脓液，并形成经久不愈的溃疡或窦道。常需作淋巴结穿刺或切除活检确诊。

治疗：全身应用抗结核药物；较大而局限、活动的淋巴结应手术切除；已形成寒性脓肿可采取穿刺抽脓注入抗结核药物；已破溃形成的溃疡或窦道如无继发感染，可将结核病灶刮除或切除，创内放置链霉素，缝合伤口，或病灶刮除后，用抗结核药物外敷换药。

（二）甲状腺舌管囊肿　是一种先天性疾病。胎儿发育过程中，甲状腺是由口底向颈部伸展的甲状腺舌管的下端发生的。以后甲状腺舌管自行退化闭锁，其上端残留为舌根部的盲孔。如果甲状腺舌管退化不全即可发生甲状腺舌管囊肿，囊肿溃破则形成甲状腺舌管瘘。临床上多在儿童期无意中发现，在颈前正中，舌骨下方有一圆形肿块，边界清楚，表面光滑，随伸舌而上下移动，可无症状。如继发感染，局部可出现红、肿、热、痛及全身感染症状。囊肿破溃后，形成时溃时闭，经久不愈的瘘管，并经常分泌黄色黏液样液体。

治疗：应手术切除舌骨的一部分，并全部切除囊肿或瘘管，以免术后复发。

（三）恶性淋巴瘤　是原发于淋巴结和淋巴结以外淋巴组织以及单核巨噬细胞系统的恶性肿瘤，包括霍奇金病和非霍奇金淋巴瘤。多见于男性青壮年，临床上肿大的淋巴结常先出现于一侧或两侧的颈侧区，可为单个或多个淋巴结肿大，呈分叶状融合，中等硬度，尚活动无压痛，生长较快，可伴发热、乏力、消瘦、疲劳等全身症状。后期固定而硬、周围界限不清。应详细检查身体其他部位的淋巴结，如有两个以上区域淋巴结肿大，则恶性淋巴瘤可能性更大。诊断主要靠切取组织活检。

治疗：以放疗及化疗为主。

（四）慢性淋巴结炎　较常见，常继发于头、面、颈、口腔的炎症病灶。一般有多个淋巴结肿大，常位于颈侧区或颌下颏下区，肿大淋巴结约绿豆至黄豆大小，中等硬度，表面光滑、活动而无粘连，可有或无压痛。一般不必做特殊处理，治疗重点在于治疗原发炎症病灶。必要时可切除活检，以排除结核或肿瘤。

（陈保平）

第二十二章　乳房疾病

【解剖生理概要】

成年女性乳房位于胸大肌浅面、约在第2至第6肋骨水平之间，由乳腺、皮下脂肪及结缔组织构成。乳头自乳房前方中央突起，周围有色素沉着，称“乳晕”。每侧乳房有15～20个乳叶，每个乳叶又由若干个小叶组成。各个小叶内的腺管逐渐汇聚成乳管，共同开口于乳头。腺叶之间有许多垂直走行的纤维束，附着于皮肤、乳腺与胸壁深筋膜之间，称“乳房悬韧带”，也称库珀（Cooper）韧带，起支持和固定乳房的作用。

乳房的淋巴网甚为丰富，其淋巴液的输出途径有（图22-1）：

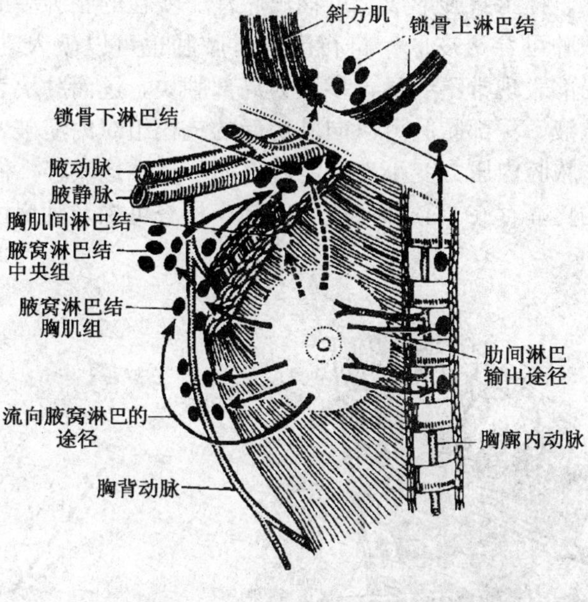

图22-1　乳房淋巴输出途径

1. 乳房大部分淋巴液经胸大肌外缘的淋巴管流至腋窝淋巴结，再流向锁骨下淋巴结。

2. 一部分淋巴液可沿胸大肌、胸小肌间的淋巴结直达锁骨下淋巴结，通过锁骨下淋巴结继续向上引流到锁骨上淋巴结。一部分乳房内侧的淋巴液，通过肋间淋巴管流向胸骨旁淋巴结，主要在第2、3肋间，继而流至锁骨上淋巴结。

3. 乳房皮肤的淋巴网，可沿皮下淋巴管至对侧乳房和对侧腋窝淋巴结。

4. 乳房深部的淋巴网，与腹直肌鞘和肝镰状韧带的淋巴管相通，流向肝脏。

第一节　急性乳房炎

急性乳房炎是乳房急性化脓性感染，初产妇多见，大多发生在产后3～4周内。致病菌多为金黄色葡萄球菌。

【病因】

除产后免疫力低下外，以下情况是主要诱发因素：（1）乳汁淤积是发病的重要原因。如：缺乏喂哺乳经验，每次哺乳后未能将乳房内乳汁排净；乳汁分泌量过多，乳房内经常有乳汁残留；婴儿吸吮量少或乳头发育不良等导致乳汁淤积。淤积在乳房内的乳汁有利于细菌的生长繁殖。（2）细菌入侵。乳头凹陷使乳头不易清洗，乳头不洁净，乳头因婴儿吮吸而致皮肤破损等，使病菌直接侵入乳管或经破损处侵入乳房，在乳房内大量繁殖，引起急性化脓性感染。

【临床表现】

发病初期，患者自觉乳房疼痛，一般为胀痛，并伴有乳房肿块，肿块有压痛，肿块表面皮肤因充血而发红、温度增高、局部水肿，并可伴有全身发热等症状。随着病情进展，细菌入血，患者可出现寒战、高热、脉搏加快，疼痛呈搏动性，出现患侧腋窝淋巴结肿大，肿大的淋巴结常有压痛。实验室检查显示白细胞增高和核左移。发病数日后，若未经治疗，炎症肿块变软，出现波动感，提示脓肿形成，可抽出脓汁。浅在的脓肿一般皮肤发红和局部波动感明显，容易发现。脓肿可穿透皮肤，自行溃破；脓肿也可以破入乳管，出现乳头排脓现象；深部的脓肿早期局部表现常不明显，多数为局部肿块，进而肿块表面乳房皮肤发红，出现疼痛，穿刺可抽出脓液。深部脓肿可以向乳房后的疏松组织内溃破，形成乳房后脓肿（图22-2）。脓肿破溃后，脓腔内压力变小，可能使疼痛一过性地减轻，但由于周围组织的炎症反应，仍有程度不同的疼痛存在。脓肿形成后，超声检查可探及乳房内囊性肿块。

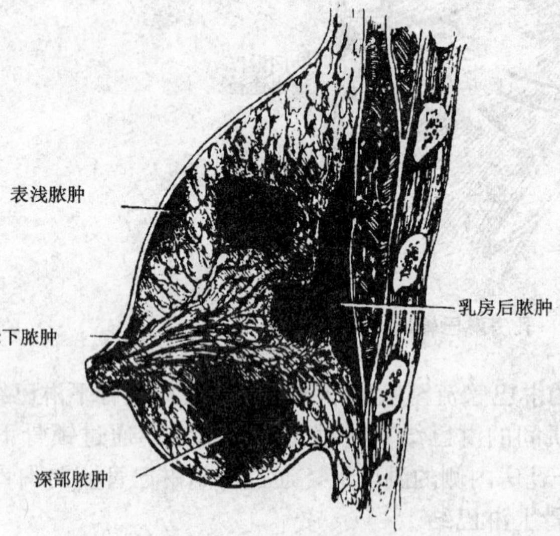

图 22-2　不同部位的乳房脓肿

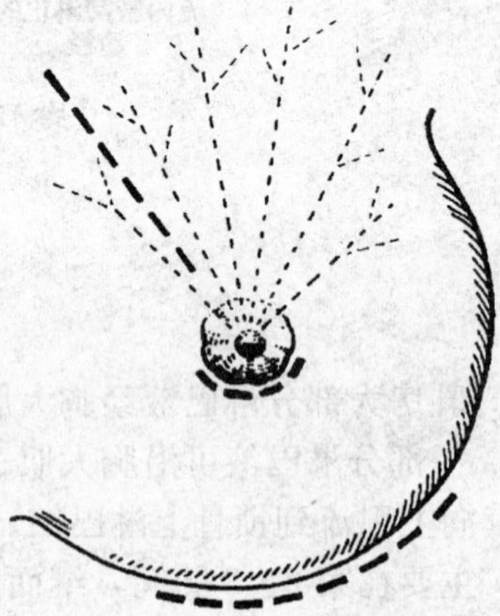

图 22-3　乳房脓肿的切口

【治疗】

（一）脓肿形成前　应及早进行全身治疗，给予有效、足量的抗生素，并配合有效的局部治疗，努力使其不发展为脓肿。局部治疗一般采取理疗、热敷或25%硫酸镁湿敷等方法，以促进炎症吸收；还可使用160万单位的青霉素+等渗盐水10～20ml，在炎症周围区域注射，一般每4～6小时重复注射一次，常能促使炎症消退。患者应停止哺乳，用吸乳器吸尽积乳；或用中药回乳，取生麦芽 60～100 克，水煎 30 分钟，分三次服用。

（二）已有脓肿形成　应及时切开引流，保证引流通畅。根据脓肿的部位选择不同的切口（图 22－3）。

【预防】

预防的关键在于保持乳管通畅，避免乳汁淤积，防止乳头损伤，保持乳头清洁。哺乳期要养成定时哺乳的习惯，每次哺乳后用吸乳器吸出残留乳汁，或按摩挤出，尽量使乳汁排空，减少乳汁淤积。乳头已有破损或皲裂要及时治疗。注意婴儿口腔清洁，不要让婴儿含乳头睡觉。乳头内缩者，应在妊娠中期开始反复挤捏、提拉，矫正内缩，使乳头隆起。

第二节　乳房囊性增生

乳房囊性增生病是乳腺组织成分的增生，在结构、数量及组织形态上表现异常，故称囊性增生病或乳腺结构不良症。

【病因】

本病常见于 25～40 岁之间的女性，其症状与月经周期有一定关系，故认为本病发生与卵巢功能失调有关。成年女性的乳腺随月经周期产生周期性增生与复旧的变化，当体内性激素比例失去平衡，可使乳腺增生后复旧不全，引起乳腺组织增生，造成乳腺结构紊乱。乳腺囊性增生病既非炎症，又非肿瘤，属良性病变。

【临床表现】

乳房肿痛和乳房肿块是乳腺囊性增生病最主要的表现。乳房疼痛一般表现为与月经周期有关的周期性胀痛，常出现在月经前，经期后减轻或消失；但部分病人并无明显周期性乳房胀痛。乳房肿块常为多发性，可见于双侧，也可以是单侧，常在月经来潮前增大，经期后缩小。肿块一般为多发，大小不等，质地坚韧，呈扁平状，不规则，有触痛，与周围腺叶组织界限不清，但与皮肤和深部组织之间并无粘连，活动度大。有时腋窝淋巴结肿大。大约 15％的患者可有乳头溢液。

【诊断】

根据临床表现，乳房囊性增生病的诊断并不困难。值得注意的是虽然单纯性的囊性增生病很少恶变，但可与乳腺癌同时存在。如果伴有上皮不典型增生，特别是重度不典型增生时，则恶变可能性较大，可视为癌前病变。故对单侧性病变，病灶局限，局部形成较硬结节者，应注意随访，每 2～3 个月复查一次，密切观察肿块的变化和乳腺 X 线片有否恶性征象。

【治疗】

尚无有效治疗方法。多数患者在发病数月或数年后自行缓解。对仅有轻度胀痛而不影响生活和工作者不需治疗。症状较重者可用乳罩托起乳房，但要选择佩戴符合人体工程学的乳罩；中药疏肝理气及调和等方法可缓解胀痛；经前期疼痛明显，影响工作生活，其他药物治疗无效时，可考虑用内分泌治疗，以软化结节，减轻疼痛，但可能干扰人体激素间的平衡，不宜常规应用。对局限性病灶，月经后仍有明显肿块者可考虑局部切除。如病检发现上皮细胞增生显著时，可行单纯乳房切除。如有恶变，则应按乳腺癌处理。

第三节 乳房良性肿瘤

一、乳房纤维腺瘤

乳房纤维腺瘤是青年妇女最常见的良性肿瘤，其发生与雌激素刺激有密切关系，好发年龄在18～35岁之间。

【临床表现】

多发于乳房的外上象限。一般无症状，主要表现为乳房肿块，75％为单发，少数为多发。除肿块外，患者常无明显自觉症状。肿块生长缓慢，肿块质韧、无压痛，呈圆形或椭圆形，表面光滑、活动度大、与周围组织分界清楚。肿块大小不受月经周期影响。在妊娠期、哺乳期或绝经期前可突然增大。

【治疗】

手术是治疗乳腺纤维腺瘤唯一有效的方法。由于乳房纤维腺瘤有肉瘤变的可能，妊娠期、哺乳期增长较快，故应早期手术，连同包膜整块切除。切除标本应常规送病理检查。

二、乳管内乳头状瘤

乳管内乳头状瘤多发生于40～50岁之间的中年妇女。75％发生在乳晕下方较大的输乳管内，一般很小，带蒂，有小绒毛及许多薄壁血管，故容易出血。

【临床表现】

乳头血性溢液是本病的主要特点。患者一般无其他自觉症状，往往因为内衣上的血污而就医。肿块小，不易扪及，偶尔在乳头附近或乳晕区内扪及质软的小肿块。轻压乳晕区或挤压乳头时，可见暗红色或褐色、棕褐色血性溢液。通过溢液导管行乳腺导管造影以及近年开展的乳管镜检查有助于明确诊断。

【治疗】

乳管内乳头状瘤虽属良性，但可以恶变，应早期手术，切除病变乳管系统。手术时，先要确定溢液乳管的开口，用钝头细针或细软的探针插入该乳管作为引导或注入少许亚甲蓝作为标记。沿针头或在触及的肿块上方乳房皮肤做放射状切口，切除该乳管及其周围的腺体组织。年龄较大的患者、乳管上皮增生活跃或有间变时，可行单纯乳房切除。切除标本送病检。

第四节 乳 腺 癌

乳腺癌是女性最常见的恶性肿瘤，居妇女恶性肿瘤发病率的首位，男性乳腺癌甚为罕见。近年来，乳腺癌的发病率呈逐渐增高趋向。

【病因】

乳腺癌大多数发生在30～60岁的妇女，以绝经期前后妇女尤为多见，提示本病的发生与雌性激素改变和紊乱有密切关系。已证明，雌激素中雌酮和雌二醇与乳腺癌的发生有直接关系。通常认为乳腺癌发病的易感因素有：月经初潮年龄早于12岁，停经年龄迟于55岁，初次足月产年龄大于35岁，无哺乳史，未孕，另一侧乳腺曾患乳腺癌者；据统计，一级亲属中有乳腺癌病史者，乳腺癌发病率是普通人群的2～3倍。有人认为营养过剩、高脂肪饮食、肥胖等与乳腺癌发生也有关系。

【病理分类】

根据乳腺癌的不同发展阶段，国内乳腺癌的病理分类如下：

（一）非浸润性癌　属早期，预后较好。

1. 小叶原位癌　癌细胞未突破末梢乳管或腺泡基底膜。

2. 导管内癌　癌细胞未突破导管壁基底膜。

3. 湿疹样癌（也称：Paget病）　以乳头湿疹样改变为主要临床表现，伴发浸润性癌者，不属此列。

（二）早期浸润性癌　此型一般分化程度较高，预后较好。

1. 早期浸润型小叶癌　癌细胞突破末梢乳管或腺泡基底，开始向间质浸润，但仍局限于小叶内。

2. 早期浸润型导管癌　癌细胞突破管壁基底膜，开始向间质浸润。

（三）浸润性特殊型癌　此型一般分化较高，预后较好。

1. 乳头状癌
2. 髓样癌（伴大量淋巴细胞增生）
3. 小管癌
4. 腺样囊性癌
5. 黏液腺癌
6. 大汗腺癌
7. 鳞状细胞癌

（四）浸润性非特殊型癌　占乳腺癌的80%，一般分化低，预后较差。

1. 浸润性小叶癌
2. 浸润性导管癌
3. 硬癌
4. 单纯癌
5. 髓样癌（无大量淋巴细胞浸润）
6. 腺癌

（五）其他罕见癌　有分泌型癌、纤维腺瘤癌变、印戒细胞癌等。

【转移途径】

（一）局部扩散　癌细胞可直接侵犯皮肤、Cooper韧带、胸筋膜、胸肌、肋骨等周围组织。

（二）淋巴转移　是最常见的转移途径。以沿胸大肌外侧向腋窝淋巴结转移为重要的转移方向；位于乳房内侧和中央部位的乳腺癌，主要转移到胸骨旁淋巴结。癌细胞还可经腹直肌鞘、通过肝镰状韧带转移至肝脏。部分癌细胞可以通过乳房之间皮肤内的淋巴交通向对侧乳房或淋巴结转移。癌细胞转移至锁骨下淋巴结，可继续向锁骨上淋巴结转移，经左胸导管和右淋巴管侵入血循环，形成远位转移。

（三）血行转移　乳腺癌晚期，癌细胞可经血液循环转移至肺、肝、骨等处。

【临床表现】

乳房被人为地划分为四个象限，以乳头为中心划两条横竖相交的“十”字，分别称之为外上象限、外下象限、内下象限、内上象限和乳晕区。乳腺癌好发于乳房的外上象限，其次是乳头、乳晕和内上象限。最常见和最先出现的是乳房内的无痛性肿块。肿块质硬，表面不光滑，外形不规则，与周围组织分界不清，活动受限。因无自觉症状，多数患者在无意中发现乳房内肿块，很多患者是在洗澡时发现的。肿瘤长大并侵及周围组织，可引起乳房外观的变化，在临床诊断中有重要意义。如：癌肿侵犯 Cooper 韧带，使韧带收缩，牵拉癌肿表面皮肤，形成凹陷，称之为“酒窝征”。癌肿侵犯皮内和皮下淋巴管，引起淋巴管阻塞，形成局部淋巴水肿，因毛囊处与皮下组织联结紧密，便在毛囊处出现很多点状凹陷，形成所谓的“橘皮样改变”。邻近乳头的癌块侵犯乳管，使乳管收缩，可把乳头牵向癌肿方向，使乳头偏斜或凹陷。皮下淋巴管内的癌细胞不断生长，可在肿瘤周围的皮肤或皮下出现散在、多发的瘤结节，即所谓“卫星结节”，这些结节可相互融合，甚至波及整个胸部形成“铠甲胸”。癌肿晚期可侵及胸肌筋膜、胸大肌，甚至肋骨，此时肿块活动度减少或固定，当胸肌收缩紧张时，肿块不易推动。癌肿向外生长，可见乳房局部隆起，癌肿穿透皮肤形成“菜花样”溃疡，溃破后恶臭，易出血。

乳腺癌淋巴转移表现为患侧腋窝淋巴结肿大，起初散在，活动度好，质地硬，无痛，数目少。以后，淋巴结彼此粘连、融合，形成团块，活动度差或固定而不易推动。如癌细胞堵塞腋窝主要淋巴管后，患者上肢出现淋巴回流障碍，引起上肢水肿。如臂丛神经受侵或受压时，可出现患侧上肢麻木、疼痛。少数患者可有乳头血性溢液。乳头湿疹样癌时可表现为乳头刺痒、灼痛、脱屑和浆液性渗液，乳晕周围出现慢性湿疹样病变。锁骨上淋巴结出现转移则属乳腺癌晚期。少数晚期患者可出现对侧腋窝淋巴结转移。如肺、肝、骨发生转移时，可发生咳嗽、咯血、胸痛、肝肿大、黄疸、病理性骨折等转移性症状或体征。

【临床检查】

（一）病史询问　病史询问对确定乳腺癌的诊断，尤其是与其他乳腺疾病的鉴别诊断有十分重要的意义。病史采集中除了要了解肿块发现的经过、肿块出现的时间、生长速度、有无疼痛、与月经有无关系外，还需了解乳腺良性疾病史、月经史、生育史、哺乳史、乳腺癌家族史、雌性激素药物服用史、对侧乳腺癌手术史、饮食习惯等乳腺癌易感因素。

（二）体格检查　乳房疾病患者的体检，在疾病诊断中占重要地位。有人统计 66% 的乳房肿瘤患者是常规体检发现的。因此，正确的体检，将为乳腺肿瘤的诊断提供直接的依据。

检查应在光亮处进行。病人取座位，双臂下垂，充分双乳显露。注意乳房对称情况，皮肤颜色是否正常，有无局部隆起，皮肤破溃，乳头有无内陷或抬高，乳房皮肤有无凹陷，浅静脉有无怒张，有无“橘皮样改变”或“皮肤卫星结节”，上肢有无肿胀等。

扪诊时，要用手指掌面轻柔按扪，不可像病人一样用手指抓捏，容易将正常腺体误认为乳房肿块。检查时，应先检查整个乳房，然后依次顺时针检查乳房外上、外下、内下、内上象限。因乳房外上象限为乳腺癌好发部位，故应特别注意。若扪及肿块，要注意其位置、大小、质地，检查边界是否清晰，表现是否光滑，与周围组织或皮肤是否有粘连。最后顺时针检查整个乳晕区，注意乳头有无分泌物，乳晕下方有无肿块。判断是否有胸大肌或肌筋膜受累时，可嘱患者双手叉腰，向后用力，尽可能使胸大肌收缩、紧绷，再检查肿块能否推动。腋窝、锁骨下区和锁骨上区检查应放在乳房检查之后。腋窝淋巴结分为四组（图 22-4），检查腋窝淋巴结转移情况时，检查者应面对患者。若检查左侧腋窝时，应嘱患者将其左前臂松弛地放在检查者左前臂上，由检查者轻轻将其托起，检查者的右手伸入腋窝顶部，然后贴着胸壁慢慢下滑扪查中央组淋巴结，再转向腋前方，在胸大肌深面扪查胸肌组。检查肩胛下组淋巴结时，检查者站在患者背后，扪查腋窝后壁。最后扪查锁骨下及锁骨上淋巴结。如扪到淋巴结，应注意位置、大小、数目、硬度、活动度以及是否有粘连等。

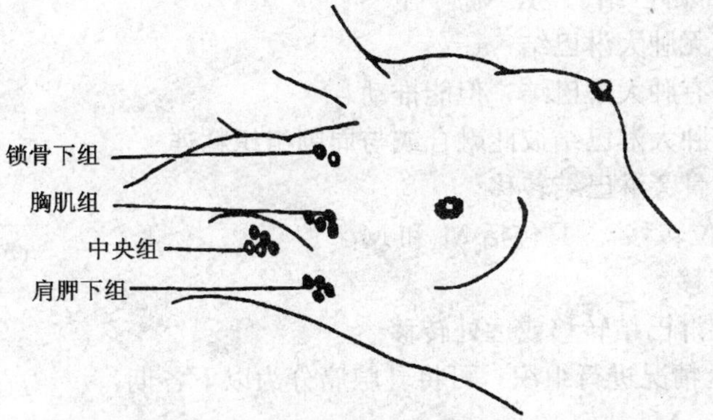

图 22-4　腋窝淋巴结分组

（三）特殊检查

1. 乳房X线检查　乳房X线检查包括钼靶摄片和干板摄片两种，在乳腺癌的诊断上占有重要地位。乳腺癌在X线片上表现为密度增高、边界不清或呈毛刺状改变的肿块影，有时可出现微细的钙化点（“砂粒样钙化”），肿大的淋巴结也可在X线片上显现出腋窝部的密度增高影。对乳头有溢液的患者可行乳腺导管造影术，以了解有无乳腺导管扩张或乳管内肿瘤。

2. 针吸细胞学检查　是利用了癌细胞黏着力低，易脱落，因而易被吸出的特点，用细针穿刺肿块，进行反复抽吸，将吸出物作涂片检查，检查乳腺癌的正确率达80%以上。这项检查也可在超声引导下完成，以提高准确率。

3. 活组织切片检查　将肿块完整切除，进行病理切片检查。目前，多数采取术中快速切片和术后石蜡切片检查相结合的检查方式，进行病理诊断，为治疗提供依据。

4. 其他　由于恶性肿瘤的温度略高于正常组织，可进行乳腺红外线热图像检查。有乳头溢液或疑为乳头湿疹样癌者，可作涂片细胞学检查。超声检查对乳房肿块的诊断有一定帮助。

【诊断与临床分期】

根据上述临床表现，典型乳腺癌的诊断并不困难，关键在于早期发现、早期诊断。临床上，应重视乳腺癌高危人群，广泛开展健康宣传和普查，对就医者进行认真的体格检查，结合X线、超声波、细胞涂片、肿块活检等手段，必然能够更多地发现早期病例，提高治愈率。临床分期对确定治疗方案、判断预后及评价疗效具有重要意义。

（一）国际临床分期（TNM分期）：

T：代表“原发肿瘤”。分为：T_0、T_{is}和T_1～T_4

T_0：未查出原发肿瘤

T_{is}：原位癌

T_1：癌瘤长径≤2cm

T_2：癌瘤长径 2～5cm

T_3：癌瘤长径＞5cm（含炎性乳癌）

T_4：癌瘤侵及皮肤或胸壁

N：代表“局部淋巴结”。从 N_0～N_3

N_0：同侧腋窝无肿大淋巴结

N_1：同侧腋窝有肿大淋巴结，但能推动

N_2：同侧腋窝肿大淋巴结彼此融合或与周围组织粘连

N_3：有同侧胸骨旁淋巴结转移

M：代表“远位转移”。只包括 M_0 和 M_1

M_0：无远处转移

M_1：有锁骨上淋巴结转移或远处转移

（二）根据以上情况进行组织，可将乳腺癌分为以下各期：

0 期：T_{is}，N_0，M_0

Ⅰ期：T_1，N_0，M_0

Ⅱ期：T_0～T_1，N_1，M_0；T_2，N_0～N_1，M_0；T_3，N_0，M_0

Ⅲ期：T_0～T_2，N_2，M_0；T_3，N_1～N_2，M_0；T_4任何 N，M_0；任何 T，N_3，M_0

Ⅳ期：含 M_1的任何 TN

【治疗】

目前，乳腺癌的治疗是采取手术为主，辅助放射治疗、化学药物治疗、内分泌治疗以及免疫治疗的综合治疗方法。

（一）治疗原则

1. 第Ⅰ、Ⅱ期乳腺癌　以改良根治性手术为主，术后根据淋巴结的转移情况，决定是否需要辅助化疗及放疗。目前，我国已较广泛开展早期乳腺癌保留乳房的手术治疗，但还需考虑其他因素，如病理类型、肿瘤外在位置、乳房大小、是否单一瘤灶、是否对侧曾患有乳腺癌等等。因此，保乳手术的适应证目前尚无统一标准，术后仍需进行根治性放疗。保乳手术解决了乳腺癌妇女保留乳房外观完整性的心理需求，是乳腺癌治疗的发展趋势。

2. 第Ⅲ期乳腺癌　以根治性手术为主，手术前、后根据病情加用放疗或化疗。有锁骨上、下区淋巴转移者，可采用姑息性切除术，配合放疗、化疗及内分泌治疗。一部分Ⅲ期乳腺癌患者，经过术前新辅助化疗，可以降低分期，选择改良根治术或保留乳房的手术。因此，乳腺癌根治手术事实上已较少在临床上使用。

3. 第Ⅳ期乳腺癌　不宜手术，应采用放疗、化疗和内分泌治疗。

（二）手术治疗

手术是治疗乳腺癌的主要手段，包括根治性手术和姑息性手术两类。

1. 根治性手术包括　①乳腺癌根治术：是将整个患病乳腺连同癌瘤周围至少 5cm 的皮肤、乳腺周围脂肪组织、胸肌、胸肌筋膜以及腋窝、锁骨下所有脂肪组织和淋巴结整块切除。②乳腺癌扩大根治术：是在乳腺癌根治切除术的基础上，同时清除内乳淋巴结。手术方

式有胸膜内法和胸膜外法。③改良根治术（也称：仿根治术），与根治性切除术的区别在于保留胸肌。

下列情况不适于行根治性手术。

①乳房及其周围广泛皮肤水肿。②皮肤“卫星结节”。③癌肿与胸壁广泛固定。④患侧上肢水肿。⑤锁骨上淋巴结转移。⑥炎性乳腺癌。⑦已有远处转移者。

2. 姑息性手术包括　单纯乳房切除或部分乳房切除术。适用于非浸润性癌、微小癌，湿疹样癌限于乳头者，亦适用于年老体弱不适合根治手术者，或晚期乳腺癌，特别是已有溃烂时。

（三）放射治疗

放射治疗包括术前放疗、术后放疗及非手术放疗。

1. 术前放疗　是为了杀灭癌肿周围的癌细胞，减少术中癌细胞播散和术后局部复发，提高生存率。主要用于第Ⅲ期乳腺癌、妊娠期或哺乳期乳腺癌。

2. 术后放疗　常用于根治术或改良根治术后有腋窝淋巴结转移的患者，根治性放疗用于保留乳房的乳腺癌手术之后。目的在于消灭和控制可能存在、未被清除的转移灶或可能残留的癌细胞，防止或延迟癌瘤复发与转移。术后放疗的范围包括锁骨上区及内乳区淋巴结。

3. 非手术放疗　针对第Ⅳ期乳腺癌或炎性乳腺癌。术后局部复发结节或锁骨上淋巴结转移者，放疗亦有较好效果。

（四）化学药物治疗

化学药物治疗（也称：化疗）是乳腺癌重要的辅助治疗方法，目的在于杀死已经扩散到血流中的癌细胞。一般主张术前、术中、术后均使用化疗。联合用药比单一药物疗效好。常用的化疗方案为环磷酰胺、甲氨蝶呤及5-氟尿嘧啶三者联合应用的CMF方案。一般于术后2～4周开始用药。已经证明，化疗可提高绝经期前已有淋巴结转移患者的生存率；术前化疗还可降低部分乳腺癌患者的临床分期，并为指导术后化疗提供依据。

（五）内分泌治疗

内分泌治疗是通过改变身体内分泌状况所进行的一种治疗方式。包括切除内分泌腺体和使用内分泌药物两种治疗方法。前者常用的有去势方法，即：将双侧卵巢切除或用放射线照射消除卵巢功能，目的是消除体内雌激素的来源。内分泌药物治疗的作用是与雌激素竞争雌激素受体，从而抑制癌细胞的增长。最常用的抗雌激素药物有三苯氧胺，用法为每次10mg，每日3次，连续服用3～5年。

（李碧丽）

第二十三章　胸部疾病

第一节　胸 部 损 伤

一、概　述

胸部损伤可分为闭合性与开放性损伤两大类；根据受伤外力性质不同又分为钝性伤与穿透伤。

闭合性损伤多为暴力撞击、挤压或钝器伤及胸部所致的钝性伤。轻度损伤可仅发生胸壁软组织挫伤或单纯肋骨骨折；重度损伤常造成胸腔脏器不同程度的挫、裂伤，并常同时伴有严重的胸壁软组织挫伤与肋骨或胸骨骨折。

开放性损伤多由锐器、子弹、弹片等穿入胸部所致，仅穿入胸壁的损伤为非穿透伤，诊断上一般仅命名为胸壁切线伤、贯通伤或盲管伤。穿破壁层胸膜的穿透性损伤，胸膜腔通过体表伤口与外界相通，称之为胸部开放性损伤。开放性损伤往往伤及胸腔内脏器，可引起血胸或开放性气胸等，病情多较严重。失血性休克是穿透伤死亡的主要原因。胸部穿透伤的创口多位于胸部，亦可发生在腹部或颈部。

当暴力挤压胸部或上腹部的瞬间，病人声门突然紧闭，气管及肺内空气不能排出，造成胸内压力急剧升高，压迫心脏和大静脉，致使上半身末梢小静脉、毛细血管过度充盈扩张、破裂，造成头面、颈、上胸部、颅内毛细血管广泛淤血或点状出血，这种表现称为创伤性窒息。当高速、高压水浪或气浪冲击胸部时，引起小支气管和肺泡破裂，毛细血管出血，肺组织内广泛水肿、渗出，病人出现咳嗽、咯血性泡沫痰、呼吸困难、发绀，甚至休克等，这种表现称为肺爆震伤。

闭合性或开放性胸腔损伤同时伤及腹部脏器伴有膈肌破裂者称为胸腹联合伤（表 23－1）。

表 23－1　胸部损伤分类

- 胸部损伤
  - 闭合伤
    - 胸壁软组织挫伤、单纯肋骨骨折
    - 胸腔伤
      - 胸腔脏器伤
      - 胸腹联合伤
  - 开放伤
    - 胸腔伤（穿透伤）
      - 胸腔脏器伤
      - 胸腹联合伤
      - 颈胸贯通伤
    - 胸壁切线伤、盲管伤、贯通伤（非穿透伤）

【临床表现】

胸部损伤的常见临床表现有：

1. 胸痛　是胸部损伤主要症状。伤处出现疼痛与压痛，伴有骨折者深呼吸或咳嗽时疼痛明显加剧。

2. 呼吸困难　常见的原因有：胸痛限制胸廓运动，致使呼吸浅而快；气管、支气管内血液或分泌物不易咳出，堵塞气道；肺挫伤后水肿、淤血及出血，导致通气与换气功能障碍；血胸、气胸使伤侧肺受压萎陷；多根多处肋骨骨折造成胸壁软化，引起胸壁反常呼吸运动，导致缺氧与二氧化碳潴留。

3. 咯血　提示有肺与支气管损伤。轻度伤痰中带血；重度伤咯血量较多。咯泡沫样血痰提示肺爆震伤。

4. 休克　多见于严重胸部损伤。常见的原因有：胸腔内大量出血导致血容量急剧减少；心包腔积血，造成急性心脏压塞；开放性或张力性气胸、大范围连枷胸，可严重影响呼吸和循环功能。

5. 皮下气肿　肺、支气管或食管等脏器裂伤，气体进入胸壁皮下组织，触之捻发感。皮下气肿进展快，且蔓延广泛，多提示为张力性气胸。

6. 骨折征象　骨摩擦音为按压骨折断端时产生的撞击音。多根多处肋骨骨折时可见胸壁反常呼吸运动。

7. 伤口　因受伤机制和程度不同，伤口的范围、深浅不一，伤口处可有血液、气体溢出，或发现骨折断端。

【诊断】

根据胸部创伤史，结合临床表现，作出初步诊断并不困难。胸部X线检查不仅可明确肋骨骨折部位、程度，同时还可以确定有无气胸、血胸，观察肺萎陷程度。重症或复合伤的病人进行胸部CT检查，观察病情更方便、全面，同时可检查其他部位。超声波可用于检查胸膜腔积液或心脏损伤。疑有血胸、气胸的病人，进行诊断性穿刺，抽出不凝固血液或气体即可明确诊断。

【治疗】

急症处理主要有以下几方面：

1. 保证呼吸道通畅　应迅速清除口腔、上呼吸道分泌物、血液及异物，呼吸困难者应及时吸氧，重者行气管内插管或气管切开。

2. 防治休克　尽快去除导致休克的原因，改善循环功能。失血性休克应及时补液、输血，纠正血容量不足，同时做好手术止血的准备工作。

3. 恢复胸膜腔负压　气胸、血胸需作胸膜腔穿刺或闭式引流，排除积血、积气；张力性气胸应迅速排气减压，降低胸膜腔压力；开放性气胸应尽快封堵伤口，然后按闭合性气胸处理。

4. 维持正常的胸廓运动　胸壁软化并有反常呼吸运动者，在软化局部处用厚敷料加压包扎固定，限制软化胸壁异常活动。

5. 伤口处理　污染较轻的伤口应予以清创缝合。战时伤口或污染严重的伤口，一般不予缝合皮肤，待4～7日后再作延期缝合。

6. 急症手术　下列情况应及时行剖胸探查术：①胸膜腔内进行性出血；②严重肺及支

气管损伤；③心脏裂伤、急性心脏压塞；④食管裂伤；⑤胸壁大块缺损；⑥胸腹联合伤；⑦胸内存留较大的异物。

二、肋骨骨折

肋骨骨折在胸部损伤中最为常见。老年人肋骨骨质疏松，脆性较大，受伤时容易发生骨折。儿童肋骨富有弹性，不易折断。第4～7对肋骨较长且两端固定，胸部创伤时容易发生骨折。第1～3对肋骨较短，受到锁骨、肩胛骨和肌肉保护；第8～10对前端肋软骨相互连接，形成肋软骨弓，弹性较大；第11～12对肋骨前端游离。上述三组肋骨发生骨折的几率较小。

【发病机制与病理】

因直接暴力撞击胸部，受力处肋骨向内弯曲折断；外力挤压胸部时，可因间接暴力使肋骨向外弯曲折断。骨折断端向内移位，常刺破胸膜壁层、肋间血管、肺而发生气胸、血胸等。骨折可发生在单根或多根肋骨，可在一处或多处折断。强大的暴力致多根多处骨折时，常伴有严重的肺挫伤。严重骨质疏松的老年人，剧烈咳嗽、打喷嚏时亦可以引起肋骨骨折，称为病理性骨折。

相邻多根多处肋骨骨折因胸壁局部失去了完整肋骨支撑而软化，出现胸壁反常呼吸运动：即吸气时软化胸壁内陷；呼气时软化胸壁向外凸出（图 23－1）。局部胸廓变形的肋骨形如连枷，称为连枷胸。胸壁软化区较为广泛，呼气时两侧胸膜腔压力不平衡，造成纵隔扑动，导致缺氧和二氧化碳潴留，并影响静脉血液回流。损伤严重者可发生呼吸与循环衰竭。

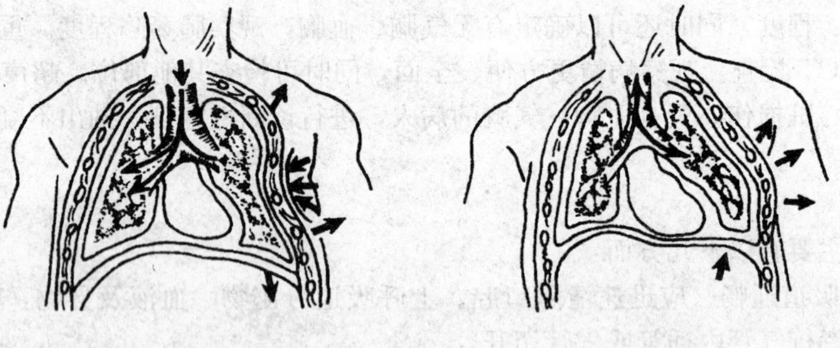

(1) 吸气　　(2) 呼气

图 23－1　胸壁软化区反常呼吸运动

【临床表现与诊断】

受伤部位胸壁疼痛，尤其在深呼吸、咳嗽或变动体位时加重。支气管与肺破损时，可有痰中带血或咯血。查体时受伤胸壁明显肿胀、压痛。挤压胸部时出现间接压痛，甚至骨摩擦音，即可与软组织挫伤相鉴别。胸壁软化并有反常呼吸运动，表明有多根多处肋骨骨折。肋骨骨折断端刺破胸膜壁层、肋间血管、肺，可出现皮下气肿、气胸、血胸等相应体征。损伤严重者出现呼吸困难，甚至呼吸与循环衰竭。

胸部X线检查不仅可以明确诊断，同时可以确定有无气胸、血胸，但肋软骨骨折不显示X线征象。而胸部CT有助于观察肋软骨骨折与肺挫伤，CT胸廓骨骼三维重建显示肋骨骨折更清晰。

【治疗】

(一) 闭合性单根肋骨骨折　骨折断端因有上、下肋骨和肋间肌支撑，一般移位不多。治疗的重点是镇痛、防治肺部并发症和固定胸廓。常用的方法有：

1. 止痛　①口服或肌内注射镇静、镇痛药，亦可采用自控泵静脉给药持续止痛；②肋间神经阻滞或骨折处封闭。用2%利多卡因溶液5～10ml，在椎骨旁肋间神经处或骨折断端处予以局部注射。

2. 胸带固定胸壁法　采用多头胸带固定，从腋下依次向下折叠至剑突平面。一般固定2～3周。该方法具有限制由于咳嗽时胸廓扩张引起疼痛加重的作用，但结扎过紧可限制呼吸。

(二) 闭合性多根多处肋骨骨折　因病情多较危重，重要的是维持有效的通气和换气功能，现场急救需要控制胸壁反常呼吸运动。对咳嗽无力、不能有效排痰或呼吸衰竭者，尽早做气管插管或切开，必要时应用呼吸机辅助呼吸。处理胸壁软化的方法有：

1. 包扎固定法　适用于现场急救或胸壁软化区域较小的损伤。用厚敷料盖于胸壁软化区，外面用绷带或多头胸带包扎固定。

2. 牵引固定法　适用于胸壁软化区域较大，反常呼吸运动显著者。消毒伤区胸壁，局麻下用无菌巾钳夹住胸壁软化区中央游离肋骨段，用绳带连接一支架或滑轮并施以重量牵引，使浮动肋骨复位，消除反常呼吸运动。牵引重量为2～3kg，时间为2周。该方法缺点是病人需较长时间卧床，不能下床活动。另一种方法是胸壁外固定法，即在患侧胸壁放置与其胸壁相称的牵引支架，把无菌巾钳固定在支架上。该方法适用于损伤范围小的病人，优点是固定后仍可以下床活动。近年来也使用电视胸腔镜下导入钢丝固定连枷胸。

3. 内固定法　适用于大块胸壁软化，胸廓塌陷显著，反常呼吸运动明显，能够耐受手术的病人。手术的目的是恢复骨性胸廓的原有形态与完整性。可在肋骨骨折两断端分别钻孔，用不锈钢丝贯穿固定骨折断端。亦可采用钢板、钢板夹、肋骨可吸收钉等材料固定。

(三) 开放性肋骨骨折　尽早清创胸壁伤口，固定折断的肋骨。伴有胸膜腔开放者尚需作胸膜腔闭式引流术。合并胸内脏器损伤需行剖胸探查术。术后应用抗生素预防感染。

三、损伤性气胸

损伤后出现胸膜腔积气称为损伤性气胸。空气多经肺、支气管、气管及食管裂口，或经胸壁伤口进入胸膜腔。一般将损伤性气胸分为闭合性、开放性和张力性三类。

(一) 闭合性气胸　多为肋骨骨折断端刺破肺组织，空气经肺裂口进入胸膜腔。随着积气与肺萎陷程度增加，肺裂口缩小，直至吸气时也不开放，气胸趋于稳定状态。胸膜腔负压的改变与胸膜腔积气多少成反比。

【临床表现与诊断】

小量气胸，伤侧肺萎陷不超过30%，对呼吸与循环功能影响较小，多无明显症状与体征。大量气胸，病人可出现胸闷、气促或呼吸困难，查体时伤侧胸廓饱满，呼吸运动减弱，气管向健侧移位，叩诊呈鼓音，听诊呼吸音减弱或消失。胸部X线检查显示不同程度的胸膜腔积气与肺萎陷。

【治疗】

小量气胸不需特殊治疗，积气一般在1～2周自行吸收。大量气胸需行胸膜腔穿刺反复抽气，或行胸膜腔闭式引流术，促使肺尽早复张。同时应用抗生素预防胸膜腔感染。

（二）开放性气胸　胸膜腔与外界相通，空气随呼吸经体表伤口自由出入胸膜腔，称为开放性气胸。胸壁开放伤口小于气管口径时，空气出入量尚少，肺部分萎陷。大于气管口径时，伤侧胸膜腔内压力几乎等于大气压，肺完全萎陷。伤侧胸膜腔内压力高于健侧，纵隔被推向健侧，健侧肺扩张亦受到限制。肺萎陷可造成严重缺氧，甚至呼吸衰竭。吸气时大量气体进入伤侧胸膜腔，两侧胸膜腔内压力差增大，纵隔移向健侧；呼气时空气由伤口排出体外，两侧胸膜腔压力差缩小，纵隔向伤侧移动。纵隔随呼吸运动而左右移位，称为纵隔扑动（图23－2）。纵隔扑动和移位影响静脉血液回流，可导致循环功能障碍。

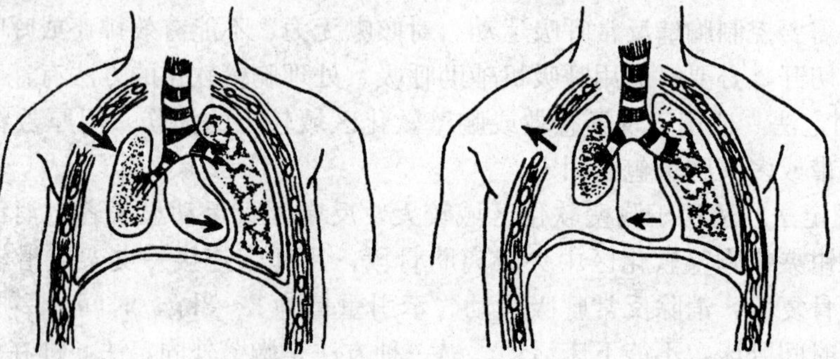

(1) 吸气　　(2) 呼气

图23－2　开放性气胸纵隔扑动

【临床表现与诊断】

伤情多较严重，病人有明显呼吸困难、发绀、颈静脉怒张，严重者可致休克。查体时可见胸壁伤口与胸膜腔相通，并能听到随呼吸气体进出胸膜腔的响声，气管、心脏明显向健侧移位。伤侧胸部叩诊呈鼓音，听诊呼吸音减弱或消失。胸部X线检查显示伤侧胸膜腔大量积气、肺萎陷，纵隔向健侧移位。

【治疗】

开放性气胸需紧急处理。急救处理的要点是迅速封堵胸壁伤口，将开放性气胸变为闭合性气胸。在抢救现场用可获得的物品，如无菌敷料、棉垫、衣服等物品封堵伤口。转运过程中病人呼吸困难加重或有张力性气胸表现，应在病人呼气时开放封闭的敷料，排出高压气体。送至医院后，进一步处理有：吸氧、补充血容量、纠正休克。清创缝合伤口，并作胸膜腔闭式引流。应用抗生素预防感染。如疑有胸腔脏器损伤，应行开胸探查手术。

（三）张力性气胸　又称高压性气胸，胸膜腔内压力超过大气压。多见于较严重的肺、支气管或气管裂伤，其裂伤处组织形成活瓣。吸气时活瓣开放，大量空气进入胸膜腔；呼气时活瓣关闭，空气不能由胸膜腔向气道排出。久之，随着呼吸胸膜腔内空气不断增加，压力持续升高，伤侧肺严重萎陷，纵隔显著向健侧移位，健侧肺也受压。同时腔静脉回流障碍，回心血量减少，短时间内即可导致严重的呼吸与循环功能障碍。张力性气胸高压气体进入纵隔或胸壁皮下组织，并迅速蔓延，形成纵隔气肿，或在颈、面、胸、腹部等处发生广泛皮下气肿。张力性纵隔气肿可压迫气管、支气管、心脏和大血管，影响呼吸和循环功能。

【临床表现与诊断】

病人表现为严重或极度呼吸困难，端坐呼吸、发绀、烦躁不安或意识障碍，严重者可出现休克，如抢救不及时可很快发生呼吸、循环衰竭而死亡。查体时伤侧胸廓饱满，呼吸运动减弱，肋间隙增宽，气管明显移向健侧。常出现显著而且大范围的皮下气肿。叩诊呈高度鼓音，听诊呼吸音消失。胸部X线检查显示伤侧胸膜腔大量积气，肺完全萎陷，纵隔向健侧显著移位。胸膜腔穿刺有高压气体冲出。

【治疗】

张力性气胸可迅速致死，需立即排气，迅速降低胸膜腔压力。用粗针头在伤侧锁骨中线第二肋间处刺入胸膜腔内排气。在转送医院过程中，可在针的接头处套扎一橡胶指套，其指端剪约1cm小口，起到活瓣作用，这样呼气时胸膜腔内气体能够排出，吸气时不易进入（图23-3)。入院后进一步处理：行胸膜腔闭式引流，应用抗生素预防感染。胸膜腔闭式引流术后，仍大量漏气，呼吸困难不见缓解，多提示肺、支气管有严重损伤，应尽早开胸探查。

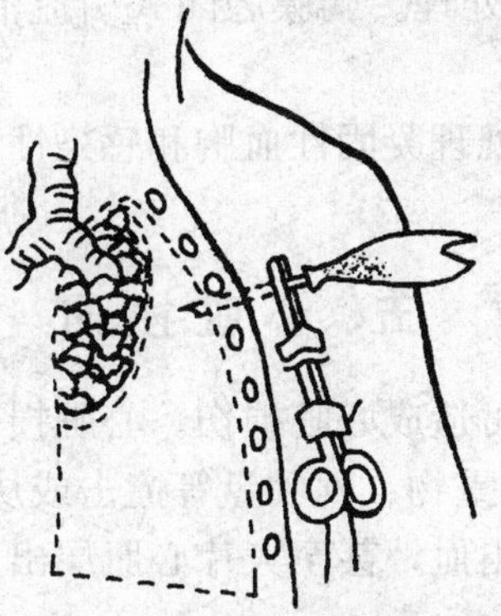

图23-3　粗针头橡胶指套排气法

四、损伤性血胸

胸部损伤后胸膜腔内积血，称为损伤性血胸。并存积气者称为损伤性血气胸。

胸膜腔积血主要来源于肺、胸壁、心脏与大血管，以及膈肌、心包、食管等组织血管损伤出血。其中以肺裂伤出血最为多见。由于肺循环压力低，出血量少且较缓慢，常自行停止。肋间血管或胸廓动、静脉出血量较多、较快，不易自止，常需开胸手术止血。心脏与大血管出血，量多而急骤，很快导致失血性休克、死亡。

血胸发生后不但因血容量丢失影响循环功能，而且胸膜腔积血使纵隔移位也影响静脉血液回流。胸腔大量积血使肺膨胀受限，呼吸面积减少，影响呼吸功能。因肺、膈肌和心脏运动的去除纤维蛋白作用，胸膜腔内积血多不凝固。当出血快且量多时，其去纤维蛋白作用不完全，积血可凝固成块，形成凝固性血胸。血块机化后形成纤维板，限制肺和胸廓活动，损害呼吸功能。血胸合并感染后形成脓胸。

【临床表现与诊断】

血胸的临床表现与出血量、速度和体质有关。一般而言，小量血胸（500ml 以下），多无明显症状。中等量血胸（500～1000ml）、大量血胸（1000ml 以上）出现不同程度的内出血和肺受压萎陷的表现，如面色苍白、脉搏细弱、呼吸急促、血压下降，伤侧肋间隙饱满，叩诊呈浊音，心界向健侧移位，听诊呼吸音减弱或消失。胸部 X 线检查：小量血胸肋膈角失锐；中等量或大量血胸伤侧胸膜腔大片密度增高阴影，纵隔被推向健侧；合并气胸显示气液平面。胸膜腔穿刺抽出血液即可明确诊断。

有下列征象提示进行性出血：①持续脉搏加快、血压下降，或经输血、补液血压仍不稳定；②红细胞计数、血红蛋白、血细胞比容持续下降；③胸膜腔闭式引流量每小时超过 200ml，连续 3 小时；④胸部 X 线追踪检查显示胸膜腔积液阴影不断增大。

【治疗】

1. 非进行性血胸　小量血胸，可自行吸收，不需特殊治疗。中等量或大量血胸，多首选胸膜腔闭式引流术，以便尽早排出积血，促肺复张，改善呼吸功能。

2. 进行性血胸或凝固性血胸　应尽早开胸探查，止血、清除积血或血块，修复破损脏器。

3. 感染性血胸　按急性脓胸处理。胸膜腔闭式引流治疗效果不佳或肺膨胀不良者，应尽早手术清理胸腔。

近年来应用电视胸腔镜技术处理凝固性血胸和感染性血胸，取得较好疗效，而且具有创伤小等优点。

五、心脏损伤

胸部闭合性或开放性损伤均可造成心脏损伤。心脏损伤主要表现为挫伤与裂伤。

（一）心脏挫伤　多因前胸受重物、驾驶盘等撞击或从高处坠落使心脏受到挤压、震荡，导致心脏出现心外膜或心内膜下出血，甚至大片心肌层出血、坏死。

【临床表现与诊断】

轻度心脏挫伤多无明显症状；中、重度挫伤可出现心前区疼痛、心悸、气短等症状。心电图可示 ST 段抬高，T 波低平或倒置，常伴有心动过速、房性或室性早搏等。磷酸肌酸激酶及其同工酶、乳酸脱氢酶明显升高。超声心动图可显示心脏结构和功能变化。心脏挫伤漏诊率较高，临床医师应提高对该病的警惕性。

【治疗】

卧床休息。重症者吸氧、镇痛、心电图监护并密切观察病情变化。特殊治疗主要是针对心脏损伤的并发症，如心律失常、心力衰竭等。

（二）心脏破裂　心脏破裂多由锐器、子弹、弹片等穿透胸壁伤及心脏所致，少数见于暴力撞击前胸的胸腔闭合性损伤。以右心室破裂最常见，其次为左心室、右心房和左心房。

心脏出血外溢，因心包裂口排血通畅与否可出现两种情况：①心包裂口保持开放并通畅者，血液流入胸膜腔及体外，持续大量出血者很快出现休克，死亡；②心包无裂口或裂口较小不甚通畅者，血液不易排出而积聚于心包腔内。腔内快速积聚少量血液，即可使心包腔内压力急剧升高，形成急性心脏压塞。急性心脏压塞时心脏功能可突然失代偿而发生循环衰竭或心搏骤停。如果能够迅速解除心脏压塞并控制心脏出血可成功地挽救病人生命。

【临床表现与诊断】

心脏破裂大量出血造成低血容量时，表现为：面色苍白、呼吸浅弱、脉搏细速、血压下降等，病人很快陷入休克、死亡。发生心脏压塞时出现心前区闷胀疼痛、呼吸困难、烦躁不安，主要体征为 Beck 三联征：①静脉压升高；②动脉压下降、脉压缩小；③心脏跳动微弱及心音遥远。

胸部闭合性损伤疑有心脏破裂时，在病情允许的情况下，进行超声心动图检查可明确诊断。穿透性心脏伤根据伤口部位、损伤通道、大量失血和 Beck 三联征等，不难做出诊断。穿透性心脏伤病情进展迅速，应果断作出抉择，试图依靠各种辅助检查，甚至心包穿刺来确定诊断，往往是延误时机。

【治疗】

心脏破裂应立即施行开胸探查手术，抢救的同时输血补液。手术可在急诊室完成。手术的目的是清除心包内积血，解除心脏压塞，修补心脏或血管裂伤。

六、胸膜腔闭式引流术

1. 胸膜腔闭式引流术适应证　①中等量以上气胸、张力性气胸、开放性气胸；②胸膜腔穿刺治疗下气胸增加者；③中、大量血胸；④需要使用机械通气或人工通气的气胸或血气胸；⑤拔除胸管后气胸或血胸复发者。

2. 手术方法　选定插管的肋间隙。引流气体者，多在锁骨中线第二肋间或腋中线第三肋间；引流液体者，多在腋中线与腋后线第 6～8 肋间。病人取半卧位或坐位，确定部位，消毒后用 2%利多卡因溶液 3～5ml，局麻胸壁各层，切开皮肤约 2cm，用血管钳在肋骨上缘逐层分离直至胸膜腔，随即经切口插入一个带有侧孔的橡胶管或硅胶管，侧孔进入胸膜腔内约 2～3cm，引流管的外端连接无菌水封瓶，缝合切口并固定引流管（图 23-4）。

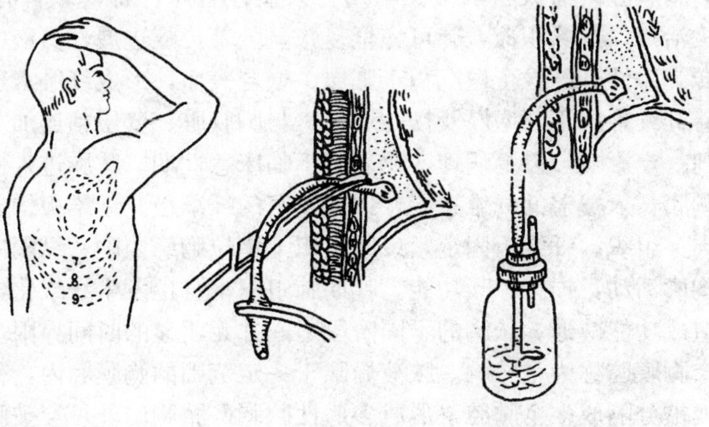

(1) 切口　　(2) 插入导管　　(3) 接水封瓶

图 23-4　肋间插管闭式引流术

3. 术后注意事项

(1) 保持胸腔引流管通畅，胸腔引流管外端连接无菌水封瓶的长玻璃管插至水面下 3～

4cm，管内水柱随呼吸上下移动，表明引流管通畅。应定时挤压引流管，以保持引流管通畅。

（2）观察引流物的性质，详细记录引流量。一般病人每日记录一次，疑有胸内大出血病人，则须每小时记录一次，以判断有无进行性出血。

（3）搬动病人应钳夹引流管近端，严防引流管脱出、引流瓶破损、引流管松动抽出水面等而并发气胸。更换引流瓶应先将引流管近端钳紧，更换完毕后，方可松开钳夹。

（4）引流气体或液体不再排出，观察48小时，经胸部X线检查证实肺膨胀良好，可拔除引流管。拔引流管时，先剪开引流管固定缝线，嘱病人深吸气后屏气，将管迅速拔出，结扎切口预置缝线，随即用凡士林纱布紧压伤口，无菌敷料覆盖，胶布固定。

第二节　脓　胸

致病菌感染后脓性渗液积聚在胸膜腔内，称为脓胸。按致病菌不同分为化脓性、结核性和特异病原性脓胸；按病理进展过程分为急性与慢性脓胸；按脓液分布范围分为局限性与全脓胸。

【病因与病理】

脓胸大多数为继发性感染，原发灶多在肺脏。常见的致病菌有肺炎双球菌、链球菌。由于抗生素应用，耐药性金黄色葡萄球菌也大为增多。其次有大肠杆菌、绿脓杆菌与真菌。厌氧菌导致的感染为腐败性脓胸。

胸膜腔感染的常见途径有：①肺部化脓性病灶直接侵入或破溃至胸膜腔；②邻近组织、器官病变经淋巴或直接侵入胸膜腔，如肝脓肿、膈下脓肿、化脓性心包炎、纵隔淋巴结炎；③菌血症时致病菌经血液循环侵入胸膜腔；④开胸手术、穿透性胸部损伤与异物存留污染胸膜腔。

胸膜感染后，胸膜腔内有大量渗液。早期为浆液性且脓汁稀薄，含有白细胞与纤维蛋白。此期内若积极治疗，排除积液，肺可完全复张。随着炎症进展，渗液中脓细胞与纤维蛋白增多，渗液则转为脓性。纤维蛋白沉积于脏层、壁层表面，形成纤维素层。初期附着不坚固且易剥脱，随着纤维素层不断增厚及韧性增强，与胸膜脏、壁层粘连加重，使肺膨胀受到限制，肺功能受到一定影响。以上病理变化尚属于临床急性期。脓胸进入慢性期，毛细血管及成纤维细胞由胸膜长入覆盖的纤维素层，形成致密的纤维板。纤维板构成脓腔壁，腔内存有脓液沉积物和肉芽组织。纤维板固定紧束肺组织，牵拉胸廓内陷、纵隔向患侧移位、膈肌上升，限制肺和胸廓活动，损害呼吸功能。晚期肺组织本身也发生纤维化，肝、肾等脏器可发生淀粉样变，造成功能减退。脓胸的不同阶段之间并无明显的时间界限。

脓液布满整个胸膜腔称为全脓胸。脓液局限于一定范围的胸膜腔内，称为局限性脓胸或包裹性脓胸。脓液被分隔成多个脓腔，形成多房性脓胸。脓胸向外可穿破胸壁，称为外穿性脓胸。

脓胸的病理改变可分为不同阶段，其中急性期与慢性期的临床特征与治疗方案的选择具有很大差异。

一、急性脓胸

【临床表现与诊断】

急性脓胸多有急性肺炎病史，其特征表现为胸膜腔急性炎症和积液。常见高热、脉快、咳嗽、胸痛、呼吸急促、食欲不振、全身乏力等。严重者可出现呼吸困难、发绀，甚至休克。查体时患侧呼吸运动减弱、肋间隙饱满、语颤减弱，叩诊呈浊音，听诊呼吸音减弱或消失。局限性脓胸体征常不明显。胸部X线检查为胸膜腔积液征象，伴有气胸时，显示为气液平面。超声波检查不仅可确定脓腔部位与大小，还可用于引导胸膜腔穿刺。胸膜腔抽出脓液，即可明确诊断。同时可对脓液外观性状、颜色、黏稠度、气味进行观察，送检脓液涂片、细菌培养及药物敏感试验，以指导临床用药。

【治疗】

急性脓胸治疗主要包括三个方面：

1. 控制感染，根据细菌培养及药物敏感试验选用有效抗生素。在未获得检验结果之前，一般可根据脓液性状、常见的致病菌、涂片检查结果选用抗生素。

2. 尽早排净脓液，使肺复张。排除脓液的方法主要是胸膜腔穿刺与胸膜腔闭式引流。

(1) 胸膜腔穿刺术：适应于急性脓胸早期，脓液稀薄者。根据体征、超声检查、胸部X线检查确定穿刺部位，应尽早反复穿刺。脓液较多时每次抽液不超过1000ml为宜，以防止纵隔移位过速或发生复张性肺水肿。

(2) 胸膜腔闭式引流术：有利于排净脓汁，促进肺复张。适应于下列情况：①大量脓胸；②经胸膜腔穿刺脓液量不见减少，症状无明显改善；③脓液黏稠难以抽出，或确定为腐败性脓胸；④食管或气管胸膜瘘并发脓气胸。胸腔闭式引流术有两种方法：①肋间插管法；②经肋床插管法。后者是在脓腔相应部位切除长约3～4cm一段肋骨，经肋床将引流管送入胸膜腔，既可以解决肋间狭窄引流不通畅，术中又可分破一定范围内的脓腔分隔。

(3) 脓胸扩大清除术：适应于急性脓胸经胸膜腔穿刺、引流治疗，脓腔不能完全闭合，肺复张不满意者。常见于脓液稠厚、脓腔多发或包裹等情况，在小儿急性脓胸中较常见。手术可有效地清除胸腔内稠厚的脓液、脓苔，分离粘连，剥除肺表面的纤维层，使肺得以充分复张。若肺内脓肿较大不能吸收，可同时行肺叶切除术。

3. 全身支持疗法，如补充营养，给予高蛋白、高热量、高维生素饮食，注意维持水和电解质平衡，纠正贫血等。

二、慢性脓胸

慢性脓胸发生的原因有：①急性脓胸治疗不及时或治疗不当。如未能应用有效抗生素，引流不及时，引流管位置不当，引流管过细或拔管过早；②合并食管瘘、气管瘘，未及时处理；③脓胸内残存异物，如弹片、死骨、衣物碎片等，使胸膜腔感染难以控制；④胸膜腔邻近的慢性感染病灶，如膈下脓肿、肝脓肿、肋骨骨髓炎等，未能彻底控制与清除；⑤特殊病原菌存在，如结核杆菌、放线菌等，感染仅表现为慢性炎症过程。

慢性脓胸的特征是：脏、壁层纤维板增厚，脓腔不再缩小，肺膨胀受限，脓腔内脓液长期积存，感染不能控制。

【临床表现与诊断】

慢性脓胸因长期感染与慢性消耗，常有低热、咳嗽、胸闷、乏力、食欲减退、消瘦、贫血和低蛋白血症等。体检时呈慢性消耗病容，患侧胸廓塌陷，肋间隙变窄，呼吸运动减弱，叩诊呈实音，听诊呼吸音减弱或消失。病人可有杵状指（趾）。晚期病人肝、肾等实质脏器功能减低。胸部X线检查显示患侧胸膜增厚，呈大片致密阴影，肋间隙变窄，纵隔向患侧移位。可经胸壁外瘘口注入少量美蓝，若咳出蓝色痰液，即可证实有支气管胸膜瘘。脓腔碘油造影可明确脓腔部位、范围，有助于确定治疗方案，但疑有支气管胸膜瘘者慎用或禁用。胸部CT检查可明确脓腔范围，并有助于观察肺内病变。

【治疗】

慢性脓胸的治疗原则：加强营养，改善全身情况；消除致病因素，手术消灭脓腔；尽力使肺复张，改善肺功能。

1. 改善全身情况　手术前应积极纠正病人的营养不良、贫血及低蛋白血症。应用抗生素控制感染。

2. 慢性脓胸常用的手术方法

（1）改进胸腔引流：如因引流管位置不当或口径过细，则应予以调整，使脓液易于排出。改进引流后可使脓腔缩小，临床症状减轻，为根治手术创造条件。少数病人脓腔得以闭合。

（2）胸膜纤维板剥脱术：手术剥除脏胸膜与壁胸膜上的纤维板，解除纤维板对肺和胸壁的束缚，使肺得以复张，肺功能和胸廓运动得到改善，并且消除脓腔。这是治疗慢性脓胸较为理想的手术，能够最大限度地恢复肺功能。手术要点是尽可能剥除脏胸膜上的纤维板，使肺脏得到充分复张。对于病期不长、纤维板与肺粘连不甚紧密的病人手术效果较好，而肺压缩时间过久，肺组织已纤维化，不能复张者，或肺内有广泛且严重病变者、空洞性肺结核、支气管扩张症等，则不宜行胸膜纤维板剥除术（图24－5）。

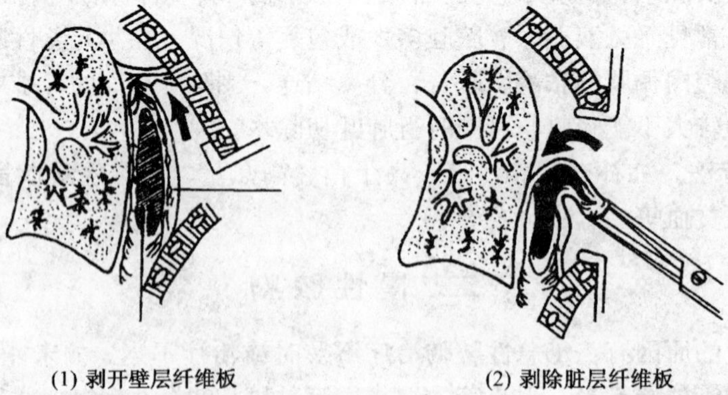

(1) 剥开壁层纤维板　　(2) 剥除脏层纤维板

图23－5　胸膜纤维板剥除术

（3）胸廓成形术：适用于慢性脓胸晚期，肺组织严重纤维化不能复张，或肺内病变广泛，不宜使之复张者。手术要点：切除脓腔外侧壁及相应肋骨，使胸壁内陷，以消灭脓腔。肺脏层纤维板上的脓性肉芽组织，应小心刮除干净，然后将保留的肋间肌、肋骨骨膜、肋间神经、血管及胸壁软组织，充填脓腔底部和堵塞支气管胸膜瘘。若脓腔较大还可利用背阔肌、前锯肌做成带蒂肌瓣充填。术后常放置多根引流管，并加压包扎。此手术对病人创伤打击较大，体质较弱的病人，应分期手术，间隔时间应在 3 周以上。儿童不宜施行此种手术，以免造成严重的胸廓畸形。

（4）胸膜肺切除术：手术方法是将纤维板剥除术和病肺切除术同时完成。适用于慢性脓胸合并肺内严重病变，如结核性空洞、支气管扩张症、支气管胸膜瘘等。此手术创伤大、出血多、技术要求高，应严格掌握适应证。

第三节 肺部感染性疾病的外科治疗

一、肺结核的外科治疗

由于有效抗结核药的应用，需要外科手术处理的肺结核逐渐减少，但仍有少数病人，肺部病变已不可逆转，内科治疗无效，需要外科手术治疗。手术分两大类，常用的方法是去除病变的肺切除术，其次是保留病变的胸廓萎陷手术。后者的代表术式是胸廓成形术，至于其他术式，如：人工气胸、人工气腹、膈神经压榨术、胸膜外填充术等，已很少应用。手术前后要进行规律的抗结核药物治疗，保证充分的休息和营养，才能提高治愈率。

（一）肺切除术　包括肺段切除、肺叶切除、一侧全肺切除。

1. 适应证

（1）空洞型肺结核：经系统药物治疗 1 年以上，空洞未能愈合，或经 3～6 个月治疗，痰菌仍阳性者；厚壁空洞、张力空洞、直径 3cm 以上的巨大空洞。

（2）结核球：结核球是一个包裹性干酪样坏死组织或结核肉芽组织的球形病灶，药物难以通过致密组织消灭内部的结核菌。因而存在着结核菌重新活动，形成空洞和播散的危险。直径 2cm 以上，经内科规律治疗不见好转，以及难以与肿瘤鉴别者均需手术治疗。

（3）毁损肺：一个肺叶或一侧全肺有广泛而不可修复的病灶，如结核性支气管扩张，狭窄性支气管内膜结核，或有数个空洞，痰菌阳性，且肺叶或全肺功能丧失者，药物治疗无效，如对侧肺无活动性病变，病人身体状况允许，应作肺叶或一侧肺切除。

（4）结核性支气管狭窄与支气管扩张：瘢痕狭窄可造成肺段或肺叶不张。结核病灶、肺纤维化可并发支气管扩张，继发感染，可引起反复咳痰、咯血。

（5）肺结核合并脓胸：宜在切除病肺同时，行胸膜纤维板剥脱术。

（6）胸廓成形术失败者：空洞未能闭合、持续咯血、痰菌阳性者，应考虑肺切除术。

2. 禁忌证

（1）肺结核正在扩展或处于活动期。

（2）其他脏器有结核病灶未能控制。

（3）一般情况、心肺功能差，不能耐受手术。

（4）术后继续抗结核药物治疗至少 6～12 个月。

3. 肺切除术注意事项

（1）术前充分准备，争取病变稳定，痰菌转阴。合适的手术时间是规律抗结核治疗后 6～8个月，但不宜拖延，以免形成耐药菌株。

（2）术前对心、肺功能有准确的评估。

（3）手术应尽量保留健康肺组织。

4. 肺切除术后并发症

（1）支气管胸膜瘘：肺结核肺切除术后支气管胸膜瘘发生率远高于非结核肺切除术。原因主要为支气管残端内膜结核，余肺膨胀不全。瘘的早期采取胸腔闭式引流术，保持肺膨胀，等待瘘的愈合，亦可选择重新手术修补瘘口。后期瘘仍不能闭合者需作胸廓成形术。

（2）结核播散：主要是术前未能有效地控制活动性肺结核或术后发生支气管胸膜瘘。

（3）脓胸：肺切除术后残腔继发感染的发生率高于非结核手术。

（二）胸廓成形术　为萎陷疗法的一种。通过分期切除多根肋骨，使胸廓塌陷，局部呼吸运动降低，病肺血流和淋巴液循环减慢，病变部位氧含量降低，不利于结核菌的繁殖，促进病灶愈合。

1. 适应证

（1）一侧上叶纤维空洞结核，痰菌阳性，对侧无明显病变或病变已稳定，不宜做肺切除者。

（2）一侧肺结核病变广泛，症状明显，痰菌阳性。药物治疗无效，身体状况差，不宜行肺切除者。

（3）肺切除术后，合并感染性残腔或支气管胸膜瘘者。胸廓成形术应分 2～3 期进行，每期手术间隔 2～3 周，手术自上而下进行。每次手术切除一般不超过 4 根肋骨。

2. 禁忌证

（1）有支气管内膜结核的张力空洞、厚壁空洞、下叶或靠近肺门的空洞。

（2）浸润性为主的肺结核。

（3）结核球。

（4）青少年患者，因术后可造成严重的胸廓与脊柱畸形。

（5）心肺功能不全。

二、支气管扩张症的外科治疗

支气管扩张症是肺与支气管的慢性化脓性疾病。由于支气管及周围组织的反复感染、慢性炎症和阻塞，造成支气管管壁损坏、变形等不可逆转的改变。支气管扩张症常发生于肺段以下较小的支气管，多见于下叶基底段、中叶或舌叶，左侧多于右侧。受累支气管呈圆柱状或囊状扩张，并有粘液、脓性分泌物滞留，相应肺段或肺叶收缩并呈纤维化或瘢痕化改变。有的支气管闭塞可引起肺不张。抗感染治疗可改善支气管和肺部炎症，但不能逆转支气管已发生的病理改变。所以，需要手术切除中度以上支气管扩张的肺组织。

【临床表现与诊断】

主要症状有咳痰、咯血，反复发作的呼吸道和肺部感染。每日咳黄绿色脓性痰，量较多，甚至有恶臭。严重病人可发生大咯血。病程久者可有贫血、营养不良、杵状指（趾）。胸部 CT 可观察到严重扩张的支气管，而高分辨 CT 可清晰地显示支气管扩张病变，并为手术切除范围提供依据。支气管碘油造影能够明确病变部位、程度和范围，但是检查后如果支气管内滞留造影剂，将损害病人肺功能。

【手术治疗】

1. 适应证

(1) 病变局限于一个肺段、肺叶或一叶多个肺段者，可行肺段或肺叶切除术。

(2) 单侧病变，病变超过一个肺叶者，可行肺叶加肺段切除术或双肺叶切除术。

(3) 单侧病变，病变累及全肺，健肺功能良好，可行全肺切除术。

(4) 双侧病变，病变范围不超过50%总肺容量，肺功能良好者，可考虑分期或同期手术，先选择切除重侧病变。

(5) 支气管扩张症合并大咯血，药物治疗无效，危及生命，能明确出血部位者，可紧急手术切除病变肺叶。

2. 禁忌证

(1) 病变范围广泛，切除病肺后可能严重影响呼吸功能者。

(2) 一般状况不佳，心、肺、肝、肾等重要器官功能不全者。

(3) 合并肺气肿、哮喘或肺源性心脏病者。

3. 术前注意事项　指导病人定时行体位引流，超声雾化吸入，协助病人有效咳痰。痰量控制在50ml/d以下。根据痰菌培养及药物敏感试验，选用有效抗生素控制感染。

三、肺脓肿的外科治疗

急性肺脓肿治疗不当、不及时或不彻底，病程超过3个月，病灶未能治愈，则进入慢性期。慢性肺脓肿的脓腔壁增厚，周围组织纤维样改变。脓肿亦可波及邻近的肺段或肺叶。脓腔不能闭合，需要采取手术疗法。

【临床表现与诊断】

多有急性肺脓肿病史，进入慢性期后主要表现为咳脓痰、咯血、间断发热等。每日咳痰量较多，且有恶臭味。痰液静置在玻璃器皿内，可分为三层：上为透明黏液，中为混浊脓液，下为坏死组织。病人多消瘦、贫血、杵状指（趾），病侧呼吸音减弱，可听到干、湿性啰音及管状呼吸音。胸部X线及CT检查能够显示脓腔及周围肺内病变。肺脓肿应注意与癌性、结核性空洞相鉴别。

【手术治疗】

肺脓肿经内科规律治疗，病程超过3个月，病灶未能治愈或反复发作者，应选择手术疗法。一般采取肺切除术，极个别情况下还可行肺脓肿切开引流术。肺脓肿切除手术难度大，出血多，并发症及死亡率较高。术前应做好充分准备，要求患者一般情况得到明显改善，痰量减少至50ml/d以下。脓肿切开引流术只适用于靠近胸壁的肺脓肿，一般情况较差，不能耐受肺切除的重症病例。

第四节　肺　癌

肺癌大多数起源于支气管黏膜上皮，亦称支气管肺癌。目前在我国肺癌是发病率和增长率最快的恶性肿瘤之一。发病年龄大多在40岁以上，男性多于女性，约3～5：1。近50年来，世界许多国家肺癌发病率明显增加，已居男性各种肿瘤的首位。近年来青年肺癌、女性肺癌发病率增长较快。

【病因】

肺癌的病因至今尚不明确。临床流行病调查和实验研究结果显示，与下列因素有关：

1. 烟草　长期大量吸烟是一个重要的致癌因素。纸烟燃烧时释放苯并芘等多种致癌物质。多年每日吸纸烟40支以上者，肺鳞癌和未分化癌的发病率比不吸烟者高4～10倍。

2. 职业接触　经常与石棉接触的工人，肺癌发病率高。工作长期接触铀、镭等放射性物质或其他致癌性物质，如砷、铬、镍、铜、沥青等可诱发肺癌。

3. 大气污染　肺癌发病率城市高于农村，工矿区高于居民区，这可能与大气污染和烟尘中含有致癌物质有关。

4. 人体内在因素　如免疫状态、代谢活动、遗传因素、肺部慢性感染等，也可能对肺癌的发病产生影响。

近年来分子生物学方面的研究表明，P53基因、nm23－H_1基因等表达的变化以及基因突变与肺癌的发生有密切的关系。

【病理】

肺癌起源于支气管黏膜上皮，早期局限于基底膜内称为原位癌。癌肿可向支气管腔内生长，引起不同程度阻塞，亦可向腔外生长，侵犯邻近组织、器官，并可通过淋巴、血行或经支气管转移、扩散。癌肿的生长速度和转移扩散与癌肿的组织学类型、分化程度等生物学特性有一定关系。肺癌的分布情况，右肺多于左肺，上叶多于下叶。起源于主支气管、肺叶支气管的肺癌，位置靠近肺门，称为中心型肺癌；起源于肺段支气管以下的肺癌，位置在肺的周边部分，称为周围型肺癌。早期中心型肺癌局限在支气管壁内生长，不侵及周边肺组织；早期周围型肺癌一般呈结节型，直径不超过2cm，胸膜无受累，无淋巴结及远处转移。

（一）分类　1998年国际肺癌研究协会与世界卫生组织对肺癌的病理分类进行修订，按细胞类型将肺癌分为9种（表23－2）。

表23－2　肺癌病理组织学分类（WHO1998）

1. 鳞状上皮细胞癌	6. 多型性、肉瘤样或含肉瘤成分癌
2. 小细胞癌	7. 类癌
3. 腺癌	8. 唾液腺型癌
4. 大细胞癌	9. 未分类癌
5. 腺鳞癌	

临床上常见下列4种类型：

1. 鳞状上皮细胞癌（简称鳞癌）　在各型肺癌中最常见，患者多为男性，50岁以上，与吸烟关系密切，多为中心型肺癌。虽然鳞癌分化程度不一，但一般生长较为缓慢，病程长，对放射和化学疗法较敏感。通常先经淋巴转移，血行转移发生较晚。

2. 腺癌　女性相对多见，发病年龄较轻，多数为周围型肺癌。早期多无明显临床症状，常在胸部X线检查时发现，表现为圆形或椭圆形肿块。一般生长较缓慢，但有时在早期即发生血行转移，淋巴转移发生较晚。对放射和化学药物疗法不敏感。

细支气管肺泡癌（肺泡细胞癌）是腺癌的一种类型，发病率较低。肿瘤起源于肺泡上皮或细支气管黏膜上皮细胞，一般分化程度较高，生长缓慢。形态上可分为结节型和弥漫型，前者可有单个或多个结节；后者病变广泛。

3. 小细胞癌（未分化小细胞癌）　发病年龄较小，多见于男性，多为中心型肺癌。因细胞小排列呈燕麦状，又称燕麦细胞癌。恶性程度高，病变生长迅速，较早出现淋巴和血行转移。对化学药物及放射疗法较为敏感，但预后最差。

4. 大细胞癌　在肺癌中比较少见，约占肺癌1%，但扩散、转移较快，预后差。

（二）扩散与转移

1. 直接扩散　癌肿沿支气管壁向支气管腔内生长，引起管腔狭窄，阻塞部分或全部支气管腔，向管壁外在肺内浸润生长。中心型肺癌可侵犯肺门及纵隔组织、器官；周围型肺癌晚期可侵犯胸膜与胸壁。

2. 淋巴转移　是肺癌常见的转移途径。未分化型肺癌发生淋巴转移较早，鳞癌与腺癌亦常有发生。癌细胞经支气管和肺血管周围的淋巴管道，先侵入邻近的肺段、肺叶的支气管旁淋巴结，然后向肺门、隆突下、气管旁、纵隔淋巴结侵犯，最后转移至锁骨上及颈部淋巴结。经淋巴扩散一般都发生在病变同侧，但也可发生在对侧纵隔及锁骨上淋巴结，称为交叉转移。肺癌侵及胸壁或膈肌后，可向腋下或腹主动脉旁淋巴结转移。

3. 血行转移　血行转移是晚期肺癌的表现。小细胞癌和腺癌更为常见。癌细胞侵入肺静脉随血流转移到全身的组织、器官，常见的是肝、骨骼、脑、肾上腺及邻近或对侧肺等。

【临床表现】

肺癌的临床表现取决于癌肿的大小、生长部位、是否压迫、阻塞或侵犯邻近组织、器官等。

早期周围型肺癌往往没有任何症状，多数是胸部X线检查时发现。早期中心型肺癌可有刺激性咳嗽，偶有痰中带血丝，此时进行纤维支气管镜检查可发现病变。

当癌肿在较大的支气管内长大后，常出现刺激性咳嗽，极易误认为上呼吸道感染，但抗感染、止咳治疗往往效果不佳。当癌肿长大影响引流，继发肺部感染时，可咳脓痰。另一常见症状是血痰，通常为痰中带血丝或少量咯血，大咯血者少见。癌肿阻塞较大支气管，可引起肺不张，病人出现胸闷、气促、发热、胸痛和喘鸣等症状。

晚期癌肿压迫或侵犯邻近组织、器官，或发生远处转移，可产生下列征象：①膈神经：引起同侧膈肌麻痹；②喉返神经：引起声带麻痹，声音嘶哑；③上腔静脉：引起面部、颈部、上肢及上胸部静脉怒张与水肿；④胸膜：胸膜腔积液，往往为血性液体，量较多；⑤食管：压迫食管可引起下咽困难；⑥胸壁：持续性胸痛。侵犯胸腔顶部胸壁的上叶顶部肺癌，亦称Pancoast瘤，可累及第1肋骨、锁骨下动脉与静脉、臂丛神经、颈交感神经等，产生剧烈的颈肩痛、上肢静脉怒张与运动障碍、颈交感神经综合征等。

少数病人由于癌肿产生内分泌物质，出现非转移的全身症状：如骨关节综合征（骨、关节肿痛）、库欣综合征、重症肌无力、男性乳腺增大等。这些症状可出现于肺癌的不同阶段，切除肿瘤病灶后症状可以消失。

【诊断】

早期诊断、早期治疗，才能获得较好的疗效。因此，应当广泛进行防癌宣传教育，劝阻吸烟，建立健全防癌网。目前临床上确诊的病人多属于中晚期，要提高早期肺癌的诊断率，首要的是提高防癌意识，警惕肺癌。由于青年肺癌、女性肺癌发病率增长较快，提倡对35岁以上者定期进行胸部X线检查，而低剂量CT筛查更有意义。临床上出现下列情况，应考虑到肺癌的可能，需作进一步检查以明确诊断：①刺激性咳嗽治疗不见好转者；②反复发生在一个部位的肺炎；③肺炎经治疗炎症消退，但肺内仍留有病灶者；④反复咳痰带血丝或血痰，胸部X线检查未发现异常者；⑤中老年陈旧性肺结核，近期出现消瘦，肺内结核病灶增大者；⑥久治不愈的肺脓肿。

诊断肺癌的主要方法有：

（一）X线检查

1. X线平片　是诊断肺癌的一个重要方法。①中心型肺癌早期癌肿局限于支气管内，可不显示异常影像。当癌肿长大阻塞支气管时，远端的肺段或肺叶显示肺炎征象或肺不张。靠近肺门处可见边缘不整或分叶状肿块；②周围型肺癌典型的X线表现是肺野内孤立的圆形或椭圆形块状阴影，边缘不规则或模糊毛糙，常有小的分叶或切迹。癌中心部分坏死液化时，出现典型的偏心性厚壁空洞，空洞内壁凹凸不平；③结节型肺泡细胞癌的X线表现为轮廓清楚的孤立球形阴影；弥漫型肺泡细胞癌X线表现为小结节或浸润性病变。结节大小不等，可相互融合。小片状阴影，边缘模糊，类似肺炎表现。

2. 断层X线片　能够较好地显示癌肿位置、形态、支气管阻塞及淋巴结转移等。

3. CT与MRI

（1）CT：对肺癌早期诊断很有帮助，具有如下优点：①分辨率高，可显示肺野中0.5cm以上的的肿块；②可确定纵隔内或支气管旁淋巴结转移；③是否侵犯胸膜、胸壁及其他脏器；④少量胸膜腔积液；⑤容易发现X线平片上隐蔽区域（肺尖、膈上、脊柱旁、心脏后、纵隔等处）的病变。

（2）MRI：对于发现脑转移微小病灶优于CT。

（二）痰细胞学检查　痰中查到癌细胞，可以明确诊断，多数病例还可以判断病理类型。痰检癌细胞的准确率较高。中心型肺癌癌肿向腔内突出、特别是伴有血痰者，以及支气管镜检查后的痰液易发现癌细胞。对于可疑肺癌病例痰细胞学检查阴性者，应连续数日送痰液检查。提高检测阳性率的前提是获取高质量的痰标本。

（三）支气管镜检查　纤维支气管镜检查是诊断肺癌的重要方法，对中心肺癌诊断率较高，镜下可直接观察到4、5级支气管腔内肿瘤，咬取组织或刷取肿瘤组织与细胞，进行病理组织学与细胞学检查。

（四）放射性核素扫描检查　肺癌与枸橼酸^{67}镓、^{197}汞氯化物等有较强亲和力，静脉注射后作肺扫描，在癌变部位呈现放射核素浓集影像，阳性率可达90%。但肺部炎症和其他非癌性病变也可呈现假阳性现象，必须结合临床表现及其他检查综合分析。

（五）正电子发射计算机断层显像　（Positron emission computed tomography，PET）检测肿瘤应用最多的放射性核素是^{18}F-脱氧葡萄糖，它与天然葡萄糖的生物学行为基本相同，但不参与葡萄糖的进一步代谢而滞留在细胞内，通过PET显像。目前主要用于鉴别肺单发结节，确定纵隔淋巴结及远处转移灶等。费用较昂贵。肺炎性或结核性肿块亦可显像。

（六）经胸壁肺穿刺组织学检查　是鉴别肺内周边区域肿块的重要方法。对于靠近胸壁的周围型肺癌，诊断阳性率较高。穿刺可产生气胸、血胸等并发症，应注意掌握适应证。

（七）胸水检查　抽取胸水离心沉淀作涂片查找癌细胞，确定是否胸膜转移。

（八）转移病灶活组织检查 已出现锁骨上、颈部、腋下淋巴结转移或皮下结节的晚期肺癌，为明确诊断，应切取转移病灶组织作病理学检查。

（九）纵隔镜检查 主要用于确定肺门、纵隔淋巴结有无转移。

（十）剖胸探查 肺部肿块经多方检查，仍不能排除肺癌者，如全身体情况允许，应行剖胸探查术。

【鉴别诊断】

（一）肺结核

1. 肺结核球易与周围型肺癌相混淆。肺结核球多见于年轻患者，病程长，病变多位于上叶尖后段及下叶背段。X线片显示病灶密集不均匀，常有钙化点，周围多有卫星病灶，肺内可见散在结核病灶。

2. 粟粒型肺结核易与弥漫型支气管肺泡癌相混淆。粟粒型肺结核常见于青少年，病人常高热，痰中易发现结核菌，胸部X线片显示双肺内弥漫、均匀的粟粒样结节。抗痨药物治疗可改善症状，肺内结节逐渐吸收。

（二）肺部炎症

1. 肺癌引起的阻塞性肺炎需要与支气管肺炎相鉴别。支气管肺炎起病急，发热、寒战等感染症状明显，经抗炎治疗症状与肺部阴影迅速消失。如炎症反复出现，肺部阴影仍在原位出现，应高度怀疑肺癌，作进一步检查。

2. 炎性假瘤与周围型肺癌相鉴别。炎性假瘤是一个由多种细胞组成的并有纤维化的炎性肿块。表现为肺内圆形、椭圆形或不规则形状密度增高的肿块阴影，多位于肺边缘部分，可伴有胸膜肥厚。患者多有发热病史，抗炎治疗可使肿块缩小。

3. 肺癌中央部坏死液化形成空洞应与肺脓肿相鉴别。肺脓肿发病急，发热，咳大量脓臭痰。X线片显示空洞壁较薄，内壁光滑，空洞周围有炎性反应。

（三）肺部良性肿瘤 错构瘤、纤维瘤、软骨瘤等良性肿瘤，生长缓慢，病程较长，多无明显症状，X线片上显示为球形病灶，密度均匀，边缘整齐，多无分叶。

（四）纵隔淋巴肉瘤 与中心型肺癌鉴别。纵隔淋巴肉瘤生长迅速，临床上一般有咳嗽、发热和其他部位淋巴结肿大，X线片上表现有两侧气管旁及肺门淋巴结肿大，对放射治疗高度敏感。

【治疗】

肺癌的治疗方法，主要有手术、放射、药物及免疫疗法。

（一）手术疗法 手术的目的是彻底切除肺部原发肿瘤，清除局部区域、纵隔的淋巴结，并尽可能地保留健康肺组织。肺切除范围取决于病变的部位和大小。周围型肺癌一般行肺叶切除；中心型肺癌多行全肺切除。有的癌肿主要位于一个肺叶内，但已侵及局部主支气管或中间支气管，为了保留正常的邻近肺叶，避免作一侧全肺切除术，可以切除有病变肺叶及一段受累的支气管，再吻合支气管上下切端，即支气管袖状肺叶切除术。手术同时应行系统的肺门和纵隔淋巴结清除。

手术禁忌证：①远处组织、器官转移；②胸外淋巴结（锁骨上、腋下）转移；③广泛肺门、纵隔淋巴结转移；④严重侵犯周围组织、器官，切除困难；⑤全身情况差，心、肝、肺、肾功能严重障碍。

（二）放射疗法 临床使用的放射治疗设备有^{60}Co、直线加速器等，其作用是杀伤或消灭局部肿瘤病灶。未分化小细胞癌对放射疗法最敏感，其次为鳞癌，腺癌最低。一般多与手术、化学药物疗法联合应用。对术中癌肿未能全部切除，局部可用金属夹标记，术后再行放射治疗，可提高生存率。晚期肺癌并发肺炎、肺不张、上腔静脉阻塞综合征、骨转移引起剧烈疼痛等，进行姑息性放射治疗可减轻症状。

禁忌证：①呈现恶病质状态；②已有全身、肺或胸膜广泛转移；③癌变范围广泛；④癌性空洞或巨大肿瘤；⑤高度肺气肿、肺功能不全。

（三）化学药物治疗　许多化学药物有抑制和杀伤癌细胞的作用，对分化程度低的肿瘤，特别是小细胞未分化癌，疗效较好。化学疗法作用遍及全身，可以单独用于晚期肺癌以缓解症状，但更多的是与手术或放射疗法联合应用。常用的药物有：环磷酰胺、5-氟尿嘧啶、丝裂霉素、阿霉素、顺铂、卡铂、长春新碱、紫杉醇、吉西他滨等。根据肿瘤类型和病人的全身情况选择化疗方案，一般采取联合用药。此外，抗癌药物也可以局部应用，如胸膜腔注射或手术中瘤床局部冲洗等。化学药物对肺癌的疗效较低，症状缓解期短。

（四）免疫疗法　免疫治疗可以分为两方面：

1. 特异性免疫疗法　用自体的肿瘤细胞经处理后提取抗原或制成疫苗，加用佐剂作皮下注射。尚可应用各种白细胞介素、肿瘤坏死因子、肿瘤核糖核酸等生物制剂。

2. 非特异性免疫疗法　用卡介苗、转移因子、短小棒状杆菌、干扰素等生物制品，或左旋咪唑等药物激发或增强人体免疫功能。

当前肺癌的疗效尚不令人满意，临床上要解决的首要问题是怎样提高早期诊断率。尽管80％的肺癌病人在确诊时已失去手术机会，但手术疗法仍然是肺癌最重要和最有效的治疗手段。治疗上应采取各种疗法联合应用的原则，根据分期、病理类型和全身状况等进行综合分析，选用合理的治疗方案。非小细胞肺癌与小细胞肺癌在治疗上有所不同，通常按照这两大类肺癌来选择治疗方案。

Ⅰ期非小细胞肺癌手术治疗；Ⅱ、Ⅲ期术前化疗，术后再辅助化疗。小细胞肺癌常在早期阶段就有远处转移，以化疗、放疗为主，对于肺内病灶局限，未确定远处转移者，可采用术前化疗，术后化疗与放疗结合的方案。

第五节　胸壁疾病

一、肋软骨炎

肋软骨炎是一种非特异性、非化脓性肋软骨肿大，又称 Tietze 病。病因尚不明确。有的学者认为与慢性损伤、病毒感染、软骨营养障碍等因素有关。病理组织学检查肋软骨结构正常，可见到软骨膜纤维增厚或软骨组织增生。

【临床表现与诊断】

青、壮年多见，几乎都发生在女性，第2～4肋软骨，单侧较多。受累肋软骨肿大隆起，表面光滑，皮肤正常。局部压痛，疼痛随咳嗽、上肢活动时加重。多数病人数周后自愈，但肿大隆起的软骨多不消退。少数病人病情时轻时重，反复发作，病程数月至数年不等。该病预后良好。胸部X线检查无异常发现。

【治疗】

一般多采取对症处理，适当休息，减少患侧上肢活动。局部利多卡因加氢化可的松封闭，有一定效果。若长期治疗未愈且症状较重或不能排除肿瘤可能时，可将肋软骨切除。

二、胸壁结核

胸壁结核是继发于肺或胸膜结核感染的肋骨、胸骨和胸壁软组织结核病变。

肺或胸膜结核经淋巴、血行播散或直接累及胸壁淋巴结及胸壁各层组织，包括骨骼和软组织部分。胸壁组织受到结核感染以后，发生干酪样坏死、液化，形成无痛、不红的脓肿，称为寒性脓肿。部分脓肿可呈哑铃状。脓肿破溃可形成溃疡、窦道。本病好发于胸廓下部的侧后方胸壁，少数见于胸骨旁区。位于前胸壁的脓肿还可向下延伸至上腹壁。

【临床表现与诊断】

胸壁结核病人以青少年或年老体弱者多见，一般没有明显的全身症状。若原发结核病灶尚有活动，则可有乏力、低热、盗汗、消瘦等结核中毒症状。多数病人在胸部出现不红、不热、无痛的寒性脓肿。若脓肿穿破皮肤，可流出干酪样物质，形成经久不愈的溃疡或窦道。继发化脓性感染时，局部出现红、肿、热、痛等急性炎症反应。

对于胸壁无痛肿块，按之有波动感，首先应考虑为胸壁结核。胸部X线能够显示软组织肿胀或肋骨、胸骨破坏，或发现肺或胸膜结核病灶，但X线检查阴性并不能排除胸壁结核的诊断。穿刺抽出干酪样脓液可确诊，但是脓液涂片及细菌培养常为阴性。穿刺部位应选在脓肿上方，避免垂直刺入导致脓液沿针道流出形成瘘管。对于慢性溃疡、窦道鉴别诊断困难时，可切取组织做病理检查。胸壁结核应与肋骨或胸骨化脓性骨髓炎、胸壁肿瘤、胸壁放线菌病相鉴别。

【治疗】

胸壁结核是全身结核的一部分，故首先应全身治疗，应用抗结核药物。有活动性结核时不宜进行手术治疗。较小的胸壁结核性脓肿，可抽脓后注入链霉素或异烟肼，然后局部加压包扎，每周1～2次，有些病人可治愈。手术治疗要求彻底清除病变组织，包括受累的肋骨、淋巴结和有病变的胸膜。切开所有窦道，彻底刮除坏死组织和肉芽组织，用胸壁肌肉填塞残腔，可放入链霉素粉剂。术毕加压包扎，防止血液积聚。术后继续抗结核治疗3～6个月。如果脓肿局部继发化脓性感染时，可先切开引流，待感染控制后再行结核病灶清除术。

第六节　食管癌

食管癌发生于食管黏膜上皮或腺上皮，是常见的恶性肿瘤之一。我国是世界上食管癌高发区之一，北方多于南方。太行山区、秦岭地区、闽粤交界地区等为集中高发区。男性多于女性，平均约为2∶1，发病年龄多在40岁以上。

【病因】

病因至今尚不明确。临床流行病学调查结果显示，与下列因素有关：①亚硝胺及其前体是一种强致癌物，分布很广，它们可在体内或体外形成。高发区的膳食、饮水、酸菜中的亚硝胺盐含量明显高于低发区；②食管的慢性炎性刺激、创伤（如：进食过快、食物过热、过硬等）、饮烈性酒、口腔不洁等原因，致食管黏膜上皮增生而发生癌变；③在高发区的粮食、病人食管或食管癌标本上分离出多种真菌，其中有些真菌可以直接致癌，有些促使亚硝胺及其前体形成而间接致癌；④饮食中缺乏某些微量元素，如锌、钼、氟、硅、硒等；⑤食物中缺乏足够的蛋白质、维生素 A、核黄素、维生素 C 等。

【病理】

食管分为颈、胸、腹三部分。临床上将胸部食管又分为上、中、下三段，上段自胸廓上口至气管分叉平面；气管分叉平面至贲门部全长分为二等分，上 1/2 为中段食管，下 1/2 为下段食管。腹段食管通常包括在下段食管内（图 23－6）。

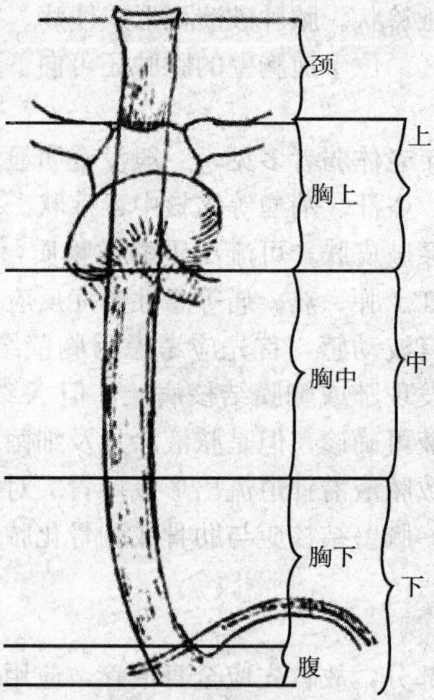

图 23－6　食管的分段

中段食管癌较多见，下段次之，上段较少。目前在我国食管癌发病中鳞癌约占 90%～95%，其余是腺癌。贲门部腺癌也可向上延伸累及食管下段。

早期食管癌病变多数限于黏膜表面，未见明显肿块。肉眼所见病变局部黏膜充血、糜烂、隆起、凹陷或呈颗粒状。

中晚期食管癌按病理形态，临床上可分为四种类型：①髓质型：癌肿浸润食管壁全层，病变食管呈管状肥厚，伴有轻、中度食管阻塞，恶性程度高，切面灰白色如脑髓；②蕈伞型：癌肿主要向腔内凸出，似蘑菇状，边缘清楚；③溃疡型：癌肿侵入肌层，形成凹陷溃疡，阻塞症状较轻；④缩窄型：也称硬化型。癌肿环形生长，造成管腔狭窄，较早出现阻塞。

扩散及转移：

1. 扩散　癌肿最先向黏膜下扩散，逐渐向食管上、下端及全周与全层发展，并很容易穿透疏松的食管外膜，侵犯邻近的组织、器官。

2. 转移　①淋巴转移：是转移的主要途径。癌细胞沿食管黏膜下层淋巴管，向上、下扩展，通过肌层汇入淋巴结。颈段癌转移到颈区淋巴结。胸段癌转移到食管旁淋巴结后，可沿食管上、下端发展，向上转移至胸顶纵隔、颈区，向下转移到贲门、膈下及胃周围，亦可沿气管、支气管至肺门及隆突下。②血行转移：血行转移发生较晚，转移的主要器官是肝、肺、骨和肾等。

为便于判断食管癌的病程，制订治疗方案，评价疗效与预后，将食管癌作出如下临床分期。下面分别介绍我国制订的临床病理分期（表 23-3），和国际抗癌联盟食管癌 TNM 分期（表 24-4）。

表 23-3　1976 年中国食管癌临床病理分期标准（1976 年以后未再修订）

分期		病变长度（cm）	病变范围	转移
早期	0	不定	限于黏膜层	无
	Ⅰ	<3	侵入黏膜下层	无
中期	Ⅱ	3～5	侵入部分肌层	无
	Ⅲ	>5	侵透肌层或外侵	局部淋巴结
晚期	Ⅳ	>5	明显外侵	远处淋巴结或器官转移

表 23-4　国际抗癌联盟食管癌 TNM 分期标准
（与中国食管癌分期标准对照比较）

国际 TNM 分期	肿瘤 T	肿瘤 N	转移 M	中国分期
0	Tis	N_0	M_0	0
Ⅰ	T_1	N_0	M_0	Ⅰ
Ⅱa	T_2	N_0	M_0	Ⅱ
	T_3	N_0	M_0	
Ⅱb	T_1	N_0	M_0	Ⅲ
	T_2	N_1	M_0	
Ⅲ	T_3	N_1	M_0	
	T_4	任何 N	M_0	Ⅳ
Ⅳ	任何 T	任何 N	M_1	

表中 Tis 为原位癌；T_1 肿瘤侵及黏膜下层；T_2 肿瘤侵及肌层；T_3 肿瘤侵及食管外膜；T_4 肿瘤侵及相邻器官。N_0 无区域淋巴结转移；N_1 有区域淋巴结转移。M_0 无远处转移；M_1 有远处转移。

食管黏膜上皮重度不典型增生，一般被认为是癌前病变。来自食管癌高发区的临床资料已经证实，部分重度不典型增生病人最后可发展为食管癌。

【临床表现】

早期多无明显症状，但在吞咽粗硬食物时可能有某些不适感觉，如咽下食物哽噎感；进食时胸骨后针刺样疼痛或烧灼感；食管内或咽部异物感，咽部干燥紧缩感；食物在食管某一部位通过缓慢、停滞感等。上述症状时轻时重，进展缓慢。

中晚期食管癌的典型症状为进行性吞咽困难。开始难咽下干硬食物，继而半流食、流食，最后水或唾液也难以下咽。患者消瘦、脱水、乏力、营养不良、贫血等，晚期呈恶病质状态。严重梗阻的患者口腔分泌物及食物可反流入气管，引起呛咳及肺内感染。少数病人当癌肿所引起的食管痉挛、水肿及炎症消退，或部分肿瘤脱落后，梗阻症状可暂时缓解。持续胸背部疼痛多表示癌已侵犯食管外组织；如侵犯喉返神经，可发生声音嘶哑；癌肿穿入主动脉引起大呕血；侵入气管，形成食管气管瘘，表现为进食呛咳；骨转移可引起局部疼痛；肺与胸膜转移，可有胸腔积液等；经淋巴转移至颈区时常首先出现锁骨上淋巴结肿大。

【诊断】

诊断食管癌的主要方法有：

1. 纤维内镜检查　可清晰地观察食管腔内病变，容易发现起源于食管粘膜的早期癌灶，并同时咬取病变进行病理组织学检查。纤维内镜是确诊早期食管癌的最有效方法。

2. X线钡餐检查　一般采用食管吞钡X线双重对比造影。早期食管癌可有下列X线征象：①局部粘膜皱襞增粗、中断；②小的龛影；③小的充盈缺损；④局限性管壁僵硬。中、晚期食管癌有明显的管腔狭窄，充盈缺损，管壁僵硬，严重梗阻的上段食管扩张等。

3. 脱落细胞学检查　我国首创的带网气囊，作食管拉网脱落细胞检查，早期食管癌的发现率可达90%以上。此法简便易行，主要用于食管癌的普查筛选。

4. CT或EUS（食管超声内镜）检查　有助于了解食管癌向腔外扩展程度，以及有无纵隔淋巴结及腹腔器官转移，对判断肿瘤能否切除有一定参考价值。

【鉴别诊断】

（一）无吞咽困难者应与下列疾患作鉴别

1. 食管下段静脉曲张　本病主要由门脉高压引起，患者具有与肝硬化和门静脉高压症相关的症状和体征。X线钡餐检查食管粘膜呈串珠样或蛇皮样改变，食管蠕动与扩张正常。

2. 食管炎　有类似早期食管癌的刺痛或灼痛。X线钡餐检查也可有黏膜紊乱、中断，与早期食管癌难以鉴别，此时应作纤维内镜并咬取组织病理检查。

3. 食管憩室　食管中段牵引型憩室，有胸闷和胸骨后灼痛。X线钡餐检查可发现典型的憩室。

（二）有吞咽困难者应与下列疾病鉴别

1. 食管平滑肌瘤　是食管常见的良性肿瘤。病程较长，多见于中年人，食管中、下段多发。X线钡餐检查可见圆形或椭圆形充盈缺损，黏膜光滑完整。纤维内镜下观察肿物表面黏膜完整、光滑。

2. 贲门失弛症　患者年龄较轻，病程长，症状时轻时重，常与情绪有关，呈间歇性发作。X线钡餐检查在食管下段至贲门呈鸟嘴状狭窄，边缘光滑，上部明显扩张，黏膜完整。

3. 食管瘢痕狭窄　多有化学烧伤史，X线钡餐检查显示不规则细线状狭窄。

【治疗】

食管癌的治疗主要包括三种疗法：手术疗法、放射疗法和化学药物疗法。

Ⅰ期以内多采用单纯手术治疗；Ⅱ、Ⅲ期手术为主，配合放射疗法和化学药物疗法；Ⅳ期可选用放射疗法、化学药物疗法或附加为解决进食的减症手术；原位癌、重度不典型增生者可以在食管镜下行食管黏膜切除术。

（一）手术疗法　是治疗食管癌的首选方案。

1. 适应证　①Ⅲ期以内的食管癌，术前估计能够切除病变者；②较大的鳞癌估计切除可能性不大者，可采用术前放疗待瘤体缩小后手术；③放射治疗复发，病变较为局限，无远处转移。

2. 禁忌证　①病变已有远处转移，明显侵犯邻近组织、器官，如出现喉返神经受累、食管气管瘘等；②严重心、肝、肺、肾功能不全者；③恶病质。

3. 手术方法　切除食管范围应距肿瘤 5cm 以上。因此，下段食管癌吻合口部位在主动脉弓上；中段食管癌可在胸腔顶部或颈部；上段食管癌在颈部；贲门癌在主动脉弓下。切除病段食管后，常采用胃替代食管，有时选用结肠或空肠。术前关于手术切除的评估，一般认为，颈段癌长度＜3cm，上段癌＜4cm，中段癌＜5cm，下段癌＜7cm，切除的几率较大。

4. 手术径路　①左侧开胸切口：是最常用的手术径路。能够完成食管与胃的主动脉弓下、弓上吻合；②右胸、上腹、左颈三切口：适用于中、上段食管癌切除，便于清扫食管上三角区域淋巴结。对于外侵不严重的癌肿可采用电视胸腔镜技术完成胸部操作；③非开胸食管癌切除术（食管内翻拔脱术）：该方法不需要开胸，创伤小，但不能进行胸腔淋巴结清除，仅适合早期癌，心、肺功能差不宜开胸手术者。

对于晚期食管癌不能进食的病人，可行食管胃转流术、胃造瘘术、内镜下置入支架等方法，以解决病人的饮食。

（二）放射疗法

1. 配合手术应用　术前照射能使癌肿及转移的淋巴结缩小，肿瘤周围小血管和淋巴管闭塞，可提高切除率，减少术中扩散。对术中切除不完全的病变，标记银夹，术后 3～6 周进行放射治疗。

2. 单纯放射治疗　适用于禁忌手术而癌肿局限，无极度吞咽困难者。颈段、胸上段食管癌因手术难度大，疗效常不满意，而放疗效果好于中、下段，故该部位亦可首选放射疗法。

（三）化学药物疗法　抗癌药物可使晚期食管癌患者症状得以缓解，部分瘤体可缩小。常与其他疗法联合应用，以提高疗效。常用药物有：环磷酰胺、5-氟尿嘧啶、争光霉素、顺铂、紫杉醇等。

第七节　原发性纵隔肿瘤

纵隔实际是胸腔内的一个间隙范围，其界限前为胸骨，后为胸椎（包括两侧椎旁沟区），两侧为纵隔胸膜，上连接颈部，下至膈肌。临床上为了便于标明病变部位，把纵隔划分为若干区域，常采用以下两种分区方法：①四分法；胸骨角与第 4 胸椎下缘水平连线以上为上纵隔；以下为下纵隔。下纵隔内气管、心包前面的间隙为前纵隔；其后面的间隙为后纵隔；气管与心脏等重要器官占据的间隙为中纵隔（图 23-7）；②三分法：在心包、气管前面的间隙为前纵隔；心包、气管后方的（包括食管、椎旁沟区）间隙为后纵隔；在前后纵隔之间的间隙，含有很多重要器官，被称为“内脏器官纵隔”，即中纵隔（图 23-8）。纵隔内含有许多重要器官与组织：心脏、大血管、气管、食管、胸腺、神经、胸导管、丰富的淋巴与结缔组织等。

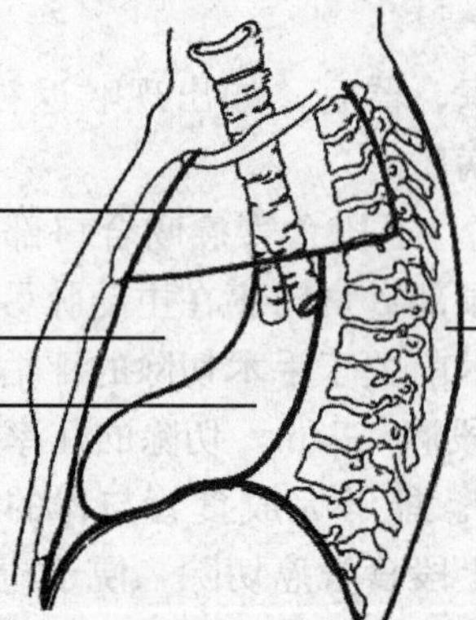

图 23-7　纵隔临床解剖划分四分法

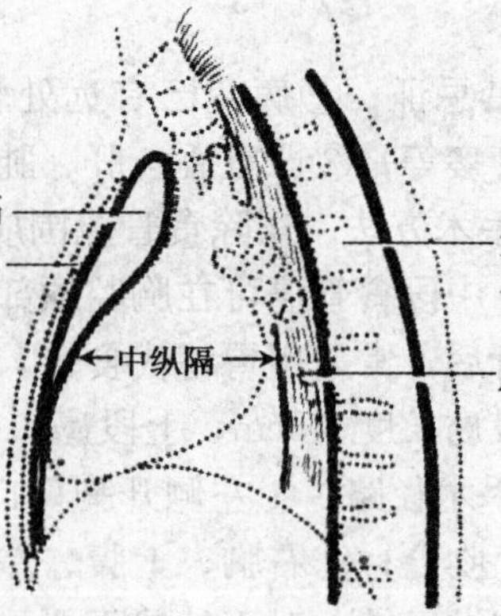

图 23-8　纵隔临床解剖划分三分法

原发性纵隔肿瘤良性占多数，但也有相当一部分为恶性。原发性纵隔肿瘤的好发部位与其所在部位的组织、器官有关。常见的前纵隔肿瘤有：胸腺瘤、畸胎瘤、皮样囊肿、淋巴瘤、胸骨后甲状腺肿等；中纵隔肿瘤为支气管囊肿、心包囊肿、淋巴瘤等；后纵隔肿瘤以神经源性肿瘤多见。（图 24-9）

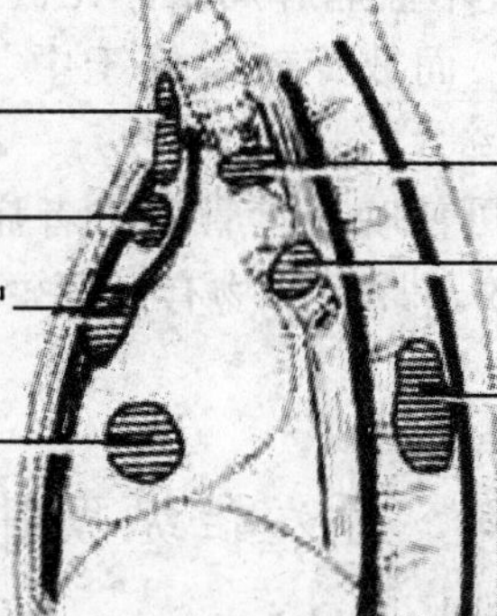

图 23-9　纵隔肿瘤好发部位

【临床表现】

纵隔肿瘤的症状与肿瘤的部位、大小、生长速度以及良、恶性有关。良性肿瘤生长缓慢，呈膨胀性生长，瘤体增长到相当大体积时尚可无明显临床症状。恶性肿瘤增长快，易侵犯周围组织、器官，临床症状出现较早。

1. 胸闷或胸痛　多在胸骨后或患侧，如出现剧烈疼痛，多为肿瘤侵及骨骼或神经。

2. 呼吸道症状　肿瘤压迫或侵入气管、支气管，可引起咳嗽、气促，甚至咯血、呼吸困难。如阻塞支气管，可致肺不张或肺炎。

3. 食管症状　肿瘤压迫食管，可引起吞咽困难。

4. 神经症状　①肿瘤累及喉返神经出现声音嘶哑；②侵及交感神经干时，出现 Horner 综合征；③膈神经受累，出现膈肌麻痹、呃逆；④压迫臂丛神经出现上臂麻木、肩胛区及上肢放射性疼痛；⑤神经源性肿瘤压迫脊髓引起截瘫。

5. 血管、心包症状　①压迫无名静脉可致单侧上肢及颈静脉压增高；②压迫上腔静脉出现上腔静脉阻塞综合征，即头、颈、上胸部相关部位静脉怒张、水肿、发绀等；③恶性肿瘤心包转移出现心包积液，表现为心悸、气短，严重者呼吸困难、发绀、颈静脉怒张、肢体水肿。

6. 特殊症状　对确诊意义较大。①肿瘤随吞咽上下活动为胸骨后甲状腺肿；②并发重症肌无力为胸腺瘤；③咳出毛发或豆腐渣样皮脂的为畸胎瘤。

【诊断】

下列检查有助于临床诊断：

1. X线检查　是诊断纵隔肿瘤常用的重要手段。①正侧位胸部X线片：可确定肿瘤的部位、形态、大小、密度、有无钙化、不规则骨质阴影等；②CT与MRI：可更清晰地显示肿瘤与邻近组织、器官的关系；③心、血管造影：能进一步明确肿瘤与大血管的关系。

2. 超声检查　可用于靠近胸壁的肿瘤，鉴别实质性、血管性与囊性肿瘤。

3. 放射性核素扫描　^{131}碘扫描有助于诊断胸骨后甲状腺病变。

4. 支气管镜、食管镜　主要用于观察肿瘤是否侵犯气管或食管。

5. 诊断性放射治疗　如疑为恶性淋巴瘤，给予小剂量（10～30Gy）照射，肿瘤迅速缩小，表明对放射性治疗敏感，有助于确立诊断。

【治疗】

纵隔肿瘤除了恶性淋巴瘤施行放射性治疗外，无其他手术禁忌证，多数都应外科手术治疗。即使良性肿瘤或囊肿，由于会逐渐长大，压迫邻近组织、器官，或继发感染给手术带来困难，有的肿瘤可发生恶变。所以，纵隔肿瘤一经确诊，均应手术治疗。对于恶性肿瘤已侵犯邻近组织、器官，无法切除或已发现远处转移，则禁忌手术，可根据病理诊断采取化学药物治疗或放射治疗。

（张　旭）

第二十四章　心脏及大血管疾病

第一节　概　论

心脏及大血管外科疾病可分为先天性与后天性两大类。先天性心脏大血管疾病常为胎儿在胚胎心脏发育过程中出现障碍或发生异常，导致心脏大血管的解剖结构、解剖关系失常及血流动力学异常改变，从而形成临床多种类型的先天性心脏大血管畸形。后天性心脏大血管病变常为后天病因所致，包括心脏瓣膜病、冠心病、主动脉瘤、心脏肿瘤及心包病变等。无论是先天性还是后天性，两者皆可因心脏大血管的解剖结构和功能异常，引起一系列血流动力学改变和循环功能障碍，影响正常的生长发育、生活和劳动能力，严重者常导致夭折或死亡。绝大多数心血管疾病可通过外科手术治疗得到治愈或提高生活质量。

心脏大血管外科是外科学领域中历史较短而发展又较快的一门新兴学科。近几十年来随着本学科及相关学科的进步和发展，体外循环及辅助循环技术和设备的不断更新完善，手术技术及手术器械的改进和提高，新型人工及生物材料的推广应用，围术期监测技术的进步等，国内心血管外科技术已得到了较广泛的普及和提高。目前婴幼儿复杂先心病矫治、瓣膜成形及置换、冠状动脉旁路移植术、各种类型主动脉瘤手术治疗、心脏辅助循环装置应用、心脏移植、心肺联合移植等高精尖手术均已广泛开展。心血管外科手术治疗的整个过程，包括正确的术前诊断、手术方案制订、手术时机的选择、术前准备、术中及围术期麻醉和体外循环配合支持、手术过程、术后监测及加强护理治疗等。手术的成功是多学科团队集体智慧的结晶，是一医疗单位技术水平的综合体现。

第二节　先天性心血管疾病的外科治疗

一、动脉导管未闭

动脉导管是胎儿期降主动脉和肺动脉的正常通道，出生后多数在 4 到 6 周内闭锁，如未闭锁则称为动脉导管未闭，是最常见的先天性心脏病之一。未闭的动脉导管位于主动脉峡部与左肺动脉根部之间，根据导管的长短、粗细和形态，分为管型、漏斗型和窗型三种常见类型。

【病理生理】

未闭动脉导管使主动脉血液向压力较低的肺动脉内分流，形成左向右分流，分流量的大小取决于主动脉与肺动脉的压力阶差和导管的粗细，肺循环血量增多，左心容量负荷增加，导致左心肥大，甚至左心衰竭；肺循环血量增多，肺小动脉发生反应性痉挛，肺动脉压增高，右心负荷增加，导致右心肥大及右心衰竭；长期的肺血增多导致肺小动脉管壁增厚、纤维化甚至闭塞，肺动脉压力持续升高，当肺动脉压力等于或超过体循环压力时，左向右分流消失，出现逆向分流，即肺动脉内未氧合血通过动脉导管逆向分流入主动脉，临床出现发绀，形成艾森曼格综合征，最终因右心衰竭死亡。

【临床表现与检查】

1. 症状　较细的导管未闭患者可无症状。导管直径粗者发育不良，活动后即出现心慌、呼吸困难，易有呼吸道感染，甚至出现左心衰竭。在有肺动脉高压及右向左分流时，可出现发绀。

2. 体征　胸骨左缘第 2 肋间多可触及震颤，并可闻及响亮粗糙的连续性机器样杂音。出现严重肺动脉高压时，可仅听到收缩期杂音。肺动脉瓣区第二音亢进。分流量较大者，心尖部可闻及柔和的舒张期杂音。常伴有周围血管征象。

3. X 线检查　分流量小的动脉导管心影可正常，分流量大的出现心影扩大，表现为左室大、主动脉结突出、肺充血、肺纹理增粗，合并肺动脉高压时，可见肺动脉段突出、右室扩大。

4. 心电图　分流量小者可正常或有心电轴左偏，分流量大者示左室高电压或左室肥大。肺动脉高压者示左、右心室肥大或右室肥大。

5. 超声心动图　可见左房、左室扩大，可见主、肺动脉之间有交通。

【诊断】

根据典型的胸骨左缘第二肋间连续性机器样杂音，结合心电图、X 线检查、超声心动图检查，一般均可确诊。少数不典型病例，或疑有其他合并畸形，超声心动图检查不能明确时，应进一步作心导管或心血管造影予以鉴别确诊。

【治疗】

动脉导管未闭原则上都应手术治疗。最适宜的手术年龄是学龄前。婴幼儿有心力衰竭者，或合并肺动脉高压者，应及早手术。肺动脉高压明显，虽有轻度发绀，但仍以左向右分流为主者，仍可考虑手术。手术方式可采用开胸动脉导管结扎或切断、电视胸腔镜下动脉导管夹闭，重度肺动脉高压的成年病人如疑有动脉导管壁钙化或并发感染性心内膜炎者应行胸骨正中切口，在体外循环下经肺动脉切口缝闭动脉导管，对合并其他心内畸形的未闭动脉导管可在体外循环手术时同时纠正。

近年来，介入封堵术治疗动脉导管未闭也已日趋成熟。其优点是创伤小、恢复快。但仍有一些并发症，如封堵装置脱落、封堵不全残余分流等。另外婴幼儿患者不适合介入治疗，治疗费用也较开胸结扎术高。

二、肺动脉瓣狭窄

肺动脉瓣狭窄是肺动脉瓣先天发育不良所致的膜样狭窄，瓣叶交界融合、增厚，瓣口呈鱼嘴状突向肺动脉，肺动脉干多继发程度不同的狭窄后扩张。

【病理生理】

肺动脉瓣狭窄使右心室射血受阻，右心室压力增高，长期的右室压力负荷增高导致右心室肥厚，最终出现右心衰竭，甚至死亡。右心压力增高引起体循环静脉回心血流受阻和血液淤滞，可出现周围性发绀。右心室与肺动脉压力阶差反映肺动脉瓣狭窄程度，压力阶差＜40mmHg 为轻度狭窄，40～100mmHg 为中度狭窄，＞100mmHg 为重度狭窄。

【临床表现与检查】

1. 症状　症状轻重与肺动脉瓣狭窄程度相关。轻度狭窄多无明显症状。中重度狭窄可出现活动后心悸、胸闷、气促，甚至晕厥等，口唇及肢端发绀，严重者还可出现颈静脉充盈、肝大、腹水、下肢水肿等右心衰竭征象。

2. 体征　胸骨左缘第2肋间可触及明显的收缩期震颤，听诊可闻及响亮且粗糙的喷射样收缩期杂音，肺动脉瓣区第二音减弱或消失。右心功能不全时可发现肝大、颈静脉怒张、下肢水肿等体征。

3. 心电图　轻者可正常，中度以上狭窄时可出现心电轴右偏、右心室肥大、T波倒置、P波高尖等表现。

4. X线检查　右心室、右心房扩大，肺动脉段突出，双肺血管纹理减少。

5. 超声心动图　可显示肺动脉狭窄、肺动脉干增宽及右室肥厚的程度，并可了解三尖瓣功能状态及右心室与肺动脉跨瓣压差。

【诊断】

根据临床表现，结合心电图、X线检查及超声心动图可作出诊断，必要时可行右心导管测压和造影检查协助诊断。轻、中度肺动脉瓣狭窄需同房间隔缺损、室间隔缺损及动脉导管未闭相鉴别。重度狭窄伴发绀及三尖瓣关闭不全者应与法洛四联症、三尖瓣下移畸形鉴别。

【治疗】

轻度狭窄而无明显临床症状，不需手术治疗；临床上有症状，心电图示右室肥大，右心室与肺动脉压力阶差超过50 mmHg者应手术治疗。

手术在体外循环下直视切开瓣膜交界，通常外科治疗效果极佳，死亡率很低。

介入法经皮肺动脉瓣球囊扩张术也是一成熟的治疗方法，其优点是创伤小、恢复快，但有部分病例扩张效果不理想，并有可能发生肺动脉瓣关闭不全。

三、房间隔缺损

房间隔缺损是心房间隔先天性发育不全所致的左右心房间异常交通，分为原发孔缺损和继发孔缺损两类，以后者为多见。原发孔房间隔缺损位于冠状静脉窦前下方，缺损下缘即是房室瓣环，常伴有二尖瓣前瓣裂缺。继发孔房间隔缺损位于冠状静脉窦后上方，根据部位通常分为中央型、上腔型、下腔型和混合型。

【病理生理】

正常左房压力（8～10mmHg）高于右房压力（3～5mmHg），左心房血液经房间隔缺损向右心房分流，左向右分流量的大小取决于左右心房压力阶差和缺损的大小。左向右分流使右心容量负荷增加，右心房、右心室和肺动脉扩张，肺循环血流量增多使肺动脉压力升高，引发肺小动脉反应性痉挛，长期痉挛导致肺小动脉管壁增厚、纤维化，最终出现器质性肺动脉高压。当右心房压力高于左心房时，出现右向左分流，临床出现发绀，形成艾森曼格综合征，最终因右心衰竭死亡。原发孔房间隔缺损常伴有二尖瓣反流，其病理生理改变较继发孔房间隔缺损重，病程进展也较快。

【临床表现与检查】

1. 症状　继发孔房间隔缺损一般到青年期出现症状，如劳累后心悸、气促、乏力等。原发孔房间隔缺损症状出现较早、表现较重，有器质性肺动脉高压者，甚至出现发绀及右心衰竭表现。

2. 体征　胸骨左缘第 2 肋间可闻及Ⅱ～Ⅲ级吹风样收缩期杂音，肺动脉瓣区第二音亢进伴分裂。原发孔房间隔缺损伴二尖瓣裂者，可在心尖区闻及Ⅱ～Ⅲ级收缩期杂音。病程晚期可出现心房纤颤和右心衰竭体征。

3. 心电图　继发孔房间隔缺损表现为心电轴右偏，不完全性或完全性右束支传导阻滞，P 波高大，右心室肥大。原发孔房间隔缺损表现为心电轴左偏，P－R 间期延长，可有左室高电压和左心室肥大。

4. X 线检查　右房右室增大，肺动脉段突出，主动脉结小，呈梨形心。原发孔房间隔缺损可见左心室扩大。

5. 超声心动图　可显示右心房、右心室扩大，显示缺损位置、大小及血液分流。原发孔房间隔缺损可见右心房、右心室、左心室扩大，二尖瓣瓣裂及二尖瓣反流。

【诊断】

根据体征，结合心电图、X 线表现及超声心动图，确诊并不困难。需与高位室间隔缺损、肺动脉瓣狭窄和原发性肺动脉扩张等鉴别。

【治疗】

无症状，但有右心房、室扩大的病人应手术治疗，合并肺动脉高压者应尽早手术。艾森曼格综合征是缺损修补手术禁忌证。

手术可在体外循环直视下直接缝合修补或用自体心包或涤纶织片补片修补缺损，其他合并畸形一并处理。原发孔房间隔缺损术中先修补二尖瓣裂，再行补片修补原发孔缺损。

介入法封堵继发孔房间隔缺损也是一成熟的治疗方法，适用于直径小于 30mm 的中央型缺损，具有创伤小、恢复快的优点。

四、室间隔缺损

室间隔缺损是胚胎期室间隔发育不全造成的心室间异常交通，导致心室水平血液左向右分流，根据缺损解剖位置不同，室间隔缺损分为膜部缺损、漏斗部缺损和肌部缺损三大类型及若干亚型，其中以膜部缺损最为多见，肌部缺损最少见。绝大多数室间隔缺损为单个缺损，但有时特别是肌部缺损可为多个。

【病理生理】

心室收缩期左右心室间压力阶差大，室间隔缺损处左向右分流主要发生在心室收缩期，缺损大小决定分流量大小和病程。小缺损分流量小，对左心室容量负荷及肺循环影响较轻，可终身不出现明显症状，但感染性心内膜炎的发生率明显增高。大缺损引起大量血液由左向右分流，左心室容量负荷增加，左心室逐渐扩大，大量分流导致肺循环血流量过高，肺小动脉痉挛产生肺动脉高压，右心室阻力负荷增高，右心室逐渐肥厚、扩大，随着病程进展，肺小动脉管壁增厚、纤维化甚至闭塞，肺动脉压力持续升高，左向右分流逐渐减少，最后出现右向左分流，形成艾森曼格综合征。

【临床表现与检查】

1. 症状　小的室间隔缺损可无明显症状，但易发生感染性心内膜炎。大缺损分流量大者出生后即可出现症状，表现为反复发生呼吸道感染、充血性心力衰竭、喂养困难和发育迟缓。渡过婴幼儿期的较大缺损患者则表现为活动耐力差，劳累后心悸、气促，并逐渐出现发绀和右心衰竭表现。

2. 体征　胸骨左缘第2～4肋间可触及收缩期震颤，听诊可闻及Ⅲ级以上粗糙响亮的全收缩期杂音，肺动脉瓣区第二音亢进。肺动脉高压严重时，收缩期杂音和震颤可减弱，甚至消失，但肺动脉瓣第二音亢进更明显。

3. 心电图　小缺损示正常心电图或心电轴左偏。缺损大者示左室高电压或左心室肥大，合并肺动脉高压者表现为双心室肥大、右心室肥大或劳损。

4. X线检查　小缺损X线表现轻微。缺损大者可见心影增大，左室扩大，肺血增多，肺动脉段突出。严重肺动脉高压者，肺动脉段突出更为明显，肺外周纹理减少，肺门血管呈“残根状”改变。

5. 超声心动图　可见室间隔回声中断的征象，并可了解缺损部位、大小、分流方向以及有无合并畸形。左心房、左心室扩大或双室扩大。

【诊断】

根据病史、体征，结合心电图、X线表现及超声心动图检查，室间隔缺损诊断并不困难。重度肺动脉高压患者有时需行右心导管检查，测定肺动脉压力及肺血管阻力，帮助判断手术适应证。

【治疗】

小的室间隔缺损在1岁以内有自然闭合可能，缺损大、分流量大的婴幼儿，如有喂养困难、反复发作呼吸道感染、充血性心力衰竭或肺动脉高压，要尽早手术。缺损较小，但已有房室扩大者，应在学龄前手术治疗。缺损较小、无症状，房室无扩大者，可长期随访观察，但要加强感染性心内膜炎的预防。艾森曼格综合征是室间隔缺损修补手术禁忌证。

手术在体外循环心脏停跳或跳动下进行直视修补术，小的缺损可直接褥式缝合，大的缺损采用自体心包或涤纶织片补片修补。介入法封堵室间隔缺损，适用于部分严格选择的病例，有创伤小、恢复快的优势。

五、法洛四联症

法洛四联症是最常见的先天性心脏复杂畸形，在发绀型先天性心脏病中居首位。主要包括四种解剖畸形：肺动脉狭窄、室间隔缺损、主动脉骑跨和右心室肥厚。肺动脉狭窄可发生在右室流出道、肺动脉瓣及瓣环、主肺动脉及左右肺动脉；室间隔缺损通常较大，多位于主动脉瓣口下；主动脉根部右前移位，起源于双心室，形成主动脉骑跨；右心室肥厚是右室流出道梗阻及肺动脉狭窄引起的继发性改变。

【病理生理】

肺动脉狭窄使右心室排血受阻，右心室压力升高，右心室肥大。右心室压力、室间隔缺损部位、大小及主动脉骑跨程度决定右向左分流量多少。肺血流量减少及右向左分流导致动脉血氧饱和度降低和发绀。长期的低氧血症造成红细胞计数及血红蛋白含量代偿性升高。右室流出道心肌强烈收缩导致梗阻加重及肺血流量骤减，可引起缺氧发作。

【临床表现与检查】

1. 症状　出生后即有呼吸困难，并逐渐出现发绀，随年龄增长发绀加重，婴幼儿期常有喂养困难和发育迟缓，会行走后体力及活动耐力差，喜蹲踞。病情严重者可突发缺氧性昏厥，甚至昏迷或抽搐。

2. 体征　发育不良，口唇及四肢末梢发绀，杵状指（趾）。胸骨左缘第2～4肋间闻及喷射性收缩期杂音，肺动脉瓣区第二音明显减弱甚至消失。

3. 心电图　显示电轴右偏，右室肥厚。

4. X线检查　肺血管纹理纤细，肺血减少。肺动脉段凹陷，心尖圆钝上翘呈“靴状心”。升主动脉增宽。

5. 超声心动图　示室间隔连续中断，右心室增大，室壁增厚。右室流出道、肺动脉瓣或肺动脉主干狭窄。升主动脉内径增宽，骑跨在室间隔上方。多普勒超声示心室水平右向左分流。

6. 实验室检查　红细胞计数、血红蛋白和血细胞比容升高，动脉血氧饱和度降低，凝血时间和凝血酶原时间延长。

【诊断】

根据症状和体征，结合心电图、X线检查、超声心动图及化验检查，法洛四联症的诊断并不困难。对诊断不能明确或畸形特别严重的病人需行心血管造影检查，与其他复杂心脏畸形相鉴别，判断肺动脉狭窄程度、肺动脉分支发育情况、左心室发育情况，以帮助制定适宜的手术方案。

【治疗】

法洛四联症手术治疗分为矫治手术和姑息手术两大类。对左心室容量太小或两侧肺动脉发育太差的患者行姑息手术治疗，增加肺动脉血流，促进左心室和肺动脉发育，为矫治手术创造条件。常用术式有左锁骨下动脉与肺动脉吻合、升主动脉肺动脉人工血管吻合行体肺分流及单纯行右室流出道疏通或肺动脉拓宽。

矫治手术一般在中度低温（25～26℃）体外循环下进行，新生儿及低体重婴儿则采用深低温停循环或低流量灌注的方法。疏通右室流出道，修补室间隔缺损，右室流出道、肺动脉瓣环或肺动脉主干补片扩大。

第三节　后天性心血管疾病的外科治疗

一、风湿性二尖瓣狭窄和关闭不全

风湿性心脏瓣膜病是我国最常见的心脏瓣膜病，在风湿性心脏瓣膜病中，最常累及二尖瓣，主动脉瓣次之，三尖瓣很少见，肺动脉瓣则罕见。风湿性病变可以单独损害一个瓣膜区，也可以同时累及几个瓣膜区，常见的是二尖瓣合并主动脉瓣病变。风湿病变累及二尖瓣瓣叶和瓣下结构，使两瓣叶在交界处相互粘连融合，造成瓣口狭窄，瓣叶增厚、挛缩和钙化进一步加重瓣口狭窄；瓣下腱索粘连、融合、缩短，乳头肌硬化短缩，进一步限制瓣叶活动，使僵硬的瓣叶失去开启、闭合功能，产生二尖瓣狭窄并关闭不全。

【病理生理】

正常二尖瓣瓣口的面积为4～5cm^2，当瓣口面积<1.5cm^2时即可产生血流障碍，瓣口面积缩小至1cm^2或1cm^2以下时血流障碍更加严重，左心房排血受阻，左心房压力增高，左心房逐渐扩大，肺静脉和肺毛细血管扩张、淤血，影响肺泡换气功能，并可产生急性肺水肿。同时左心室舒张末期容量即左心室前负荷减少，使心排血量下降，当伴二尖瓣关闭不全

时，更加重左心房负荷及有效左心排血量的减少。左心房因持续扩张而心房纤颤，肺静脉和肺毛细血管压力升高，肺小动脉痉挛，血管壁增厚、管腔狭窄，引起肺动脉高压和右心功能不全。

【临床表现与检查】

1. 症状　临床症状轻重主要取决于瓣口狭窄程度。二尖瓣狭窄的主要症状是呼吸困难，以活动后明显，可出现阵发性呼吸困难，严重者可出现端坐呼吸或急性肺水肿，可出现咳嗽、咯血、发绀、心悸、乏力等症状。在合并关闭不全时，临床症状可加重。房颤合并左心房血栓发生栓塞并发症时可表现出相应症状。

2. 体征　面颊部及口唇发绀呈二尖瓣面容。心尖区可触及舒张期震颤，心尖区可闻及舒张期隆隆样杂音，肺动脉瓣区第二音亢进。单纯二尖瓣狭窄，瓣叶增厚钙化不明显者，心尖区第一音可亢进，胸骨左缘第3～4肋间可闻及二尖瓣开瓣音。当伴有二尖瓣关闭不全时，心尖区可闻及全收缩期粗糙吹风样杂音，心尖区第一音减弱或消失，无二尖瓣开瓣音。有房颤者则心律不齐。右心功能不全者可有肝肿大及下肢水肿等。

3. 心电图　显示电轴右偏，P波间期宽呈双峰（二尖瓣型P波），右心室肥大。房颤常见。

4. X线检查　可见肺淤血，右心缘可见左右心房双房影，钡餐造影可见食管左心房压迹，主动脉结缩小，肺动脉段突出，右心室可扩大。伴有二尖瓣关闭不全时，左心室可扩大。

5. 超声心动图　可了解各心腔大小。在二尖瓣狭窄时可见二尖瓣叶呈同向运动和城墙垛样改变，并可了解瓣口大小、瓣膜活动情况、瓣下结构形态、有无关闭不全及左房血栓存在。

6. 实验室检查　测定红细胞沉降率、血清抗链球菌溶血素“O”（抗“O”）、C反应蛋白（CRP）等，以辅助诊断风湿活动情况，决定是否适合手术。

【诊断】

根据病史、体征、心电图、X线检查、超声心动图检查即可确诊。

【治疗】

无症状或心脏功能Ⅰ级者，不需要手术治疗，心脏功能Ⅱ级以上者均应手术治疗。单纯二尖瓣狭窄，瓣叶及交界无钙化、瓣下结构无明显异常者，可行经皮球囊导管二尖瓣交界扩张分离术或开胸闭式二尖瓣交界扩张分离术；瓣膜病变严重或伴关闭不全者，在体外循环下行直视成形术或二尖瓣人工瓣膜替换术，对合并的严重功能性三尖瓣关闭不全，应同时予以环缩成形。如同时合并有主动脉瓣严重病变，应同时行主动脉瓣人工瓣膜替换术。

二、冠状动脉粥样硬化性心脏病

冠状动脉粥样硬化性心脏病简称冠心病，在我国冠心病的发病率和死亡率呈明显上升趋势。冠状动脉内膜脂质沉积、局部结缔组织增生、纤维化或钙化，形成粥样硬化斑块，导致管壁增厚、管腔狭窄或阻塞。病变主要累及冠状动脉主干及其近段分支，但严重病例可导致弥漫性血管病变。左冠状动脉发病率较右冠状动脉发病率高。

【病理生理】

正常人静息时冠状动脉血流量占心排量的5%，体力活动或情绪激动时，心脏搏动次数增多，心肌收缩力增强，心肌需氧量增大，冠状动脉血流量也相应增多，以满足心肌氧耗的增加。如存在冠状动脉管腔狭窄，在心肌需氧量增大时，冠状动脉供血量不能相应增多，临床上就会出现心肌缺血症状。长时间心肌严重缺血可导致心肌细胞坏死，出现心肌梗死，急性心肌梗死可引起严重的心律失常、心源性休克、心力衰竭或心室壁破裂，甚至发生猝死。

【临床表现与检查】

1. 症状　主要表现心绞痛，多在劳累活动、饱餐、情绪激动紧张时诱发，经休息或口含硝酸甘油片后可于数分钟内缓解。变异型心绞痛其发作常与活动、饱餐无关，而不稳定型心绞痛则发作频繁，静息状态下也发作。在急性心肌梗死时，还可伴有恶心、呕吐、大汗淋漓、发绀、低血压、心律失常、休克等症状。

2. 体征　一般病人无特殊体征表现。在急性心肌梗死时，心音常减弱，可有舒张期奔马律、心律失常，有时可听到心包摩擦音。当发生室间隔穿孔、乳头肌功能不全时，则出现相应的体征。

3. 心电图　呈现ST－T段异常改变，一般表现为S－T段异常压低，在变异型心绞痛多出现S－T段抬高；不稳定型心绞痛多有明显的S－T段压低和T波倒置，但无典型的病理性Q波表现。心绞痛发作时可伴各种心律失常，特别是室性心律失常和不同程度与类型的传导阻滞。急性心肌梗死时出现异常的Q波、S－T段抬高和缺血性T波等改变。

4. X线检查　常无特征性表现。一般显示左心缘饱满，主动脉弓略增宽或左心室扩大。在心肌梗死或有并发症发生时，心脏影显示增大。

5. 超声心动图　可根据节段室壁运动异常的部位、节段数与室壁运动异常程度判断受累冠脉、受累心肌的范围及缺血程度，并测定局部和整体心功能，较核素扫描、冠脉造影及磁共振等检查简便经济。对心肌梗死后并发症的检查更具临床诊断意义。

6. 实验室检查　急性心肌梗死时，多数病人除白细胞计数和中性粒细胞增高、血沉加快外，血清心肌酶（肌酸激酶CPK、谷－草转氨酶SGOT、乳酸脱氢酶LDH及其同工酶、肌酸激酶同工酶CK－MB等）异常增高及变化有助于诊断、病情估计及预后判断。

7. 放射性核素检查　通过心肌灌注显像及心血池显像，前者可了解心肌缺血梗死区的部位和范围，后者可直接观察一个心动周期内左右心血池的连续动态变化，计算左右心功能及参数，对诊断、预后判断及治疗效果估计有价值。

8. 冠状动脉造影　通过冠状动脉造影可明确冠脉病变部位、程度、范围、病变血管支数、侧支循环情况，并作左室造影可明确有无并发症存在，是否同时合并主动脉瓣病变，对诊断和手术的选择，判断预后均有重要意义，是冠脉手术前不可缺少的检查。

【诊断】

根据临床症状及相关特殊检查，特别是冠状动脉造影检查，冠心病的诊断较易确定。更重要的是要明确冠脉病变的部位、程度、范围及有无并发症。

【治疗】

目前冠心病治疗可分为内科药物治疗、介入治疗和外科治疗三类，应根据病人具体情况选择，而几种治疗相互配合可提高疗效。

外科治疗冠心病主要手段是应用冠状动脉旁路移植手术（简称冠脉搭桥术）为缺血心肌重建血运通道，改善心肌缺血缺氧，缓解和消除心绞痛症状，改善心肌功能，延长寿命。冠脉搭桥术手术适应证为心绞痛内科治疗不能缓解，冠状动脉造影发现冠状动脉主干或主要分支血管管径狭窄超过50%，狭窄远端血管血流通畅，左心室射血分数大于30%。急性心肌梗死，发病在6小时以内，冠脉造影显示病变局限于1～2支主要冠脉近侧端，或经溶栓和介入治疗未能取得满意效果者；介入治疗过程中发生冠状动脉破裂者，需作急症冠脉搭桥手术。心肌梗死后并发症，如室壁瘤、室间隔穿孔及乳头肌或腱索断裂所致的二尖瓣关闭不全，亦可通过手术治疗。终末期缺血性心肌病可行心脏移植治疗。

冠状动脉旁路移植术是利用自体血管，将其移植吻合于升主动脉和狭窄病变远侧的冠状动脉之间，一般自体移植血管多采用一侧或双侧大隐静脉。目前多用胸廓内动脉（乳内动脉）作为移植血管，与狭窄远端的冠状动脉作端侧吻合，桡动脉、胃网膜右动脉也可作为冠状动脉旁路手术的移植物，动脉移植物比自体大隐静脉有更高的远期通畅率，有更好的远期疗效。冠状动脉旁路移植术以往多在体外循环下进行，目前多数旁路移植术可在非体外循环心脏跳动下完成。

三、慢性缩窄性心包炎

慢性缩窄性心包炎是由于心包的慢性炎症性病变所致心包增厚、粘连，甚至钙化，使心脏的舒张和收缩受限，心脏功能逐渐减退，造成全身血液循环障碍的疾病。最常见的病因为结核性，化脓性心包炎、心包积血也可导致慢性缩窄性心包炎，部分患者病因不明。

【病理与病理生理】

心包脏层和壁层由于慢性炎症而增厚，逐渐形成坚硬的纤维瘢痕组织，甚至钙化，心包腔闭塞。心脏表面形成一坚厚的包壳，使心脏舒张期充盈明显受限，静脉血液回流受阻，静脉压增高，肝淤血肿大，产生胸、腹水及下肢水肿；心脏充盈血量减少，心脏长期受束缚导致心肌萎缩，心肌收缩力降低，心排血量减少，各脏器动脉供血不足；左心受束缚，肺静脉血回流受阻，出现肺淤血、肺静脉及肺动脉压力升高。

【临床表现及检查】

1. 症状　主要是右心功能不全表现，常见症状为乏力、咳嗽、气促、食欲不振、腹部饱胀等。

2. 体征　颈静脉怒张、肝肿大、腹水、下肢水肿；心搏动减弱或消失，心音遥远；收缩压较低，脉压差小，脉搏细速，有奇脉。可有一侧或双侧胸腔积液体征。

3. 心电图　各导联QRS波低电压，T波平坦或倒置，部分病人有房颤。

4. X线检查　心影大小接近正常，左右心缘变直，主动脉弓缩小，有时可见心包钙化影。

5. 超声心动图　可显示心包增厚、粘连、钙化或积液，心房扩大、心室缩小和心功能减退。

6. CT检查　可显示心包增厚及钙化的程度和范围。

【诊断】

根据病史和体征，结合辅助检查结果，确诊并不困难。但需与肝硬化门静脉高压、结核性腹膜炎、充血性心力衰竭和心肌病相鉴别。

【治疗】

诊断明确后应争取尽早行心包部分切除术。术前应充分准备，改善病人的营养状况，纠正电解质紊乱、低蛋白血症和贫血，给予低盐饮食及利尿药物，抽除胸水或腹水，改善呼吸和循环功能，增加手术耐受性。心包切除范围：两侧膈神经前的大部分心包，上界达大血管基部，下方达心包膈面，并应解除上、下腔静脉入口处之缩窄环。术中要控制输血、输液速度，避免缩窄解除后心室过度膨胀，发生急性心衰，术后加强强心利尿治疗，并对心、肺、肾功能进行监测。对病因为结核者应继续给予抗结核治疗。

（张庆广）

第二十五章 腹外疝

第一节 概 论

腹外疝为腹内脏器或组织连同壁层腹膜，经腹壁缺损、薄弱处向体表突出所形成的包块，是外科最常见的疾病之一，其中以腹股沟疝、股疝、切口疝、脐疝较多见。

【病因】

腹壁强度降低和腹内压力增高是腹外疝发病的两个主要病因。

（一）腹壁强度降低　分先天性和后天性两种因素。先天性因素见于某些组织穿过腹壁的部位，如精索或子宫圆韧带通过腹股沟管，股动、静脉穿过股管，脐血管穿过脐环等处；后天性因素有腹部外伤或手术后、切口愈合不良、老年、过度肥胖、久病等因素。

（二）腹内压力增高　如慢性咳嗽、慢性便秘、排尿困难、腹水、腹内肿瘤、婴儿啼哭等增加腹内压力的因素。

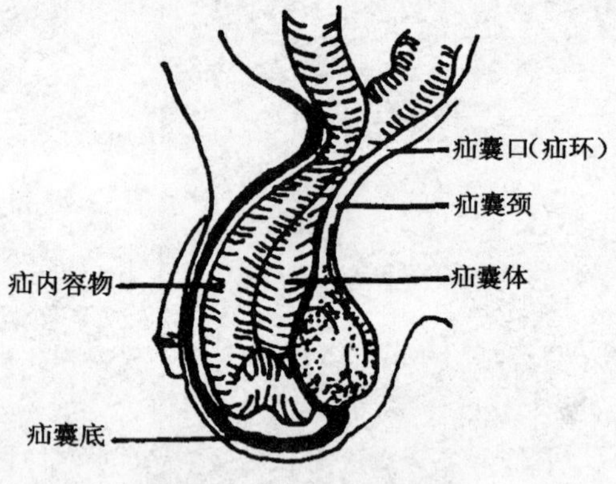

图 25-1　腹外疝的组成

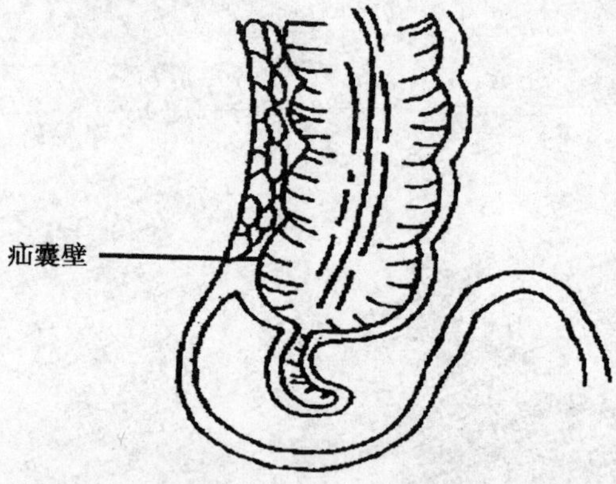

图 25-2　滑动疝，盲肠成为疝囊的组成部分

【病理解剖】

典型的腹外疝由疝环、疝囊、疝内容物和疝外被盖组成。疝环亦称疝门，即腹壁薄弱或缺损所在，是疝内容物突向体表的门户。各种腹外疝以疝环作为命名的依据，如腹股沟疝、股疝等。疝囊为腹膜壁层随疝内容物经疝环向外突出形成的囊袋，可分为疝囊颈、疝囊体和疝囊底三部分。疝囊颈指疝囊与腹腔相连接的狭窄部，其位置相当于疝环。疝内容物是进入疝囊内的脏器或组织，以小肠、大网膜最多见。此外如盲肠、阑尾、乙状结肠、横结肠、膀胱等均可作为疝内容物进入疝囊，但较少见。疝外被盖指疝囊外的各层组织（图 25-1）。

【临床类型】

（一）易复性疝　凡疝内容物容易回纳入腹腔的，称为易复性疝。当病人站立、咳嗽、负重时疝块出现；平卧、休息或安静后，疝内容物可自行或用手推送即可回纳腹腔，疝块可完全消失。

（二）难复性疝　疝内容物不能完全回纳入腹腔内但并不引起严重症状者，称难复性疝。常见的原因是疝内容物反复疝出与疝囊壁发生粘连所致。疝内容物多为大网膜。有些病程较长的疝，因内容物不断进入疝囊时产生的下坠力量将囊颈上方的腹膜逐渐推向疝囊，尤其是髂窝区的后腹膜，更容易被推动，以致腹内脏器（如盲肠、膀胱等）随之下移成为疝囊壁的一部分。这种疝称滑动疝，也属于难复性疝。

（三）嵌顿性疝　当疝环较小而腹内压突然升高时，疝内容物强行通过疝囊颈进入疝囊，随后因疝囊颈的弹性收缩，将疝内容物卡住而不能回纳腹腔，同时可发生疼痛、机械性肠梗阻等一系列症状，称为嵌顿性疝。此时疝内容物的血运尚未受阻。

（四）绞窄性疝　嵌顿疝若不及时解除，疝内容物受压致血运受阻，即为绞窄性疝。嵌顿性疝和绞窄性疝是同一病理过程的两个不同阶段，临床上不易截然分开。疝发生嵌顿后，如其内容物为肠管，先使肠壁静脉回流受阻，肠壁淤血、水肿、增厚，颜色变为淡红或深红。此时解除嵌顿，病变可恢复。若不及时解除，可使动脉血流减少至受阻，动脉搏动消失，肠管丧失蠕动力，弹性差，肠管变黑坏死，疝囊内渗液为暗红色血水。肠管嵌顿或绞窄时，临床上还同时出现急性机械性肠梗阻。如嵌顿性疝的内容物仅为部分肠壁，系膜侧肠壁及其系膜未进入疝囊，肠腔无完全梗阻，这种疝称肠管壁疝或 Richter 疝。如嵌顿的是小肠憩室，则称为 Littre 疝。有些嵌顿肠管可包括两个以上肠襻，或呈“W”形，称逆行性嵌顿疝或 Maydl 疝（图 25－4）。这种疝发生绞窄时，腹腔内的中间肠襻可坏死，因此，手术时不能忽略腹腔内肠管的检查。儿童疝，因疝环组织比较柔软，嵌顿后很少发生绞窄。

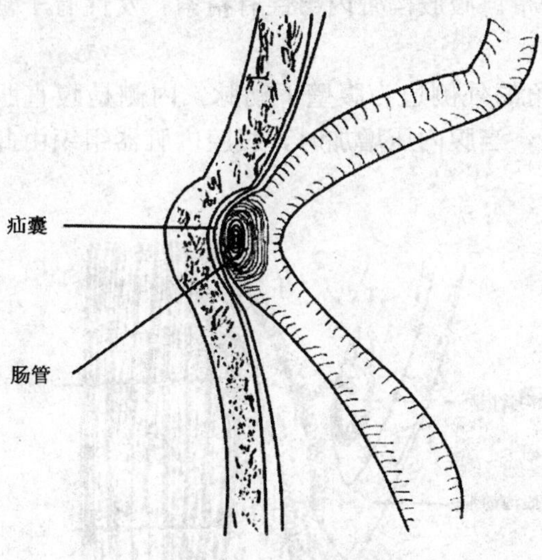

图 25－3　肠管壁疝

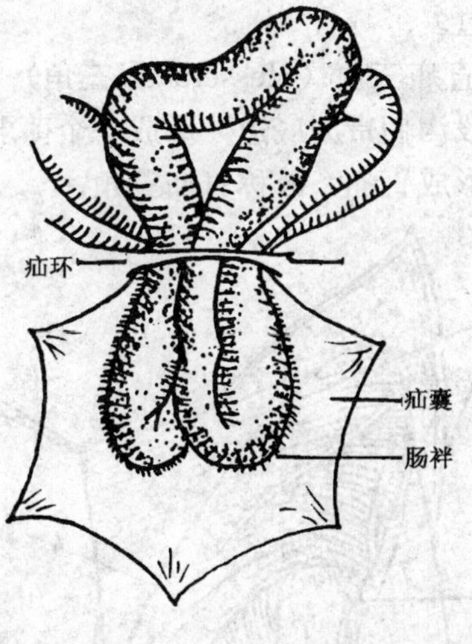

图 25－4　逆行性嵌顿疝

第二节　腹股沟疝

腹股沟疝分腹股沟斜疝和直疝。斜疝疝囊从腹壁下动脉外侧的腹股沟管内环突出，向前下斜行进入腹股沟管，穿过外环可进入阴囊。直疝疝囊从腹壁下动脉的内侧直疝三角区直接向前突出，不进入阴囊。腹股沟疝中以斜疝最常见，发病率约占全部腹外疝的 75%～90%；

或占腹股沟疝的85%～95%。男性占多数，右侧多于左侧。

【腹股沟管解剖】

1. 腹股沟区的解剖层次　由浅而深，有以下各层。

(1) 皮肤、皮下组织和浅筋膜。

(2) 腹外斜肌：腹外斜肌在髂前上棘和脐连线以下移行为腱膜，此腱膜的下缘在髂前上棘到耻骨结节之间增厚成为腹股沟韧带。该韧带内侧端有部分纤维，向后下转折成陷窝韧带。向外延续，附着于耻骨梳上的腱膜，称耻骨梳韧带。腹外斜肌腱膜的纤维在耻骨结节的外上方形成一三角形的裂隙，即为腹股沟管外环（皮下环）。

(3) 腹内斜肌和腹横肌：腹内斜肌和腹横肌在腹股沟区分别起于腹股沟韧带外侧1/2、1/3处，两者的肌纤维向内下行走，下缘成弓状，越过精索前上方向后，止于耻骨结节。两肌肉的腱膜在精索后融合，形成联合肌腱。

(4) 腹横筋膜：位于腹横肌的深面。在腹股沟韧带中点上为约2cm处，腹壁下动脉的外侧，腹横筋膜有一卵圆形裂隙，为腹股沟管内环（腹环）。内环内侧的腹横筋膜增厚，形成凹陷韧带。

(5) 腹膜外脂肪和壁层腹膜。由上述可见，在腹股沟内侧1/2处，腹内斜肌和腹横肌弓状缘下方与腹股沟韧带之间是一薄弱区，这就是好发腹股沟疝的重要原因。

2. 腹股沟管的解剖　腹股沟管位于腹股沟韧带内上方，成人长约4～5cm。有两口和四壁。内口即内环，是腹横筋膜的一个卵圆形裂隙。外口即外环，是腹外斜肌腱膜下方的三角形裂隙。两口均可通过一指尖。前壁是腹外斜肌腱膜，后壁是腹横筋膜，上壁是腹内斜肌、腹横肌及联合肌腱，下壁是腹股沟韧带、陷窝韧带。腹股沟管内男性有精索，女性有子宫圆韧带通过。

3. 直疝三角（Hesselbach三角）　直疝三角的外侧边为腹壁下动脉，内侧是腹直肌外缘，腹股沟韧带为底边，形成一个薄弱的三角区，当腹内压增加时，腹腔内脏器组织由此向前突出形成直疝，故称直疝三角。

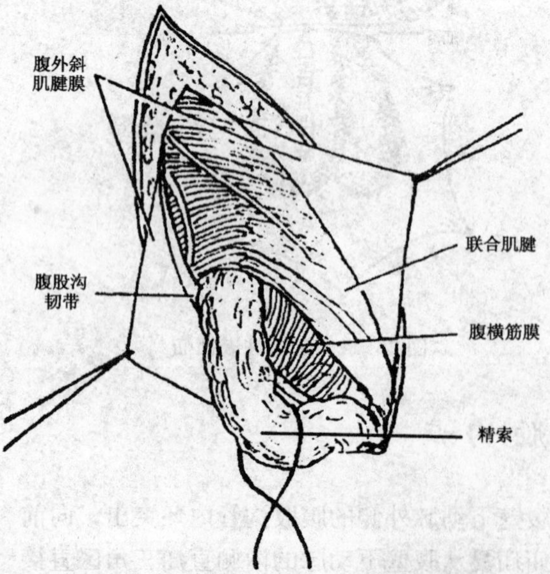

图25-5　腹股沟管的解剖

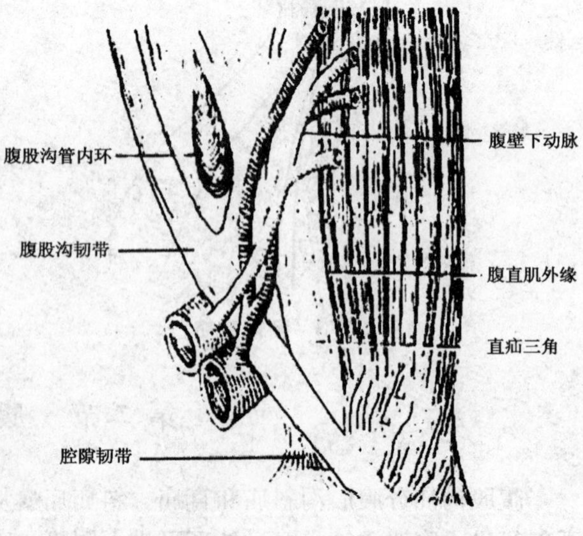

图25-6　直疝三角

【发病机制】

有先天性和后天性两种因素。先天性因素是由于胚胎期睾丸下降过程中带动腹膜，形成腹膜鞘状突，婴儿出生后，鞘状突若不闭锁或闭合不全，仍与腹腔相通，在小儿啼哭等腹内压增高因素作用下，腹腔内脏器即可进入其中形成先天性斜疝。后天性因素是腹股沟处腹横筋膜薄弱或缺损和腹内斜肌及腹横肌薄弱，当腹内压增高时，内环处的腹膜向外突出形成疝囊，腹腔内脏器随之进入疝囊。

【临床表现与诊断】

1. 腹股沟斜疝

（1）易复性斜疝：腹股沟区有肿块和偶有胀痛，无其他症状。肿块常在站立、行走、咳嗽或劳动等增加腹压时出现，多呈梨形，可降至阴囊或大阴唇。用手按压肿块并嘱病人咳嗽，可有膨胀性冲击感。当病人平卧后用手将肿块向腹腔推送，肿块可消失。再以手指通过阴囊皮肤伸入扩大的外环口，嘱病人咳嗽，指尖也有冲击感。用手指紧压内环处，让病人增加腹压，疝块不出现；移去手指，疝块即可出现。疝内容物如为肠袢，则肿块柔软、光滑，叩诊为鼓音，听诊可有肠鸣音。回纳时常有阻力，一旦回纳，肿块即可消失，并常在肠袢进入腹腔时可听到咕噜声。疝内容物如为大网膜，肿块有坚实感，叩诊为浊音，回纳缓慢。

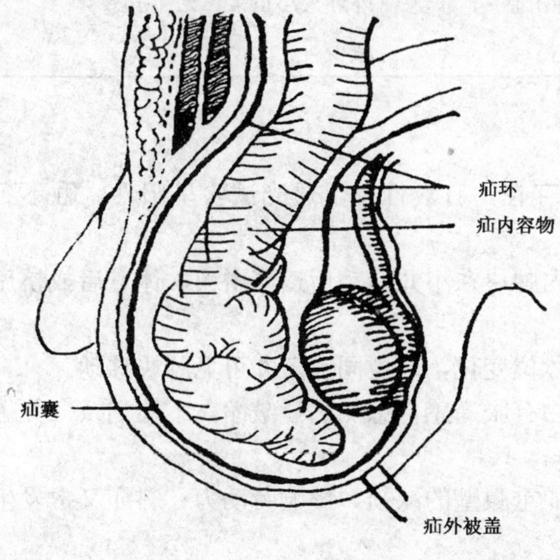

图 25－7　先天性腹股沟斜疝

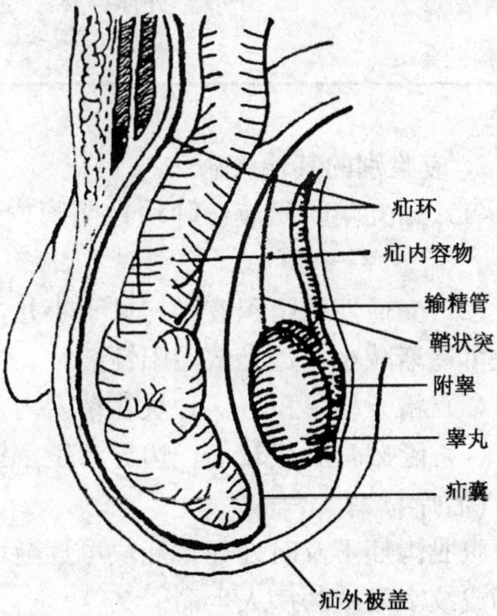

图 25－8　后天性腹股沟斜疝

（2）难复性斜疝：局部坠胀感稍重，疝不能完全回纳。因疝块不能完全回纳，无法扪及腹壁缺损。如为滑动疝，可有消化不良或便秘等症状。

（3）嵌顿性斜疝：发生在腹内压骤增时，疝块突然增大，伴明显胀痛。不能回纳，疝块紧张发硬且有触痛。嵌顿内容物若为大网膜，则疼痛较轻，若为肠管，则疼痛较重，常伴有机械性肠梗阻症状。如不及时处理，将发展成为绞窄疝。

（4）绞窄性疝：是嵌顿疝未能及时处理，疝内容物血运障碍，发生坏死感染或穿孔，患者可有脓毒血症的全身表现，加之肠梗阻等，病情严重。

2. 腹股沟直疝　多见于年老体弱者。当患者站立或腹内压增高时，腹股沟内侧，耻骨结节上外方，出现一半球形肿块。不伴疼痛和其他症状。疝块容易还纳，极少发生嵌顿。还纳后指压内环，不能阻止疝块出现。疝内容物均不降入阴囊。有时膀胱可进入直疝，构成疝囊的一部分，称为滑动性直疝。

【鉴别诊断】

1. 腹股沟斜疝与直疝的鉴别（表 25－1）

表 25－1　腹股沟斜疝与直疝的鉴别

	斜疝	直疝
发病年龄	多见于儿童及青壮年	多见于年老体弱者
突出途径	经腹股沟管突出，可进入阴囊	由直疝三角突出，不进入阴囊
疝块外形	梨形，上部呈蒂柄状	半球形，基底较宽
回纳疝块后压住内环	疝块不再突出	疝块仍可突出
精索与疝囊的关系	精索在疝囊的后方	精索在疝囊的前方
疝囊颈与腹壁下动脉关系	疝囊颈在腹壁下动脉外侧	疝囊颈在腹壁下动脉内侧
外环指诊	外环扩大，咳嗽时有冲击感	外环大小正常，无冲击感
嵌顿机会	较多	较少

2. 应鉴别的其他疾病

（1）睾丸鞘膜积液：肿块在阴囊内，孤立存在，有囊性感，透光试验呈阳性，触不到睾丸。

（2）交通性鞘膜积液：均见于小儿，阴囊内肿块在小儿活动后逐渐增大，休息后或挤压肿块可逐渐减小，透光试验阳性。

（3）精索鞘膜积液：肿块在精索内，不随体位变化，牵拉同侧睾丸可见肿块移动。

（4）隐睾：肿块较小，边界清楚，挤压肿物有胀痛感，患侧阴囊皱缩，不能扪及睾丸。

【治疗】

腹股沟疝不及时处理，疝块可逐渐增大，加重腹壁的缺损，影响劳动力；斜疝又常发生嵌顿或绞窄而威胁病人生命。

（一）非手术治疗　1 岁以下婴儿可暂不手术。因为婴儿腹肌可随躯体生长逐渐强壮，疝有自行消失的可能。可采用棉线束带或绷带压住腹股沟管内环，防止疝内容物突出。年老体弱或伴有其他严重疾病而有手术禁忌者，可用疝带压住腹股沟管内环处，阻止疝内容物外突。嵌顿性斜疝原则上应立即手术。但遇有年老体弱或伴有其他较严重疾病，且嵌顿时间较短（3～4 小时内），估计没有肠管坏死时，可试用手法复位。还纳疝内容物时动作要轻柔勿粗暴。

（二）手术治疗　是治疗腹股沟疝的有效方法，但如有慢性咳嗽、排尿困难、便秘、腹水等症状时，需治疗后方可手术，否则手术后容易复发。手术方法可归纳为单纯疝囊高位结扎术、传统的疝修补术、无张力疝修补术和腹腔镜疝修补术。

1. 单纯疝囊高位结扎术　是在内环处显露疝囊颈，予以高位结扎后切除疝囊。此方法仅适用于婴幼儿斜疝或绞窄性斜疝肠坏死且有局部感染者。

2. 传统的疝修补术 手术的基本原则是疝囊高位结扎，加强或修补腹股沟管管壁。Ferguson 法是加强腹股沟管前壁的方法。疝囊高位结扎后，在精索前面把腹内斜肌及联合肌腱和腹股沟韧带缝合在一起。此法适用于腹横筋膜无显著缺损，腹股沟管后壁尚健全的青年人斜疝。加强腹股沟管后壁有四种方法：①Bassini 法，在精索的后方将腹内斜肌下缘和联合肌腱缝至腹股沟韧带上，此法广泛应用于腹股沟管后壁一般性薄弱的成人腹股沟斜疝。②Halsted 法：精索移位于皮下，在精索深面把腹内斜肌下缘和联合肌腱缝至腹股沟韧带上，再做腹外斜肌腱膜重叠缝合，此法用于腹壁肌肉重度薄弱的斜疝。③McVay 法：在精索深面将腹内斜肌下缘和联合肌腱缝至耻骨梳韧带上。此法用于后壁薄弱严重的病人、复发性斜疝和直疝，还可用于股疝修补。④Shouldice 法：将腹横筋膜自耻骨结节处向上切开，直至内环，然后将切开的两叶重叠缝合，再按 Bassini 法修补腹股沟管壁。

3. 无张力疝修补术 是用人工合成网片材料，在无张力的情况下修补腹股沟管壁，临床上应用的合成纤维网有涤纶网、聚四氟乙烯网、尼龙网和 Marlex 网片及填充式材料等，行此术后的病人，牵扯感轻，疼痛轻，痛苦小，组织愈合好，复发率低。术后可早期活动。方法是分离疝囊后，将其翻入腹腔，无需高位结扎，将花瓣形充填物填充在疝的内环处，再用一纤维网片缝于腹股沟管后壁。

4. 腹腔镜疝修补术 临床上应用较少，有经腹腹膜前法、完全腹膜外法、经腹腔内网片贴置法及单纯疝环缝合法。前三种是从内部用合成纤维网片加强腹壁的缺损，最后一种是用缝线或钉使内环口缩小，主要用于小儿疝。

（三）嵌顿性和绞窄性疝的处理 需紧急手术。术前应纠正脱水和电解质紊乱，做好准备。切开疝环，解除疝环压迫，查看疝内容物特别是肠管有无坏死。如肠管无坏死可还纳回腹腔，按一般疝处理。对可疑坏死的肠管，可用 0.25% 普鲁卡因在其根部注射 40～60ml，再用温热盐水纱布覆盖该段肠管，10～20 分钟后，再行观察，若颜色转红，仍有弹性，刺激后有蠕动，系膜动脉有搏动，则证明该段肠管仍有活力，可回纳腹腔。若肠管呈紫黑色，失去光泽和弹性，刺激后无蠕动，相应肠系膜内无动脉搏动，表示肠管已坏死，在病情允许的前提下，切除该段肠管行一期吻合，行疝囊高位结扎术。一般不宜作疝修补术，以免因感染而致修补失败。若病情危重，可将坏死肠管外置造口减压，以解除梗阻，7～14 日后，病情稳定，再行肠切除吻合。如绞窄的内容物为大网膜可切除。疝手术后，切口加沙袋压迫 24 小时，以防渗血。术后卧床 3～5 天，3 个月内不宜参加重体力劳动。

第三节 股 疝

腹腔内器官组织经股环、股管自股部卵圆窝突出的疝称股疝。多见于中年以上的妇女，女性骨盆宽，腹内压增高后，易发生股疝。

【股管解剖】

股管是一个狭长的漏斗间隙，管长约 1～1.5cm，内含脂肪、淋巴结及疏松结缔组织。股管上口为股环，横经约 1.5cm，有股环膜覆盖，其前缘为腹股沟韧带，后缘为耻骨梳韧带，内缘为陷窝韧带，外缘为股静脉，股管下口为腹股沟韧带下的卵圆窝。大隐静脉经此汇入股静脉。

【病理】

腹内压增高时，腹内脏器连同腹膜进入股管，到达卵圆窝内侧折向前突出于皮下形成股疝。因股管较狭窄，周围韧带较坚韧，疝囊在卵圆窝处又向前折成角，因此极易嵌顿或绞窄。肠管壁疝发生于股疝亦较多。

【临床表现】

易复性股疝可无不适，尤其是肥胖者易疏忽，部分患者在腹内压增高时感局部胀痛，于卵圆窝处有半球形可复性肿块。嵌顿性股疝，除引起局部明显疼痛外，主要表现为剧烈腹痛，常伴有急性机械性肠梗阻症状，可因患者腹部症状显著而导致误诊。

【鉴别诊断】

1. 腹股沟斜疝　腹股沟斜疝位于腹股沟韧带的上内方，呈梨形，可伸向大阴唇。股疝位于腹股沟韧带的下外方，多呈半球形。还纳肿块后，指压内环，嘱病人咳嗽，股疝仍可出现肿块。

2. 大隐静脉曲张　可在卵圆窝处形成结节状膨大，常伴有小腿浅静脉曲张，平卧或抬高下肢后肿块消失。

3. 肿大的淋巴结　有压痛、局部红肿，常伴下肢感染。

4. 髂窝部寒性脓肿　脓肿多位于腹股沟的外侧部分，有波动感，X 线摄片可发现脊柱或骶髂关节结核改变。

【治疗】

股疝易嵌顿或绞窄，应及时进行手术治疗，常用有两种方法。

1. 经股部股疝修补术　在卵圆窝处作切口，分离疝囊，行高位结扎后，缝合腹股沟韧带、耻骨梳韧带和陷窝韧带。适用于较小股疝和年老体弱者。

2. 经腹股沟股疝修补术　经腹股沟斜疝修补入路至腹股沟管后壁，分离疝囊。缝合耻骨梳韧带、陷窝韧带和腹股沟韧带，闭锁股环。适用于较大股疝和嵌顿性股疝。也可采用 Mcvay 法、无张力疝修补等。

第四节　其他腹外疝

一、切口疝

切口疝是指腹腔内脏器自腹部手术切口处突出的疝，最常发生于腹部纵行切口。

【病因】

1. 手术操作不当　最主要的是由切口感染腹壁组织破坏所致，其他如留置引流物过久、切口过长、切断肋间神经过多，腹壁切口缝合不严密，术中因麻醉效果不佳，张力缝合致组织撕裂等情况均可导致切口疝发生。

2. 术后情况　剧烈咳嗽、胃肠胀气、腹水或低蛋白血症、营养不良等因素。

3. 其他　多次腹部手术或严重创伤，使腹壁组织缺损过多。

【临床表现】

腹壁切口处有肿块逐渐膨出，站立和腹压增加时出现或增大，平卧后消失或缩小，肿块还纳后可扪及腹壁裂开的疝环的边缘。较大的切口疝可引起腹部不适、牵拉感、腹胀、腹部隐痛等。疝内容物多为大网膜和小肠，常和疝囊壁有不同程度的粘连，有时可见肠型及蠕动波，回纳时，可听到咕噜声。

【治疗】

以手术治疗为主。较小的切口疝，切除手术瘢痕和疝囊，还纳疝内容物后，逐层无张力缝合。若缺损太大，可用合成纤维网片或自体阔筋膜组织进行修补。

二、脐　疝

腹内脏器或组织自脐环中突出，形成脐疝。可分婴儿型和成人型两种。婴儿脐疝较常见，是由于脐环闭锁不全或脐部瘢痕组织薄弱，婴儿啼哭所致。疝内容物多为大网膜、小肠。易回纳，常因脐环自行闭锁而消失。婴儿在 2 岁前，将疝回纳后，用一大于脐环的外包纱布的硬币压住脐环，以胶布或绷带固定。如满 2 岁后，脐环直径大于 1.5～2cm，可手术治疗。成人脐疝较少见，多发生在中年经产妇女，易发生嵌顿，须手术治疗。

（袁志勇）

第二十六章　急性腹膜炎

当腹膜受到物理性、化学性、细菌性刺激时发生急性炎症反应称为急性腹膜炎。腹膜炎是腹部外科常见的严重并发症。按病因可分为细菌性和非细菌性两类；按临床经过可分为急性、亚急性和慢性三类；按发病机制可分为原发性和继发性两类；按累积的范围可分为弥漫性和局限性两类。

第一节　急性弥漫型腹膜炎

腹膜的急性炎症累及整个腹腔称为急性弥漫性腹膜炎，累及腹腔 1/2 以下者称为局限性腹膜炎。

【病因】

1. 继发性腹膜炎　是最常见的腹膜炎，引起腹膜炎的细菌主要是胃肠道内的菌群，以大肠杆菌最常见。

(1) 空腔脏器穿孔，如急性阑尾炎穿孔、胃十二指肠溃疡穿孔、宫外孕破裂等。

(2) 腹腔脏器的炎症：如重症胆管炎、重症胰腺炎、绞窄性肠梗阻、女性生殖器官炎症等。

(3) 腹部损伤：如开放性腹部损伤，肝脾破裂，肠破裂等。

(4) 腹腔手术污染或术后出血，吻合口漏等。

(5) 腹内脏器缺血或坏死　肠系膜动脉栓塞引起肠管缺血坏死等。

2. 原发性腹膜炎　又称自发性腹膜炎，腹腔内无原发病灶，致病菌多为溶血性链球菌、肺炎双球菌，细菌进入腹腔内的途径一般为：①血行感染；②上行感染，来自女性生殖道的细菌，通过输卵管向上扩散至腹腔；③腹壁穿通伤或医疗性腹腔穿刺，细菌经腹壁伤口进入腹腔；④透壁性感染，在某些情况下，机体的抵抗力降低，肠内细菌通过肠壁进入腹腔。

【病理生理】

细菌或肠内容物等进入腹腔，引起腹膜充血、水肿、渗出，并出现大量巨噬细胞、中性粒细胞，加以坏死组织、细菌和凝固的纤维蛋白，使渗出液变成混浊的脓液。以大肠杆菌为主的常混有厌氧菌感染，脓液成灰黄色，有粪臭味，稠厚。

细菌及其产物（内毒素）刺激病人的细胞防御机制，激活许多炎症介质，这些炎症介质不清除，其终末介质 NO 将阻断三羧酸循环而致细胞缺氧窒息，导致 MODS 和死亡。此外，腹膜严重充血、广泛水肿并渗出大量液体，引起脱水和电解质紊乱，血浆蛋白减低和贫血，腹腔内脏器浸泡在脓液中，肠蠕动减弱或消失，肠管麻痹。肠腔内大量积液使血容量明显减少，肠管因麻痹而扩张、胀气，使膈肌抬高影响心肺功能，加重休克，导致死亡。

年轻体壮的患者抗病能力强，引起胶膜光的细菌毒力弱，数量少，病变损害部位的邻近器官与大网膜发生粘连，将病灶包裹，形成局限性腹膜炎。部分患者中，腹膜可将渗出物逐渐吸收，炎症消散，自行修复而痊愈。如局部化脓则可形成局限性脓肿。

【临床表现】

1. 腹痛　疼痛一般很剧烈，难以忍受，呈持续性。疼痛先从原发病变部位开始，随炎症扩散而延及全腹。深呼吸、咳嗽、转动身体时疼痛加剧。病人多不愿意改变体位。

2. 恶心呕吐　早期为反射性，呕吐物多为胃内容物。以后因肠麻痹可吐出肠内容物。

3. 全身症状　患者可出现全身炎症反应综合征，病情进一步发展，可出现水电解质紊乱、酸中毒及休克等各种表现。

4. 腹部体征　明显腹胀，腹式呼吸减弱或消失。腹部压痛、反跳痛和腹肌紧张，尤其原发病灶所在部位最明显。腹肌紧张的程度随病因与病人的全身情况不同而不等。腹部叩诊时因胃肠胀气呈鼓音。胃、十二直肠穿孔时肠内有大量气体移至膈下，使肝浊音界缩小或者消失。腹腔内积液较多时，可叩出移动性浊音。听诊肠鸣音减弱或消失。直肠指检：直肠前窝饱满或触痛提示盆腔内有感染或形成盆腔脓肿。

【诊断】

1. 临床表现　根据病史、临床表现和典型的腹部体征，可以确定有无腹膜炎。根据腹痛的范围、轻重及腹痛最明显的部位，再结合病史判定原发病因。

2. 实验室检查　白细胞计数及中性粒细胞比例增高。病情危重或机体反应能力低下的患者，白细胞计数可不高，仅中性粒细胞比例增高，甚至有中毒颗粒出现。

3. 腹部X线检查　立位平片膈下有游离气体常提示胃肠道穿孔。肠麻痹时可有小肠普遍胀气，并有多个液平面。

4. B超或CT　腹腔内脓肿在B超下常表现为低回声，CT显示边界清楚的低密度影，且能通过B超或CT进行定位和引导进行穿刺检查或治疗。尚可显示腹腔内积液及病变器官的病理改变。

5. 诊断性腹腔穿刺　根据穿刺液性状可初步判定病因，抽出液还可做涂片、细菌培养及生化检查。

6. 腹腔镜检查　非典型腹膜炎诊断困难时，可用腹腔镜协助诊断，还可以处理腹腔内病灶、行灌洗或引流。

【治疗】

1. 非手术治疗　对病情较轻，且腹部体征已减轻或有减轻趋势者，可行非手术治疗。非手术治疗也可作为手术前的准备。患者在无休克的情况下取半卧位，以使腹腔渗液流向盆腔以减轻中毒症状，有利于炎症局限及随后的手术或穿刺引流，且能减轻因腹胀而对膈肌的压迫。禁食及胃肠减压，对消化道穿孔的患者可减少消化道内容物流入腹腔，还能减轻胃肠道积气，改善胃壁的血运，促进胃肠功能的恢复。纠正水、电解质紊乱。应用抗生素及营养支持。对已经确诊，治疗方案已定者可用止痛剂以减轻患者痛苦。

2. 手术治疗　大多数继发性腹膜炎需要手术治疗。

手术适应证：①经非手术治疗6～8小时（一般不超过12小时），腹膜炎症状及体征不缓解者；②腹腔内原发病严重；③出现严重的肠麻痹或中毒症状，尤其是有休克表现者；④病因不明，腹膜炎无局限趋势。

处理原发病：如切除原发病灶及受损器官，修复破裂脏器。如局部炎症严重，解剖层次不清，全身情况不能耐受手术时，只宜做应急处理，行腹腔引流。

清理腹腔：清理腹腔内的脓液及液体，清除食物残渣、粪便、异物等。脓液多积聚在病灶附近、膈下、两侧结肠旁沟及盆腔内，可用生理盐水及甲硝唑冲洗至洁净。

充分引流：要把腹腔内的残留液和继续产生的渗出液通过引流物排出体外，以防发生腹腔脓肿。放置引流管的指征：①坏死组织未能切除或无法清除；②胃肠吻合或穿孔修补后，预防发生渗漏；③手术部位有较多渗血或者渗液；④已形成局限性脓肿。

第二节　腹腔脓肿

脓液在腹腔内积聚，由肠管、内脏、网膜或肠系膜等粘连包裹，与腹腔隔离，形成腹腔脓肿。可分为膈下脓肿、盆腔脓肿、肠间隙脓肿等。

一、膈下脓肿

脓液积聚在膈下、横结肠及系膜的间隙内者，称膈下脓肿。膈下间隙分为肝上、肝下两大间隙，镰状韧带及肝圆韧带分别把肝上及肝下间隙再分为左右两侧共四个间隙。平卧位膈下部位最低，易形成膈下脓肿，以右膈下脓肿多见。膈下脓肿全身感染中毒反应较严重，可经淋巴途径蔓延到胸腔引起胸膜炎、胸腔积液，亦可穿入胸腔形成脓胸、肺脓肿等。

【临床表现】

发生于腹膜炎或腹腔手术后，可出现明显的全身和局部症状。

1. 全身症状　发热、心悸、乏力、盗汗、消瘦、衰弱等症状。

2. 局部症状　脓肿部位可有持续钝痛，深呼吸时加重。脓肿位于肝下后方可有肾区痛，并可牵涉到肩、颈部。脓肿刺激膈肌引起呃逆。还可有胸腔积液或脓胸。患侧下方呼吸音减弱或消失。膈下脓肿可使肝浊音界扩大。约10%～25%的脓腔内含有气体。

【诊断】

根据病史、症状及体征，均应想到本病，并做进一步检查。X线可见患侧膈肌抬高，活动受限，肋膈角模糊，胸腔积液，肺下叶部分不张；脓肿含气者可有液气平面。

【治疗】

小的膈下脓肿经非手术治疗可被吸收。较大的脓肿需穿刺或切开引流。术前及术后要补液、营养支持和应用抗生素。

1. 经皮穿刺引流术　适应证：与体壁贴近的、局限的单房脓肿，据B超或CT显示的脓肿位置，确定穿刺的部位、方向和深度，进行穿刺抽吸或引流，吸净脓液，并可用盐水或抗生素冲洗。

2. 切开引流术　常用两种方法

经前腹壁肋缘下切口：此途径最常用，适用于肝右叶上、肝右叶下位置靠前及膈左下靠前的脓肿。

经后腰部切口：适用于肝右叶上下、膈左下靠后的脓肿。

无论何种入路切开脓肿，必须充分引流、放置引流管，并酌情进行脓腔冲洗。

二、盆腔脓肿

盆腔处于腹腔最低位，腹腔内的渗出物或脓液积聚于此形成脓肿。盆腔腹膜面积小，吸收毒素能力低，全身中毒症状较轻。

【临床表现与诊断】

腹膜炎及手术后，患者有发热、脉搏加快、倦怠等表现，但全身感染中毒表现较轻，伴典型的直肠或膀胱刺激症状。直肠指检发现肛门括约肌松弛，在直肠前壁触及向直肠内膨出的包块，有触痛，有时有波动感。B超及CT检查可帮助明确脓肿诊断，确定脓肿的大小及位置、与周围组织的关系。

【治疗】

盆腔脓肿较小或未形成时，可以采用非手术治疗，有些可自行吸收。脓肿较大者可经直肠前壁或阴道后穹窿切口引流。

（苏　峰　薛　军）

第二十七章　腹部损伤

第一节　概　论

腹部损伤是一种常见的急腹症，由于多数腹部损伤有严重的内脏损伤，可引起失血或腹膜炎，威胁生命，因此，早期正确的诊断和及时合理的处理，是降低腹部创伤死亡率的关键。

【病因与分类】

腹部损伤一般分为开放性和闭合性两类。

1. 开放性腹部损伤　是指腹部皮肤破损者。主要是锐器或火器所致。有腹膜破损者为穿透伤，无腹膜破损者为非穿透伤；其中有入口、出口者为贯通伤，有入口而无出口为盲管伤。此类损伤伤口受外源性污染，有的并有异物存留、内脏损伤或内脏脱出腹腔外。常见受损内脏依次是肝、小肠、胃、结肠、大血管等。

2. 闭合性腹部损伤　是指腹壁皮肤完整，但皮下组织以内可有各种损伤。主要是由坠落、碰撞、冲击、挤压、拳打脚踢等钝性伤所致。此类损伤可能仅限于腹壁，也可同时兼有内脏损伤。常见受损内脏依次是脾、肾、小肠、肝、肠系膜等。因体表无伤口，要确定有无内脏损伤有时很困难，临床诊断困难较大，故闭合性损伤更具有重要的临床意义。

此外，尚有由各种穿刺、内镜、灌肠、刮宫、腹部手术等诊治措施导致的腹部损伤称医源性损伤。

腹部损伤的严重程度、是否涉及内脏、涉及什么内脏等情况在很大程度上取决于暴力的强度、速度、着力部位和作用方向等因素。还受到解剖特点、内脏原有病理情况和功能状态等内在因素的影响。例如：肝、脾组织结构脆弱、血液丰富、位置比较固定，受到暴力打击容易导致破裂，尤其是原来已有病理情况者；上腹受挤压时，胃窦、十二指肠水平部或胰腺可被压在脊柱上而断裂；肠道固定的部分（上段空肠、末段回肠、粘连的肠管等）比活动部分更容易受损；充盈的空腔脏器（饱餐后的胃、未排空的膀胱等）比排空者更易破裂。

【临床表现】

由于伤情不同，腹部损伤的临床表现可有很大差异。腹壁损伤轻微者表现为局部腹壁肿痛和压痛。有时可见皮下瘀斑，随时间的推移逐渐缓解和缩小。严重者可出现休克。合并腹腔内脏损伤时，如仅为挫伤，伤情通常不重，可无明显的临床表现。若有腹腔内器官破裂时则病情严重。

空腔器官破裂：胃肠道、胆道等空腔器官破裂以腹膜炎的表现为主。主要为剧烈腹痛、胃肠道症状及明显的腹膜刺激征。其程度因进入腹腔的内容物不同而异，通常是胃液、胆汁、胰液刺激最强，腹膜刺激征明显。有的可出现气腹征。随着腹膜炎的发展，可因肠麻痹而出现腹胀，严重时发生感染性休克。

实质性器官和血管破裂：肝、脾、胰、肾等实质性器官和血管破裂以内出血表现为主。

主要有面色苍白、脉搏加快、血压下降、尿少等，甚至发生失血性休克。腹痛一般不严重，腹膜刺激征不明显。但肝破裂伴有较大的肝内胆管断裂时，因有胆汁沾染腹膜；胰腺损伤若伴有胰管断裂，胰液溢入腹腔，可出现明显的腹痛和腹膜刺激征。

【诊断】

无论是开放性还是闭合性损伤，诊断中首先是确定是否有内脏损伤，其次是什么脏器的损伤和是否为多发伤。

（一）有无内脏损伤　根据临床表现，多数受伤者即可确定有无内脏损伤，但由于一些因素的影响，如早期临床表现不明显、合并腹外脏器的损伤掩盖病情等，为了防止漏诊，故必须做到：

1. 详细的询问病史　包括受伤的时间、地点、致伤条件、受伤至就诊之间的病情变化和急救处理经过等。

2. 注意生命体征的变化　包括神志、脉搏、呼吸、血压、体温的监测，注意有无休克征象。

3. 全面而重点的体格检查　包括腹膜炎的程度和范围，是否有肝浊音界改变或移动性浊音，肠鸣音是否减弱或消失，直肠指检是否有阳性发现等。还应注意腹部以外部位有无损伤，尤其是入口不在腹部，伤道却通向腹腔而导致腹部内脏损伤。

根据上述病史和体格检查结果，有下列情况之一，提示有腹内脏器损伤：①腹部疼痛较重，且呈持续性，并有进行性加重，同时伴有消化道症状者；②早期有休克征象者；③有明显的腹膜刺激征者；④腹腔积有气体者；⑤腹部出现移动性浊音者；⑥有便血、呕血或尿血者；⑦直肠指检发现前壁有压痛或波动感，或指套染血者。

（二）何种脏器损伤　根据损伤的部位和临床表现，对判断哪类脏器损伤有一定参考价值。有恶心、呕吐、便血和腹腔有气体者多为胃肠道损伤；有排尿困难、血尿及会阴部牵涉痛者提示泌尿系损伤；有膈面腹膜刺激征表现者，提示上腹脏器损伤，以肝脾损伤多见；有下胸部肋骨骨折提示有肝或脾破裂的可能。

（三）是否有多发损伤　多发性腹内脏器损伤或腹外器官联合伤发生率可达50%左右。诊断中需结合病史及临床特点进行分析，如有肋骨骨折，应想到肝或脾破裂；病人出现呼吸困难时，则须考虑可能有血胸或气胸；对血压低或不稳的颅脑损伤，经一般处理休克未能纠正，应考虑到腹内出血的可能。各种多发损伤可能有以下几种情况：①腹部某一脏器有多处破裂；②腹内有一个以上脏器受到损伤；③除腹部损伤外，尚有腹部以外的合并损伤；④腹部以外损伤累及腹内脏器。

（四）诊断困难时处理　通过以上检查诊断仍有困难者，如病情允许，要进行必要的辅助检查。

1. 实验室检查　腹内实质性器官破裂出血时，红细胞、血红蛋白、血细胞比容等下降。空腔脏器破裂时，白细胞计数明显升高。泌尿器官损伤，尿常规检查可见血尿。

2. 影像学检查　胸腹X线检查可观察到膈下游离气体，腹内积液，气液平面，某些脏器的大小、形状和位置的改变等；B超检查经济方便，无创无痛，确诊率大于90%，可探测脏器外形和大小，腹腔积液、积气和观察疾病的演变；CT检查对软组织和实质性器官分辨力较好，对腹膜后脏器组织的损伤诊断准确率高。

3. 诊断性腹腔穿刺术和腹腔灌洗术　经腹腔穿刺抽到液体后，应观察其性状（血液、胃肠内容物、混浊腹水、胆汁或尿液)。据此，可帮助判断是什么脏器受损。肉眼观察不能确定穿刺抽出液体的性质时，应对样本进行实验室检查。如果抽出的血液不凝固，提示为实质性器官破裂出血，因腹膜的脱纤维作用而使血液不凝。

诊断性腹腔灌洗术对腹腔内出血较少者比穿刺术可靠，诊断准确率高，但其操作复杂，临床上应用较少。

4. 腹腔镜检查　经以上等检查仍不能确定，疑有内脏损伤时，在伤员情况允许条件下，可行腹腔镜检查，以提高准确率，避免不必要的剖腹探查。

【治疗】

1. 非手术治疗

适应证：①通过上述各项检查，一时不能确定有无内脏损伤者，应严密观察病情。②轻度的单纯实质性脏器损伤，生命体征平稳者。

观察期间应做到：不随便搬动伤者，以免加重病情；不注射止痛剂，以免掩盖伤情；不给饮食，以免万一有胃肠道穿孔而加重腹腔污染。

治疗措施：①积极补充血容量，防治休克；②应用广谱抗生素；③禁食及胃肠减压；④营养支持。

2. 手术治疗　已确定腹腔内脏器破裂者，应及时进行手术治疗。对于非手术治疗期间，出现病情加重或经观察仍不能排除内脏损伤者，也应进行剖腹手术。手术中一般按“先止血，后修补”的原则和“先实质，后空腔脏器”的探查顺序进行。脏器伤处理完毕后，应清除腹腔内异物、组织碎块，并用大量生理盐水反复冲洗，根据情况放置引流物。

第二节　常见内脏损伤的诊断和处理

一、肝 损 伤

肝破裂的病理类型分：①真性破裂：肝实质和包膜均有裂伤；②包膜下破裂：常为包膜下血肿；③中央型裂伤：深部实质裂伤，可伴有或无包膜损伤。

肝破裂的临床表现有失血征象，因可能有胆汁漏入腹腔，故腹痛和腹膜刺激征较明显。

肝破裂原则上行手术治疗。要求彻底清创，严格止血，防止胆瘘，充分引流。清创主要是清除裂口的粉碎或失活的组织异物等，将创面上的血管和胆管结扎，裂口表浅，整齐者，行单纯缝合。较深的肝实质损伤，用填塞缝合法。裂口出血不易控制者可行肝固有动脉结扎。失活的肝组织较多，可行肝叶或部分肝切除术。严重肝外伤出血较多，而止血不满意，可用纱布填塞止血。但此法有招致严重感染和继发大出血的可能，故应慎重采用。

二、脾 损 伤

脾是腹内脏器中容易损伤的器官，病理类型与肝损伤类似，分为中央型破裂(破在脾实质深部)、被膜下破裂(破在脾实质周边部分)和真性破裂(破损累及被膜)。

主要临床表现为内出血和较轻的腹膜刺激征。中央型及被膜下脾破裂，无明显出血征象，有时在左上腹可摸到边界不清的压痛性包块，早期诊断困难。但有些血肿在轻微外力作用下突然转为真性脾破裂，造成大出血，临床称延迟性脾破裂，常发生在伤后1～2周。

脾破裂一经诊断，一般应紧急手术治疗。通常采用脾切除术。近年由于对人体免疫功能的研究深入，尤其是脾对儿童免疫功能的影响，有人提倡保脾手术，可行脾修补、脾部分切除，以及脾切除后大网膜移植术。对于轻度的单纯破裂，可以在严密的观察下进行非手术治疗。也可用腹腔镜电灼止血。

三、小肠破裂

小肠占据中、下腹的大部分空间，受伤的机会较多。小肠破裂后可在早期即产生明显的腹膜炎，故诊断一般并不困难。小肠破裂后，只有少数病人有气腹。一部分病人的小肠裂口不大，或穿破后被食物渣、纤维蛋白素堵塞，可能无弥漫性腹膜炎的表现。

小肠破裂的诊断一旦确定，应立即进行手术治疗。手术方式以简单修补为主。一般采用间断横向缝合，以防术后肠腔狭窄。有以下情况时，则采用小肠切除吻合术：①裂口较大或裂口边缘部肠壁挫伤严重者；②小段肠管有多处破裂者；③肠管大部分或完全断裂者；④肠系膜损伤影响肠管血运者。

四、结肠破裂

结肠损伤发病率较小肠为低，常见于腹内多器官损伤时，且多为单发穿孔，破损早期症状和体征常不明显，故易漏诊。结肠的肠壁薄，蠕动强，血运差，愈合力弱，肠内菌量多，腹膜炎出现得较晚，但较严重，预后不良。一部分结肠位于腹膜后，受伤后容易漏诊，常导致严重的腹膜后感染。

对右半结肠破裂口小，腹腔污染轻，全身情况好的病人可行一期修补或一期切除吻合术；大部分病人应先采用肠造口术或肠外置术，待3～4周后病情稳定，再行闭瘘术。

（李兴江　马晓鹏）

第二十八章　胃十二指肠疾病

第一节　胃十二指肠溃疡的外科治疗

一、十二指肠溃疡的外科治疗

十二指肠溃疡好发年龄为30岁左右，男性多见。其发病机制：十二指肠溃疡发病原因和溃疡形成与神经性胃酸分泌、胃窦体液性胃酸分泌等增强使胃液酸度过高、胃排空过快等密切相关。同时，幽门螺旋杆菌与十二指肠溃疡的形成也有密切关系。溃疡多发于十二指肠球部，多位于前壁或后壁。溃疡直径一般为0.2～1.5cm，亦可见较大者。溃疡发生在十二指肠第二、三部分，即“球后溃疡”比较少见。十二指肠溃疡疼痛有明显的节律性，与饮食关系密切，餐后3～4小时疼痛易发作。十二指肠溃疡的特征性症状是饥饿痛和夜间痛。与基础胃酸分泌量过大密切相关，疼痛为烧灼痛或钝痛，程度不等。服抗酸药物及进食后疼痛可减轻或消失。十二指肠溃疡病大多数经严格内科治疗可以治愈，但仍有少数病人需手术治疗。手术适应证如下：

（一）内科治疗无效

多年病史发作频繁，症状较重，经内科治疗未能减轻症状，也未能制止复发以致影响正常工作和生活者。由于幽门螺旋杆菌在十二指肠溃疡中有较高的检出率，且该菌的清除对溃疡愈合及降低复发率有益。因此，抑酸药加抗幽门螺旋杆菌药物正规治疗三个疗程后溃疡仍不愈合，即可视为内科治疗无效。

（二）发生严重并发症

1. 溃疡急性穿孔。

2. 难以控制急性大出血或反复出血。

3. 瘢痕性幽门梗阻。

4. 溃疡恶变及可疑恶变者。

当前，治疗十二指肠溃疡的手术方法主要是胃大部分切除术和胃迷走神经切断术，两者均取得良好的疗效。

二、胃溃疡的外科治疗

胃溃疡好发年龄多为40～50岁，男性较多。胃溃疡发病原因和溃疡形成是由于胃排空迟缓，食物滞留于胃窦部，持续刺激胃窦部黏膜使之释放更多的胃泌素，经血液循环到达壁细胞使其分泌胃酸增多。同时，可有碱性十二指肠液逆流入胃，胃壁血液循环障碍，胃黏液分泌不足，黏膜萎缩性改变等，也就是胃黏膜屏障的损害都和胃溃疡形成有关。胃溃疡在胃各部位均可发生，但以胃小弯溃疡多见，大多数胃溃疡都伴有慢性胃炎。胃溃疡的胃痛没有十二指肠溃疡那样明显的节律性，进食后疼痛不能缓解，有时反而加重。胃溃疡内科治疗反应差，抗酸药物疗效不明显，治疗后也易复发。易引起大出血、急性穿孔等严重并发症，由于胃溃疡发病年龄较大，一旦发生并发症，死亡率较高。胃溃疡有发生恶变的可能，同时胃溃疡与早期溃疡型胃癌的鉴别比较困难。因此，胃溃疡外科治疗非常重要，胃溃疡的手术适应证应适当放宽。胃溃疡手术方法首选是胃大部切除术，以毕Ⅰ式为佳。

三、胃十二指肠溃疡并发症

（一）胃十二指肠溃疡急性穿孔

胃十二指肠溃疡的病程往往是反复发作的动态过程，溃疡在活动期创面可以逐渐加深侵蚀而由黏膜至肌层，最终穿破浆膜而导致全层穿孔。急性穿孔是溃疡病的严重并发症，近幽门小弯侧胃前壁或十二指肠球部前壁是穿孔好发部位，穿孔直径多数在0.5～1.0cm左右，位于后壁的溃疡，在穿透到浆膜层前，多已与邻近器官粘连，形成慢性穿透性溃疡，因而很少出现急性穿孔。当溃疡发生急性穿孔后，胃、十二指肠内大量酸性或碱性内容物突然流入腹腔，引起化学性腹膜炎。6～8小时后，细菌开始繁殖，转变为细菌性腹膜炎，逐步发展，可出现感染性中毒性休克。致病菌主要为大肠杆菌和厌氧菌。

【临床表现】

多有较长期的慢性胃、十二指肠溃疡病史，穿孔前数日溃疡症状加重，少数病人没有溃疡病史，突然发生穿孔。穿孔后，最主要的症状表现为突然发生的腹痛，非常剧烈，如刀割样，从上腹部开始，迅速扩散到右下腹及全腹。由于剧烈腹痛，病人常出现面色苍白、肢体发冷、出冷汗、脉搏细数、血压降低等休克症状。同时常伴有恶心、呕吐，呕吐物为胃内容物。数小时后，由于腹膜大量渗出液稀释，腹痛可减轻。此后，病原菌繁殖，转为细菌性腹膜炎又使腹痛加重，高热、腹胀、血压下降等，出现中毒性休克。

体格检查：病人痛苦面容，平卧位，且不愿变换体位，腹式呼吸消失。全腹有压痛和反跳痛但以上腹为著，腹肌紧张呈“板状腹”，肠鸣音减弱或消失。胃肠道气体自穿孔处进入腹腔积于膈下，肝浊音界缩小或消失，腹腔液体较多时叩诊可有移动性浊音。站立位X线检查，约有80%病人可发现膈下有半月形的游离气体。随着腹腔内感染的进展，体温逐渐升高，白细胞计数及嗜中性粒细胞增高。全身感染中毒症状以及肠麻痹、腹腔积液等腹部体征也越来越重，发生脓毒血症乃至感染性休克。

【诊断与鉴别诊断】

既往有溃疡病史和典型的临床表现，体检有腹膜炎体征，肝浊音界缩小或消失，X线检查有膈下游离气体，根据这些不难做出诊断。必要时，可行腹腔穿刺。不典型病例应注意与下列疾病做鉴别：

1. 急性阑尾炎　当胃十二指肠溃疡穿孔后，胃或肠内容物可沿升结肠外侧间隙流到右下腹，引起右下腹疼痛和压痛，酷似阑尾炎。但急性阑尾炎症状一般较溃疡穿孔轻，体征主要局限于右下腹，无气腹征。

2. 急性胰腺炎　病前可有胆道疾病、暴饮暴食或高脂肪餐史，急性胰腺炎疼痛偏于左上腹，可向腰背部放射，压痛、反跳痛及肌紧张程度不如溃疡病穿孔，血清淀粉酶超过500索氏单位，尿淀粉酶升高，无气腹征，B超可显示出胰腺呈弥漫性肿大，轮廓模糊、边缘不清，胰腺周围积液等。

3. 急性胆囊炎　进油腻食后引起的右上腹绞痛，疼痛向右肩背部发射，阵发性加剧，伴畏寒、发热。右上腹局限压痛和反跳痛，可触及肿大胆囊，Murphy 征阳性，B 超提示胆囊炎或胆囊结石。

【治疗】

1. 非手术治疗　适应证：仅适应于症状轻，体征局限，溃疡病史短，一般情况好的空腹穿孔，单纯性溃疡小穿孔，腹腔污染轻，渗液少，腹膜炎有局限趋势，病人全身情况良好者。应用持续性胃肠减压，静脉补充水、电解质及热量等，给抗生素等抗感染药物。如腹痛明显减轻，压痛、反跳痛、肌紧张消失或局限在右上腹，肠蠕动恢复或有排气、排便，说明非手术治疗有效。若经 12～24 小时的治疗，临床表现不见好转，反而有加重趋势，应改用手术治疗。非手术治疗治愈的病人，需经胃镜检查除外胃癌。

2. 手术治疗　手术方法有穿孔缝合术和胃大部切除术。穿孔缝合术操作简便易行，手术时间短，危险性小，适合于病情重，不能耐受较长时间手术或穿孔时间长，腹腔感染较重者。其缺点是术后仍需继续药物治疗溃疡，2/3 病人需二次手术。胃大部切除术能一次切除溃疡病灶及穿孔，但操作复杂，手术危险性较大，适用于病人一般状况好、穿孔时间在 12 小时以内、腹腔内炎症和胃十二指肠壁水肿较轻者，或有幽门梗阻，出血者；或疑有癌变者。对十二指肠溃疡穿孔也可行穿孔修补加高选择性迷走神经切断，或缝合穿孔后行迷走神经干切断加幽门成形术。腹腔镜技术的发展，得以应用腹腔镜进行溃疡穿孔修补术，也取得了很好的疗效。

（二）胃十二指肠溃疡大出血

胃十二指肠溃疡大出血，多发生于胃小弯或十二指肠后壁。大多数为溃疡基底动脉破裂出血，临床表现为大量呕血或便血（柏油样便），严重者可出现休克。是胃十二指肠溃疡最常见和最危险的并发症之一；其中约 5%～10%的病人需要手术治疗。

【临床表现】

主要症状是突然发生的呕血和/或柏油样黑便，出血迅猛量大为鲜红的血便。部分病人出血较缓慢，仅有柏油样便而无呕血。十二指肠溃疡出血多为黑便，除有暗红色或鲜红色血便外，亦可发生呕血。胃溃疡出血多有呕血。小量持续出血，因胃酸作用，呕血呈咖啡色；快速大量出血时，呕血为鲜红色。呕血前病人常有恶心，便血前常感腹部不适，突感有便意。呕血时病人自觉心慌、四肢无力、眼前发黑，可有晕厥发生。当短时间内失血量超过 400ml 时，可出现头晕、面色苍白、口渴、脉快、血压正常或偏高，出现循环代偿现象。当失血量超过 800ml 时，病人可出冷汗，烦躁、脉细弱，呼吸浅快，血压下降等休克症状。腹部无明显体征，可有轻度腹胀及局部轻度压痛，肠鸣音活跃。出血后血红蛋白、红细胞计数、血细胞比容均呈进行性下降。但在出血后早期，由于血液未被稀释，可能下降不明显。且溃疡出血者会有一部分血积于消化道内，所以实际出血量常比临床估计得多。因此必须反复测定，才能正确判断下降程度。

【诊断与鉴别诊断】

有典型溃疡病史，近期有不同程度溃疡活跃表现，或有饮酒、食生冷过硬食物等诱因发生呕血或黑便，诊断并不困难。但有腹痛病人应注意有并发穿孔可能。没有溃疡病史时，诊断出血原因、部位就较为困难。应根据病人具体情况，借助于有关化验检查、B 超、纤维胃镜、选择性动脉造影、X 线钡餐等检查，与门脉高压食管下段胃底曲张静脉破裂大出血、急性胆道出血、胃癌出血、应激性溃疡出血作鉴别。

【治疗】

大多数胃十二指肠溃疡大出血，经内科治疗可以治愈。出现下列情况，应考虑紧急手术治疗。

1. 出血量大，短时间内发生休克，估计出血来自大血管，难以自止。

2. 在6～8小时内输血600～800ml，血压、脉搏及全身情况不见好转或24小时需输1000ml以上才能维持血压，说明出血仍在继续。

3. 近期曾有过类似大出血史。

4. 正规药物治疗溃疡病期间发生大出血，表明溃疡侵蚀性大，非手术治疗难以止血。

5. 60岁以上病人多患有动脉硬化，出血常不易自行停止。

6. 同时伴有瘢痕性幽门梗阻或并发急性穿孔。

7. 溃疡病史长，经胃镜证实溃疡位于十二指肠球部后壁或胃小弯，并有较多瘢痕者。

8. 疑有胃溃疡恶变者。

手术应争取在出血48小时内进行，以免反复止血无效延误病情，增加手术危险。术前应尽可能纠正休克和改善全身情况。主要手术方法为胃大部切除术，既能止血，又能切除溃疡病灶。对溃疡切除有困难时，可予旷置，但应贯穿缝扎溃疡底的出血动脉或结扎其主干。当病情危急，不允许作胃大部切除术时，可采取单纯贯穿结扎出血的动脉止血。也可同时施行迷走神经切断加幽门成形术或胃窦切除术。

（三）胃十二指肠溃疡瘢痕性幽门梗阻

十二指肠球部溃疡、幽门管溃疡、幽门溃疡，当溃疡愈合后形成瘢痕，瘢痕收缩后使幽门狭窄，出现幽门机械性梗阻，是胃、十二指肠慢性溃疡的常见并发症，约见于2%～4%的病例。

【病理】

溃疡引起幽门梗阻的原因有

1. 痉挛性　幽门括约肌反射性痉挛可引起间歇性梗阻。

2. 炎症水肿性　溃疡附近炎症水肿，使幽门狭窄。当炎症水肿减轻后，梗阻缓解或消除。

3. 瘢痕　幽门附近溃疡愈合后瘢痕所致梗阻，为持续性梗阻，需进行手术治疗。

由瘢痕所致的幽门梗阻，呈持续性进行性加重，初期胃蠕动增强，胃壁肌肉肥厚，胃呈轻度扩大。晚期胃呈高度扩大，蠕动减弱，胃内容物滞留日趋增重。由于呕吐和不能摄取营养，引起脱水，电解质紊乱，营养缺乏。由于胃液中盐酸及氯化物丢失，血液氯离子降低，碳酸氢根离子增加，出现代谢性碱中毒，同时又因为钾从胃液中呕出和从尿中排出，可以出现低血钾，表现为低钾低氯性碱中毒。

【临床表现】

主要表现为腹痛和呕吐。腹痛为上腹膨胀或沉坠感，呕吐多发生在晚间或下午，呕吐物多有隔夜食物，且有酸臭味，一般无血液及胆汁，呕吐后上腹部不适明显减轻。腹部检查可见上腹部局限隆起，可见胃蠕动波，手拍上腹部可闻及震水音。较长时间梗阻者，可出现脱水、贫血、消瘦、水电解质平衡失调、低钾、低氯性碱中毒、营养不良等表现。

【诊断与鉴别诊断】

根据溃疡病史和典型临床表现，结合X线钡餐检查证明有胃高度扩大、胃张力减低、

24 小时后仍有钡剂存留即可确定诊断。但应与下列疾病相鉴别。

1. 活动性溃疡所致幽门痉挛和水肿　仍有溃疡疼痛症状，梗阻为间歇性，呕吐虽剧烈但胃不扩张，呕吐物不含宿食。经胃肠减压、解痉等治疗后，梗阻症状随疼痛缓解而减轻。

2. 胃癌所致幽门梗阻　胃癌病期短，无溃疡病史，无明显胃扩张。胃蠕动波少见，X线钡餐检查和纤维镜检查，可进一步明确诊断。

3. 十二指肠球部以下的梗阻性病变　十二指肠肿瘤、肠系膜上动脉压迫综合征等均可引起十二指肠梗阻，其呕吐物含胆汁。X线钡餐检查可帮助鉴别。

【治疗】

溃疡病并发瘢痕性幽门梗阻应进行手术治疗，解除梗阻。为保证手术顺利进行，减少术后并发症，手术前应 2～3 天行胃肠减压排空胃腔，并每日用高渗温盐水洗胃减轻胃壁水肿，补液、支持治疗改善营养状况、纠正水电解质和酸碱失衡等。

手术以胃大部切除术为主，也可考虑应用迷走神经切断加胃窦切除术。对胃酸低、溃疡已愈合的病人，特别是老年或全身情况差的病人，可仅做胃空肠吻合术解除梗阻或加做迷走神经切断术。

四、胃大部切除术

胃大部切除术是我国治疗溃疡病最常用的手术方法。包括胃切除及胃肠重建两大部分。其治疗胃十二指肠溃疡的机制是：切除胃窦部，消除了胃泌素引起的胃酸分泌；切除了胃体大部，既阻断了胃相胃酸分泌，又消除了大部分头相胃酸分泌；同时也切除了溃疡病灶及其好发部位。因某些原因，溃疡不易切除，可予以旷置，因食物不再通过，溃疡可以逐渐愈合。

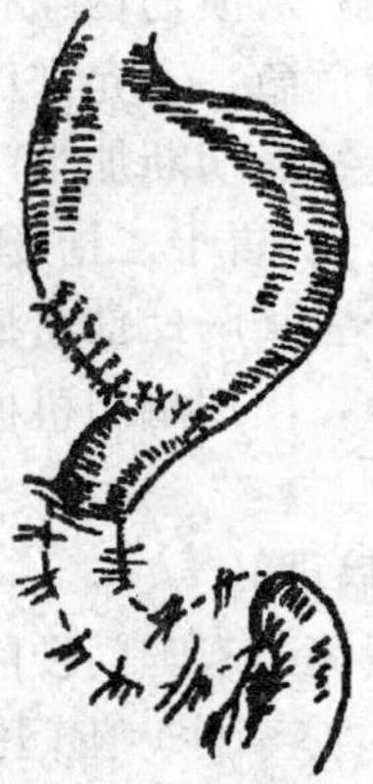

图 28－1　毕Ⅰ式胃大部切除术

（一）胃大部切除术术式

胃大部切除术的手术方式很多，但根据胃大部切除后，胃肠道重建方式的不同，基本手术方式可分两类。

1. 毕Ⅰ式胃大部切除术　当胃大部切除后，把残胃和十二指肠吻合（图 28－1），简称毕（Billroth）Ⅰ式。

此手术优点是胃十二指肠吻合后接近正常解剖生理状态，术后并发症少，多用于胃溃疡。十二指肠溃疡常伴有炎症、瘢痕或粘连，切除困难或因胃切除量过多，吻合口张力过大，易发生吻合口漏。胃切除量过少，胃酸分泌高，易引起溃疡复发。

2. 毕Ⅱ式胃大部切除术　当胃大部切除后，残端胃和空肠吻合，简称毕（Billroth）Ⅱ式。本手术方法能切除足够的胃而不致吻合口张力过大，术后复发性溃疡较少。由于术后胃液和食物直接进入空肠，十二指肠溃疡旷置后仍能愈合。但毕Ⅱ式改变了胃肠道正常解剖生理关系，术后并发症较多（图 28－2）。

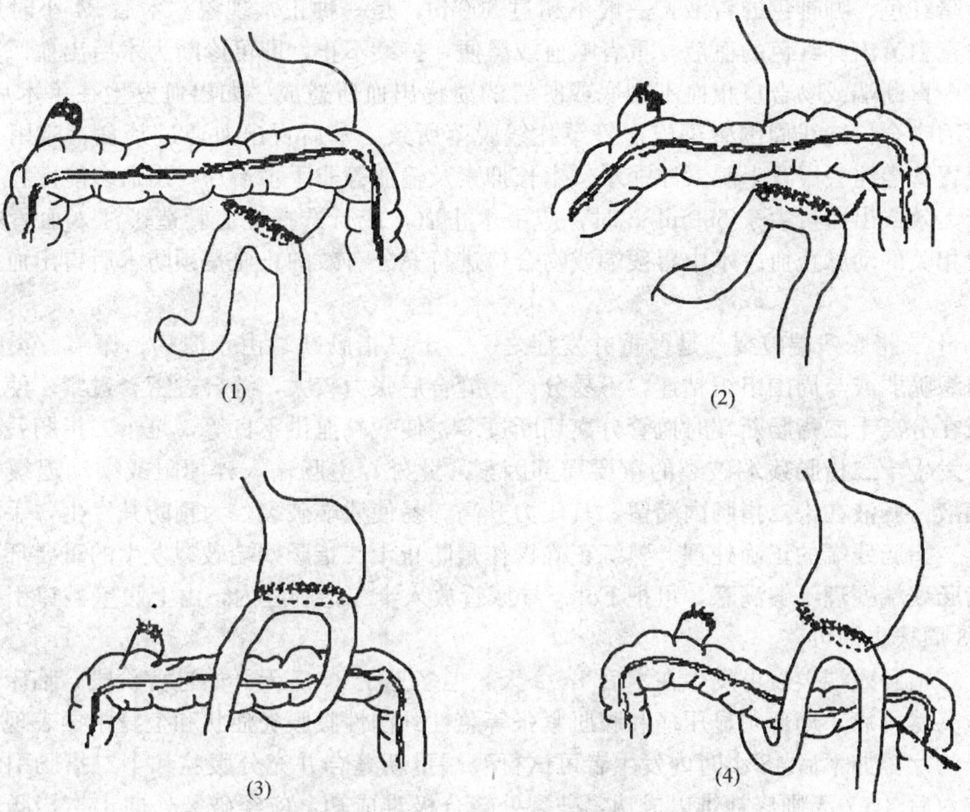

图 28-2 常用的毕Ⅱ式胃大部切除术

(1) 霍式法（Hoffmeister）：结肠后，部分胃断端与空肠吻合，输入段对小弯侧；
(2) 波式法（Polya）：结肠后，全部胃断端与空肠吻合，输入段对小弯侧；
(3) 莫式法（Moynihan）：结肠前，全部胃断端与空肠吻合，输入段对大弯侧；
(4) 艾式法（v. Eiselsberg）：结肠前，部分胃断端与空肠吻合，输入段对小弯侧。

（二）胃大部切除术基本操作要求

1. 切除范围　胃切除太多，残胃太少，影响术后营养的摄入，切除过少，易导致溃疡复发，因此胃切除范围应不少于60%。习惯上较通用的切除线是从胃大弯左、右胃网膜动脉交界处向左在胃网膜左动脉第一个分支处向胃小弯做一垂线。

2. 吻合口内径以两横指（3～4cm）为宜，既可防止吻合口狭窄，也可避免倾倒综合征的发生。

3. 胃空肠吻合是在结肠前或结肠后，可根据医生经验而定。越接近十二指肠的空肠黏膜，抗酸能力越强，为避免发生吻合口溃疡，结肠后胃肠吻合，要求屈氏（Treitz）韧带至吻合口的近端空肠长度在6～8cm；结肠前胃肠吻合，要求屈氏韧带至吻合口的近端空肠长度在8～10cm为宜。吻合口近端空肠位置必须高于远端空肠，使胃内容物顺利进入远端空肠内。

（三）胃大部切除术后并发症

1. 术后胃出血　因手术中残留血液和吻合口少量渗血，术后24小时内，可自胃管内引出少量暗红色、咖啡色的胃液，一般不超过300ml，是一种正常现象。术后24小时后自胃管内一直引流出鲜红色的血液，重者呕血或黑便，持续不止，即可诊断为术后出血。其原因多是术中胃断端或吻合口止血不彻底或旷置的溃疡出血所造成。如出血发生在手术后4～6日，多因吻合口缝线周围感染或血管结扎线脱落所致。术后胃出血通过禁食、应用止血药物、经胃管灌注去甲肾上腺素冰盐水、生长抑素及输血等非手术治疗，出血多能停止。非手术治疗无效或出血量大于500ml/h时，应手术止血，或行选择性血管造影注入血管收缩剂或栓塞相关的动脉止血。术中胃残端或吻合口进行充分有效的止血是预防术后胃出血的基本措施。

2. 十二指肠残端破裂　是严重并发症之一。十二指肠断端由于溃疡、瘢痕、炎症或水肿，组织脆弱或与周围组织粘连，不易分离，缝合后张力较大，缝合过密、过紧，使局部缺血；或在分离十二指肠断端时血管分离切断过多，使残端血供不良等，是十二指肠残端愈合不良，发生十二指肠残端破裂的重要局部因素。此外，空肠输入袢梗阻或蠕动迟缓，使胆汁、胰液、肠液在十二指肠内潴留，其压力升高，易使残端破裂。为预防其发生，手术中应加强十二指肠残端的正确处理。熟练正确操作是防止十二指肠残端破裂发生的重要环节。如十二指肠残端处理不够满意，可把Foley导尿管放入十二指肠腔内，由上腹壁戳口引出，术后2～3周拔出即可。

十二指肠残端破裂可发生在术后1～2天，但多见于3～7天开始进食阶段。临床表现为右上腹突然剧痛，局部明显压痛和腹肌紧张等急性弥漫性腹膜炎症状和全身中毒表现，需立即手术治疗。如术后48小时内发生者可试行残端重新缝合并充分腹腔和十二指肠引流；如发生在术后3～7天则修补难以成功，破裂处缝合极难成功，应经破裂处向十二指肠肠腔内放置引流管（T形管），可行空肠造口术维持营养。术后持续吸引，腹腔内充分引流，积极纠正脱水、电解质的丧失，输血，应用抗生素，有条件可应用胃肠外营养。

3. 胃肠吻合口破裂　因吻合口张力过大或缝合不当，或患者严重贫血、低蛋白血症、组织水肿等使组织愈合能力差所致。发生较早，表现为明显腹膜炎，发生较晚可形成局限性脓肿。诊断明确，应手术治疗。

4. 术后梗阻　胃大部切除术后发生梗阻性并发症，以毕Ⅱ式居多。按梗阻部位可分为吻合口梗阻、输入段梗阻及输出段梗阻。

（1）吻合口梗阻：有机械性梗阻和吻合口排空障碍两种。机械性梗阻多因吻合口过小、空肠壁翻入过多、空肠逆行套叠堵塞吻合口等所引起。而胃吻口排空障碍多与吻合口水肿、残胃弛张无力、吻合口输出段肠功能紊乱等因素有关。临床表现为食后上腹沉坠感，继而上腹胀满、恶心、呕吐，呕吐物为不含胆汁的胃内容物，有的伴有频繁呃逆，上述症状与日增重，禁食后仍不能自行缓解，X线钡餐透视可见钡剂完全停留在胃内。治疗可采取禁食，持续胃肠减压，3%盐水洗胃、输液、输血；也可应用完全胃肠外营养。轻者一周内可自愈，一般情况无需手术治疗。如术后2周以上症状不见好转，经X线钡餐透视检查或纤维胃镜检查，证实为吻合口狭窄或不能除外机械性梗阻时，则需再次行输入输出段之间的空肠吻合，或改行Roux－Y型吻合。

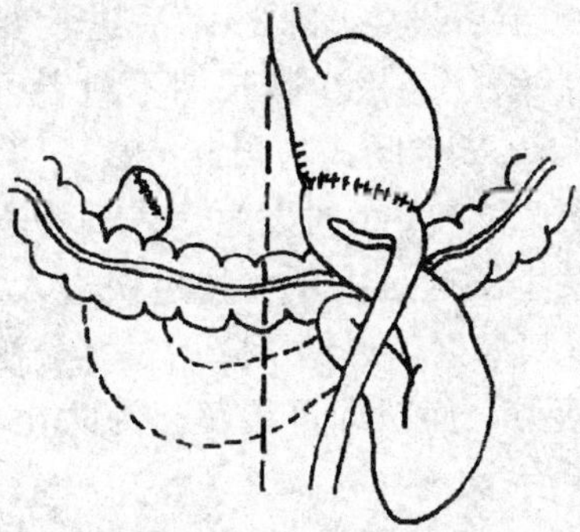

图 28-3　输入段过长，进入输出段系膜与横结肠系膜之间孔隙，形成内疝

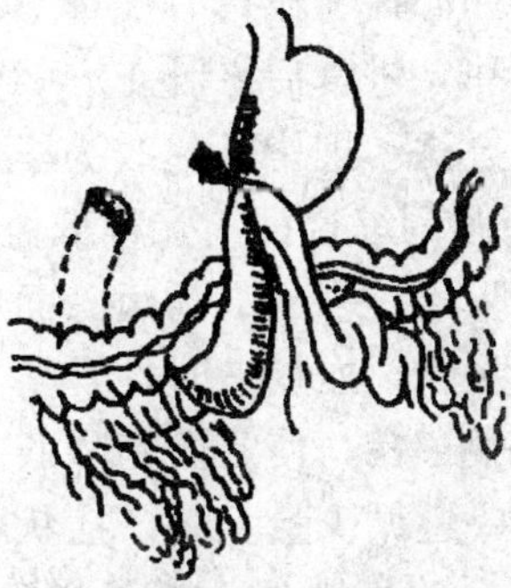

图 28-4　输入段过短，输入段被拉紧，在吻合口处形成锐角

（2）输入段梗阻：有完全性和不完全性梗阻。

①急性完全性梗阻：多发生在毕Ⅱ式结肠前输入段对胃小弯的术式，输入段肠管扭曲或粘连，输入段肠内容物不能下行而梗阻。也可因输入段过长，进入输出段系膜与横结肠系膜之间孔隙，形成内疝，造成急性闭袢性梗阻。严重者可发生肠绞窄、坏死、穿孔（图 28-3）。

典型临床表现为上腹部突发性剧痛，呕吐频繁少量不含胆汁液体，上腹可有明显压痛，甚至可触到包块。需及时手术解除梗阻。有内疝则复位，缝合系膜间孔隙。有肠坏死时，行肠切除后空肠 Y 型吻合。输入段过长扭曲时，需做输入输出段侧侧吻合。

②慢性不完全性梗阻：发生在毕Ⅱ式输入段对胃小弯的术式时，多因输入段太长易扭曲；也可由于输入段太短（图 28-4）或胃小弯侧切除得过高，输入段被拉紧，在吻合口处形成锐角，使输入段内的胆汁、胰液及十二指肠液不能及时排出而潴留。特别是在进食后 30 分钟左右，因分泌增加，肠内压力增加，强烈的蠕动克服了梗阻，潴留的胆汁等液体涌入胃内，引起大量胆汁呕吐，吐后症状消失。其临床表现为“输入段综合征”：进食后 30 分钟左右，上腹突发胀痛或绞痛，伴恶心，喷射状呕吐大量不含食物的胆汁，吐后症状立即消失。X 线钡餐透视可见大量钡剂进入输入段。治疗：先行对症支持治疗，如症状数周之内不能自行缓解，可行手术治疗，做输入、输出袢空肠侧侧吻合，或做 Roux-en-Y 型吻合术。

（3）输出段梗阻：多因粘连或炎性肿块压迫所致。结肠后胃空肠吻合，横结肠系膜裂孔在残胃壁上固定不牢而滑脱或系膜孔瘢痕收缩压迫输出段空肠引起梗阻。结肠前胃空肠吻合后，远侧小肠可进入胃空肠吻合口后面的孔隙形成内疝，也可出现梗阻。临床表现多为上腹胀痛，多在进食后发生；恶心、呕吐，呕吐物中含有胆汁及食物。X 线吞钡检查可明确梗阻部位。如症状较轻、呕吐不重，可行胃肠减压、输液或完全肠外营养等一般支持治疗，如梗阻不能解除，应再次手术治疗。

5. 早期倾倒综合征　易发生在胃切除范围过大，使残胃容积过小，同时胃肠吻合口过大，食物过快地大量排入空肠，且为高渗性，将大量的细胞外液吸入到肠腔，不仅使肠管更加膨胀，释放 5-羟色胺，肠蠕动增快，也可使循环血量骤然减低。因大量高渗性食物进入肠腔，牵拉游离的残胃，刺激腹腔内脏神经，导致倾倒综合征的发生。临床表现为进食后 30 分钟内，多为进加糖的流食或半流食，出现上腹胀满、恶心、肠鸣、腹泻等，以及神经、循环症状，如心慌、出汗、头晕、面色苍白、乏力，甚至可发生虚脱。术后进食要少量多餐，避免过甜，进食后平卧10～20分钟，多数病人症状缓解，极少数长期不愈者可行手术治疗。手术方法：把毕Ⅱ式改为毕Ⅰ式，或做Roux-en-Y空肠式吻合。

6. 晚期倾倒综合征　又称低血糖综合征，多在进餐后2～4小时发生，表现为心慌、无力、出汗、眩晕、手颤、嗜睡、面色苍白，甚至虚脱发生。这是由于食物过快进入空肠后，葡萄糖加快吸收，血糖一时性升高，刺激胰腺分泌过多胰岛素，血糖下降后过多分泌的胰岛素仍在血液中存在，使之血糖降低。此时稍进饮食或糖类，症状即可缓解。为防止其发生，手术后进食要遵循少量多餐。症状明显时可用生长抑素治疗。

7. 碱性反流性胃炎　胃部分切除术后，丧失幽门括约肌，胆汁反流入胃，破坏胃黏膜屏障作用，引起氢离子逆向弥散进入，导致胃黏膜充血、水肿、糜烂。部分病人手术后数月或1～2年，逐渐临床表现为典型三联征：①剑突下持续烧灼痛，进食后加重，用抗酸剂无效；②呕吐胆汁；③体重减轻。胃镜检查胃黏膜充血、水肿、轻度糜烂、易出血；活检常为慢性萎缩性胃炎改变。轻者可应用胃黏膜保护剂、胃肠动力剂及胆汁酸结合药物治疗可缓解，严重者应手术，改做Roux-en-Y型空肠吻合术，以避免胆汁反流入胃。

8. 吻合口溃疡　90%以上发生在十二指肠溃疡胃大部切除术后两年内发生。常见的溃疡部位是在吻合口输出段后壁。原因多是胃切除不够，输入段空肠过长或行溃疡旷置手术时，未彻底切除胃窦部黏膜。临床表现与原溃疡病相似，但疼痛较剧，易发生出血或穿孔。胃镜及X线钡餐检查即可确诊。吻合口溃疡治疗应根据病情具体分析，一般先行内科治疗，无效后再行手术治疗。手术处理应重行合乎要求的胃大部切除术，或同时作迷走神经切断术。

9. 贫血　胃大部切除术后，胃酸减少，进食后直接排入蠕动较快的空肠，会影响铁的吸收，久之可发生缺铁性贫血，尤其是女性病人。少数病人可因内因子缺乏，发生巨细胞性贫血。治疗可按贫血产生的原因，予以对症治疗。

10. 残胃癌　指胃因良性疾病行部分切除术，5年以后所发生的残胃上的癌。其原因可能与胃大部切除术使胃酸明显降低，胆、胰、肠液和肠内细菌逆流入胃，慢性萎缩性胃炎形成有关。临床表现酷似溃疡复发，应及时做X线钡餐及胃镜检查，明确诊断后，行根治性切除。

其他并发症还有：营养不良、腹泻和骨病等。

（四）胃迷走神经切断术

胃的神经源于腹腔神经节发出的交感纤维和左、右迷走神经的副交感纤维，前者可抑制胃的分泌和运动，后者则可促进胃的分泌和运动。胃迷走神经切断术可消除头相胃酸分泌；消除迷走神经引起的胃泌素分泌，从而阻断胃相胃酸分泌。术式有：①迷走神经干切断术；②选择性迷走神经切断术；③高选择性迷走神经切断术：即仅切断胃近端支配胃体、胃底壁细胞的迷走神经而保留胃窦的迷走神经的手术。终末支在距幽门5～7cm处进入幽门窦，形似“鸦爪”，可作为胃迷走神经切断术的标志，其手术的优点是：不会引起胃潴留，不需要附加引流手术，保留了幽门括约肌的功能，减少了碱性胆汁反流和倾倒综合征，但溃疡复发率较高。

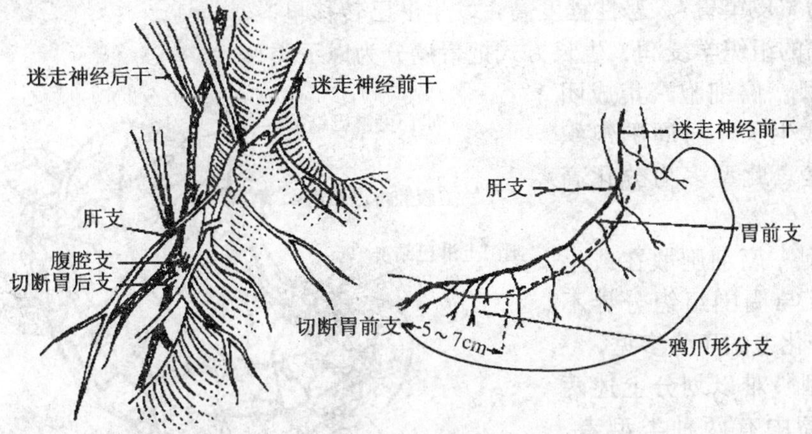

图 28－5　选择性胃迷走神经切断术及高选择性迷走神经切断术

胃迷走神经切断术的基本要求是：头相胃酸分泌完全消失，即十二指肠溃疡患者的夜间高胃酸现象消失，基础胃酸中无游离酸。

第二节　胃　癌

胃癌是我国最常见的恶性肿瘤，占我国消化道恶性肿瘤第一位，其死亡率一直居恶性肿瘤之首。40～60 岁为高发年龄。男多于女，男女比例约 2∶1。

【发病因素】

病因虽未明，但认为胃癌的发生与下列因素有关，如饮食因素，环境因素，亚硝胺类化合物，多环芳烃类化合物，微量元素，遗传因素，真菌及幽门螺旋杆菌感染等。某些疾病可使胃癌的危险性增加，如慢性萎缩性胃炎、胃溃疡、胃息肉和胃大部切除术后残胃等。

【病理】

（一）好发部位　以胃窦部最多，其次为胃小弯及贲门部和胃体。

（二）病理类型　大体分型目前沿用早期胃癌及进展期胃癌的分法。

早期胃癌指所有局限于黏膜或黏膜下层的胃癌，不论其是否有淋巴结转移。按胃镜下形态又分为Ⅰ型隆起型、Ⅱ型浅表型、Ⅲ型凹陷型及混合型。这类胃癌主要由胃镜发现，检出率仅 15％～20％。

进展期胃癌按 Borrmann 分型法分为四型。

Ⅰ型（结节型）：肿块可呈巨伞状、菜花状、息肉状，突入胃腔，边界清楚。

Ⅱ型（局限溃疡型）：癌肿有明显的溃疡，边缘略隆起，边界清楚。

Ⅲ型（浸润溃疡型）：癌中心有明显溃疡，边界不清，癌组织向周围浸润。

Ⅳ型（弥漫浸润型）：癌细胞弥漫浸润胃壁各层，可累及胃的大部或全部，使胃腔缩窄，胃壁僵

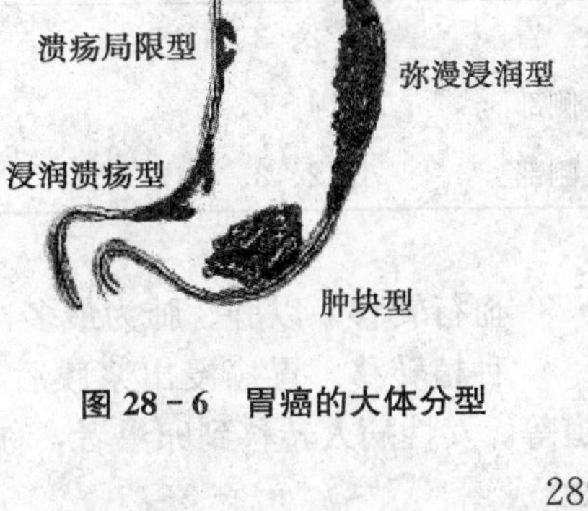

图 28－6　胃癌的大体分型

硬，被称之为“皮革胃”。恶性程度高，发生淋巴转移早。

根据胃癌的组织学浸润、生长方式把胃癌分为以下类型。

1. 膨胀型　癌细胞聚集成团块状，膨胀式生长，与周围组织界限比较清楚。此型多为分化高的腺癌。

2. 浸润型　癌细胞散在或呈条索状浸润，与周围组织分界不清。此型以分化差的癌为多见。

3. 中间型　难以划分上述两类或同一肿瘤中有两种类型者。各种类型的术后生存率有显著差异，其中以膨胀型预后最好，中间型次之，而浸润型最差。

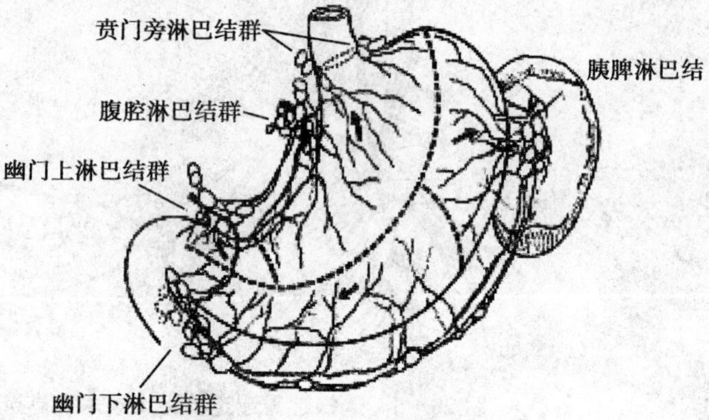

图 28－7　胃的淋巴引流方向、部位

组织学所见约 95％为腺癌，包括乳头状腺癌、管状腺癌、黏液腺癌、低分化腺癌及印戒细胞癌，其他为为腺鳞癌、鳞状细胞癌、未分化癌及未分化类癌等。

（三）浸润与转移

1. 直接蔓延　可根据浸润胃壁深度，判断病情早晚，一般可分为黏膜及黏膜下层、肌层、浆膜、浆膜外层浸润。另外还可侵入周围组织及器官，如大网膜、肝、胰、横结肠、十二指肠、食管及脾等。

2. 淋巴结转移　是胃癌的主要转移途径。先累及局部，继而沿淋巴引流方向转移至远处淋巴结（图 28－7），临床最常见。以淋巴转移方向，动脉分支次序，并在此基础上又根据原发肿瘤的不同部位，从胃壁开始由近及远，将胃的区域淋巴结分为 3 站 16 组（表 28－1）。胃区域淋巴结按 1～16 组顺序分别为：①贲门右；②贲门左；③胃小弯；④胃大弯；⑤幽门上；⑥幽门下；⑦胃左动脉周围；⑧肝总动脉周围；⑨腹腔动脉周围；⑩脾门淋巴结；⑪脾动脉干周围淋巴结；⑫肝十二指肠韧带内淋巴结；⑬胰后淋巴结；⑭肠系膜上动脉根部淋巴结；⑮结肠中动脉周围淋巴结；⑯腹主动脉周围淋巴结。胃癌既可逐步转移，也可有跳跃式转移，即第 1 站无转移而第 2 站有转移。晚期胃癌可经胸导管转移到锁骨上淋巴结。

表 28－1　胃癌部位与淋巴结站别的关系

胃癌部位	第 1 站 N_1	第 2 站 N_2	第 3 站 N_3
全　胃	1　2、3、4、5、6	7、8、9、10、11	12、13、14、15、16
远侧部	3、4、5、6	1、7、8、9	2、10、11、12、13、14、15、16
近侧部	1、2、3、4	5、6、7、8、9、10、11	12、13、14、15、16

3. 血行转移　以肝、肺为最多，另外还有胰、肾上腺、骨、脑等。

4. 种植转移　胃癌浸出浆膜后，可脱落至腹腔引起种植。除腹膜壁层外还可累及肠、胆道等。女性病人转移到卵巢者，称 Krukenberg 瘤。

【临床分期】

为便于估计胃癌浸润范围，将胃分为三个分区。在胃大、小弯各定两点，将其分成三个相等距离，将大、小弯相对应两点连线。上 1/3 区包括贲门和胃底，中 1/3 区为胃体，下 1/3 区包括幽门窦。

Ⅰ期　癌灶限于黏膜及黏膜下层，无淋巴结转移或仅有邻近第 1 站淋巴结转移。

Ⅱ期　癌肿侵及肌层或浆膜层，病变范围未超过一个分区，没有或仅有邻近第 2 站淋巴结转移。

Ⅲ期　不论肿瘤大小，凡有远隔部位第 1 站淋巴结转移或邻近第 2 站淋巴结转移，或仅有邻近第 1 站淋巴结转移及虽无淋巴结转移，但癌肿已超过一个分区者。

Ⅳ期　不论肿瘤大小，凡有器官转移或有第 3 站淋巴结转移者。

【临床表现】

胃癌早期多无明显症状，有时表现为上腹不适、隐痛、食欲不振，易被患者或医生忽视。就医时易被误为胃炎、溃疡病、消化不良等。临床症状明显时，病变已属中晚期。此时可表现为：食欲减退、乏力、消瘦。继续发展，可出现消化道出血、梗阻或穿孔。胃窦癌可引起幽门部分或完全性梗阻，可有恶心、呕吐，可呕吐咖啡色液体；贲门部或高位小弯癌可有进食梗阻感。

胃癌早期无明显体征，可在上腹部有深压痛。进一步发展可出现腹部肿块、腹水。左锁骨上淋巴结肿大，直肠或阴道指诊可发现盆腔种植肿块，以及恶病质状态。

【诊断】

胃癌早期诊断比较困难，就诊病人绝大多数为进展期胃癌。早期诊断是提高胃癌治愈率的关键。进展期胃癌的诊断不困难。对有下列情况者应详细检查以提高早期胃癌检出率：

1. 中年以上，有不良嗜好如吸烟、饮酒者，既往无胃病史而近期出现上述早期消化道症状；或既往有慢性溃疡病史而近期症状加重或疼痛无规律，使用原来有效的药物治疗无效者。

2. 对有胃溃疡、胃息肉、胃腺瘤、萎缩性胃炎等癌前期病变者，应注意定期复查。

3. 曾行胃大部切除，近期重又出现上消化道症状者。

【检查方法】

1. 纤维胃镜　通过观察与细胞学、组织学检查联合应用不仅可以确定胃癌的类型、病灶浸润范围，及对良、恶性溃疡进行鉴别，更重要的是可以发现早期胃癌，并可对癌前期病变随访复查。诊断正确率可达 90％以上，是最直接有效和最常采用的诊断手段。

2. X 线钡餐造影　有助于确定病变范围及浸润程度，并可了解胃壁形态变化。X 线钡餐双重对比造影检查是胃癌早期诊断的主要手段之一。此项检查无痛苦，易被患者接受。可使早期胃癌确诊率达 85％。

3. B 超　主要用于判定胃癌转移情况，如肝、胆、胰、卵巢、腹腔淋巴结及腹水等有助于术前分期及预后判断。

4. CT 扫描　有助于了解胃受浸润范围和周围器官转移情况。

5. 实验室检查　粪潜血试验持续阳性，有助于胃癌的诊断。癌基因研究表明，CA50、CA199、P53 基因过表达为早期胃癌的诊断和判断预后的参考指标。

【治疗】

（一）基本原则

1. 胃癌根治术是目前惟一有可能将胃癌治愈的治疗方法，如患者诊断明确，条件允许，应力争早日行根治性切除。

2. 因局部或全身原因不能做根治性切除术时，也应根据患者具体情况争取做姑息切除，以利开展综合治疗。

3. 进展期胃癌根治切除后，仍有较高的复发和转移率，必须积极地辅以化学、放射及生物治疗等，以提高疗效。

4. 对不能手术切除的晚期胃癌，应积极开展综合治疗以提高患者的生命质量及延长生存期。

（二）治疗方法

1. 手术治疗

（1）根治性切除术：一般均做根治性胃大部切除术，清除第一站淋巴结称 D_1 手术，清除第 2 站淋巴结称 D_2 手术，清除全部可能转移的淋巴结称 D_3 手术。对肿瘤侵犯较广者可行根治性全胃切除或被侵脏器联合切除（横结肠、胰体及尾部、部分肝等）。

（2）姑息性切除术：腹腔内转移广泛，难以根治切除，而原发肿瘤在解剖上可做到切除，病人全身状况又允许，则可行姑息性切除术。一方面可以减少出血、穿孔、梗阻等并发症发生，另一方面因减轻了机体瘤负荷，有利于提高综合治疗的效果。

（3）短路手术：如对伴有明显梗阻的晚期幽门窦部癌，在不能行切除手术时可做胃空肠吻合术，以缓解梗阻。可在术中安置动脉、静脉、腹腔等多途径的皮下区域灌注化疗装置，为术后综合治疗创造条件。

2. 化学治疗　以化疗为主的综合疗法是治疗晚期胃癌的趋向。胃癌根治术后辅助化疗可减少复发，提高生存率。对不能手术或根治术后复发，以及姑息性切除、短路手术及探查手术后的晚期患者，化疗则为主要治疗措施，可使部分患者缓解病情延长生存期。有时化疗也用于术前，以期提高手术疗效。常用方案有 5－Fu＋MMC＋ HCPT、MMC＋FT207（呋喃氟尿嘧啶）和 FAM 等，近年来以紫杉醇为主的联合化疗取得一定的疗效。一般早期胃癌术后可不予化疗，对进展期胃癌围手术期多途径辅助化疗可提高疗效。为防止腹膜种植转移，术毕关腹前作腹腔内低渗温热灌注化疗（42～43℃蒸馏水加化疗药物）。

3. 介入疗法　对不能手术切除的晚期胃癌患者，将导管经股动脉选择性插入胃左动脉或腹腔动脉有关分支，或经术中安置的区域化疗装置、化疗药物进行联合灌注，并可用明胶海绵、碘油等栓塞治疗。

4. 免疫治疗　自 20 世纪 80 年代初期，随着细胞生物学、分子生物学及生物工程技术的迅速发展产生了生物治疗。但疗效仍难以确定，包括香菇多糖、白细胞介素－2、淋巴因子活化细胞等。

5. 中药治疗　目前主要是配合手术及化学治疗，以及对不能切除的晚期胃癌进行综合治疗。

（林　飞　于跃利）

第二十九章　肠疾病

【小肠的解剖与生理】

小肠包括十二指肠、空肠和回肠三部分，成人全长约3～5m，但个体差异很大。十二指肠长约25cm；空肠始于十二指肠悬韧带（Treitz韧带），向下延伸，约占小肠全长的2/5；回肠上接空肠，下连盲肠，约占小肠全长3/5。空肠与回肠之间无明显的解剖标志。空肠主要位于左上腹和右上腹，回肠则多在左下腹、右下腹及盆腔。空肠、回肠表面有腹膜覆盖，肠管被腹膜包被后形成小肠系膜，其根部附着于腹后壁，起于第1、2腰椎左侧，向右下行止于右骶髂关节前方，长约15cm，它与小肠长度差异很大，故小肠呈扇形分布在腹腔内，系膜呈多个折叠状，因此小肠形成多个肠袢，活动范围较大。小肠壁分为黏膜层、黏膜下层、肌层与浆膜层。空肠黏膜向肠腔内隆起，形成高而密的环形皱襞。自近至远端皱襞逐渐变低、变少，至回肠远端消失，故肠管逐渐变薄。

小肠血液供应来自肠系膜上动脉，经胰腺颈部下缘穿出，跨过十二指肠横部，进入肠系膜，从其右侧陆续分出结肠中动脉、右结肠动脉、回结肠动脉。在其左侧发出10～20支小肠动脉，这些动脉再逐级分支，相互吻合形成网状动脉弓，由动脉弓再分出直支到肠壁供应肠段血液。近段小肠动脉弓只有一个初级弓，而直支较长，系膜内脂肪较少；远段小肠动脉分支与吻合弓较多，可有二级弓、三级弓或四级弓，而弓的直支较短，系膜脂肪增多变厚，这些特征有助于从外观判定小肠肠袢的位置。

小肠静脉的分布与动脉相似且伴行，汇入肠系膜上静脉以后，在胰腺后方与脾静脉汇合成为门静脉干。

小肠的淋巴起始于绒毛中央的乳糜管，在肠黏膜层、黏膜下层及浆膜下层有丰富的淋巴管丛，淋巴液汇集于肠系膜根部的淋巴结，再经腹主动脉前的腹腔淋巴结，最后汇入乳糜池。

小肠接受交感神经和副交感神经支配，交感神经兴奋使小肠蠕动减弱，血管收缩。副交感神经兴奋使小肠蠕动增强，腺体分泌增加。

小肠的生理功能主要是促进食物的消化与吸收。小肠黏膜可分泌大量的肠液，成人24小时约有5～8L，为含有多种酶的碱性液。小肠的主要作用是分解消化食糜，吸收肠液中的葡萄糖、氨基酸、脂肪等，还具有吸收水、电解质及维生素的功能。小肠黏膜分泌多种胃肠激素和酶。胃肠道内含有大量内分泌细胞，可分泌肠高糖素、生长抑素、胃蠕动素、抑胃多肽等，它们在调节消化道功能方面起着重要的作用。

【结肠的解剖与生理】

结肠起自右髂窝与回肠末端相接，行至左髂窝下接直肠。结肠包括盲肠、升结肠、横结肠、降结肠和乙状结肠，成人全长平均1.5m。结肠的肠壁也分为浆膜层、肌层、黏膜下层和黏膜层，其外层纵肌形成三条纵行的结肠带，顶端汇合点是阑尾根部附着处，手术时多沿结肠带寻找阑尾，结肠带间肠壁呈囊状膨出，称为结肠袋，旁附有脂肪垂。结肠壁薄，肠腔大。盲肠为结肠的起始部，回肠入盲肠腔处有黏膜和环形肌折叠形成的回盲瓣，可以控制小肠内容物过快进入大肠和防止大肠内容物反流入小肠。升结肠由盲肠延伸上行至右肝下方向左弯曲，形成结肠肝曲。横结肠自结肠肝曲横行向左延伸于脾下方，与降结肠连接形成结肠脾曲，向下延伸为降结肠。乙状结肠上连降结肠，下接直肠。升结肠与降结肠前面及两侧有腹膜覆盖，并固定于后腹壁，横结肠与乙状结肠完全被腹膜包被形成结肠系膜，活动范围较大。

右半结肠血液供应来自于肠系膜上动脉的分支：中结肠动脉、右结肠动脉、回结肠动脉。左半结肠血液供血来自肠系膜下动脉的分支：左结肠动脉、乙状结肠动脉。结肠静脉分布大致与动脉伴行，分别经肠系膜上静脉和肠系膜下静脉汇入门静脉。

结肠的淋巴，起自结肠壁的淋巴结，流经结肠旁淋巴结和肠系膜下动脉根部的中央淋巴结，最后流入腹主动脉旁淋巴结。

结肠受交感和副交感神经支配。结肠的功能是吸收水分，储存和转运粪便，也能吸收葡萄糖、电解质。

第一节　肠 梗 阻

肠内容物不能顺利通过肠道称为肠梗阻，是外科常见急腹症之一，其病情复杂、多变。梗阻发生后不但能引起肠管本身的解剖功能改变，还可导致全身性生理紊乱，若处理不及时常危及病人的生命。

【病因分类】

按肠梗阻发生的原因，分为三大类。

（一）机械性肠梗阻　由于各种原因引起肠腔变狭小，是临床最常见的一类，可由下列因素引起。

1. 肠腔堵塞　如寄生虫团、粪块、巨大结石、异物等。

2. 肠壁病变　如肿瘤、炎症、肠套叠、先天性肠道狭窄闭锁等。

3. 肠管受压　如粘连带压迫、肠管扭转、嵌顿疝、腹腔肿瘤等。

（二）动力性肠梗阻　肠壁本身并无病变，梗阻的原因是由于肠壁肌肉运动功能失调所致。分为麻痹性肠梗阻与痉挛性肠梗阻两种。麻痹性肠梗阻是肠管丧失蠕动功能，导致肠内容物停止运行。常见于弥漫性腹膜炎、腹部大手术后、腹部严重创伤、腹膜后血肿或感染等。痉挛性肠梗阻少见，是由于肠壁肌肉超常收缩所致。可见于铅中毒、急性肠炎或急性肠功能失调等。

（三）血运性肠梗阻　由于肠系膜血管发生栓塞或血栓形成，引起肠管血运障碍，导致肠管失去蠕动功能，使肠内容物停止运行。

（四）原因不明的假性肠梗阻　其无明显病因可查，是一种慢性疾病，表现有反复发作的肠梗阻症状，但十二指肠和结肠的蠕动可正常，可能为一种遗传性疾病。

【其他分类】

1. 肠梗阻发生后，依据肠壁有无血运障碍，分为单纯性肠梗阻和绞窄性肠梗阻两类。

（1）单纯性肠梗阻：肠梗阻发生后肠管无血运障碍。

（2）绞窄性肠梗阻：肠梗阻发生后，伴有肠管血运障碍。

2. 按梗阻部位分为高位小肠梗阻、低位小肠梗阻和结肠梗阻。

3. 依据梗阻的程度，分为完全性肠梗阻和不完全性梗阻。

4. 按发病过程的急缓，分为急性肠梗阻和慢性肠梗阻。

上述分类不是绝对的，在一定条件下可以相互转换。早期得以及时诊断和治疗，梗阻可以缓解治愈。如延误诊断和治疗，病情发展加重，不完全性肠梗阻可发展成完全性肠梗阻，单纯性肠梗阻可转变为绞窄性肠梗阻，机械性肠梗阻可发展为麻痹性肠梗阻。因此，对肠梗阻的及时诊治是非常重要的。

【病理生理】

梗阻发生后，局部及全身可出现一系列病理生理改变。

（一）全身性病理生理变化，主要表现是体液丧失、毒素的吸收与全身的感染。

1. 体液的丢失与电解质紊乱　肠梗阻病人体液丧失及因此引起的水、电解质紊乱和酸碱平衡失调是肠梗阻重要的病理生理改变。由于不能进食、呕吐，丢失大量胃肠液、水分及电解质，以高位梗阻明显。低位梗阻，胃肠液不能被吸收而潴留于肠腔内。由于肠管过度膨胀，静脉回流受阻，致肠壁水肿，血浆渗出。肠绞窄致大量血液丢失。以上均可致严重缺水和酸碱平衡失调。严重缺 K^+ 可加重肠膨胀，导致心律失常。

2. 感染和中毒　梗阻后，肠内容物积聚，细菌大量繁殖，产生毒素。由于肠壁血运障碍，细菌、毒素渗至腹腔致严重腹膜炎和毒血症。

3. 呼吸和循环衰竭　肠膨胀使腹压增加，膈肌上升，腹式呼吸减弱，影响肺内气体交换，妨碍下肢静脉回流，致呼吸循环功能衰竭。

4. 休克　以上病理变化，最后均可导致休克。

（二）肠管病理生理变化

1. 肠蠕动增强　单纯机械性肠梗阻，梗阻部位以上肠管蠕动频率及力度增强，以克服肠内容物通过的障碍。

2. 肠腔积气、积液　肠膨胀肠腔内大量积气，70％为来自吞咽的气体，30％来自血液弥散及肠道细菌分解发酵而产生。积液来源于梗阻上端的胃肠道分泌的液体。

3. 肠壁充血、水肿、血运障碍　肠梗阻发生后，梗阻上端肠腔内压力升高，肠壁变薄，肠壁静脉回流受阻，肠壁充血、水肿，体液外渗，肠壁呈暗红色，由于组织缺氧，毛细血管通透性增强，渗出液增多，可同时渗入肠腔和腹腔。随病情进展，继而出现动脉血运障碍，肠壁因缺血供丧失活力，表面失去光泽呈暗黑色，最后可发生坏死、穿孔。

【临床表现】

尽管梗阻的病因、部位、类型各有不同，但肠梗阻都具有共同特征，即肠内容物不能顺利通过肠腔。因此，肠梗阻有着共同的临床表现，即腹痛、呕吐、腹胀，肛门停止排气、排便。

（一）症状

1. 腹痛　单纯机械性肠梗阻腹痛特点是呈阵发性绞痛，腹痛发作时病人自觉腹内有明显气串感。可见到肠型及蠕动波，听到高调肠鸣音。绞窄性肠梗阻，腹痛呈持续性伴阵发性加剧。麻痹性肠梗阻，腹痛多不明显，多呈持续性胀痛，肠鸣音减弱或消失。

2. 呕吐　早期为反射性，呕吐物为食物和胃液。以后因梗阻部位及类型不同，其表现也不同。高位小肠梗阻呕吐出现得早、频繁，呕吐物为胃液、十二指肠液及胆汁，低位小肠梗阻，呕吐出现得晚，呕吐物常为带有臭味的粪样物。结肠梗阻晚期才出现呕吐。如呕吐物呈棕褐色或血性，提示肠管有血运障碍。麻痹性肠梗阻，呕吐呈溢出性。

3. 腹胀　一般出现较晚，其程度与梗阻的部位有关，高位肠梗阻腹胀不明显，低位及麻痹性肠梗阻腹胀显著。腹部局限性隆起，不对称性腹胀，是绞窄闭袢性肠梗阻的特征。

4. 停止排气、排便　完全性肠梗阻，肛门多不再排气排便。发病早期，尤其是高位肠梗阻，其梗阻下段肠腔内仍有残存的气体和粪便，故肠梗阻的早期，不能因少量排气排便而否定有肠梗阻存在。某些绞窄性肠梗阻，可排出血性或果酱样便。

（二）体征

1. 全身变化　单纯性肠梗阻，早期全身变化不明显，晚期出现脱水、休克和全身感染中毒表现。

2. 腹部体征　单纯机械性肠梗阻，常可见腹胀、肠型及蠕动波。肠扭转时为不对称腹胀。麻痹性肠梗阻腹胀均匀、显著。腹部有轻压痛，多无腹膜刺激征。有的病例因腹腔内积气、积液较多可闻及震水音。绞窄性肠梗阻可有腹膜刺激征。如同时触及包块，多是绞窄的肠袢。腹腔渗液较多，可有移动性浊音。肠鸣音亢进，可闻及气过水声或高调金属音，尤其在绞痛发作时更明显。麻痹性肠梗阻肠鸣音减弱或消失。

（三）直肠指诊　如有黏液或血性便，可能为肠扭转、肠系膜血管栓塞等绞窄性肠梗阻。触有包块可能为直肠肿瘤。

（四）腹部X线透视　以直立位为宜，显示肠管扩张、积气及多个气液平面。小肠梗阻不宜行钡剂检查，以免加重梗阻。结肠梗阻或怀疑肠套叠者可行钡剂灌肠造影，以确定梗阻的部位和性质。

（五）实验室检查　随病情进展，可因脱水、血液浓缩，使血细胞比容和血红蛋白增高。肠梗阻晚期可有白细胞计数增高，水、电解质紊乱和酸碱失衡的表现。

【诊断与鉴别诊断】

典型肠梗阻的诊断并不困难。但在肠梗阻的诊断过程中，要辨明以下问题。

（一）确定有无梗阻　根据腹痛、呕吐、肛门停止排气排便、腹胀四大临床症状，并见有肠型或蠕动波，听诊肠鸣音亢进，气过水声或高调金属音，X线检查可见肠积气，肠管扩张和多个气液平面即可诊断。

（二）是机械性肠梗阻还是动力性肠梗阻　机械性肠梗阻，具有上述典型表现，X线检查梗阻以上肠管扩张、胀气，多可见有梯形液平面。麻痹性肠梗阻，全腹呈均匀、对称性腹胀，肠鸣音减弱或消失，多继发于腹膜炎、腹部大手术后、腹膜后出血等。X线检查显示小肠及大肠全部胀气扩张。

（三）是单纯性肠梗阻还是绞窄性肠梗阻　两者的鉴别极为重要，因绞窄性肠梗阻必须及早手术治疗，否则后果严重。有下列表现时，应考虑有绞窄性肠梗阻的可能。

1. 发病急骤，腹痛呈持续性阵发性加剧。

2. 呕吐出现早且频繁。

3. 病情进展快，早期出现休克，进行抗休克治疗无显著改善。

4. 腹部可见局限性隆起，不对称性腹胀，可触及有压痛较固定的肠袢，有明显腹膜刺激征，肠鸣音减弱或消失。

5. 经胃肠减压腹胀减轻，但腹痛并无缓解。

6. 呕吐物、胃肠减压物、肛门排出物为血性液体，直肠指诊可有血迹。

7. 腹穿液为血性。

8. 有明显的感染中毒表现，如体温升高，脉搏增快，白细胞计数升高。

9. X 检查腹部显示有孤立、固定的肠袢，且不受体位与时间的影响。

（四）高位肠梗阻还是低位肠梗阻　高位小肠梗阻呕吐发生得早且频繁，腹胀不明显，水、电解质紊乱及酸碱失衡显著。低位肠梗阻呕吐出现晚，呕吐量多，但不频繁，常有粪样物，腹胀显著。

（五）是完全性肠梗阻还是不完全性肠梗阻　完全性肠梗阻发病急，病情进展迅速，症状及体征明显，X 线腹部检查梗阻以上肠管明显积气扩张，梗阻以下肠腔内无积气。不完全性肠梗阻，发病与进展均较缓慢，症状、体征多不典型，腹胀轻，多无呕吐，X 线检查肠腔充气不明显，结肠内仍有气体。

（六）引起肠梗阻的原因　应结合年龄、病史、检查所见，全面地进行分析。如果有手术、外伤、炎症及结核等病史，应考虑为粘连性肠梗阻可能性大；新生儿肠梗阻多为肠管畸形；两岁以下幼儿多为肠套叠；儿童多为蛔虫性肠梗阻；老年人以肿瘤、粪块堵塞为多见。凡有机械性肠梗阻，应常规检查腹外疝的好发部位。

【治疗】

肠梗阻的治疗原则：矫正全身生理紊乱，解除梗阻，改善患者的一般状况，恢复肠管通畅。具体治疗方法要根据肠梗阻类型、全身及局部的情况而定。

（一）非手术疗法　用于早期单纯性肠梗阻、麻痹性和痉挛性肠梗阻、蛔虫性肠梗阻，以及炎性疾病引起的不完全性肠梗阻。具体措施：

1. 纠正水、电解质紊乱和酸碱失衡　无论采用非手术疗法，还是手术疗法，纠正水、电解质紊乱和酸碱失衡，改善患者的一般状况，是极重要的治疗措施。肠梗阻多为低渗或等渗性脱水，合并代谢性酸中毒。补液的量和质，必须根据呕吐情况，脱水程度，血钾、钠、氯、HCO_3^- 测定的结果予以补充。单纯性肠梗阻晚期和绞窄性肠梗阻尚需输血、血浆或血浆代用品。

2. 胃肠减压　是治疗肠梗阻的重要措施之一，通过有效的胃肠减压可改善肠壁的血液循环，减少肠腔内细菌与毒素的产生，促进肠腔恢复通畅而有利梗阻的解除。同时也有益于改善患者的全身状况。胃肠减压也是手术前准备和手术后处理的必需措施。

3. 抗生素的应用　可以起到减少毒素的产生及预防感染作用。早期单纯性肠梗阻一般可不用抗生素。肠梗阻的晚期、绞窄性肠梗阻和手术后的患者则应使用。选用抗肠道细菌包括抗厌氧菌的抗生素。

4. 禁饮食。

5. 其他疗法　可根据不同的病因对症治疗，如针刺疗法、中药疗法、氧气驱虫、高张盐水或钡剂灌肠，以及颠簸疗法等。

（二）手术疗法　适用于各类型的绞窄性肠梗阻；非手术治疗无效的肠梗阻；肠道畸形，如新生儿肠闭锁、肛门闭锁；以及肠道肿瘤引起的肠梗阻。

手术原则是争取在最短的手术时间内，采用最简单的方法，去除梗阻的原因，恢复肠道通畅。

手术方法根据梗阻的病因或性质、部位及病人全身情况而定。去除病因包括：解除粘连，驱除蛔虫，恢复扭转的肠袢等。尽可能切除坏死或狭窄的肠管，行肠端端吻合术。如病变不能切除，可行捷径手术。病情危重不能耐受肠切除术，可暂行肠外置或造口术。但高位肠梗阻，尽量不做肠造口术，以免增加消化液的丢失。肠段切除的指征：①肠管已失去蠕动和张力，刺激时无收缩反应；②肠壁无光泽，呈紫黑色，用温盐水纱布敷后肠壁光泽及颜色并无好转；③肠管相应区域的小动脉搏动消失。

急性结肠梗阻，因结肠解剖生理的特点，原则上梗阻近端先行造口术为妥，待以后二期处理结肠病变及闭瘘术。如病人一般情况好，梗阻病变可以切除，将结肠彻底清洗干净后，用灭滴灵液清洗肠腔，可考虑行一期肠切除肠吻合术，但需留置腹腔引流。

一、粘连性肠梗阻

粘连性肠梗阻是因肠管粘连成角，或腹腔内粘连带压迫肠管引起的肠梗阻，是临床最常见的一种类型，占各类肠梗阻的40%～60%。

【病因】

如肠间粘连成团或扭曲成直角，腹腔内粘连带压迫肠管使肠管变窄（图29－1），肠袢嵌入粘连带环孔内形成内疝（图29－2），使肠腔内容物不能顺利通过，导致肠梗阻。

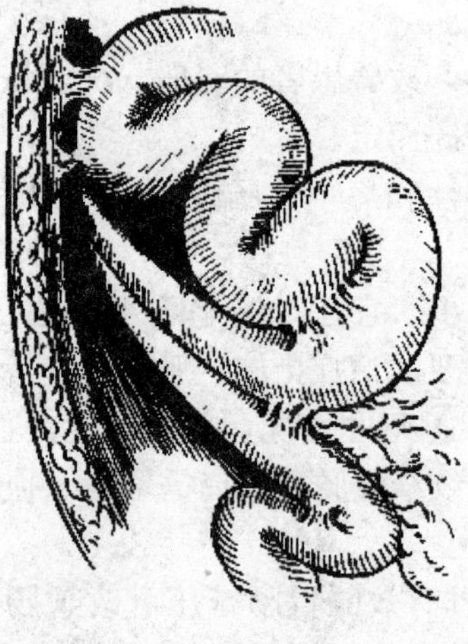

图29－1　粘连带压迫肠管使肠管变窄

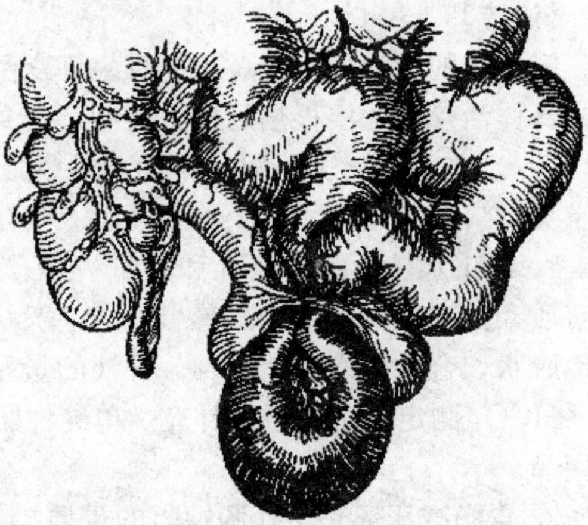

图29－2　粘连带压迫肠管构成内疝

粘连性肠梗阻分先天性和后天性两类。先天性少见（约5%），多由于发育异常如卵黄管发育不全在脐与回肠之间形成粘连带。或胎粪性腹膜炎引起，在腹腔内形成广泛粘连。后天性多见（约90%），多由腹部手术、炎症、创伤、出血、异物刺激等引起，肠间粘连或腹腔内粘连并非都引起肠梗阻，多有其诱发因素，如肠功能紊乱、饮食不当、剧烈活动、体位突然改变等。

【临床表现与诊断】

粘连性肠梗阻的临床表现与机械性肠梗阻一致，有下列因素提示为粘连性肠梗阻：有腹腔手术、创伤或感染史；有腹腔结核病、结核性腹膜炎或肠结核病史；以往有慢性不全梗阻症状和反复急性发作史，如腹痛突然发作，局部有固定压痛和腹肌紧张，且可触及孤立的包块，应考虑有绞窄性肠梗阻。

【预防】

术中及术后防止腹腔粘连是预防粘连性肠梗阻的关键。

1. 正确及时地处理腹腔内炎症，清除坏死组织和炎性渗液，彻底止血，以免形成血肿。

2. 腹腔手术操作要轻柔，不得大块钳夹与结扎软组织。肠管用温盐水保护好，不要外露过久，以防浆膜损伤。

3. 防止异物滞留腹腔，包括手套上的滑石粉，腹腔引流管留置过久等均是导致粘连的因素。

4. 术后早期下床活动，有利于恢复肠蠕动，防止和减少肠粘连。

【治疗】

一般单纯性肠梗阻（尤其有广泛性粘连者）和术后早期发生的粘连性肠梗阻，均可选用非手术治疗。经非手术治疗梗阻无缓解，病情又加重者，或疑有绞窄性肠梗阻者，均应及早手术治疗。

手术方法如下：粘连带或小片粘连者，可将粘连带剪断或行粘连松解术。粘连肠袢局限呈团块，且不易分离或根本不能分离，应行肠切除肠吻合术。如肠管不能切除者，可行捷径或肠外置术。因广泛粘连，反复发作的粘连性肠梗阻，条件具备者，可行小肠折叠排列术，防止梗阻再发。

二、肠扭转

肠扭转是指一段肠管，沿其系膜长轴顺时针或逆时针旋转而造成的闭袢性肠梗阻。伴有肠系膜血管受压，引起肠管血运障碍。轻者可扭转 360°，重者可扭转 2～3 周。属于绞窄性肠梗阻。多发于小肠和乙状结肠，因其系膜长，活动范围大。肠内容物骤增，重力增加，肠管蠕动异常，体位的突然改变等，常是引起肠扭转的诱发因素。若未能得到及时的处理，将有较高的死亡率。

【临床表现与诊断】

肠扭转属于闭袢性肠梗阻，因肠段扭转发生的部位不同，其临床表现各有特点。

1. 小肠扭转　多见于青壮年，常发生在饱餐剧烈活动后，表现为起病急剧，进展迅速，呕吐频繁，早期可出现休克，腹痛剧烈，多起自脐周围，为持续性阵发性加剧，常向腰背部放射。腹部可触及有压痛的扩张肠袢，X 线检查符合绞窄性肠梗阻。

2. 乙状结肠扭转　多见于乙状结肠冗长，有便秘习惯的男性老年人，以往有多次腹痛经排气、排便后缓解的病史（图 29－3）。除有腹部绞痛外，腹胀明显且不对称，肛门停止排气、排便，呕吐次数不多，左下腹可触及有压痛的扩张肠袢。如行低压灌肠，不足 500ml 便不能再灌入。X 线检查，可见巨大双腔固定的肠袢，低张力钡剂灌肠，可见钡剂在扭转部位受阻，钡剂尖端呈锥形或“鸟嘴”状。

【治疗】

肠扭转是一种严重的机械性肠梗阻，易发生绞窄及肠坏死，一般应行急症手术。肠袢有生机者，可行扭转复位，并行复位肠管固定术，以防复发。肠管已坏死者，小肠应行肠切除肠吻合术；乙状结肠一般切除坏死肠袢以后，行单腔造口术，待病人情况好转，再行二期肠吻合闭瘘术较为安全。

三、肠套叠

一段肠管套入相邻的肠腔内称为肠套叠。肠套叠分为原发性和继发性两种，原发性肠套叠多见于小儿，成人肠套叠多为继发性，前者远较后者为多见。小儿肠套叠在小儿肠梗阻中常见，好发于两岁以下幼儿。其发生常与肠管解剖的特点（如盲肠、小肠活动度过大）、肠壁病变（如肠憩室、肠息肉和肿瘤）、肠功能紊乱、肠蠕动失常等有关。依肠套入部不同，将肠套叠分为小肠套叠（小肠套入小肠），回肠盲肠套叠（回肠套入结肠）（图 29－4），结肠套叠（结肠套入结肠），回肠盲肠结肠套叠（回肠、盲肠套入结肠）。临床上回肠或盲肠套入结肠较多见。

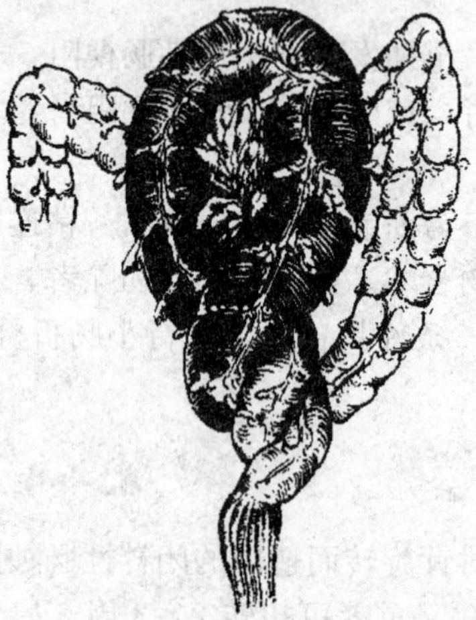

图 29－3　乙状结肠扭转

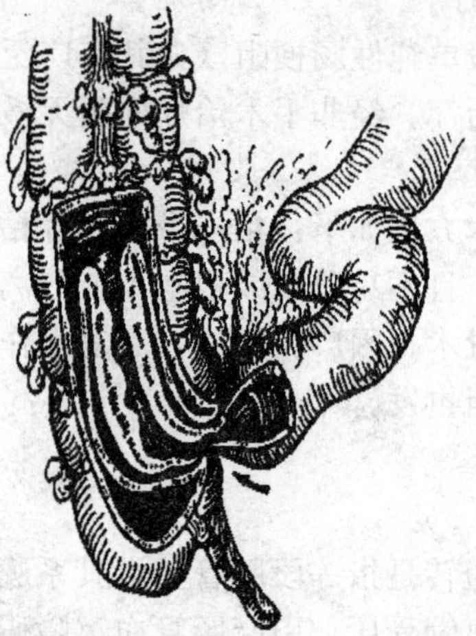

图 29－4　回肠盲肠套叠

【临床表现与诊断】

肠套叠是小儿肠梗阻的主要原因。典型表现为腹痛、呕吐、黏液血便及腹部包块。呈突发阵发性腹痛，疼痛发作时，患儿哭闹不止，面色苍白、出汗，持续数分钟后疼痛缓解，患儿安静如常。伴呕吐及排果酱样便。在脐右方可触及腊肠型肿块，表面光滑，稍活动，有轻压痛，右下腹有空虚感。直肠指诊可见黏液或血液。X 线检查：低压空气或钡剂灌肠，在套叠部受阻，钡剂受阻尖端呈“杯口”状或“弹簧”状阴影。成人肠套叠多为慢性，肠管多有器质性改变（息肉、憩室和肿瘤等）。

【治疗】

肠套叠的治疗，有非手术和手术两种疗法。

1. 非手术治疗　适用于发病早期，全身状况较好，无腹膜炎征象的肠套叠。目前广泛采用气体（或钡剂）灌肠复位法，用空气或氧气灌肠，复位率可达 90%以上。在透视下，将特制带气囊的双腔导管插入肛门直肠内，充大气囊堵住肛门后，将气体注入结肠，压力保持在 8.0～13kPa（60～100mmHg），随气体注入压力的增高，套入的肠管可逐渐退出，直至复位。

2. 手术治疗　非手术治疗无效，或病程超过 48 小时或疑有肠坏死者，应行急症手术。成人肠套叠，多有引起肠套叠的病理因素，一般主张手术为宜。

首先采用手法复位，复位后观察的肠管，如仍有生机者纳入腹腔。手术复位失败，套入肠管有坏死或复位的肠管无生机者，应行肠切除肠吻合术。一般情况差者，根据实际情况，可将坏死肠管切除后行肠造口术或肠外置术。

四、蛔虫性肠梗阻

蛔虫结聚成团，引起肠腔堵塞和肠管痉挛，可导致肠梗阻。粪块、巨大胆结石及异物亦可堵塞肠腔导致机械性肠梗阻。

蛔虫堵塞多见于儿童，农村发病率较高。常因驱虫药剂量不足为诱发因素，使大量蛔虫在回肠内扭结成团（图 29-5），引起肠腔堵塞。蛔虫性肠梗阻多数为不完全性肠梗阻，目前已比较少见。

【临床表现与诊断】

蛔虫性肠梗阻，多有蛔虫史，腹部有阵发性腹痛，呕吐，多无腹胀，腹部常可扪及可变形和移动的条索状肿块，并随肠管收缩变硬，可有轻压痛，无腹膜刺激征及全身症状，肠鸣音正常或亢进，X线平片有时可见肠腔内成团的蛔虫或虫体阴影。

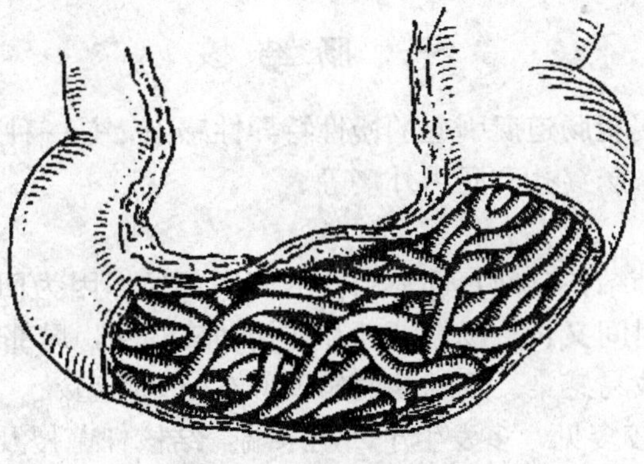

图 29-5　蛔虫性肠梗阻

1. 非手术治疗　包括禁食、输液、胃肠减压、药物驱虫、经胃管灌氧气驱虫。胃管灌氧气儿童一次量每岁 80～100ml，成人每次量 1000～2000ml，必要时次日可重复一次，胃十二指肠有活动溃疡慎用。

2. 手术治疗　经非手术治疗无效或有腹膜刺激征者，应行手术治疗。术中尽量将小肠内蛔虫团驱散，将蛔虫推入结肠，如蛔虫过多，不能驱散松解者，则可切开肠管取虫。要尽量取尽，以免蛔虫从肠壁缝合处钻出，引起肠瘘及腹膜炎。

五、急性肠系膜血管缺血性疾病

随着人口老龄化，急性肠系膜血管缺血性疾病发病率近年来有逐渐增加的趋势，多发生在肠系膜动脉与相应静脉内。其所辖供血区域的肠管发生血运障碍，同时导致肠功能紊乱，严重者可造成肠管坏死，是一种严重的绞窄性肠梗阻。肠系膜上动脉发病多于肠系膜上静脉。动脉栓塞多来自于风湿性心脏病、心房纤颤、动脉粥样硬化栓子脱落。肠系膜上动脉血栓形成，多在动脉硬化阻塞或狭窄的基础上发生。静脉血栓形成，多因血栓性静脉炎、血流缓慢或滞留、长期卧床、门脉高压症、腹腔炎症、腹部手术所致。

【临床表现与诊断】

因肠系膜血管栓塞的性质、部位、范围及发病的急缓，临床表现各不一致。一般动脉栓塞，发病急进展快，病情严重，短时间内易发生组织缺氧、坏死，严重危及患者的生命。静脉血栓形成起病较缓慢，症状和体征逐渐加重。急性肠系膜上动脉栓塞，起病急骤，腹痛剧烈，呈持续性阵发性加剧，呕吐频繁，呕吐物为暗红色混浊的液体。实验室检查：白细胞计数明显升高。早期可出现休克，其特点为严重的症状与较轻的腹部体征不相吻合，晚期可出现腹膜炎征象。

【治疗】

肠系膜血管栓塞预后不佳，死亡率很高，应早期诊断，早期手术切除坏死的肠管和相应的系膜，对少数早期病例，肠管仅有缺血而无坏死者，也可行血栓摘除术以恢复肠管的血液供给。术后需抗凝治疗。

第二节　肠炎性疾病

一、肠结核

肠结核是结核杆菌侵犯肠道所引起的慢性特异性感染，是一种继发性病变，病程缓慢可有炎性包块、肠腔狭窄、肠穿孔和肠内外瘘等。

【病因与病理】

肠结核主要继发于肺结核，回盲部为结核的好发部位。因为回盲部淋巴组织非常丰富，肠内容物在此处停留的时间又长，肠管蠕动和逆蠕动较剧烈，局部黏膜易受损伤，因此结核杆菌入侵的机会增多，故易感染。肠结核的病理形态分为两型。

1. 溃疡型肠结核　较多见，多发生于回肠末端，结核杆菌侵及肠内的集合淋巴结以后，病变处黏膜可形成多发性环形溃疡，溃疡的大小、深度不一，底部可见干酪样物质及结核性肉芽组织。分布特点：病变沿肠管横轴发展，病变愈合后易造成肠管环形狭窄。病变区的浆膜及肠系膜有纤维性渗出，并可见数量不等的灰白色结核结节，易与邻近组织发生紧密粘连，可并发穿孔，形成局限脓肿，或肠内外瘘。

2. 增生型肠结核　较少见，病变多局限于回盲部。病理特点为黏膜下层有大量结核性肉芽组织和纤维组织增生，黏膜表面可见多个小溃疡和隆起的假性息肉突向肠腔。肠壁明显增厚变硬，容易形成肠狭窄和周围组织器官粘连，引起肠梗阻。

【临床表现与诊断】

肠结核多见于年轻人，女性多于男性。患者多有午后低热、消瘦、盗汗、乏力、食欲不振等全身症状，但增生型肠结核全身症状不明显。

1. 溃疡型肠结核　多伴有活动性肺结核。主要临床表现为腹部隐痛或胀痛，偶有阵发性绞痛，以右下腹及脐周明显，常在进食后加剧，排便后减轻。其次有排便习惯的改变，腹泻和便秘交替出现，以腹泻为主，有时呈水样便，一般很少有黏液和脓血便。右下腹触诊有轻压痛或柔韧感，有的可触及较固定的包块。晚期可出现低位不完全性肠梗阻乃至完全性肠梗阻。化验检查多有贫血和血沉增快。X线检查肺内常可见结核病灶，病变肠管蠕动增强，钡剂通过迅速有激惹现象，有时可见肠管痉挛和钡剂残缺征象。

2. 增生型肠结核　初期为腹部隐痛。随病变继续发展，出现低位不完全性肠梗阻表现。多数患者右下腹可触及质地较硬、有轻压痛、较固定的包块。X线钡剂消化道造影，回盲部示有不规则的充盈缺损，盲肠变形，近端肠管扩张，升结肠缩短。对有梗阻病人，忌用上消化道造影检查。诊断困难者，行纤维结肠镜检查，直接观察病变，并取活组织做病理检查，对诊断有重要意义。

【治疗】

肠结核应首先积极治疗原发结核病，用抗结核药物和全身支持疗法，使肺结核停止排菌，肠道不再继续感染。有下列情况应行手术治疗：肠结核合并穿孔，急性腹膜炎者；合并肠梗阻，经非手术疗法治疗无效者；穿孔并有局限性脓肿；合并有难以控制的大出血；腹部包块不能与恶性肿瘤鉴别者。除急症外，手术原则应先行一段抗结核治疗和支持疗法，病情稳定后再行手术。手术方式，依患者全身状况和局部病变程度而选择，原则上彻底切除病变肠段行肠吻合术。小肠结核行切除病变肠段、一期肠端端吻合术；回盲部结核，行右半结肠切除术。如病变肠管不能切除，可行捷径手术，以解除梗阻，待以后作二期手术切除病灶。急性肠穿孔应行急症剖腹探查术，视病情可行肠切除肠吻合术，或行肠造口术、腹腔引流术。术后要继续抗结核治疗。肠外瘘一般先行保守治疗，待全身状况好转，瘘口周围炎症局限或消退后，再行手术切除病变肠段、肠吻合术。

二、局限性肠炎

本病又称节段性肠炎、末端回肠炎、Crohn 病、慢性肉芽性炎症。

【病因与病理】

病因至今尚未明确，近年研究认为本病与自身免疫及感染因素有关。病理特征：可累及胃肠道任何部位，但以回肠末端最常见。病变局限于肠管一段或多段，呈节段性分布，病变肠管与正常肠管分界线明显。病变肠管充血、水肿、增厚和变硬，表面有许多纤维素沉着。急性期肠壁各层有炎性细胞浸润。附近淋巴结肿大，黏膜层有溃疡出血，以黏膜下层为著。慢性期的病理变化，主要为炎性肉芽肿和纤维组织增生，黏膜下层增厚，使黏膜隆起，呈现“鹅卵石”样改变。同时致肠壁增厚、僵硬、瘢痕收缩，造成不同程度的肠狭窄。少数病例病变肠管穿孔，形成腹腔脓肿，或穿透邻近器官，形成肠内瘘或肠外瘘。

【临床表现与诊断】

本病多发生于青少年，多数患者起病缓慢，病程较长，症状时轻时重，常为间歇性。最常见的症状为腹痛和腹泻。腹痛常为绞痛，但多不严重，多位于右下腹和脐周，局部多有轻压痛，腹泻每日 3～4 次，常为不成形便或稀便，一般无脓血与里急后重感。其他症状有消瘦、贫血、低热、乏力、体重减轻等。病变累及结肠者可有出血，但量不多。急性期可并发肠穿孔，部位多在回肠末端，与急性阑尾炎穿孔颇为相似；慢性穿孔可形成局部脓肿和肠内瘘与肠外瘘。肠管增厚，多有粘连，病变处可触及包块，可有不完全梗阻症状。

X 线钡剂消化道造影，诊断率高，表现肠黏膜皱襞增粗并且隆起有“鹅卵石”征，回肠狭窄呈节段性、跳跃式分布，病变肠段有激惹现象，回肠腔狭窄、钡剂充盈呈不规则线状阴影，即线状征，白细胞计数多有显著增高。

局限性肠炎需与急性阑尾炎、溃疡性结肠炎、回盲部结核、肠肿瘤等相鉴别。

【治疗】

局限性肠炎内科治疗及外科手术均不能治愈。主要用非手术治疗，有并发症后方采取外科手术治疗。

手术治疗仅限于治疗并发症。手术指征：急性肠穿孔或大出血；肠梗阻或慢性肠穿孔及腹腔脓肿；肠内瘘或肠外瘘；疑有肿瘤、结核、肠套叠者。

手术方法包括：病变肠管切除吻合术，切除范围为病变肠管两端正常肠管的15～20cm，以免残留病变。有的作者主张仅切除病变近、远端正常的肠管3～5cm。病变位于回肠末端，若阑尾无炎症，则不应把阑尾切除。狭窄成形术：适用于术后复发，小肠有多个短的狭窄。捷径手术和旷置术：即将病变的近侧肠管切断，远侧肠管闭合，再行近端肠管与远端肠管端侧吻合。此术式可使肠内容物完全引流，病变能得以静止，但不能痊愈，复发率很高，有发生肠瘘和恶变的危险，一般不采用。

误诊为急性阑尾炎的手术病人，无梗阻及穿孔并发症，阑尾也无病变者，不宜行肠管及阑尾切除。

三、急性坏死性肠炎

本病是一种好发于小肠的局限性出血坏死性炎症，以便血为主要症状，又称为急性出血性肠炎。

【病因与病理】

本病的病因尚未完全明确，有人认为与C型魏氏杆菌大量繁殖产生的β毒素有关。病理改变主要发生在空肠与回肠，可单发也可多发，病变呈节段性分布，与正常肠段分界清楚。肠壁有充血、水肿和增厚，浆膜下有出血，严重者可呈散在片状出血。肠腔内充满混浊血性液及坏死物质。黏膜有出血、水肿、点片状坏死溃疡，有的坏死呈大片状。肠壁全层充血，多种细胞浸润，血管胶原纤维肿胀及纤维素样变性坏死，肠壁全层见有坏死，有的坏死病变融合呈大片深溃疡灶，可造成肠穿孔。

【临床表现与诊断】

本病多发生于儿童及青少年，夏、秋季为多发季节。发病急骤，主要为急性腹痛，多在脐周或在中上腹，为阵发性绞痛，或持续性腹痛阵发性加重，同时有恶心、呕吐、腹胀、腹泻及高热等全身中毒症状。腹泻呈血水样或果酱样，粪便有特殊腥臭味。腹部检查，随病情发展，腹胀逐渐加重，全腹有压痛，肌紧张，肠鸣音减弱。肠段有坏死时，可出现压痛性包块和明显的腹膜刺激征。严重者则发生休克。实验室检查，白细胞计数明显增高，并有核左移。X线腹部平片表现为肠管胀气积液，肠间隙增宽，小肠黏膜皱襞增粗，腹腔穿刺液为血性。

本病应注意与局限性肠炎、中毒性痢疾、肠套叠、急性阑尾炎、肠系膜血管栓塞、急性肠梗阻相鉴别。

【治疗】

本病的治疗以非手术治疗为主，有20%～40%病例需手术治疗。

1. 非手术治疗　包括休息、禁食、胃肠减压；补液、纠正水、电解质紊乱及酸中毒，输血，加强支持疗法；应用广谱抗生素，控制感染，积极防治休克。多数患者经上述治疗可获治愈。

2. 手术治疗

（1）手术适应证：非手术治疗效果不佳，全身与局部症状有加重者；有全腹腹膜刺激征，腹腔穿刺有血性或脓性液体，提示有肠坏死或肠穿孔者；肠梗阻经非手术治疗不能缓解者；有反复肠道大出血经非手术疗法不能控制者；出现腹腔脓肿者。

（2）手术术式：依据患者全身状况、肠管病变范围和严重程度而选择。肠管虽有病变但肠腔内无大量积液，且无肠管坏死和穿孔，只需用0.25%普鲁卡因行肠系膜封闭，术后继续内科治疗。病变肠管已有局限性坏死，而且坏死范围较广，有肠穿孔或难以控制的出血，病变仅局限一段肠袢者，应彻底切除坏死的肠段，行一期肠端端吻合。病变肠管广泛无法切除者，可先将严重坏死肠段切除，而后行肠造口术或肠外置术，待全身状况恢复后，再行二期闭瘘术。

四、伤寒肠穿孔

伤寒肠穿孔是伤寒病的严重并发症，死亡率很高。

【病因与病理】

伤寒杆菌多侵犯回肠末端集合淋巴结，在此生长繁殖，局部出现炎症水肿。细菌产生内毒素进入血液，导致全身中毒症状。2～3周后肠黏膜坏死脱落形成溃疡。溃疡的特征多为单发，呈椭圆形，约10%为多发；一般深达黏膜下层，少数可达肌层，当肠腔内压力增高时，可引起急性肠穿孔，穿孔部位80%在距回盲瓣50cm以内，穿孔后出现弥漫性腹膜炎。

【临床表现与诊断】

伤寒患者在治疗过程中突发右下腹疼痛，随即扩散全腹，伴有恶心、腹胀、全腹压痛、反跳痛及腹肌紧张，右下腹明显，肝浊音界缩小或消失。脉率快，白细胞计数升高，与无并发肠穿孔的伤寒患者的相对脉缓与白细胞计数减少截然不同。腹腔穿刺液呈米汤样或脓性液。腹部X线检查，2/3患者膈下有游离气体。

【治疗】

肠伤寒穿孔一旦确诊，应行急症手术。手术原则应以最简单的方法和最快的速度完成手术。宜采用时间短、操作简单、对机体干扰小、对组织破坏小的术式。用右下腹探查切口，行穿孔缝合术。凡肠壁已很薄，将要穿孔的部位应行浆肌层内翻修补，无特殊情况一般不宜做肠切除术。若穿孔过大或过多，且集中在一肠段，又不能修补或肠道有难以控制的大出血，全身状况允许者，可行肠切除肠吻合术。术后需继续对伤寒及腹膜炎进行治疗。

五、溃疡性结肠炎

【病因与病理】

病因至今仍不确切，现认为细菌及病毒的感染、自身免疫介导的组织损伤、食物过敏、遗传及精神刺激因素等是溃疡性结肠炎发病的重要因素。

病理改变主要累及直肠与结肠黏膜及黏膜下层，有广泛充血、水肿、出血和表浅小溃疡。病变多始于直肠，呈连续性上延，非跳跃式改变。病情严重者，溃疡可深达肌层，乃致发生穿孔。在有溃疡的同时，黏膜也有假性息肉增生，晚期肠壁增厚，纤维化可导致结肠变形与狭窄。

【临床表现与诊断】

发病年龄多在20～40岁之间，起病急缓和病程长短有很大差异，病变轻重悬殊是本病的特点。多数为反复发作型，病程为持续性，症状时轻时重，呈间歇性发作。主要症状是腹泻，急性期每日达10～20次，有黏液或脓血便，轻者腹痛、腹泻可自行缓解，大便可基本恢复正常。严重者可有血便，左下腹疼痛但不剧烈。慢性持续型，则经常有腹泻、黏液便或脓血便，腹痛轻微。暴发型溃疡性结肠炎，临床少见，但其发病急剧，病情严重，进展迅速，不及时治疗，预后很差。溃疡性结肠炎由于病程长，多有低热、乏力、消瘦、贫血及低蛋白血症等。

除肠道本身的病变外，常常伴有肠外表现，如强直性脊柱炎、硬化性胆管炎等。

X线钡剂灌肠造影、内镜检查及组织学检查，对诊断极有价值。急性发作期，上述检查不宜进行，以免造成损伤性肠穿孔。溃疡性结肠炎应与慢性细菌性痢疾、肠结核、局限性肠炎、肠寄生虫病、结肠肿瘤等相鉴别。

【治疗】

溃疡性结肠炎主要为内科治疗，约20％～30％需行手术。

在传统的治疗方法中，外科治疗用于经长期内科治疗，症状仍反复发作，或有结肠急性穿孔与发生难以控制的大出血者；急性中毒性结肠炎，有肠梗阻、肠瘘或腹腔内脓肿，或疑有癌变者；以及暴发性发作，病情危重，进展迅速，经内科积极治疗，病情仍继续恶化者。近年来，在病变的早期积极的选用手术治疗也取得了良好的疗效。

手术目的与方式：手术目的为控制病情恶化，挽救患者生命。手术原则上必须把病变部位肠段切除，以防病变复发。手术方式应视患者全身状况、局部病变范围及严重程度选择术式。患者全身状况良好，病变局限者，按其病变部位，可行右半结肠、左半结肠和直肠切除术。病变广泛，全结肠和直肠受到侵犯，可行全结肠和直肠切除、回肠末端永久性肠造口术。若病人的状况差，不能耐受根治性手术，可暂行回肠、结肠或乙状结肠造口术，待全身状况改善后，再行二期手术，彻底切除病变肠段。

六、伪膜性肠炎

伪膜性肠炎是发生在结肠和小肠的急性黏膜坏死性疾病，坏死的黏膜上面覆盖一层伪膜，病情严重，若治疗不及时，死亡率很高。

【病理与生理】

绝大多数发生于应用抗生素并腹部大手术的患者。正常情况下，人体内有多种大量细菌存在，它们之间互相依赖，相互制约，形成一种细菌和细菌之间，细菌与肠道环境间的自然生态平衡。这些细菌在正常情况下对人体不构成威胁，且可合成某些维生素。当大量应用广谱抗生素后，对抗生素敏感的革兰阴性菌被大量杀灭，而肠道内的难辨梭状芽孢杆菌大量繁殖，所产生的外毒素是伪膜性肠炎的主要原因。伪膜性肠炎主要侵犯回肠末端及近段结肠，病理变化位于黏膜层及黏膜下层。主要表现黏膜充血、水肿，严重者黏膜有广泛糜烂和灶状坏死，上面覆盖一层点、片状伪膜，有的伪膜融合成大片，偶有病变侵及全层肠壁，以致肠壁坏死、穿孔。显微镜检查，病变处的腺管扩张，伴炎性浸润和毛细血管扩张，血栓形成，黏膜缺血坏死。

【临床表现】

伪膜性肠炎，一般都发生在肿瘤、慢性消耗性疾病及手术后长期大量应用广谱抗生素的患者。多数起病急，病情进展快。腹泻是伪膜性肠炎的突出表现，一般都为水样便，典型大便呈淡绿色“海水样”或“蛋花”样水便，内含有黏液和脱落的伪膜片，部分患者有血样便。严重者水样便每日可达数千，甚至近万毫升，因为大量体液的丢失，而导致严重的脱水和电解质紊乱，酸碱失衡，有效血容量锐减，最终循环衰竭而死亡。少数病例有高热，高度腹胀，呕血或便血，但次数并不多，但很快出现休克，死亡率极高。

【治疗】

伪膜性肠炎一旦发生，后果严重，要尽可能地防止本病的发生。临床上要绝对避免滥用和长期使用广谱抗生素。本病主要是内科治疗。

1. 立即停用正在应用的抗生素，给口服红霉素、万古霉素、甲硝唑等药及对症治疗。

2. 扶持正常菌群，应用乳酶生，口服叶酸、复合维生素 B、谷维素等促进肠内正常菌群的繁殖。应用健康人粪便灌肠，效果满意。

3. 积极矫正水、电解质的紊乱及酸中毒，严重者需输血及白蛋白等。

4. 如有中毒性休克，要积极抢救，恢复有效的血容量。

5. 疑腹膜炎、肠穿孔、中毒性结肠扩张者，应行手术减压或结肠造口术。

第三节　肠息肉及肠息肉病

一、肠 息 肉

肠息肉是指黏膜表面突向肠腔的隆起样病变，在未确定病理性质之前，统称为息肉。肠息肉可发生在肠道的任何部位，但以大肠为多见。可单发也可多发，有带蒂也有不带蒂，大小不等。小息肉早期多无症状，以后随病变的进展，可有大便次数增多，大便带血或血便，严重者可有反复发作性腹痛、腹泻或便血。大肠息肉多见于乙状结肠和直肠，大多数为腺瘤，年轻人多见。乳头状瘤，老年人多见，癌变率高。息肉大于 2.0cm，基底广者易发生癌变。炎性息肉多继发于其他疾病，如溃疡性结肠炎、肠结核、局限性肠炎等。

【临床表现与诊断】

主要表现为间断性便血，多为新鲜血，量不多，有的直肠息肉在大便时可从肛门脱出，呈鲜红色樱桃状，便毕可自行复回，有的需用手还纳，直肠指诊有的可触及息肉。直肠以上的息肉，需乙状结肠镜、纤维结肠镜及 X 线钡剂灌肠检查，多可确诊。

【治疗】

肠息肉需手术治疗，有蒂者可内镜直接电灼，圈套电灼切除息肉。不能直接电灼和钳夹切除者，需行剖腹探查术、单纯息肉切除或部分肠管息肉切除术。

二、肠息肉病

在肠腔内广泛出现数目多于 100 颗的息肉，并有特殊表现，称肠息肉病。常见的有：

（一）家族性肠息肉病

本病是常染色体显性遗传性疾病，与 5 号染色体长臂上 APC 基因的缺失与突变有关。其特点是结肠和直肠发生大量腺瘤性息肉。婴儿期无病变，发生于青春期，如不治疗，40 岁以后几乎均发生癌变。息肉呈粉红色，不带蒂，布满结肠黏膜表面，酷似蟾蜍皮样。病理改变呈管状腺瘤的特征。

【临床表现与诊断】

便血是家族性息肉病的主要临床表现，粪便呈鲜红色或果酱样，有的可有腹泻或贫血，就诊时间均较晚，多在30岁以后才有症状。内镜或X线钡剂灌肠检查，息肉在肠腔内呈弥漫性分布，且数量非常多，难以看清正常黏膜，取活组织病理检查，则可确诊。

【治疗】

主要是手术治疗。手术方法包括：

1. 全结肠切除，永久性回肠造瘘。病人往往不易接受。

2. 全结肠切除，回直肠吻合。手术相对较小，并发症少，但遗留的直肠病变应行直肠镜电灼切除。为防止残留直肠病变发生癌变，需终身随诊。

（二）色素沉着息肉综合征（Peutz-Jeghers综合征）

本病是一种消化道息肉病，伴有黏膜色素沉着，是很少见的一种遗传性疾病。息肉可分布全消化道，以小肠多见，属错构瘤，可癌变。

【临床表现与诊断】

临床特征为肠道多发性息肉，伴有黏膜皮肤黑斑。黑斑最多见于唇及口腔黏膜，其次为手指与足趾甲下。黑斑呈圆形或椭圆形，不高出皮肤表面。多数患者以腹部绞痛、便血或黑斑就诊，本病表现较为特殊，临床诊断并不难。

【治疗】

本病虽属良性肿瘤，但易伴发消化道或其他系统的恶性肿瘤，少数可恶变，故应积极随访和治疗。由于病变广泛，无法手术根治，当并发上消化道出血或肠套叠时，可行部分肠切除术。

（三）Gardner综合征

此病的病因及临床表现与家族性息肉病相似。本病与结肠息肉病的主要区别为伴有多发性软、硬组织的病变，如皮肤囊肿、皮肤纤维瘤、扁平骨骨病等。治疗原则同家族性息肉病。对肠道外肿瘤的处理，与有同样肿瘤而无息肉者相同。

第四节　肠肿瘤

一、小肠肿瘤

小肠肿瘤比较少见，占消化道肿瘤的1%～4%，其中3/4为恶性。良性肿瘤多为腺瘤及平滑肌瘤，再次为脂肪瘤、血管瘤、神经纤维瘤。小肠恶性肿瘤分为腺癌、肉瘤及类癌三类。腺癌多位于十二指肠，空肠次之，回肠少见，肿瘤的生长多突向肠腔但也有环肠壁和向肠腔外生长，常引起肠腔狭窄。肉瘤以原发淋巴瘤最常见，主要有淋巴肉瘤、网状细胞瘤及霍奇金病，多位于小肠的远端，肿瘤向肠腔外生长，形成大的包块，可发生溃疡、出血、坏死、穿孔等。

【临床表现】

无特异性表现，早期诊断比较困难。

1. 腹痛　是最常见症状，多因肠管受肿瘤刺激或牵扯致使肠管痉挛，或并有肠梗阻所致。腹痛多位于中腹部，呈胀痛、隐痛或阵发性绞痛。

2. 消化道出血　多为间断性血便或柏油样便。有的因长期小量出血，表现慢性贫血貌，容易误诊。

3. 腹部包块　近半数可触及肿块，良性肿瘤表面光滑，边界清楚，活动度较大。恶性肿瘤边界不清，表面不光滑，质硬，活动度较小。

4. 肠梗阻　因肿瘤逐渐增大堵塞肠腔或压迫肠管而致。

5. 肠穿孔　急性肠穿孔多见于恶性肿瘤晚期，因肿瘤破溃，穿破肠壁而致穿孔，出现弥漫性腹膜炎。慢性穿孔可并发局限性脓肿及肠内、外瘘。

【诊断】

小肠肿瘤缺少特征性表现，且无理想的检查方法，诊断较困难。对具有上述一种或多种表现者，应考虑有小肠肿瘤的可能，需作进一步检查。X线消化道钡剂造影，可见肠黏膜充盈缺损，破坏及变形，肠腔狭窄。十二指肠镜可清楚观察十二指肠病变。近年来有探头型小肠镜用于临床，但受视野限制，只能观察到50%～70%小肠黏膜。经上述检查仍不能确诊，但又有症状和体征者，可作剖腹探查术，达到诊断与治疗目的。但小肠肿瘤需与腹腔结核、局限性肠炎、卵巢囊肿及腹部其他包块相鉴别。

【治疗】

凡已确诊小肠肿瘤者，无论是良性或恶性肿瘤均应手术治疗。良性且较小的肿瘤，可行肿瘤单纯切除或连同部分肠壁与肿瘤同时切除，或行病段肠管切除端端肠吻合术。恶性肿瘤病变局限者应行根治术，即切除肿瘤两侧各20cm肠管，清扫区域淋巴结。恶性肿瘤晚期已固定无法切除，但又有肠梗阻的症状，应行姑息性切除术或捷径手术，以解除梗阻。手术以后可行化疗或放疗，尤其对恶性淋巴瘤有较好疗效。

二、结肠癌

结肠癌是胃肠道常见的恶性肿瘤，多数在中年以上发病，但30岁以下也非罕见。结肠癌好发于乙状结肠及直肠、乙状结肠两者相交处，其次为盲肠、升结肠、降结肠和横结肠。

【病因】

结肠癌的病因目前尚未明确，现认为与下列因素有关：高蛋白饮食和食物中缺乏新鲜蔬菜及纤维素；大肠慢性炎性病变，如溃疡性结肠炎；结肠乳头状腺瘤和结肠息肉病为公认的癌前病变；遗传因素等。

【病理】

根据大体形态分为三型。

1. 肿块型　以右半结肠多见。癌多向肠腔生长，体积大，癌体表面易破溃、出血、坏死和感染。一般生长较缓慢，恶性程度低，淋巴结转移较晚，预后较好（图29-6）。

2. 浸润型多发生在左半结肠，肿瘤沿肠壁周径生长，易引起肠狭窄，而致肠梗阻。其生长缓慢，但淋巴结转移较早（图29-6）。

3. 溃疡型最常见。中央形成较深溃疡，癌浸润可达肌层，边缘外翻呈碟形（图29-6）。

【癌的分期】

根据癌肿浸润的范围，进行分期，现广泛采用Dukes分期法：

A期：癌的侵犯仅限于肠壁内。

B期：癌已侵犯至肠壁以外，但无淋巴结转移。

C期：除具有B征象外，已有淋巴结转移。

D期：癌肿已有远方或腹腔转移，或广泛侵及邻近器官无法切除。

组织学分类：

1. 腺癌临床最为多见。

2. 黏液癌预后较差。

3. 未分化癌预后最差。

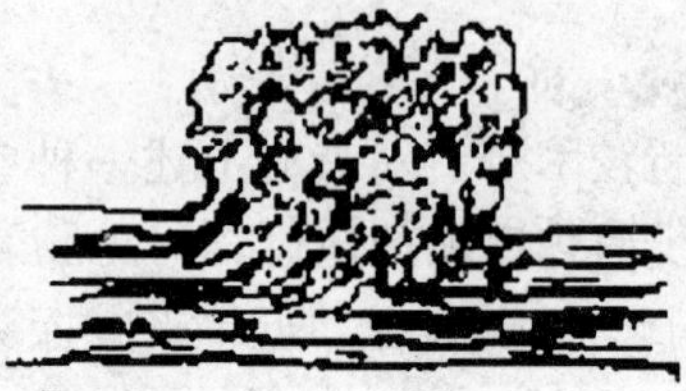

(1) 肿块型

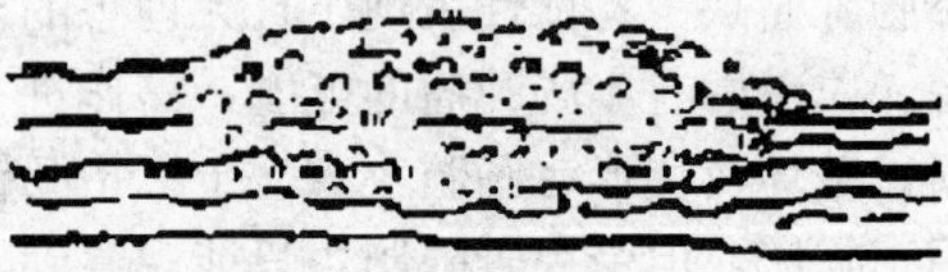

(2) 浸润型

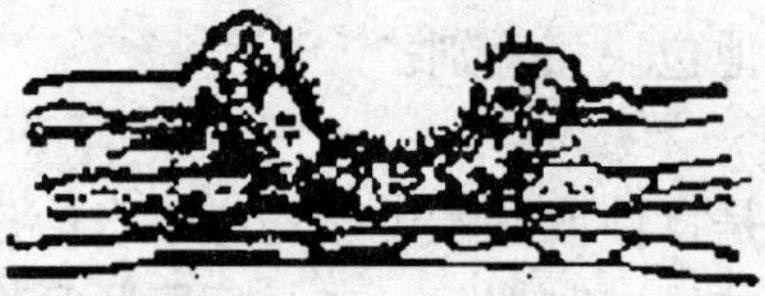

(3) 溃疡型

图 29－6　结肠癌类型

【转移和扩散】

癌的转移途径：淋巴转移是结肠癌转移和扩散的主要方式。首先转移至结肠壁和结肠旁淋巴结，再到肠系膜血管周围淋巴结、结肠根部血管及肠系膜上、下动脉和静脉周围的淋巴结。血行转移多见于肝，其次为肺、脑、骨等。癌组织向外浸润，可侵及邻近组织和器官，如膀胱、子宫、输尿管。癌细胞自结肠浆膜脱落后，发生腹膜种植转移。

【临床表现】

早期症状多不明显，中、晚期则可出现下列症状。

1. 排便习惯及粪便性状改变　常是结肠癌最早的症状。多数表现排便次数增多，腹泻、便秘交替出现，粪便中带血。因病变部位不同，便血可为鲜红色或暗红色，因此常误诊为痢疾、内痔、肠炎等。

2. 腹痛是结肠癌较早期出现的症状，多为中下腹部隐痛，进食后加重。癌瘤穿透肠壁可引起腹膜炎或局限脓肿，病变处局部压痛明显加重。

3. 腹部包块　癌肿生长较大时，方可触及包块，一般形状不规则，质硬、表面不平，乙状结肠癌、横结肠癌多有活动性。癌肿穿透肠壁后，可引起腹膜炎、炎性包块或局限性脓肿，局部压痛明显加重。

4. 肠梗阻　是结肠癌晚期出现的症状，是因肿瘤堵塞肠腔或压迫肠管所致，多表现为低位不完全性肠梗阻。发生完全性肠梗阻时，症状加重。

5. 全身症状　因肿瘤表面坏死、破溃、出血可造成慢性失血，也可因感染及毒素的吸收引起贫血，患者多有乏力、低热和消瘦等。晚期常有水肿、低蛋白血症、腹腔积液及恶病质。

【诊断】

结肠癌早期症状不明显，易被忽视。凡中年以上有下述症状者，应考虑有结肠癌的可能。

1. 有大便习惯改变或有腹泻便秘交替史。

2. 血便或黏液血便。

3. 有原因不明的贫血、周身乏力、消瘦者。

4. 腹部持续性隐痛、腹胀，对症治疗无好转者。

5. 结肠部位有肿块。

有上述征象者，要进一步询问病史、查体，同时还要完善下列检查，以明确诊断。

1. 直肠指诊和肛门镜检查　距肛门 7～8cm 以内的病变均可发现。

2. 纤维结肠镜检查　不仅可发现病变，还可了解病变所在位置、病变的大小和范围，并可取活体组织做病理检查。

3. X 线钡剂灌肠检查　可确定肿瘤的部位和范围，其表现有充盈缺损、肠壁僵硬、蠕动减慢或消失、肠腔狭窄、结肠袋发生形态改变等。

4. 癌胚抗原（CEA）　为结肠癌的非特异指标，约 60％结肠癌高于正常。对于检测、发现术后复发和转移有一定帮助。

5. B 超、CT 检查　有助于原发癌的诊断，对确定邻近组织受累情况、淋巴结或远处脏器有无转移均有较高价值。

【治疗】

原则是手术为主的综合治疗。

（一）手术疗法

1. 肠道准备　在结肠手术中，占有十分重要的位置。可避免术中污染腹腔，减少术后感染，为手术成功提供保证。肠道准备包括：控制饮食，口服肠道抗生素、泻药及灌肠。术前 48～72 小时进流食，术前 2 日蓖麻油 30ml 每晚一次口服，每晚灌肠一次，术晨清洁灌肠。术前 3 天链霉素或新霉素 1.0g，一日 4 次口服。灭滴灵、庆大霉素均可应用。肠道用药和清洁灌肠两者必须同时应用，同时需补充维生素 K。

2. 根治性手术　包括切除肿瘤所在的肠袢、肠系膜和相应的区域淋巴结。

（1）右半结肠切除术：适用于盲肠、升结肠、横结肠肝曲的癌。切除范围包括盲肠、升结肠、横结肠右半及回肠末端 15～20cm，相关的系膜与淋巴结，行回肠末端与横结肠端侧或端端吻合术。肿瘤位于肝曲者，结肠中动脉必须在起始部结扎切断，方能清除有关动脉旁的淋巴结（图 29－7）。

（2）横结肠切除术：适用于横结肠癌，结肠中动脉必须在根部结扎切断。切除范围包括横结肠肝曲和脾曲，横结肠及相关的系膜和淋巴结以及胃结肠韧带一并切除，行升结肠和降结肠端端吻合（图 29－8）。

（3）左半结肠切除术：适用于横结肠脾曲、降结肠和部分乙状结肠癌，切除范围包括横结肠左半、降结肠，并根据降结肠癌位置的高低切除部分或全部乙状结肠。行横结肠和乙状结肠端端吻合（图 29－9）。同时切除相关的系膜和区域淋巴结。

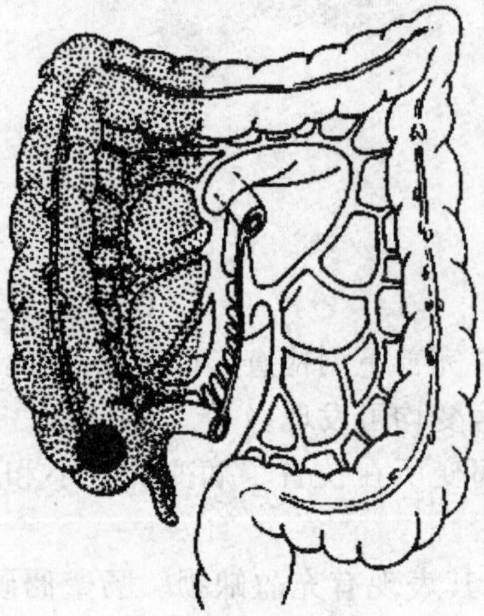
（1）

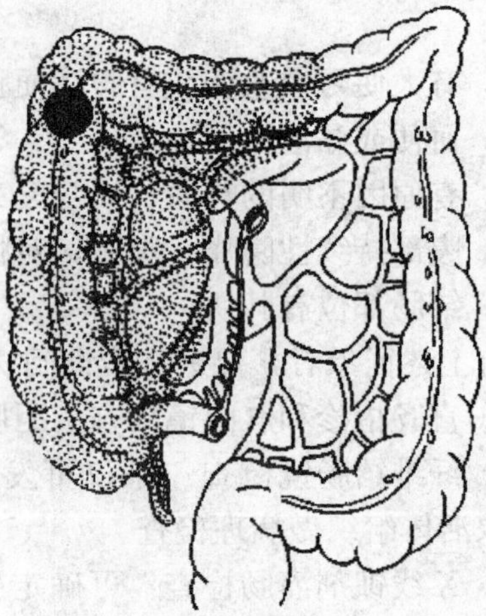
（2）

图 29-7　右半结肠切除范围

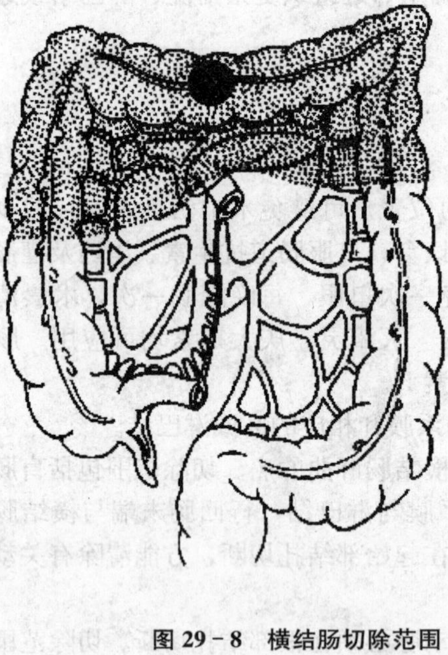
图 29-8　横结肠切除范围

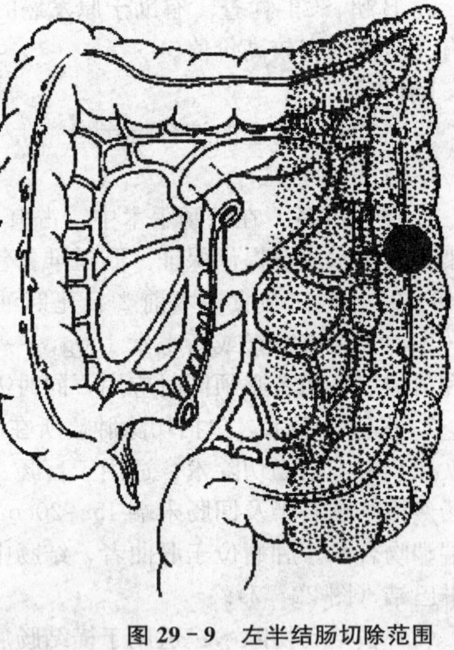
图 29-9　左半结肠切除范围

（4）乙状结肠癌切除术：适用于乙状结肠癌。切除范围，肿瘤位于乙状结肠上段，需切除乙状结肠和部分降结肠。肿瘤位于乙状结肠下段，还需切除部分直肠，行降结肠和直肠吻合（图 29-10）。

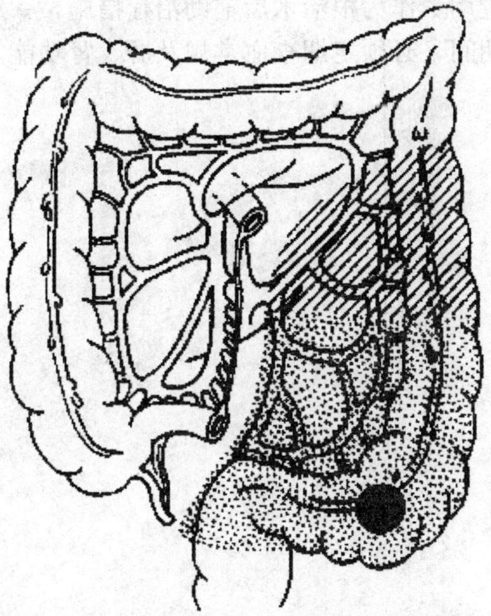

图 29－10　乙状结肠切除范围

3. 姑息性手术　肿瘤已侵及盆壁，腹膜已有种植或远处有转移者，应根据患者全身情况和局部病变程度，行单纯肿瘤切除、捷径手术或造口术，以延长病人的生命；转移至肝、肺，如为单个病灶，仍应争取切除。

4. 急症手术　因结肠癌所致完全性肠梗阻、肠急性穿孔或并有大出血者，应行急症手术。应根据患者全身情况、病变程度选择术式。

（1）结肠造口术：适用于急性完全性肠梗阻，且有根治可能者。根据部位可选择暂时造口或永久性造口术。

（2）肿瘤切除并造口术：适用于肿瘤可以切除，并存有不完全性肠梗阻者，待 2～3 个月后再行闭瘘术。

（3）急症手术切除一期肠吻合术：患者一般情况良好，肿瘤能切除，结肠扩张及水肿均不严重。肠腔内粪便必须彻底清洗干净后，方可考虑行一期肠吻合。

5. 腹腔镜结肠手术　开始于 1991 年，已可用于结肠的任何部位，包括良性及恶性病变。但对结肠恶性肿瘤用腹腔镜进行根治性切除，目前还存在很大争议。

6. 术后处理

（1）持续胃肠减压 2～4 天，此间需输液维持水、电解质及酸碱的平衡。

（2）排气后进流食。

（3）应用抗生素，如庆大霉素、先锋霉素、灭滴灵注射液等均可应用，体温正常后 3 天停药。

（4）腹腔多孔硅胶管引流，48～72 小时后可拔除。

结肠造口处要保持清洁，防止感染，保护好造口周围的皮肤。

（二）化学药物治疗　是治疗结肠癌综合疗法的一部分，对不能切除的结肠癌，也是一种治疗手段。以氟尿嘧啶（5－FU）为基础用药，还可选择丝裂霉素、阿霉素、环磷酰胺、甲氨蝶呤等，单独或联合应用。作为根治术后辅助治疗措施，一般术后2周即可进行化学药物治疗。在化学药物治疗期间，必须定期查血常规及肝、肾功能。

（张学军）

第三十章　阑尾炎

阑尾位于右髂窝，远端为盲管，外形呈蚯蚓状，一般长约5～10cm，直径0.5～0.7cm，与盲肠相通。阑尾系膜呈三角形，内含阑尾动脉、静脉、淋巴管和神经。阑尾动脉为回结肠动脉终末分支，无侧支，当血运障碍时易发生坏死。阑尾静脉与动脉并行，最终回流入门静脉。阑尾系膜短于阑尾本身，因而使阑尾呈卷曲状。盲肠上三条结肠带相交处为阑尾根部，位置固定不变，沿结肠带寻找阑尾是最可靠的方法。盲肠尖端游离，可指向不同方向（图30-1）。盲肠内位，最常见，尖端指向左上方。其他尚有盆位、阑尾下垂、指向盆腔。盲肠后位，尖端向上。有时阑尾可部分或全部位于腹膜后。回肠前或后位，指向左上方。

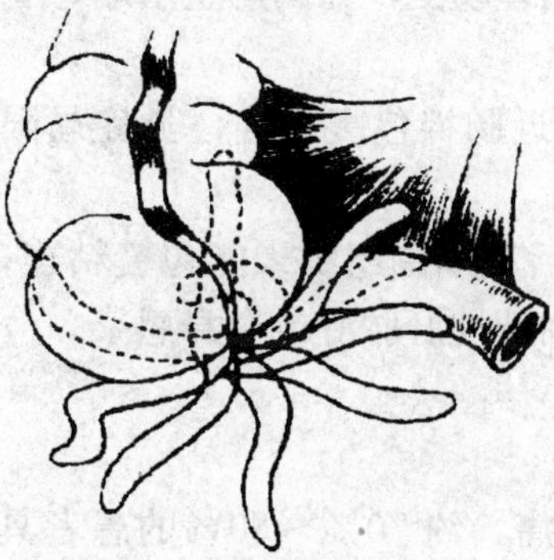

图30-1　阑尾的解剖位置

阑尾位置可随盲肠位置而改变，有时位于右上腹或右下腹。了解阑尾位置有助于阑尾炎的诊断。

阑尾的组织结构与结肠相同，包括黏膜层、黏膜下层、肌层、浆膜下层和浆膜层。黏膜和黏膜下层的淋巴组织丰富，是阑尾感染扩散的主要途径。

阑尾壁内有丰富的淋巴组织，参与B淋巴细胞的产生和成熟，为与免疫功能有关的器官。因此切除阑尾将有可能使机体失去对部分疾病的抵抗能力，行预防性阑尾切除应当慎重。

第一节　急性阑尾炎

急性阑尾炎是外科最常见的急腹症。青壮年发病率高，男性多于女性。急性阑尾炎有时表现变化较大，如处理不当，也可引起严重并发症。

【病因】

1. 阑尾梗阻　是最常见的原因。阑尾管腔狭窄，腔内粪石、异物、蛔虫及肠腔内容物不易排除，可导致管腔阻塞或梗阻，使腔内压力上升，血运发生障碍，阑尾壁可出现缺血、组织破坏，有利于细菌侵入，发生感染。

2. 感染　少数阑尾无梗阻而发病，主要为阑尾腔内细菌直接感染。当阑尾黏膜受破坏时，腔内存在的细菌即可侵入。少数病人发生于上呼吸道感染后，细菌经血液循环侵入阑尾，引起急性阑尾炎。

3. 胃肠炎性疾病蔓延　如急性肠炎、局限性肠炎、急性坏死性肠炎等，都可直接蔓延至阑尾，导致其功能及血运障碍引起阑尾炎。

【病理类型与转归】

急性阑尾炎病理类型分为四种。

1. 急性单纯性阑尾炎　病变局限于黏膜和黏膜下层，阑尾轻度肿胀，各层组织均有轻度充血水肿及中性粒细胞浸润，浆膜表面有少量纤维素渗出，失去光泽，腔内有少量炎性渗液，黏膜表面可见小溃疡。

2. 急性化脓性阑尾炎　阑尾明显肿胀，各层组织充血、水肿及中性粒细胞浸润加重，浆膜高度充血，表面有脓性渗出物，腔内积脓，黏膜有明显溃疡、坏死，管壁各层可见小脓肿，腹腔内有稀薄脓液，形成局限性腹膜炎。

3. 坏疽性及穿孔性阑尾炎　阑尾壁部分或全部坏死，周围有大量脓性渗出物。腔内积脓且压力增高，易并发穿孔，形成弥漫性腹膜炎。

4. 阑尾周围脓肿　急性阑尾炎化脓坏疽时，大网膜可移至右下腹包裹粘连，形成炎性包块或阑尾周围脓肿。

急性阑尾炎转归，取决于机体抵抗力和治疗情况，可有三种转归。

1. 炎症消退　部分单纯性阑尾炎，及时药物治疗，阑尾不残留病理改变，可获痊愈。

化脓性阑尾炎，即使及时药物治疗，炎症消退后，仍残留病理改变，如阑尾壁增厚、管腔狭窄、闭塞或发生扭曲等，转为慢性阑尾炎。

2. 炎症局限　化脓或坏疽性阑尾炎，穿孔后被大网膜及邻近肠袢包裹粘连，炎症局限于右下腹，形成阑尾周围脓肿。

3. 炎症扩散　化脓或坏死性阑尾炎，未予及时治疗，穿孔后其周围组织未能包裹粘连，可形成弥漫性腹膜炎。如累及门静脉系统，可引起门静脉炎、细菌性肝脓肿或全身感染。

【临床表现】

（一）症状

1. 腹痛　急性阑尾炎的腹痛具有其特征，即转移性右下腹痛，约 70%～80% 的患者具有典型的转移性腹痛病史，为临床诊断的重要依据之一。典型的腹痛起始于上腹部或脐周围，疼痛为阵发性且不甚严重，数小时后腹痛转移至右下腹部，疼痛加重且为持续性。此种表现提示阑尾炎症已累及其浆膜和腹膜壁层神经丛。少数病例腹痛并不典型，发病开始即出现右下腹痛。不同位置的阑尾疼痛部位可有差异，不同病理类型的阑尾炎，疼痛表现亦并不一致。化脓性阑尾炎腹痛较单纯性阑尾炎明显，坏疽性阑尾炎腹痛较化脓性阑尾炎剧烈。穿孔后腹痛可有短暂减轻，出现腹膜炎后又会持续加剧。

2. 胃肠道症状　急性阑尾炎早期可出现恶心、呕吐或厌食，但多不严重，少数可出现排便次数增多，里急后重或尿痛等症状，为炎症或脓液直接刺激直肠与膀胱所致。如并发弥漫性腹膜炎，引起肠麻痹，可出现腹胀，排气、排便减少。

3. 全身反应　急性单纯性阑尾炎体温多数为正常或低热。化脓性阑尾炎一般亦不超过 38℃。坏疽性阑尾炎或合并穿孔，则出现口渴，脉搏加快，高热，寒战等全身中毒症状，体温可达 39～40℃。如出现黄疸，提示有化脓性门静脉炎。

（二）体征

1. 右下腹压痛　是诊断阑尾炎的重要依据。压痛明显处常位于麦氏（McBurney）点，即脐与右髂前上棘连线中、外 1/3 交界处。随着阑尾炎症进展，压痛区域亦随之扩大，但压痛最明显处仍为阑尾所在部位。

2. 腹膜刺激征　反跳痛、腹肌紧张、肠鸣音减弱或消失等，提示阑尾炎症已侵犯壁层腹膜，出现化脓、坏疽或穿孔等病理改变。腹膜炎范围扩大，说明腹腔内有渗出或阑尾穿孔。但是，小儿、老人、孕妇、肥胖、虚弱或盲肠后位阑尾炎，腹膜炎表现可不明显。

3. 结肠充气试验　病人仰卧位，先用一手按压乙状结肠区，再用另一手反复按压其近端，使结肠内充气，患者感觉右下腹疼痛者，为结肠充气试验阳性，亦称 Rovsing 征。

4. 腰大肌试验　患者左侧卧位，右下肢向后背伸时，感觉有右下腹疼痛者为阳性，表明阑尾位置深靠后近腰大肌处，且炎症已波及腰大肌。

5. 闭孔肌试验　患者仰卧位，将右髋及右膝关节各屈曲 90°，且向股侧内旋时，感觉到右下腹疼痛者为阳性，表明阑尾位置较低近闭孔肌处，且炎症已波及闭孔肌。

6. 直肠指诊　直肠右前壁有触痛表明阑尾位于盆腔。如直肠膀胱隐窝有积脓时，直肠右前壁不仅有触痛，且有饱满感或波动感。

（三）实验室检查　多数急性阑尾炎病人的白细胞计数及中性粒细胞比例均增高。盲肠后位阑尾炎累及输尿管时，尿内可见少量红细胞、白细胞。

（四）超声检查　已公认为一项有价值的诊断方法。阑尾呈中低回声管状结构，较僵硬，横切面为同心圆似的靶样显影，直径＞7mm 是阑尾炎的典型图像。

【诊断与鉴别诊断】

依据典型的转移性腹痛与右下腹压痛的特征，加之体温、白细胞计数升高等感染表现，诊断急性阑尾炎并不困难。但临床上尚有 20%～30%患者不具备典型的临床表现，则易发生误诊或出现漏诊。因此，诊断阑尾炎必须详细询问病史，认真全面查体，密切观察腹痛及压痛的特点，除外其他疾病。出现急性右下腹痛的疾病较多，现将常见的疾病与急性阑尾炎进行鉴别。

（一）消化道疾病

1. 胃十二指肠溃疡急性穿孔　病人多有溃疡病史，发病突然，右下腹疼痛剧烈且广泛，腹痛及压痛最显著部位仍在上腹部，腹肌紧张明显可呈板状腹，肝浊音界缩小或消失，腹部透视膈下可见游离气体，均有助于诊断。

2. 急性胃肠炎　常有明显的消化道症状如恶心、呕吐、腹泻等，腹痛及压痛均无固定部位。

3. 美克耳憩室炎　美克耳憩室炎与急性阑尾炎临床表现很相似，常难以鉴别。美克耳憩室炎无转移性腹痛，腹痛和压痛常位于近脐和中下腹部。较易发生出血和穿孔，引起腹膜炎。

4. 急性肠系膜淋巴结炎　多见于儿童，常在上呼吸道感染后发生。先有发热，随后出现腹痛，腹痛始于右下腹且压痛范围较广，无反跳痛，压痛部位可随体位改变。有时可触及肿大的淋巴结。

5. 急性胆囊炎　可与高位阑尾炎混淆，但患者多有反复发作病史，腹痛为剧烈绞痛且向右肩背部放射，常伴有发热和黄疸，右上腹可触及肿大的胆囊。B 超检查可证实诊断。

（二）妇科疾病

1. 右侧宫外孕破裂　为育龄妇女，有停经及阴道不规则出血史，下腹痛发作突然且剧烈。有急性出血和腹腔内出血的体征，严重者可出现失血性休克。妇科检查可有宫颈举痛、附件肿块及后穹窿饱满、腹腔及后穹隆穿刺有血液。

2. 右侧卵巢囊肿扭转　发病急骤，右下腹疼痛剧烈而突然，如囊肿破裂可有腹膜炎表现。妇科或腹部检查可触及囊性肿块。

3. 右侧卵巢黄体破裂　发生在排卵或月经中期以后，临床表现与宫外孕相似，但较轻。

4. 右侧输卵管炎　通常先有发热，后出现腹痛，阴道有脓性分泌物，后穹窿可穿出脓液。

（三）呼吸和泌尿系疾病

1. 右侧下叶肺炎、右侧胸膜炎　腹痛发作之前，已有发热，且有明显的呼吸道症状，如咳嗽、胸痛、气促、呼吸困难等。胸部检查患侧呼吸音减弱，有啰音或胸膜摩擦音。胸部X线检查可明确诊断。

2. 右侧输尿管结石　右侧腹痛发病突然，呈剧烈绞痛，难以忍受，并向会阴部放射，尽管腹痛剧烈难以忍受，但腹部没有或仅有轻度压痛，无腹肌紧张。尿常规可见多量红细胞。B超或X线检查有助于诊断。

【治疗】

（一）非手术疗法

仅适用于单纯性阑尾炎，或病人不接受手术，以及伴有其他器质性疾病有手术禁忌者。主要方法包括选择有效的抗生素和补液治疗。

在非手术治疗过程中，要严密观察病情变化，如病情加重，应行急症手术，切除阑尾。

在观察病情期间，为避免掩盖腹痛的变化，禁用吗啡或哌替啶止痛。

（二）手术疗法

1. 适应证　绝大多数急性阑尾炎一旦确诊，应行阑尾切除术。早期手术时，操作较简单，术后并发症少。如化脓或坏疽及穿孔后再手术，操作困难，且术后并发症显著增加。

2. 阑尾切除手术

（1）麻醉：一般采用硬脊膜外麻醉或局麻，小儿需要全身麻醉。

（2）切口：右下腹斜切口（McBurney切口）：阑尾切除术多数采用此切口，此切口接近阑尾所在部位，操作方便，损伤组织少，术后切口愈合牢固，并发症少。急性坏疽性阑尾炎，或穿孔合并腹膜炎者，宜选用右下腹经腹直肌切口，此切口显露好，便于清除腹腔脓液，同时也利于手术探查延长切口。

（3）手术主要步骤（图30－2）

1）逐层切开腹壁，取麦氏切口，长约5～8cm。

2）切开腹膜，进入腹腔，保护好皮肤。

3）沿结肠带向盲肠顶端追踪，即能找到阑尾。

4）处理阑尾：多数应用顺行法切除阑尾。其操作步骤：首先处理阑尾系膜，在阑尾系膜根部无血管区戳孔，结扎阑尾系膜。距盲肠0.5cm处轻轻钳夹、结扎阑尾，再于结扎线远端0.5cm处切断阑尾，将阑尾切除，残端用碘伏涂擦处理，距阑尾根部1.0cm盲肠壁，行荷包缝合，将阑尾残端包埋后结扎。如阑尾因盲肠壁炎症较重，不能常规埋入盲肠壁内，可采用下面两种方法：于盲肠作数针间断浆肌层内翻缝合，将阑尾残端埋入；也有主张阑尾根部单纯结扎，不作荷包埋入缝合。

5）腹腔引流：一般急性单纯性阑尾炎、化脓性阑尾炎可不放置腹腔引流。下列情况应放置引流：严重化脓性或坏疽性阑尾炎，盲肠或阑尾根部病变严重，炎症水肿明显或有坏死；残端处理不满意或残端不能埋入；阑尾切除不彻底；阑尾周围已有脓肿形成；阑尾与临近器官组织粘连严重，分离后渗血较多。

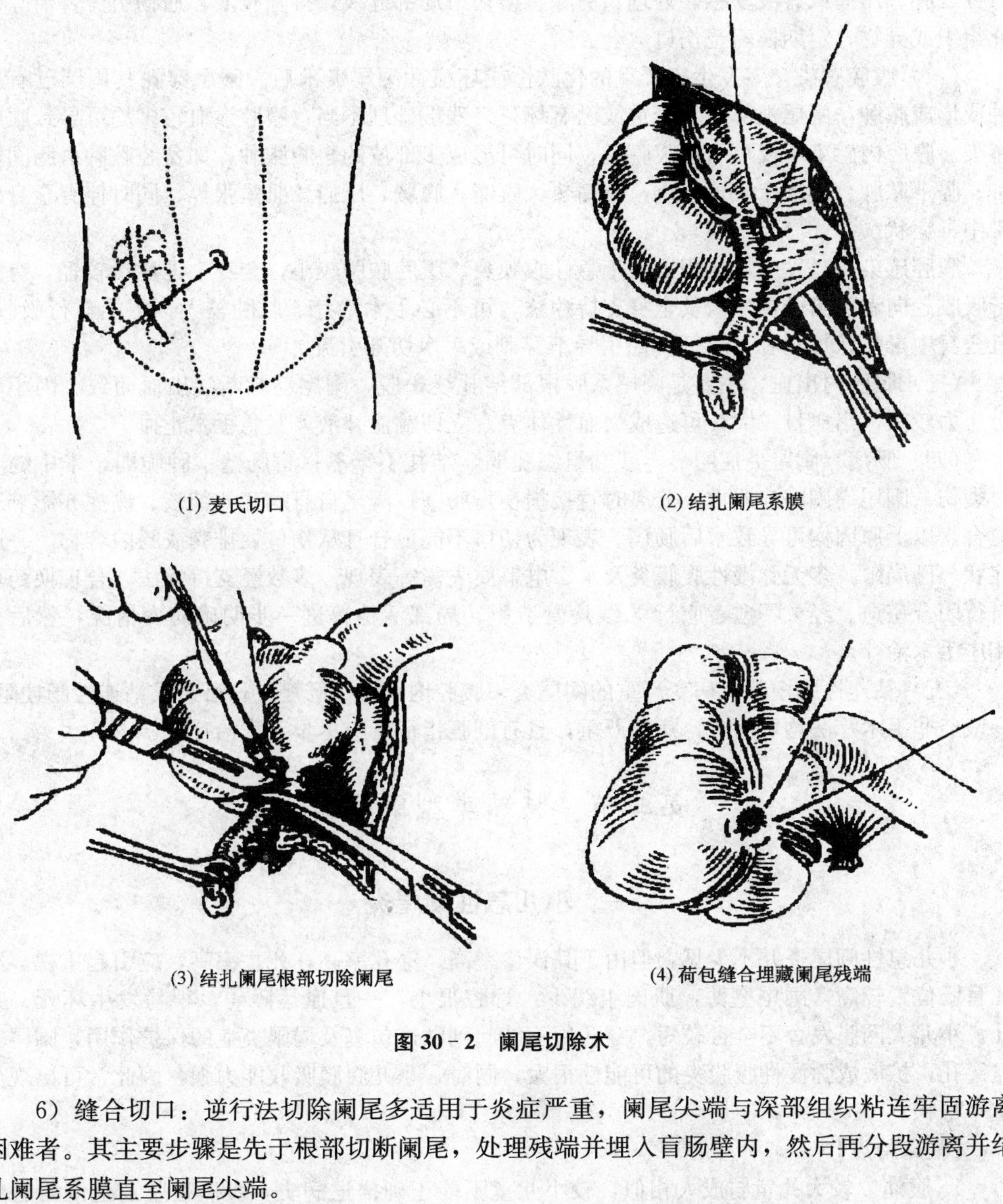

(1) 麦氏切口　(2) 结扎阑尾系膜　(3) 结扎阑尾根部切除阑尾　(4) 荷包缝合埋藏阑尾残端

图 30－2　阑尾切除术

6）缝合切口：逆行法切除阑尾多适用于炎症严重，阑尾尖端与深部组织粘连牢固游离困难者。其主要步骤是先于根部切断阑尾，处理残端并埋入盲肠壁内，然后再分段游离并结扎阑尾系膜直至阑尾尖端。

（三）腹腔镜阑尾切除术　Semm 于 1983 年开始应用腹腔镜阑尾切除术，至今已有大量文献报道，成为阑尾手术的一种已肯定的方式。具有创伤小、住院时间短、恢复快、恢复工作早等优点，同时还具有诊断作用。但仍有报道提出，腹腔镜阑尾切除术手术时间长，费用高，再加以腹腔镜手术需用特殊设备，因此，目前国内仍以开腹手术为主。

【术后并发症与处理】

（一）切口感染　常发生于术后 2～3 日。常见原因：阑尾感染严重，或手术者无菌观念差，导致切口污染。感染的部位多为皮下组织，感染严重可达肌层。临床表现可有低热，切口处红肿、压痛或有波动感。处理：剪除感染切口局部缝线，排除脓液，通畅引流，清除坏死组织或异物，定期换药至伤口愈合。

（二）腹腔感染　多发生于严重的化脓性或坏疽性阑尾炎术后。阑尾穿孔其周围已有脓肿或形成脓肿，阑尾根部病变严重或已有坏死，残端处理不当，腹腔渗血较多均可导致腹腔感染。腹腔内感染不仅可引起腹膜炎，同时可形成多部位的腹腔脓肿，如盆腔脓肿、肠间脓肿、膈下脓肿。其临床表现较重，有高热、腹痛、腹胀、压痛、肌紧张等，同时伴有全身感染中毒症状。

腹腔感染一旦发生，应积极治疗急性腹膜炎。腹腔脓肿较小，全身中毒症状较轻，有自行吸收趋向者，给予抗生素及全身支持疗法，可不必手术治疗。脓肿较大，不能自行吸收，且全身中毒症状加剧者，应行B超引导下穿刺或手术切开引流。

（三）腹腔内出血　主要是阑尾系膜根部结扎线松脱，阑尾动脉断端出血而致。因小动脉压力较高，出血量较大，可造成失血性休克。立即输血补液，紧急手术止血。

（四）肠瘘　阑尾炎症明显，残端组织脆弱，结扎不牢靠；盲肠壁水肿脆弱，术中缝合时裂伤；阑尾周围粘连严重，分离时直接损伤盲肠壁；阑尾自身病变如结核、癌症亦影响其愈合。以上原因均可导致术后肠瘘。表现为切口不能愈合且从伤口处排粪或肠内容物。一般症状多已局限，多无弥漫性腹膜炎及水、电解质失衡等表现。多数经支持疗法，合理换药可自行闭合痊愈。经久不愈者应行X线瘘管造影、局部活检等进一步明确病变情况，然后行相应手术治疗。

（五）粘连性肠梗阻　病变严重的阑尾炎、腹腔内感染、肠瘘，均可造成粘连性肠梗阻。一般经非手术疗法均可治愈，病情严重，具有剖腹指征者应尽早手术治疗。

第二节　特殊类型阑尾炎

一、小儿急性阑尾炎

小儿急性阑尾炎并不少见，但由于其误诊率高，穿孔率高，死亡率高，应引起重视。小儿盲肠位置较高，阑尾壁薄，肌肉组织少，管腔很小，一旦血运障碍，很易发生坏死、穿孔。小儿大网膜发育不全且较短，穿孔后不能起到粘连包裹及局限炎症的保护作用，阑尾一旦穿孔，扩散成弥漫性腹膜炎的可能性很大，同时，小儿腹膜吸收能力强，因此常可出现严重中毒状。

【临床特点】

1. 腹痛　较大儿童与成人相似，较小儿童不能正确描述病史，腹痛程度及范围均进展较快，常无典型的转移性右下腹痛。

2. 胃肠道症状　恶心、呕吐或腹泻为常见早期表现，应注意与急性胃肠炎鉴别。

3. 全身反应　全身反应较成人明显。多数患儿早期即有发热，有时体温可达38～39℃。

4. 体征　体征不典型，不明显，但右下腹部局限固定压痛、肌紧张仍为确立诊断的重要体征。但是由于小儿生理特点，检查多不予合作，判断压痛部位、肌紧张程度较为困难，最好在哺乳时，或待患儿安静、入睡时检查，如右下腹部有拒按且有痛苦表现，应判断有压痛和肌紧张。

【治疗】

小儿急性阑尾炎病情发展较快，炎症不易局限，所以，一经确诊应早期手术治疗。小儿急性阑尾炎合并穿孔率较高，术中应彻底清拭腹腔。尽早选用广谱抗生素，同时注意纠正水与电解质紊乱及酸碱失衡。

二、妊娠期急性阑尾炎

妊娠中后期，随着子宫增大，盲肠和阑尾被推移至右上腹部。

【临床特点】

1. 压痛点随着妊娠月数增加而逐渐向右上腹移位，并不固定在某一部位。

2. 大网膜被子宫推移，难以包裹阑尾，阑尾坏疽穿孔后，炎症不易局限，加之炎症刺激子宫收缩，易使炎症扩散，形成弥漫性腹膜炎。

3. 病情加重，炎症发展可诱发流产或早产，严重者可威胁母子生命安全。

4. 因腹壁抬高，阑尾炎症刺激不到壁层腹膜，使压痛及肌紧张多不典型，易与子宫及附件疾病混淆。

【治疗】

1. 妊娠早期单纯性阑尾炎暂可试用非手术疗法，如不见好转应行手术疗法。

2. 妊娠中后期急性阑尾炎，炎症难以局限，一旦穿孔对母子威胁较大，应急症手术；手术切口略高于麦氏切口。为减少对子宫的刺激，避免发生流产或早产，术中操作要轻柔，尽量不放置腹腔引流。

3. 临产期急性阑尾炎，如并发阑尾穿孔或全身感染严重，可考虑行开腹剖宫产术，同时切除阑尾。在围手术期，应使用黄体酮。

三、老年急性阑尾炎

老年急性阑尾炎与青年病人临床表现有很大差异。

【临床特点】

1. 转移性右下腹痛不典型或出现较晚，临床表现与病理变化不符。如腹痛虽较轻，但炎症可能已很严重，这与老年人对疼痛反应较迟钝有关。

2. 全身反应多不严重，阑尾虽已化脓或坏疽，但患者只表现低热，白细胞计数与中性粒细胞比例升高不明显。这与老年人防御功能降低有关。

3. 压痛、肌紧张多不明显，这与老年人腹壁肌肉萎缩有关。

【治疗】

1. 鉴于老年人对疼痛反应较迟钝，就诊较晚，病情较重，加之老年急性阑尾炎易坏死、穿孔，故一经确诊应及时手术。

2. 手术治疗前后应同时注意治疗其他老年性疾病，如糖尿病，高血压，心、脑、肺、血管疾病等。

第三节　慢性阑尾炎

慢性阑尾炎多数是急性阑尾炎消退后遗留的慢性炎症病变，少数也可开始即呈慢性过程。其表现为阑尾管壁纤维组织增生，管腔狭窄或闭塞，与周围组织、器官发生粘连，产生阑尾扭曲或管腔内残留粪石。上述病理变化影响了管壁蠕动和管腔排空，压迫阑尾壁神经而产生疼痛症状。并可引起急性感染，即慢性阑尾炎急性发作。

【临床表现与诊断要点】

具有急性阑尾炎反复发作病史，也可表现为不规则的隐痛或不适感。右下腹局限性轻压痛是诊断慢性阑尾炎的主要体征。确定阑尾部位压痛应具有以下特点。

1. 慢性阑尾炎发作时，其压痛点与急性阑尾炎部位相同。

2. 急性阑尾炎缓解后，右下腹痛及压痛反复发作，且部位较固定。

3. X线钡剂检查，阑尾不充盈、不显影，钡剂排空迟缓、阑尾显影中断、扭曲或粘连、阑尾有压痛。

【治疗】

明确诊断后应手术治疗，切除阑尾并送病理检查，证实诊断。

（崔　伟）

第三十一章　直肠肛管疾病

【直肠】

盲肠起自第三骶椎平面，上接乙状结肠，下连肛管，长约 12～15cm。直肠沿骶骨凹向下向前，形成一凸向后方的弯曲，称直肠骶骨曲；直肠至尾骨平面转向后下，形成 90°的弯曲，为直肠会阴曲。直肠走行的两个弯曲决定了在临床上行乙状结肠镜检查时插入的方向需先指向脐部，过肛管后再改向骶部。直肠上部直径与结肠相同，下部扩大成直肠壶腹，是暂存粪便的部位。直肠上段前面和两侧有腹膜覆盖，其前面的腹膜返折成直肠膀胱或直肠子宫陷凹，下段直肠全部位于腹膜外。直肠肌层分内环、外纵两层。直肠黏膜在壶腹部形成上、中、下三个横的半月形皱襞，叫直肠瓣。

直肠黏膜在近肛管处形成 8～10 条纵行隆起，称直肠柱，相邻两个直肠柱基底之间有半月形皱襞，叫做肛瓣。肛瓣与直肠柱之间的黏膜形成向上开口的袋状小窝，称肛窦，深约 3～5mm,底部有肛腺开口，肛腺呈树枝状分支，伸向肛周皮下及肌层，一旦发生感染易形成肛窦炎。肛管与直肠柱连接的部位，常有三角形乳头状隆起，称为肛乳头。由于直肠柱和肛瓣的存在，使直肠与肛管交界处形成一条锯齿状的线，称为齿线（图 31－1）。

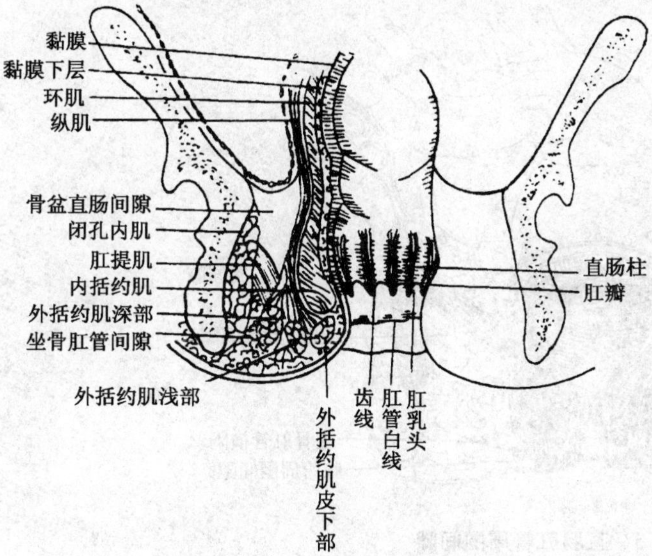

图 31－1　直肠肛管纵切面图

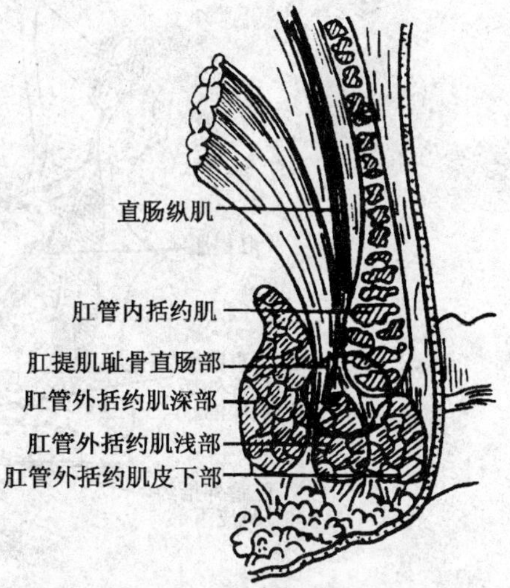

图 31－2　肛管直肠环

齿线在临床上有重要意义，约 85％的直肠肛管疾病都发生在齿线附近。齿线上、下组织的结构有明显的不同，其主要区别为：

1. 齿线以上是黏膜，受自主神经支配，无痛觉，齿线以下是皮肤，受阴部内神经支配，痛觉敏感。

2. 齿线以上血运由直肠上、下动脉供应，静脉丛是直肠上静脉丛，是内痔发生的部位，回流至门静脉；齿线以下的血运来自肛管动脉，静脉丛是直肠下静脉丛，是外痔发生的部位，回流至下腔静脉；在这里齿线成了内痔和外痔的分界线。

3. 齿线上部的淋巴向上回流入内脏、血管周围的淋巴结；齿线以下淋巴回流入腹股沟淋巴结及髂外淋巴结。齿线以下部位发生感染时，腹股沟淋巴结常肿大。

【肛管】

肛管为消化道的末端，上连齿线，下接肛缘，长 3～4cm。肛管周围有内、外括约肌环绕，内括约肌为直肠环肌的延伸，受自主神经支配，为不随意肌。外括约肌可分为皮下部、浅部和深部，受脊神经支配，为随意肌。皮下部若被切断并不引起肛门失禁。外括约肌深部、肛提肌、内括约肌和直肠纵肌下部组成肛管直肠环，此环有控制收缩肛门的功能，切断后可造成肛门失禁（图 31－2）。

【直肠肛管周围间隙】

间隙内充满脂肪及疏松结缔组织，容易感染发生脓肿，具有临床意义的间隙有：

1. 骨盆直肠间隙　位于骨盆内直肠两侧，左右各一，位于提肛肌之上，盆腔腹膜之下。

2. 坐骨肛管间隙　也称坐骨直肠间隙，左右各一，位于提肛肌下方，坐骨肛管横隔之上。

3. 直肠后间隙　位于直肠与骶骨之间，上界为腹膜，下界为肛提肌。

4. 肛门周围间隙　位于肛管横隔与肛门周围皮肤之间（图 31－3）。

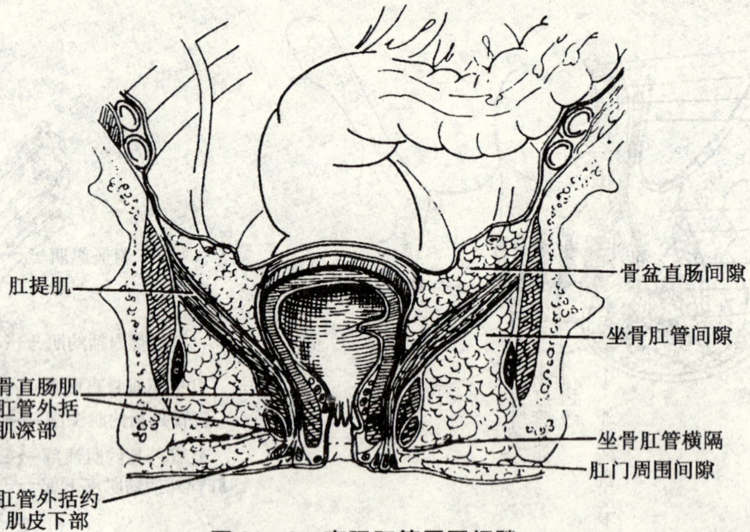

图 31－3　直肠肛管周围间隙

第一节　直肠肛管检查方法

【体位】

根据病情和检查需要可选择下列体位。

1. 左侧卧位　适用于体弱、病重患者的检查。患者向左卧于检查床上，臀部靠床边，左下肢略曲，右下肢屈膝贴近腹部（图 31－4）。

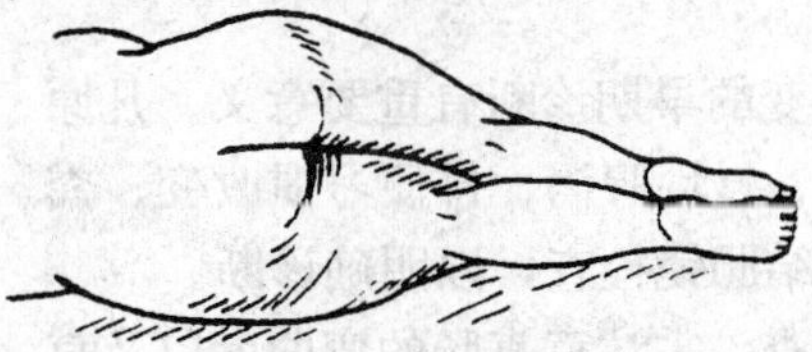

图 31-4　左侧卧位

2. 胸膝位　是直肠肛管疾病检查时最常用的体位。患者屈膝跪于床上，肘部及前胸贴床，臀部抬高（图 31-5）。

3. 截石位　是直肠、肛管疾病手术时常用的体位。患者仰卧，双下肢屈髋屈膝外展抬高（图 31-6）。

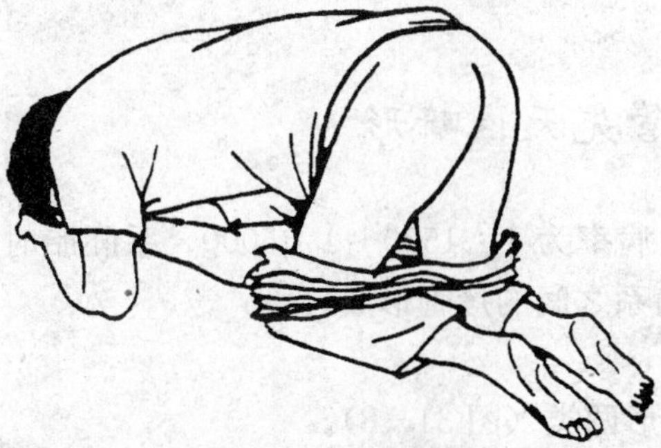

图 31-5　胸膝位

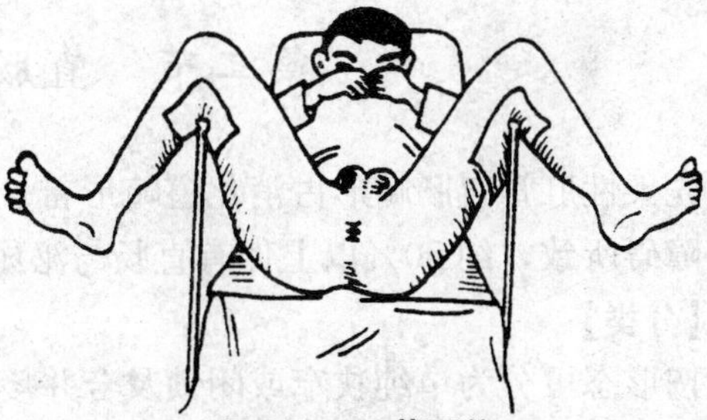

图 31-6　截石位

4. 蹲位　适合检查直肠脱垂、直肠息肉、内痔等。患者蹲下，用力增加腹压。

【肛门视诊】

先用两手将臀部分开，察看肛门部有无脓血、粪便、黏液，瘘管外口，外痔等。如有内痔、肛裂可有血迹；肛瘘和肛周脓肿常有脓液和波动的肿块；肛门失禁则可见肛周有粪便；直肠脱垂可有黏液。嘱患者增加腹压，有时可见到内痔、息肉或脱垂的直肠。

【直肠指诊】

是直肠肛管疾病的重要检查方法。实践证明，80%左右的直肠癌可在直肠指诊时被发现，而直肠癌的误诊原因绝大部分是由于忽视直肠指诊而造成的，故应特别注意。

指诊方法：先将手指戴上涂有润滑油的指套后，轻轻按压肛门片刻，使病人适应后手指缓缓伸入直肠内检查。注意肛门松紧度（正常仅容一指）、肛管直肠狭窄的程度和范围。通过指检可查到直肠癌、内痔、息肉等。指诊时，在直肠前壁男性可扪到前列腺，女性可扪到子宫颈，注意避免误诊为肿瘤。指诊完毕退出手指后，应注意手套上有无脓、血、黏液等。

【肛门镜检查】

肛门镜是检查和治疗肛门疾病的重要工具。检查前应先进行视诊和指诊，如发现有肛裂、直肠严重狭窄和脓肿等，则应在麻醉下进行。检查时肛门镜体涂以润滑剂，轻轻插入肛管。注意观察有无内痔、息肉、溃疡、肿瘤等。

检查记录方法一般采用时钟定位法，将肛门比作时钟，如检查时取胸膝位，则肛门后方中点为 12 点，如取截石位则恰恰相反（图 31-7）。

【乙状结肠镜检查】

对直肠和乙状结肠下段病变的早期诊断有重要意义。凡原因不明便血、黏液便、脓血便、慢性腹泻、排便习惯改变、粪条变细等情况下，均应作乙状结肠镜检查，以明确诊断。

操作方法基本同肛门镜检查。需注意直肠的弯曲度以及直肠与乙状结肠交界部分。镜入后缓缓退出，仔细检查整个肠壁情况，注意黏膜的色泽、充血程度、有无出血点、溃疡、脓性分泌物、息肉、结节、肿块等。对可疑病变应取活检。

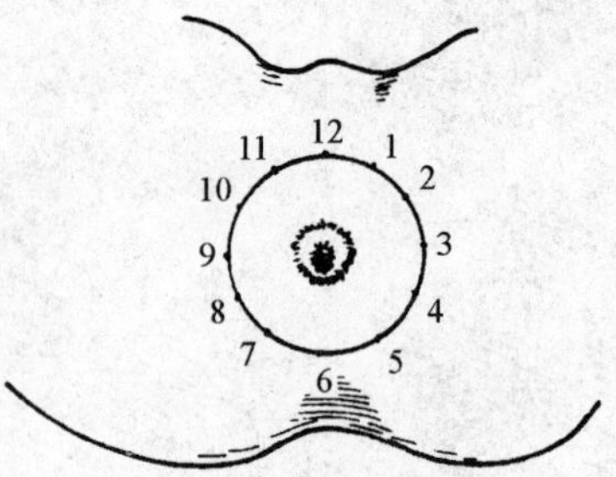

图 31－7　肛门检查时钟定位法（截石位）

【纤维结肠镜检查】

临床应用较广。直肠疾病如息肉、肿瘤等应常规检查全部结肠，纤维结肠镜不仅能观察到直肠结肠病变，还能进行息肉的电灼摘除、止血、肠扭转复位等治疗。

第二节　直肠肛管先天性畸形

先天性肛管直肠畸形占消化道畸形首位，发病率为 1∶1500～1∶5000，系胚胎时后肠发育障碍所致，约 50％以上伴有直肠与泌尿生殖系之间的瘘管形成。

【分类】

按形态可分为单纯狭窄或闭锁及合并瘘管畸形两类（图 31－8）。

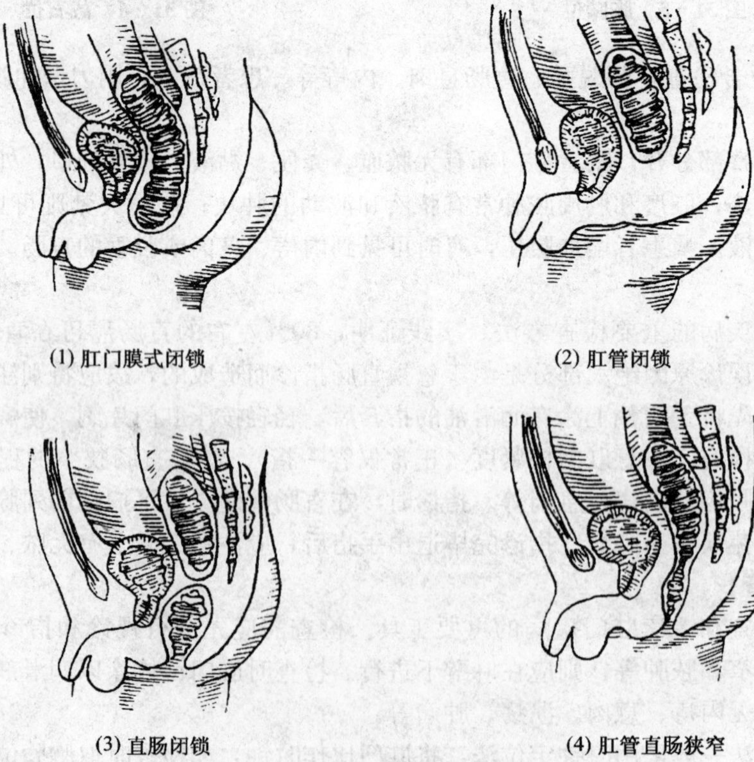

(1) 肛门膜式闭锁　(2) 肛管闭锁　(3) 直肠闭锁　(4) 肛管直肠狭窄

图 31－8　直肠肛管狭窄闭锁类型

（一）单纯狭窄或闭锁

1. 肛门膜式闭锁　即肛门有一层薄膜闭锁。

2. 肛管闭锁　最常见，直肠末端与肛门皮肤有一定距离，常合并不同类型的瘘管。

3. 直肠闭锁　肛门、肛管完整，但直肠下端有一段闭锁。

4. 直肠肛管狭窄　即肛管与直肠形成很细的管道，相通但不能正常排便。

（二）合并瘘管畸形

在以上畸形的基础上，有泌尿生殖系与直肠肛管间的瘘管畸形。

1. 直肠会阴瘘　即内口在直肠，外口在会阴。

2. 直肠尿道瘘　即内口在直肠而外口与尿道相通，粪便可以从尿道排出。

3. 直肠阴道瘘　瘘管外口在阴道，粪便从阴道排出。

4. 直肠前庭瘘或直肠舟状窝瘘　即瘘管外口位于女性的阴道前庭或舟状窝位置。

以上分类方法是单纯从解剖形态上制定的。国际分类是以该畸形的胚胎发生和病理改变为基础分为高位、中间位和低位。主要特点是以直肠盲端与肛提肌，特别是耻骨直肠肌的关系作为区分高、中、低位的标准，即直肠盲端终止于肛提肌之上者为高位畸形；直肠盲端位于耻骨直肠肌之中，被该肌所包绕为中间位畸形；穿过者为低位畸形（表 31－1）。此类分类方法复杂，但对指导临床实践和估计预后均有帮助。

【诊断】

新生儿无胎粪排出，检查无肛门或仅有一凹陷，阴道流粪表明有阴道瘘，从尿道口排气和胎粪是直肠泌尿系瘘的症状。臀高头低倒立位 X 线检查可确定直肠肛管狭窄或闭锁的部位，合并瘘管者可通过瘘管造影以明确诊断。

表 31－1　直肠肛管畸形 Wingspread 分类法（1984）

男性	女性
高位	高位
1. 直肠肛管发育不全	1. 直肠肛管发育不全
（1）并直肠尿道前列腺瘘	（1）并直肠尿道前列腺瘘
（2）无瘘	（2）无瘘
2. 直肠闭锁	2. 直肠闭锁
中间位	中间位
1. 直肠尿道球部瘘	1. 直肠前庭瘘
2. 无瘘的肛管发育不全	2. 直肠阴道瘘
	3. 无瘘的肛管发育不全
低位	低位
1. 肛门皮下瘘	1. 肛门前庭瘘
2. 肛门狭窄	2. 肛门皮下瘘
	3. 肛门狭窄
少见畸形	一穴肛畸形
	少见畸形

【治疗】

治疗的目的是重建具有正常功能的肛门，可根据不同类型和合并瘘管的情况选择手术方法。肛门膜式闭锁可十字切开肛膜；肛管、直肠闭锁者行直肠肛管成形术；肛管直肠狭窄者可采用金属探条扩张狭窄部，直到能插入小指为止；合并瘘管时应在手术时同时切除瘘管。

第三节　肛　裂

肛裂是肛管皮肤裂伤后形成的溃疡，好发部位在肛管后正中线，多见于青、中年人，女性多于男性。

【病因与病理】

主要原因是干硬的粪块强行通过肛管而致裂伤，继发感染，逐渐形成溃疡。肛管外括约肌浅部在肛管后方形成肛尾韧带，较坚硬，伸缩性差；肛管与直肠成角相延续，排便时肛管后方承受的压力最大，故后正中线处易受损伤。

肛裂可分为急、慢性肛裂，急性肛裂裂口较浅，创面鲜红，边缘整齐；慢性肛裂是真正的溃疡，底深不整齐，肉芽灰白，裂口上端的肛门瓣和肛乳头水肿，形成肥大的肛乳头；下端皮肤因炎症、水肿及淋巴回流受阻形成外痔样的皮垂突出于肛门外，称前哨痔。故典型表现是由溃疡、肥大的肛乳头和前哨痔组成的“肛裂三联征”。（图 31－9）。

【临床表现】

（一）疼痛　疼痛是主要症状，并有独特的周期性规律。排便时肛裂内神经末梢受到刺激，可出现肛门剧烈疼痛；排便后疼痛可暂时缓解或消失，数分钟后由于括约肌发生痉挛性收缩又产生剧痛，此时的疼痛可持续很长时间，直至括约肌痉挛收缩逐渐缓解而舒张，疼痛才消失。疼痛使患者惧怕排便而致便秘，从而形成恶性循环。

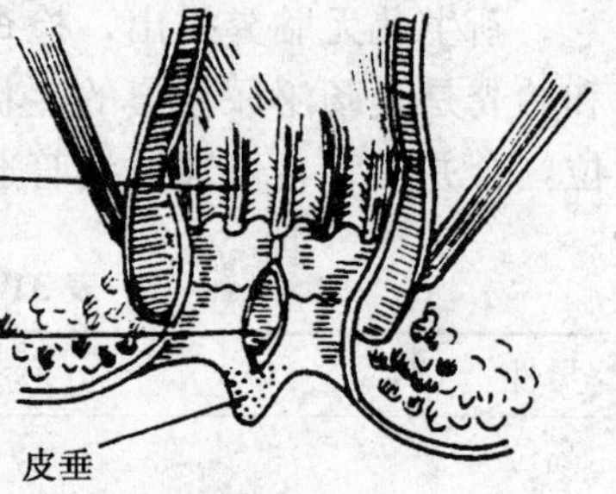

图 31－9　肛裂

（二）出血　为另一常见症状，大便纸上有血迹或排便时少量出血。

（三）肛门检查　用手轻分开臀部，可见到哨兵痔及后正中线的典型溃疡。避免直肠指诊和肛镜检查，以免引起疼痛。

【治疗】

根据急性、慢性肛裂来选择治疗方法。浅表的急性肛裂用非手术疗法治疗，即可治愈。慢性肛裂需手术治疗。

（一）非手术疗法

1. 保持大便通畅　防止便秘，可口服石蜡油 20～30ml，每日 1～2 次；或麻仁滋脾丸、通便丸、果导片等。

2. 便后坐浴　用 1∶5000 高锰酸钾温水坐浴可使肛门括约肌松弛，改善局部血液循环，减轻疼痛，清洁局部，以利愈合。

3. 局部封闭　疼痛严重者，可用 1%～2%普鲁卡因肛门后方注射，阻断敏感的肛门反射。

4. 烧灼疗法　创面涂以20%硝酸银烧灼，以利于肉芽组织生长。

5. 扩肛疗法　适用于慢性肛裂，在骶管麻醉或局部麻醉下进行扩张是一种有效方法，每周一次。

（二）手术疗法

1. 肛裂切除术　将肛裂及其附近的病变组织全部切除，使成新鲜创面，不缝合，以凡士林纱布覆盖，术后第二天开始温水坐浴，每日两次，直至肛裂愈合。

2. 肛管内括约肌切断术　在肛管一侧距肛缘1～1.5cm作小切口达内括约肌下缘，分离内括约肌至齿线，剪断内括约肌，然后扩肛至容纳4指，压迫止血后缝合切口，肛裂一般在数周后愈合，该方法治愈率高，但手术不当可致肛门失禁。

第四节　肛管直肠周围脓肿

肛管直肠周围脓肿是直肠肛管周围间隙因急性化脓性感染而形成的脓肿，是一种常见的直肠肛管疾病，脓肿溃破或切开后常形成直肠肛管瘘管。

【病因与病理】

绝大部分由肛窦炎蔓延扩散所致。感染沿肛窦底部腺管或淋巴管扩散到直肠肛管周围不同的间隙而形成脓肿。按其发生的部位分为肛门周围脓肿、坐骨肛管间隙脓肿或骨盆直肠间隙脓肿（图31－10）。

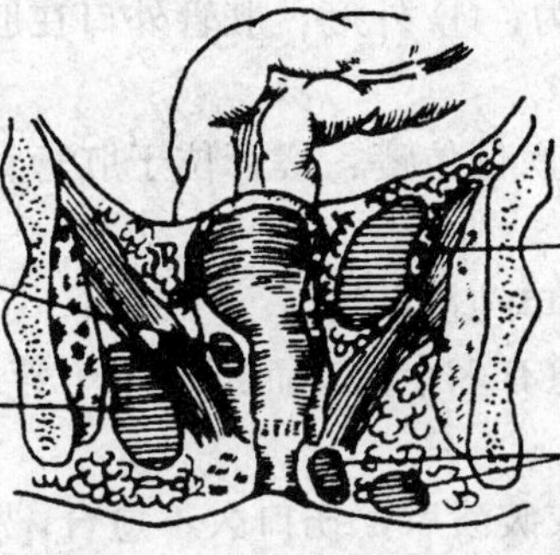

图31－10　直肠肛管周围脓肿发生部位

直肠肛管周围脓肿也可继发于肛周皮肤感染、损伤、药物注射、炎性病变等。病原菌常为大肠杆菌，其次为化脓性葡萄球菌、链球菌和变形杆菌。

【临床表现】

（一）肛门周围脓肿　最常见，位于肛门周围皮下，多由肛腺感染经外括约肌皮下部向外扩散而成，主要症状是肛周持续性疼痛，排便时明显。肛周皮肤红、肿、硬和压痛；脓肿形成则有波动感，常自行破溃。全身中毒症状较轻。

（二）坐骨肛管间隙脓肿　初起局部症状常很轻微，而以全身感染中毒症状为主要表现。初起表现为肛门处不适或轻微疼痛，继之疼痛加重。局部肿胀明显，质硬，直肠指诊可扪及肛管内壁隆起，明显触痛，甚至有波动感。

（三）骨盆直肠间隙脓肿　此处位置较深，以全身感染症状为主要表现而局部症状较轻，仅有会阴部坠胀、便意不尽等症状。炎症波及前列腺、精囊时可出现精索睾丸痛、排尿困难等。直肠指诊在骨盆深处触及肿块、压痛和波动感。

【治疗】

初期可给予局部热敷、理疗、温水坐浴，应用抗生素控制感染，同时可口服缓泻剂以减轻患者排便时的疼痛。脓肿形成后应早期切开排脓，引流通畅，不留死腔。肛门周围脓肿应做放射状切口切开引流，同时找出感染入口，实施脓肿切开一期挂线术，可避免复发及瘘管形成；坐骨肛管间隙脓肿应先在肿胀明显处穿刺抽脓定位，然后在距肛缘 3～5cm 处行弧形切口引流；骨盆直肠间隙脓肿应先穿刺找出脓肿，在穿刺针引导下切开脓肿引流，需穿破肛提肌置管引流。

第五节　肛　瘘

肛瘘是肛管或直肠下端与肛周皮肤相通的感染性管道，多继发于直肠肛管周围脓肿。

【病因与病理】

大部分肛瘘是直肠肛管周围脓肿破溃或切开引流后，引流不畅，伤口不愈合而形成的感染性通道，内口多在齿线附近，外口则位于肛周皮肤上。这种有内口、外口的感染性通道，由于原发内口继续感染化脓，病变的根源依然存在，炎症反复刺激管道，使瘘道壁纤维化、变硬、弯曲、狭窄，因而引流不畅，久而不愈。少数为结核性。

【分类】

1. 根据瘘管外口的位置　分为：① 外瘘：肛管外口在肛门周围皮肤上；② 内瘘：肛瘘两个开口均在直肠肛管内。

2. 根据瘘管的高低　分为：① 低位瘘：瘘管位于肛管直肠环以下；② 高位瘘：瘘管位于肛管直肠环以上。

3. 根据瘘管数目　分为：① 单纯性肛瘘：一个外口、一个内口和一个瘘道；② 复杂性肛瘘：一个内口、多个外口，管道有多个分支而形成多个管道。

【诊断】

根据直肠肛管脓肿切开引流或破溃后，伤口久不愈合，并不断流出脓液，即可确诊为肛瘘。检查可见肛周皮肤上的肛瘘的外口，常为一肉芽组织的隆起，挤压时可有脓血样分泌物排出，时愈时破，反复发作。指检时可在肛管皮下摸到索状硬结。低位瘘外口多在距肛缘 3cm 以下，高位瘘的外口多在距肛缘 3cm 以上。可通过向外口注入造影剂拍片，探针插入检查，注入亚甲蓝溶液以确定内口的位置。

【治疗】

瘘管形成后多不能自愈，需采取手术方法切除病灶或敞开瘘管，暴露创面方能愈合。手术治疗需遵循以下原则。

1. 正确的内口处理是手术成功的关键，故应确定内口，完全切除瘘道，以防复发。

2. 防止因括约肌损伤而引起肛门失禁。

3. 愈合后肛门、肛管无畸形或狭窄。

因此，手术方法的选择需根据瘘管类型而定。

（一）瘘管切开术　适用于低位肛瘘，是将瘘管全部切开开放，靠肉芽组织生长使伤口愈合的方法。因瘘管在外括约肌深部以下，切开后只损伤外括约肌皮下部或浅部，不会引起术后肛门失禁。

（二）挂线疗法　适用于高位单纯性肛瘘。其原理是利用橡皮筋的弹性回缩、压迫作用，使组织缺血、坏死而逐渐切开瘘管。在切断过程中括约肌与周围组织逐渐经过炎症粘连，不会因为括约肌离断回缩造成肛门失禁，切开露出的创面可逐渐愈合。

手术在局麻下进行，用软探针从外口插入，经瘘管自内口穿出，在探针顶端用粗丝线缚住一根橡皮筋，自内口将探针从肛门拉出，使橡皮筋引入瘘道，并贯穿内、外口，将内、外口之间的皮肤略加切开，最后将橡皮筋拉紧后丝线结扎，防止松脱（图 31－11）。

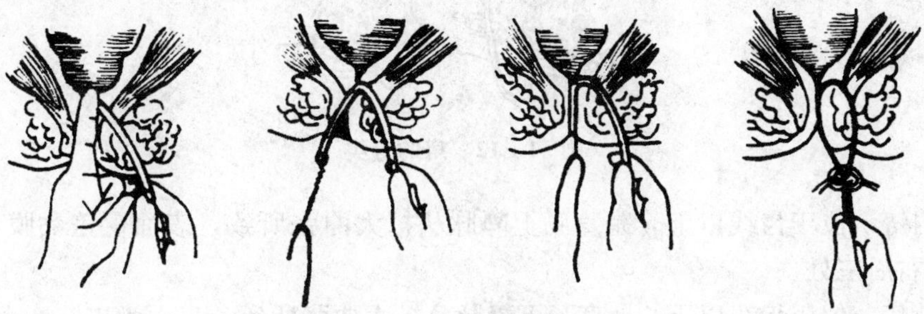

(1)　(2)　(3)　(4)

图 31－11　肛瘘挂线疗法

术后每日用 1∶5 000 高锰酸钾温水坐浴。每隔 2～3 日拉紧橡皮筋并结扎丝线一次，一般在 10 日左右瘘管完全勒开，橡皮筋脱落，创面暴露，并逐渐愈合。

（三）肛瘘切除术　适用于低位单纯性肛瘘，是将瘘管组织完全切除，敞开创面，术后伤口换药，使再生新组织由深到浅逐渐愈合。换药过程中避免皮肤过早愈合而留下死腔复发。

对复杂性肛瘘可分次处理，依病变情况可采用挂线与手术切除相结合的分期治疗方法。

第六节　痔

直肠下端黏膜下或肛管皮下静脉丛淤血扩张、屈曲所形成的静脉团块称痔。我国民间有“十人九痔”之说，说明痔是一种常见病。据调查，痔的发病率达 60％以上，任何年龄均可发病，随年龄增长，发病率增高。

【病因】

一般认为凡是能使痔静脉丛回流受阻、腹内压增高、静脉壁变薄等因素均易导致痔的形成。痔的形成常是多种因素所致。

（一）解剖因素　直肠上静脉及其分支无静脉瓣，站立时静脉血向上回流有一定阻力，因此，血流缓慢易于淤积。

（二）腹内压增高　任何增高腹内压力的因素，如习惯性便秘、久站久坐、长期排尿困难、妊娠、盆腔肿瘤等，均可使静脉回流受到影响，从而使静脉丛扩大曲张。

（三）静脉壁薄弱　多由于局部慢性感染，引起静脉周围炎，进而使静脉壁纤维化而失去弹性，易发生扩张而形成痔。

另外，年老体弱、长期营养不良可使局部组织萎缩无力，易于扩张。长期饮酒及食辛辣食物可使直肠黏膜充血，易发生痔。

【分类】 可分为内、外、混合痔三种（图 31－12）。

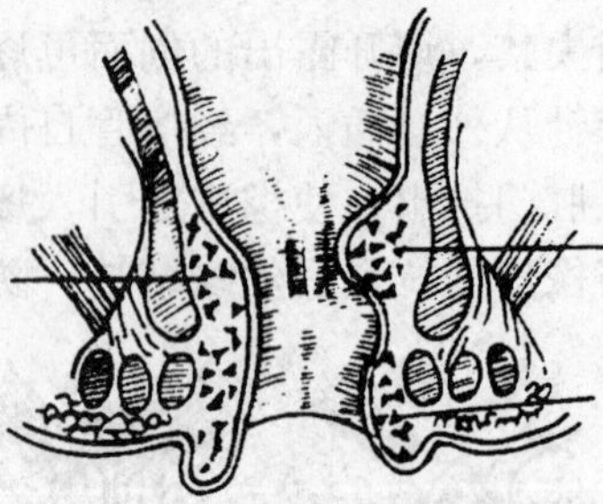

图 31－12 痔的分类

（一）内痔 位于齿线以上，是直肠上静脉丛扩大曲张所致，表面覆盖黏膜，常见于左侧、右前、右后三处。

（二）外痔 位于齿线以下，是直肠下静脉丛扩大曲张所致，表面为皮肤。

（三）混合痔 由于直肠上、下静脉丛彼此吻合相通，齿线上、下的静脉丛同时扩大曲张而形成。

【临床表现】

（一）内痔 最常见和较早期的症状是便血，发展到一定阶段可出现痔核脱出症状。依病变程度不同，临床上将内痔分为三期。

第一期：无明显自觉症状，仅排便时带血，血呈鲜红色，不与粪便相混，便时滴血或喷射状出血，排便后能自行停止。在齿线以上可见黏膜充血结节样隆起。

第二期：间歇性排便带血、滴血或射血。痔核在排便时脱出肛门外，便后可自行回复，可见较大的紫红色痔核。

第三期：排便、用力屏气、咳嗽、行走等增加腹压时，痔核即脱出，不能自行回复，需用手推回或卧床休息才能将其复位。

如痔核脱出后未及时复位，可由于水肿刺激括约肌引起嵌顿，并可导致溃疡、坏死、血栓形成、感染，从而出现剧烈疼痛。

（二）外痔

可仅有异物感。如由于便秘，排便时用力过猛，可引起痔静脉破裂，血块凝结于皮下形成血栓性外痔，可见到肛门表面暗紫色圆形肿块，边界清楚，触痛明显，排便及咳嗽时稍受牵动均感剧烈疼痛。

混合痔则具有以上两者之症状。

【治疗】

无症状静止的痔，只需注意饮食，保持大便通畅，不需特殊治疗。

（一）一般治疗 适用于偶有便血的早期痔。① 改善饮食，吃富含纤维素的食物保持大便通畅，便秘者给予口服液体石蜡；② 便后温热水坐浴，保持肛门清洁、干燥；③ 肛管内注入消炎止痛药膏或栓剂，如痔疮膏等；④ 内痔突出者应温水洗净，涂以润滑油后将其复位，水肿明显者应用50％硫酸镁湿敷，待水肿消退后再复位。

（二）注射疗法　将药物注射于痔核内黏膜下，使之产生无菌性炎症反应，促使纤维组织增生，静脉闭塞，痔核萎缩。适用于单纯性内痔，常用的硬化剂有5%鱼肝油酸钠、5%～10%酚甘油溶液、消痔灵等。

（三）冷冻疗法　适用于较小的出血性内痔，应用液氮（－196℃）通过冷冻探头与痔块接触，使痔块造成Ⅲ°冻伤而坏死脱落。

（四）红外线凝固疗法　适用于一、二期内痔，作用与注射疗法相似，使痔核发生纤维增生，硬化萎缩。

（五）手术疗法　对三期内痔、混合痔及痔与肛裂或肛瘘同时存在的病例，手术是最好的选择。

1. 结扎法或切除术　适用于二、三期内痔或混合痔。痔结扎术是在痔的基底部用肠线或丝线结扎，或用胶圈套扎疗法，使痔发生缺血坏死，最后脱落。痔切除术是钳夹痔核后，于肛门缘做一“V”形切口，切除痔核，黏膜缝合，皮肤切口敞开。

2. 痔环状切除术　适用于占肛门全周的环形痔。利用软木塞放置于肛管内将环状的混合痔加以固定，然后在齿线上将痔与部分直肠黏膜环行切除一圈，边切边缝合。

3. 外痔血栓摘除术　在血栓外痔上做梭形放射状切口，剥出曲张静脉，摘除血栓。

第七节　直肠脱垂

直肠脱垂又称脱肛，是指直肠壁部分或全层向下移位而脱出于肛门外。仅有直肠黏膜脱出者称部分性脱垂，全层肠壁脱出者称完全性脱垂。

【病因】

发病与机体解剖组织发育和腹内压增高因素有关。① 解剖因素，如小儿骶骨曲度过小，对直肠的托负力不足；盆底组织薄弱，包括幼儿发育不良或老年人盆底软组织萎缩等。② 长期腹压增高因素，如习惯性便秘、前列腺肥大、慢性支气管炎、顽固性咳嗽、长期腹泻、肝硬化腹水等。

【临床表现】

多见于3岁以内儿童，常伴有营养不良、便秘、腹泻等因素。

1. 肛门可复性肿块　早期仅在排便时有肿块脱出肛门，便后可自行回缩，并且逐渐加重则不能回缩，需用手托回。严重者在咳嗽、喷嚏、下蹲及长时间行走时均可脱出。

2. 肛门坠胀不适　其症状轻重与直肠脱垂的多少及病理改变程度有关，脱出过多、外露过久及与内裤经常摩擦而易发生感染、充血水肿、糜烂出血等，并经常有黏液渗出污染内裤。

3. 脱出肠管发生嵌顿、绞窄或感染时可出现明显疼痛。部分患者可出现下腹不适、尿频等症状。

4. 肛门检查　患者取蹲位，作用力排便动作，可使直肠脱出而便于诊断。如为部分脱垂者可见到长约4～5cm呈淡红色皱纹或放射状的黏膜，指检常可发现肛门括约肌松弛。完全性脱垂者可见到长在5cm以上，表面有同心环状黏膜皱襞。

【治疗】

（一）非手术治疗　使用于轻型患儿。其措施包括：① 调节饮食，纠正便秘或腹泻，养成定时排便的习惯；② 局部坐浴能清洁肛周及脱垂黏膜，又能改善血液循环；③ 消除引起腹内压增高的因素，治疗原发病如咳嗽、长期腹泻等；④ 肛门加压固定疗法，适用于幼儿，在患儿排便后清洁肛周，以小纱布卷或棉团托回脱出物，并堵压肛门再将两臀收紧，以胶布固定，防止腹内压增高时黏膜、肠壁再脱出。

（二）注射疗法　上述治疗无效时可用硬化剂注入直肠黏膜下，或者直肠周围组织，使与之粘连固定，达到治疗效果。

（三）手术疗法　适用于非手术治疗无效的严重患者。多采用直肠悬吊及固定术。对肛门过度松弛、年老体弱者可采用肛门环缩术或脱出肠管切除。

第八节　直肠息肉

直肠息肉是指直肠黏膜表面隆起性病变，可发生于任何年龄和性别，可单发也可多发，临床上在未确定其病理性质前通称息肉。

【病理与分类】

息肉是大体标本所见，病理性质多种多样，较常见的有以下几类：

1. 炎性息肉　是肠道炎性病变增生增厚形成的息肉状隆起，多继发于溃疡性结肠炎等疾病，病理特点为多发、较小、无蒂。

2. 腺瘤性息肉　是直肠最常见的息肉状病变，包括管状腺瘤、绒毛状和管状绒毛状腺瘤，属癌前病变。病理特点为息肉多数在1cm左右，单发、有蒂。

3. 儿童型息肉　主要发生在5～10岁儿童。病理特点为多呈短蒂的球形肿物，表面光滑，鲜红或暗红色，一般小于1cm。可能由于炎症所致，并非肿瘤，可自行脱落。

息肉常发生在直肠，亦可累及结肠等消化道部位，如直肠、结肠出现多发性息肉，则称息肉病或家族遗传性息肉病。

【临床表现】

（一）便血　是直肠息肉最常见的症状。多呈间断性便血，鲜红色。息肉位置低者血常染于粪便表面；位置较高者呈暗红色或为与粪便相混的紫红色血块。

（二）息肉脱出　息肉位置低者常在排便时脱出肛门外，呈鲜红色樱桃状，便后多自行回缩。

（三）肠道刺激症状　息肉继发感染或溃疡时，可出现腹部不适、里急后重、黏液脓血便等。

直肠指检可扪及直肠腔内有柔软的球形肿物，活动、表面光滑、易出血。直肠乙状结肠镜或纤维结肠镜可进一步明确诊断及了解息肉的分布情况。

【治疗】

息肉一经确诊，应予摘除。低位带蒂的息肉可经肛门息肉结扎切除或经内镜电灼法去除。对基底较宽的息肉应切除周围的一部分黏膜，位置较高的息肉难以经内镜切除时，可经腹进行手术切除。

第九节　直 肠 癌

直肠癌是乙状结肠直肠交界处至齿状线之间的癌。在消化道恶性肿瘤中发病率仅次于胃癌而居第二位。发病年龄多见于40岁以上，男性多于女性，青年人（<30岁）直肠癌约占10%～15%。直肠癌根治切除术后5年生存率在60%左右，是预后较好的消化道恶性肿瘤。

【病因】

发病原因尚不明确，可能与下列因素有关：饮食因素，如高蛋白、高脂及少纤维素饮食；慢性炎症刺激，如溃疡性结肠炎；癌前病变，如绒毛状腺瘤易癌变；遗传因素，直肠癌有家族易发倾向。

【病理】

病理改变与结肠癌相似。

（一）大体分型　① 溃疡型：多见，占50%以上，肿瘤向肠壁深部组织浸润，易出血、感染，分化程度较低，转移较早。② 肿块型：向肠腔突出，肿块增大时表面可产生溃疡，向周围浸润少，预后好。③ 狭窄型：亦称浸润型，沿肠壁浸润，使肠腔狭窄，分化程度较低，转移早预后差。

（二）组织学分型　以腺癌多见，约占75%～80%。其次为黏液腺癌、未分化癌等。

（三）扩散与转移

1. 直接浸润　癌肿向四周浸润，可侵入邻近脏器，如前列腺、膀胱、阴道等处。癌肿在肠壁内的扩散多环绕肠腔蔓延，速度较慢，浸润肠管一周约需时12～24个月。沿肠管长轴扩展者发生较晚。

2. 淋巴转移　是主要转移方式。上段直肠癌（以腹膜反折为界）向上沿直肠后上动脉、肠系膜下动脉、腹主动脉旁淋巴结转移；下段直肠癌以向上和侧方转移为主；齿状线周围的癌肿可向上、侧、下方转移。

3. 血行转移　一般通过门静脉转移至肝，也可由髂静脉转移至肺、骨、脑等处。

4. 种植扩散　上段直肠癌偶有腹腔种植转移发生。

【临床病理分期】

根据Dukes分期将直肠癌分为四期。

A期：癌局限于肠壁内，未超出浆肌层，且无淋巴结转移。

B期：病灶侵及浆膜或周围组织器官，但可作整块切除，无淋巴结转移。

C期：肿块侵及肠壁全层，伴淋巴结转移。

C_1期：伴病灶附近淋巴结转移。

C_2期：伴供应血管和系膜切缘附近淋巴结转移，尚可作根治性切除。

D期：伴远处淋巴结转移或肝、肺、骨、脑等处转移。

【临床表现】

直肠癌早期常无明显症状，随着病情的进展，癌肿的不断增大、破溃、继发感染可产生一系列症状，如：

1. 直肠刺激症状　由于癌肿本身的体积增大和分泌物的刺激，可出现便意频繁、里急后重、排便不尽、腹泻便秘或二者交替等肠道刺激症状。

2. 癌肿溃破感染症状　随肿瘤体积增大，由于炎症、血运障碍、机械刺激等原因，肿瘤表面的黏膜发生糜烂、溃疡，出现便血，常为早期症状。继发感染时可出现脓血便或黏液血便。

3. 肠腔狭窄梗阻症状　癌肿增大可致肠腔狭窄，出现梗阻征象，如便前腹痛、排便困难、大便变细、便秘及腹胀。

随着病情的进展，可出现慢性消耗性表现，如贫血、消瘦、乏力等，晚期可出现恶病质及相应脏器转移受侵症状。

【诊断】

便血和直肠刺激症状常为直肠癌的早期特征，但常被误诊为“痢疾”、“内痔”、“肠炎”等，从而延误治疗。故凡有上述症状者，特别是成年人，均应考虑有直肠癌的可能，应进一步检查。

（一）直肠指检　是诊断直肠癌最重要的方法。75％的直肠癌为低位直肠癌，均能在指诊时触及。临床上造成误诊的原因是忽视了直肠指诊。指诊可了解肿块部位、大小、浸润程度及有无狭窄等。

（二）内镜检查　直肠指诊后应作直肠镜或乙状结肠镜检查，可在直视下协助诊断，并取活检，以确定诊断。

（三）影像学检查　钡剂灌肠检查可排除结、直肠多发癌和息肉病，CT 检查可了解盆腔内扩散情况。

（四）其他　血清癌胚抗原（CEA）对大肠癌诊断和术后监测有一定意义。癌肿位于直肠前壁的女性病人应作阴道及双合诊检查，男性病人有泌尿系症状时应行膀胱镜检查。

【治疗】

手术切除是直肠癌主要治疗方法，配合术前术后的放疗、化疗，可有一定程度的提高疗效。

（一）手术治疗　凡能切除的直肠癌如无手术禁忌证，都应尽早施行根治手术；如不能行根治切除时，亦应行姑息性切除。

1. 局部切除术　适用于瘤体小、局限于黏膜或黏膜下层、分化程度高的早期直肠癌，可经肛门或骶后入路局部切除肿瘤。

2. 经腹会阴联合直肠切除术、永久性腹壁人工肛门术（Miles 术）　适用于癌肿距肛门不足 7cm 的下段直肠癌（腹膜返折以下的直肠癌）。

3. 经腹直肠癌切除、直肠乙状结肠吻合术（Dixon 术）　是应用较多的一种保肛手术。近年来，根据吻合器可完成直肠、肛管任何位置的吻合，以及直肠癌向远侧肠壁浸润很少超过 2cm（不足 3％）的特点，距肛门 5cm 或 7cm 以上的直肠癌均可行 Dixon 手术。

4. 其他术式　全直肠系膜切除术是目前根治直肠痔的全新技术。直肠并非没有真正的系膜，在其之后方及侧方由脏层盆筋膜包绕直肠的血管、淋巴结和蜂窝结缔组织，即为直肠系膜。完整切除直肠系膜，以达到根治肿瘤的目的，同时维持了盆筋膜壁层的完整性，避免盆神经损伤，保证术后性功能和排尿功能不受损害。

全身情况差，不能耐受 Miles 手术或急性梗阻不宜行 Dixon 手术时可行经腹直肠癌切除、近端造口、远端封闭手术（Hartmann手术）。拉下式直肠癌切除手术由于保肛功能欠佳和吻合器的使用，现已很少采用。晚期直肠癌病人发生排便困难或梗阻时可行乙状结肠双腔造口术。

（二）放射与化疗　术前放疗可提高切除率和减少局部复发，术后放疗适用于有淋巴结转移者。化疗同结肠癌。

（陈英杰　杨福申）

第三十二章　肝 疾 病

第一节　解剖生理概要

肝是人体内最大的实质性脏器，也是人体中最大的消化腺，肝脏主要位于右季肋部和上腹部，肝左外叶越过中线而达左上腹，剑突下 3cm 可触及肝左叶的下缘。我国成年人肝脏的重量，男性为 1230～1450g，女性为 1100～1300g，约占体重的 1/40～1/50。在胎儿和新生儿时，肝的体积相对较大，可达体重的 1/20。其左右、前后与上下径分别为 25cm、15cm 与 6cm。肝脏有丰富的血液供应，故活体肝呈现棕红色，质软而脆，易受外力冲击而破裂，从而引起腹腔内大出血。

肝表面结构：肝呈不规则的楔形，可分上、下两面，前、后、左、右四缘。肝上面膨隆，与膈相接触，故又称膈面（diaphragmatic surface）（图 32－1）。上有左、右三角韧带、冠状韧带、镰状韧带和肝圆韧带，将肝固定于膈肌及前腹壁。右冠状韧带前、后叶之间肝表面无腹膜覆盖为肝裸区。肝下面凹凸不平，邻接一些腹腔脏器，又称脏面（visceral surface）（图 32－2）。肝脏面中部有略呈“H”形的 3 条沟。其中横行的沟位于脏面正中，有左、右肝管，肝固有动脉左、右支，肝门静脉左、右支和肝的神经、淋巴管等由此出入，故称肝门（porta hepatis）。出入肝门的这些结构被结缔组织包绕，称为肝蒂。左侧的纵沟较窄而深，沟的前部内有肝圆韧带通过，称为肝圆韧带裂；后部容纳静脉韧带，称静脉韧带裂。肝圆韧带由胎儿时期的脐静脉闭锁而成，经肝镰状韧带的游离缘下行至脐，静脉韧带由胎儿时期的静脉导管闭锁而成。右侧纵沟比左侧的宽而浅，沟的前部为一浅窝，容纳胆囊，故称胆囊窝；后部为腔静脉沟，容纳下腔静脉。在腔静脉沟的上端，有肝左、中、右静脉出肝后注入下腔静脉，临床上称此为第二肝门。肝的前缘是肝的膈面和脏面之间的分界线，薄而锐利。在胆囊窝处，肝前缘上有一胆囊切迹，胆囊底在此处露出肝前缘；在肝圆韧带通过处，肝前缘上有肝圆韧带切迹。肝后缘圆钝，朝向脊柱。肝右缘是肝右叶的右下缘，亦圆钝。肝左缘即肝左叶的左缘，薄而锐利。

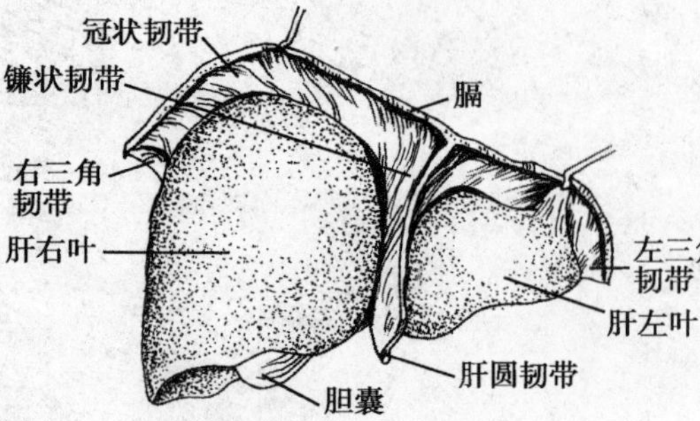

图 32－1　肝膈面

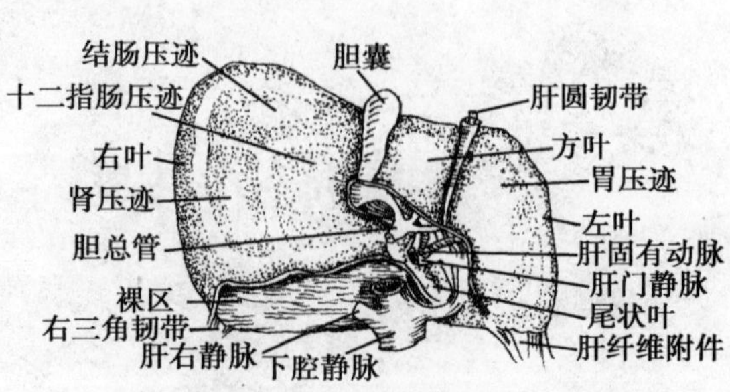

图 32－2　肝脏面

肝的表面，除膈面肝裸区以及脏面各沟处以外，均覆有浆膜。浆膜与肝实质间有一层结缔组织构成的纤维膜，在肝门处，肝的纤维膜较发达，并缠绕在肝固有动脉、门静脉和肝管及其分支的周围，构成血管周围纤维囊或称 Glisson 鞘。

肝分叶：肝按外形可分为左叶、右叶、方叶和尾状叶。这种分叶方法不完全符合肝内管道系统的配布情况，因而不能适应肝外科手术的要求。近代研究证明，肝内有 4 套管道，成两个系统，即 Glisson 系统和肝静脉系统。肝门静脉、肝固有动脉和肝管的各级分支在肝内的走行、分支和配布基本一致，并有 Glisson 鞘包绕，共同组成 Glisson 系统。肝叶和肝段的概念就是依据 Glisson 系统在肝内的分布情况提出的。肝实质内有若干界面缺少管道分布，称为肝裂。肝有三个主裂：正中裂，即胆囊至下腔静脉连线与右纵沟相交的平面，将肝分成左右两半；左叶间裂，即镰状韧带与左纵沟相连的平面，将肝左叶分成左内叶、左外叶；右叶间裂，在肝表面缺乏明显标志，将肝右叶分成右后叶与右前叶。此外，尚有左、右两个段间裂及一个背裂，分别将左、右各叶分成上、下段及尾状叶（图 32－3）。临床上常用以肝静脉及门静脉在肝内分布为基础的 Couinaud 分段法，将肝分为 8 段（图 32－4）。临床上可根据叶、段的区分对肝病进行较为精确的定位诊断，也可施行肝叶或肝段切除，因此了解肝的分叶和分段具有重要的临床意义。

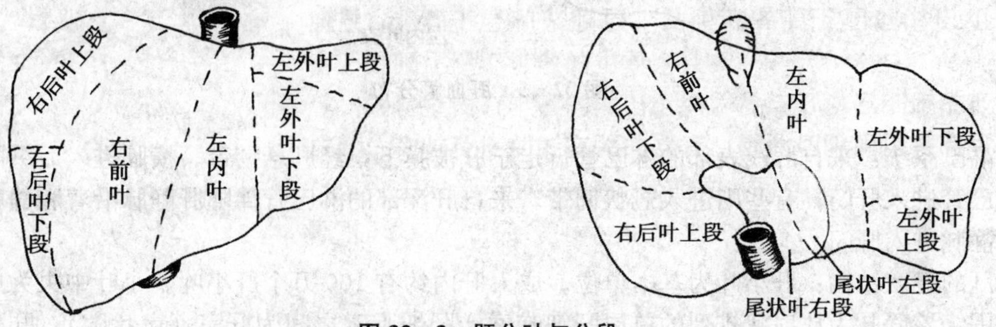

图 32－3　肝分叶与分段

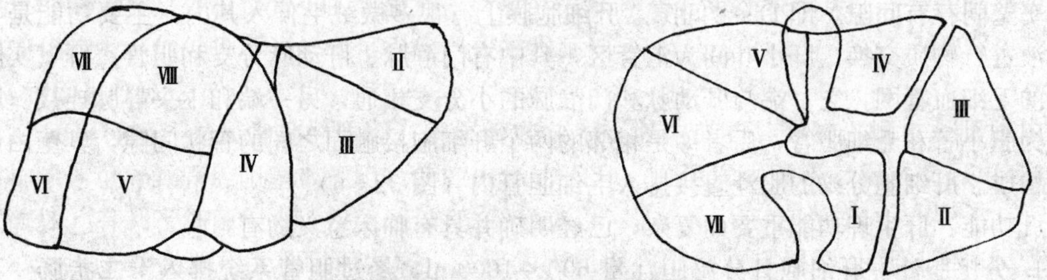

图 32－4　Couinaud 肝分段法

肝血管分布：门静脉系与肝动脉系组成肝的供血系统。门静脉于横沟处分成左、右干入肝。肝总动脉发自腹腔动脉，肝总动脉在肝十二指肠韧带内侧上行，分出胃十二指肠动脉、胃右动脉后即成肝固有动脉，并于肝门处分为左、右支入肝。门静脉、肝固有动脉（及胆管）在肝内相互伴行，反复分支，在肝小叶周围形成小叶间静脉、动脉，最后进入肝窦。肝的血液供应 25％～30％来自肝动脉，70％～75％来自门静脉。但由于肝动脉压力大，其血液的含氧量高，所以它供给肝所需氧量的 40％～60％。门静脉汇集来自肠道的血液，供给肝营养。肝的总血流量约占心排出量的 1/4，正常可达到 1500ml/min。

肝静脉是肝血液输出系统。肝小叶中央静脉汇集成肝右、肝中与肝左静脉，三者分别位于右叶间裂、正中裂与左叶间裂内，分别引流肝右后叶全部及右前叶大部、肝左内侧叶全部及右前叶下部血流及肝左外侧叶血流。门静脉血、肝动脉血在肝窦混合并与肝组织进行物质交换后经中央静脉汇入三支肝静脉后流入下腔静脉（图 32-5）。肝还有小部分血液经数支肝短静脉流入肝后方的下腔静脉，又称第三肝门。

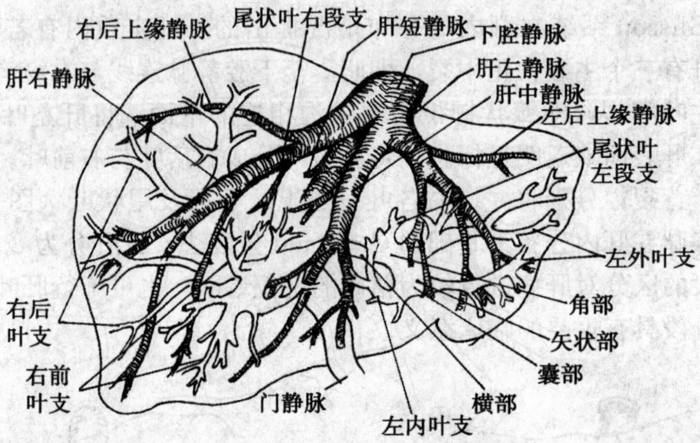

图 32-5　肝血管分布

淋巴系统：来自肝浅表部的淋巴管行走于肝被膜下，经肝悬韧带、横膈进入后纵隔。部分淋巴管进入肝门，有些则进入冠状韧带。来自肝深部的淋巴管伴随肝静脉沿着腔静脉或伴随门静脉进入肝门。

肝的显微结构：肝小叶为基本单位。成人肝内约有 100 万个肝小叶。小叶中央为中央静脉，围绕该静脉为放射状排列的单层肝细胞索，肝细胞索之间为肝窦（窦状隙），肝窦的壁上附有 Kupffer 细胞，它有吞噬能力，属于单核-吞噬细胞系统。电子显微镜下可见肝细胞与肝窦壁间存有间隙，即 Disse 间隙，肝细胞膜上有很多微绒毛伸入其内，主要功能是与肝窦血液进行物质交换。肝小叶间为汇管区，其中有门静脉、肝动脉分支和胆管。肝窦实际上是肝的毛细血管网，它一端与肝动脉和门静脉的小分支相通，另一端和中央静脉连接。胆管又分为胆小管和毛细胆管，后者即是相邻的两个肝细胞接触面之间的管状间隙，其壁由肝细胞膜构成。肝细胞分泌的胆汁直接排入毛细胆管内（图 32-6）。

肝功能：肝生理功能重要而复杂，已经明确并具有临床意义的有：

1. 分泌胆汁　肝细胞日分泌胆汁量 600～1000ml，经过胆管系统排入十二指肠，帮助脂肪消化及脂溶性维生素 A、D、E、K 的吸收。

2. 代谢功能　肝在糖、蛋白质及脂肪代谢中具有重要作用。葡萄糖、氨基酸及其他生糖物质等转化成肝糖原存于肝内，饥饿状态下可将其分解成葡萄糖，用以供能，并维持血糖浓度恒定。在蛋白质代谢中，肝主要起合成、脱氨和转氨作用。肝可将氨基酸合成各种重要的蛋白质，如血浆蛋白等，肝细胞严重损害时可出现低蛋白血症，引起组织水肿。肝通过脱氨作用和鸟氨酸循环，可将体内有害物质——氨合成尿素，经尿排出。肝细胞损害时，尿素合成障碍，是导致肝昏迷的重要原因。肝内有多种转氨酶，通过转氨作用，肝将一些 α 酮酸

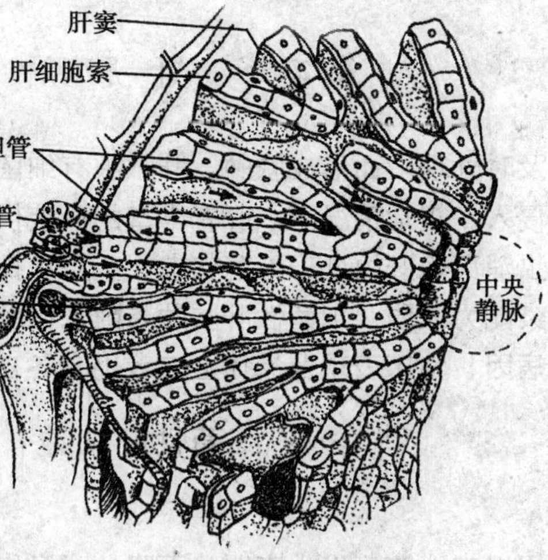

图 32-6 肝小叶立体模式图

转化成相应的氨基酸。肝在脂肪代谢中起重要作用，并能维持体内各种脂质（包括磷脂和胆固醇）的恒定，使之保持一定浓度和比例。

在激素代谢方面，许多激素如雌激素、抗利尿激素、肾上腺皮质激素的代谢灭活主要在肝进行。肝硬化时这种灭活作用减退，体内过多的雌激素可引起蜘蛛痣、肝掌及男性乳房发育等现象，抗利尿激素、醛固酮增多则导致体内水、钠潴留，引起水肿和腹水。

此外，肝还参与多种维生素的代谢。肝内胡萝卜素酶能将胡萝卜素转化为维生素 A，并加以储存。肝还储存维生素 B 族、维生素 C、D、E 和维生素 K。

3. 凝血功能　肝是合成或产生许多凝血物质的重要场所。如纤维蛋白原、凝血酶原由肝合成，凝血因子 V、Ⅶ、Ⅷ、Ⅸ、X、Ⅺ、Ⅻ均由肝产生。此外，肝所储存维生素 K 对凝血酶原及某些凝血因子的合成是不可缺少的。

4. 解毒功能　在代谢过程中产生的毒物或外来的毒物，在肝内主要通过单核-吞噬系统进行吞噬和通过分解、氧化和结合等方式来解毒。参与结合方式的主要有葡萄糖醛酸、甘氨酸等，与毒物结合后使之失去毒性或排出体外。

5. 吞噬或免疫功能　肝内 Kupffer 细胞具有吞噬作用，可将细菌、色素或其他碎屑从血中除去。

6. 造血和调节血液循环　肝内有铁、铜及维生素 B_{12} 和叶酸等，可间接参与造血。正常情况下、肝血流量为每分钟 1500ml。肝储有大量血液，在急性出血时，能输出约 300ml 血液，维持有效循环血量，而肝功能不受影响。

肝有较强的再生能力，动物实验表明，只要剩余肝为正常肝，肝切除 70%～80%，可不出现明显生理紊乱，6 周后恢复至接近原来的重量。在人体一般需一年后才能恢复到原来的重量。肝对缺氧比较敏感，虽然大量临床资料表明，肝对缺血的耐受性较以前认识得强，但一般认为，阻断血流时间以不超过 20～30 分钟为宜。若肝实质有明显病变（如慢性肝炎、肝硬化），常温下一次阻断入肝血流的时间应严格限制在 10 分钟以内。

第二节　肝脓肿

肝受感染后，未及时处理，而形成脓肿。肝脓肿有细菌性肝脓肿和阿米巴性肝脓肿，常见是细菌或寄生虫的侵入。正常情况下，肝有丰富的血液供应及强大的网状内皮系统，足以将入侵的细菌、寄生虫消灭，肝内处于无菌状态。全身抵抗力降低、胆管系统或肝静脉梗阻等原因均可致肝抗感染能力减弱。细菌性肝脓肿与阿米巴肝脓肿均有发热、肝区疼痛与肝肿大的临床表现，但在病因、临床表现及治疗上二者仍有各自的特点。

一、细菌性肝脓肿

【病因与病理】

自抗生素广泛应用以来，该病发生率明显下降。全身细菌感染特别是腹腔内感染时，细菌侵入肝后，如病人抵抗力弱，可发生肝脓肿，细菌可经下列途径进入肝。

1. 胆道　胆道蛔虫、胆管结石，尤其是局限性的肝内胆管嵌顿性结石，使胆汁淤积，继发感染。化脓性胆管炎，细菌沿着胆管上行是引起细菌性肝脓肿的主要原因。

2. 肝动脉　体内任何部位的化脓性病变，如骨髓炎、中耳炎等，特别是在发生脓毒血症时，细菌可经肝动脉进入肝。

3. 门静脉　化脓性阑尾炎、坏疽性阑尾炎引起的门静脉脓栓；腹腔感染、菌痢等引起的门静脉属支的血栓性静脉炎。

4. 肝创伤　开放性肝创伤，细菌直接进入肝内；或清创手术不彻底，或留有死腔，肝坏死组织脱落、液化、细菌感染；肝创伤后的血肿形成继发感染，导致脓肿等。

5. 其他　肝毗邻感染病灶的细菌循淋巴系统侵入，有20%为无感染先驱症状的肝脓肿。细菌性肝脓肿的致病菌多为大肠杆菌、金黄色葡萄球菌等。多为单发，也可见多发。

【临床表现】

通常继发于某种感染性先驱疾病，肝脓肿一般起病急。主要症状为高热、肝区疼痛和肝肿大。

1. 寒颤、高热　是最常见的症状。往往寒热往来，反复发作。多呈一日数次的弛张热，体温达39～40℃，伴有大量出汗，脉率增快。

2. 肝区疼痛　肝肿大引起肝被膜急性膨胀，导致肝区持续性钝痛。炎症刺激膈肌或感染向胸膜、肺扩散，可出现胸痛或右肩牵涉性痛及刺激性咳嗽和呼吸困难。

3. 乏力、食欲不振、恶心和呕吐　主要是全身中毒性反应及消耗的结果，病人短期内即出现严重病容。少数病人还出现腹泻、腹胀以及顽固性呃逆等症状。

4. 体征　肝区压痛和肝肿大最常见。右下胸部和肝区有叩击痛。有时出现右侧反应性胸膜炎或胸腔积液。如脓肿移行于肝表面，其相应体表部位可有皮肤红肿，且有凹陷性水肿；若脓肿位于右肝下部，常见到右季肋部或右上腹饱满，甚至可见局限性隆起，能触及肿大的肝或波动性肿块，有明显触痛及腹肌紧张等。左肝脓肿时，上述体征则局限在剑突下。有胆道梗阻的病人，常见有黄疸。其他原因的化脓性肝脓肿，一旦出现黄疸，表示病情严重，预后不良。

【检查】

1. 实验室检查 白细胞计数增高，有时有贫血。血清碱性磷酸酶常增高，约30%患者血培养呈阳性结果。

2. X线胸腹部透视 右叶脓肿可使右膈肌升高，运动受限。肝外形增大或有局限性隆起，有时右侧反应性胸膜炎或胸腔积液。左叶脓肿X线钡餐检查有时可见胃有受压、推移现象。

3. B超、CT检查 B超是最有诊断价值的方法，可确定脓肿的大小、部位、数量，其阳性诊断率可达96%以上，为首选的检查方法。必要时可作CT检查。

【诊断与鉴别诊断】

根据病史，临床上出现寒战、高热，肝区疼痛，肝肿大，以及经X线、B超、CT检查，即可确定本病。必要时在B超引导下穿刺抽出脓液证实此病。但需与以下疾病鉴别：

1. 阿米巴性肝脓肿 鉴别要点见阿米巴性肝脓肿。

2. 右膈下脓肿 多继发于化脓性腹膜炎，或上腹部大手术后的膈下积液。寒战发热不如肝脓肿明显，但右肩牵涉痛较显著。X线表现右膈下常有液气面出现，右膈肌抬高，运动受限。

3. 肝癌 病程慢，高热少见；肝进行性肿大，血清甲胎蛋白测定常呈阳性；B超、CT检查可助鉴别。

4. 胆道感染 多有绞痛、黄疸，胆囊区压痛，B超可确诊。

【治疗】

细菌性肝脓肿是一种严重的疾病，必须早期诊断，积极治疗。

1. 全身营养支持疗法 给予充分营养支持，纠正水、电解质紊乱，必要时小量输给鲜血以增强机体抵抗能力。

2. 抗生素治疗 一经诊断应尽快使用有效的抗生素。应结合感染原发病灶分析，选择对大肠杆菌、金黄色葡萄球菌及肠道厌氧菌有效的抗生素，常选用氨苄青霉素、先锋霉素、氨基糖苷类抗生素中的一种与甲硝唑联合使用，然后根据细菌培养结果调整治疗方案，中毒症状消失后一周方可停用抗生素。

3. 经皮肝穿刺置管引流 适用于单房性脓肿，在CT或B超引导下经皮穿刺置管引流，可加用生理盐水冲洗，该方法简便、安全、有效。

4. 切开引流 适用于较大的脓肿，估计有脓肿穿破可能；或已穿破并引起腹膜炎、脓胸；以及胆源性肝脓肿或慢性肝脓肿，在应用抗生素治疗的同时，应积极进行脓肿切开引流术。

(1) 经腹腔切开引流：适用于多数病人。可充分引流。注意有多房脓肿时要把脓肿之间隔钝性开通，术中注意用纱布妥善保护腹腔和周围脏器，以免污染腹腔，脓腔内放置多孔引流管。

(2) 经腹膜外切开引流：主要适用于肝右后叶脓肿。可切除一段右侧十二肋骨，经肋骨床切口，在腹膜外用手钝性分离至脓腔，切开后放置多侧孔引流管。

二、阿米巴性肝脓肿

【病因与病理】

阿米巴性肝脓肿继发于肠道阿米巴感染。阿米巴原虫经结肠溃疡侵入门静脉系统入肝，在肝内繁殖，阻塞其分支，导致局部肝组织缺血坏死，并分泌组织溶酶溶解肝组织而致脓肿形成。阿米巴性肝脓肿绝大多数为单发，脓腔较大，大多数位于肝右叶。

【临床表现】

主要临床表现与细菌性肝脓肿相似，但亦有所不同，表现为以下几个方面：

1. 发病较缓慢，病程长，发热较低。

2. 有阿米巴痢疾病史。

3. 部分病人在新鲜大便中可检出阿米巴滋养体。

4. 经乙状结肠镜刮取结肠溃疡面粘液或组织涂片检查可发现阿米巴滋养体。

5. 穿刺脓液呈果酱色，无臭味，并可检出阿米巴滋养体；有细菌混合感染时，脓液可呈黄白色或草黄色。

6. 血清阿米巴抗体检测，阳性率达90%以上。

7. 抗阿米巴治疗有效。根据上述特点，可与细菌性肝脓肿鉴别。

【治疗】

1. 非手术治疗　阿米巴性肝脓肿以非手术治疗为主，即用抗阿米巴药物治疗、反复穿刺吸脓和全身营养支持的综合治疗。常用药物有灭滴灵、氯喹啉和盐酸吐根碱。绝大多数病人经非手术治疗效果良好。

2. 脓肿引流术　经抗阿米巴药物治疗、反复穿刺抽脓后脓腔不见缩小、高热不退者均应考虑脓肿引流术。其术式如下：

（1）穿刺置管闭式引流：适用于右肝浅表部位、未继发细菌感染的脓肿。用套管针穿刺置管，接无菌水封瓶作闭式引流。

（2）切开引流：适应于：

① 经抗阿米巴药物治疗及穿刺排脓后高热不退；脓肿直径在10cm以上或部位浅表的脓肿。② 合并细菌混合感染的脓肿。③ 脓肿穿破入胸腔或腹腔，并发脓胸及腹膜炎。

注意：切开排脓后，放置双套管持续负压引流。

（3）肝切除术：对慢性厚壁脓肿，切开引流脓腔壁不易塌陷，而药物治疗又无效；或脓肿切开引流后形成难以治愈的残留死腔或窦道者，可行肝切除术。

三、肝包虫病

肝包虫病是流行于牧区的一种常见寄生虫病，多见于我国西北、西南牧区。

【病因与病理】

本病由棘球绦虫经消化道传染所致，其中绝大多数为细粒棘球绦虫（犬绦虫），少数为泡状棘球绦虫。犬绦虫的终末宿主主要是狗，寄居于狗的空肠，中间宿主是羊、牛，还有人。当人食入被绦虫卵污染的水或食物后，棘球蚴穿过肠黏膜，进入门静脉，其中75%留在肝内，15%流至肺等其他各处，如脑、眼眶、脾、肾、肌肉等。蚴在体内经3周便发育成包虫囊。

包虫囊肿由内囊、外囊构成。内囊即包虫囊壁本身，分为内、外两层。内层为生发层，很薄，可产生新的头节与幼囊，后者脱落可再产生子囊、孙囊。外层为角质层，白色，半透明，如白粉皮样。外囊即包虫囊壁外围的一层纤维包膜，由人体组织反应所致，不属于包虫囊壁，厚度约3～5mm，可发生钙化。

囊内液体无色透明，偏碱性，含有大量头节、子囊、孙囊。囊肿大小不等，小者如葡萄，大者含囊液可达10000ml，一般在1000～2000ml。肝包虫病发生率占全部包虫病的65%～70%。多数为单发，约有1/4为多发性，约85%位于右肝。

泡状棘球绦虫引起的肝泡球蚴病，囊肿呈多房性，如葡萄状，表面不平，缺少包膜，有多发转移的倾向。随着囊肿生长，中央发生坏死，并可侵犯外周血管、淋巴管。这类肝包虫病罕见，主要发生于寒带地区。

囊肿生长缓慢。若囊肿破入体腔，囊液吸收可致过敏反应甚至休克。囊内头节、子囊污染体腔，可产生许多继发性包虫囊肿。囊肿继发细菌感染时可转化成脓肿。

【临床表现】

患者具有多年病史，就诊年龄多在20～40岁。单纯无合并症肝包虫病，无明显症状。囊肿直径达到5cm以上时，常出现临床症状，主要是上腹胀满、轻微疼痛与上腹包块。邻近脏器受压时，可产生相应症状：胃肠道压迫可出现腹胀、呕吐等，压迫横膈可影响呼吸，胆道受压可引起黄疸，门静脉受压可出现腹水。患者常有荨麻疹、皮肤红斑等过敏史。

体检时，70%的患者右上腹可扪及肿块或肝肿大，肿块呈半球形，表面光滑，无压痛，随呼吸上下移动。

主要并发症是囊肿破裂，其次为继发细菌感染。囊肿破入胆道，则出现腹部绞痛、黄疸与荨麻疹三联症，呕吐物或大便中可排出囊膜和子囊。破入腹腔时，表现为腹部包块骤然缩小，胸闷，恶心，剧烈腹痛，皮肤瘙痒、荨麻疹等过敏反应甚至过敏性休克，溢入腹腔内的生发层、头节、子囊经数月后又逐渐发育成多发性包虫囊肿。破入胸腔者少见，主要症状为肩痛、咳嗽，开始为血性泡沫痰，以后痰内含有胆汁，80%患者可咳出囊膜。囊肿继发感染时，则出现高热寒战、肝区疼痛、肝肿大。

【检查】

（一）实验室检查

1. 包虫皮内试验（Casoni试验） 该试验阳性率达90%～95%，但假阳性率高，可引起过敏反应是其缺点。

2. 补体结合试验 阳性率达70%～90%。囊肿切除后2～6个月，试验结果转为阴性。若一年后仍为阳性，提示体内仍有包虫囊肿。

3. 间接血凝法试验 特异性较高，阳性率可达80%。

（二）影像学检查

1. X线检查 可呈圆形、网状、边界清楚的阴影，50%的病例囊壁有钙化。若囊肿与胆道相通，可见囊内积气。

2. B超与CT 二者阳性率近100%。若检出囊内有子囊或“沉沙”影像，则有助于与细菌性或阿米巴性肝脓肿鉴别。该法可显示囊肿的大小、部位。

【诊断与鉴别诊断】

根据犬、羊接触史、临床表现及化验、影像学检查所见，多可做出诊断。可疑包虫囊肿者，严禁穿刺，以免囊内容物外漏。此外，尚需了解有无肺包虫囊肿的存在。包虫囊肿继发细菌感染时，临床表现酷似细菌性肝脓肿，需加以鉴别。但肝包虫囊肿病史长，有牧区接触史，Casoni试验、补体结合试验阳性，B超、CT显示囊内有子囊。

【治疗】

肝包虫病药物治疗无效，需手术治疗。手术方式如下：

1. 包虫囊肿内囊摘除术　适于无继发感染者。开腹后用厚纱布垫仔细垫于囊肿四周，防止囊液污染腹腔。用粗针穿刺吸尽囊内液体，若无胆瘘，则向囊内注入高渗盐水，浸泡2次，每次5分钟。吸尽浸泡溶液后取尽囊内子囊，再切开外囊壁，摘除粉皮状内囊，并用高渗盐水纱布擦抹外囊壁。残留的外囊腔（即外囊）可用下述方法处理。

（1）内翻缝合不加引流：适用于囊腔不大者。

（2）缝合加引流：引流管可接负压吸引，适于囊腔较大者。

（3）大网膜填塞：切除囊顶后，将大网膜填入腔内，并固定于外囊壁上。此法可减少胆瘘的发生。术中要备好肾上腺素等抢救药、抗过敏药品，以防发生过敏性休克。

2. 肝切除术　多个囊肿局限于一叶或巨大囊肿致肝组织严重萎缩；或囊肿限于左外叶，囊壁坚厚不易塌陷；或继发感染形成慢性肝脓肿等，可酌情作肝部分切除或肝叶切除。此外，少见的肝泡球蚴病经肝切除术可获较好效果。

对不能外科手术治疗或经多次手术后复发不能根治者，可用阿苯达唑或甲苯咪唑治疗。也可在手术前应用，以防止播散和复发。

第三节　肝 肿 瘤

肝肿瘤（tumor of liver）分良性和恶性两种。良性肿瘤少见。恶性肿瘤常见的是肝癌。它又分为原发性和继发性（转移性）两种。

一、原发性肝癌

原发性肝癌（primary liver cancer）是我国常见的恶性肿瘤，东南沿海地区发病率较高，发病高峰年龄为40～50岁，男性多于女性。

【病因与病理】

病因尚未完全明了。目前认为原发性肝癌与肝硬化，乙型、丙型肝炎病毒，黄曲霉毒素，亚硝胺等因素有密切关系。

病理形态上，原发性肝癌分为结节型、巨块型与弥漫型。结节型最常见，表现为单个或多个大小不等的结节散在肝内，与周围组织边界不清，恶性度较高，常伴肝硬化。巨块型肝癌呈单发大块瘤体，也可为多个癌结节融合而成，瘤体直径多在10cm以上，常有假性包膜，与周围肝组织分界清楚，偶尔周围有小的卫星结节，较少伴有肝硬化。弥漫型肝癌最少见，表现为无数灰白色细小瘤结节布满全肝，恶性度高，发展快，预后极差，常伴肝硬化，有时不易与肝硬化结节相区别。按肿瘤大小，传统分为小肝癌（直径＜5cm）和大肝癌（直径＞5cm）。现在新的分类为：微小肝癌（直径＜2cm），小肝癌（＞2cm，≤5cm），大肝癌（＞5 cm，≤10cm）和巨大肝癌（＞10cm）。组织学上，原发性肝癌分三类：肝细胞型、胆管细胞型与两种成分兼有的混合型肝癌。在我国肝细胞癌占绝大多数，占90%以上。

原发性肝癌极易侵犯门静脉分支，癌栓经门静脉系统形成肝内播散，甚至阻塞门静脉主干引起门静脉高压的临床表现；肝外血行转移最多见于肺，其次为骨、脑等。淋巴转移至肝门淋巴结最多，其次为胰周、腹膜后、主动脉旁及锁骨上淋巴结。此外，向横膈及附近脏器直接蔓延和腹腔种植性转移也不少见。

【临床表现】

原发性肝癌早期无明显症状，主要表现为：

1. 肝区疼痛 有半数以上病人以此为首发症状，多为持续性钝痛、刺痛或胀痛。主要是由于肿瘤迅速生长，使肝包膜张力增加所致。位于肝右叶顶部的癌肿累及横膈，则疼痛可牵涉至右肩背部。当肝癌结节发生坏死、破裂，引起腹腔内出血时，则表现为突发右上腹剧痛和压痛，出现腹膜刺激征等急腹症表现。

2. 全身和消化道症状 早期常不易引起注意，主要表现为乏力、消瘦、食欲减退、腹胀等。部分病人可伴有恶心、呕吐、发热、腹泻等症状。晚期则出现贫血、黄疸、腹水、下肢水肿、皮下出血及恶病质等。

3. 肝肿大 是肝癌最主要的体征，约占95%。肝肿大呈进行性，瘤体较大者可见上腹局部隆起。肝质地坚硬，呈结节状隆起，边缘不规则，肿块可随呼吸上下移动，且多无压痛。

此外，个别患者有寒战、高热，体温在39℃以上，呈弛张热。其原因与肿瘤坏死、感染或毒素吸收有关。如发生肺、骨、脑等处转移，可产生相应症状。少数病人还可有低血糖症、红细胞增多症、高血钙和高胆固醇血症等特殊表现。

【检查】

（一）实验室检查

1. 血清甲胎蛋白（AFP）测定 是诊断原发性肝癌的重要方法，特异性较高。正常情况下AFP存在于胎儿体内，出生后数周迅速下降至10ng/ml以下。原发性肝癌患者血中AFP仍保持较高浓度。应用琼脂扩散法和免疫电泳法测定，阳性率分别达68%与80%，假阳性很少。用放射火箭电泳自显影等高敏方法可提高阳性率，但假阳性也随之增多。两种方法结合应用，诊断率可达90%以上，甚至可检出直径仅为1cm的早期肝癌。若同时检测AFP与AFP异质体可明显提高肝癌的早期诊断率。需要注意的是，未合并肝硬化的原发性肝癌患者AFP阳性率仅33%。此外，AFP阳性也可见于妊娠期、卵巢及睾丸的胚胎性肿瘤、活动性肝炎等情况，应予鉴别。

2. 血清酶学检查 碱性磷酸酶增高者占65%，γ-谷氨酰转肽酶增高占94%，但缺乏特异性，诊断价值不大。

（二）影像学检查

1. B超检查 是一种无损伤、简便、经济、有效的方法，应列为首选。诊断符合率可达84%，可发现直径为2～3cm或更小的癌灶，还可显示肿瘤的形态、数目、部位及有无癌栓，门静脉、肺静脉受侵等情况。术中超声检查有助于发现部位深在、触摸难以发现的隐蔽性肝癌。

2. 放射性核素肝扫描 常用的放射性核素有^{198}Au、^{99m}Tc、^{131}I-玫瑰红、^{113m}In等。肝占位性病变表现为放射性稀疏或缺损区，对肝癌诊断符合率为85%左右，假阳性率10%左右，假阴性率为5%左右，分辨率低于B超，直径小于3cm的肿瘤不易被检出。合并肝硬化时，对肝癌的诊断帮助不大。采用放射性核素发射计算机体层扫描（ECT）则可提高诊断符合率，能分辨1～2cm病变。

3. CT检查 分辨率较高，可检出直径1cm左右的肝癌，诊断符合率达90%以上；应用增强扫描有助于肝癌与肝血管瘤的鉴别。

4. 核磁共振成像（MRI） 效果近似于CT，对良、恶性肝内占位病变，特别与血管瘤的鉴别优于CT，且可进行肝静脉、门静脉、下腔静脉和胆道重建成像，可显示这些管腔内有无癌栓。

5. 肝动脉造影 肝细胞癌血管丰富，该方法分辨率高，可显示出直径为1cm的占位病变，诊断符合率达90%以上。小肝癌阳性率可达80%。该法还可显示肝血管及肿瘤血管的分布与走行。此法属创伤性检查，在其他检查不易确诊时可酌情使用。

6. X线检查 可见肝肿大阴影，病侧膈肌升高，活动受限。肝左叶巨大肝癌，X线钡餐可见胃和横结肠被推压现象。

7. 经皮肝穿刺细胞学检查 肝穿刺行针吸细胞学检查有确定诊断意义，目前多采用在B型超声导引下行细针穿刺，有助于提高阳性率。适用于经过各种检查仍不能确诊，但又高度怀疑或已不适应手术而需定性诊断以指导下一步治疗者。

【诊断与鉴别诊断】

对于有肝炎病史，尤其是长期HBsAg阳性或肝硬化患者，出现不明原因的消瘦乏力、肝肿大、肝区疼痛等症状时，应进一步检查，根据AFP与超声检查结果多可做出诊断。但有时原发性肝癌应注意与继发性肝癌、肝硬化以及肝良性肿瘤鉴别。

合并症：随着肿瘤的发展，肝癌可发生多种合并症，常见的有自发性破裂导致腹腔内出血、肝昏迷及门静脉高压食管胃底静脉曲张破裂出血。

【治疗】

早期诊断，早期治疗，根据不同病情进行综合治疗，是提高疗效的关键；而早期施行手术切除仍是目前首选的、最有效的治疗方法。

1. 手术治疗 除病灶明显不能切除，或已有远处转移或出现黄疸、腹腔积液等晚期病症外，均应积极开腹探查，手术方式视病变具体情况而定。

(1) 手术切除：适应于单发或限局的癌瘤，其病变未超过半肝、未侵犯肝门与邻近脏器，无远处转移或淋巴结转移的病例。根治性肝切除术的基本原则是切缘距肿瘤边缘至少2cm，肿瘤切除后保留的肝组织至少是：正常肝为30%，硬化肝为50%。切除方式依肿瘤大小、部位及有无肝硬化而定。无肝硬化者，癌肿限于一叶者可作肝叶切除，病变超过一叶者可行半肝切除，累及半肝者可行肝三叶切除。对于瘤体过大者，可先行肝动脉栓塞化疗，待肿瘤明显缩小后再行手术切除，可提高切除率，减少出血，使手术更易完成。合并肝硬化者，即使较小的手术也可诱发肝功能衰竭，手术死亡率高，故不宜做大范围肝切除，可行根治性楔形切除或局部切除。肝癌术后复发，仍有可能再次手术切除。

(2) 不能手术切除者：可根据具体情况采用液氮冷冻、激光气化、酒精注射、肝动脉结扎等方法，均有一定疗效。

(3) 肝癌合并破裂出血：自行止血的可能性不大，多需手术止血。对于瘤体不大、局限的肝癌，应争取切除，这是最有效的止血手段。若肿瘤无法切除或病情不允许，可行肝动脉结扎或栓塞、局部纱布填塞。手术后5天拔除纱条。对一般情况差，不能耐受手术者，可行介入治疗法，栓塞肝固有动脉。

2. 酒精注射 对于单发、限局的不易切除的肝癌可进行酒精注射。在超声引导下经皮肝穿刺，将95%酒精5～20ml注入瘤内。酒精注射后即刻引起癌组织脱水、凝固、微血管闭塞以至肿瘤坏死。

3. 肝动脉栓塞化疗　适用于瘤体过大；或超过半肝的巨块型肝癌；或限局的肝癌，无远处转移，无明显黄疸、腹腔积液的患者。肝癌血供主要来自肝动脉，而肝组织血供来自肝动脉和门静脉，经股动脉插管进行选择性肝动脉内注入抗肿瘤药物与栓塞剂，后者选择性阻塞瘤组织血供，造成肿瘤缺血坏死，同时还要减慢抗癌药物自肝内排出，加强化疗效果。一般常用化疗药物有5－FU、丝裂霉素、阿霉素、顺铂等，栓塞剂多用碘苯酯、碘油。治疗后约25％的患者肿瘤体积缩小50％以上，3年生存率可达50％。部分体积较大的肝癌经治疗后可手术切除。

4. 抗癌药物治疗

(1) 全身化疗：常用5－FU、阿霉素、丝裂霉素、塞替派等。联合用药效果优于单一用药。全身化疗毒性反应大，疗效也不理想，远逊于肝动脉灌注用药。

(2) 区域性灌注化疗：经胃网膜右动脉或胃右动脉插管或经股动脉做肝动脉插管，也可经脐静脉插管至门静脉左支，留置导管每日或隔日注药，或接于微型注射泵上，作连续药物灌注。该法增加肝中药物浓度，相对减轻全身毒性反应。肝动脉灌注效果优于门静脉灌注。

5. 生物治疗　主要是免疫治疗，常用的有卡介苗、自体或异体瘤苗、免疫核糖核酸、转移因子、干扰素、白细胞介素-2、左旋咪唑、胸腺肽、肿瘤坏死因子等，可与化疗等联合应用。还有应用淋巴因子激活的杀伤细胞（LAK）、肿瘤浸润淋巴细胞（TIL）等免疫活性细胞，行过继性免疫治疗等，但多在探索之中。

6. 放射治疗　肝癌对放射不敏感。放射治疗的目的在于缓解疼痛，可用于癌瘤较限局、无远处转移的患者。常用^{60}钴照射，每日剂量1～1.5Gy。一个照射野以100cm^{2}为宜，一个疗程总剂量为40～60Cy。

二、继发性肝癌

继发性肝癌（secondary liver cancer）又称转移性肝癌（metastatic cancer of liver），在我国它与原发性肝癌的比例为1.2∶1。

【病因与病理】

许多脏器的癌肿均可转移到肝，尤以腹腔内脏的癌肿如胃癌、结肠癌、胆囊癌、胰腺癌、子宫癌和卵巢癌等较为多见。此外，乳腺、肺、肾、鼻咽等部位的癌肿也可转移到肝。原发恶性肿瘤主要经体循环、门静脉途径转移至肝，其次经淋巴管转移。此外，也可经直接蔓延侵入肝内。继发性肝癌可以是单个结节，但多数为多发结节，且病变既已转移到肝，说明原发癌肿已属晚期，预后较差。

【临床表现】

主要表现为肝外原发灶所引起的症状。继发性肝癌自身引起的症状常为肝区疼痛，消瘦乏力，腹部包块，黄疸，甚至腹水。出现这些症状表明继发性肝癌已发展到较晚阶段。体检时60％的患者上腹可扪及肝肿大或肿块，肿块质硬，结节状。

B超、CT、核磁共振检查均可发现肝内占位性病变。

【诊断】

诊断的关键在于查清原发癌灶，若发现肝内占位的同时又有其他脏器原发癌存在，即可确立诊断。但有部分病人仅有继发性肝癌症状，而原发癌灶不容易查出，因此不易与原发性肝癌鉴别。检测 AFP、CEA 有助于区分。

【治疗】

继发性肝癌一经发现，表明原发肿瘤已属晚期，但仍有部分患者可通过手术切除获得较好效果。

1. 手术治疗　下述情况适于肝切除术。

（1）肝外的原发肿瘤已完全切除或可被完全切除。

（2）无肝外转移癌灶。

（3）肝内癌结节少于 3 个，较为限局，而且肝切除范围是可行的。

（4）患者一般情况较好，能耐受肝切除术。

全肝受累及、严重肝硬化、门静脉受侵犯、黄疸患者禁忌手术。

肝是大肠癌转移最常见的部位，其中 1/4 可手术切除。治愈性肝切除后 3 年生存率约为 35%～40%，5 年生存率为 20%～30%，而未经手术者 5 年生存率为零。

2. 非手术治疗　对于不能切除的继发性肝癌可选择化疗。全身化疗适于肝外尚存癌灶者，肝动脉灌注化疗适于肝外无癌灶者。

三、肝良性肿瘤

肝良性肿瘤较少见，其中肝海绵状血管瘤（cavernous hemangioma of liver）、肝腺瘤（hepatic adenoma）、肝囊肿（cyst of liver）较常见。

（一）肝海绵状血管瘤

随着 B 超检查的广泛运用，肝海绵状血管瘤发现率大大增加，多见于 30～50 岁的女性患者。

肿瘤呈紫红色或紫蓝色，质地柔软，切面呈蜂窝状，可压缩。多为单发，大小不等，常位于肝被膜下。

临床症状多不明显，常偶然被 B 超或开腹探查所发现。肿瘤直径超过 4cm 时可出现肝肿大、腹部不适、腹胀满、腹痛等症状，合并血栓形成时可出现腹痛。个别病例发生自发性破裂可出现腹腔内大出血表现。有时肝血管瘤内存在动静脉瘘，可产生心脏扩大及充血性心力衰竭。体征多不明显，个别瘤体较大者可扪及上腹肿块，表面光滑，或呈不规则分叶状，柔软、可压缩，个别瘤体质硬。

B 超检查显示肝海绵状血管瘤为小而散在的液性暗区；肝血池扫描显示病变区放射性增强，原发性肝癌则呈放射性减低；CT 增强后肝血管瘤病变区缩小，原发性肝癌病变区则更明显；肝动脉造影对肝血管瘤的诊断也十分必要。根据 B 超、肝血池扫描、CT 检查，一般不难做出正确诊断。但较小的血管瘤易和小肝癌混淆，需予鉴别。根据肝海绵状血管瘤病史长、无肝硬化、AFP 阴性及上述影像学检查特征仍可鉴别。穿刺检查可导致大出血，不宜采用。

肝血管瘤生长缓慢，发生自发性破裂出血的机会很少，无症状者无需手术治疗。肿瘤直径大于 5cm 或出现临床症状者应予手术切除。对直径小于 15cm 者，也可采用血管瘤捆扎术，病变广泛不能切除者可行肝动脉结扎。

（二）肝腺瘤

肝腺瘤可分为先天性和后大性两大类。先天性肝腺瘤可能与胚胎期发育异常有关，多见于婴幼儿。后天性可能与肝硬化、肝细胞结节增生有密切关系，但近年来国外报告认为本病发生与口服避孕药有关，因此，肝腺瘤几乎均发生于年轻女性。2/3 的病例为单发腺瘤，其余为多发。腺瘤呈圆形或卵圆形，绝大多数有包膜，肿瘤大小不一，小者直径仅 1cm，大者可达 38cm，一般多在 2～15cm。腺瘤呈棕黄色或黄色，边界清楚，质硬。腺瘤血管丰富，易发生出血、坏死。腺瘤可发生恶变。组织学上，腺瘤由类似于肝细胞的瘤细胞组成，并形成索状，但缺少中央静脉及胆管。

肝腺瘤生长缓慢，病程长，早期无明显症状。肿瘤直径长至 8～15cm 时，常因压迫邻近脏器产生相应压迫症状与体征。最常见症状为右上腹痛。约 1/3 的患者腺瘤出血、坏死，自发性破裂。瘤内出血时，可出现右上腹痛、黄疸、发热等。腺瘤破裂则可引起急性腹腔内出血表现，甚至休克。这种情况最常发生于停止服用避孕药并有妊娠的妇女。有临床症状的腺瘤患者常可扪及肝肿块，表面光滑，质硬，多无压痛。

肝功能、AFP 多为正常。B 超、CT、放射性核素肝扫描均有助于诊断。但肝腺瘤与原发性肝癌的鉴别较困难，即使开腹探查、术中冰冻切片检查也不易区分。

肝腺瘤易合并坏死、出血，有恶变的可能，而且与原发肝癌不易区别，一旦发现，应予以手术切除。对无法切除的肝腺瘤，可作肝动脉结扎或附加肝动脉栓塞术，对制止肿瘤生长及防止肿瘤破裂出血，有一定作用。术后永远停服避孕药。放疗、化疗均无效。

（李玉明）

第三十三章　门静脉高压症

门静脉系统内压力持续增高，引起的一组以脾肿大、脾功能亢进、食管胃底静脉曲张及腹水等为主的症候群，称为门静脉高压症。食管、胃底曲张静脉一旦破裂，则可引起危及生命的上消化道大出血。正常门静脉压为 1.27～2.35kPa（13～24cmH_2O），当持续超过 2.45kPa（25cmH_2O）时即可认为门静脉高压。

一、解剖生理概要

脾静脉与肠系膜下静脉汇合后再与肠系膜上静脉汇合成门静脉干。它长约 8～9cm，在肝门处分成左、右干进入肝，其分支与肝动脉小分支血流汇入肝窦（即肝毛细血管），再入肝小叶的中央静脉，经肝静脉流入下腔静脉（图 33-1）。

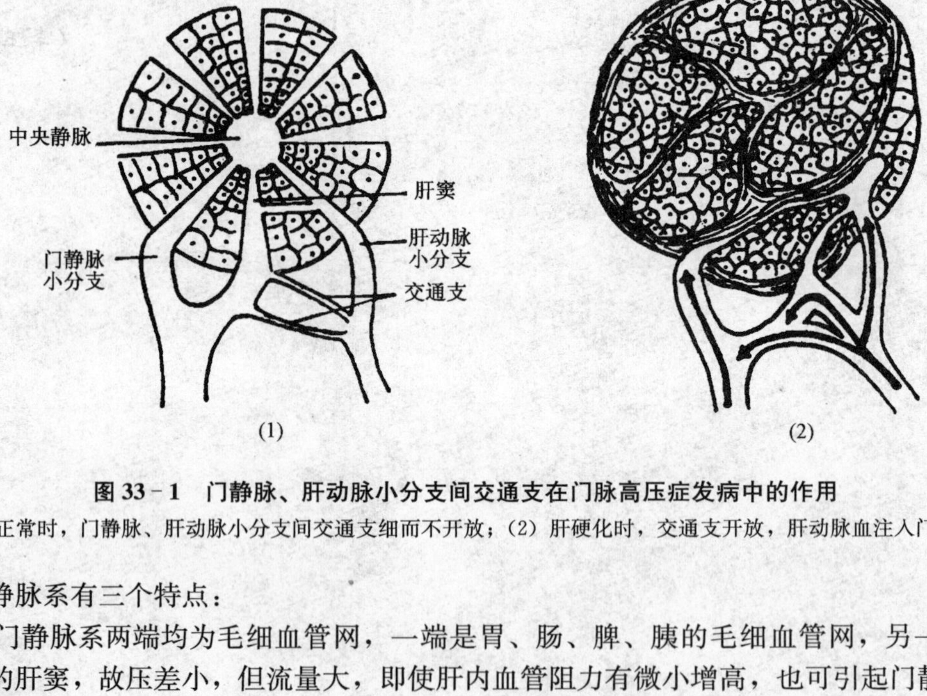

图 33-1　门静脉、肝动脉小分支间交通支在门脉高压症发病中的作用

（1）正常时，门静脉、肝动脉小分支间交通支细而不开放；（2）肝硬化时，交通支开放，肝动脉血注入门静脉

门静脉系有三个特点：

1. 门静脉系两端均为毛细血管网，一端是胃、肠、脾、胰的毛细血管网，另一端是肝小叶内的肝窦，故压差小，但流量大，即使肝内血管阻力有微小增高，也可引起门静脉血回流障碍。

2. 门静脉系及交通支缺少静脉瓣，血流受阻时易发生逆流，导致脾等脏器淤血。同时，交通支也可因肝血流量增加而开放，血液分流。

3. 门静脉系与腔静脉之间存在着广泛的交通支，主要有 4 处：

（1）胃底、食管下段交通支：门静脉血流经胃冠状静脉、胃短静脉通过胃底、食管下段静脉与奇静脉、半奇静脉交通支吻合流入上腔静脉。

（2）直肠下端肛管交通支：门静脉血流经肠系膜下静脉，通过直肠上静脉与直肠下静脉间的交通支汇合流入下腔静脉。

（3）前腹壁交通支：门静脉血通过脐静脉、脐旁静脉与腹壁上、下浅深静脉的交通支流入上、下腔静脉。

（4）腹膜后交通支：在腹膜后、肠系膜上、下静脉分支与下腔静脉分支间存在着广泛交通支，称 Retzius 静脉丛，门静脉血可由此逆入下腔静脉（图 33－2）。

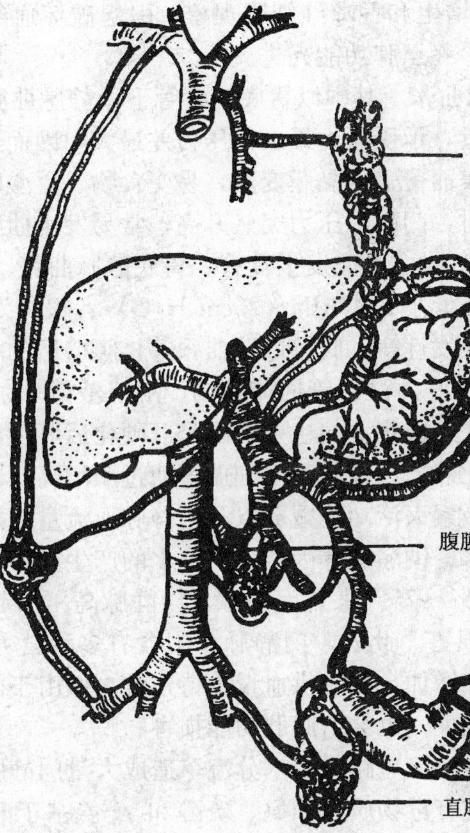

图 33－2　门脉系和腔静脉系间的交通支

这些交通支在正常情况下都很细小，血流量很小。其中最主要的是胃底、食管下段交通支。

二、病因与病理

门静脉高压症可以根据门静脉血流阻力增加的部位分为肝前、肝内和肝后型。肝内型门静脉高压症又可分为窦前型、窦后型和窦型。

肝内型门静脉高压症最为常见，占 95％以上。主要由肝硬化所致。在我国，肝炎后肝硬化和血吸虫病后肝硬化是引起肝内型门静脉高压的常见原因。肝炎后肝硬化时，肝小叶内纤维组织增生、肝细胞再生，导致肝窦及中央静脉受压、变窄或闭塞，造成肝窦和窦后阻塞型门静脉高压。继之，肝小叶间汇管区内的肝动脉与门静脉小分支间的交通支开放，压力高的肝动脉血注入门静脉小分支内，使门静脉压力更为增高。血吸虫肝硬化时，虫卵沉积并作用于汇管区门静脉分支内，致其狭窄或闭塞，形成窦前阻塞型门静脉高压。

肝前型门静脉高压症的常见病因是肝外门静脉血栓形成（脐炎、腹腔内感染等）、先天性畸形（闭锁、狭窄或海绵样变等）和外在压迫（转移癌、胰腺炎等），此类肝外门静脉阻塞的病人，肝功能多在正常或轻度损害，预后较肝内型好。肝后型门静脉高压症常见病因包括布加（Budd－Chiari）综合征、缩窄性心包炎、严重右心衰竭等。

当门静脉高压形成后，可发生下列病理变化：

1. 脾肿大，脾功能亢进　初期为充血性脾肿大。门静脉高压症时可见脾窦扩张，脾内纤维组织增生、单核-巨噬细胞增生和吞噬红细胞现象，引起破坏血细胞的功能亢进，同时脾分泌某种物质抑制骨髓活性，终至脾功能亢进。

2. 门-体静脉间交通支静脉曲张　其中以胃底、食管下段静脉曲张最为重要。该处离门静脉干最近，离腔静脉干也较近，承受压力最大，压力差最大，因而经受门静脉高压的影响最早，曲张改变也最严重。其表面覆盖的黏膜变薄，易受食物、胃酸腐蚀损伤，尤其在腹压骤增，如恶心、呕吐、咳嗽等时，门静脉压力突然升高，常易发生曲张静脉破裂出血。门静脉压超过 1.57kPa（16cm H_2O）时才可能发生食管、胃底静脉曲张，其中只有 30％～50％的患者发生破裂出血、门静脉压低于 2.45kPa（25cm H_2O）者很少发生出血。其他交通支静脉曲张可产生相应变化，如继发性痔、腹壁静脉曲张等，腹壁后的小静脉扩张充血。

3. 腹水　门静脉压力增高、肝内淋巴管回流不畅、淋巴液量增加并自肝表面大量渗入腹腔，是导致腹水的重要原因。造成腹水的主要原因是肝硬化后肝功能减退，血浆蛋白合成障碍，血浆胶体渗透压降低。此外，门静脉系毛细血管滤过压增高，肝功能不良造成的低蛋白血症，肝对醛固酮、抗利尿激素灭活功能减弱以及门静脉血流量增加中心血流量降低继发刺激醛固酮分泌过多导致体内水、钠潴留等因素均与腹水的产生密切相关。

4. 肝功能损害　肝血供 70％～75％来自门静脉。门静脉高压引起门静脉血分流，肝血流灌注减少，使肝受到进一步损害。此外，门静脉血中含有多种营养肝的激素，如胰岛素等，即使通过肝动脉血流代偿性增加，肝总供血量维持正常，但由于门静脉血流减少而入肝的肝营养激素——胰岛素量亦减少，也会引起肝功能损害。

由于门脉高压症时自身门体血流短路或手术分流，造成大量门静脉血流绕过肝细胞，或肝实质细胞功能严重受损，致使有毒物质（如氨、硫醇和 γ-氨基丁酸等）不能代谢而直接进入体循环，从而对脑细胞产生毒性作用并出现精神神经综合征，称为门体性脑病或肝性脑病。多由胃肠道出血、感染、过量摄入蛋白质、镇静药、利尿剂等诱发。此外，部分患者在门静脉高压时，胃壁淤血、水肿，胃黏膜下层的动-静脉交通支广泛开放，胃黏膜微循环发生障碍，导致胃黏膜防御屏障的破坏，形成门静脉高压性胃病。

三、临床表现

主要表现为脾肿大，脾功能亢进，食管胃底静脉曲张、破裂出血与腹水。

脾肿大表现为左肋缘下包块，逐渐增大，且伴有不同程度的脾功能亢进，如白细胞计数下降、血小板减少，患者可有鼻衄、齿龈出血等症状。食管、胃底静脉曲张破裂出血多表现为突然呕血，继之黑便，其特点是出血量大，速度快，常伴有休克。由于门静脉压力高、凝血障碍及曲张静脉壁变薄缺乏弹性，出血不易自止。据统计首次大出血死亡率达 25％，第一次大出血后 1～2 年内，50％病人可再次出血。出血进一步加重肝功能损害，易诱发肝昏迷，危及病人生命。腹水是肝功能严重损害的表现，发生于约 1/3 的病人。患者感觉腹胀，严重者可影响呼吸。个别病例发生黄疸，表明肝功能损害严重。一般而言，肝炎后肝硬化引起的窦后阻塞性门静脉高压，肝功能较差，脾大、脾功能亢进不甚显著，而血吸虫病引起的窦前阻塞性门静脉高压，肝功能尚好，脾大、脾功能亢进明显。

体检中有时可发现肝掌、蜘蛛痣、腹壁静脉曲张、男性乳房发育、睾丸萎缩等。部分患者可见由于黑色素沉着以及贫血、黄疸、血氧饱和度下降和继发性肾上腺皮质功能减退等原因，导致面部灰暗无光泽的肝病面容。左肋缘下常可扪及脾下极，大者可达脐水平以下。早期质软、活动。后期，由于脾内纤维增生、脾周围炎而变硬，不活动。有腹水时叩诊可检出移动性浊音。

四、检　查

1. 实验室检查　白细胞计数降至 3×10^9/L 以下，血小板计数减少至（70～80）$\times10^9$/L 以下。血浆清蛋白降低，球蛋白增高，其比值常倒置。肝病活动期，血清转氨酶、胆红素常增高。凝血酶原时间可延长。

2. B超　可确定有无肝硬化、脾大及腹水，同时有助于了解门静脉、脾静脉内有无阻塞。门静脉高压时，门静脉内径≥1.3cm。

3. 食管钡餐造影　有静脉曲张的食管在充盈钡剂时，其轮廓呈虫蚀状，排空钡剂时呈蚯蚓样或串珠状阴影。

4. 胃镜　可直接观察到食管下端、胃底黏膜下曲张静脉，呈蓝色、走行迂曲，在食管下端常可见 3～4 条纵行曲张静脉。重度曲张时可见曲张静脉表面有“红色征”。急性出血患者在全身情况稳定后，行紧急胃镜检查对诊断极有价值。

五、诊　断

根据肝炎或血吸虫病等病史及脾大、脾功能亢进，食管、胃底静脉曲张等表现不难做出诊断。合并出血者，脾可暂时缩小，甚至不能扪及。此外，约有 10%～15%的肝硬化患者合并溃疡病，因此，需与溃疡病出血等鉴别。紧急胃镜检查对诊断最有价值。鉴别有困难时，可试行三腔管压迫，对门静脉高压患者治疗有效。

由于肝脏功能复杂，肝硬化发病机制不同，血流动力学改变也不一致，所以肝硬化门静脉高压症是一个高度个体化的疾病。门静脉高压症患者的治疗、预后与肝功能状况密切相关。在我国，临床上将肝功能分成三级，列表如下。

表 33-1　门脉高压症患者肝功能分级标准

临床和生化指标	分级标准		
	Ⅰ	Ⅱ	Ⅲ
血清胆红素（mg/dl）	<1.2	1.2～2.0	>2.0
血清白蛋白（g/dl）	≥3.5	2.6～3.4	≤2.5
凝血酶原时间延长（s）	1～3	4～6	>6
SGPT（金氏单位）	<100	100～200	>200
（赖氏单位）	<40	40～80	>80
腹水	无	少，易控制	多，难控制
肝性脑病	无	无	有

此外，还有CTP评分和终末期肝病模型（MELD）评分。无论何种分级，目的都是对病情的严重程度进行划分，从而为临床治疗方案的制订和实施提供参考。

六、治 疗

门静脉高压症的主要危险是并发出血。据统计，首次大出血的死亡率可达25%，此后1～2年内，约半数病人可再次出血。外科治疗的目的在于制止出血与防止再出血。

（一）治疗原则　在急性大出血情况下，肝功能进一步受到损害，易诱发肝功能衰竭，急诊手术危险大，死亡率高达25%以上，肝功能Ⅲ级患者死亡率高达50%～60%。因此，原则上应尽可能采用非手术治疗，重点是输血、注射垂体加压素以及三腔管压迫止血。出血停止后，患者全身情况得到改善时，再根据肝功能状况决定进一步治疗，以防止再次出血。肝功能Ⅰ、Ⅱ级患者宜择期手术治疗；肝功能Ⅲ级患者宜行硬化剂注射治疗或经内镜结扎治疗。对于经保守治疗出血不能控制者，应考虑紧急手术止血。由于食管、胃底静脉曲张患者中仅有50%～60%将发生出血，对于无出血史的患者，不提倡做“预防性手术”，重点在于保肝治疗。

（二）急性出血的非手术治疗

1. 紧急处理　包括建立有效的静脉通道，扩充血容量，快速输液，输血，监测血压、脉搏、每小时尿量及中心静脉压。同时静脉或肌注维生素K，以纠正延长的凝血酶原时间，并治疗与预防肝性脑病及电解质紊乱。

2. 药物止血

（1）垂体加压素：较为常用。该药通过收缩内脏小动脉、减少门静脉血回流量、暂时降低门静脉压力，达到止血目的。止血有效率达50%～80%，若与三腔管联合使用有效率达95%。一般剂量为20U加入5%葡萄糖溶液200ml内，在20分钟内静脉输入，然后以0.4U/min持续点滴或4小时后重复滴入20U。但该药可引起高血压，心排出量、肝动脉血流、肾血流减少，有时可产生心肌梗死、心律失常、肠坏死等合并症，故对高血压、冠心病患者慎用或在严密监护下使用。若同时使用硝酸甘油（舌下含服或静脉给入）则可预防上述副作用而不影响垂体加压素的效果。特利加压素（terlipressin）是人工合成的垂体加压素类似物质，在体内逐渐转化为垂体加压素，每6小时静脉输入2mg，作用时间长，副作用少，效果优于垂体加压素。

（2）生长抑素：生长抑素为来源于神经外胚层组织肽类激素，减少内脏血流的作用同于垂体加压素，但副作用少。开始缓慢静脉注射250μg，以后以250μg/h的速度持续点滴，出血停止后仍继续治疗48～72小时，以防复发。奥曲肽（octreotide）作用相同，但作用时间较长，首次剂量100μg，然后以25μg/h的速度持续静脉点滴24小时。目前提倡该类药作为首选止血药。

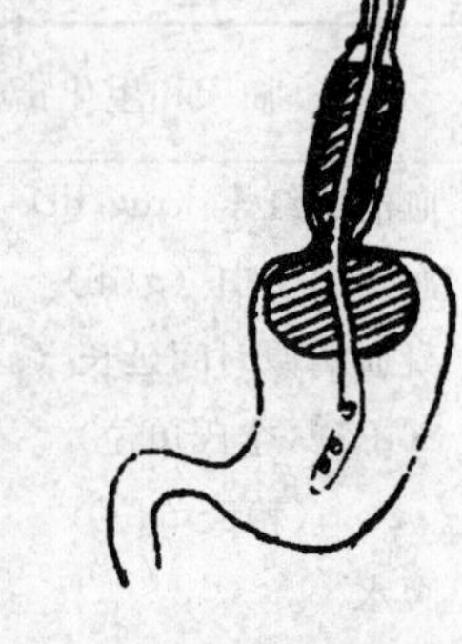

图33－3　三腔管示意图

（3）三腔管压迫止血：利用胃囊、食管囊充气压迫出血的曲张静脉，可立即止血，有效率达80%。但放气后再出血率较高，有一定比例的并发症，如食管缺血坏死、穿孔，误吸、肺炎等。此外，置管过程中及充气压迫后患者甚感不适。该法主要适用于急性大出血不能马上进行硬化剂注射治疗者或硬化剂治疗失败、对药物治疗无效者。

三腔管设有三腔，一腔通向胃囊，可充气150～200ml压迫胃底；一腔通向食管囊，可充气100～150ml压迫食管下段；一腔通向胃腔用于吸引、冲洗、注药等。现有一种三腔管还另设有一管通向食管气囊水平以上的食管腔，用于吸引食管上段、咽部内容以防误吸。三腔管经鼻插入胃内后，先充气胃囊，并向外牵引，直至拉不动为止。再用胶膏将管固定或用0.5kg重物牵引压迫。经观察若无继续出血，则可不充气食管气囊；如仍有出血，可充气食管气囊。一次充气连续压迫时间不应超过24小时，以免黏膜坏死。排空气体后若继续出血，可重新充气压迫；若无出血，再观察24小时后方可拔除三腔管。三腔管保留时间一般为24～72小时，不少病人可放置7～10天。充气压迫期间注意口腔、呼吸道的护理，严防气囊上滑堵塞咽喉引起窒息。气囊排气顺序应是先食管囊、后胃囊（图33-3）。

应用三腔管需注意几点：①病人应侧卧或头部侧转便于吐出唾液，以免发生吸入性肺炎；②三腔管一般放置24小时，如出血已停止，可先排空食管气囊，后排空胃气囊，再观察12～24小时后将管慢慢拉出；③在进行三腔管压迫止血期间，要加强护理，吸尽咽部分泌物，防止吸入性肺炎，要慎防气囊上滑，引起窒息；④放置三腔管时间不宜持续超过3～5天，每隔12小时，将气囊放空10～20分钟，如有出血再充气压迫。

3. 硬化剂注射治疗　即经纤维内镜将硬化剂注入曲张静脉内，使其栓塞而达止血。有效率达85%，而出血复发率仅为三腔管压迫加垂体加压素治疗的一半（25%～50%），成为目前控制急性出血的首选办法。此外，该法也用于肝功能Ⅲ级患者再出血的预防，但一年内再出血率为50%。注射可在急性出血期或出血停止后2～3天内进行，在贲门食管交界处及其上方5cm处注射，每一曲张静脉内注射硬化剂1～3ml，48小时内重复注射。以后每周注射1～2次，平均注射3～6次。若连续2次注射后出血不能控制，即认为治疗无效，应考虑紧急手术，否则死亡率达60%。常见合并症有胸骨后痛，食管溃疡、狭窄等。死亡率1%～3%，主要死于食管穿孔、出血加重、吸入性肺炎等。经内镜用橡皮带结扎曲张静脉，是将要结扎的曲张静脉吸入到结扎器中，用橡皮圈套扎在曲张静脉的基底部，其止血效果优于注射硬化剂，且合并症较少，操作相对简单安全。

4. 经颈内静脉、肝内门体分流术（transjugular intrahepatic portasystemic shunt，TIPS）　即经颈内静脉、肝静脉将一可膨性金属支架置于肝内肝静脉与门静脉之间，使两者相通，形成肝内门体分流。TIPS最大的优点是介入治疗创伤小，一些出血的危重患者可以耐受，有一定的降压止血效果。但肝内分流通道的长期通畅性差，远期降压效果不明显，并且肝性脑病发生率也比预期的要高。多数病例，支撑架通畅维持时间长达一年，以后则逐渐发生栓塞。目前主要用于等待肝移植的患者，作为暂时性止血措施，而不能作为预防再出血的永久性措施。

（三）手术治疗　目前常用有分流术与断流术两种。

1. 门体分流术　即将门静脉血流转入下腔静脉，降低门静脉压，达到止血目的。分流术有完全分流与选择性分流两种：

（1）完全分流术：即将全部或几近全部门静脉血分流至下腔静脉。常用术式有三种。

1）门腔静脉分流：如图33-4所示，将门静脉与下腔静脉侧-侧吻合或端-侧吻合。该术式降压效果好，但脑病发生率较高。门腔侧-侧吻合术还可有效减轻腹水。

2）脾肾静脉分流：脾切除后，将脾静脉与左肾静脉作端-侧吻合。但吻合口小，易栓塞。

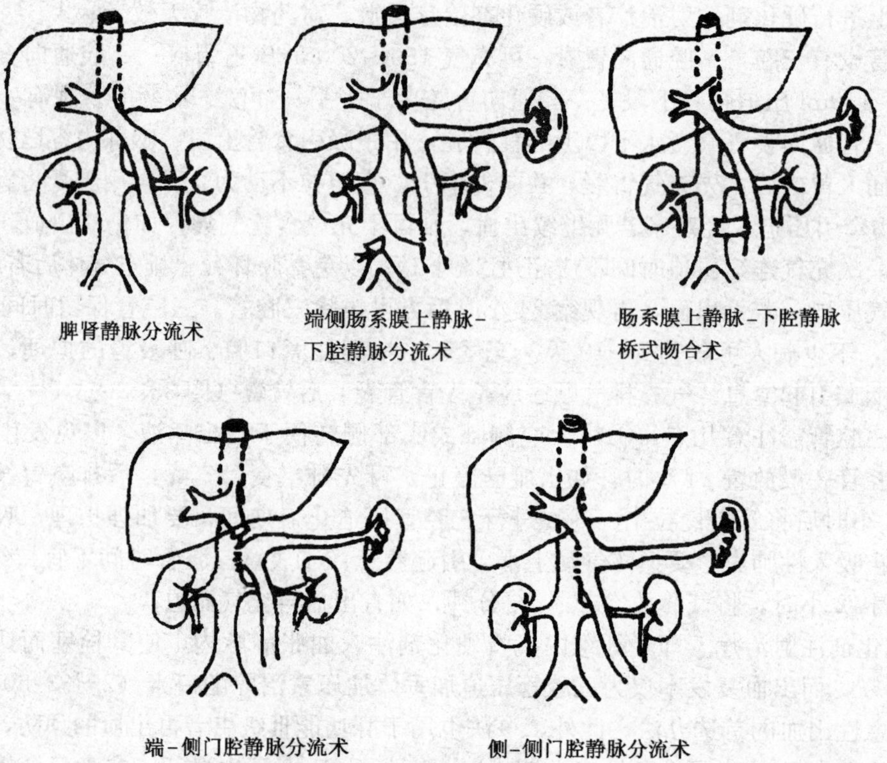

图 33-4　门体分流术图

3）肠系膜上静脉-下腔静脉分流：将下腔静脉于髂总静脉分叉处横断后与肠系膜上静脉行端-侧吻合，或采用人造血管或自体颈内静脉移植段行桥式吻合。该术式避免了解剖肝门，操作容易，但桥式吻合口易发生栓塞，适用于门静脉有血栓形成的患者（图 33-4）。

完全分流术能有效地制止出血、防止再出血，其出血复发率在10%以下。由于入肝门静脉血流全部或几乎全部被分流，肠道吸收的氨不能经肝转化成尿素而直接进入体循环，影响大脑能量代谢，诱发肝性脑病，发病率约15%～25%。同时由于肝血流灌注减少，特别是经门静脉入肝的胰岛素等激素减少，进一步加速肝功能损害以至衰竭，是造成手术及术后死亡率高、不能延长生命的重要原因。

（2）选择性分流术：即选择性地将食管、胃底、脾静脉内血分流至下腔静脉，而不影响门静脉入肝血流。有两种术式：

1）远端脾肾静脉分流术（Warren 手术）：保留脾，将脾静脉远端与左肾静脉做端-侧吻合，同时阻断胃网膜右静脉、胃冠状静脉及脾结肠韧带内静脉（图 33-5），该术式效果同于完全分流术，且脑病发生率低，但术后易发生腹水，操作费时。

2）冠腔静脉分流术：将扩张的胃冠状静脉与下腔静脉吻合，该术式较少采用。

选择性分流，选择性地降低脾胃区域静脉压，避免了干扰肝血流灌注加重肝损害，且术后脑病发生率低。但在术后数年，由于门静脉高压区与低压区之间建立了新的侧支循环，该分流术的选择性逐渐丧失。据报告手术后1年，50%患者门静脉血流因此而丢失，其结果是脑病发生率回升。因此，不论何种分流术，均非理想的手术（图 33-5）。

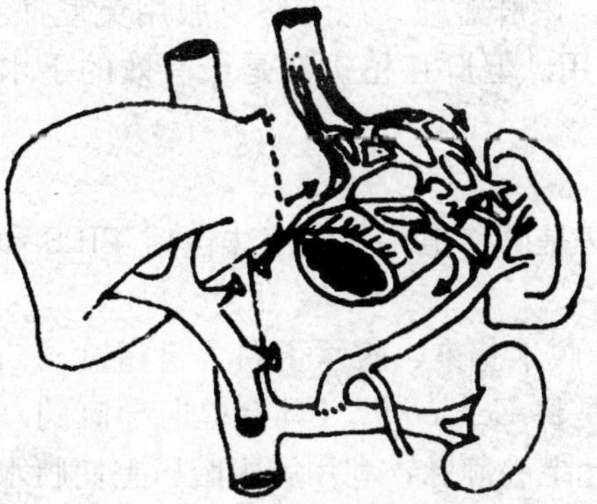

图 33-5 远端脾肾静脉分流术（Warren 术）

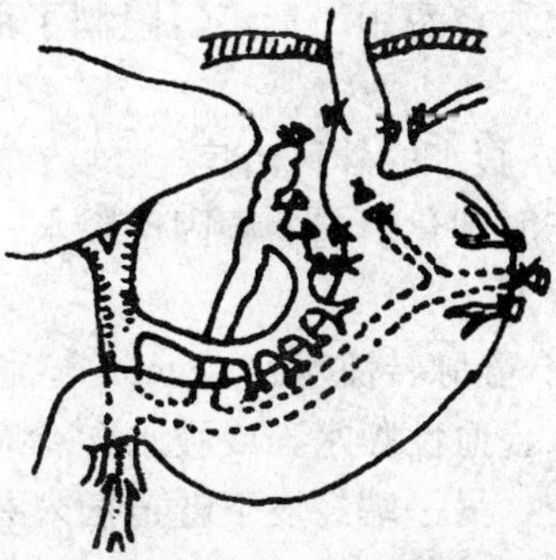

图 33-6 贲门周围血管离断术

2. 断流术 手术阻断门静脉和奇静脉之间的异常血流来达到止血的目的。断流术有多种术式，其中以贲门周围血管离断术效果较好，应用较普遍。该术式是将胃的近端、食管下段周围的血管全部离断，同时切除脾。术中结扎切断胃短静脉、冠状静脉的胃支、食管支、高位食管支及胃后静脉、左膈静脉，食管下端周围血管均应结扎切断，食管下端剥离无血管的长度应在 5cm 以上（图 33-6）。断流要求完全、彻底，包括离断胃底冠状静脉的高位食管支和可能存在的异位高位食管支（规范化断流）。

该术式简单易行、手术死亡率低、止血效果可靠，其再出血发生率在 10%以下。同时，由于它不干扰肝血流灌注，避免了分流术促进肝功能恶化、诱发脑病的缺点，术后长期生存率高于分流术。因此，国内开展较普遍。但欧美学者报告该术式再出血发生率达 40%，持不同看法。目前亦有人术中向胃冠状静脉注入液状粘胶（氰基丙烯酸酯类液剂），可将胃底、食管下端周围血管完全阻塞，效果同于血管离断，且操作简易、省时。但亦有报告发生肺栓塞、门静脉栓塞等合并症。

3. 分流加断流的联合手术 传统分流术与断流术各有利弊，分流和断流联合手术在一定程度上综合了二者的优势，既能有效地降低门静脉压，又可保证一定的肝血供。常见的术式有：门腔静脉侧侧分流加肝动脉强化灌注术，贲门周围血管离断加肠腔静脉侧侧分流术，脾次全切除腹膜后位移位加断流术等。初步的试验研究和临床观察显示，联合术式既能保持一定的门静脉压力及静脉向肝血流，又能疏通门静脉系统的高血流状态，术后近、远期复发出血率低，术后脑病发生率低，临床效果好。该术式已成为我国肝硬化门静脉高压症外科治疗研究的一个热点。缺点是该术式增加了手术时间，扩大手术范围和创伤，操作相对较为复杂，不易盲目实行。

综上所述，断流术疗效同于分流术，但手术合并症少、更安全，远期效果也好于分流术，当为首选术式。在分流术中，Warren 手术则较为合理。作为紧急手术，应选择简单、安全、有效的术式，如贲门周围血管离断术。其次还可选用门腔分流术。作为择期手术，亦以贲门周围血管离断术为首选，或选择 Warren 手术。有腹水者，宜选用门腔静脉侧-侧分流术，若上腹严重粘连或门静脉栓塞，可行肠系膜上静脉-下腔静脉分流术。有条件的情况下可行分流加断流的联合手术。

4. 肝移植 各种形式的手术虽可有效地防止再出血，但不能防止肝功能继续恶化，术后数年死亡率高，其主要原因就是肝功能衰竭，肝移植从根本上解决了这一问题。主要适于肝功能Ⅲ级，既往未行门体分流或其他手术的患者。供肝短缺，患者终身服用免疫抑制剂，手术风险大，费用昂贵等，限制了肝移植的临床应用。但肝移植仍然是最有效的手术治疗方法。

（四）腹水的外科治疗

对于肝硬化引起的顽固性腹水，有效的治疗方法是肝移植。其他疗法包括 TIPS 和腹腔静脉转流术。

腹腔-静脉转流术（Leveen 转流术）禁忌证为：腹水感染、腹水蛋白含量超过 4.5g/dl、乳糜腹水、血性腹水，或腹水含有瘤细胞者。该术是将 Leveen 管（具有单向导流阀）一端置于腹腔，另一端经皮下隧道插入右颈内静脉，直达上腔静脉，利用胸腹腔压差使腹水单向转流至上腔静脉。术前、术后需给予抗生素。术后需系上腹带增加适度腹压。同时继续使用利尿剂，以便排除转流入体循环内的大量腹水。严重合并症、术后死亡多发生于晚期肝肾综合征、血胆红素水平超过 4mg/dl 的患者。半数以上患者合并 DIC。腹水感染时可发生败血症。部分病人可出现右胸腔积液。10％的病例发生导流管阻塞，此时应予更新。

肝硬化腹水是肝硬化失代偿期的常见临床表现，肝硬化失代偿的患者 5 年生存率仅为 14％，而肝硬化大量腹水患者的 5 年生存率仅为 6.6％。临床上肝硬化腹水的治疗较为棘手，只有针对不同患者的具体情况，采用综合治疗方法，才能提高疗效，延长患者的生存时间。

（五）脾肿大、脾功能亢进的外科治疗

在肝炎后肝硬化引起的门脉高压症患者，脾肿大、脾功能亢进多为轻、中度，无需单独对此进行外科治疗。单纯严重脾肿大并明显脾功能亢进多见于晚期血吸虫病，肝功能多较好，单纯脾切除效果良好。若同时伴有食管、胃底静脉曲张，有出血史者，应考虑贲门周围血管离断术。有学者提倡现代脾外科观念，采取自体脾移植等联合术式，各种保脾术式的应用在一定程度上保留了脾脏的免疫功能，防止术后凶险感染和免疫缺陷，降低肿瘤发生率，提高生命质量。

门静脉高压症是一组复杂的症候群，虽然对于门静脉高压症的治疗方法很多，但手术治疗仍然是治疗该病的重要手段。目前提倡综合治疗结合个体化原则治疗，然而在诸多的外科治疗方法中，还没有哪种可以尽如人意地解决众多门静脉高压患者的痛苦，因此门静脉高压症的治疗仍是医学中值得研究探讨和不断完善的领域之一。

（于跃利　韩　博）

第三十四章 胆道疾病

胆道系统的功能是将肝所产生的胆汁输送至十二指肠。胆管自胆小管开始，逐级汇合成赫令管、小叶间胆管和左、右肝管。左、右肝管自肝门出肝，在小网膜内走行一段距离后，合成一条肝总管下行，并以锐角与胆囊管汇合，共同形成胆总管。胆总管在门静脉的右前方下行，至胰头与十二指肠降部之间，与胰管汇合形成 Vater 壶腹，开口于十二指肠的乳头（图 34-1）。

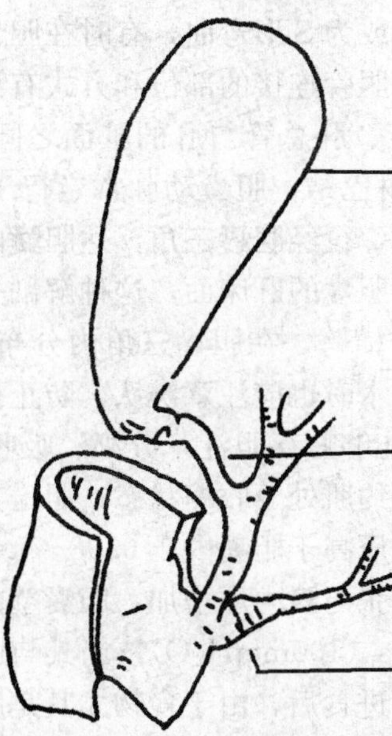

图 34-1 胆囊正常解剖

一般在左、右肝管的汇合点处，将胆管系统划分为肝内及肝外胆管。在肝门部有时会出现一些副肝管（约占 10%～20%）。左、右肝管的汇合也常有变异，认识这些异常的解剖学关系，对完成胆道手术有重要意义。

（一）副肝管 来自右侧的肝叶或肝段胆管，可与肝外胆管的任何部位汇合，这种异位结合的肝管称为副肝管。右侧副肝管的出现率为 10%～20%，左侧副肝管的出现率为0.5%～2.5%。90%以上的副肝管位于胆囊三角内，一般开口于肝总管，其次为右肝管和胆囊管。手术时如伤及副肝管，手术后可能发生胆漏，引起胆汁性腹膜炎及胆道感染。

（二）胆总管 胆总管起自肝总管与胆囊管汇合处，向下走行于肝十二指肠韧带的游离边缘，进入十二指肠降部，开口于十二指肠乳头。胆总管的长度取决于肝总管与胆囊管汇合部位的高低，一般为 5～7cm。胆总管的动脉血供来自周围动脉的细小分支，手术时如过长游离胆总管，可造成管壁缺血，形成胆瘘。胆总管壁上具有静脉丛，从其引出的细静脉进入门静脉。胆总管周围常有多个淋巴结，其淋巴引入腹腔淋巴结。在十二指肠后侧，邻近胰腺上缘常恒定地具有一个淋巴结，胆总管位于其上、内方。胆总管壁内有少量的平滑肌。

胆总管可分为十二指肠的上部、十二指肠的后部、胰腺部以及十二指肠肠壁部四部分。十二指肠上部胆总管直径正常为5～12mm，如超过12mm，一般为病理状态。肠壁胆总管的长度在15～20mm之间，该部胆总管与主胰管连接形成共同通道者占75%，其长度在10～20mm之间。在作十二指肠括约肌切开术时，应在十二指肠的乳头约10点至11点之间作切口，避免损伤胰管。在行十二指肠括约肌成形术时，所做切口不应长于括约肌在肠壁内的长度，以免发生肠瘘。在缝合切口内侧部时，注意防止缝及胰管。

（三）胆囊　胆囊位于肝下面的胆囊窝内，从胆囊窝至下腔静脉左缘的连线，将肝分成左、右两半。胆囊形似梨状，宽约3～5cm，长约7～10cm，容量为30～60ml。胆囊分为底、体、颈三部分。胆囊颈部呈膨大或为S形弯曲，有时在胆囊颈部呈袋样凸出，称胆囊壶腹。胆囊颈部下接胆囊管。胆囊管与胆管连接的部位和方式有许多变异，行胆囊切除术时要注意辨认，防止误伤胆管。由胆囊管、肝总管与肝的脏面之间形成的三角被称为胆囊三角（Calot三角），该三角内通常有胆囊淋巴结；胆囊动脉常走行于该三角内。典型的胆囊动脉起自肝右动脉，从肝总管的深面发出，行经胆囊三角，达胆囊的左缘处分为深、浅两支，浅支分布于胆囊的游离面，深支分布于胆囊的肝床面，这种解剖关系见于约2/3的人。胆囊动脉由肝固有动脉发出，于胆总管前方横跨，在胆囊三角内分布胆囊占20%，胆囊动脉的数目、起源和走行等存在多种变异，手术时也应注意辨认，防止损伤肝动脉、胆管等。

（四）胆汁的贮存与排出　胆囊能够贮存胆汁，分泌、吸收胆汁成分及通过收缩运动向肠内输送胆汁。在消化期间，胆道括约肌处于收缩状态，胆道末端的阻力增高，由肝持续分泌的胆汁不易流入肠道。当胆总管内压高于胆囊内压0.98～7.84kPa（10～80mmH_2O）时，胆汁即进入胆囊，随着胆囊的充盈扩张与囊内压增加，胆囊壁的跨壁压与张力升高。在正常情况下，空腹时胆囊内压约为9.8kPa（100mmH_2O），当其与胆道括约肌的张力相等或超过时，由肝生成的胆汁慢慢流入肠内。进食后，由于食物尤其是脂类和高蛋白成分及胃酸进入十二指肠，随着胆囊收缩素、促胰液素等的释放，可以引起胆囊收缩，而使胆囊内压高达15.7～29.4kPa（160～300mmH_2O），由于此时伴随着胆道括约肌的开放，于是胆汁被大量驱送入肠。消化期间，贮存于胆囊内的胆汁并不是静止的，随着胆囊黏膜的吸收活动，胆汁中的水分、电解质以及脂肪酸和胆固醇等成分，可以比较容易地通过细胞膜，而使胆汁发生浓缩。胆汁中的胆固醇是溶解在胆汁酸和卵磷脂所组成的微胶粒中，从而使胆固醇在胆汁中保持相对的浓度而又呈溶解状态，如胆汁酸减少或胆固醇增加，都会导致胆固醇呈过饱和状态而沉淀出结晶，使结石形成，服用鹅去氧胆酸即可扩大胆酸池达到溶解胆固醇结石的目的。

第一节　胆道疾病特殊检查法

随着科学技术的进步，胆道系统疾病的检查方法，在原有的基础上又有了很多进展，从而在手术前、手术中及手术后更能准确地对胆道系统疾病进行定位和定性诊断，同时对某些疾病还能做相应的治疗。

（一）B超检查

B超显像检查是近年发展起来的一种非创伤性的检查方法，在胆道疾病的诊断中起着重要作用。该项检查不仅能够清楚地显示胆囊的形状、大小、有无畸形、结石、炎症及肿瘤等，还可观测肝内外胆管，了解肝内外胆管有无扩张、梗阻，并能判断造成梗阻的原因等。胆道系统疾病超声检查的适应证主要包括：

1. 各种胆石症；
2. 急慢性胆囊炎；
3. 胆囊和胆管肿瘤；
4. 先天性胆道系统疾病；
5. 梗阻性黄疸的诊断和鉴别诊断；
6. 胆道蛔虫症；
7. 胆囊息肉。

超声检查敏感、准确，无痛苦、无损伤、无放射性，无需使用有害对比剂，不受胆囊功能的影响，黄疸和胆道梗阻病人均无限制，而且操作简便，比较经济，尤其是胆囊结石的诊断率可达95%以上，目前已成为胆道疾病首选的影像学检查法。但也应注意到，超声检查也不是完美无缺。它不能穿透气体、骨质或厚层的脂肪组织，因此对某些部位的检查受到一定的限制。其对胆总管内结石的诊断正确率只达到50%左右，原因就是对胆总管下端的检查往往受到肠腔内气体的影响。

（二）CT检查　CT检查也是一种非侵袭性的检查方法，对胆道疾病的诊断亦有重要作用。CT检查的优点是穿透性强，可以显示肋骨、脊柱、肠道气体、腹部脂肪，但对器官的质地和液体的显示不如超声灵敏，也不能像超声那样可以同时作多个平面的观察。CT可以较好地显示直径在1cm以上扩张的胆总管和其下端的胰腺后部分。CT在显示引起胆管梗阻的肿块方面优于超声检查。

（三）口服胆囊造影　口服胆囊造影是一种简单、安全、有效的胆囊造影方法。1924年Graham和Cole首先使用该方法，并证明此方法对胆囊结石的诊断有肯定的意义。目前常用的造影剂是碘番酸。该药服后显影率高，副作用少。一次服药胆囊不显影时，并不能认为是病理改变，如果48小时内两次服药后胆囊仍不显影时，可认为胆囊属病理改变，诊断的准确率可高达98%。虽然近些年来又出现了一些新的检查方法，但口服胆囊造影仍有其存在的必要，与其他方法配合使用，更能提高胆囊病变诊断的正确率。

（四）静脉胆道造影　此方法一般用以复查口服胆囊造影时胆囊不显影的患者，以及用于胆囊切除术后仍有症状的患者。常用30%或50%的胆影葡胺，该药经静脉内注射后，约有90%经肝从胆汁排出，10%通过肾排出。静脉胆道造影的结果，常受肝功能状态的影响，血清胆红素在2mg/dl以上者，胆道的显影率很低。由于其低显影率和低分辨率，目前此项检查多已为PTC、ERCP等方法所代替。

（五）术中胆道造影　术中胆道造影是胆道直接造影的一种方法，可以了解胆管的解剖关系、结石的位置和数量、胆管是否存在狭窄以及胆总管出口是否有病变等。造影剂的浓度以20%左右为宜。经胆囊管插管法是胆总管切开探查前常用的胆道造影方法，可了解胆管的解剖有无异常，预防医源性胆管损伤，同时它对是否要切开胆总管探查提供了重要依据。经T形管法是胆管切开探查、清除结石等术后预防残余结石和了解胆总管出口是否通畅的有效措施之一。该方法术中亦常应用。

（六）术中术后胆道镜检查　术中或术后经切开的胆总管置入胆道镜，可直接观察胆管内病变情况，如有结石可以取出，如发现可疑病变可取活检送病理检查。术中胆道镜的应用，其意义在于了解肝内胆道的情况，改写了传统的用手触摸的诊断方法。如患者有术后残余结石，待术后 6 周经 T 管窦道取石，可避免再次手术。

（七）经皮肝穿胆道造影（PTC）　经皮肤肝穿刺造影术是自 70 年代以来，广泛应用于临床的。在 B 超引导或电视监视下用细针穿刺，注入造影剂使胆管显影。它可以鉴别内外科黄疸，检查梗阻性黄疸的梗阻部位和性质，检查胆管结石的数量和位置等，如为梗阻性黄疸还可经穿刺部位置管行胆道引流，以减轻黄疸。做 PTC 时应注意避免发生胆瘘、出血及胆管炎等。

（八）经十二指肠镜逆行胰胆管造影（ERCP）　经十二指肠镜逆行胰胆造影术，首先可通过十二指肠镜观察十二指肠乳头有无病变，然后可插管注入造影剂，可显示胆管和胰管，对于胆管有无狭窄性病变，有无结石，有无胰腺炎或胰腺肿瘤的诊断均有重要意义。ERCP 的主要并发症是急性胰腺炎及诱发急性化脓性胆管炎。经十二指肠镜乳头肌切开 EPT 是在 ERCP 的基础上，发现有结石后通过十二指肠镜置入一个线状切开口，于胆总管开口 11 点处，经高频电凝电切，再用取石网伸入到胆总管内将结石取出，EPT 是典型的内镜外科手术。

（九）选择性肝动脉造影及门静脉造影　选择性肝动脉造影对于判断胆道出血的部位有一定帮助。门静脉造影可了解肝门部胆管肿瘤与门静脉的关系，以确定手术切除肿瘤的可能性。选择性动脉造影也广泛应用在治疗肝动脉出血，可行栓塞法止血，肝肿瘤可栓塞其营养动脉，使肿瘤缩小，以利于手术切除。

第二节　胆道感染

一、急性胆囊炎

【病因与发病机制】

急性胆囊炎多是由于胆囊管梗阻，胆囊内胆汁排出受阻，导致胆囊壁急性炎症反应。造成胆囊管梗阻最常见的原因是胆石。此外，胆囊管过长、扭曲、螺旋瓣的异常，炎症水肿或纤维化，肿瘤的内堵外压，蛔虫堵塞等都可引起胆囊管的梗阻。梗阻使胆汁滞留，胆囊胀大，胆囊内压力升高，造成胆囊壁缺血及淋巴回流障碍，从而对化学刺激和细菌感染的抵抗力降低，易于产生急性炎症。急性胆囊炎的早期以化学性炎症为主。化学刺激主要包括高浓度的胆汁酸盐、逆流的胰液和溶血卵磷脂等。细菌感染多继发于上述病变，常见的菌种为大肠杆菌，其次有链球菌、梭状芽孢杆菌、产气杆菌、沙门菌、肺炎球菌、葡萄球菌等。细菌多从胆道逆行而来，也可经淋巴、门脉或肝动脉到达胆囊。

【病理】

急性胆囊炎的病理发展过程可分为几个阶段，最初为单纯性胆囊炎，胆囊黏膜水肿、充血及白细胞浸润。以后发展为化脓性胆囊炎，炎症累及胆囊壁全层，水肿增厚，有多量中性粒细胞浸润，甚至出现多数小脓肿，浆膜面有纤维素性渗出物，胆囊腔内可有脓性渗液。病变继续发展称为坏死性胆囊炎，胆囊壁出现局限的坏死灶或出血灶，可发生胆囊穿孔和弥漫性腹膜炎。穿孔发生率在2%～5%。如果穿孔前胆囊已被周围器官或网膜包裹，则形成局限性脓肿。如胆囊穿入与之粘连的肠管，则成为胆囊肠管瘘。在上述发展过程的任何阶段，都可因梗阻解除而使炎症消退。

【临床表现】

主要症状是上腹部或右上腹部疼痛，常发生于进食油腻食物或饱餐之后，可伴有恶心、呕吐。在早期，胆囊管刚开始有堵塞，临床表现持续性胀痛，随后发生胆囊强烈收缩，出现阵发性绞痛。以后随着炎症的发展，则为持续性疼痛阵发性加重。疼痛可放射到右肩部或右肩胛骨下。常有畏寒发热。

主要体征是右上腹压痛和肌紧张，Murphy 征阳性。约20%的患者可触及胀大的胆囊或胆囊周围的炎性包块。单纯的胆囊炎一般无黄疸。少数患者出现黄疸，可能是同时有胆总管内结石，或者是结石排入胆总管，也可能是由于急性炎症、水肿，波及肝外胆管而发生黄疸。或是 Mirizzi 综合征即胆囊结石压迫肝总管并与之相通，如病变继续发展，可形成胆囊积脓、坏死、穿孔，弥漫性腹膜炎，出现全身中毒症状。

【辅助检查】

白细胞计数增高，一般为（10～15）$\times10^9$，急性化脓性胆囊炎或坏死性胆囊炎等严重情况时，白细胞计数可达20×10^9/L以上。AST 和 ALT 升高。血清淀粉酶常呈不同程度的升高，血清碱性磷酸酶亦可升高。

X线平片在少数患者胆囊区显示钙质沉着的结石影。B超检查也可发现胆囊肿大、囊壁增厚、胆石光团及声影、胆囊收缩不良等。

【诊断与鉴别诊断】

根据症状和体征及B超检查的结果，多可做出诊断，B超对胆囊结石诊断率可达95%，结合化验检查结果亦能对病变发展阶段做出基本判断。

鉴别诊断要考虑急性阑尾炎、胃十二指肠溃疡穿孔、急性胰腺炎、胆道蛔虫症、肝脓肿、肝癌和右肾绞痛等。此外还需与心绞痛、右侧胸膜炎和肺炎等鉴别。

【治疗】

治疗原则：确诊后应外科治疗，手术时机视具体病情面定，病情轻者可先保守治疗，缓解后择期手术；如病情危重，或已有胆囊穿孔腹膜炎，则应在短时间内积极术前准备尽早手术治疗。

1. 非手术治疗包括禁食、静脉输液维持水、电解质平衡、给予广谱抗生素、应用解痉止痛剂等。该疗法可使部分患者的急性炎症消退。如果腹痛加重、高热不退、黄疸加重、腹部压痛或肌紧张的范围扩大或程度加重，应手术治疗。单纯性胆囊炎多数可经非手术治疗而使急性炎症消退。

2. 急性化脓性胆囊炎或坏死性胆囊炎患者应尽早手术治疗。原则上应行胆囊切除术，但如病人全身情况危重，或局部有严重的充血、水肿、粘连使解剖不清，不便作胆囊切除时，可仅行胆囊造口术作为急救措施。其引流减压的效果满意，多能帮助患者渡过险关，待3个月后手术切除胆囊。通常在72小时内可考虑胆囊切除术，72小时以上行胆囊大部切除术、胆囊造瘘术。不能一味强求胆囊切除，而因炎症水肿，解剖不清造成胆管损伤。

二、慢性胆囊炎

胆囊的急性炎症消退后遗留下来的病理状态，是慢性胆囊炎最常见的类型。慢性胆囊炎常合并于胆囊结石，临床上称之为慢性结石性胆囊炎。胆囊的病理改变可以从轻度的胆囊壁的慢性炎性细胞浸润，直至胆囊的组织结构破坏、纤维瘢痕增生、完全丧失其生理功能或合并有胆囊外的并发症。也有少数病例，没有急性胆囊炎发作的历史，称为原发性慢性胆囊炎。慢性胆囊炎患者主要表现为上腹隐痛或嗳气、饱胀、不能耐受油腻食物等，类似“消化不良”的症状。肩部、腰部有胀痛，有许多患者怀疑自己患胃病而就诊。多数患者有急性胆囊炎反复发作的病史。查体右上腹胆囊区可有压痛。口服胆囊造影显示胆囊的浓缩功能丧失，B超检查可发现胆囊壁增厚及胆囊内结石。慢性结石性胆囊炎诊断比较容易，手术切除胆囊效果也很好。但对原发性慢性胆囊炎的诊断及治疗应持慎重态度。对年老体弱并有全身器质性病变者，可采用非手术治疗，限制脂肪餐，服用利胆药物，中西医结合治疗等。

第三节　急性梗阻性化脓性胆管炎

急性梗阻性化脓性胆管炎是急性化脓性胆管炎的严重阶段，常伴有休克，是普通外科最重的疾病之一，是胆道良性疾病的主要致死原因。急性梗阻性化脓性胆管炎的特点是胆道梗阻以及反复的胆道内细菌感染。

【病因】

胆道的梗阻与继发细菌感染是发病的两个主要因素。胆道的部分梗阻或完全梗阻常导致细菌的繁殖增快和促使感染的加重。造成胆道梗阻的原因以结石嵌顿最为常见。另外，肝内外胆管的炎症性狭窄亦是导致发生急性梗阻性化脓性胆管炎的重要因素。肝内外胆管的炎症性狭窄与胆结石常常是互相依存的，狭窄有利于胆石的形成，结石又造成更多的狭窄。这类狭窄引起的梗阻常常是多发性的和节段性的，引流的效果有时不太理想，是急性化脓性胆管炎反复发作或感染不易控制的主要原因。

引起急性梗阻性化脓性胆管炎的细菌主要为革兰阴性杆菌，如大肠杆菌、变形杆菌、绿脓杆菌等，其中以大肠杆菌最多见。厌氧性细菌感染也较多见。当有厌氧菌及需氧菌混合感染时，病情往往加重。

胰头部或胆管本身的肿瘤所造成的梗阻，一般进程较慢，梗阻逐渐加重而不引起感染。但有部分患者行ERCP检查后，发生急性化脓性胆管炎，故在梗阻性黄疸患者，要慎重选择ERCP检查。

【病理】

急性梗阻性化脓性胆管炎的基本病理改变是胆管及肝实质的胆汁淤积和化脓性改变。胆总管常显著扩张、管壁增厚、黏膜充血水肿，黏膜面上常有多数小溃疡。胆管张力增高，胆管内充满脓性胆汁。肝多表现为充血、水肿或脓肿形成而色暗肿大。脓肿或小胆管破裂，或者由于化脓性炎症的直接蔓延，可以引起弥漫性腹膜炎或肝周围的局限性脓肿，如膈下或肝下脓肿等。胆管周围炎侵蚀门静脉或肝动脉可引起胆道出血。胆汁可经坏死的肝细胞进入肝窦，形成胆小管-肝静脉或门静脉分支瘘，含胆红素颗粒的混合性血栓可见于肝中央静脉、小叶旁静脉、肝静脉及其分支。并可经下腔静脉进入肺循环，发生肺动、静脉内胆沙性血栓栓塞，造成肺局灶性梗死。严重的急性梗阻性化脓性胆管炎的死亡原因，多与大量的细菌及细菌毒素从胆汁进入血循环有关。这些患者做血培养时多有与胆汁中相一致的细菌生长。细菌入血与胆道内高压有关。由于大量细菌和毒素进入血内，进一步发展成革兰阴性杆菌脓毒血症、感染性休克和多器官功能衰竭。

【临床表现】

急性梗阻性化脓性胆管炎的典型症状为寒战高热、疼痛及黄疸，临床称之为 Charcot 三联征。腹痛常最先出现，位于上腹或右上腹，多为持续性疼痛阵发性加重。随后出现寒战高热，体温常在 39℃以上。黄疸于发作后数小时或数日才出现。大部分患者伴有恶心、呕吐，尿深黄。

查体可见巩膜皮肤黄染，于剑突下或右上腹有明显压痛、反跳痛、肌紧张。部分患者可触到肿大的胆囊或肿大的肝并伴有压痛。体温常可达 40℃以上，脉率 120～140 次/分，呼吸浅，血压降低。

低血压是此病的一个重要表现，多发生于病程的晚期，在腹痛、寒战高热以后出现，但病情严重者亦可在发病数小时后发生。出现低血压之前，患者常有烦躁不安、脉搏增快、呼吸急促，有时血压可一度略呈升高，随后很快地下降，严重者出现中毒性休克，脉搏弱而快，神志恍惚，烦躁不安，继之可出现发绀、昏迷，可在数小时内死亡。

【辅助检查】

实验室检查，白细胞计数常高于 20×10^9/L，其上升程度常与胆道感染的严重性成比例。部分患者血培养有细菌生长。AST 和 ALT 一般都升高。代谢性酸中毒亦较常见。

B 超检查或 CT 扫描有助于了解肿大的肝和扩张的胆管、胆管内有无结石以及是否存在肝脓肿等，是诊断急性梗阻性化脓性胆管炎的有效手段。

【诊断与鉴别诊断】

急性梗阻性化脓性胆管炎的诊断一般并不困难，典型的症状包括三联征（腹痛、寒战高热和黄疸）、四联征（腹痛、寒战高热、黄疸和神志淡漠）、五联征（腹痛、寒战高热、黄疸、神志不清和休克）等。患者常有明显的局部体征。结合实验室和影像学检查结果，一般不难做出诊断。但肝内型胆管炎诊断，因其症状常不典型，梗阻部位较高，腹痛轻，黄疸也不重，无腹膜刺激征，但全身感染症状较明显，应加以注意。

在病变早期要注意与肝脓肿、胃十二指肠溃疡穿孔、阑尾炎穿孔及急性胰腺炎等鉴别。

【治疗】

急性梗阻性化脓性胆管炎是一种非常严重的疾病，随时可因病情的急骤发展而猝死。治疗原则是紧急手术解除胆道梗阻并减压引流。

（一）全身治疗急性梗阻性化脓性胆管炎患者手术前、手术期间要严密观察病情变化。全身治疗包括禁食、胃肠减压、静脉补液、供给营养、补充电解质和纠正酸中毒、针对胆道感染选用抗生素，并选用肾上腺皮质激素等扩血管药物。

（二）手术主要目的是解除胆道梗阻，充分引流出淤滞在胆管内的脓性胆汁，控制感染和抢救休克。手术的方法应简单而有效，简单是指手术只要求达到充分引流的目的。较复杂的手术，对患者创伤大或会加重休克，应尽量避免。有效是指引流必须通畅，能达到减压的目的。胆总管结石者，要取出结石，放置 T 形引流管。肝胆管狭窄者要将引流管放到狭窄的近端，或进行经皮经肝胆管引流术（PTCD）先引流减压胆管，使病人转危为安，再择期手术。胆囊病变为继发，一般不做急诊切除，可留待二期手术处理，胆囊造瘘术常难达到减压胆管的目的，一般不宜采用。

急性梗阻性化脓性胆管炎是良性胆道疾病患者死亡的主要原因，死亡率一般在25%左右，在临床工作中应予高度重视。

第四节 胆石症

胆石症是我国的常见病之一，其发生率占正常人群的8%，特别是胆囊结石的发生率呈上升趋势。从胆结石形成的解剖部位来分，有胆囊结石、胆总管结石和肝内胆管结石。

【结石的成因】

形成胆石的确切病因和机制还不很清楚，曾做过许多研究工作，可能的因素有下述诸方面。

1. 胆汁成分的改变　胆汁中的胆汁酸、胆固醇、胆红素以及胆汁中脂质的浓度，受多种因素的影响而发生变化，形成胆石的胆汁中胆固醇的含量相对地高于胆汁酸盐和磷脂的含量。

2. 胆囊的作用　胆囊的功能异常和病变会引起胆汁成分的改变及胆汁的排泄障碍，胆囊分泌的黏液和脱落的上皮甚至会构成结石的核心。

3. 感染　细菌感染可使胆汁变为酸性，而难以保持胆固醇为溶液状态。细菌、脱落的上皮和炎性细胞还可以成为结石的核心。

4. 寄生虫虫体和虫卵都可以形成结石的核心，尤其是蛔虫，在我国是形成胆石，特别是肝内外胆管结石的一个重要因素。

5. 胆管梗阻造成胆汁淤滞，非常容易产生结石。梗阻、结石和感染三者往往形成恶性循环。

6. 溶血　溶血性贫血往往并发胆石症，通常为色素性或胆红素钙结石。

7. 肝疾病　肝炎后肝硬化的患者并发胆石症很多见，多为胆红素结石。肝硬化继发脾功能亢进，而产生慢性溶血，被认为是胆石形成的原因。

8. 年龄　胆石症的发生率随年龄而增长，通常50～60岁发病率最高。

9. 性别　胆固醇结石发病率高的国家，女性发病率高于男性2～4倍。但在胆红素结石多见的地区，则男女之间差别不很显著。

10. 饮食　进食高脂肪高胆固醇饮食，被认为是产生结石的原因之一。某些维生素的代谢异常，亦可能与结石的形成有关。

【结石的类型】

胆石的主要成分为胆固醇、胆红素、糖蛋白和钙。以胆固醇为主的结石称为胆固醇结石；以胆红素的含量居多者称为胆红素结石；如胆固醇、胆红素和钙三者的含量接近则称为混合结石。

1. 胆固醇结石大多数见于胆囊内，由于年龄、性别、身体素质、饮食习惯、胆囊功能和胆汁成分的改变等诸多因素的影响，胆固醇、胆汁酸盐和磷脂三者比例失衡，胆固醇沉积析出而形成结石。胆固醇含量80%以上，圆形或卵圆形，色淡黄或棕黄，表面色稍深，不易碎，切面往往呈放射状。

2. 胆红素结石感染和寄生虫可能是形成胆红素结石的始动因素，由于炎症而发生狭窄，造成胆汁淤滞，是进一步形成结石的重要因素。胆红素结石的外观呈泥砂状，棕黑色，易碎。切面可见到胆红素聚集成团，有的能见到排列呈年轮状，往往在切片中能找到蛔虫外皮或虫卵为其核心。由于含钙较少，X线检查不显影，胆红素结石多分布于胆管中。

3. 混合结石该种结石胆固醇与胆红素的含量相差不大，而钙的含量相当高，故X线平片能显影。外观色浅黄，较坚硬，呈多面形，表面光滑，切片可见中心呈星状裂隙。60%发生于胆囊内，40%在胆管内。

一、胆囊结石

【病因与发病机制】

胆囊结石的产生主要是代谢紊乱的结果，可能由于胆固醇的合成增加或胆汁酸的合成减少，导致胆汁中胆固醇呈过饱和状态。这种以胆固醇为主的胆囊结石与年龄、性别、肥胖体质、妊娠以及食入胆固醇含量高的饮食等因素密切相关。另外，肝外胆道感染都会影响到胆囊，从而改变了胆汁的酸碱度，并因上皮细胞脱落和炎性细胞的聚积，为胆石的形成提供了核心物质。这种由感染所产生的结石，在胆囊中以混合结石多见。

【临床表现】

胆囊结石者约50%的人在生前并无胆道疾病的症状。部分患者表现为非典型的消化不良症状，如上腹不适、饱胀、嗳气和腹泻等。部分患者因结石嵌入胆囊颈部而发生胆绞痛。发作急剧，呈阵发性，常伴有恶心、呕吐，如合并感染，则表现为急性或慢性胆囊炎。合并有急性炎症者，右上腹可出现压痛、反跳痛和肌紧张。Murphy征阳性。血常规检查白细胞计数升高，B超检查可发现胆囊结石和胆囊壁水肿，增厚。

【诊断】

结合病史、症状、体征及胆囊造影和B超检查，胆囊结石有无并发急性或慢性炎症的诊断不难。

【治疗】

常用的有溶石、体外震波碎石和手术疗法。

近年来有人采用口服鹅脱氧胆酸和熊脱氧胆酸的方法治疗可透过X线的胆囊结石，可使部分患者的胆囊结石部分或完全溶解，特别是较大剂量应用时溶石效果要好一些。但由于停药后结石复发率很高，且该类药物的副作用较大，故要慎重选用。

体外震波碎石是当前治疗胆囊胆固醇结石的技术。该方法对于单个、较小的结石，碎石效果较好。最好配合溶石治疗，由于需要排石，胆囊管直径正常的患者有难度，所以经验尚待积累。

胆囊切除术是传统的行之有效的治疗方法。可采用开腹的胆囊切除术。如有以下情况时应用胆总管探查术：① 有梗阻性黄疸病史；② 术中摸到胆总管有结石、肿瘤或蛔虫；③ 胆总管直径在1.5cm以上；④ 胆总管穿刺抽出脓性或血性胆汁。亦可采用经腹腔镜胆囊切除术。以上方法都可取得满意的效果。

二、胆总管结石

【病因与发病机制】

胆总管结石可以为原发或继发。原发于胆总管的结石多因胆道感染、梗阻或寄生虫所致；继发性胆总管结石，可来自胆囊或肝内胆管。在大多数情况下，胆总管结石往往与胆囊或肝内胆管结石并存。在我国，胆总管结石的发生率明显高于西方国家。继发于胆囊结石者，结石的结构和成分与胆囊内结石相同。原发于胆道内的结石，多属以胆红素为主的泥沙状结石，多发者常见。胆总管呈不同程度的扩张，重者内径可达 3cm 以上。肝内胆管亦可扩张，常可继发感染，出现胆管炎，使胆管壁增厚；乳头部反复发炎将引起胆总管的出口狭窄。有的继发胰腺炎。

【临床表现】

胆总管结石发病时多表现为上腹部偏右侧阵发性绞痛，疼痛剧烈，可以放射到背部或肩胛骨下方，可伴有恶心、呕吐和厌食。如发生梗阻和淤胆，则出现尿黄，巩膜、皮肤黄染，重者皮肤瘙痒，大便呈陶土色。继发感染者，可发生急性梗阻性胆管炎。寒战发热，体格检查发现巩膜、皮肤黄染，上腹部压痛，有的出现反跳痛和肌紧张。

【辅助检查】

尿胆红素阳性。血清胆红素升高，以直接胆红素升高为主，血清碱性磷酸酶和淀粉酶都可升高。B 超可发现胆总管扩张和肝内胆管扩张，管壁增厚，部分患者可发现胆总管内结石。ERCP 或 PTC 可发现胆管内结石和胆管扩张。核磁胆道成像也可做出诊断。

【诊断】

根据上述资料，胆总管结石的诊断不难。发病时应注意与胃十二指肠溃疡穿孔及急性胰腺炎等病鉴别。

【治疗】

主张行外科疗法。原则是：尽可能手术中取净结石，去除感染病灶，术后胆管引流通畅。

部分患者可经十二指肠镜做 Oddi 括约肌切开，用取石网状胆总管结石取出，并能缓解胆道梗阻。

合并急性梗阻性胆管炎者，虽无急性感染但黄疸进一步加重者、结石较大者、同时有胆囊结石胆囊炎者都应采用手术疗法。开腹行胆囊切除、胆总管切开取石和“T”管引流术，或 Oddi 括约肌成形、胆肠吻合术。术中应常规行胆道造影或胆道镜检查，以减少残余结石的发生率。近来出现了经腹腔镜完成上述手术的新方法，应予重视。T 管可在术后 2～3 周拔除，拔管前常规做 X 线造影检查，如有残留结石，可行经 T 管窦道胆道镜取石；如无残石及其他异常方可拔管。

三、原发性肝内胆管结石

原发于肝内胆管的结石，在我国比较多见。据报道，约占胆道结石 15％～45％，而在西方国家则报道甚少。肝内胆管结石治疗困难，常须多次手术，而仍免不了复发，最后，很多患者发展成胆汁性肝硬化。关于肝内胆管结石的病因和发病机制及治疗方法尚需深入的研究。

【病因与病理】

肝内胆管结石几乎全是胆红素钙结石，主要化学组成为胆红素、胆固醇、脂肪酸及钙等。结石深棕色，质软而脆，有时呈泥沙状。因其含钙成分很少，故为X线下透光结石。肝内胆管结石存在于扩大的胆管之内，胆管之远端往往有一狭窄。结石可以存在于双侧肝内胆管，也可只限于一侧，左侧较右侧为多。这与左肝管与肝总管之间角度较右肝管的角度小有关，感染与胆汁淤滞是发生肝内胆管结石的重要因素。有作者研究发现肝内胆管结石与胆道蛔虫感染有密切关系。也有作者发现，肝内胆管结石的胆汁几乎全部都有细菌感染，故认为细菌感染在结石形成上起着重要作用。胆管某处狭窄，造成胆汁引流不畅，可能也与结石的形成有关。

【临床表现】

肝内胆管结石往往并发胆总管结石，因此，临床表现与胆总管结石相似，多表现为急性胆管炎。如为单纯肝内胆管结石，则有其临床特点，疼痛多呈持续性隐痛或胀痛，左侧肝内胆管结石因肝周炎而放射至左肩左背，右侧结石则放射至右肩右背。单侧肝内胆管结石不一定发生黄疸。有的肝内胆管结石患者疼痛不明显，而寒战发热很严重，周期性发作。该病患者全身情况比较严重，容易有重症胆管炎表现，且急性发作后恢复较慢。检查时，肝区叩痛明显，肝肿大明显，且常为不对称性肿大。后期患者有肝硬化、门脉高压症的表现。

【诊断】

B超检查是首选的检查方法，有些患者可进一步做PTC或ERCP、胆道核磁成像检查，了解肝内胆管结石的数量、分布、肝内胆管的扩张与狭窄，对治疗方法的选择很有帮助。

【治疗】

肝内胆管结石需要外科手术治疗。手术原则是要解除梗阻、清除病灶和通畅引流。常用的有以下几种手术方式。

1. 胆管探查、T管引流术多用于初次手术者以及急诊患者条件较差的病例。手术中和术后应配合胆道镜取石或相应的疗法。

2. 胆肠吻合术基本的术式是用狭窄近端的胆管与空肠行Roux-Y吻合。可将吻合口近端肠管置于皮下，建立皮下盲襻，以后可经过该盲襻，用胆道镜取石或行其他疗法。

3. 肝叶切除对于结石位于一侧肝叶内，不易清除，而肝实质又纤维化者，可作肝叶切除。

4. 术后经T管窦道胆道镜取石肝内胆管结石常常术中一次取不净，待术后6周经T管窦道取石，可以多次取石，每次取石间隔应1～2周，该方法不仅可以取出肝内胆管结石而且还可保全肝，不被部分切除。

5. 肝移植，肝内结石伴发肝硬化晚期可考虑肝移植。

第五节 胆道肿瘤

一、胆囊肿瘤

（一）胆囊良性肿瘤主要包括有蒂的胆囊息肉和无蒂的黏膜肿瘤。胆囊息肉可单发，但常呈多发性，包括炎症性息肉和增殖性息肉。有人将胆囊息肉分为肌腺瘤病性息肉、胆固醇性息肉、腺瘤样息肉和乳头状瘤性息肉。胆囊无蒂的黏膜肿瘤很少见，包括腺瘤、乳头状瘤、纤维腺瘤和神经瘤。胆囊上皮息肉中有一定的恶变率。

胆囊良性肿瘤的主要症状与慢性胆囊炎相似，有些人无任何不适。B超是诊断胆囊良性肿瘤的重要手段。但无法确定良性或恶性，胆囊切除术是其治疗方法。

（二）胆囊恶性肿瘤主要为腺癌，多发生在50岁以上的中老年人，女性多于男性。胆囊癌的病因尚不清楚，有人认为胆囊结石的长期慢性刺激和结石对胆囊黏膜的损害可能是重要因素，约80%～90%的患者同时存在胆囊结石。胆囊癌的恶性程度很高，生长快，转移早。约有一半患者的肿瘤会侵犯胆总管而引起梗阻性黄疸。

胆囊癌的临床表现主要有中上腹及右上腹疼痛，黄疸和体重减轻等。有的患者可在右上腹扪及坚硬的肿块。如肿瘤侵犯十二指肠，还可出现幽门梗阻的症状和体征。

胆囊癌的诊断主要依据B超和CT检查，可以提供原发病灶的大小、肿瘤侵犯的范围及有无肝内转移及远处转移等资料。

胆囊癌的治疗主要采用手术疗法。一般主张行胆囊切除、胆囊周围的肝组织局部切除，并清扫胆囊淋巴引流区和肝十二指肠韧带内的淋巴脂肪组织。如病变已属晚期，转移至胆管和肝内，可行姑息性手术、胆管引流术、ERCP等。胆囊癌的预后很差，80%的患者在一年内死亡。化疗、放疗能减轻病人痛苦，延长生存期。鉴于胆囊癌与胆囊结石有密切关系，对胆囊结石病人及早手术，有预防癌变的意义。

二、胆管恶性肿瘤

原发性胆管癌主要指左右肝管、肝总管、胰腺上胆总管和胆总管末端的原发性恶性肿瘤。一般将肝内小胆管发生的胆管细胞癌归入原发性肝癌，将胆总管末端癌肿归入壶腹周围癌中加以讨论。

近年来胆管癌的发生似有增多的趋势，但病因不清。原发性硬化性胆管炎、胆石病与本病有一定关系；先天性胆管扩张症癌变机会较高；不切除囊肿仅囊肿肠管内引流后，癌变率更高，可达80%左右。胆管癌可发生在胆管的各个部位，发生在左右肝管交叉处最多见，病理多为分化较好的腺癌，少数为未分化癌和乳头状癌等。胆管癌可为局限性结节，但弥漫性浸润比较多见，癌肿往往在胆管壁内向上、下方扩散生长。多数肿瘤生长缓慢，逐步侵犯肿瘤周围组织。

胆管癌多发生于老年男性，主要表现为进行性梗阻性黄疸，常伴有皮肤瘙痒，上腹胀痛和体重减轻，尿深黄，大便灰白色。少数患者出现发热、寒战、恶心、呕吐等症状。体检可扪及肿大的肝。由于胆管癌多发生于左右肝管交叉处，故胆囊多不肿大。

B超和CT检查能提供有意义的资料，如果能做PTC和ERCP，胆道核磁成像检查则更能确定肿瘤的位置和范围。选择性动脉造影对肿瘤的诊断及判断肿瘤与周围血管的关系，有一定的帮助。

胆管恶性肿瘤的治疗主要是外科手术治疗。手术原则是切除肿瘤，解除梗阻。肝门部胆管癌手术切除率不高。术中探查如能切除，则应尽可能广泛地切除肿瘤，并可切除部分肝门部肝组织，然后行胆管空肠Roux-Y吻合术。如果肿瘤不能切除，则应设法通过狭窄部位做内引流或外引流术，以减轻或缓解胆道梗阻，达到减黄，改善肝功能，延长患者寿命的目的。

（刘　明）

第三十五章　上消化道大出血的鉴别诊断与处理

上消化道包括食管、胃、十二指肠、空肠上段和胆道。上消化道大出血是指短时间内发生的一次或多次出血，临床表现除呕血、便血外，并出现血流动力学的改变。失血超过全身血容量的20%时，即可出现休克体征，需迅速做出诊断，给予紧急处理。

一、临床分析

对上消化道大出血病人，应在建立有效的静脉通道补液同时，有目的、有重点地完成询问病史、体检、化验等步骤，经过分析，初步确定出血的病因和部位，估计出血量，从而采取及时和有效的治疗。

（一）估计出血量　应根据病史、症状、体征及辅助检查判断是否为大出血，是否有活动性出血，以指导紧急处理及评估预后。

1. 呕血者常比单纯便血者出血量大，大便次数频，不成形稀血便比黑便尚成形者出血量大。

2. 失血量超过1000ml时，病人面色苍白、口渴、烦躁、心慌无力、眼前发黑，脉速，脉压变小，血压正常或降低。

3. 有休克表现时，失血量多超过1500ml。

4. 临床表现和预后不仅与出血量有关，还取决于出血速度。15分钟之内失血量超过2000ml，病人必发生重度休克，死亡率极高。10小时内失血量达2000ml，则很少会有死亡。

5. 血红蛋白每降低1g/dl，约相当于失血400ml。

6. 凡12小时内输血800ml以上但血压仍不能维持平稳者，表示有活动性出血。

（二）判断出血部位　可根据呕血、便血等不同的临床表现来判断出血的部位。

1. 呕血　呕吐鲜血提示出血部位一般在Treitz韧带以上。咖啡样呕吐物表示血液已在胃内存留时间较长。

2. 便血　如果上消化道出血量大且速度快，较短时间内经肠道排出也可表现为鲜血便。

3. 黑便　黑便是上消化道出血的特征，出血量在160～200ml以上才会出现黑便。黑色柏油样便表示血液已在胃肠道内存留8小时以上。

4. 呕血、便血或柏油样便固然与出血部位的高低有关，但更主要决定于出血的速度和出血量的大小。出血量小、速度慢可能仅表现为便血而无呕血；出血量大、速度快，则可能既呕血又便鲜血。

（三）分析出血原因

1. 详细询问病史，包括以往有无出血史、血液病史，曾否有过溃疡病史、肝炎或胆道疾病；有无饮酒、剧烈呕吐；是否伴有腹痛；近日有无大便习惯改变、体重减轻；是否有服用阿司匹林等药物史。

2. 体检注意肝脾有无肿大，有无黄疸、腹水、腹壁静脉曲张及其他肝硬化体征，腹部压痛部位、有无腹肌紧张、腹内肿块；是否合并高热、胆绞痛等。

3. 常见的出血原因

(1) 胃、十二指肠溃疡：约占上消化道出血的50%，大出血的溃疡多位于十二指肠球部后壁或胃小弯。出血前可有胃痛发作或加重，出血后疼痛可消失。右上腹可有压痛，肠鸣音活跃。

(2) 门静脉高压症：约占20%。门静脉高压症引起食管胃底静脉曲张破裂出血量大而急，多为呕血，单纯便血者少见。既往多有肝病史，检查可见蜘蛛痣、肝掌、脾大、腹水、腹壁静脉曲张。应注意肝硬化病人10%～15%会发生溃疡病，虽有门静脉高压症，但可能是溃疡病出血。

(3) 应激性溃疡：约占10%。在严重创伤、大面积烧伤、大手术后、中度感染、黄疸等状态下胃黏膜缺血缺氧，破坏胃粘膜屏障发生糜烂、溃疡，导致出血。常导致大出血，很难自止。多发生于胃，较少发生在十二指肠。出血前可无任何自觉症状。

(4) 肿瘤：约占5%。多为胃癌，由于癌组织的缺血性坏死，表面发生坏死或溃疡，侵蚀血管而导致大出血。

(5) 肝、胆道疾病：多为化脓性胆管炎的并发症，胆管壁的溃疡、小脓肿侵及门静脉或肝动脉分支引起出血；肝肿瘤、肝外伤也可以引起肝内胆道出血，大量血液涌入胆道再进入十二指肠。病人常有上腹部或剑突下绞痛。出血多呈周期性，间隔期一般为1～2周，出血量不多。以腹痛合并出血为特点，常伴有畏寒发热、黄疸。

4. 辅助检查

(1) 纤维内镜检查：内镜可直接观察到胃十二指肠病变，明确出血部位，确定病变性质，同时能采取治疗，虽然有一定的风险，目前已作为首选。

(2) 三腔双气囊管压迫：三腔管放入胃后，将胃气囊和食管气囊充气，将胃内残血冲洗干净，如果没有再出血，说明食管胃底静脉曲张破裂出血的可能性大，如胃管内仍有血液，则胃十二指肠溃疡出血的可能性大。

(3) X线钡餐检查：对上消化道大出血的病因诊断意义不大，还可能使出血加重或促使已停止的出血再出血。如诊断有困难，出血停止36～48小时再做。

(4) 血管造影：经股动脉插管行选择性腹主动脉或肠系膜上动脉造影，对十二指肠以下的出血更有帮助，但这种检查只适于仍有持续出血，且出血量在0.5ml/min以上的病例，明确出血部位后进行选择性栓塞止血。

(5) 手术探查：对出血量大、迅速，非手术治疗不能稳定病情，诊断仍不明确，无内镜止血等条件，可在补充血容量后，积极进行手术探查止血。

二、治　疗

(一) 一般处理　上消化道大出血处理的首要目的是维持病情平稳和选择最佳的止血方法。

1. 迅速建立两条有效的静脉通道，其中一条最好行颈静脉插管，既可以迅速补液也能同时监测中心静脉压。先快速输入平衡盐溶液或乳酸钠等渗盐水，并可给予7.5%氯化钠，以4ml/kg为宜，待微循环改善后，用胶体液或全血维持渗透压，使血压维持在70～90mmHg，脉率在100次/分以下，估计失血量按比例补充全血。门静脉高压导致的出血，血红蛋白最好维持在 9g/dl 以上。

2. 休克者采取休克体位，可用地西泮使病人安静并减少因呕血引起的恐惧，门静脉高压病人避免使用吗啡及巴比妥类药物，以免诱发肝昏迷。

3. 留置胃管　原因不明的上消化道出血，可先留置胃管。如无条件，门静脉高压病人也可以先置入胃管，经胃管给药止血，并继续观察有无继续出血。

4. 留置尿管　记录每小时尿量，应保持尿量≥25ml/h。中心静脉压和尿量是指导输液速度和输液量的重要指标。

5. 上消化道大出血早期均应禁食，出血停止后，进食米汤等全流质食。

6. 防止呕吐的血液误吸入呼吸道，如已误吸，可做气管内插管。

（二）非手术止血措施

1. 止血药物的应用　药物止血为首选。垂体后叶素可减少 60%～70%内脏动脉血流，并可降低门静脉压力。用 20IU 加入 100～200ml 5%葡萄糖中，以 0.2～0.6IU/min 的速度静点，止血率 50%～70%。用量不能过多或间隔太短，以免加重肝脏损害。此外，垂体后叶素有减少心输出量及减少冠状动脉血流的副作用，高血压和冠状动脉供血不全者慎用。血管加压素与硝酸甘油合用可减少并发症，止血率可达 80%。给予超生理剂量生长抑素有强有力收缩内脏血管作用，且无心血管并发症，首次给予生长抑素 50μg/h 静点，以后 25μg/h 持续静点。心得安能降低门静脉压 20%以上，已普遍应用。药物治疗如不能止血，应选经内镜止血，效果肯定，止血率达 90%，但是 2～3 天后应复检，否则近期再出血率在 20%以上。内镜止血方法有：注射硬化剂，用电凝、微波、激光等止血，曲张静脉内注射硬化剂、套扎等。套扎与注射硬化剂效果相似，但并发症如食管狭窄、吞咽困难等明显降低。

2. 胃内冰水灌注　将去甲肾上腺素 4～8mg 加入 4℃以下盐水 200ml 中，由胃管注入，使胃粘膜血管收缩，达到止血目的。灌注后夹管 0.5～1 小时后接负压吸引，必要时可重复使用 3～4 次。

3. 三腔双气囊管压迫止血用方法及注意事项见门静脉高压章。

4. 抑制胃酸药物　上消化道大出血病人都可以给予抑制胃酸药物，常用的药为 H_2受体拮抗剂，如甲氰咪呱等，200～400mg/d。质子泵抑制剂如奥美拉唑等抑制胃酸效果明显，20～40mg/d，但用药时间不应过长，以免胃内发生霉菌感染。

（三）手术治疗

1. 手术适应证　出血迅猛、短时间内出血量大；早期出现休克，减慢或暂停输血不能维持血压；年龄在 60 岁以上；或溃疡病史长、既往有反复出血史或停止后又再出血；保守治疗反应差者；原因不明的大出血、反复出血，经非手术治疗病情仍不稳定，也应尽早手术探查。

2. 诊断明确者，可针对病因采取有效的治疗措施。

（1）溃疡病出血：一般采用胃大部切除术，应争取将出血的溃疡切除，因溃疡旷置后再出血可达 10%，如将溃疡旷置，须用不吸收缝线将出血点作准确可靠的缝合。老年、病情危重、高位溃疡可进行溃疡局部切除或单纯缝扎止血。

（2）食管静脉曲张破裂出血：经非手术疗法多数可止血，仅 10%～15%需急诊手术治疗。肝功能较好、无黄染、无腹水者可积极采用手术治疗，目前多主张采用贲门周围血管离断术。经颈静脉内门静脉腔静脉分流术，适用于肝功能差不能耐受手术者，在一定时期内效果良好。

(3) 应激性溃疡出血：经积极的非手术治疗，75%病人可止血，保守治疗无效者应及早手术治疗。手术方式仍有争论，从采用单纯缝扎止血、迷走神经切断术、胃大部切除术到全胃切除术均有人应用。实际工作中应根据病情，综合分析选用较为适宜的手术方法。

(4) 肿瘤出血：诊断明确者都应尽早手术，如已有远处转移，也应切除病灶以止血。

(5) 胆道出血：抗感染、应用止血药物等非手术治疗可暂时止血，仍以手术治疗为主。胆总管引流加胆囊切除手术简单有利于控制感染，但常有反复出血，结扎肝总动脉或肝固有动脉效果也不可靠。根据出血部位分别结扎肝左或肝右动脉止血效果较好，但可能会引起肝功能受损，甚至肝坏死。肝叶切除止血效果肯定，但手术创伤大，两侧出血时不能采用。

（杨　植）

第三十六章　胰腺疾病

第一节　急性胰腺炎

【概述】

急性胰腺炎是一种常见病，是激活的胰酶对胰实质的自身消化，病变轻者为胰腺间质水肿，重者胰腺发生部分或全胰坏死，以及胰腺及胰周感染。急性水肿性胰腺炎可发展为急性出血坏死性胰腺炎，但急性水肿性胰腺炎大多数经一般治疗即可治愈，病死率<1%。而急性出血坏死性胰腺炎是目前较难治疗的一种全身性疾病，如合并感染病死率可达20%～40%。

【病因】

急性胰腺炎有多种致病危险因素，国内以胆道疾病为主，占50%以上，称胆源性胰腺炎。西方主要与过量饮酒有关，约占60%。

（一）胆道疾病　胆管和胰管共同开口于Vater壶腹者占80%，汇合后进入十二指肠。如果蛔虫、结石等原因导致十二指肠乳头水肿或痉挛，胆管内压力增高，胆汁反流至胰管内使胰腺腺泡破裂，激活胰酶，引起胰腺自身消化发生胰腺炎。临床多见于胆囊结石排石经过十二指肠乳头时致乳头水肿，感染的胆汁或十二指肠液反流入胰腺发生胰腺炎。胆道完全梗阻者较少发生急性胰腺炎。

（二）过量饮酒　酒精除了能直接损伤胰腺，尚能间接刺激胰腺分泌，并可引起十二指肠乳头水肿和括约肌痉挛，其结果造成胰管内压力增高，细小胰管破裂，胰液进入胰腺组织间隙，诱发急性胰腺炎。

（三）胰腺血液供应不足　胰岛供血为单支终末动脉。胰腺对缺血非常敏感，缺血能使实验动物水肿性胰腺炎转变为坏死性胰腺炎，血液中含有多种蛋白酶抑制剂，胰腺血液供应不足使激活的胰酶不易被灭活。

（四）感染　很多传染病可并发急性胰腺炎，常见的有伤寒、败血症、腮腺炎、单核细胞增多症及柯萨奇B病毒感染等。

（五）其他　上腹部手术或外伤可直接损伤胰腺引起炎症。逆行性胰胆管造影（ERCP）、一些药物以及与高脂血症、高血钙、妊娠有关的代谢和内分泌因素等，可导致或加重胰腺炎。

【病理】

（一）急性水肿性胰腺炎　此型约占90%。胰腺肿胀变硬、充血、被膜紧张，其下可有积液。可局限于一部分，也可累及整个胰腺。显微镜下可见间质水肿、充血和炎性细胞浸润。

（二）急性出血坏死性胰腺炎　以胰腺实质出血、坏死为特征。病变区青紫或灰暗，胰腺及胰腺周围大量脂肪组织皂化、坏死，胰腺腺泡细胞破坏，部分胰岛坏死消失，后期胰腺及周围可以液化形成脓肿和囊肿。多有血性腹水，同时合并液体量减少导致的微循环障碍，乃至发生休克。疾病初期常出现多种炎症因子激活引发的全身炎症反应综合征等，炎症因子持续存在会诱发内毒素血症、多器官功能障碍综合征，以至多器官功能衰竭。胰腺感染常发生在两周以后，如不能很好地控制，会发生感染性休克、多器官功能衰竭，有很高的死亡率。

【临床表现】

（一）症状

1. 腹痛　是本病的主要症状。常有饮食不当或酗酒的历史，典型者为突发的上腹剧烈疼痛，持续性可有阵发性加重，向背部放射，少数向左肩放射。

2. 恶心、呕吐　在疼痛的同时几乎都有恶心、呕吐。呕吐物常为胃内容物或胆汁。

3. 发热　较轻的急性水肿性胰腺炎可不发热或轻度发热。合并胆道感染者常伴有寒战、高热。胰腺坏死伴感染时，持续性高热为主要症状之一。

4. 黄疸　如有黄疸，多为胆石性胰腺炎或胰腺水肿压迫胆总管所致。

（二）体征　水肿性胰腺炎病人仅有上腹部深压痛，重症胰腺炎病人常有脉速、尿少、腹胀，上腹部乃至全腹有压痛、肌紧张、反跳痛，腹水征多阳性。少数重症胰腺炎病人出血可渗至皮下，脐周（Cullen 征）或两侧腹部出现青紫（Grey－Turner 征）。腹部可触及由渗出液包裹或胰腺周围感染形成的肿块。

【检查】

（一）实验室检查

1. 尿淀粉酶　在急性胰腺炎发作 24 小时后开始上升，48 小时到高峰，且下降较缓慢，常在血清淀粉酶下降几日后仍持续增高。常用的是 Winslow 法，正常参考值为 8～32U，超过 128U 即有意义。急性胰腺炎时常在 256U 以上。

2. 血清淀粉酶　起病后血清淀粉酶首先升高，较尿淀粉酶为早，一般 1～2 小时开始升高，24 小时左右达高峰，48 小时左右开始下降，持续约 3～5 天，重症者持续时间较长。一般用 Somogyi 法测定，正常最高值一般 150U/dl，如超过 500U/dl 有诊断价值。淀粉酶值愈高，诊断的准确率就愈高，但淀粉酶的高低不说明病变程度的轻重，在胰腺有广泛坏死时血清淀粉酶值可能正常。

3. 血清脂肪酶　血清脂肪酶明显升高（正常值 23～300）也是比较客观的诊断指标。但由于测定较复杂，结果不及时，通常并不作为常规化验指标。

4. 血钙　在急性出血坏死性胰腺炎时可以降低，如低于 1.87mmol/L，预示病情严重。

5. 其他　急性胰腺炎病人还应检查血、尿常规，血清电解质，血糖，肝功、LDH、血气分析等，以上指标对判断病情轻重有重要意义。

（二）影像学检查

1. X 线检查　急性期腹部平片可见小肠淤胀。有时在左上腹或中腹可见扩张的肠袢，内有液气平面。

2. B 超检查　显示胰腺弥漫性增大，主要能发现胰腺周围有渗出或积液的无声带区。多因肠胀气干扰对胰实质探查不清。

3. CT 检查　为确诊及分型的重要依据。增强 CT 检查能发现胰腺坏死、胰管有无狭窄、有无胰腺感染。CT 引导下细针穿刺检查可早期确定有无感染。

4. 逆行性胰胆管造影（ERCP）　已很少单纯用于诊断急性胰腺炎，多用于胆石性胰腺炎行 ERCP 的同时做十二指肠乳头切开（EST），解除乳头水肿或取出胆管结石。慢性胰腺炎多需做 ERCP 检查，明确胰管有无结石及狭窄。

5. 核磁共振成像　是目前损伤较小能确定十二指肠乳头交汇部病变较好的诊断方法。主要了解胰、胆管和乳头病变，对胰腺有无坏死、感染等判断不如增强 CT 检查。

【诊断与鉴别诊断】

急性胰腺炎的症状和体征特征性不强，有上腹部疼痛的病人都应考虑有急性胰腺炎的可能。有上腹部疼痛，血清淀粉酶＞1000U，或尿淀粉酶＞256U，即可诊断为急性胰腺炎。进一步应行 CT 等检查判断是否为重症。应该注意，急性胃十二指肠溃疡穿孔、急性胆囊炎以及急性肠梗阻等血、尿淀粉酶均可有一定程度升高，但一般不超过 512U。要深入地了解病情，仔细查体。诊断性腹腔穿刺简单易行，急性胰腺炎病人腹腔穿刺液淀粉酶明显升高，尤其与绞窄性肠梗阻鉴别有重要意义。

【治疗】

急性水肿型胰腺炎经适当的禁食、胃肠减压、补液、抑制胰腺外分泌等药物治疗，病人多在一周内治愈，仅极少数发展为重症。目前对重症急性胰腺炎是以非手术的综合治疗为主。

（一）非手术治疗

1. 禁食和胃肠减压　禁食、胃肠减压能减少由食物刺激引起的胰腺外分泌，同时减轻麻痹性肠梗阻引起的腹胀。

2. 补液，维持水、电解质平衡　重症急性胰腺炎因腹腔大量渗液、麻痹性肠梗阻等使液体大量丢失，严重者会发生休克。扩容及维持水、电解质及酸碱平衡非常重要。

3. 镇痛解痉　在诊断明确的情况下给予止痛药，同时给予解痉药（654－2、阿托品）。禁用吗啡，以免引起 Oddi 括约肌痉挛。

4. 抑制胰腺分泌及胰酶抑制剂 H_2 受体阻断剂西咪替丁或质子泵抑制剂奥美拉唑（洛赛克），可间接抑制胰腺分泌；生长抑素疗效较好，但价格昂贵，一般用于病情比较严重的病人；抗胆碱能药（如阿托品）虽有一定效果但可加重腹胀。胰蛋白酶抑制剂如胰肽酶具有一定的抑制胰蛋白酶的作用。

5. 改善胰腺微循环　胰腺炎症水肿、出血使胰腺血管形成血栓或栓塞，胰腺微循环改善能使存在于血浆的抑肽酶等进入胰腺，抑制激活的胰酶活性，并使药物进入胰腺起到治疗作用。早期应用效果较好，可给予复方丹参或脉通注射液等。

6. 炎症因子抑制药物　重症急性胰腺炎早期即激活了大量炎症因子，并呈瀑布式反应，进一步可诱发内毒素血症。地塞米松有强烈的抑制炎症反应、改善微循环等作用，可足量、早期、短期应用。

7. 营养支持　重症急性胰腺炎病程长，消耗大，应给予静脉营养。

8. 抗生素　宜早期应用。重症急性胰腺炎应预防性应用能穿透血胰屏障的抗生素，主要是针对肠源性革兰阴性杆菌的抗生素，如喹诺酮类、甲硝唑、第三代头孢菌素等。出现胰腺感染后，根据细菌培养结果选择有效抗生素。

9. 中药　大黄等中药有明确的治疗效果。生大黄 15g，每天两次胃管内灌注或直肠内滴注，或经胃管注入清胰汤，能改善肠功能，减少肠毒素吸收，降低细菌易位。

（二）手术治疗　一般均应先给予非手术治疗，根据病情发展决定是否手术。

1. 手术适应证

（1）不能确定重症急性胰腺炎诊断，但有剖腹探查指征者。

（2）以胆道梗阻为主的胆源性胰腺炎。

（3）大量腹腔积液，影响呼吸或中毒症状明显。

（4）有胰腺或胰周感染。

（5）虽经合理支持治疗，而临床症状继续恶化。

（6）暴发性胰腺炎经过短期（24 小时）非手术治疗多器官功能障碍仍不能得到纠正。

2. 手术方法　急性期手术不宜扩大，吸出胰性腹水，适当清除坏死组织，充分引流。可用腹腔镜探查，吸出腹腔液体，放置引流管。有胆道梗阻者，首选经纤维十二指肠镜下行 Oddi 括约肌切开取石及鼻胆管引流，无条件时行开腹手术，作胆囊切除胆道探查、引流。已有感染者，手术主要为坏死组织清除，小网膜囊局部引流加持续灌洗，可加做胃造瘘和空肠造瘘。

第二节　假性胰腺囊肿

胰腺囊肿包括假性囊肿、真性囊肿和囊性腺癌。假性胰腺囊肿是急、慢性胰腺炎的并发症，也可由胰腺损伤引起。

【病因与病理】

胰腺损伤后，胰腺实质或胰管破裂，胰液外渗，液体积聚在网膜囊内刺激周围脏器腹膜，引起纤维组织增生形成囊肿，囊肿内面没有上皮细胞覆盖，故为假性囊肿。如无主胰管梗阻或狭窄，小囊肿多数可吸收。囊肿增大后极少数可破裂到腹腔，出现弥漫性腹膜炎，或者引起胰源性腹水；有的可以破裂至胃肠道引起内瘘，囊肿消失；有的可以发生感染形成脓肿；也可以发生囊内大出血，极少数可发生胰胸瘘。

【临床表现】

（一）症状　假性胰腺囊肿压迫周围器官引起上腹部不适，食后尤甚。囊内感染会引起发热、疼痛。压迫胆总管下端可出现黄疸。亦可发生恶心、呕吐。胰腺有慢性炎症、发生胰性腹水、胰性胸水使病人出现明显消瘦、体重下降等消耗症状。

（二）体征　根据囊肿所在部位和大小，体检时可摸到囊性感的包块，可有压痛，因粘连，多数边界不清。

（三）实验室检查　血常规白细胞计数往往升高。部分病人血清或尿淀粉酶增高。

（四）影像学检查

1. X 线检查　胃肠钡剂造影可见到胃、十二指肠、横结肠移位。

2. B 超、CT　B 超作为首选，可以做出定位并确定为囊性。CT 可以确定胰腺是否存在其他病变，并能观察囊肿的性质、囊壁的厚度，为治疗提供指导。

3. 逆行胰胆管造影　能发现胰管狭窄及存在的小囊肿等，同时进行治疗。

【诊断与鉴别诊断】

根据胰腺炎或胰腺外伤病史、实验室及影像学检查、囊肿与胰腺的关系，不难做出假性胰腺囊肿的诊断。应注意与腹膜后肿瘤、肾盂积水、肠系膜囊肿、卵巢囊肿等鉴别。应注意排除囊腺瘤或囊腺癌。

【治疗】

（一）非手术治疗　急性胰腺炎 4 周内缺乏囊壁的液体积聚，属于急性液体积聚，给予理疗等对症治疗。假性胰腺囊肿形成早期如不合并感染，可采取保守治疗，有的可能吸收消散。

（二）手术治疗　假性胰腺囊肿形成 6 周以上，囊肿逐渐增大，主胰管有梗阻或狭窄，合并感染等均需手术治疗。多发小的囊肿多可吸收往往不需手术治疗。

1. 主胰管与囊肿相通并有梗阻或狭窄的病人，有条件可经十二指肠镜放置内支架，梗阻解除，囊肿自行愈合。

2. 囊肿切除术　周围粘连疏松易于剥离的小囊肿可作囊肿切除术。位于胰体尾部的囊肿可将囊肿连同胰尾部一并切除，尽可能不要切除脾脏。妥善处理创面，放置引流，胰腺组织缝合应适度，过密缝合胰腺会发生缺血坏死，反而易于发生胰瘘。

3. 外引流术　外引流有开腹手术外引流术和经皮穿刺置管外引流术，方法简单。缺点是复发率高，约 60%，并有形成胰瘘的可能。该手术适用于有继发感染的假性囊肿，以及全身情况较差者。

3. 内引流术　是目前应用最多的方法，不易切除的假性胰腺囊肿，囊壁成熟而又无继发感染者，均适于内引流术。手术原则是吻合口要尽可能大些，囊肿壁要切除一块以免吻合口狭窄；吻合口要选择在囊肿最低位。空肠囊肿 Roux－en－Y 吻合术为最常用的术式，一般可采用结肠前吻合，Roux－en－Y 引流肠袢至少长于 40cm，以防止逆行感染。

第三节　胰腺癌

【概述】

胰腺癌是一种较常见的恶性肿瘤，其发生率有逐年增加的趋势。本病 40 岁以上好发，男性多见，男女之比为 1.6∶1。胰腺癌恶性程度高，不易早期发现，切除率低，预后差。癌肿约 70%～80%发生于胰头部，少数为多中心癌肿。Vater 壶腹周围癌是指 Vater 壶腹部、十二指肠乳头周围及胆总管下端所发生的癌肿。胰头部的恶性肿瘤与壶腹周围恶性肿瘤在临床上有很多相似之处，故在本节中一并予以叙述。

【病因与病理】

胰腺癌的病因尚不十分清楚，慢性胰腺炎和糖尿病可能和胰腺癌的发生有一定关系。胰腺癌可以发生在胰腺的任何部位，胰头癌较胰体、胰尾癌约多一倍。胰体癌又较胰尾癌多见。也有少数癌弥散于整个腺体，而难于确定其部位。胰腺癌常位于胰腺实质的深部，边界不清，与周围组织不可分开。胰腺癌多数起源于导管上皮，只有少数发生于腺泡。这种癌的特点为长成致密的纤维性硬癌或硬纤维癌，肿瘤硬实，浸润性强，切面常呈灰白色。胰头癌常早期侵犯胆总管。壶腹周围癌一般在发现时较胰头癌小，约 1～2cm 直径，为实质性，可侵入胰头组织，也可向十二指肠腔内生长，显微镜下多为分化较好的乳头状腺癌。

【临床表现】

（一）症状

1. 黄疸　为梗阻性黄疸，是胰腺癌，特别是胰头癌的重要症状。约 1/3 的病人黄疸为最初症状。伴有小便深黄及陶土样大便。黄疸为进行性加重，虽可以有轻微波动，但不可能完全消退。壶腹癌所产生的黄疸因肿瘤的坏死脱落，较容易出现波动。约1/4的病人合并顽固性皮肤瘙痒，往往为进行性的。

2. 腹痛　约2/3～3/4的病人会有腹痛表现，以往认为胰头癌的特点是无痛性进行性加重的黄疸，这是不完全符合实际情况的。一般表现为上腹部深在的疼痛，根据肿瘤部位的不同可偏左或偏右，开始为隐痛，多伴有胀满不适。腹痛为持续性，逐渐加重，常有后背牵涉痛。典型的胰腺疼痛是平卧时诱发上腹部疼痛或原有的腹痛加重，夜间上腹尤其是腰背部疼痛是胰腺癌特征性的表现。

3. 体重减轻　在消化道肿瘤中，胰腺癌造成的体重减轻最为突出，发病后短期内即出现明显消瘦，伴有衰弱乏力等症状。

4. 消化道症状　胰腺癌常有不同程度的各种消化道症状，最常见的是消化不良和食欲不振，有时伴有恶心、呕吐。也有发生腹泻、上消化道出血者。

5. 精神症状　胰腺癌病人往往有郁闷、急躁、焦虑、失去信心等情绪变化，且常自觉有身患重病感。

（二）体征　胰腺癌早期一般无明显体征，病人出现症状而就诊时，多已有显著的消瘦，巩膜及皮肤黄染，皮肤可见抓痕。胆囊肿大是胰头癌或壶腹周围癌的一个重要体征。部分病人可在上腹部摸到结节状或硬块状肿物。晚期病人出现腹水，少数病人出现锁骨上淋巴结肿大。

【辅助检查】

（一）实验室检查

1. 血、尿和粪便常规检查　可发现贫血、尿糖、尿胆红素，以及大便潜血阳性或大便中有脂肪滴。血生化检查，血清胆红素有不同程度的升高，以直接胆红素升高为主。转氨酶会有不同程度升高。碱性磷酸酶升高提示胆道梗阻。凝血酶原时间可以延长。

2. 癌胚抗原（CEA）、胰腺肿瘤胎儿抗原（POA）和用人结肠癌细胞制备的单克隆抗体的对应抗原物质CA19-9均可升高，但它们对胰腺癌的诊断缺乏特异性。

（二）影像学检查

1. B超　是怀疑胰腺癌病人的首选检查方法。可发现胰腺有无占位，肝内外胆管是否扩张，胆囊是否肿大，肝脏是否有转移灶。

2. CT和MRI能够提供与B超基本类似的信息，但能发现更小的病灶。可以了解胰腺的外形、质地和与周围组织的关系，有无胰腺外浸润，肠系膜上静脉和门静脉是否受到侵犯，腹膜后有无肿大的淋巴结等。

3. 超声内镜检查　经纤维十二指肠镜（带有B超探头），在接近病变的部位进行扫描，对乳头肿瘤的诊断很有帮助。

4. 钡剂造影　上消化道低张造影可发现十二指肠曲增宽，十二指肠降部可见“反3字征”等。

5. 逆行胰胆管造影（ERCP）　可发现壶腹部有无肿瘤。通过造影可发现胆管有无占位、胰管是否有扩张、狭窄、扭曲或中断。

6. 经皮肝穿刺胆管造影（PTC）　胰腺癌并发较重的黄疸时，静脉胆管造影多不显影，PTC可显示胆总管下端梗阻的情况，同时可确定梗阻的部位以及与结石鉴别。

7. 选择性动脉造影　可了解肿物的血供情况以及肿物与周围血管的关系，尤其是肠系膜上动脉是否受到侵犯。

（三）细胞学检查　可在B超或CT引导下用细针穿刺肿瘤，吸取活组织做病理检查。对疑难患者可提供有意义的证据。

【诊断与鉴别诊断】

胰腺癌早期无明显症状，病人就诊时多属晚期，因此早期诊断十分困难。对中老年突然患有糖尿病、不明原因腹泻等的病人应有所警惕。临床上出现明显黄疸等症状的病人，借助上述辅助检查等手段，进行全面检查和综合分析，诊断不难做出。在鉴别诊断方面要注意与肝炎、胆石症、慢性胰腺炎等疾病进行鉴别。还要注意鉴别恶性肿瘤的部位，是胰头癌还是壶腹癌，或者是胆管癌、胆囊癌等。

【治疗】

（一）手术治疗　手术治疗效果虽不满意，但仍然是胰腺癌的主要治疗方法。适应证包括：凡临床症状明显，不能排除胰腺癌，但经过各种检查仍不能确定诊断的病人，均应手术探查；诊断比较明确，病人一般情况较好，无晚期转移体征的病人应手术探查，争取施行根治术。如有锁骨上淋巴结转移、肝转移或出现腹水则放弃探查。术前应给予积极的准备，如输血、补充蛋白质、改善肝功能等。黄疸病人应用维生素K以改善凝血机制。有的作者主张黄疸病人，特别是重症黄疸病人术前应做胆道内引流或外引流，以降低血清胆红素水平，改善肝肾功能，从而降低术后并发症及手术死亡率。但该方法增加了再次手术的难度，并使切除率降低。胰体尾癌一般施行包括脾切除在内的胰体尾切除术。现重点叙述胰头癌的手术方法。

1. 胰十二指肠切除术（Whipple手术）　切除范围包括胰头部、十二指肠全部及胆囊、胆总管远侧段，然后将近侧胆总管、胰体部断端以及胃体部的断端和空肠吻合，恢复胃、胆道、胰管和肠道的连续。做此手术应严格掌握如下适应证。

（1）胰腺癌的诊断已肯定；

（2）病人一般情况尚好，可以耐受这种手术；

（3）肿瘤局限于胰头，或仅侵及十二指肠，其周围的重要器官如门静脉、下腔静脉、肠系膜上动脉和静脉未受侵犯；

（4）无腹腔内组织如肝、腹主动脉周围淋巴结或腹膜、大网膜的广泛转移。

2. 全胰腺十二指肠切除术　为了提高手术治愈率及减少胰瘘这一最常见并发症的发生，有作者主张施行全胰腺十二指肠切除术，但该手术死亡率并不低于胰十二指肠切除术，5年生存率无显著提高，且术后丧失了胰腺的全部内分泌和外分泌功能，故多数报告不主张施行这种术式。

3. 胰腺癌扩大根治术　切除范围包括全胰腺、十二指肠，还切除胰腺后方的一段门静脉，甚至切除一段肠系膜上动脉、腹腔动脉及肝动脉，并清扫区域淋巴结。切除的血管用吻合或移植的方法重建。对这种手术的价值也尚难做出结论。

4. 姑息性手术　晚期病人合并较严重的黄疸而又无法行根治术时，可以做胆囊空肠，或胆总管空肠吻合内引流术，以减轻黄疸及有关症状。并可经动脉插管术后行区域性灌注化疗。

5. 疼痛的对症处理　晚期胰腺癌可引起顽固而剧烈的疼痛，开腹探查时可在腹腔神经从处注射95%酒精。也可应用X线照射的方法。

（二）放疗和化疗　胰腺癌对于放疗和化疗均不敏感，但可以作为辅助治疗手段。

【预后】

胰腺癌预后很差，改进预后的关键在于早期发现和及时治疗。

第四节　胰腺内分泌瘤

一、胰岛素瘤

胰岛素瘤是一种罕见肿瘤，但在胰腺内分泌瘤中却最常见。约95%为良性。男：女比约为2：1。胰岛素瘤是起源于胰岛B细胞的肿瘤。B细胞分泌胰岛素，大量的胰岛素进入血流，引起以低血糖为主的一系列症状。

【病理】

胰岛素瘤90%以上是单发的圆形肿瘤，直径多在1～2cm之间，在胰头、胰体和胰尾三部分的发生率基本相等。但胰岛素瘤的大小，以及数目可以有很大变异。与其他内分泌肿瘤一样，肿瘤的大小和功能不一定呈平行关系。胰岛素瘤常有完整的包膜，呈红色或褐色，与正常胰腺组织分界较清楚。它主要由B细胞构成，间质一般很少，常有淀粉样变。电镜下瘤细胞内可见B细胞分泌颗粒。从形态学上鉴别良性和恶性胰岛细胞瘤有一定困难，诊断恶性胰岛素瘤的最可靠指标是发现有转移灶。

【临床表现】

胰岛素瘤可发生在任何年龄，平均年龄40岁左右，男性较女性多见（2：1）。常在空腹时发作，主要表现为低血糖引起的中枢神经系统和自主神经系统方面的症状。

1. 意识障碍　为低血糖时大脑皮质受到不同程度抑制的表现，如嗜睡、精神恍惚以至昏睡不醒，也可表现为头脑不清，反应迟钝，智力减退等。

2. 交感神经兴奋　为低血糖引起的代偿反应，如出冷汗、面色苍白、心慌、四肢发凉、手足颤软等。

3. 精神异常　为反复多次发作低血糖，大脑皮质受到损害的结果。

4. 癫痫样发作　为最严重的神经精神症状，发作时意识丧失，牙关紧闭，四肢抽搐，大小便失禁等。

【诊断】

该病的诊断首先要依靠医务人员，如果他们能意识到本病的可能性，及时检查血糖，则多数病人可得到早期诊断。空腹血糖一般在50mg/dl以下。Whipple三联征对提示本病有重要的意义，即：① 症状往往在饥饿或劳累时发作；② 重复测定血糖在50mg/dl以下；③ 口服或静脉注射葡萄糖后症状缓解。现代的诊断手段可以提供定性和定位诊断，B超、CT、MRI以及选择性腹腔动脉造影对胰岛素瘤的发现和定位均有帮助。经皮经肝门静脉内置管，分段采血，测定胰岛素浓度，可达到定性和定位的目的，且可发现多发性胰岛素瘤的部位，有助于术中找到和不致遗漏多发的肿瘤。

【治疗】

一旦诊断明确，应及早进行手术治疗，以免引起脑细胞进一步损害。如为恶性肿瘤，延迟手术将会增加转移的机会，手术应注意：① 彻底检查胰腺各部分，特别注意胰腺背部、钩突部肿瘤。术中B超帮助瘤体定位非常有效。② 摘除一个肿瘤后，仍应警惕有多发肿瘤存在的可能，要避免遗漏，术中可连续测血糖以了解肿瘤组织是否切净。③ 应以冰冻切片检查手术中摘除物是否为肿瘤组织。④ 如病理检查证实为胰岛增生，则往往需要切除80%以上的胰腺组织。对于微小而数量众多不能切除干净的胰岛素瘤和已有转移的恶性胰岛素瘤可采用药物如二氮嗪（diazoxide）、链佐霉素（streptozotocin）等，但这些药物长期应用均有一定副作用。

二、胃泌素瘤

Zollinger和Ellison于1955年首先报道两例有严重的溃疡病合并胰岛非B细胞瘤的病人，并对其特点作了描述，因而称之为卓-艾综合征。本病有三个主要特点。

1. 顽固性的溃疡病，有时在非典型部位出现，如十二指肠下段、空肠上段、食管下端等部位。

2. 有大量胃酸分泌。

3. 往往在胰腺部位发现有非B细胞的胰岛细胞瘤。

【病理】

胃泌素瘤可能来自胰岛的G细胞或某些原始的APUD细胞，卓-艾综合征有时为胰岛细胞增生所引起。有人报道，胃窦部G细胞增生也可引起卓-艾综合征。胃泌素瘤生长缓慢，但原发灶为多中心倾向，约60%～70%为恶性，其中80%已有转移。良性肿瘤中半数以上为多发性。在病理形态上与其他胰岛细胞瘤很难区分。较可靠的诊断依据是免疫组织化学细胞学检查或从肿瘤中提取出胃泌素。

【临床表现】

本病可以发生在儿童或老年人，但以中年多见，男性稍多于女性。主要表现为顽固的十二指肠溃疡病的症状。约1/4的病人有消化道出血，约1/5的病人发生溃疡病穿孔，20%～30%病人有腹泻，多为水样便，有时为脂肪泻。临床上有下列情况者应疑有胃泌素瘤：① 溃疡病手术后复发；② 溃疡病伴有腹泻，大量胃酸分泌；③ 多发溃疡或远端十二指肠、近端空肠溃疡；④ 溃疡伴有高钙血症；⑤ 有多发性内分泌肿瘤家族史等。

【诊断】

1. 胃液分析　约3/4病人中可出现12小时胃液分泌量大于1000ml，胃酸浓度大于100mmol/L。BAO多数病人大于15mmol/h，如病人做过胃大部切除，BAO大于5mmol/h即有诊断意义。

2. 血清胃泌素测定　正常人空腹血清胃泌素为50～200pg/ml。卓-艾综合征病人空腹血清胃泌素常达到1000pg/ml以上，但血清胃泌素值可能有上下波动，因此需重复测定。血清胃泌素值升高对卓-艾综合征的诊断有重要意义。

3. 定位诊断　肿瘤的术前定位诊断方法与胰岛素瘤的方法相同。

【治疗】

H_2受体拮抗剂如西咪替丁、雷尼替丁、法莫替丁等以及H^+-K^+-ATP酶抑制剂奥美拉唑（Omeprazole）等药的应用能取得较好的疗效，在大多数病人中可使疼痛缓解，腹泻停止，体重增加，溃疡愈合，但用药量要充分，而且需长期服药，一旦停药症状很快复发，且用药也不能控制肿瘤的发展。因此，如诊断为卓-艾综合征，应进行早期手术治疗，对局限性的肿瘤应做根治性的切除，全胃切除可作为次选的治疗手段。在未能排除有多发或转移瘤的情况下，可能时将原发肿瘤切除后，应同时行全胃切除术。

（袁志勇）

第三十七章 脾疾病

脾是富于血供的实质性器官，质软而脆，呈暗红色。成人正常脾外形似蚕豆状，长约11～12cm，宽约7cm，厚约4cm，重100～250g。有上下两极，外突内凹，前缘有切迹，位于左季肋部深部，与胃、膈肌、左肾及结肠脾曲相邻，由脾膈韧带、脾胃韧带、脾肾韧带及脾结肠韧带所固定。脾胃韧带内有胃短动脉、静脉和胃网膜左动、静脉。脾动脉发自腹腔动脉，沿胰腺上缘左行，分出胃短及胃网膜左动脉后经脾门进入脾；脾静脉由脾门流出，沿脾动脉后下方胰腺上后缘右行，在胰颈部与肠系膜上静脉汇合成门静脉入肝。约15%～40%的人有副脾，其位置、数目、大小不定，多位于脾门、脾蒂、大网膜，少数位于脾结肠韧带、胰尾、肠系膜、左侧卵巢等处。副脾的色泽、硬度和功能与脾相同。

脾是由结缔组织、淋巴组织、血管、淋巴管以及血细胞和巨噬细胞共同组成的，是人体最大的淋巴器官，也是唯一能滤过血液的淋巴组织，其生理功能有造血、储血、破坏衰老的红细胞及参与部分免疫反应。

第一节 常见脾疾病

（一）游走脾

脾不在正常位置而在腹腔其他位置者，称为异位脾。如其随体位改变而有大幅度移位者，称为游走脾。此症较少见，女性较男性多见，尤以中年经产妇多见。以下原因可引起此症：

1. 先天性脾蒂及支持脾的各韧带过长或韧带缺如。
2. 脾肿大，因重力牵引作用致韧带松弛、拉长。
3. 腹壁肌肉薄弱或体弱脂肪少合并其他内脏下垂。

主要临床表现为腹部肿块，脾如无原发性或继发性疾病又无并发症者，仅表现为无痛性肿块。游走性肿块，肿块上可扪及脾切迹，因牵及或压迫邻近器官而出现胀满、不适和隐痛，立位加重，平卧消失；如压迫胃部可有恶心、呕吐、嗳气及消化不良；压迫肠道，可引起腹胀、梗阻症状；压迫盆腔器官，可出现排便、排尿异常，腰痛，如为女性则可引起月经失调。约20%的病人并发脾蒂扭转，其症状因扭转程度不同而异，轻度及慢性扭转，因脾淤血肿大，出现腹部不适、胀痛、腹块增大、压痛等。如为急性扭转，且有脾出血、坏死等，临床表现为急剧腹痛、腹腔渗液、腹膜炎征象，甚至休克。急性期后，脾可发生炎症、粘连、坏死或脓肿形成。

游走脾的诊断并不困难，必要时可做辅助检查，B超可发现左膈下脾消失而腹腔内其他部位出现脾反射；放射性核素扫描，可发现腹块有核素积聚，并能明确腹块轮廓；CT检查可确定其位置和形态，选择性腹腔动脉造影，可发现腹块的血管来自脾动脉。

无论游走脾已经扭转或尚未扭转，均应行脾切除术，若再辅加自体脾片移植，更为有益。育龄妇女更应尽早手术，因可致月经失调。脾托及腹带支托效果不佳，仅适用于有手术禁忌证者。

（二）脾囊肿

脾囊肿分为真性和假性。前者包括寄生虫性囊肿（脾包虫病）、皮样囊肿、表皮囊肿、淋巴管囊肿及单纯囊肿。假性又称为继发性囊肿，多由外伤后脾内出血及脾梗死灶液化后形成。

小的脾囊肿，又无并发症不引起临床症状。大囊肿常因占位效应引起左上腹不适、牵引痛、左肩不适、消化不良或饱胀等症状。腹部检查可发现左上腹包块随呼吸上下移动，或可扪及脾切迹。临床诊断一般不难，必要时可做B超检查、放射性核素扫描、CT检查或腹腔动脉造影。X线平片对钙化的假性囊肿有帮助。

除小的非寄生虫性的小囊肿外，均应手术切除病脾，再辅加自体脾片移植，以求完全治愈。

（三）脾肿瘤

脾肿瘤较少见。可分为良性和恶性两类。良性者多为血管瘤、淋巴管瘤、错构瘤、纤维瘤等。小的肿瘤可因生长相对较慢无症状、体征；大的可有局部占位压迫等相关症状。如有梗死和破裂，则有相应的临床表现。后者多为肉瘤，如恶性淋巴瘤，纤维肉瘤，血管肉瘤等。常伴有贫血、腹块、腹痛、上腹满胀、恶心、呕吐、消化不良等表现；重者有恶病质表现，如体重下降、消瘦、贫血，甚至发热、黄疸等。病情发展快，多有早期转移，预后不良。

脾肿瘤良恶性诊断较为困难，通常采用全脾切除术，脾良性肿瘤行脾切除治疗效果良好。原发性恶性脾肿瘤治疗首选脾切除加化疗或放射治疗，疗效取决病情、有无转移和肿瘤的生物学特征。

（四）脾功能亢进

脾功能亢进是一种综合征，临床表现为脾肿大及外周血细胞减少，可分为原发性和继发性。临床上继发性多见。

原发性脾功能亢进包括：

1. 先天性溶血性贫血　如遗传性球形细胞增多症、遗传性椭圆形细胞增多症、地中海贫血等。

2. 自身免疫性溶血性贫血　是因为免疫功能紊乱产生某种抗体吸附于红细胞表面的抗原上面，激活补体促使红细胞过早地破坏。

3. 血小板减少性紫癜。

4. 白血病　如慢性粒细胞性白血病、慢性淋巴细胞性白血病、多毛细胞白血病等。

5. 恶性淋巴瘤。

6. 原发性脾源性中性粒细胞减少症和全血细胞减少症。

7. 骨髓纤维化症。

继发性脾功能亢进包括：

1. 急性全身性感染可致脾肿大及脾功能亢进，但多在原发病控制后，继发性脾功能亢进均可缓解。

2. 自体免疫缺陷致病毒感染性血小板减少。

3. 充血性脾肿大　包括肝硬化门脉高压症。

4. 原虫性感染 如慢性疟疾、黑热病等。

脾功能亢进，宜行手术摘除脾，以求完全或部分缓解临床症状。

第二节 脾切除术

（一）手术适应证

1. 各种创伤引起的脾破裂（包括医源性脾外伤），伤及脾门大血管或粉碎性脾破裂，无法施行脾修补术或保脾手术时，均应行脾切除术。

2. 脾功能亢进（原发性或继发性）。

3. 脾疾病 脾肿瘤、脾脓肿或转移性脾肿瘤。

4. 肿瘤外科行根治手术时，如胃癌根治术附加脾切除术；以治疗或缓解部分血液系统疾病，如骨髓组织增殖病、慢性淋巴细胞性白血病、特发性血小板减少症、先天性溶血性贫血。

（二）手术前准备

除同一般上腹部手术的术前准备检查心、肺、肝、肾功能外，尚需纠正贫血及低蛋白血症，使血浆白蛋白＞30g/L，血红蛋白＞80～100g/L，血小板计数＜50×10^9/L者应输新鲜血小板，术前备血，以利术中用。

1. 手术要点与注意事项

（1）切口选择：主要是以达到良好而充分的显露为原则。多采用左上腹旁正中切口，或左肋缘下斜切口。依据脾的大小、位置及有否粘连等，对巨大脾难度较大者也可采用胸腹联合切口。

（2）脾周粘连的处理：正确充分地分离脾周粘连是脾切除的关键。对于粘连广泛，尤其有血管粘连的脾，不宜强行钝性分离，应以血管钳锐性解剖，逐一切断结扎或缝扎血管。脾胃韧带及脾结肠韧带应该小心、仔细、正确地解剖离断。勿误伤胃、结肠及其主要供血的血管。脾膈面的粘连宜在脾动脉结扎后进行，以免大出血。

（3）脾动、静脉的处理：于脾胃韧带断离后，在胰腺上后缘即可扪及脾动脉的主干，可仔细分离出并行双重结扎，暂不切断，以双手轻压脾时脾血回流，此时脾动脉停止血供，脾体积缩小，变软，有利于手术操作。继之分离膈面粘连，将脾翻出，游离脾蒂，将脾动静脉分别逐一双重结扎，不可将动静脉成束结扎，以免结扎松脱，造成大出血。

（4）止血：此类患者多有不同程度的凝血功能障碍，血管性粘连，或门静脉高压等。故对粘连松解、韧带断离均应仔细止血，大的血管应缝扎、缝合，小的出血可电灼止血，广泛的渗血可以热盐水大纱布垫压迫止血。近年来局部应用凝血纱布压迫止血取得较好效果。对于面广又无法应付的渗血用大纱布垫填塞，5～7日后再取出，亦不失为一种有效的应急措施。

（5）脾窝引流：脾窝是否引流、以何种方式引流，目前意见不一。多数学者认为，应充分有效通畅引流，以防局部积血、积液造成继发膈下感染。引流以闭合双套管负压引流为宜，于术后48～72小时拔除，不宜时间过久，以防沿管道逆行感染。

2. 脾切除的并发症

脾切除后常有严重的并发症。

（1）腹腔内出血：多在术后 24～48 小时内发生，大多数由于脾床处止血不彻底，或者脾蒂处理不当所致。术中仔细而彻底的止血，是防止术后出血的关键。少量出血宜输新鲜血及药物治疗。如经上述处理出血不止，短时间内自膈下引流管流出大量血液并出现低血压甚至失血性休克，应迅速进行再次剖腹探查。

（2）膈下脓肿：术后一到两周内体温上升，但并未超过 38.5℃，对于这种不明原因的发热通常经过一般治疗可以消退，如体温过高或降而复升，应仔细查找原因，仔细查体时发现左季肋部有叩击痛，必要时可在 X 线、B 超、CT 等检查的协助下明确诊断。确诊后可根据部位、大小及深浅在 B 超引导下行穿刺引流或手术切开引流。

（3）血栓栓塞性并发症　脾切除术后 24 小时有血小板回升，术后一到两周达到最高值，一个月后又开始下降。目前多数主张对脾切除后血小板计数超过 500×10^9/L，应用肝素、肠溶阿司匹林等抗凝剂做预防治疗，否则，容易引起脾静脉、门静脉血栓或肠系膜动脉栓塞，常会造成严重后果。如果血栓栓塞并发症发生，应该用抗凝剂治疗，并卧床休息。

（4）脾切除后凶险性感染（overwhelming postsplenectomy infection，OPSI）　脾切除后由于免疫功能下降，可以突发高热、头痛、呕吐、精神错乱，乃至昏迷、休克。发病急骤，来势凶猛，可于几小时内死亡。多数病人。尤其是小儿常于手术后 2～3 年内发病，其致病菌主要为肺炎球菌，亦可为脑膜炎双球菌、大肠杆菌、流感嗜血杆菌、葡萄球菌及链球菌。一旦发生，采用大剂量广谱有效抗生素，输血、输液，抗休克，纠正水电解质紊乱等治疗，均有良好效果。

（苏　峰　薛　军）

第三十八章　周围血管疾病

第一节　单纯性下肢静脉曲张

静脉疾病多发生于下肢，按血流动力学变化，可将下肢静脉疾病分为两类：下肢静脉倒流性疾病，如单纯下肢静脉曲张；下肢静脉回流障碍性疾病，如下肢深静脉血栓形成等。

【下肢静脉解剖生理】

下肢静脉分深浅两组。深组静脉位于肌肉中间，与动脉伴行（主要有胫前、胫后静脉、腘静脉、股静脉）。浅组静脉位于皮下，主要有大隐静脉和小隐静脉。大隐静脉始于足背静脉网内侧，经内踝前上方，沿下肢内侧上行至卵圆窝处进入股静脉。在此之前，收集来自股内侧静脉、股外侧静脉、腹壁浅静脉、旋髂浅静脉及阴部外浅静脉等5条属支的血流。小隐静脉自足背静脉网外侧开始，沿小腿后面上行至腘窝处，穿过深筋膜进入腘静脉。深浅静脉之间和大小隐静脉之间有许多交通支互相沟通。下肢静脉及其交通支的管腔内都有许多瓣膜，其作用类似单向门，只允许下肢静脉血流由下向上，由浅入深地单向回流。在大隐静脉注入股静脉处及小隐静脉注入腘静脉处都有较坚强的瓣膜，以防止股静脉的血流及腘静脉的血流逆流入大隐静脉和小隐静脉。下肢静脉血的回流有赖于下肢运动时的肌肉收缩，此外，心脏的搏动和胸腔的负压都是维持下肢血流的因素。

下肢静脉曲张系指下肢浅静脉系统处于伸长、蜿蜒的曲张状态。

【病因与病理生理】

静脉壁软弱、静脉瓣缺陷以及静脉压力升高是引起浅静脉曲张的主要原因。静脉壁薄弱和静脉瓣缺陷是全身支持组织薄弱的一种表现，常有遗传家族史。静息站立时，血柱的重力作用以及任何加强重力作用的后天因素，如重体力劳动、长期站立工作、妊娠、长期咳嗽、习惯性便秘等可以使静脉瓣膜承受过度压力，逐渐松弛，失去正常关闭功能。

当大隐静脉曲张进展到相当时期，通过分支可以影响小隐静脉。静脉瓣膜和静脉壁离心脏愈远，强度也愈差；而静脉压力是离心脏愈远则愈高。因此，下肢静脉曲张的远期进展要比开始阶段迅速。而曲张的浅静脉在小腿部远比大腿部明显。

【临床表现】

主要临床表现为下肢浅静脉，尤其是小腿处浅静脉扩张迂曲，隆起。并自觉下肢乏力、酸胀、沉重或隐痛。当交通瓣膜破坏后，可出现足踝部肿胀和足靴区皮肤营养性变化，如皮肤萎缩、变薄、光亮、纤毛稀疏、色素沉着、脱屑，轻微损伤可导致经久不愈的溃疡。

【诊断】

根据临床表现诊断并不困难。为选择恰当的治疗方式，需确定深静脉是否通畅，浅静脉及交通支的瓣膜功能是否良好（图38-1）。

（一）浅静脉和交通支瓣膜功能试验（Brodie-Trendelenburg试验）　病人仰卧，抬高患肢，使静脉内血液回流排空，在大腿根部扎一条止血带，以阻断浅静脉血液反流。嘱病人站立，放开止血带。排空的静脉即刻充盈，表示大隐静脉入股静脉处瓣膜闭锁不全；如不放松止血带，排空的静脉在半分钟内迅速充盈，则表示交通支瓣膜闭锁不全，血液自深静脉经交通支逆流入浅静脉。小隐静脉曲张检查方法类同，但止血带应扎于小腿上 1/3 近腘窝处。

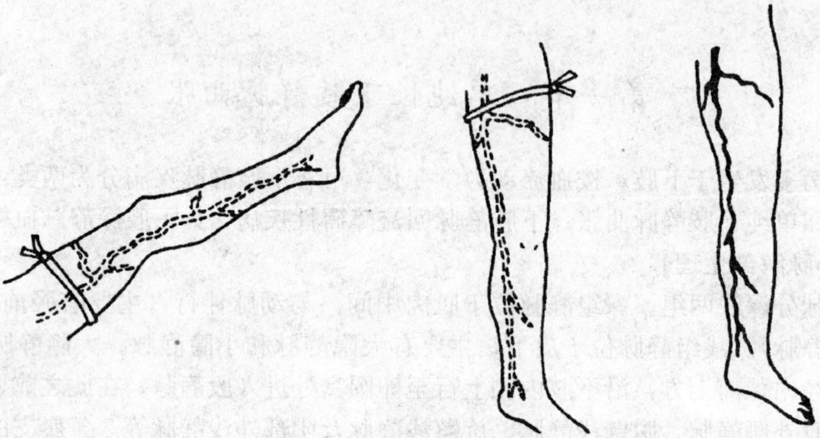

图 38-1　下肢静脉功能试验

（二）深静脉通畅试验（Perthes 试验）　病人站立，在大腿上部扎止血带，以阻断浅静脉。嘱病人快速用力屈伸膝关节 10～20 次（或连续做快速下蹲起立动作）。如曲张静脉充盈明显减轻，下肢无胀感，表示曲张静脉内的淤血已通过交通支经深静脉回流，说明深静脉通畅；反之说明深静脉有阻塞。

（三）下肢静脉造影　排除原发性下肢深静脉瓣膜功能不全和下肢深静脉血栓形成后遗症，以确定下肢浅静脉曲张的诊断。

【治疗】

（一）绷带疗法　对于长时间站立或负重者，可预防静脉曲张形成；对于静脉曲张程度较轻而无症状者，能使延缓病变的进展。妊娠妇女，因增大的子宫压迫深静脉导致的静脉曲张，可于分娩后自行消失。以上情况均可采用弹力绷带或绑腿的方法。即：让患者抬高患肢，使静脉回流后，从足部开始，逐步向上缠绕小腿。也可穿长筒弹力袜以缓解症状。

（二）注射压迫疗法　适用于轻度曲张病人及手术后剥脱不尽的曲张静脉。方法为：让病人平卧，选用细针静脉穿刺进针后，在穿刺点上下两侧以手指分别向近远侧压迫，使穿刺点静脉空虚，然后注入 5%鱼肝油酸钠 0.5ml，继续手指压迫 1 分钟后，用绷带纱布卷压迫，以绷带绑扎后，即可活动。维持压迫时间为：大腿部 1 周，小腿部 6 周。

（三）手术疗法　对于症状明显、深静脉通畅无阻塞者，都应手术治疗。常用手术方法为：

1. 高位结扎大、小隐静脉上端，阻止血液逆流，适用于上端瓣膜闭锁不全的病人。术中除结扎主干外，还必须将 4～5 个主要汇集支全部结扎切断，以防复发。

2. 高位静脉结扎，加大、小隐静脉剥脱术或分段结扎术。此手术效果较好，术后应用弹性绷带缠裹小腿 2～4 周，术后抬高患肢，并早期下床活动。

另外，近年来开展的大隐静脉曲张腔内激光闭合术，射频闭合及微创旋切术等都是具有微创、实现安全的治疗方法。

【附】

大隐静脉高位结扎，加静脉剥脱术：在腹股沟韧带下方，股动脉搏动之内侧约 2cm 处，作一纵行切口长约 5cm；在皮下组织中找到大隐静脉主干及其 5 条汇集支，钳夹、切断、结扎。大隐静脉远端插入静脉剥离器，并逐步向前推进，直达踝部，作一小切口，暴露并切断静脉，远端结扎，近端静脉紧扎于剥离器上，然后慢慢由下向上抽出静脉。曲张静脉过于弯曲亦可分段切除或结扎抽除。挤出皮下积血，缝合切口，用绷带自下而上加压包扎。术后抬高患肢。

【并发症及其处理】

病程较长可出现以下并发症：

（一）湿疹和慢性溃疡形成　多见于静脉曲张患肢的小腿远端内侧。此部承受压力较高，血流淤滞，局部皮肤营养较差，发生退行性变化，常有瘙痒和湿疹。破溃以后，即引起经久不愈的溃疡，大多并发感染。处理：应平卧抬高患肢，以利静脉回流，改善局部营养。另外，局部可用等渗盐水或 3％硼酸溶液湿敷，或用 1∶5000 呋喃西林溶液湿敷。一般较浅的溃疡多能愈合。愈后即应手术治疗下肢静脉曲张。

（二）血栓性静脉炎　因静脉扩张弯曲、血流迟缓，轻微外伤易引起非感染性炎症、血栓形成。处理：使用弹力绷带或抬高患肢，局部热敷和应用抗生素，症状消失后，应行静脉曲张手术治疗。

（三）出血　曲张静脉结节的管壁薄弱，多与萎缩的皮肤粘连，轻微外伤即可致破裂出血。因压力高、速度快，需紧急处理，抬高患肢，压迫止血或缝扎破裂静脉。

第二节　静脉血栓形成和血栓性静脉炎

【病因与病理】

静脉血栓形成和血栓性静脉炎好发于四肢，以下肢多见。其发病原因主要有以下三个方面。

1. 静脉壁损伤　如手术、静脉输液、下肢静脉插管等造成肢体静脉壁的损害，激活凝血过程，并发血栓形成。

2. 静脉血流缓慢　长期卧床、妊娠和下肢静脉曲张等均可使下肢静脉内血流缓慢，使血流中的细胞成分停驻于血管内膜上，构成血栓形成的核心，血液淤滞。

3. 血液高凝状态　由于创伤、感染造成组织大量破坏、分解，引起血小板反应性改变，具有强烈抗凝作用的蛋白质 C 减少，造成血液高凝状态。

其病理类型可分为两种：

1. 由于血流缓慢和血液凝固性增高引起的静脉血栓形成，其栓子与静脉壁轻度粘连，容易脱落，导致肺栓塞。

2. 由于静脉壁损伤引起的血栓性静脉炎，其栓子与静脉壁粘连紧密，不易脱落。

【临床表现】

静脉血栓形成和血栓性静脉炎以左侧下肢多见。

1. 大隐静脉血栓性静脉炎　局部疼痛，肿胀，皮肤发红，受累静脉呈索条状改变，有压痛。深静脉通畅时，不出现下肢水肿。

2. 小腿深静脉血栓形成　多发生于术后。初期全身症状不明显，可有小腿部疼痛、压痛及轻度肿胀。压迫小腿腓肠肌的两侧或将足向背侧屈曲时，疼痛明显。

3. 髂、股静脉血栓形成　多发生于产后。起病急骤，患肢疼痛肿胀，浅静脉曲张，皮温及体温均升高，沿静脉走行有明显压痛，血栓可向远端扩展，至下腔静脉，引起肺栓塞。

此外，见于上肢反复静脉注射后，肘窝或前臂浅静脉发生血栓性静脉炎。受累静脉呈索条状，伴疼痛和压痛，该处皮肤发红。

【诊断】

发生在浅组静脉时，根据病史及体征，不难做出诊断。深组静脉血栓形成有赖于以下检查。

1. 放射性核素检查　用放射性核素标识的纤维蛋白原，可被正在形成的血栓摄取，其摄取量比血液高 5 倍。在下肢某位置进行扫描，如放射量有剧增，提示该部有血栓形成。多用于检查小腿肌肉丛血栓。

2. 多普勒超声及电阻抗体积描记　多用于检查髂股静脉血栓形成，能确定血栓的部位及范围。

3. 静脉造影　可见静脉突然中断，断面凸向远端，呈圆顶状轮廓，近侧静脉不显影，少数可见有充盈缺损。病程较长者，可见大量侧支循环形成。

【治疗】

治疗目的在于使血栓和炎症局限，消除水肿，预防发生肺栓塞。

（一）非手术疗法

1. 一般疗法　病人需卧床休息，抬高患肢，局部热敷，使用抗生素控制感染或中药治疗等。疼痛和肿胀消退后，用弹性绷带自肢体远端向近端缠至大腿根部，下床活动。

2. 溶栓疗法　适用于病程不超过 72 小时的病人。常用药物有尿激酶和链激酶，一般首选尿激酶。用法：成人每次剂量为 1.5 万～4 万 U/12h，溶于 5%葡萄糖溶液 100ml 中，静脉滴注 7～10 天，然后应用抗凝疗法。

3. 抗凝疗法适应于

（1）作为溶栓或手术的后续疗法，预防血栓复发。

（2）病期超过 3 天，用来防止血栓繁衍扩展。常用药物为肝素和双香豆素，先用肝素。成人剂量每日 2 万～2.5 万单位，加入 10%葡萄糖中静脉点滴，以维持凝血时间超过正常值约 2 倍。双香豆素，成人剂量第 1 日为 20mg，第 2 日减半，第 3 日维持量再减半，以使凝血酶原值能维持 25%为标准。抗凝疗法一般维持 2 个月左右。

4. 祛聚疗法　静脉点滴低分子右旋糖酐，500ml/2h，以增加血容量，减低血液黏稠度和防止血小板聚合。口服双嘧达莫和阿司匹林，有祛聚作用。

（二）手术疗法　血栓摘除术：应用 Fogarty 导管取栓术，适用于原发髂股静脉血栓形成，病程在 48 小时之内者，术后应用抗凝法 2 个月，防止再发。

第三节　血栓闭塞性脉管炎

血栓闭塞性脉管炎（Buerger disease）是周围中、小动静脉的慢性进行性血管闭塞性病变，多发生于四肢足、手部血管，以下肢血管为主。好发于男性青壮年。

【病因与病理】

病因尚不清楚，一般认为与长期吸烟，烟碱中毒，患肢受寒、潮湿和精神因素有关。由于血管调节功能紊乱和肾上腺髓质功能亢进，引起下肢中、小动脉痉挛及血管壁营养障碍。其伴行静脉可同样受累，但一般较轻微。此外，人类白细胞抗原遗传基因异常或动脉抗原等自身免疫功能紊乱等都与本病发生有关。早期病变为血管内膜增厚、发硬和缩窄，管腔内渐有血栓形成，使血管腔闭塞。病变多为节段性改变，各节段之间有未闭塞而内膜仍正常的部分。晚期，血管壁炎症向周围发展，纤维组织增生、硬化，将动、静脉与血管壁上的交感神经网包围成一硬索，加上远端肢体缺血，引起剧烈疼痛。在血管闭塞的同时，血栓逐步机化，并有代偿性侧支循环建立，疼痛可暂时缓解。当侧支循环不能代偿时，患肢将明显缺血，出现剧烈疼痛，发生肌肉萎缩，骨质疏松，足部溃疡和坏疽。

静脉受累时的病理变化与动脉大致相同。

【临床表现】

病人以中、青年男性居多，好发于25～45岁间。冬季多发。开始病变常表现在一侧下肢，以后累及对侧，上肢罕见。病程缓慢，临床上根据不同程度的肢体缺血症状，一般分为三期。

（一）局部缺血期　由于动脉痉挛或血栓形成，患肢供血不足，因而患肢发凉、怕冷、如行走一定距离时即出现小腿疼痛，肌肉抽搐，迫使病人停止行走或坐下休息，片刻后疼痛即消失，再次行走时又发生疼痛，故称“间歇性跛行”。可发生下肢游走性静脉炎，表现为下肢浅静脉部位皮肤发红、有压痛，并出现条索状硬块，经1～3周后自行缓解消失，但在另一部位又可出现。此期患肢的足背动脉和胫后动脉搏动明显减弱，皮肤温度低于正常。

（二）营养障碍期　患趾持续性疼痛，尤以夜间更甚，故称“静息痛”。疼痛剧烈时，病人不能入眠，常弯腰抱足而坐，或将患肢置于下垂位，借以改善血液循环而缓解疼痛。此期患肢皮温显著下降，皮色苍白，或出现潮红、紫斑。皮肤干燥、无汗、脱屑、毛发脱落，有肌肉萎缩、趾甲增厚或脆裂等营养性改变，足背动脉、胫后动脉搏动消失。

（三）坏死期　患肢动脉完全闭塞，血液循环中断，肢体远端发生干性坏疽，坏死常始于足趾尖端，逐渐累及全趾，甚至整个足部。皮肤呈暗红或黑褐色，坏死组织自行脱落，残端趾骨暴露，形成经久不愈的溃疡。常继发感染，转为湿性坏疽。患肢红、肿、热、痛，流出恶臭性脓液。严重者可出现高热、畏寒、烦躁不安等毒血症症状。

【诊断】

根据临床表现一般可得出诊断。

1. 多数病人为青壮年男性，多有吸烟嗜好；
2. 下肢有程度不同的缺血性表现；
3. 患肢足背动脉、胫后动脉搏动减弱或消失；
4. 有游走性浅静脉炎病史；
5. 除吸烟外，一般无高血压、高血脂、糖尿病等易致动脉硬化的因素。

为进一步明确闭塞的部位、性质和程度，在治疗前应进行下列检查。

（一）一般检查

1. 肢体抬高试验　病人平卧，下肢抬高45°，3分钟后观察足部，特别是足趾和足掌部，皮肤呈苍白或蜡黄色，手指压迫足部时皮肤苍白更明显。然后将下肢低垂于床旁，则小腿和足部皮肤呈潮红或斑块状发绀。提示患肢有严重循环障碍而供血不足。

2. 解张试验　蛛网膜下腔或硬膜外腔阻滞麻醉，以阻滞腰交感神经，在其阻滞前后用皮肤测温计在下肢同一位置测量皮肤温度变化。如阻滞后患肢皮肤温度明显上升 2～3℃，则表示血管有相当成分的痉挛因素存在，病变尚属早期。如皮肤温度无明显改变，表示血管已有闭塞，但尚无明显血液转流或分流现象。

3. 节段性测压　测定下肢不同平面的收缩压，可判断动脉通畅程度和狭窄或闭塞的部位。若两侧肢体对称部位或同侧肢体相邻段血压相差＞2.7kPa（20 mmHg）则提示压力降低的近端有狭窄或闭塞。下肢节段性测压中，最常用的指标为踝/肱指数，即踝部胫前或胫后动脉压与同侧肱动脉压之比，正常＞1.0，此数值越小，说明下肢缺血的程度越严重。

（二）特殊检查

1. 多普勒超声波检查　可显示动脉搏动波形幅度降低，仅为健侧的 2/3 以下，描记的波形中，只有主峰，缺乏次峰或第三峰，测不到搏动而出现一直线者，提示受测动脉已完全闭塞。

2. 动脉造影　术前均应施行动脉造影，能显示病变部位、范围、程度以及侧支循环情况，对诊断及手术方法的选择有重要价值。

3. 其他检查　有条件者，可行经皮氧分压测定、热像图、动脉超声显像、电阻抗血流测定、磁共振成像以及血管镜等检查。

【鉴别诊断】

在确定血栓闭塞性脉管炎诊断时，根据不同时期的特点，应与以下疾病鉴别。

1. 动脉粥样硬化性闭塞　多发于老年患者，有高血压病史，同时有冠状动脉和肾动脉等同期受累，病变主要位于较大或中等动脉，X 线检查在动脉部位可显示钙化。

2. 多发性大动脉炎　当病变累及腹主动脉或锁骨下动脉时，可出现受累肢体缺血的症状，足背或桡动脉搏动不能扪及。本病多见于青年女性，在病变活动期，动脉造影可显示大动脉，如主动脉弓分支开口处、胸主动脉段和肾动脉的狭窄或阻塞。

3. 糖尿病性坏疽　如出现肢体趾端坏疽，应考虑到糖尿病的可能。它具有糖尿病的特点，如烦渴、易饥、多尿等症状，且尿糖阳性，血糖升高。

4. 结节性动脉周围炎　主要侵犯中、小动脉，病变广泛，常累及心、肝、肾等动脉，血液检查呈高球蛋白血症，在皮下可触及沿动脉走行排列的结节，活组织检查可确诊。

5. 严重冻伤　多为急性发作，有冻伤史，无间歇性跛行，足背动脉搏动存在。

【治疗】

以防止病变进展，改善下肢血液循环，减少病残程度为原则。可采取下列综合措施。

（一）一般疗法　适当休息，严禁吸烟，局部防寒保暖，但不宜过热，以免代谢增高，加重组织缺血坏死。避免外伤，保持患足清洁干燥。作下肢抬高下垂运动，促进侧支循环的建立。具体方法是：先平卧，抬高患肢 45°，2～3 分钟，再下垂患肢 2～3 分钟，然后平放 2～3 分钟。并作足部旋转、伸屈活动。如此重复 5～6 遍，每日练习至少 3 次，以促进侧支循环的建立。

（二）药物疗法

1. 中医中药治疗　第一期：以阳和汤为主；第二期：以当归活血汤为主；第三期：以

四妙勇安汤为主。20剂为1疗程，每日1剂，早晚2次服。

毛冬青针剂：每次2～4ml，每日1～2次，肌内注射，疗程1～3个月。复方丹参针剂，每次2～4ml，每日1～2次，肌内注射；或将复方丹参10～20ml加入5%葡萄糖溶液20ml内，每日1～2次，静脉推注；或加入5%葡萄糖溶液500 ml，静脉滴注，每日1次，2～4周为一疗程。

2. 血管扩张药　妥拉苏林25～50mg，每日3次：菸酸片50～100mg，每日3次；盐酸罂粟碱100～200mg，每日3次，饭后服。静脉滴注25 %硫酸镁溶液10ml加5%葡萄糖90ml，每日1次静脉缓慢滴注，15次为一疗程。间隔2周后进行第二疗程。低分子右旋糖酐500ml，静脉滴注，每日1次，10～14次为一疗程。

3. 肾上腺皮质激素一般不宜应用。对于病情发展快，无感染者可短期应用，氢化可的松100～200mg静脉滴注，每日1次，共3～5次；或口服泼尼松5～10mg，每日3次。

4. 抗生素并发溃疡感染时，应用广谱抗生素。

（三）高压氧疗法　通过血氧量的提高，增加肢体的供氧量。方法：每日1次，每次3～4小时，10次为一疗程。间隔5～7日后，进行第二疗程。一般可行2～3个疗程。

（四）止痛疗法　对疼痛的处理，可用哌替啶、吗啡等，虽可止痛，但易成瘾，应加控制。持续硬膜外麻醉，可置管7～10天，不仅止痛效果好，且有助于建立侧支循环。但应注意预防感染。

（五）手术疗法

1. 腰交感神经切除术　切除患侧腰2、3、4交感神经节及链，同时行肾上腺部分切除术，对第一、二期病人可缓解血管痉挛，促进侧支循环建立，从而止痛（用于交感神经封闭有效者）。

2. 动脉内膜剥除术　切开动脉壁，在动脉中层的弹力层中，将闭塞病变的内膜，附在动脉壁上的血栓及中层的内1/3一并切除。早期通畅率达93.1%，5年通畅率为90%。适用于股动脉和腘动脉的短段病变。

3. 截肢术　对趾端已坏死者，待坏死界线清楚后，才可将坏死部分切除；只有在广泛坏死，感染不能控制或疼痛无法忍受时，可考虑截肢术。

4. 另外，动脉旁路术、静脉动脉化手术及大网膜移植术，均有一定疗效。

（李碧丽　金志宏）

第三十九章　泌尿、男生殖系统疾病的临床表现和检查

第一节　泌尿、男生殖系统疾病的主要临床表现

【尿量的改变】

（一）少尿与无尿　成人正常尿量约 1000ml 左右。24 小时内尿量少于 400ml（尿渗透压最高时）或每小时尿量少于 17ml 者称为少尿；24 小时尿量少于 100ml 或 24 小时内完全无尿者称为无尿。少尿或无尿常同时伴有氮质血症（或尿毒症）及水、电解质和酸碱平衡紊乱。诊断少尿或无尿前，应首先排除急性尿潴留。

引起少尿或无尿的病因，根据其发生机制，可分为肾前性、肾性及肾后性三大类。

1. 肾前性　由于有效循环血量不足，肾血流量减少，肾小球滤过压及滤过率降低，使尿量分泌减少；同时由于继发性醛固酮和抗利尿激素分泌增加，及交感神经兴奋，均使肾小管重吸收增加，而致少尿或无尿。多见于休克、低血压、严重脱水、电解质紊乱、心力衰竭和肾动脉栓塞等。

2. 肾性　由肾病变所致。如肾及其他器官严重损伤、肾中毒（药物及重金属等）和流行性出血热等引起的急性肾衰竭；慢性肾炎、慢性肾盂肾炎、多囊肾和糖尿病肾病等引起的慢性肾衰竭。

3. 肾后性　由各种原因引起的尿路梗阻所致。肾后性少尿或无尿多由于双侧输尿管梗阻，或一侧肾无功能，另一侧输尿管梗阻所致。泌尿系本身病变有结石、肿瘤、良性前列腺增生和前列腺癌等；泌尿系外的压迫性病变有腹膜后纤维化、腹膜后肿瘤、大肠肿瘤、妇科肿瘤及其术后粘连。由于尿路梗阻引起肾盂及肾小管内压升高，致使肾小球有效滤过压降低，肾小球滤过率下降而发生少尿。

（二）多尿　24 小时内尿量超过 2500ml 时，称为多尿。多尿分为生理性多尿和病理性多尿。前者指正常人饮水过多或食用含水分较多的食物时，出现的暂时性多尿现象。而病理性多尿主要是肾浓缩尿液功能障碍所致。多见于下列疾病：

1. 肾自身疾病　如慢性肾炎致肾功能不全和急性肾功能不全多尿期等。

2. 内分泌与代谢性疾病　如糖尿病、尿崩症、原发性甲状旁腺功能亢进、原发性醛固酮增多症和失钾性肾炎等，由于渗透性利尿或肾小管重吸收减少而致多尿。

3. 神经精神性疾患　如癔病性多饮、多尿等。此外，应用利尿剂者或巨大肾盂积水突然通畅时，也可出现暂时性多尿现象。

【尿液成分的改变】

（一）血尿　是指尿液中含有较多的红细胞，是泌尿系疾病最常见的症状之一。根据尿液含血量的多少，可分为肉眼血尿和镜下血尿。每 1L 尿中混有 1ml 以上血液即可呈肉眼血尿；镜下血尿指离心尿液每高倍视野中红细胞计数在 3 个以上。泌尿系统的许多疾病，如结

石、感染、损伤、结核、肿瘤和急慢性肾小球肾炎等，都可引起血尿。血尿可以来自肾、输尿管、膀胱和尿道，亦可来自前列腺和精囊腺。全身性疾病，如高血压、凝血机制障碍（血友病等）以及服用阿司匹林等也可引起血尿。

血尿发生后应全面检查，明确出血原因和部位。不同原因的血尿临床表现各异，年龄、性别和伴随症状对分析病因也十分有帮助：损伤所致的血尿常有明确的受伤史，并伴疼痛；尿路感染炎症性血尿多伴有尿频、尿急和尿痛等尿路刺激症状；尿路结石所引起的血尿，多突然发作并伴腰腹部绞痛，以镜下血尿多见；泌尿系肿瘤所引起的血尿多间歇发作，为无痛性和全程性的肉眼血尿；良性前列腺增生引起的血尿，常伴有排尿困难症状；新鲜血尿伴有大小不等的血块常提示膀胱出血，蚯蚓状血块是由输尿管塑形所致，呈暗红色，表明出血来自上尿路。有些青少年剧烈运动后可发生肉眼血尿，原因不清，检查常无异常发现，但预后良好。少数病人虽经系统检查仍不能确定血尿的原因，应继续随诊，以免延误重要疾病。对老年人不明原因的血尿更应追查其病因。

尿三杯试验有助于判断发生血尿的部位。具体方法是在连续排尿过程中，分别取初始、中段、终末三部分尿液作尿液分析。

1. 初始血尿　排尿开始时，尿内有血，以后逐渐变清，病变多在前尿道。

2. 终末血尿　排尿终末时出现血尿。病变多在膀胱三角区、颈部或后尿道。

3. 全程血尿　排尿全程均为血尿，提示出血来自膀胱颈以上部位。

尿道溢血是指血液持续性或间断性，不自主地自尿道排出，出血部位一般在外括约肌以下。常见的病因有尿道损伤（包括医源性损伤）、炎症和肿瘤等。

（二）脓尿　尿液中白细胞增多即为脓尿。正常尿液中可有少量白细胞（离心镜检白细胞数不超过 5 个/高倍视野），如镜检尿液内白细胞数超过 5 个/高倍视野，为镜下脓尿。如尿液中白细胞较多，肉眼所见为脓汁状者称为肉眼脓尿。脓尿多见于泌尿系统特异性及非特异性感染，如泌尿系统结核、肾盂肾炎、膀胱炎、淋菌性和非淋菌性尿道炎等。排尿过程中脓尿出现的时间及伴随症状对病变进行定位具有较重要的意义。初始脓尿为尿道炎；脓尿伴尿路刺激症状而无发热常为膀胱炎；全程脓尿伴尿路刺激症状、腰痛发热常提示急性肾盂肾炎。

尿道溢液是尿道内持续性或间断性排出分泌物，外观清亮、白色或黄色。尿道溢液见于各种原因的尿道炎症，常为性传播疾病如淋菌性和非淋菌性尿道炎等。

（三）蛋白尿　尿液中蛋白含量超过正常，常见于肾疾病（如肾小球肾炎和肾病等）、高血压和糖尿病肾病、骨髓瘤等。

（四）乳糜尿　乳糜液溢入尿中，使尿液呈乳白色、米汤样或干酪样，称为乳糜尿。如乳糜尿中混有血液，则称为乳糜血尿。乳糜尿多见于丝虫病所引起的腹腔内淋巴管或胸导管梗阻，肾盂或膀胱壁的淋巴管扩张破裂，乳糜溢入尿路所致。偶见于腹膜后肿瘤或外伤等。乳糜尿在体外容器内静置后分成 3 层，顶层为白色脂质、中层为乳糜块、底层为红细胞和白细胞。乳糜可溶于乙醚，在尿中滴入乙醚，混浊尿液可变澄清，故此实验可用来确诊乳糜尿，也可与脓尿、结晶尿相鉴别。

（五）结晶尿　在正常尿液中含有许多有机盐和无机盐物质，在饱和状态下，这些物质可因温度、尿酸碱度、代谢紊乱或缺少某些抑制这些物质沉析的因素而发生沉淀和析出，形成结晶尿。结晶尿有时外观浑浊，患者常因尿液混浊就医。

【排尿刺激症状】

（一）尿频　是最常见的泌尿症状。24 小时内排尿次数，白天超过 5 次夜间超过 1 次为尿频。分为生理性尿频和病理性尿频。精神紧张、进水量较多、出汗较少以及个体因素等可引起生理性尿频，临床上比较常见，尤其是女性病人。病理性尿频常见以下情况。

1. 多尿性尿频　排尿次数增多，而每次尿量不少。多见于糖尿病、尿崩症、急性肾功能衰竭多尿期和喝茶、喝酒及服用利尿剂等引起的多尿。

2. 少尿性尿频　排尿次数增多，而每次尿量减少或仅有尿意而无尿。常见于下列情况：

（1）精神神经因素：因精神因素或与排尿有关的神经性病变等均可引起排尿反射紊乱而出现尿频，如癔病、神经源性膀胱功能障碍等。

（2）膀胱或后尿道炎症刺激：膀胱、后尿道炎症时，神经感受阈降低，排尿中枢处于兴奋状态，多见于泌尿系统感染性疾病及尿路结石或梗阻继发的感染。膀胱结石、异物、肿瘤、留置导尿管等，也可通过神经反射引起尿频。

（3）膀胱容量减少：膀胱肿瘤、血块等占位性病变或膀胱外肿物压迫、结核性挛缩膀胱（炎症性或瘢痕性）及膀胱部分切除术后，使膀胱容量缩小或膀胱有效容积减少而出现尿频。

（4）排尿障碍：膀胱颈部以下尿路发生梗阻，如尿道狭窄、结石、异物、肿瘤、憩室、良性前列腺增生、前列腺癌及膀胱颈挛缩等，因膀胱内的尿液每次不能排尽，而有残余尿，继而出现尿频。

（二）尿急　指突然出现的强烈的、不可抑制的排尿欲望。常合并尿频和尿痛。多由膀胱、前列腺及尿道炎症所致。此外，精神因素或神经病变亦可引起尿急。

（三）尿痛　排尿时疼痛或有痛感。痛的位置常在尿道内，排尿时一开始就痛表示病变在尿道；排尿完再痛表示病变在膀胱。尿痛常见于肾盂、膀胱、前列腺及尿道部位的感染炎症等。

尿频、尿急、尿痛合并存在，称为尿路刺激症状。

【下尿路梗阻症状】

（一）排尿困难　膀胱内尿液排出障碍称为排尿困难，可有尿踌躇、尿等待、尿线变细、尿无力、射程缩短、排尿时间延长和尿末滴沥等不同表现。病因分为以下三类。

1. 机械性排尿困难　主要是由于膀胱颈部以下尿路梗阻所致，多见于包茎、尿道狭窄、结石、异物、肿瘤和良性前列腺增生等。

2. 动力性排尿困难　由于脊髓反射弧或皮层功能障碍所致。如神经源性膀胱功能障碍，以及会阴手术后、麻醉后、脊髓损伤后等引起的膀胱功能障碍。

3. 其他类型的排尿困难　性交后尿道黏膜水肿可致短暂性排尿困难。膀胱松弛及粪块阻塞等也可导致排尿困难。

（二）尿潴留　尿液滞留于膀胱内而不能排出称为尿潴留。尿潴留常由排尿困难发展而来，按发病急缓可分为急性尿潴留和慢性尿潴留。

1. 急性尿潴留　发病突然，膀胱胀满但滴尿不出或出现充溢性尿失禁，病人非常痛苦。耻骨上可触及膨胀的膀胱，用手按压有尿意。常见的病因有尿道狭窄、尿道结石、良性前列腺增生症、急性前列腺炎和前列腺癌等，病人常在憋尿、饮酒或着凉后发作。其他病因还有脊髓或颅脑损伤、下腹或会阴手术后等。

2. 慢性尿潴留起病缓慢，历时长久，膀胱膨胀隆起的程度不一，病人常无明显不适。

慢性尿潴留是长期排尿困难缓慢发展的结果，患者多无痛苦感觉。慢性尿潴留可引起双侧输尿管扩张和肾积水，导致肾功能不全及尿毒症。常见的病因有尿道狭窄、神经源性膀胱、良性前列腺增生症、前列腺癌及糖尿病等。

某些药物如阿托品、普鲁苯辛、冬眠药等亦可引起尿潴留。

【尿失禁】

尿失禁指由于膀胱括约肌损伤或神经功能障碍而丧失排尿自控能力，使尿液不由自主溢出。造成尿失禁的因素主要有膀胱压力过高、尿道压力过低或膀胱尿道压力协调障碍。尿失禁有四种类型，各有其不同特点。

1. 真性尿失禁　是指膀胱括约肌受到损伤，或因为神经功能障碍，膀胱括约肌丧失了控制尿液的能力，无论患者处于何种体位和在何时，尿液不自主的自尿道流出。常见原因有大脑发育不全、脑溢血、脑梗死等中枢神经疾病导致的神经源性膀胱，由于支配膀胱的神经功能失调而引起尿液流出。或者是经尿道前列腺电切术损伤了尿道外括约肌，这种尿失禁有些是暂时的，随时间延长可以逐步恢复控尿功能，也有些是永久性尿失禁。

2. 充溢性尿失禁　也称假性尿失禁，由于膀胱过度充盈，膀胱内压力超过尿道压力，发生不自主漏尿，见于良性前列腺增生症、尿道狭窄、神经源性膀胱功能障碍等。患者的膀胱增大是缓慢发生的，残余尿量逐渐增多，当膀胱尿液充盈到一定程度时，就有一些尿液溢出，尿液滴沥不尽。对患者检查时会发现残余尿量较多。

3. 压力性尿失禁　指在膀胱不收缩的情况下，因喷嚏、大笑、咳嗽、抬重物等使腹内压突然升高的情况下，有少量尿液不自主地从尿道口流出。严重时，立位即溢尿，平卧后可消失。该种尿失禁常见于经产妇，尤其是多产妇。主要原因是阴道前壁的支撑力减弱，膀胱底部下垂；肛提肌、尿道外括约肌和盆底肌肉出现张力减退，尿道不能伸到足够长度致使尿道长度变短；膀胱尿道后角消失，尿道倾斜角增大。

4. 急迫性尿失禁　突然感到有强烈的尿意并迫不及待地排出尿液，多见于急性膀胱炎、间质性膀胱炎及前列腺增生摘除术后早期。也见于神经源性膀胱功能障碍引起的膀胱不自主收缩。有时精神紧张和焦虑也可引起急迫性尿失禁。

极少数病人由于先天性畸形，输尿管口位于尿道外括约肌以外，尿液直接从尿道流出。

【疼痛】

泌尿、男生殖系统疾病疼痛的部位和性质常与病变部位相一致，并可放射到其他部位。泌尿生殖系统导致的疼痛可以是很严重的，这种疼痛常常与梗阻和感染有关。肾脏及包膜的感觉神经传导到脊髓 T_{10}～L_1 平面，因此，肾脏的疼痛常反映在同侧肋脊角。肾脏的疼痛通常是由于肾脏的炎症或梗阻等导致肾脏被膜受到牵拉所致。炎症引起的疼痛常为腰部酸胀不适持续性疼痛，其性质为钝痛，常见于肾内或肾周感染、肾挫伤、肾结石及肾积水等。梗阻所致的疼痛常为阵发性，性质为绞痛，常伴有消化道症状，如恶心、呕吐及腹胀等，其原因是由于腹腔神经丛的反射性刺激和邻近脏器的影响，肾绞痛常见于结石、血凝块、脱落的肿瘤组织等阻塞肾盂输尿管结合部，刺激输尿管壁痉挛性收缩所致。输尿管疼痛通常是急性的，多为继发于梗阻的结果。输尿管因过度蠕动而扩张，表现为钝痛，而输尿管平滑肌的痉挛常表现为绞痛。输尿管上段梗阻时在男性疼痛可向阴囊放散，在女性可向阴唇放散。输尿管中段梗阻时，右侧可表现为右下腹部疼痛，易与阑尾炎相混淆。输尿管下段梗阻可表现为膀胱刺激症状和耻骨上不适感，在男性这些症状可以沿尿道放射至阴茎头部。膀胱的疼痛位于下腹、耻骨上或盆腔内，多由炎症、结石、异物、尿潴留或肿瘤等引起，常与排尿有关。前列腺炎的疼痛多位于会阴部、腰骶部、尿道或直肠内，有时亦可引起下肢酸胀无力，这些症状常因前列腺被膜的水肿和牵张所致。尿道痛多由于炎症或结石引起，常伴尿道溢液。阴囊内容物如睾丸、附睾和精索的疼痛多由炎症、损伤、扭转或精索静脉曲张所致。

【肿物】

泌尿系统肿物较为常见。肾区肿物多见为肾积水、肾囊肿、肾肿瘤、肾下垂、肾上腺肿瘤和腹膜后肿瘤。膀胱区肿物常见的有尿潴留的膀胱和膀胱肿瘤，其他肿物包括盆腔和妇科肿瘤。阴囊内肿物常见的有精索静脉曲张、睾丸鞘膜积液、睾丸肿瘤、急性附睾炎、急性睾丸炎、精液囊肿、附睾结核和腹股沟斜疝等。

第二节　泌尿、男生殖系统的检查

【体格检查】

（一）一般观察　望诊可以了解患者的一般情况。患者的肤色及营养状况等都是望诊的主要内容。如肿瘤患者可有恶病质的表现；向心性肥胖、满月脸或水牛背时应高度怀疑患者患有肾上腺皮质功能亢进疾病；外生殖器和下肢水肿常提示有心衰、肾衰、低蛋白血症及腹膜后淋巴管梗阻等疾病。

（二）肾上腺和肾的检查　肾上腺和肾的位置较高，一般不易触及。当肾上腺发生较大囊肿、肿瘤或出血时可能在肾的上方触及肿物，但难与肾和腹膜后肿物鉴别。检查肾脏时，取平卧位、侧卧位或俯卧位检查，必要时加以坐位检查。肾体积增大时，可于患侧上腹部，后脊肋部发现局限性隆起，脊肋部凹陷曲线消失。触诊时，以双手触诊法检查（图 39－1）。正常人消瘦者偶可触及肾下极，并随呼吸有一定的活动度。肾下垂者可触及肾的部分或全部，立位时触及范围增加，活动度增大，并可被推回正常位置。肾肿大时，应考虑肾积水、肾囊肿、肾肿瘤及肾周积液（血）等。肾及肾周疾病时，在脊肋点（脊柱与 12 肋交角点）或肋腰点（骶棘肌外缘与 12 肋交角点）可有压痛及叩击痛。肾动脉狭窄的患者，在其腹部脐周两侧可听到血管杂音。

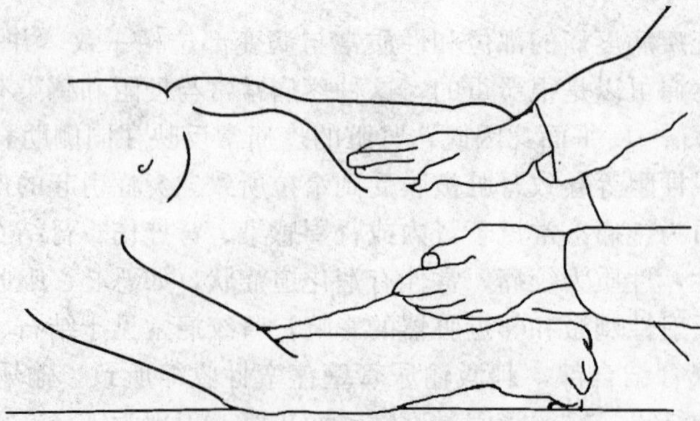

图 39－1　肾双手触诊法

（三）输尿管的检查　正常输尿管在腰腹部不能触及。

（四）膀胱的检查　膀胱过度充盈时望诊发现耻骨上局部隆起，触之如球形肿物，并有囊性感，叩诊呈浊音时，如排尿后不消失，则为尿潴留，提示有下尿路梗阻，导尿可缓解。膀胱结石、膀胱异物、膀胱憩室、膀胱肿瘤或输尿管巨大囊肿时，可经膀胱区触诊或行双合诊检查。发生尿潴留或膀胱炎时，耻骨上可有固定性压痛。

（五）阴茎和尿道的检查　注意有无包皮过长及包茎，包皮及冠状沟有无炎症、溃疡、糜烂、疱疹及新生物等。检查阴茎的大小和形状，有无侧弯、下曲畸形、小阴茎和隐匿阴茎。阴茎海绵体有无硬结，阴茎头有无肿物及溃疡。尿道有无上裂和下裂，尿道口有无畸形、狭窄及分泌物等。

（六）阴囊及其内容的检查　注意阴囊大小、形状和外观，是否空虚。有无红肿、水肿、象皮肿、血肿或瘀斑。有无炎症、溃疡、窦道、阴囊坏死及尿外渗等。分别检查双侧睾丸、附睾、精索、输精管。注意睾丸、附睾的大小、质地、形状，及有无压痛、粘连、硬结或缺如等。阴囊肿物可作透光试验检查，阳性为鞘膜积液，阴性为实性肿物。注意精索、输精管有无增粗、硬结、压痛及缺如等。检查有无精索静脉曲张及其程度等。

（七）肛门和前列腺的检查　患者在检查床上取立位、膝胸位或侧卧位（体弱者）检查。首先检查肛门的外观，观察有无痔、瘘及尖锐湿疣等，然后用食指在肛门口按压一会儿，然后送入一个指节，待肛门松弛后，再进一步深入。检查肛门的张力是一项很重要的检查，肛门的松弛和痉挛程度也可代表尿道括约肌的状态，对诊断神经源性膀胱有一定的意义。正常前列腺直肠指诊可触及后叶和两侧叶，表面光滑，有弹性，中央沟清楚。应注意前列腺的大小、质地、光滑度及中央沟的情况等。正常精囊不易触及，发生病变而增大、变硬时，可于前列腺上方触及。

【实验室检查】

（一）尿液的检查　尿液检查对泌尿、生殖系统疾病的诊断具有重要意义。尿液标本收集的质量直接影响检查的结果。应根据检查项目的要求收集尿液，一般为新鲜尿液，并及时送检。除特殊要求外，男女均应收集中段尿，避免污染，必要时可以导尿收集。

1. 尿常规检查　首先观察颜色及透明度，有无血液及脓液。测定尿比重（或尿渗透压）、尿酸碱度、尿蛋白、尿糖。显微镜下检查红细胞、白细胞、上皮细胞，细胞管型、蛋白管型，细菌及结晶体等。

2. 尿液细菌学检查　直接涂片或培养、动物接种等。在培养细菌的同时，需作菌落计数和各种抗菌药物的敏感试验，以便选用有效的药物治疗。

3. 尿液脱落细胞检查　应留取足量新鲜尿液，离心沉淀后立即涂片染色检查，通常连续检查3次，可检查瘤细胞。该法主要用于泌尿系肿瘤的检查，分化较差的肿瘤阳性率较高。

4. 尿肿瘤标志物检查　包括膀胱肿瘤抗原（bladder tumor antigen，BTA）、核基质蛋白-22（nuclear matrix protein 22，NMP-22）、纤维蛋白原降解产物（fibrinogen degradation products，FDP）、端粒酶（telomerase）及微卫星不稳定性分析（microsatellite instability assays）等，可快速检测尿路上皮肿瘤，血尿时可出现假阳性结果。

5. 尿激素测定　肾上腺皮质分泌的类固醇激素的代谢产物17-羟皮质类固醇、17-酮类固醇和醛固酮经尿排出，测定其尿中的含量，可了解肾上腺皮质功能状况。尿儿茶酚胺和3甲氧基-4羟基-苦杏仁酸（VMA）测定，可了解肾上腺髓质功能状况。

（二）前列腺液的检查　常用于前列腺炎的诊断。正常前列腺液呈乳白色，较稀薄。涂片镜检可见多量磷脂小体，白细胞数不超过10个/高倍视野。前列腺液的取得可于立位或膝胸位下作直肠指诊，按摩前列腺。具体方法是：将前列腺置于指腹下，自前列腺两侧叶压向中央沟，两侧各按摩1次，最后再按摩中央沟1次，将前列腺液挤入尿道，并由尿道口滴出，用玻片收集送检。急性前列腺炎时禁忌按摩。

（三）尿道分泌物的检查　直接涂片作分泌物常规、淋球菌、滴虫及真菌等检查，也可作细菌、支原体和衣原体的培养。主要诊断多属于性传播疾病的各种尿道炎。

（四）精液检查　是判定生育能力的方法之一。手淫法收集标本，要求在检查前3～5日无排精。正常精液为乳白色不透明液体，排出后很快凝固，而后在30分钟内自行液化。射精后精液不凝固、不液化或液化延迟等均属异常。正常的精液量为2～6毫升/次，精子总数 $\geqslant 40\times10^{6}$/ml，精子密度 $\geqslant 20\times10^{6}$/ml，精子活率≥60%，精子活力：A、B级≥50%/1小时，而其中A级>25%/1小时。正常精子比率≥60%，精子畸形率≤40%。白细胞数不超过10个/每高倍镜视野。

（五）血清学检查

1. 前列腺特异抗原（prostate specific antigen，PSA）　是一种主要由前列腺上皮细胞分泌的单链糖蛋白，通常以游离形式存在于精液中，在血清中主要以结合形式存在。自20世纪80年代以后，逐渐应用于临床，成为前列腺癌诊断、疗效判断和预后的一项较为敏感的指标。研究显示，肛门指诊、留置尿管及前列腺穿刺活检等均可引起血清PSA的升高。良性前列腺增生症是老年男性的常见多发病，也可能出现血PSA增高（高于4ng/ml）的情况。为鉴别两种治疗与预后截然不同的前列腺疾病，许多研究者设计了数种PSA的分析方法，如游离PSA与总PSA比值（fPSA/tPSA）、PSA密度（PSA density，PSAD）、PSA速度（PSA velocity，PSAV）及年龄调整的PSA值等。

2. 血清睾丸肿瘤指标　包括甲胎蛋白（AFP）、人绒毛膜促性腺激素（β-HCG）和乳酸脱氢酶（LDH-Ⅱ）。主要用于非精原细胞瘤（胚胎癌、绒癌）、混合性生殖细胞肿瘤和精原细胞瘤的诊断和疗效评价、预后判断。

3. 内分泌检查　包括促肾上腺皮质激素（ACTH）、黄体生成素（LH）、卵泡刺激素（FSH）、催乳素（PRL）、醛固酮、皮质醇、儿茶酚胺（多巴胺、肾上腺素和去甲肾上腺素）、脱氢表雄酮（DHEA）、睾酮（T）和雌二醇等。用于肾上腺疾病、男性不育和性功能障碍的诊断。

【肾功能检查】

（一）尿比重和尿渗透压测定　是简单的肾功能测定方法。肾功能受损时，肾浓缩功能进行性减弱。尿比重固定于1.010，提示肾浓缩功能严重受损。尿比重测定有时不可靠，不如尿渗透压测定精确。

（二）酚红试验　酚红主要由肾小管排出。定时测定酚红排出量，能反映肾小管功能。方法是：试验前30分钟饮水400ml，静脉注射酚红6mg后，15分钟平均排出35%（25%～50%），30分钟排出15%（10%～15%），60分钟排出15%（10%～15%），2小时排出5%（5%～10%）。2小时排出总量应超过55%。若总量不减少，而排出量倒置，提示尿路有梗阻。

（三）血清肌酐和血尿素氮测定　血清肌酐的正常参考值为53～106μmol/L，尿素氮为

2.5～7.5mmol/L。正常肾组织不少于双侧肾总量的1/3时，血肌酐值仍能保持正常水平。

（四）内生肌酐清除率　肌酐由肾小球滤过。临床上用内生肌酐清除率来代表肾小球滤过率，并以此作为重要的肾功能指标。正常24小时内生肌酐清除率为90～120ml/min。清除率为50～80ml/min提示轻度肾功能损害；20～50ml/min为中度损害；低于10ml/min为重度损害。

（五）排泄性尿路造影　是经静脉注射不透X线的含有机碘造影剂，使尿路显影的方法。该法也可以检测分肾功能，而且更加直观方便，临床上常用。

【器械检查】

（一）导尿检查　导尿时应注意无菌操作。导尿检查可以探测尿道有无狭窄、异物及结石等，可以收集不被污染的尿标本，以便作尿液细菌学检查。导尿还可测试膀胱容量、压力和感觉等。排尿后导尿，可测定残余尿量。导尿方法常用的是血管钳法。

（二）尿道扩张器　一般由金属制成，粗细不同。其型号常用法制号数，即扩张器中段直径等于号数的1/3mm。如24号扩张器的直径为8mm，可写成F24，"F"表示法制。尿道扩张器可探查尿道有无狭窄（及狭窄的位置和程度），尿道及膀胱内有无结石和异物等，还可用以扩张尿道。插入尿道时，必须注意无菌操作和手法轻柔，同时也应选择合适直径的扩张器（一般从F16～18开始）。如操作不当，可造成假道，甚至穿破膀胱或直肠，给患者带来危害。操作方法见图示（图39-2）。

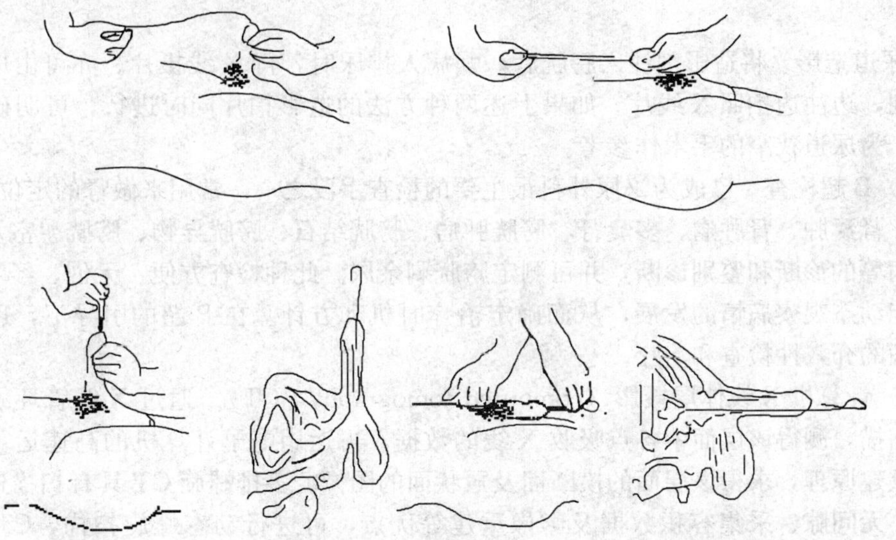

图39-2　尿道扩张法

（三）膀胱镜检查　可直接窥查膀胱内有无异常，并可用活体钳取组织做病理检查。通过操作镜经输尿管口插入输尿管插管，作逆行尿路造影，亦可收集双侧肾盂尿液送验，或引流肾积水等。此外，尚有尿道镜、经皮肾镜和输尿管肾镜等，它们对观察尿路腔内病变，采取活组织及钳取、碎石等都有重要应用价值。

【影像学诊断】

（一）X线检查

1. 尿路平片　不用对比剂的X线摄片，是一种无痛苦、简单而常用的检查方法。可以显示肾的轮廓，以位置、形状和大小来判断肾的情况。尿路中80%以上的结石可以通过尿路平片做出诊断。

2. 排泄性尿路造影　是经静脉注射不透X线的含有机碘的造影剂，使尿路显影的方法。既可了解肾盂形态和病变，又能了解双侧肾功能。

3. 逆行性尿路造影　排泄性尿路造影不能达到显影目的时，该检查很必要。缺点是患者痛苦较大，不能接受膀胱镜检查或输尿管插管失败时，不能应用此法。

4. 肾盂穿刺造影　也称为顺行尿路造影。经腰部皮肤将穿刺针（B超引导或根据解剖位置定位）直接刺入肾盂或肾盏内，注入造影剂，使之显影的方法。对于肾功能低下的患者，作排泄性尿路造影不能显影，且不能经输尿管口插入导管行逆行尿路造影时，可以考虑作肾盂穿刺造影。

5. 肾动脉造影　可以了解肾及肾上腺血管的形态、分布及其他变化。对肾动脉狭窄引起的肾性高血压患者有重要的诊断价值，并可行扩张治疗。常经股动脉插管。

6. 精囊、输精管造影　经尿道镜由射精管开口插入导管或经阴囊穿刺由输精管注入造影剂，使输精管、精囊和射精管显影拍片，用以检查输精管和射精管有无梗阻。常用来检查男性不育的原因。

7. 膀胱造影　排泄性尿路造影或经尿管注入造影剂（如12%碘化钠液）200～300ml后拍片，可用来诊断膀胱破裂、膀胱肿瘤、膀胱结石、前列腺增生和神经源性膀胱功能障碍等。

8. 尿道造影　将造影剂注入膀胱后，嘱病人排尿时，行X线摄片。亦可由尿道外口注入造影剂，边注边拍照X线片。如果上述两种方法的造影拍片同时进行，可明确尿道狭窄的长度，为尿道狭窄的手术作参考。

（二）B超检查　已成为泌尿外科最主要的检查手段之一，常用来做肾的定位和肾结石、肾积水、肾囊肿、肾肿瘤、多囊肾、膀胱肿瘤、膀胱结石、膀胱异物、膀胱憩室及前列腺和精囊疾病等的诊断和鉴别诊断，并可测定膀胱剩余尿。此种检查方便、无创、经济，重复性好，且能动态观察病情的发展，从而确定治疗时机和方针。在B超的引导下，还可行泌尿系统疾病的介入性检查和治疗。

（三）计算机X线体层摄影（computed tomography，CT）　通过X线管环绕人体某一层面的扫描，测得该层面中各点吸收X线的数据，再运用电子计算机的高速运算能力及根据图像重建原理，求得该层面的横断面及冠状面的图像。多排螺旋CT具有扫描速度快、覆盖面广、无间隙、采集容积数据及影像重建等优点，可进行动态螺旋扫描，CT血管造影等，使得CT临床应用能力大大提高。为肾实质性和囊性疾病的诊断和鉴别诊断，确定肾损伤范围和程度，为肾癌、膀胱癌和前列腺癌的分期及肾上腺肿瘤的诊断提供可靠依据。它可以发现直径在1cm以上的各种病变。

（四）磁共振（magnetic resonance imaging，MRI）

磁共振现象是1946年发现的，20世纪80年代开始应用于临床。MRI的图像类似CT，但它能提供生化信息和更为细致的解剖结构。MRI不要任何对比剂就能显示出不同组织，并能得到多向断面图像，无放射损伤。该项检查对诊断泌尿、男生殖系疾患有重要价值，但价格较高，不易被推广。

磁共振成像尿路造影（MRU）：近年来迅速发展起来的MR水成像尿路造影新技术，已成为传统影像学检查的重要补充。该检查应用磁共振成像中快速采集弛豫技术及由此派生的重建技术，可使多种原因导致的尿路梗阻近端显影，适用于排泄性尿路造影、肾盂穿刺造影或逆行性尿路造影检查失败的患者。

频谱磁共振显像（MR spectroscopic image，MR－SI）是一种对MRI图像的特殊辅助处理方法，可以改善MR的前列腺肿瘤定位及判断临床分期的能力。通过对胆碱代谢的定量分析还可以帮助了解肿瘤侵袭能力的信息。

（五）数字式减影型血管造影（digital subtraction angiography，DSA）　1980年起应用于临床。通过肘部静脉一次注入30～50ml血管造影剂，然后注入5%葡萄糖25ml，直接摄取欲观察的肾动脉血管图像。对肾血管性高血压有诊断价值。

（六）放射性核素检查

1. 放射性核素肾图　用放射性核素标记的物质即^{131}I－邻碘马尿酸钠（iodo－hippuran－^{131}I）后，85%以上由近端肾小管上皮分泌并排泄，15%经肾小球滤过。在肾吸收、分泌、排泄的过程中，用肾图仪的两个探头放在两侧肾区，连续测量并描绘出该放射性物质含量变化的曲线即肾图。正常人的肾图曲线可分为三段：

（1）血管段：即含有放射性核素碘的血液向肾组织流入阶段。

（2）分泌段：为逐渐上升并达到顶点的高峰段，表示肾血流及肾小管分泌功能。

（3）排泄段：为下降的曲线，反映肾排泄功能。

2. 放射性核素骨扫描　放射性核素锝（^{99m}Tc）经注射后随血流浓聚于骨质中血管密集区域，可诊断前列腺癌导致的骨转移病灶，敏感率超过95%。

【其他特殊检查】

1. 尿流动力学检查　包括尿流率测定、充盈性膀胱测压、尿道压力图、压力/流率检查、尿道外括约肌肌电图、漏尿点测定、排尿性尿道压力图、上尿路测压和电视尿动力学检查等项目，能动态反映尿路的功能状况，研究尿路功能与功能性障碍疾病。其中尿流率测定和充盈性膀胱测压已常规用于临床，对下尿路梗阻性及动力障碍性疾病的诊断有重要价值。

2. 前列腺穿刺活检　对体检、血PSA检测及其他辅助检查疑为前列腺肿瘤的患者，可经直肠作前列腺穿刺活检，能得到病理学的定性诊断和组织学分级。

3. 肾活体组织检查　对X线造影不能确定病变性质，而病变又属于全肾范围者，可经腰部肾穿刺，直接取得肾组织，作肾活体组织检查以明确诊断。但穿刺容易并发术后出血，应严格掌握其指征，以免发生危险。

（曹凤宏　康绍叁）

第四十章　泌尿系损伤

泌尿系损伤在泌尿外科中较常见，可分为开放性和闭合性两大类，其中男性尿道损伤最多见，其次为肾和膀胱损伤，输尿管损伤较少见。

第一节　肾损伤

【病因】

（一）开放性损伤　多见于战时弹片、子弹伤，平时多见于暴力锐器伤。

（二）闭合性损伤

1. 直接暴力　外力直接撞击或挤压腰部致肾损伤。

2. 间接暴力　常由于高速运动中突然减速，特别是高处落下时，肾因惯性继续下降致肾蒂撕裂伤。

3. 医源性损伤　在手术或内镜检查、治疗时发生的肾损伤。

【病理】

（一）肾挫伤　肾实质轻微损伤，肾包膜及肾盂肾盏完整，可有肾包膜下血肿。

（二）肾部分裂伤　肾实质裂口可通向肾包膜外致尿外渗及肾周血肿；也可通向肾盏肾盂致肉眼血尿。

（三）肾全层裂伤　肾实质裂口与肾周及肾盂肾盏均相通，尿外渗及出血较重，可伴休克。

（四）肾蒂伤　肾蒂血管撕裂、离断致出血迅猛，常因失血性休克死亡。

【临床表现】

（一）休克　多见于肾脏裂伤和肾蒂伤，合并其他脏器损伤时更易发生。

（二）血尿　大多数肾损伤可有肉眼血尿，少数为镜下血尿，血尿程度可与肾损伤的程度不一致。

（三）腰部肿块及疼痛　肾外伤后的肾周血肿及尿外渗积聚成痛性肿块，肾包膜张力增高、尿外渗入腹腔及血块阻塞输尿管均引起疼痛。

（四）合并伤　多为腹部脏器，次为各种骨折。

【诊断】

根据腰部外伤史及血尿，即可初步诊断为肾损伤，应注意有无合并伤。CT 可显示肾实质裂伤、尿外渗、肾周血肿及血管损伤。B 超可发现肾实质连续性中断。必要时结合大剂量静脉肾盂造影可确定肾损伤程度、形态及功能。

【治疗】

（一）紧急处理　迅速复苏，补液、输血抢救休克，纠正后进一步检查有无其他脏器合并伤。

（二）非手术治疗　大多数肾挫伤和肾裂伤患者可经非手术方法治愈。措施包括：绝对卧床2～4周，补充血容量，维持水、电解质平衡，密切观察生命体征及尿色变化，应用抗生素及止血药物。出院2～3月内勿剧烈运动和重体力劳动。

（三）手术治疗　对于开放性肾损伤、合并腹腔脏器损伤、检查确诊为肾粉碎伤及经非手术治疗的患者腰痛、血尿及休克无好转，甚至加重者应行手术治疗。视术前诊断选择经腹部或腰部切口，并依术中探查决定行肾修补、肾部分切除或肾切除术。肾切除前需探查对侧肾正常时，才可行肾切除。

第二节　输尿管损伤

【病因与病理】

（一）开放性损伤　多为枪伤及刀器刺割伤。

（二）手术损伤　多为子宫根治性切除、剖腹产或直肠癌手术时误伤输尿管，常为结扎、切断、撕裂等。

（三）输尿管器械损伤　行输尿管镜检查、操作，经输尿管逆行插管可致输尿管挫伤及穿孔。

（四）放射性损伤　见于宫颈癌、前列腺癌等放疗后，输尿管管壁水肿、出血、坏死、尿瘘或纤维瘢痕致梗阻。

【临床表现】

可出现术中手术野非正常渗液，术后尿少、血尿、无尿，肾区胀痛、腹部切口或阴道漏尿。查体可有肾区叩击痛或腹膜炎体征。

【诊断】

术中术野非正常渗液可以静脉注射亚甲蓝判断有无尿外渗，盆腔术后出现尿少、血尿、无尿，腹部切口及阴道漏尿时，应考虑输尿管损伤的可能。B超及静脉肾盂造影可示患侧肾积水或显影不良，逆行输尿管插管受阻或能插入但造影可见造影剂外溢。

【治疗】

早期输尿管损伤一经确诊，即可视损伤情况行输尿管端端吻合术、输尿管膀胱吻合术或回肠袢代输尿管术等。晚期并发输尿管狭窄可行输尿管插管、扩张或留置D～J管引流，必要时行狭窄段切除术或输尿管粘连松解术，尿漏视损伤情况行输尿管膀胱吻合，严重者对侧肾正常可行肾切除术。

第三节　膀胱损伤

【病因与病理】

（一）开放性损伤　多见于战时，以子弹、弹片及刺伤为主，常有合并伤。

（二）闭合性损伤　膀胱充盈时直接或间接暴力可引起膀胱挫伤，仅限于黏膜或肌层。严重者可致膀胱破裂。

1. 腹膜内型膀胱破裂　破裂口与腹腔相通，裂口多位于膀胱顶部和后壁，可引起尿性腹膜炎。自发性膀胱破裂多因膀胱原有病变所致，几乎全为腹膜内型。

2. 腹膜外型膀胱破裂　膀胱破裂口不与腹腔相通，血及尿外渗至膀胱周围及耻骨后间隙。

（三）医源性损伤　见于膀胱镜检查或治疗、盆腔手术、阴道手术、疝修补术等伤及膀胱。

【临床表现】

1. 休克　由创伤、出血及尿性腹膜炎引起。

2. 疼痛　骨盆骨折、尿性腹膜炎等致下腹部或耻骨后的疼痛。

3. 尿瘘　开放性损伤血尿从伤口流出，如与直肠、阴道相通可由此处漏尿。

4. 血尿和排尿困难　尿液经破裂口进入腹腔或膀胱周围，经刺激可有尿意，可有排尿困难或排出少量血尿。

【诊断】

根据外伤史和临床表现多可诊断，必要时结合导尿注水实验。即经尿道插入尿管并导尽尿液后，向膀胱内注入 200ml 生理盐水，然后抽出，若抽出量明显少于注入量，则说明有膀胱破裂。若经尿管注入造影剂，发现造影剂外溢，也说明有膀胱破裂。

【治疗】

膀胱挫伤无特殊治疗，多饮水，可应用抗生素。膀胱破裂应行膀胱修补术，充分引流外渗的尿液，并应用抗生素。

第四节　尿道损伤

男性尿道损伤是泌尿系统最常见的损伤。男性尿道由尿生殖膈分为前尿道（阴茎垂悬部及球部尿道）和后尿道（前列腺部及膜部尿道），损伤好发于球部和膜部。

【病因与病理】

（一）开放性损伤　多见于战时火器、利器伤，平时可见到牲畜咬伤，多为尿道部分裂伤或完全断裂。

（二）闭合性损伤

1. 前尿道损伤　多为会阴部骑跨硬物致球部尿道损伤，表现为尿道黏膜挫伤或部分断裂。

2. 后尿道损伤　骨盆骨折所致的尿道损伤部位几乎均位于后尿道，多为尿道完全断裂。

【临床表现】

（一）休克　多见于骨盆骨折后尿道损伤合并其他脏器损伤者。

（二）尿道出血　前尿道损伤多为尿道口滴血，后尿道损伤如能排尿，则多为血尿。

（三）排尿困难　常为尿道完全断裂所致，可有尿潴留。

（四）疼痛及瘀斑　受伤局部常有疼痛和压痛，会阴部可因出血和尿外渗出现肿胀，呈青紫色瘀斑。

（五）尿外渗　多见于尿道完全断裂，伤后排尿致尿液经破裂口外渗，可积聚于阴茎、阴囊、前列腺及膀胱周围，易导致组织坏死、化脓。

【诊断】

病史对诊断很重要，如为骑跨伤则多为尿道球部损伤，若有骨盆骨折则多为后尿道损伤。直肠指诊有时可触及浮动上移的前列腺，并能确定有无直肠损伤。试插导尿管不能进入膀胱，X线检查可确定有无骨盆骨折，尿道造影可确定尿道损伤部位及有无尿外渗。

【治疗】

尿道损伤的治疗包括全身治疗和局部治疗。全身治疗包括防治休克和感染，同时应及时处理合并伤。局部治疗应包括恢复尿道的连续性、引流膀胱内和外渗的尿液。对于尿道挫伤，可常规应用抗生素，视有无排尿困难决定是否放置导尿管。前尿道的部分裂伤应留置导尿管或行耻骨上膀胱造瘘，应保留 10～14 天；如果为尿道完全断裂，应行耻骨上膀胱造瘘并经会阴行尿道端端吻合术，引流外渗尿。后尿道损伤的治疗比较复杂，仍有争议。由于后尿道断裂的同时多合并骨盆骨折，且伤情较重，多主张行单纯耻骨上膀胱造瘘或尿道会师术，必要时牵引气囊尿管以利于尿道断端接近，减少瘢痕形成和尿道狭窄的程度，一般牵引5天，尿管保留 4～6 周。此种术式虽比较简单，但术后尿道狭窄的几率也非常高，需定期扩张尿道，甚至伤后 3 个月行二期尿道修复术。因而对伤员在一般情况允许、骨盆环稳定、手术技术具备的情况下，可行急诊尿道修补或断端吻合术。

（杨文增）

第四十一章　泌尿、男生殖系统非特异性感染

第一节　概　论

泌尿、男生殖系统非特异性感染，是泌尿外科常见病。由于解剖上的因素，泌尿及男生殖系可互相传播同时引起感染。

【致病菌】

最常见的致病菌为革兰阴性杆菌，如大肠杆菌，约占85%以上，其他15%的致病菌为变形杆菌、绿脓杆菌等。大多数感染仅由一种致病菌引起，但也可为两种或多种细菌的混合感染。

【诱发感染因素】

（一）梗阻性病变　自肾盏到尿道外口都可有梗阻性病变，而且某些疾病在形态上虽无机械性梗阻，但在功能上所造成的后果与梗阻性病变相同。这类病变使尿液不能畅通地向下排出，尿液积滞给细菌的迅速繁殖创造了良好机会。此外，梗阻近端腔内尿液压力增高，引起管壁组织缺血、萎缩、功能低下，也为感染提供了条件。所以泌尿系梗阻性病变经常伴有感染，又常常使感染反复发作、迁延而加重。

（二）异物　因医疗需要将导管放入泌尿道，细菌可随导管的插入进入泌尿道。即使在严密无菌条件下，导管放置几天后也可发生感染。其他任何异物均可诱发感染。

（三）损伤　泌尿道损伤后，常有尿外渗，被尿液浸润的组织、血肿及损伤的组织，常是产生感染的条件。

【感染途径】

常见的是上行感染和血行感染，淋巴感染和直接感染临床上较少见。

【诊断与治疗原则】

（一）诊断　需要明确以下三点。

1. 确定感染部位　下尿路感染最主要的特征是膀胱刺激症状，但全身症状轻微；若有畏寒、发热、肾区疼痛，尿液检查发现白细胞管型，肾功能减退或上尿路有异常的X线表现，则应考虑为上尿路感染。

2. 查明致病菌　作尿培养。除作细菌对药物的敏感试验外，还应作细菌菌落计数。凡每毫升尿有10万个细菌生长，可确诊尿路感染；如菌落数不足1万，则应视为污染；如菌落数在1万到10万之间，诊断较困难，应再次重复检查。

3. 查明导致持续感染或复发的原因　对病程长、反复复发或疗效不佳的病人，应作详细的泌尿系检查，如排泄性尿路造影、超声和CT检查等。但在感染急性发作期，忌用器械检查，以免炎症扩散。

（二）治疗　治疗原则包括支持治疗、抗菌治疗、对症治疗以及原发病灶和并发症的治疗。

1. 应用抗菌药物 选用敏感的抗菌药物是治疗的关键。治疗泌尿系感染的目的是使尿液无菌。一个合适的治疗，经过数小时就应达到尿液无菌，这种治疗应维持7～10天，再确定尿液细菌培养是否转阴。

2. 外科治疗 对已有大量积脓或各种病因造成的机械性梗阻，需采用手术疗法，如切开引流或去除梗阻，再辅以中、西药治疗。

第二节 上尿路感染

【急性肾盂肾炎】

急性肾盂肾炎是细菌侵入肾实质和肾盂引起的急性感染。常见致病菌为大肠杆菌，其次有变形杆菌、绿脓杆菌等。可发生于任何年龄，尤以女性发病率最高，特别是在儿童期、新婚期和妊娠期容易发生。致病菌多为上行感染，也可由血行感染而致。发病后经合理治疗，可达到临床治愈。若病变严重而广泛或治疗不得当，致病菌及发病诱因未能彻底根除，可转为慢性肾盂肾炎。

临床表现：

（一）发热 来势迅猛，体温可高达39℃以上，伴有头痛、恶心、发冷、畏寒、呕吐、食欲不振、全身酸痛。热型似败血症，大约持续1～2周后逐渐消退。

（二）腰痛 起病时常有一侧或两侧腰痛，系肾实质水肿，压迫肾被膜所致。肾区有压痛和叩击痛。

（三）膀胱刺激症状 上行性感染所致的急性肾盂肾炎，病初多有尿频、尿急、尿痛和血尿。血行性感染者开始多有高热，而尿路刺激症状不明显，有典型的临床表现。尿液检查有细菌、蛋白质、白细胞和红细胞，血白细胞计数升高，中性粒细胞上升，诊断多无困难。

治疗方面，包括全身治疗、抗菌药物治疗和对症治疗。

（一）全身治疗 注意卧床休息，静脉输液，维持营养。

（二）抗菌药物治疗 选择有效抗生素，维持足够的治疗时间7～14天。

（三）对症治疗 可应用碱性药物如碳酸氢钠、碳酸钾和枸橼酸钾等以降低酸性尿液对膀胱的刺激。为解除膀胱痉挛和腰部疼痛，可用颠茄或吗啡等药物。

【肾积脓】

肾实质感染引起广泛化脓性破坏或尿路梗阻后肾盂肾盏感染化脓。主要是全身感染症状，如高热、贫血、消瘦、白细胞增高；腰部出现痛性肿块。膀胱镜检查有时可见患侧输尿管口喷脓。排泄性尿路造影或放射性核素肾图提示患侧肾功能减退或消失。治疗宜在纠正全身情况的同时做脓肾造瘘术。如患肾功能已丧失，而对侧肾功能正常，可作患肾切除术。

【肾皮质多发性脓肿】

由疖、痈、扁桃腺炎等病灶中的致病菌金黄色葡萄球菌经血行播散到肾皮质而形成的多发性脓肿。临床表现为发热、腰部胀痛、肌肉紧张、压痛，无膀胱刺激症状。小脓肿融合可形成肾痈。肾痈破溃到周围组织，形成肾周围脓肿时，需手术切开引流。

【肾周围炎】

肾周围炎多由肾表面脓肿、肾痈直接感染所致。发病后体温升高，腰部剧痛，有局部压痛和腰大肌痉挛，血白细胞数增多。肾周围脓肿可沿腰大肌向下扩展，导致患侧髋关节屈曲不能伸直。胸透可见同侧膈肌抬高，且活动受限。腹部X线平片可见脊柱向患侧弯曲，突向健侧，腰大肌阴影消失。超声波检查可见肾影增大。必要时应作肾周围穿刺抽脓行细菌培养确诊。早期未形成脓肿时，可用支持疗法，选择有效抗菌药物，作局部热敷等治疗。如证实有脓肿形成，则应行切开引流术。

第三节　下尿路感染

【急性细菌性膀胱炎】

女性发病率高，致病菌以革兰阴性杆菌为主，多为上行感染所致。病理常表现为浅表膀胱黏膜炎症，尤以尿道内口及膀胱三角区最为明显。表现为膀胱刺激症状，如尿频、尿急、尿痛、脓尿、血尿等，但无明显发热及腰痛。治疗宜多饮水、应用针对革兰阴性杆菌的抗生素，如氨苄青霉素、复方新诺明、氟哌酸和呋喃坦丁等；并可口服碳酸氢钠碱化尿液，用颠茄、地西泮解除膀胱痉挛以及膀胱区热敷、热水坐浴等。

【淋菌性尿道炎】

主要通过性接触由革兰阴性双球菌引起的尿道黏膜感染，是一种性病。潜伏期2～5日，开始表现为尿道口发痒、红肿及刺痛，随后尿道流出黄色脓性分泌物，早晨尿道外口常被脓性分泌物粘住造成排尿困难。部分病人可继发急性后尿道炎、前列腺炎、精囊炎和附睾炎等。经有效治疗，一周后可恢复。若反复发作，可引起炎性全尿道狭窄。根据不洁性交史和典型临床表现，尿道分泌物涂片可找到淋球菌，诊断并无困难。治疗宜首选菌必治、大观霉素等，治疗后应连续复查两次淋球菌转阴尚算治愈。

第四节　男生殖系感染

【前列腺炎】

前列腺炎分为急性和慢性两种，是男生殖系感染中极为常见的疾病，多由泌尿系感染、血行感染以及局部充血等原因所致。

（一）急性细菌性前列腺炎　起病时常有寒战、高热以及膀胱刺激症状，有时可引起腰骶部、会阴区和下腹部疼痛。严重时可有尿潴留和排便困难。直肠指诊可触及肛门括约肌痉挛；前列腺肿胀、压痛明显，有时可触到脓肿或痛性硬结。尿常规化验可见红、白细胞，前列腺液化验可见多数脓细胞。急性细菌性前列腺炎可以引起精囊炎、附睾炎，重者可致败血症。治疗宜注意休息，加强营养，热水坐浴，选用强有力抗菌药物治疗。如肛门指诊检查已有脓肿形成，应行肛门内切开引流术，可很快康复。

（二）慢性前列腺炎　临床上可分为细菌性和非细菌性两种类型，后者发病率高。主要经尿道逆行感染所致。前者可发现致病菌；后者可找到滴虫、支原体等微生物。两者症状基本相同，表现为：

1. 疼痛　小腹及会阴部不适或胀痛，有时腰骶部、耻骨上、腹股沟区等也有酸胀感。

2. 排尿及尿道症状　炎性前列腺液刺激尿道，可有尿道烧灼感；偶有尿痛、尿急、尿频或排尿困难。用力排便或排尿终末，尿道外口可有乳白色前列腺液溢出。

3. 生殖系统症状　炎性前列腺液可沿精阜开口逆行导致射精管、精囊、输精管、附睾等发生炎症，可表现为血精、勃起功能障碍、早泄、遗精或射精痛。

4. 精神症状 疗效不佳时，患者疑心重、情绪消沉，可出现失眠、头昏、乏力和神经衰弱等症状。

5. 并发症 可表现为变态反应如虹膜炎、关节炎、肌炎、不育等。诊断：当病人有尿频、尿不净感、尿痛等泌尿系症状时，首先行尿常规检查除外尿路感染、糖尿病、尿路结核等情况。肛门指诊发现前列腺压痛、充血增大，也可瘢痕化缩小，有时可触到痛性硬结；前列腺液涂片脓细胞每高倍视野10个以上，卵磷脂小体减少，即可确诊为前列腺炎。或虽然前列腺液涂片脓细胞每高倍视野10个以下，但卵磷脂小体减少且临床症状典型者，亦可确诊。

治疗：保持有规律的饮食、起居和性生活，除多饮水、多排尿、禁饮酒、避免骑自行车或长时间坐位等措施外，还应采用以下综合疗法。

1. 心理治疗 通过宣教，使病人了解疾病的发生、发展及正确的治疗方法，解除思想顾虑，增强同疾病作斗争的信心。

2. 物理疗法 可热水坐浴，水温42～43℃，每日1～2次，每次20～30分钟。亦可用超短波、超激光等治疗。

3. 前列腺按摩 每周1次，可增加前列腺的血液循环，有利于分泌物的排泄，促进炎症吸收。

4. 药物治疗 应用复方新诺明、利福平、司帕沙星等抗生素，以及中成药六味地黄丸、宁泌泰等。

【附睾炎】

临床分为急、慢性两种。慢性附睾炎常由急性演变而成，但临床上有相当一部分病人并无急性发作史。其病因与下列因素有关：

1. 长期留置导尿管或前列腺炎，细菌可蔓延到附睾。

2. 前列腺切除术后，射精管向前列腺窝开放，排尿时可使感染的尿液经输精管逆流至附睾。

3. 致病菌经血行感染由体内的感染病灶到附睾，多见为附睾头炎症。

急性附睾炎表现为突然发病，附睾肿大、皮肤发热、疼痛，并伴有全身性感染症状。慢性附睾炎多有附睾尾部轻度肿大及硬结，稍有疼痛及胀痛感，有时发生继发性鞘膜积液。

根据典型的临床表现，诊断并无困难。但慢性附睾炎应与附睾结核相鉴别，后者多有慢性过程，附睾多与阴囊壁相粘连或形成窦道，输精管增粗呈串珠状。

治疗应卧床休息，托起阴囊，局部热敷，应用抗感染药物。如同时存在前列腺炎、精囊炎等，需积极治疗。少数病人经抗感染治疗无效需行附睾切除术。

（杨文增）

第四十二章 泌尿、男生殖系统结核

泌尿、男生殖系统结核（genitourinary tuberculosis）多数起源于肺结核，少数起源于骨、关节结核及消化道结核。泌尿系统结核最主要的病变是肾结核（renal tuberculosis），输尿管、膀胱和尿道结核均继发于肾结核。男生殖系统结核大多继发于泌尿系统结核，少数由血行播散而来。含结核杆菌的尿通过前列腺导管、射精管进入生殖系统，发生精囊、前列腺、输精管、附睾和睾丸结核（图 42-1）。

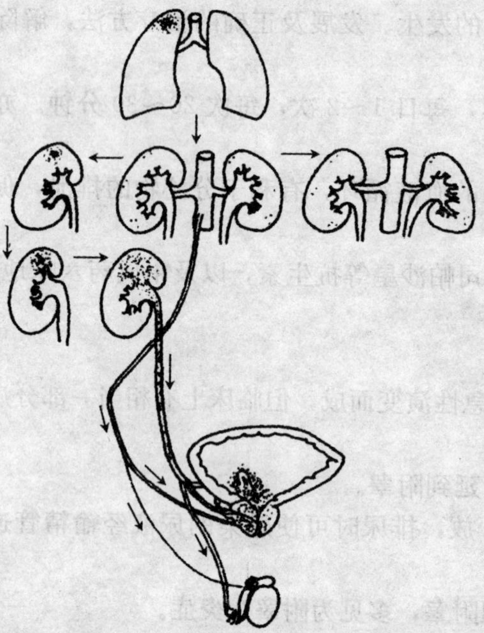

图 42-1 泌尿、男生殖系统结核的感染途径

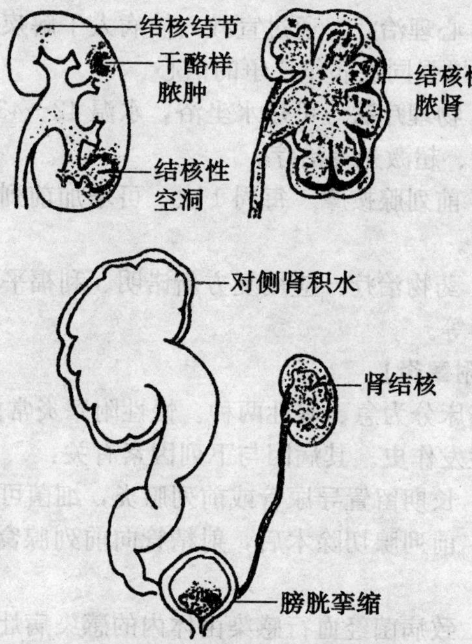

图 42-2 泌尿系结核的病理变化

第一节 泌尿系统结核

【病理】

结核杆菌经过血行进入双侧肾皮质的肾小球周围毛细血管丛内形成多发性微结核病灶，临床上并不出现症状，也不引起影像学改变，称为病理性肾结核。这种病理改变多可自愈。如患者免疫能力低下，肾皮质内结核病灶不断扩大、融合，继而向肾髓质发展，最后突破肾乳头进入肾盂、引起结核性肾盂肾炎，出现临床症状及影像学改变则发展为临床肾结核。

（一）肾结核的主要病理改变是浸润破坏、纤维化及钙化。肾皮质结核病灶侵入肾盂后不治疗不能自愈，结核结节增大、融合、组织坏死，可形成干酪样脓肿。肾乳头发生破溃、干酪坏死物引流到肾盏肾盂，形成肾内空洞性病灶。病灶可扩大、蔓延累及全肾。肾盏颈或肾盂出口可因纤维化而狭窄形成肾盏闭合性积脓或结核性脓肾。结核病灶钙化也是肾结核常见的病理变化。可出现散在的钙化斑点、斑块，也可形成全肾钙化。部分全肾钙化的结核肾内混有干酪坏死物质。若输尿管因结核病变完全阻塞，含有结核菌的尿液不能进入膀胱，膀胱继发的结核病变可自行好转或痊愈，患者临床症状可减轻或消失。临床上称之为“肾自截”，但肾病灶内还存在活的结核杆菌，应予注意。

（二）输尿管结核，病变常是多发的，先是在黏膜及黏膜下层形成结核结节、溃疡，而后形成肉芽肿、纤维化。病变修复愈合后输尿管管壁增粗变硬、节段性管腔狭窄，造成尿流梗阻影响尿液引流，可致肾结核病变发展加快，形成肾积脓及肾功能完全丧失。

（三）膀胱结核病变从患侧输尿管开口周围开始，以后扩散至膀胱其他区域　起初黏膜充血发红，水肿及散在的结核结节形成。以后结核结节互相融合发生溃疡及肉芽肿，并侵及肌层。膀胱病变纤维化，可导致健侧输尿管口狭窄或“闭合不全”，使健侧输尿管尿液引流受阻产生肾积水。膀胱广泛纤维化，其容量显著减少，称为挛缩性膀胱。膀胱结核病灶偶可穿透膀胱壁与邻近器官形成瘘，如膀胱阴道瘘或膀胱直肠瘘。

（四）尿道结核主要病理改变是结核性溃疡、纤维化，可导致尿道狭窄。

【临床表现】

泌尿系统结核多见于20～40岁青壮年，男性较女性多见，老年及儿童发病较少。90%为单侧发病。泌尿系统结核主要病变在肾脏，但主要临床表现在膀胱。肾结核病程长，早期多无明显症状。

（一）尿频、尿急、尿痛　是最早出现和最主要的临床表现，每日排尿次数可达20次以上。为含有结核杆菌的脓液和酸性尿对膀胱刺激、结核性膀胱炎及结核性溃疡所致，膀胱挛缩时，尿频更明显，每次尿量不足50ml，甚至呈尿失禁状态。

（二）血尿和脓尿　多数在尿频、尿急、尿痛等膀胱刺激症状发生以后出现，常为终末血尿。由结核性膀胱炎或结核溃疡在排尿终末膀胱收缩时出血所致。偶有肾结核病变侵及肾血管出现全程肉眼血尿。脓尿也是肾结核常见症状。严重者尿呈洗米水样，显微镜下可见大量脓细胞。

（三）腰痛及肿块　一般无明显腰痛，患者可感觉腰部酸痛，少数患者肾结核破坏严重或输尿管被血块、干酪样物堵塞时可出现腰部钝痛或绞痛。结核肾积脓及合并健侧巨大肾积水时，腰部可触及肿块。

（四）全身症状　泌尿系结核全身情况大多不明显。晚期肾结核或合并泌尿系外其他器官活动结核时，患者可有发热、盗汗、贫血、虚弱、消瘦、食欲不振和血沉快等结核中毒症状。双肾结核晚期或一侧肾结核合并对侧肾积水时，可以出现肾功能不全症状如恶心、水肿、贫血、呕吐、少尿甚至无尿等。

【诊断】

泌尿系统结核的诊断包括病原体诊断、病理诊断及临床诊断。肾结核无特异临床表现，主要表现为慢性膀胱炎症状，因此慢性膀胱炎患者，尤其是青壮年患者，都要想到肾结核的可能，特别是抗菌治疗无效，尿培养无细菌生长，尿液呈酸性，合并男生殖系结核者。

（一）实验室检查　尿常规检查尿呈酸性，有红、白细胞和蛋白质。尿结核菌检测对肾结核有定性诊断意义，连续三次尿沉渣涂片找抗酸杆菌，该方法简便，阳性率为50%～

70%。尿结核菌培养，费时较长（4～8 周），阳性率可达 90%。PCR 检测尿结核杆菌可靠性尚有争议，可作为诊断参考。

（二）影像学诊断　是肾结核临床诊断的主要方法。也是确定肾结核治疗方案必不可少的检查。

1. B 超检查　对早期肾结核无诊断意义，晚期肾结核 B 超检查可了解肾脏大小、轮廓，有无空洞、钙化及对侧有无肾积水等。常作为泌尿系结核的初筛检查。

2. X 线检查　泌尿系统平片可显示肾轮廓、肾区及输尿管钙化以及钙化的淋巴结。静脉尿路造影肾结核早期表现为肾盏边缘不光滑、虫蛀状改变，中、晚期则显示肾盏颈狭窄或肾盏消失及空洞形成；破坏严重时患肾显影不全以致完全不显影，临床上称为“无功能肾”。静脉尿路造影还能显示对侧肾功能和有无肾积水。逆行尿路造影属侵入性检查，可以显示肾空洞性破坏，输尿管僵硬，管腔狭窄，临床上较少应用。

3. CT 和 MRI　CT 能清楚地显示肾盂、肾盏及输尿管扩张，肾实质内多发囊性病变及肾实质破坏、钙化及空洞形成。肾盂及输尿管壁增厚也是肾结核特征性改变。磁共振水成像对诊断肾结核合并对侧肾积水有独到之处，可用于尿路 X 线造影显示不满意的肾结核或肾结核合并对侧肾积水患者。

（三）膀胱镜检查　不常规应用，早期病变膀胱镜检查可见患侧输尿管口周围及三角区粘膜充血水肿、浅黄色粟粒状结节，后期大多在膀胱三角区、膀胱后壁其他部位可见溃疡、肉芽肿及瘢痕。有时结核肉芽肿不易与膀胱肿瘤鉴别，需活检病理检查确诊。部分患者可见患侧输尿管口呈“洞穴”状，有时有混浊尿液喷出。膀胱挛缩时禁用膀胱镜检查。

【治疗】

泌尿系统结核是全身结核的一部分，必须全面考虑尿路结核病变和病人全身状况，选择最适当的治疗方法。

（一）药物治疗　药物治疗是泌尿系结核的核心治疗方法，早期肾结核可单纯抗结核药物治疗治愈，需要手术治疗的患者也必须配合抗结核药物治疗。单纯药物治疗适应于结核病变局限于肾盂、肾盏，而无明显形态改变的患者，如 2 个以下肾盏不规则虫蛀样病变，正规药物治疗多能治愈。

目前常用一线抗结核药物有异烟肼、利福平、吡嗪酰胺和链霉素等杀菌药物，二线药物有乙胺丁醇、环丝氨酸和乙硫异烟胺等，为抑菌药物。治疗方法：异烟肼 300mg/d，利福平 600mg/d，吡嗪酰胺 1.0～1.5g/d，维生素 C 1.0g/d 顿服。抗结核药物多数有肝毒性，治疗期间必须经常检查肝功能。若膀胱病变广泛，膀胱刺激症状严重，治疗前 2 个月可加用链霉素。链霉素对第Ⅷ对脑神经有损害，一旦发现影响听力应即停用。吡嗪酰胺 2 个月后改用乙胺丁醇 1.0g/d。药物治疗关键是药量充分、联合用药、时间足。一般早期病例用药 6～9 个月。治疗中每月检查尿常规和尿结核杆菌。一线药物结核菌耐药可选用二线药物。

（二）手术治疗　适用于规范性药物治疗半年以上无效，结核肾破坏严重者。手术治疗前后均需配合抗结核药物治疗，手术前用药不应少于 2 周，手术后维持用药 6 个月以上。

1. 肾切除术

（1）结核肾破坏严重，对侧肾正常，可切除患肾。

（2）双侧肾结核一侧破坏严重呈“无功能”状态，一侧病变较轻，可在药物治疗一段时间后切除破坏严重的肾脏，留存肾继续药物治疗。

（3）肾结核合并对侧肾积水，若肾功能代偿不良，应先行肾造瘘引流尿液解决肾积水，肾功能改善后再切除结核肾。

2. 解除输尿管狭窄的手术　输尿管结核导致管腔狭窄引起肾积水，如果结核肾功能尚好，且狭窄段较局限，中上段狭窄可行狭窄段切除，输尿管对端吻合；狭窄段近膀胱者，宜行狭窄段切除，输尿管膀胱吻合术。

3. 挛缩膀胱的手术治疗　病肾切除、抗结核治疗 6 个月以上，对侧肾功能良好，膀胱结核已痊愈，且无尿道狭窄者，可行肠膀胱扩大术。有尿道梗阻或对侧输尿管、肾明显积水时，不能行肠膀胱扩大术，只能考虑尿流改道手术，如输尿管皮肤造口术或回肠膀胱术。

第二节　男生殖系统结核

男生殖系统结核多继发于泌尿系统结核，少数也可以直接由血行播散所致。前列腺、精囊结核常来自后尿道结核感染，以后病变沿输精管蔓延到附睾和睾丸。因前列腺、精囊部位隐蔽，临床症状不明显，不易发现。临床上多见的是附睾结核。

【病理】

男生殖系统结核的病理改变和泌尿系统结核相同，有结核结节、干酪坏死、结核空洞和纤维化等病变，但极少有钙化。前列腺、精囊纤维化后变为坚硬肿块。输精管多因结核浸润增粗变硬，管腔堵塞，呈“串珠状”。附睾结核多从尾部开始，后蔓延整个附睾，可有干酪样坏死、脓肿及纤维化。附睾结核常侵及鞘膜及阴囊壁，脓肿破溃后形成经久不愈的窦道。附睾结核偶可向睾丸蔓延扩展形成睾丸结核。

【临床表现】

男生殖系结核与肾结核发病年龄相近，绝大多数发生于 20～40 岁青壮年。前列腺、精囊结核常无明显临床症状，部分患者有会阴和直肠内不适感，严重时表现为精液量减少、血精、性功能障碍及不育等。附睾结核发病缓慢，多表现为附睾无痛性硬结。可有阴囊肿胀不适或下坠感。病变发展扩大可形成附睾脓肿。病变与阴囊皮肤粘连，破溃后形成窦道经久不愈。双侧附睾结核会失去生育能力。

【诊断与鉴别诊断】

男生殖系统结核无特异临床表现，疑有男生殖系统结核患者必须作尿常规及抗酸杆菌染色检查，并做排泄性尿路造影以除外泌尿系统结核。前列腺或精液中有时可查到结核杆菌。

需与男生殖系结核鉴别的疾病：

1. 慢性非特异性前列腺炎　常有明显会阴疼痛不适及排尿症状，前列腺结节局限，常有压痛，抗感染治疗有效，结节可缩小或消失。

2. 前列腺癌　患者多为老年人，前列腺增大、质地坚硬，影像学检查、前列腺特异抗原检测及前列腺穿刺活检有助诊断。

3. 慢性附睾炎　附睾增大但很少形成局限性硬块，输精管无“串珠状”改变。非特异性附睾炎一般与阴囊皮肤无粘连。无阴囊皮肤窦道。

【治疗】

药物治疗与泌尿系统结核相同。前列腺、精囊结核一般不需手术，早期附睾结核药物治疗也多可治愈。附睾结核有脓肿或有窦道形成时，可在药物治疗配合下行附睾和窦道切除术。

（李凤岐　苗文隆）

第四十三章 尿石症

第一节 概 论

尿石症又称尿路结石，是泌尿外科常见疾病之一。男性多于女性。形成机制未完全阐明，其发病与环境因素、全身疾病及泌尿系疾病都有密切关系，且具有地域性，我国长江以南多见，北方相对少见。近30年，我国上尿路结石发病率明显上升，下尿路结石日趋少见。近10多年来尿石症治疗方法有了较大进展，90%以上尿石症不需要传统的开放手术治疗，而以非手术或微创手术治疗为主。

【病因】

（一）结石形成的基本条件　尿路结石在肾和膀胱内形成，上尿路结石与下尿路结石的形成机制、病因、结石成分和流行病学都有显著差异。许多结石形成原因目前仍不能完满解释。尿液中含有形成结石的晶体（磷酸盐、草酸盐、尿酸盐等）和晶体抑制物质（焦磷酸盐、黏多糖、多肽、尿素、枸橼酸、镁等），后者使尿液维持过饱和状态，阻止尿中晶体的聚合。尿液中形成结石晶体的盐类呈超饱和状态，尿液中抑制晶体形成物质不足和核基质的存在，是形成结石的基本条件。

（二）影响尿路结石形成的因素　尿路结石的成因虽然比较复杂，目前尚未完全了解，但下列因素影响尿路结石的形成。

1. 流行病学因素　包括年龄、性别、职业、社会经济地位、饮食成分和结构、水分摄入量、气候、代谢和遗传学因素。上尿路结石好发于20～50岁。男性尿路结石发病率高于女性。我国近30～40年，膀胱结石发病逐年下降，而肾结石却不断增加，提示结石与经济收入和饮食结构变化有关。相对高温环境及活动减少亦为影响因素。

2. 尿路感染　尿路感染时细菌、脓块、坏死组织形成结石核心使尿液中基质增加，促进晶体黏附。细菌（大肠杆菌、变形杆菌等）产生脲酶将尿素分解为氨，从而使尿液变为碱性，有利于磷酸盐、碳酸盐的沉淀形成结石，即感染性结石。

3. 尿路梗阻　各种原因引起的尿路梗阻或管腔狭窄，均可导致尿流不畅，晶体或基质沉积，形成结石的核心，不易排出，在此基础上继发感染，促使结石形成。

4. 异物　尿路内存在的异物，可形成结石的核心，尿液中晶体易于沉淀在其表面形成结石。如长期滞留的尿管，不易吸收的缝线及其他异物等。

5. 新陈代谢紊乱　全身性代谢紊乱后，均可致某种结石成分排出过多，形成相应的结石。常见的有下列几种。

（1）甲状旁腺功能亢进：由于甲状旁腺分泌过多甲状旁腺素，骨钙溶解入血，导致钙和磷的代谢异常，表现血钙、尿钙、尿磷含量增高，血磷降低，骨质脱钙。此类病人约70%并发肾结石。

（2）痛风：因尿酸代谢紊乱，致使血中尿酸含量增高，尿液中尿酸排泄量增加，尿酸沉淀形成尿酸盐结石。

(3) 特发性高尿钙症：因尿钙增多，易于沉淀形成结石。

6. 营养　营养缺乏时易发生膀胱结石，如儿童营养状态良好，结石发病率则很低。饮食中动物蛋白、精制糖增多，纤维素减少，促使上尿路结石形成。

7. 生活环境　尿石症在某些地区多发，可能与气候、地质、水质等因素有关。如天气炎热，出汗多，尿液浓缩，尿液中晶体易发生沉淀。饮水、食物中含有某些过多的矿物质，草酸盐、尿酸盐等，则易致相应结石发生。

【结石的成分及其性质】

泌尿系结石的成分中多见的有草酸盐、磷酸盐和尿酸盐，其次是碳酸盐、胱氨酸、黄嘌呤等。大部分结石系以一种成分为主，同时含有其他成分。约有90%以上的结石含有钙。草酸盐结石呈棕褐色，质硬，粗糙，不规则，常呈桑葚样。X线摄片易显影。磷酸盐结石呈灰白色，质脆，表面较粗糙，不规则，可随肾盂、肾盏的形状形成较大的鹿角状结石。X线摄片易显影，X线片中常呈分层结构。尿酸盐结石呈黄或红棕色，质硬，光滑或不规则，常为多发。纯尿酸结石在X线片中不被显示。胱氨酸结石呈淡黄至黄棕色，光滑，蜡样外观。X线摄片显影。

【病理生理】

尿路结石所致的病理生理改变，与结石的部位、大小、数目、继发炎症和梗阻程度等因素有关。尿路结石可引起泌尿系统的一系列病理生理改变。结石、梗阻和感染三者互为因果关系。

1. 损伤　结石可直接损伤尿路的黏膜，引起出血、溃疡。

2. 梗阻　如结石引起输尿管梗阻，则梗阻以上部位积水，久后可致肾功能损害。

3. 感染　凡引起尿路梗阻的结石，多伴有感染。重者可引起肾积脓或肾周围炎。

4. 恶性变　结石长久刺激尿路黏膜，可诱发黏膜的癌变。

【结石的预防】

尿路结石复发率很高，因此要认真做好预防工作。

1. 大量饮水　成人每日尿量应保持在2000ml以上。特别是夜间入睡之前要适量饮水，使尿液不致浓缩，降低尿液中盐类的浓度，减少尿盐沉淀的机会。

2. 解除尿路梗阻　对包茎、尿道狭窄及前列腺增生等要及时给予矫正和治疗。

3. 积极防止尿路感染　对慢性尿路感染患者，要及时去除感染因素（如梗阻、畸形等）。作尿液细菌培养和药物敏感试验，合理抗菌治疗。

4. 长期卧床病人，应鼓励多活动，勤翻身，借以减少骨质脱钙，促进尿路通畅，减少结石发生。

5. 治疗全身代谢性疾病　如甲状旁腺功能亢进的病人，宜行手术治疗。

6. 调节饮食及药物预防　患有草酸盐结石的病人，宜减少食用含有草酸类的食物，如菠菜、土豆、红茶、坚果（栗子、胡桃）等。口服维生素B_6，可减少尿液内草酸盐的排出。口服氧化镁，可加速尿液内草酸盐的溶解。磷酸盐结石的病人，宜用低磷酸钙饮食，并酸化尿液，以利于磷酸盐的溶解。患尿酸盐结石的病人，应忌食动物内脏，多吃蔬菜和水果，碱化尿液，以利于尿酸盐的溶解。

第二节 肾及输尿管结石

肾结石位于肾盏或肾盂内。输尿管结石大多来源于肾结石，常停留在输尿管解剖上的三个狭窄段：肾盂与输尿管连接处；输尿管跨越髂血管处；输尿管穿过膀胱壁段（图 44－1）。肾及输尿管结石多为单侧，双侧者仅占 10％。

【临床表现】

主要是与活动有关的血尿和疼痛，其程度与结石的部位、大小、梗阻程度、活动与否及有无并发症等因素有关。偶有病人长期无症状，待出现感染或肾积水时始被发现。

1. 疼痛　多发生在肾区或上腹部。隐痛或钝痛是较大结石在肾盂或肾盏内压迫、摩擦或引起肾积水所致。绞痛是较小结石在肾盂或输尿管内移动和刺激，引起肌肉痉挛所致。绞痛为突然发生，如刀割样，剧烈难忍，病人辗转不安，大汗，恶心，呕吐，同时伴有放射痛。肾结石由肾区向内下方放射；输尿管结石向下腹部、外阴区和股内侧放射；输尿管末端结石，可有膀胱刺激症状和排便时里急后重感。

2. 血尿　是由于结石损伤肾盂和输尿管黏膜所致。多为活动后绞痛伴血尿，出血情况与损伤程度有关，多为镜下血尿，少数为肉眼血尿。

3. 脓尿　结石伴感染时，可有尿频、尿痛等症状。尿中可发现脓细胞，继发急性肾盂肾炎、肾积脓时，可有发热、畏寒、寒战等全身症状。

4. 其他　如结石梗阻导致肾积水，常可扪及增大的肾，肾功能受损。如双侧上尿路结石引起双侧完全性梗阻或独肾上尿路结石完全性梗阻时，可导致无尿而出现尿毒症。

【诊断】

1. 病史和体检　与活动有关的血尿和疼痛，应首先考虑为肾输尿管结石，表现为典型肾绞痛时，可能性更大。体检患侧肾区有叩痛，输尿管结石则沿输尿管走行区可有压痛。应注意排除其他可引起腹部疼痛的疾病如急性阑尾炎、异位妊娠、卵巢囊肿扭转、急性胆囊炎、胆石症、肾盂肾炎等。

2. 化验检查　尿液镜检红细胞增多，有时可见较多的结晶。酌情测定血钙、血磷和尿酸，以及 24 小时尿的尿钙、尿酸、肌酐、草酸含量，了解代谢状态，判明有无内分泌紊乱，并应做肾功能测定。

3. 影像学检查

（1）X 线检查　95％以上的结石能在泌尿系平片中发现。应作正侧位摄片，以除外腹内其他钙化阴影，如胆囊结石、肠系膜淋巴结钙化、静脉石等。侧位片上尿路结石位于椎体前缘之后，腹腔内钙化阴影位于椎体之前。排泄性尿路造影可显示结石所致肾结构和功能改变，有无引起结石的局部因素。

（2）B 超检查　B 超能发现平片不能显示的小结石和透 X 线的结石，亦能评价肾及输尿管积水程度或肾萎缩等。

4. 输尿管肾镜检查　当泌尿系平片及排泄性尿路造影不能确定诊断时，可行输尿管肾镜检查，能够明确诊断并进行治疗。

【治疗】

根据结石大小、数目、位置、肾功能和全身情况，有无确定病因，有无代谢异常，有无梗阻和感染及其程度确定治疗方案。

（一）保守疗法　结石小于0.6cm，光滑，无尿路梗阻及感染可先采用保守疗法。

1. 大量饮水　以增加尿量，降低尿中形成结石物质的浓度，减少晶体沉淀，是预防结石形成和长大的最有效方法。亦有利于结石排出。

2. 肾绞痛治疗　注射阿托品、黄体酮、哌替啶，输液，应用消炎痛等，均能缓解肾绞痛，以解除痛苦。

3. 中西医结合治疗　对结石排出有促进作用。有多种方案，包括中西药、解痉、利尿、针刺等。常用针刺穴位是肾俞、膀胱俞、三阴交、阿是穴等。常用中药有金钱草、石苇、滑石、车前子、鸡内金、木通、瞿麦、萹蓄等。

4. 纯尿酸结石的治疗　碱化尿液，饮食调节及口服别嘌呤醇有治疗作用。

5. 感染性结石的治疗　酸化尿液，应用脲酶抑制剂，有控制结石长大的作用。

（二）体外冲击波碎石（extracorporeal shock wave lithotripsy，ESWL）　通过X线、B超对结石进行定位，将体外冲击波聚焦后作用于结石，将其粉碎，大多数上尿路结石适用此法，且安全、有效，除结石远端尿路梗阻、妊娠、有出血性疾病、严重心脑血管病及急性尿路感染者、安置心脏起搏器者、血肌酐≥265μmol / L者、育龄妇女输尿管下段结石不宜使用外，体外冲击波碎石已成为治疗上尿路结石首选的方法。最适宜于＜2.5cm的肾结石。若需再次治疗，间隔时间不少于1周。另外，胱氨酸结石草酸钙结石质硬，不易粉碎，尤其是输尿管结石嵌顿，应避免反复多次治疗。

（三）非开放手术治疗

1. 输尿管肾镜取石或碎石术　适用于中、下段输尿管结石，平片不显影的结石和ESWL治疗失败的输尿管结石。可在直视下取出或套出结石。若结石过大，用超声、液电效应、激光或气压弹道法碎石后取出。

2. 经皮肾镜取石或碎石术　经腰背部细针穿刺直达肾盏或肾盂，扩张皮肤至肾内通道，放入肾镜，于直视下取石或碎石。可与ESWL联合应用治疗复杂性的肾结石。

（四）开放手术治疗　由于腔内泌尿外科和ESWL的快速发展，绝大多数上尿路结石不再需要开放手术，仅少数患者用此法。

1. 肾盂切开取石术　适用于大于1cm的结石，或合并梗阻、感染的结石。

2. 肾窦肾盂切开取石术　适用于肾内型肾盂，或结石较大经肾盂切开取石易造成肾盂撕裂者。沿肾窦分离至肾内肾盂后切开。特别有利于取出鹿角状结石。

3. 肾实质切开取石术　一些较大结石由肾盂切口不能取出时，可用此法。

4. 肾部分切除术　适用于结石位于肾的一极或肾盏有明显扩张、实质萎缩和有明显复发因素的结石。

5. 肾切除术　结石引起肾严重破坏，功能严重受损或合并肾积脓时，而对侧肾功能良好，可切除病肾。

6. 输尿管切开取石术　适用于嵌顿较久或经非手术治疗无效的结石。

（五）双侧上尿路结石的处理原则

1. 双侧肾结石　应根据结石情况及肾功能决定。先处理易于取出和安全的一侧，尽可能保留肾。若肾功能破坏，梗阻严重，全身情况差，宜先行经皮造口术，待情况改善后再处理结石。

2. 双侧输尿管结石 宜先处理梗阻严重侧结石。

3. 一侧肾结石，对侧输尿管结石 宜先处理输尿管结石。

4. 双侧上尿路结石或孤立肾上尿路结石引起急性完全性梗阻无尿时，在明确诊断后，如全身情况允许，应及时手术治疗。如病情严重不能耐受手术时，可试行输尿管插管，若能通过结石，可留置导管引流。亦可先行经皮肾造口术，待病情好转后再行治疗。

第三节 膀胱和尿道结石

原发性膀胱结石在我国发病率已明显下降，多见于男孩或患有前列腺增生的老年人。尿道结石绝大多数来自肾和膀胱，少数发生在尿道憩室或尿道狭窄之近侧。

【临床表现】

膀胱结石典型症状为排尿突然中断并伴疼痛，放射至阴茎头部和远端尿道，小儿患者常用手搓拉阴茎，改换体位后又能继续排尿。常伴有血尿和膀胱刺激症。

尿道结石典型表现为急性尿潴留伴会阴部剧痛，亦可表现为排尿困难、点滴状排尿及尿痛。

【诊断】

膀胱结石可根据典型症状，做出初步诊断。进一步确诊可做 X 线检查，膀胱平片对大多数结石都能显示出来，B 超检查，能显示结石声影。膀胱镜检查可以直接看到膀胱结石。一些较大的膀胱结石，有时在排空膀胱后行双合诊时触到。用金属尿道探子插入膀胱，可探知结石。前尿道结石可通过仔细扪诊而发现。直肠指诊能扪及后尿道结石。用金属尿道探子有时可探及结石，B 超和 X 线检查能确定诊断。

【治疗】

取石的同时应注意病因的治疗。膀胱结石多采用经膀胱镜机械、液电、超声、激光或气压弹道碎石，也可用体外冲击波碎石（ESWL）的方法。较大结石或合并严重感染宜采用耻骨上经膀胱切开取石术。前尿道结石，可在麻醉下经尿道注入无菌石蜡油后，轻轻向远端挤出结石，或通过钳夹和腔内器械碎石后取石。后尿道结石，在麻醉下用尿道探子将结石轻轻推入膀胱，再按膀胱结石处理。

（王美顺）

第四十四章　泌尿、男生殖系统肿瘤

泌尿、男生殖系统肿瘤是泌尿外科常见疾病，泌尿、男生殖系统均可发生肿瘤，最常见的是膀胱癌，其次是肾肿瘤。欧美国家最常见的是前列腺癌，发病率已占据男性肿瘤第一位；在我国少见，但有增长趋势。我国过去常见的阴茎癌已日趋减少。

第一节　肾 肿 瘤

肾肿瘤多为恶性。临床上较常见的肾肿瘤有源自肾实质的肾癌、肾母细胞瘤以及肾盏、肾盂发生的移行细胞乳头状肿瘤。成人恶性肿瘤中，肾肿瘤占 2%左右，但在小儿恶性肿瘤中，肾母细胞瘤竟占 20%以上，是小儿最常见的腹部肿瘤。

一、肾　癌

【病理】

肾癌起源于肾小管上皮细胞。外有假包膜，圆形，切面黄色，有时呈多囊性，可有出血、坏死和钙化。肿瘤细胞浆内含有大量胆固醇，在切片染色过程中胆固醇被溶解，因此细胞在镜下呈透明状，故称透明细胞癌。除最常见的是透明细胞癌，还可见颗粒细胞癌和梭形细胞癌。肾癌局限在包膜内时恶性度小，穿透假包膜后可经血液或淋巴转移。血行转移可至肺、肝、骨等。淋巴转移最先到肾蒂淋巴结。肿瘤可直接扩散至肾静脉、腔静脉，形成癌栓，也可向肾包膜外生长，侵犯肾周脂肪囊及邻近器官，如同侧肾上腺。

【临床表现】

肾癌高发年龄在 50～60 岁。男∶女为 2∶1。常见症状为血尿、疼痛和肿块。但若三者均存在时多数患者已属晚期。

1. 血尿　血尿是肾癌患者的最常见表现，常为间歇性无痛性全程肉眼血尿。血尿严重程度和肿瘤体积大小不成正比。临近肾盂肾盏的小肾癌可出现血尿，大的未侵及肾脏集合系统的肿瘤也可不出现血尿。有些肾癌患者仅表现为持续或间歇发作的镜下血尿。

2. 疼痛　疼痛常为腰部钝痛或隐痛，因肿瘤增长充胀肾包膜、血块通过输尿管及肿瘤侵犯周围脏器和腰肌引起。血块通过输尿管时可有绞痛。

3. 肿块　肾脏位置隐蔽，肿块常难以发现。多数以肾脏肿块就诊的患者是影像学检查发现的。肿块较大时可在患者上腹部扪及光滑、质硬及无压痛肿块。肿块可随呼吸活动。若肿块固定，多提示有周围侵犯。

4. 全身症状　肾癌除以上症状外，还可以出现一系列全身症状，即肾癌的肾外表现，如低热，系肿瘤坏死、出血、毒素吸收所致。亦可引起血沉快、高血压、红细胞增多症、高血钙等。当肾静脉内有癌栓形成时，可引起同侧精索静脉曲张。晚期出现消瘦、贫血、虚弱等症状。

【诊断】

肾癌的典型三大症状：血尿、疼痛和肿块都出现时已是晚期，出现其中任何一个症状都应引起重视。40 岁以上出现间歇性无痛性全程肉眼血尿应想到肾癌的可能性，与泌尿系其他肿瘤鉴别可通过膀胱镜检查和尿路造影。X 线检查，平片可见肾外形增大，不规则。造影片见肾盏、肾盂因受肿瘤挤压，有不规则变形、狭窄、拉长或充盈缺损（图 44－1）。肿瘤过大影响肾功能时，排泄性尿路造影病肾不显影，可以行逆行肾盂造影。超声、肾动脉造影、CT、MRI 等有助于早期发现肾癌并有助于鉴别其他肾实质病变。特别是超声检查，简单易行，可作为常规体检，发现尚未出现临床症状的肾癌，准确性接近 CT。

【治疗】

根治性肾切除术是肾癌的主要治疗方法。除开放性手术外，近年来国内外已广泛应用腹腔镜开展根治性肾切除术。根治性肾切除术应切除肾脏及其周围的肾脂肪囊和肾门淋巴结。肿瘤位于肾脏上极或大的肾脏肿瘤一般应同时切除同侧肾上腺。术中提前阻断肾动、静脉可减少术中出血和肿瘤扩散。

肾癌合并肾静脉、腔静脉癌栓者，手术时应同时取出。小于 4cm 的单发肿瘤也可行保留肾脏的肾部分切除术或肿瘤剜除术。肺、骨及脑的单个转移灶也可行手术治疗。

肾癌对化疗、放疗并不敏感。

免疫治疗对转移癌有一定疗效。

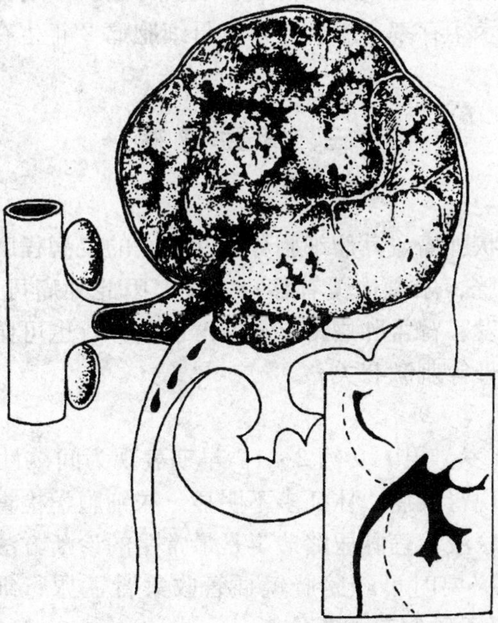

图 44－1　左肾癌及其肾盂造影所见

实质肿块压迫肾盏、肾盂，穿破肾盂引起血尿，癌栓侵入肾静脉，局部淋巴结转移

二、肾母细胞瘤

【病理】

肾母细胞瘤亦称肾胚胎瘤或 Wilms 瘤，是婴幼儿最常见的腹部肿瘤。肿瘤从胚胎性肾组织发生，是上皮和间质组成的恶性混合瘤，包括腺体、神经、肌肉、软骨、脂肪等。肿瘤生长极快，柔软。切面均匀呈灰黄色，但可有囊性变和块状出血，肿瘤与正常组织无明显界限。可血行转移。早期即侵入肾周围组织，但很少侵入肾盏、肾盂内。

【临床表现】

多数在 5 岁以前发病，2/3 在 3 岁以内。男女发病数相近，偶见于成人。消瘦的婴幼儿腹部发现迅速生长的巨大包块是本病的特点，多在洗澡、穿衣时发现。肿瘤生长迅速，很少侵入肾盏肾盂，故血尿不明显。其他常见症状还有发热、疼痛和高血压等。血中肾素活性和红细胞生成素可高于正常。

【诊断与鉴别诊断】

婴幼儿腹部发现进行性增大的肿瘤，首先应想到肾母细胞瘤的可能。超声、X 线、CT、MRI 对诊断有决定性意义。肾母细胞瘤应与肾上腺神经母细胞瘤和巨大肾积水相鉴别。肾上腺神经母细胞瘤早期就可转移至颅骨和肝等，尿路造影可见显影正常的肾被肿瘤向下推移。肾积水柔软，有囊性感，时大时小，表面光滑，超声及 CT 检查很容易和肿瘤鉴别。

【治疗】

手术、放疗和化疗是治疗肾母细胞瘤的三种主要方法。早期经腹行肾切除术。手术配合放疗和化疗可显著提高手术生存率。综合治疗肾母细胞瘤 2 年生存率可达 60％～94％，2～3 年无复发可视为治愈。

三、肾盂肿瘤

【病理】

多数为移行细胞乳头状肿瘤，其瘤细胞分化和基底的浸润程度可有很大差别。因为泌尿系统的肾盂、输尿管、膀胱、尿道均覆有移行上皮，因此肿瘤可同时或先后在不同部位出现。肿瘤有单发，亦有多发。肾盂肿瘤常有早期淋巴转移，也可血行转移。肾盂鳞状细胞癌罕见，多与长期尿石、感染等刺激有关。

【临床表现与诊断】

发病年龄多在 40～70 岁，男：女约 2：1。早期表现为间歇性无痛性肉眼血尿，常无肿物，血块阻塞输尿管可出现肾绞痛，体征多不明显。尿细胞学检查易发现癌细胞，膀胱镜检查可见输尿管口喷出血性尿液，静脉尿路造影是最常用的诊断方法。尿路造影片肾盂内充盈缺损、变形（图 44－2）。必要时可经膀胱镜插管收集肾盂尿行细胞学检查。输尿管肾镜、超声、CT、MRI 对诊断肾盂肿瘤有重要价值。

【治疗】

手术切除肾及全程输尿管，包括输尿管开口部位的膀胱壁。肾盂肿瘤由于病理差异极大，预后也很悬殊，术后 5 年生存率在 30％～60％。随诊中应注意其余尿路上皮器官发生肿瘤的可能性。

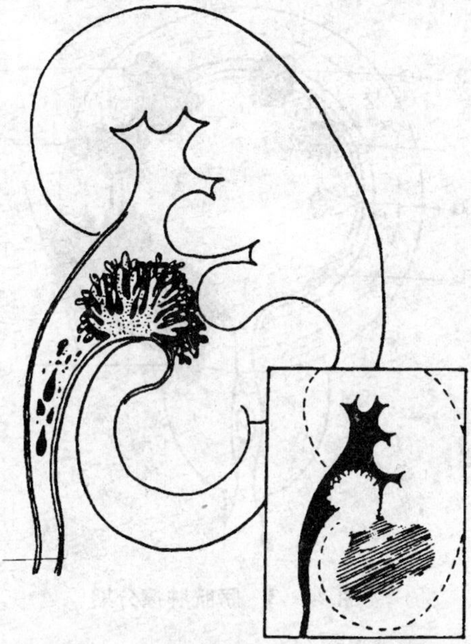

图 44-2　肾盂肿瘤及其肾盂造影所见

肾盂乳头状癌：血尿、梗阻引起肾下盏积水、肾盂造影有充盈缺损

第二节　膀胱肿瘤

膀胱肿瘤是全身比较常见的肿瘤之一，在泌尿系肿瘤中，其发病率及死亡率均占首位。

【病因】

目前对膀胱肿瘤的病因研究很多，但多数病因尚不完全清楚。现已肯定制造染料的中间产物或橡胶塑料工业的防老化剂苯胺类化学物质是膀胱致癌物质，长期接触这类物质容易发生膀胱癌。但个体差异极大，潜伏期很长。生活中吸烟是膀胱癌重要致癌物质，食用糖精是辅助致癌质。色氨酸代谢异常可为膀胱癌病因。寄生在膀胱的埃及血吸虫病、膀胱黏膜白斑、腺性膀胱炎、膀胱慢性感染、结石长期刺激、尿潴留等也与膀胱癌发生有关。近年分子生物学技术的进步，使个体遗传学易感性日益受到重视。

【病理】

与肿瘤组织类型、细胞分化程度、生长方式和浸润深度有关，其中以细胞分化程度和浸润深度最为重要。膀胱肿瘤 95% 为上皮性肿瘤，绝大部分为移行细胞乳头状肿瘤，少数是鳞癌和腺癌。非上皮性肿瘤以肉瘤多见。膀胱肿瘤多数分布在膀胱侧壁和后壁，其次为三角区和顶部。肿瘤可以单发，也可以多中心发生，也可同时或先后伴有肾盂、输尿管、尿道肿瘤。在临床上分期主要根据肿瘤浸润深度，可分为：原位癌 T_{is}；乳头状无浸润癌 T_a；限于固有层以内癌 T_1；浸润浅肌层癌 T_2；浸润深肌层或已穿透膀胱壁癌 T_3；浸润前列腺或膀胱邻近组织癌 T_4（图 44-3）。

膀胱肿瘤扩散主要向深部浸润，直至膀胱外组织。淋巴转移常见，血行转移多在晚期。

【临床表现】

膀胱肿瘤高发年龄在 50～70 岁，男性明显多于女性。无痛性肉眼血尿是膀胱肿瘤最常

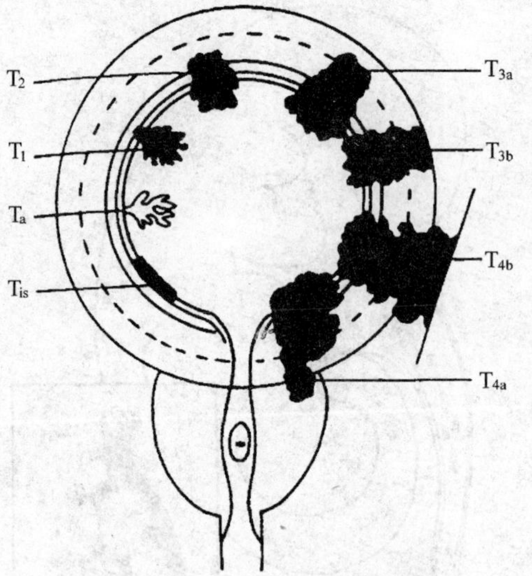

图 44－3 膀胱肿瘤分期

见和最重要的症状。约 80%的患者以血尿就诊。血尿间歇出现，可自行停止或减轻，易造成“治愈”或“好转”的错觉。出血量或多或少，一般表现为全程血尿，终末加重。出血量和肿瘤大小、数目、恶性程度常并不一致。

肿瘤侵犯膀胱三角区及合并感染或结石时也可出现尿频、尿痛等膀胱刺激症状。肿瘤侵犯或压迫输尿管开口可致患侧上尿路积水。肿瘤阻塞膀胱出口时发生排尿困难，尿潴留。血尿严重或晚期患者可出现贫血、恶液质等全身症状。晚期患者可见到下腹部浸润性肿块。盆腔广泛浸润时可出现腰骶部疼痛、下肢水肿。

【诊断】

1. 病史　血尿是诊断膀胱癌的重要线索，特别是 40 岁以上，出现无痛性血尿时应想到泌尿系统肿瘤的可能，而其中膀胱肿瘤尤为多见。

2. 尿液脱落细胞检查　膀胱肿瘤病人的尿中容易找到脱落的肿瘤细胞，方法简便。应用尿检查端粒酶、膀胱肿瘤抗原（BTA）、抗基质蛋白（NMP22）等可提高膀胱癌检出率。

3. 膀胱镜检查　可直接看到肿瘤所在部位、大小、数目、形态、蒂部情况和基底浸润程度等，膀胱镜检查时要注意肿瘤与输尿管口和膀胱颈的关系，应同时取活检做病理检查，通过膀胱镜检查可以确诊膀胱肿瘤，是诊断膀胱肿瘤的可靠方法。

4. B 超检查　日益受到重视，可发现 0.5cm 以上的膀胱肿瘤，应用经尿道超声扫描能比较精确地了解肿瘤浸润的范围和分期。

5. X 线检查　排泄性尿路造影可显示肾盂、输尿管内有无肿瘤，以及肿瘤对上尿路的影响。较大的膀胱肿瘤膀胱造影片可见充盈缺损，浸润膀胱壁时可见膀胱壁僵硬不整齐。

6. CT、MRI　对评价肿瘤浸润膀胱壁深度、局部转移病灶、盆腔淋巴结转移有重要价值。

7. 膀胱双合诊　可检查肿瘤的浸润范围、深度及与周围组织、器官的关系。

8. X 线、B 超、CT、骨扫描等用于检查肺、肝、骨转移情况。

【治疗】

以手术治疗为主，手术治疗方法的选择主要依据肿瘤的病理类型和肿瘤的分期。手术治疗方法主要包括：经尿道肿瘤电切或激光切除术、膀胱切开肿瘤切除术、膀胱部分切除术及膀胱全切除术等。

1. 经尿道手术　适用于 T_{is}期，T_a 期和绝大部分 T_1期，局限的 T_2期肿瘤。

2. 膀胱切开肿瘤切除术　适用于 T_{is}、T_a、T_1期和局限的 T_2期肿瘤。

3. 膀胱部分切除术　适用于 T_2期和部分 T_3期肿瘤。切除范围包括距肿瘤周围 2cm 以内的全部膀胱壁，输尿管在切除范围内时，需在膀胱其他部位行输尿管膀胱吻合术。

4. 膀胱全切除术　肿瘤多发或侵犯三角区，复发性肿瘤应行膀胱全切术，包括前列腺、精囊在内。膀胱全切除术后行尿流改道。

保留膀胱的手术，术后膀胱内须定期灌注 BCG、塞替派、丝裂霉素、羟基树碱、吡柔比星等抗癌药以预防和推迟肿瘤复发。

【预后】

取决于肿瘤病理及病人本身的免疫能力。T_a、T_1期细胞分化良好者，5 年生存率 80％以上，细胞分化差者 5 年生存率 40％。膀胱部分切除术：T_2期 5 年生存率 45％，T_3期 5 年生存率 23％。膀胱全切除术：T_2、T_3期 5 年生存率 16％～48％。T_4期不做治疗多在一年内死亡。凡癌症死亡者，多数死于癌转移和肾衰竭。

第三节　阴茎癌

阴茎癌过去是我国男性最常见的恶性肿瘤，随着人们生活水平的提高和卫生条件的改善，发病率明显降低，现已成为少见肿瘤。

【病因】

阴茎癌绝大多数发生于包茎或包皮过长的病人，是包皮垢积聚在包皮内长期刺激所致，是可以预防的肿瘤。人乳头状病毒（HPV）是阴茎癌致癌物质。

【病理】

主要是鳞癌，癌肿分乳头型和结节型，常见是乳头型，结节型亦称浸润型。阴茎癌好发于阴茎龟头、冠状沟及包皮内板等处。乳头型以向外生长为主，可穿破包皮；结节型向深部浸润，进展快，易形成溃疡。由于阴茎筋膜和白膜坚韧，癌肿很少浸润尿道海绵体，不影响排尿。淋巴转移常见，最先至腹股沟淋巴结，后至股管和髂窝淋巴结。血行转移少见，肿瘤侵犯海绵体者易发生血行转移，可转移至肺、肝、骨骼、脑等。

阴茎癌易合并感染而致难以控制的进行性溃烂，甚至脓毒血症。

【临床表现】

多见于有包茎和包皮过长的中老年人。病变开始为丘疹或红斑，以后形成结节、溃疡和肿物。有血性分泌物自包皮口流出。多数病人有包茎，不易发现肿瘤，肿瘤穿破包皮呈菜花样（图 44－4），表面破溃，分泌物有恶臭味。肿物发展可侵犯整个阴茎，就诊时常有腹股沟淋巴结转移。晚期患者可出现消瘦、贫血甚至恶液质等全身症状。

【诊断】

根据患者包茎和包皮过长的历史，以及肿瘤特有的形状和恶臭味，诊断不困难，不易确

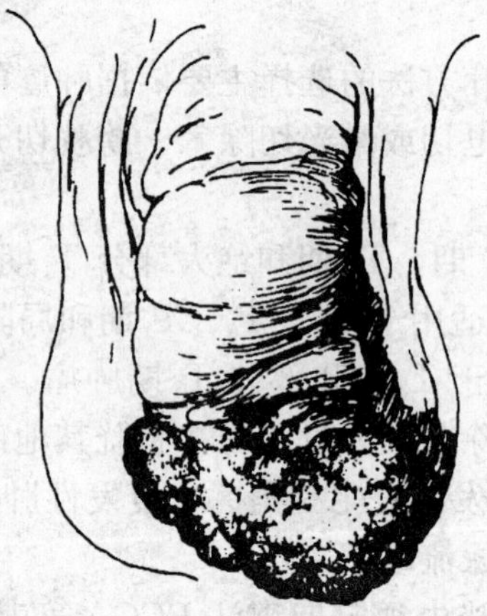

图 44-4　阴茎癌

诊时可行活体组织检查，包括肿大淋巴结是否为转移。

【治疗】

以手术治疗为主，亦可行放射和化学治疗。

1. 手术治疗　肿瘤小，局限在包皮者可仅行包皮环切术。原位癌可用激光治疗。阴茎癌一般需行阴茎部分切除术，至少在癌以上 2cm 处切断，如残留阴茎过短不能站立排尿和性交时，应行阴茎全切术。有淋巴转移者在原发病灶切除术后 2～6 周，控制感染后行双侧腹股沟淋巴结清除术。

2. 放射治疗　早期和年轻患者阴茎癌可行放射治疗。但放射治疗疗效不理想，大剂量时尚可引起尿道瘘和尿道狭窄等。

3. 化学治疗　博来霉素、甲氨蝶呤等对阴茎癌有良好疗效，可配合手术和放疗。

【预后】

阴茎癌进行性进展，手术后 5 年生存率 53%～90%，有淋巴转移者 5 年生存率 20%～55%。淋巴清扫术加术后辅助化疗可提高 5 年生存率。

第四节　睾丸肿瘤

睾丸肿瘤比较少见，但在阴囊部肿瘤中仍以睾丸肿瘤最为常见，多为恶性。病因不清楚，可能与种族、遗传、隐睾、损伤及内分泌等有关。原发睾丸肿瘤可分为生殖细胞肿瘤和非生殖细胞肿瘤，其中以生殖细胞肿瘤中精原细胞瘤最为常见。非精原细胞瘤有胚胎癌、畸胎癌等。多数睾丸肿瘤早期即发生淋巴转移。晚期可出现血行转移，其中最常见的是肺转移。

【临床表现与诊断】

睾丸肿瘤多发生于 20～40 岁。表现睾丸肿大，但仍保持原形，表面光滑，质硬而沉重，少数有疼痛。附睾、输精管多无异常。肿瘤标记物质的检查如甲胎蛋白（AFP）、绒毛膜促性腺激素（β-HCG）以及 B 超检查有助于睾丸肿瘤与鞘膜积液、附睾炎和睾丸肿瘤类型的鉴别。

【治疗】

以手术切除肿瘤为主。精原细胞瘤对放射治疗敏感，术后应行区域X线照射，可提高治愈率。肚胎癌和畸胎癌应包括腹膜后淋巴结清扫和相应的化疗，可望改善预后。

第五节 前列腺癌

前列腺癌在欧美是占第二位的常见男性恶性肿瘤，我国少见，近年发病率迅速增加。前列腺癌病因尚未查明，可能与遗传、饮食、环境、生活习惯及性激素等有关。前列腺癌98%是腺癌，常从前列腺外周带发生。前列腺癌大多数为激素依赖型，可经局部、淋巴和血行转移，血行转移以脊柱和骨盆最为多见。

【临床表现与诊断】

前列腺癌缺乏特异性临床表现。早期前列腺癌常无明显临床表现，常在直肠指诊、超声检查或前列腺增生手术标本中偶然发现。较大的前列腺癌其主要临床表现包括：①膀胱出口梗阻症状。该类症状无特异性，类似前列腺增生症的临床表现；②肿瘤局部浸润症状。尿道浸润表现为尿频、尿痛和血尿。直肠浸润表现为血便等。膀胱三角区浸润表现为尿路刺激性症状及因输尿管开口梗阻所致的上尿路积水症状；③远处转移性症状。如骨转移所致的骨痛、病理性骨折、脊髓受压引起的神经病状等。直肠指诊、经直肠超声检查、血清前列腺特异抗原（PSA）测定、前列腺穿刺活检是诊断前列腺癌的基本方法。

【治疗】

前列腺癌一般发展缓慢，早期局限性的前列腺癌可观察等待，不作处理。行前列腺癌根治术应根据患者的年龄、全身状况、临床分期和病理级别综合考虑。晚期前列腺癌行内分泌治疗，采用睾丸切除术配合抗雄激素制剂或药物去势。内分泌治疗可改善患者症状，但生存期无明显延长。放射治疗对前列腺癌局部控制有良好效果。

（于昌连　那日苏）

第四十五章　泌尿、男生殖系统其他疾病

第一节　尿道下裂

尿道下裂是男性最常见的尿道和外生殖器畸形，属常染色体显性遗传。尿道下裂是由于生殖结节腹侧纵形的尿生殖沟自后向前闭合过程停止所致，部分病例并发阴茎下曲，根据尿道外口位置将其分为阴茎头型、阴茎体型、阴茎阴囊型、会阴型（图 45－1）。

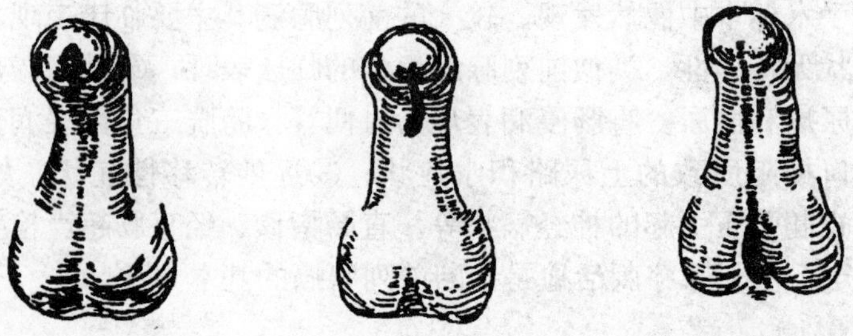

(1) 阴茎头型　　(2) 阴茎型　　(3) 阴茎阴囊型

图 45－1　尿道下裂分型

【临床表现与诊断】

阴茎头较扁平，包皮系带缺如，全部包皮转至阴茎头背侧成帽状堆积，阴茎下弯，即阴茎向腹侧弯曲。阴茎头型尿道外口开口于阴茎冠状沟部；阴茎型则开口于阴茎腹侧，阴囊型和会阴型尿道外口分别开口于阴囊和会阴部。阴囊自中央分裂成两半如阴唇，合并隐睾时因阴茎短小似阴蒂，酷似女性外阴而易被误诊，必要时可作染色体检查及 B 超检查，以确定性别和性器官。

【治疗】

手术矫正是唯一的治疗方法。手术原则是矫正阴茎弯曲畸形，使尿道口恢复或接近正常阴茎头的位置，恢复正常排尿和勃起功能。手术宜在学龄前完成，可一期完成，即矫正阴茎弯曲畸形的同时作尿道成形，亦可分期进行。根据不同下裂类型选择不同术式，但每种手术都应遵循以下原则：应尽可能切除纤维条索使阴茎伸直；利用阴茎或阴囊皮肤，亦可用游离膀胱黏膜作尿道成形，能使尿道口位于阴茎头正位；同时使阴茎外观接近正常，能站立排尿，成年后能进行正常的性生活。

第二节　隐　睾

凡出生后一侧或双侧睾丸未降入阴囊，而停留在下降途中任何部位即为隐睾。在正常人

卵子受精后 12 周至 7 个月间，睾丸由腹膜后腰部经腹股沟管逐渐下降至阴囊，故出生后睾丸一般已降入阴囊。隐睾可停留在腹膜后、腹股沟管或阴囊入口处，约 70%停留在腹股沟管内。

【病因】

导致睾丸下降异常的因素有：

1. 将睾丸引入阴囊的索状引带异常或缺如，睾丸不能由原来位置降入阴囊。

2. 睾丸对促性腺激素不敏感，失去下降动力。

3. 母体缺乏足量的促性腺激素，影响睾酮的产生和影响睾丸下降的动力。双侧隐睾与内分泌因素有关，单侧隐睾与局部机械因素有关。腹膜鞘突在睾丸之前进入阴囊，在睾丸下降不全时常合并腹股沟斜疝。

【临床表现】

隐睾中 2/3 为单侧，1/3 为双侧。右侧隐睾多见。一侧或双侧阴囊发育不全，阴囊内睾丸缺如，多数在腹股沟管部可触及睾丸。如停留在腹膜后则难触及。

睾丸生精组织对温度较敏感，正常情况下通过阴囊调节睾丸温度略低于体温，隐睾易受温度影响而导致生精上皮损害。1 岁以后即可见到生精上皮超微结构改变，2 岁时出现光镜改变，青春期后绝大多数生精上皮萎缩，故隐睾影响精子生成导致不育，间质组织不受影响。隐睾除影响生育能力，还易发生恶性变，尤其是位于腹膜后者，发生肿瘤的机会增加数十倍，隐睾外伤和扭转的几率也增加，隐睾同时影响儿童心理健康。

【治疗】

1 岁以内的隐睾仍有自行下降的可能，可以等待观察。若 1 岁以后仍未下降，可应用绒毛膜促性腺激素，每周肌注 2 次，每次 1000U，一疗程 10000U，其理论基础是刺激睾丸间质细胞而增加睾酮的产生。亦可用黄体生成素释放素（LHRH）鼻喷剂戈那瑞林。青春期前无论是单侧还是双侧隐睾均应行睾丸固定术，手术的最好年龄是 1 岁。手术关键是充分游离和松解精索，达到引睾丸入阴囊的目的。若睾丸萎缩或精索过短经延长后无法拉入阴囊，可作睾丸切除或自体睾丸移植术。合并腹股沟斜疝者同时作疝修补术。

第三节　精索静脉曲张

精索静脉曲张是指精索内静脉蔓状静脉丛的异常伸长、扩张和迂曲。多见于青壮年，以左侧发病最为多见，近来发现双侧精索静脉曲张的患者也占有较大的比例。

【病因与病理】

精索内静脉的静脉瓣膜不很健全，而且行程长，周围支持的结缔组织又较薄弱，易发生曲张。尤其是左侧精索内静脉比右侧长 8～10cm，且压力大，左侧精索内静脉呈直角注入左肾静脉，左肾静脉通过主动脉和肠系膜上动脉之间，左精索内静脉下段位于乙状结肠后面，这些解剖结构使左精索内静脉容易受压，血流阻力大，因此左侧精索静脉曲张更为多见。腹膜后肿瘤、肾肿瘤压迫精索内静脉，癌栓栓塞肾静脉，使血流回流受阻，可以引起继发性精索静脉曲张（图 45 - 2）。

精索静脉曲张病人因为静脉扩张、血液滞留，局部温度升高，生精小管变性，睾丸组织内 CO_2 蓄积，血内儿茶酚胺、皮质醇、前列腺素的浓度增加影响睾丸生精功能。双侧睾丸

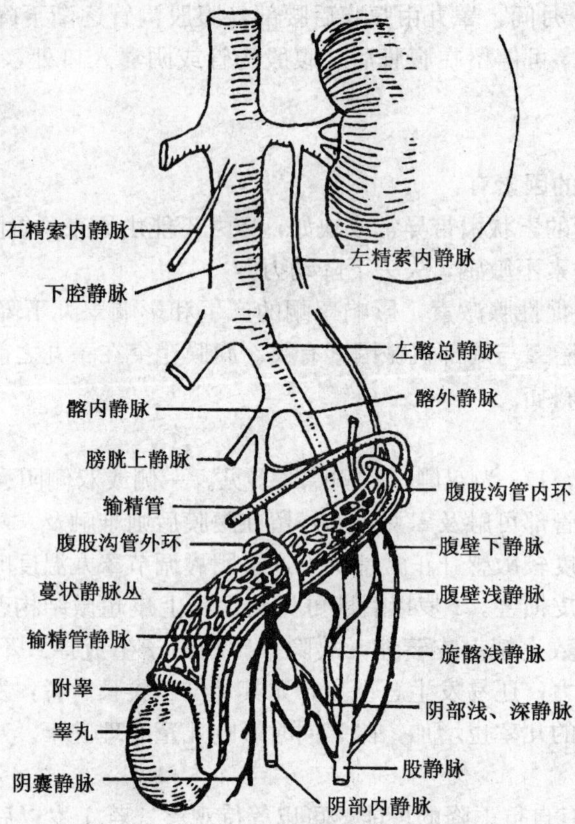

图 45－2　精索静脉回流示意图

的静脉系统间有丰富的吻合支，往往会使健侧睾丸的生精功能亦受到影响，所以精索静脉曲张是造成男性不育不容忽视的因素之一。

临床上对精索静脉曲张患者进行精液检查，多数患者均有精子数量减少、精子活力下降、未成熟和尖头精子数量增加，严重者可无精子。半数以上患者手术后精液检查结果常有改善。

【临床表现】

病变轻的，一般多无症状，仅在体检时发现。常见症状为患侧阴囊坠胀感、隐痛，可向下腹部、腹股沟或腰部放散，行走过多、站立过久则症状加重。平卧休息后症状缓解或消失。如卧位时静脉曲张不消失则可能为继发，应查明原因。

【诊断】

立位检查可见患侧阴囊松弛下垂，触诊时曲张的静脉似蚯蚓团块。平卧后缩小或消失。体征不明显时嘱病人站立位屏气，增加腹压则显现曲张静脉。多普勒超声检查、放射性核素^{99m}锝阴囊显像可帮助诊断。若属继发性精索静脉曲张，需检查同侧腹膜后是否由肿瘤压迫所致。

【治疗】

无症状或症状轻者，可用阴囊托带或穿紧身内裤，症状重或精液异常者行手术治疗。传统手术方法是经腹股沟切开在内环上方作精索内静脉高位结扎、切断。近年应用腹腔镜行精索内静脉高位结扎、切断术，该方法创伤非常小、疗效好、恢复快，是值得推广的手术方法。

第四节　鞘膜积液

鞘膜囊内积聚的液体超过正常量而形成囊肿者，称为鞘膜积液。

【病因】

在胎儿发育过程中，睾丸由腹膜后经腹股沟管下降至阴囊，同时附着于睾丸的腹膜也下移而形成鞘状突。出生前后大部分鞘状突闭合，仅睾丸部分形成一鞘膜囊，其紧贴睾丸表面的称脏层，而靠近阴囊组织的称壁层。正常时鞘膜囊内仅有少量浆液，当鞘膜的分泌与吸收功能失去平衡，如分泌过多或吸收过少，都可形成鞘膜积液。

【类型】

依鞘状突在不同部位闭合不全，鞘膜积液分为四种类型（图 45－3）。

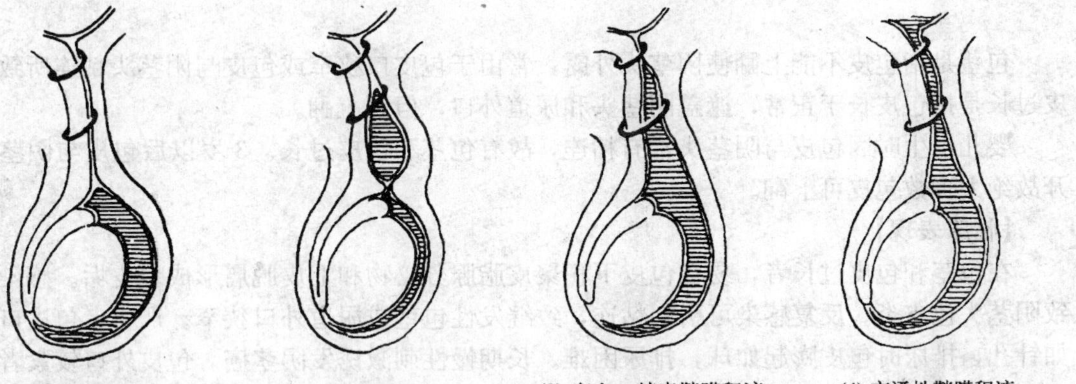

(1) 睾丸鞘膜积液　(2) 精索鞘膜积液　(3) 睾丸、精索鞘膜积液（婴儿型）　(4) 交通性鞘膜积液（先天性）

图 45－3　各类鞘膜积液

1. 睾丸鞘膜积液　睾丸固有鞘膜内积液增加，是最多见的一种。阴囊形成球形或梨形肿物，睾丸被包裹不易触及。可分原发性和继发性，前者病因不明，后者可因炎症、外伤、肿瘤和丝虫病等引起。

2. 精索鞘膜积液　鞘状突的两端闭合，而中间的精索鞘膜囊未闭合而形成囊性积液，积液与腹腔、睾丸鞘膜囊都不相通，又称精索囊肿。肿物沿精索而生长，其下可扪及正常睾丸。

3. 睾丸、精索鞘膜积液（婴儿型）　鞘状突在内环处闭合而其他部分未闭合。精索部的鞘膜与睾丸固有鞘膜形成一体的积液。外观呈梨形，与腹腔不相通。

4. 交通性鞘膜积液（先天性）　鞘状突完全未闭合，鞘膜囊的积液可经一小管与腹腔相通，又称先天性鞘膜积液。当交通口大，肠管或大网膜进入鞘膜囊时，称先天性腹股沟疝。

【临床表现】

小儿鞘膜积液无明显症状，常为偶然发现，表现为阴囊内有囊性肿块，逐渐增大。积液量少时无不适，积液量多时阴囊下坠感。巨大鞘膜积液时，阴茎缩入包皮内，影响排尿、行走和劳动。

【诊断与鉴别诊断】

根据典型临床表现和病史，诊断容易。睾丸鞘膜积液呈球形或椭圆形，光滑而有囊性感，触不到睾丸和附睾，透光试验阳性。精索鞘膜积液位于腹股沟或阴囊上方，与睾丸有清楚的分界。婴儿型鞘膜积液呈梨形。交通性鞘膜积液的大小可随体位而改变。

鞘膜积液应与睾丸肿瘤和腹股沟斜疝相鉴别，睾丸肿瘤为实性肿块，质地坚硬，患侧睾丸有沉重感，透光试验阴性。腹股沟斜疝的阴囊内容物挤压可还纳，有时闻及肠鸣音，透光试验阴性。B超有助于鉴别。

【治疗】

婴儿的鞘膜积液常可自行吸收，不需手术治疗。如积液量少，无任何症状，亦可不手术。睾丸鞘膜积液量多，伴明显症状，行鞘膜翻转术，即将壁层鞘膜切开后翻转并缝合。精索鞘膜积液需将鞘膜囊全部切除。交通性鞘膜积液，作鞘膜囊高位结扎及鞘膜翻转术。

第五节　包茎和包皮过长

包茎是指包皮不能上翻使阴茎头外露，常由于包皮口狭窄或包皮与阴茎头粘连所致。包皮过长是指包皮长于正常，遮盖阴茎头和尿道外口，但可上翻。

婴儿出生时因包皮与阴茎头常有粘连，故有包茎和包皮过长。3岁以后包皮与阴茎头分开故绝大多数包皮可上翻。

【临床表现】

在包茎和包皮过长者，易在包皮下积聚皮脂腺分泌物和上皮脱屑形成包皮垢。感染后导致阴茎头包皮炎。反复感染可引起粘连，致继发性包茎或尿道外口狭窄。严重者包皮口狭小如针孔，排尿时包皮膨起如球，排尿困难。长期慢性刺激诱发阴茎癌。包皮外口较紧者，如强行上翻而未及时复位，使包皮紧勒于冠状沟引起远端包皮和阴茎头回流障碍，发生水肿、淤血，甚至溃烂、坏死，称为嵌顿性包茎。

【治疗】

包茎应及早手术治疗。包皮过长而易于翻转可不手术，但应保持清洁。包皮过长，开口狭窄，屡发感染者应尽早手术。

对嵌顿性包茎，应先行手法复位，如复位失败，即作包皮背侧切开术。

（康绍叁　曹凤宏）

第四十六章　泌尿系梗阻

第一节　概　述

泌尿系统从肾小管开始至尿道外口或包皮口是一个粗细不等的管道。任何能使该管道狭窄或神经肌肉功能障碍，影响尿液排出的疾病，均可造成泌尿系管腔的梗阻。泌尿系统许多疾病与泌尿系梗阻又互为因果，如感染和结石可引起梗阻，而梗阻又可以是感染和结石的诱因。因此，在治疗时必须同时解决管道的通畅问题。梗阻发生在输尿管膀胱开口以上称为上尿路梗阻。上尿路梗阻后积水发展较快，对肾功能影响也较大。临床上单侧多见，亦可为双侧。梗阻发生在膀胱及其以下者称为下尿路梗阻。由于膀胱的缓冲作用，梗阻后对肾功能的影响较缓慢，但最终可造成双侧肾积水。

【病因】

泌尿系梗阻的病因很多，可由泌尿系统本身或泌尿系统以外的一些病变引起。有的是先天性疾病，但多数是后天性疾病所致（表 46-1）。

表 46-1　泌尿系梗阻的原因

	上尿路	下尿路
先天性疾病	海绵肾、多囊肾	膀胱输尿管反流
	异位肾	后尿道瓣膜
	肾盂输尿管连接部狭窄、异位血管和纤维带	精阜增生
	肾盂旁囊肿	尿道上裂
	巨输尿管	尿道下裂
	输尿管膨出	外尿道口狭窄
	输尿管瓣膜	包皮口狭窄
	腔静脉后输尿管	
	输尿管异位开口	
泌尿系疾病	泌尿系结核	膀胱尿道结石
	肾及肾盂肿瘤	膀胱肿瘤
	肾结石	输尿管间嵴增生
	输尿管肿瘤	膀胱挛缩
	输尿管狭窄、炎症	前列腺增生、肿瘤
	输尿管结石	尿道损伤
	输尿管损伤	尿道狭窄、炎症
		尿道肿瘤
非泌尿系疾病	腹膜后肿瘤、盆腔肿瘤	直肠癌
	宫颈癌蔓延输尿管下端	神经源性膀胱排尿功能障碍
	腹膜后纤维化	处女膜伞
	盆腔肿瘤放疗后反应	
	妊娠	

【分类】

泌尿系梗阻的分类方法较多，现就梗阻的性质、部位、程度及急缓予以分类。

（一）梗阻的性质　分为机械性与动力性梗阻。以前者多见，主要是由于泌尿系统内或泌尿系统外病变造成管腔阻塞或受压而致梗阻。动力性梗阻指泌尿系统管腔并无阻塞或狭窄，是由于神经、肌肉功能障碍，不能向远端输送尿液所致的梗阻。

（二）梗阻的部位　以输尿管在膀胱内开口为界，分为上、下尿路梗阻。上尿路梗阻发生后，引起肾积水较快，可为单侧，也可为双侧。下尿路梗阻时，因膀胱的缓冲作用，肾积水较上尿路梗阻发生缓慢，但会导致双侧上尿路的病理生理改变，严重者可造成肾功能损害。

（三）梗阻的程度　分为完全性与不完全性梗阻。双侧完全性梗阻可导致急性肾衰竭，应紧急处理，不完全性梗阻可发展为完全性梗阻。所以，不完全性梗阻也应及时治疗。

（四）梗阻的急缓　分为急性梗阻与慢性梗阻。前者病情发展快，临床表现明显；后者病情进展缓慢，临床表现不典型，故早期不易发现。

【病理生理】

泌尿系梗阻的基本病理改变是梗阻以上尿路管腔内压力增高，为克服梗阻，初期管壁肌肉增厚，以增加其收缩力。后期，即为失代偿期，管壁肌肉萎缩、变薄、张力减退。膀胱以下长期梗阻时，可导致输尿管膀胱连接部的活瓣作用丧失，尿液逆流一侧或双侧输尿管，而造成肾积水，肾功能损害。泌尿系梗阻时对肾的影响是使肾盂内压升高，并经集合管传至肾小管、肾小球，当这个压力达到肾小球滤过压时，肾小球停止滤过，但肾内血液循环仍保持正常。梗阻后肾盂压力超过 9.8～12.7kPa（100～130mmH_2O）时，在肾盏穹窿部开始出现小的裂隙，肾盂内尿液通过该裂隙可直接进入肾实质的静脉和淋巴管内，也可通过肾窦渗至肾盂或肾周围，从而降低肾盂内压力，肾小管、肾小球囊内压力亦随之降低，肾小球滤过恢复，在急性短时间梗阻时不致严重危害肾组织，维持肾功能。在慢性梗阻时，这种缓冲作用，对延缓疾病的发展有重要意义。但所形成的尿液不是进入输尿管，而是进入了肾实质内。如梗阻不解除，继续分泌尿液，肾小管，尤其肾曲小管内的压力逐渐升高，压迫附近的血管，肾血流量减少，引起肾组织的缺氧和萎缩。肾积水时肾盂扩张、壁变薄，肾乳头萎缩变平，肾实质萎缩、变薄，肾盂容积增大，严重者可成为一个巨大水囊。急性完全性梗阻时，肾盂仅轻度扩张，而肾实质很快萎缩，因此，肾无明显增大。部分梗阻或间歇性梗阻引起的肾积水其容量可超过 1000ml。下尿路急性梗阻首先出现尿潴留；慢性梗阻时，早期膀胱肌层代偿性增厚，肌束隆起形成膀胱小梁小室，随梗阻加重或病程延长，膀胱代偿功能仍不能克服排尿阻力时，则出现膀胱残余尿的增多，膀胱壁变薄、无张力，而引起膀胱输尿管反流的失代偿改变。如梗阻部位在尿道的远端，梗阻近端尿道扩张后，还容易并发尿道憩室或感染而形成尿瘘。

泌尿系统梗阻后常见的并发症是感染和结石。梗阻后因尿液停滞，肾组织受损及尿外渗等，有利于细菌侵入、繁殖和生长，引起感染。而且感染难以控制，易发展为菌血症，梗阻造成尿流停滞与感染，可促进结石形成。

第二节　肾积水

尿液从肾盂排出障碍，导致肾盂内压力增高、肾盂肾盏扩张、肾实质萎缩变薄称为肾积水。肾积水是尿流梗阻的结果，积水量超过1000ml或小儿超过其24小时尿量时称为巨大肾积水。肾积水有时呈间歇性发作，称为间歇性肾积水。

【临床表现】

肾积水本身可毫无症状，有时可有腰酸胀不适，上腹部包块，早期多在体检或检查其他疾病时被发现。主要以原发病的症状为临床表现。间歇性肾积水发作时患侧腰腹部剧烈绞痛，伴恶心、呕吐，尿量减少，患侧腰腹部有时可扪及包块，经过若干天后，排出大量尿液，疼痛缓解，腰腹部包块明显缩小或消失。

（一）疼痛　腰部疼痛是肾积水的重要症状，发病缓慢者，疼痛不明显或钝痛，急性梗阻时疼痛较重或出现肾绞痛。

（二）腹部肿块　上尿路梗阻引起肾积水，肾体积增大出现较早，上腹部可触及肿块，较大肾积水肿块有囊性感。小儿巨大肾积水时，肿块透光试验可呈阳性。

（三）高血压　肾积水患者出现高血压可能与尿毒症、水潴留有关，多数在肾积水治愈后恢复正常。

（四）血尿　血尿与原发病有关。肾积水时血尿不明显，但并发感染或肾绞痛后血尿可加重。

（五）其他症状　肾积水合并感染时出现急性肾盂肾炎表现，双侧急性完全梗阻时，出现无尿和急性肾衰竭的一系列表现。下尿路梗阻引起肾积水常较晚，临床表现为不同程度的肾功能损害，严重出现贫血、乏力、食欲不振、恶心等尿毒症症状。

【诊断】

肾积水的诊断应进行以下检查，以明确肾积水的原因、程度、梗阻的部位和肾的功能情况，为选择恰当的治疗方法提供依据。

（一）实验室检查　一侧肾积水由于对侧肾的代偿功能，血尿素氮、肌酐、肌酐清除率等无异常。单肾或双侧肾严重积水时，血尿素氮、肌酐升高，肌酐清除率降低。

（二）超声检查　该检查是诊断肾积水的首选方法，可了解双肾情况，积水多少，并能了解肾盂、输尿管扩张的程度，肾皮质萎缩情况，梗阻的部位、原因等。可鉴别是囊性或实质性包块。因B超检查定位准确，操作简便，成功率高，所以可在B超引导下经皮行肾盂穿刺造影或尿液引流术。B超对肾外壶腹型肾盂和多发性肾囊肿的检查结果有时不易与肾积水鉴别，有一定假阳性率。

（三）X线检查

1. 尿路平片　了解肾的大小、位置、肾与输尿管区有否阳性结石或钙化影。

2. 静脉尿路造影（IVU）　能了解肾功能情况，显示肾盏、肾盂、输尿管的扩张程度、梗阻的部位和病因的性质。对积水严重、肾功能不佳、显影不满意者，可采用延迟时间摄片或大剂量静脉滴注造影，有的能获得满意的诊断。若能同时录像，可动态观察肾、输尿管的收缩功能，对鉴别机械性或动力性梗阻有重要意义。

3. 逆行尿路造影　静脉尿路造影显影不满意，或肾功能差、对碘过敏不能做静脉尿路造影的上尿路梗阻者，可施行逆行性上尿路造影。特别在显示器监视下，边插管边造影，发现病变即摄X线片，并在输尿管膀胱开口处注入造影剂能了解输尿管全段情况。但要严格注意无菌操作，以免造成上行感染。

4. 经皮穿刺顺行尿路造影　对IVU不显像同时又不能耐受逆行肾盂造影或逆行肾盂造影操作困难者，可考虑作顺行性尿路造影。尤其在B超引导下经皮穿刺更安全可靠，经穿刺针或导管注入造影剂行尿路造影，同时可作分肾尿液检查及引流，借以判断肾功能的可复性。

（四）CT检查　可清楚地显示肾盂、输尿管扩张程度，肾实质的厚度和引起梗阻的病变部位、性质，鉴别肾积水与囊肿，强化扫描尚能了解肾功能状况。

（五）磁共振成像（MRI）　除有与CT相同的诊断价值外，可多平面成像，特别是磁共振尿路成像（MRU），不需碘造影剂，具有IVU和逆行尿路造影的特点，并能弥补其不足。因对尿路系统行冠状、矢状及横断扫描，对诊断梗阻的部位及性质有很重要的价值。

（六）放射性核素检查　放射性核素肾图能反映梗阻和肾功能损害的程度，特别是利尿肾图对肾积水的诊断更有意义。放射性核素肾扫描，不仅能观察肾的大小和形态，还能了解肾功能情况。

（七）输尿管镜或经皮肾镜　可查明引起肾积水的原因、部位，同时可行管腔内病变活检，狭窄段的扩张、切开，表浅肿瘤切除等治疗或置入肾造瘘管引流尿液。

【治疗】

肾积水是由于梗阻所引起，最基本治疗原则是去除病因、解除梗阻，达到保护肾功能的目的。肾积水治疗方法复杂，应根据病因、梗阻部位、肾功能情况确定具体治疗方法。如肾盂输尿管连接部狭窄可做肾盂成形术；肾、输尿管结石可行体外冲击波碎石或取石术。近年这些手术可用内镜施行，对病情危急或梗阻病因不能去除，以及并发严重尿路感染者，应在梗阻近端先行造瘘引流尿液，待肾功能改善或感染控制后再施行去除病因的手术。有时肾造瘘可作为永久性的治疗措施。对于输尿管难以修复的炎性狭窄或晚期肿瘤压迫等梗阻引起的肾积水，可经膀胱镜放置双“J”形输尿管导管长期内引流肾盂尿液，既可保护肾功能，又可显著改善病人的生活质量。对严重肾积水，肾皮质不足2mm，或并发感染形成脓肾者，若对侧肾功能正常，可施行积水肾切除。

第三节　良性前列腺增生

良性前列腺增生简称前列腺增生，是老年男性常见病。自35岁开始前列腺有不同程度的增生，但到50岁以后出现临床症状。

【病因】

前列腺增生的病因至今尚不完全清楚，可能与性激素的平衡失调有关，已知青少年时期切除双侧睾丸者，不发生前列腺增生。所以，目前公认前列腺增生发生的两个重要因素是高龄及有功能的睾丸，二者缺一不可。

【病理】

前列腺由移行带、中央带和外周带组成。其中移行带仅占前列腺组织5%，是前列腺增生的起始部位，其余95%腺体为中央带（占1/4）和外周带（3/4）。射精管从中央带通过。

多数前列腺癌起源于外周带。前列腺增生发生在移行带，主要由腺体组织、平滑肌和纤维组织增生，形成多个结节。增大的腺体向两侧和膀胱内突出，造成膀胱出口堵塞。增生的腺体可将外周腺体挤压成假包膜，即所谓的外科包膜，两者间有明显的界限。增生后可使前列腺段尿道受压变窄、弯曲、伸长，其精阜随增生的腺体向下移至接近外括约肌处。由于上述病理改变，引起排尿困难，最初膀胱逼尿肌代偿肥厚、肌束增粗并成为网状结构即小梁，黏膜从小梁间隙突出成小室，严重时可形成憩室。逼尿肌代偿性肥大时，可发生不稳定的逼尿肌收缩，使膀胱内压增高，有时出现尿失禁。随尿道受压、排尿阻力的增大，膀胱内尿液不易排空而出现残余尿。随着残余尿量的逐渐增加，膀胱内压力持续增高，导致膀胱壁扩张变薄，形成无张力膀胱，可出现充溢性尿失禁。长期膀胱高度扩张，可导致输尿管末端的活瓣作用丧失，发生膀胱输尿管反流。梗阻和反流可引起肾积水和肾功能损害而出现尿毒症，尿潴留易继发感染和结石。

【临床表现】

前列腺增生多在 50 岁以后出现症状。症状与前列腺体积大小不成比例，而决定于引起梗阻的程度、病变发展速度，以及是否合并感染等，症状可时轻时重。

（一）尿频　早期是因前列腺充血和增生组织的刺激引起排尿次数增多，尤以夜间为著。随梗阻加重，膀胱残余尿量增多，膀胱有效容积减少，尿频亦逐渐加重。若继发感染、结石时，则尿频更加严重，并伴有排尿痛。

（二）排尿困难　是前列腺增生的主要症状。症状的轻重程度与尿道受压和膀胱颈部、前列腺包膜及腺体内 α-肾上腺素受体有关，并不完全取决于前列腺的大小。如增生组织向膀胱内突出，压迫尿道内口可有明显的排尿困难。排尿困难常缓慢进行性加重，有时被认为是老年人的自然现象而不引起注意。早期出现排尿等待、排尿时间延长、尿线变细、射程短，继续发展则尿液排不净、残余尿增多和排尿呈断续或滴沥状态。

（三）尿潴留　梗阻达到一定程度时，膀胱内尿液不能全部排尽，出现膀胱残余尿。梗阻程度愈重，残余尿量愈大。过多的残余尿使膀胱收缩力减弱或丧失，而发生尿潴留。因受凉、饮酒、劳累等可诱发急性尿潴留。严重尿潴留后，膀胱过度充胀，膀胱内压力超过尿道的阻力时，尿液即自行从尿道口溢出，称为充溢性尿失禁。尤其在睡眠时盆底肌肉松弛，尿失禁更明显，所以前列腺增生患者可有尿床表现。

（四）血尿　前列腺增生组织表浅血管充血、扩张，破裂后可引起不同程度的血尿，特别是急性尿潴留行导尿快速排空膀胱时，更易诱发血管破裂引起血尿。严重血尿可造成血块填塞膀胱。

（五）其他表现　前列腺增生所致的长期尿路梗阻，继发尿路感染、结石、肾积水和肾功能损害时，则出现相应的临床表现。患者因尿频影响休息，而有倦怠、乏力。长期排尿困难导致腹压增高，可发生腹股沟疝、脱肛或内痔等。

【诊断】

50 岁以上男性老人有进行性排尿困难、尿频或急性尿潴留等临床表现，并酌情做以下检查，诊断应无困难。

（一）直肠指诊　是诊断前列腺疾病既简便又最常用的方法。排尿后直肠指诊可触到增大的前列腺表面光滑、质韧有弹性，边界清楚，中间沟浅、消失或隆起，无压痛。若增生腺体突入膀胱，直肠指诊时前列腺增大可不明显，所以，指检前列腺大小正常不能排除前列腺增生。指检同时注意直肠内有无异常肿块，肛门括约肌张力，以排除引起相似症状的神经系统疾病。

（二）B超检查　前列腺B超检查可经尿道、腹部或直肠途径进行。经尿道的检查为有创伤性检查，较少采用。经腹部或经直肠B超扫描能观察前列腺大小、形态和性质，是否突入膀胱。经腹壁超声检查可测定膀胱残余尿量，同时还能检出膀胱内有无结石、肿瘤，了解上尿路有无扩张积水，但对前列腺内部结构分辨度差。目前普遍应用经直肠B超检查。

（三）尿动力学检查　全面的尿动力学检测对前列腺增生的诊断、鉴别诊断、治疗方法的选择，疗效判定及分析术后并发症的原因，均有重要的参考价值。包括尿流率测定、充盈期膀胱测压、尿道压力图、压力/流率同步检查、排尿性尿道压力图和压力/尿道外括约肌肌电图同步检查等。尿流率测定为排尿状况的量化指标，是客观评价排尿状况的最有价值的方法，检查时要求排尿量在150～200ml，如最大尿流率＜15ml/s为排尿异常；≤10ml/s则为明显异常的证据；而最大尿流率＞10ml/s并＜15ml/s为可疑异常。尿动力学检查能了解膀胱梗阻的程度和逼尿肌功能状态（包括其稳定性、收缩性及顺应性等），并能与非梗阻性疾病相鉴别。

（四）前列腺特异抗原（PSA）测定　PSA检查是鉴别前列腺癌的重要方法之一，PSA达4.0ng/ml以上应作进一步检查，以排除前列腺癌。

（五）其他　对直肠指诊前列腺增大不明显，而有显著排尿困难或血尿者，应行膀胱镜检查或膀胱造影，以查明有无增生的腺体突入膀胱及膀胱其他疾病。对可疑合并有前列腺癌者，应在经直肠B超导向下行前列腺穿刺活组织检查或针吸细胞学检查。还可行CT或MRI检查，后者对鉴别前列腺癌有价值。在与前列腺增生的鉴别诊断中，注意神经源性膀胱功能障碍，其临床所见与前列腺增生相似，但有明显的神经系统损害的病史和体征，同时存在下肢感觉和运动障碍，有时伴有肛门括约肌松弛和反射消失，应用尿动力学检查可确定其诊断。还应与膀胱颈挛缩、前列腺癌、尿道狭窄相鉴别。

【治疗】

当前对前列腺增生的治疗方法较多，应根据病情及患者的实际情况进行选择。其治疗方案可按IPSS症状评分、尿流率、残余尿量及前列腺体积4个指标，分别采取临床观察、药物治疗和手术治疗等。

（一）临床观察　对无明显临床症状或症状比较轻的病人，症状评分≤7分，最大尿流率≥18/s，可以等待观察，不予治疗。要密切随访，如症状加重，再选择恰当的治疗方法。

（二）药物治疗　药物治疗适用于无残余尿或体弱不能耐受手术者。治疗前列腺增生的药物很多，主要是针对前列腺增生引起的与下尿路症状有关的逼尿肌病变、前列腺动力因素引起的功能性梗阻症状和增生的前列腺造成的机械性梗阻。药物包括激素、α-受体阻滞剂以及植物类药和花粉制剂等。

1. 激素类药物　5α还原酶抑制剂（非那雄胺）可降低前列腺内双氢睾酮含量，服药大约3～4个月时可使前列腺腺体缩小，改善排尿困难的症状。以往应用的雌激素因副作用太大，现不宜应用。

2. α-受体阻滞剂　α_1受体主要分布在前列腺基质平滑肌，前列腺增生时其基质增生比腺上皮更明显，阻滞α_1受体可降低平滑肌的张力，减少尿道阻力，改善排尿困难症状。常用的有特拉唑嗪、阿夫唑嗪和坦索罗辛等。

3. 植物类药和花粉制剂　前者有保前列、通尿灵等；后者有尿通、前列康及舍尼通等。因这类药物作用机制不明，疗效有限，只宜作为辅助药物。

（三）手术治疗　手术治疗前列腺增生的效果肯定，适用于梗阻严重、残余尿多于50ml、曾发生过急性尿潴留以及有膀胱结石、肾积水等并发症，全身情况能耐受手术者。对有尿路感染和心、肺、脑、肝、肾功能不全时，应先插导尿管或膀胱造瘘术作尿液引流，待全身状况改善后再行手术。经尿道前列腺切除术（TURP）具有痛苦少、损伤轻和恢复快等优点，是目前国内外治疗前列腺增生的主要手术方法。常用的开放手术有耻骨上经膀胱前列腺切除和耻骨后前列腺切除术，比较少用的有经会阴前列腺切除术。

（四）其他疗法　包括接触性、非接触性和组织内的激光治疗；经尿道高温治疗（射频和微波）；电化学治疗；经尿道气囊高压扩张术和前列腺尿道网状支架等，适用于不能耐受手术的危重病人，从而达到治疗的目的。

第四节　急性尿潴留

尿液蓄积在膀胱内不能自行排出称为尿潴留。急性尿潴留在临床上较为常见，患者极为痛苦，需正确诊断和及时处理。尿潴留与无尿不同，后者是尿的生成障碍或因双侧上尿路梗阻，尿液不能排入膀胱，膀胱呈空虚状态。

【病因】

急性尿潴留的病因很多，可概括为机械性与动力性梗阻两类。

（一）机械性梗阻　是最常见的原因，膀胱颈部和尿道的任何梗阻性病变，都可引起急性尿潴留。较常见的原因有前列腺增生，尿道损伤，尿道狭窄，膀胱或尿道结石，前列腺炎，尿道炎，尿道异物，膀胱颈部肿瘤，尿道肿瘤，输尿管膨出，处女膜闭锁，阴道积血，婴幼儿直肠内的粪块压迫，包茎、包皮粘连等。

（二）动力性梗阻　是指膀胱、尿道无器质性病变，因排尿功能障碍引起尿潴留。如中枢和周围神经系统损伤、炎症、肿瘤；麻醉、手术后，特别是腰麻和肛管直肠手术后；低血钾、高热、昏迷或药物对排尿功能的影响；各种松弛平滑肌的药物如阿托品、普鲁苯辛、山莨菪碱等；拟肾上腺素药物能使括约肌收缩；抗高血压药、抗心律失常药、钙通道阻断剂、抗组胺药物等均可引起急性尿潴留。少数患者可由精神突然受到刺激、不习惯卧床排尿而发生尿潴留。

【临床表现与诊断】

急性尿潴留除有原发病的表现外，主要有下腹胀痛、尿意急迫而排尿滴沥或不能排出，有的出现假性尿失禁。小儿或有意识障碍者，表现烦躁不安或牵拉阴茎动作。检查时耻骨上可见球状隆起，触之呈表面光滑、有弹性和压痛，叩诊为浊音的肿物。超声检查可以明确诊断。尿潴留应与无尿相鉴别，后者是指肾功能衰竭或上尿路完全梗阻，膀胱内空虚无尿，两者含义不同，不能混淆。

【治疗】

急性尿潴留的治疗原则是解除病因，恢复排尿。若病因不明或一时难以解除者，应先解除尿潴留，根据病情可选用以下方法。

（一）导尿　是解除尿潴留的首选方法，施行导尿术时应注意以下几点。

1. 严格注意无菌操作，防止感染。

2. 选用导尿管的粗细要适当，成人以16F或18F为宜，前列腺增生病人导尿有困难时采用弯头导尿管。导尿管置入后最好暂时保留，以避免反复导尿的痛苦和引起感染，如留置硅胶导尿管更为理想。

3. 要慢慢排放尿液，若潴留尿量超过1000ml时，应分次放尿至排空膀胱，防止膀胱内压突然降低引起膀胱内出血。

4. 神经源性膀胱引起的急性尿潴留，应采用无菌间歇导尿术，以减少长期留置导尿管引起感染，并有利于膀胱功能的恢复。

（二）耻骨上膀胱穿刺　导尿术失败或尿道梗阻性疾病不宜行导尿术，又无手术条件时，耻骨上膀胱穿刺抽出尿液，是减轻尿潴留患者痛苦的临时应急措施。患者平卧位，以耻骨上1～2横指正中线为穿刺部位。消毒皮肤并行局麻后，用长针垂直刺入膀胱抽出尿液。

（三）膀胱造瘘术　需暂时或永久性尿流改道的患者，可行耻骨上膀胱造瘘术。常用的方法可分为开放的耻骨上膀胱造瘘术和耻骨上膀胱穿刺造瘘术。

【附】

耻骨上膀胱穿刺造瘘术

（一）手术步骤

1. 头低足高或平卧位，常规皮肤消毒后，局部浸润麻醉。于耻骨联合上方一横指处用穿刺针作膀胱穿刺，抽到尿液后，于此部位作1cm长的皮肤切口，切开腹白线。

2. 拔出穿刺针，更换膀胱套管针，依同一方向穿刺膀胱，也可向足端倾斜70°～80°刺入，有阻力消失感后再进针2～3cm，拔出套针芯，可见有尿液流出，用相应管径的导尿管从套针腔插入膀胱，退出套针，将导尿管留于原位，用丝线将其固定于皮肤。

（二）注意事项

1. 穿刺位置不宜过高，以免损伤腹膜或肠管。不可偏离正中线，否则有刺伤腹壁下动、静脉的危险。穿刺针过于向耻骨方向倾斜可损伤前列腺静脉丛，引起血肿或出血。

2. 用套管针穿刺膀胱造瘘时，造瘘管的外径与套管的内径必须相适宜，如造瘘管过细，术后可由膀胱造瘘口周围渗尿。穿刺成功后要立即置入造瘘管，以免膀胱随尿液排出而收缩，使穿刺针套退出膀胱腔致使造瘘术失败。

（三）术后处理

1. 将导尿管与一条橡皮管相连接，把尿液收集于清洁的玻璃瓶内或直接连接引流袋。急性尿潴留的患者需缓慢放出尿液，因如有心功能不全患者迅速排空膀胱，有可能导致休克。

2. 尿液引流不畅或漏尿时，应首先注意造瘘管是否堵塞，再调整造瘘管位置。若漏尿或尿外渗严重时，应做开放性膀胱造瘘术。术后冲洗造瘘管防止堵塞。

3. 用生理盐水或1/2000呋喃西林溶液间歇冲洗膀胱。需长期留置膀胱造瘘管者，首次更换造瘘管时间应为3周后，此后应每月更换1次，以防尿垢沉着，影响尿液引流，继发感染和结石形成。

（王振潮）

第四十七章　男科学及男性节育

第一节　男性性功能障碍

正常男性性功能包括性欲（libido）、性兴奋、阴茎勃起（erection）、性交、射精和性高潮等过程。这一过程是正常的心理、神经、内分泌系统、血管系统及正常生殖系统参与下完成的一个极为复杂的过程，其中主要受到大脑控制和支配。根据临床表现可分为：① 性欲改变；② 勃起障碍（erectile dysfunction，ED）；③ 射精障碍，包括早泄、不射精和逆行射精。最常见的男子性功能障碍是勃起障碍和早泄。

一、勃起功能障碍

勃起功能障碍（ED）指持续或反复不能达到或维持足够阴茎勃起以完成满意性生活。一般认为，病程至少应在3个月以上方能诊断为ED。

ED是成年男子的常见多发病，40～70岁男性半数以上患有ED。与ED相关的危险因子与下列因素有关：① 年龄增长；② 躯体疾病，包括心血管病、高血压和糖尿病、肝肾功能不全、高血脂、肥胖、内分泌疾病、神经疾病、泌尿生殖系疾病等；③ 精神心理因素；④ 用药，主要包括利尿剂、降压药、心脏病用药、安定药、抗抑郁药、激素类药、细胞毒类药、抗胆碱药等；⑤ 不良生活方式，包括吸烟、酗酒及过度劳累等；⑥ 外伤、手术及其他医源因素。80%以上的ED，都有一定的器质性病因存在。

（一）阴茎勃起有关的解剖生理和生理机制

阴茎勃起受到下丘脑性中枢调控和勃起的外周调控，阴茎勃起的基础是阴茎动脉的扩张和阴茎海绵体小梁的舒张，当动脉和小梁内平滑肌收缩时，阴茎处于松弛状态，反之，则阴茎勃起。近年研究表明性刺激过程中，阴茎海绵体内的神经元和内皮细胞内的一氧化氮（NO）释放，NO激活鸟苷酸环化酶，导致环磷酸鸟苷（cGMP）水平提高，cGMP可激活蛋白酶G使钙离子内流减少，使海绵体内平滑肌松弛，血液流入而引起勃起。阴茎勃起的发生分启动、充盈及维持三个期。启动期：当心理、神经、内分泌的刺激活动通过自主神经传出冲动，使阴茎血管和海绵体小梁平滑肌松弛，启动勃起。充盈期：平滑肌松弛使海绵体动脉和螺旋动脉扩张，海绵窦内血流增加，窦状隙呈现扩张和血液滞留状态。维持期：随着窦状隙的膨胀，海绵体小梁对白膜压力增加，从而压迫白膜下静脉，使窦状隙内血流受阻，海绵体内压力增高，结果使阴茎坚挺勃起。

阴茎勃起消退是随着射精过程出现交感神经的兴奋，使螺旋动脉和海绵体平滑肌的张力增加，使动脉血流减少，随着海绵体内压力下降，小梁对白膜下静脉压力也松解，静脉回流增加，阴茎疲软。腰骶部脊髓内有射精中枢，射精中枢的兴奋性，在正常情况下较勃起中枢为低，性交时勃起中枢的刺激经一定积累后，引起射精中枢的兴奋而出现射精，在有节律的射精动作出现的同时达到情欲高潮。射精后，性的兴奋急剧消退，阴茎逐渐松弛软化。

（二）勃起功能障碍的诊断

1. 病史　询问病人勃起功能减退的起源、持续时间、进展情况、严重程度等，有无夜间、晨间勃起及自慰勃起等。注意性欲的改变，射精情况，性高潮，性交诱发的生殖器疼痛及配偶的性功能等。询问生活习惯、有无疾病、手术等情况。

2. 勃起功能问卷　常用国际勃起功能评分（IIEF－5）表，由患者填写。包括勃起的信心、勃起的硬度、维持勃起的能力及性交满意度等5项，共25分，分数越高提示勃起功能越好。

3. 体格检查　重点是体态（第二性征等）、泌尿生殖系统（阴茎和睾丸）、心血管（血压、心率）和神经系统。

4. 实验室检查　血、尿常规，血糖，血生化和血脂等；下丘脑-垂体-性腺轴激素测定（LH、FSH、PRL、E_2、T），检测勃起功能障碍的内分泌原因。

5. 特殊检查　夜间勃起试验（nocturnal penile tumescence，NPT）；阴茎血管功能检测（海绵体注射试验、彩色双功能超声、海绵体测压及造影和阴茎动脉造影）；神经生理检查（阴茎震动觉、球海绵体肌反射潜伏时间、海绵体肌电图等）。鉴别精神性与器质性勃起功能障碍，检查血管性和神经性勃起功能障碍等。

（三）勃起功能障碍的治疗　勃起功能障碍的治疗应本着有效、安全、方便、经济、个体化的原则，应首先选用无创、方便的治疗方法，使性生活在自然状态下进行而不受干扰。在治疗前应与病人及其配偶充分沟通，传授性知识，对各种治疗方法进行简要介绍，使病人更容易配合治疗。

1. 心理治疗　应着眼于了解性知识、认识自身疾病、协调配偶关系、解除心理紧张和压力。

2. 药物治疗

（1）口服药物：口服药物治疗使用方便、无创，是首选的治疗方法。西地那非（sildenafil，商品名VIAGRA）是首选的一线治疗药物。在存在性刺激的前提下，西地那非可以特异性地抑制阴茎海绵体内的5型磷酸二酯酶（PDE_5），使平滑肌细胞内的cGMP维持高水平，从而达到和维持勃起。西地那非的总有效率为89%，且对不同病因、程度、病程和年龄的勃起功能障碍病人均有疗效。首次应用的推荐剂量为50mg，根据疗效和副作用的发生情况可降低至25mg或增加至100mg。雄激素替代治疗对确因性腺功能低下导致的勃起功能障碍有效。中医中药对提高性功能，改善勃起有作用。

（2）阴茎海绵体内注射：20世纪80年代以后至西地那非应用以前是重要而有效的有创治疗方法，目前常作为诊断方法。

（3）经尿道给予血管活性药物：血管活性药物，前列腺素E1（含有效成分1mg），性交前5～10分钟灌入尿道，经尿道上皮进入尿道海绵体，经过与阴茎海绵体间的静脉交通支进入后者，发挥作用。

3. 真空装置和缩窄环　将阴茎套入特制的圆筒，由真空负压将血液吸入阴茎，阴茎胀大后，在阴茎根部放置缩窄环，移去圆筒。除阴茎畸形外，几乎所有病人都可以使用此装置。因在缩窄环近侧的阴茎并未勃起，故影响性交质量，妨碍射精，不具备正常性生活的自然性，阴茎可出现发绀、青肿，使用时间超过30分钟会出现阴茎缺血等并发症。

4. 手术治疗

（1）阴茎假体（penile prosthesis）植入术：其他方法治疗失败时，如病人要求，可行假体植入手术，即将假体植入阴茎海绵体内。目前应用的假体有可屈性假体和可充胀式假体两种。假体植入术后病人及其配偶满意度较高，并发症主要有感染、腐蚀、机械故障等。

（2）血管重建手术：包括动脉旁路、搭桥手术和静脉结扎手术，远期疗效差，目前很少应用。如病人年轻无血管性疾病，血管病变部位明确且局限，如外伤或其他引起的动脉狭窄或栓塞，病史短，可考虑手术治疗。

二、早 泄

阴茎进入阴道前或刚进入阴道即发生射精，称为早泄或射精过快。阴茎在阴道内停留的时间无严格的标准，个体差异很大。初始性交时，过度兴奋及紧张均可导致射精过快。早泄或射精过快的局部因素主要有包皮过长而龟头敏感，以及前列腺、精囊及后尿道炎症刺激等。其他病因为中枢神经功能紊乱，大脑皮层、脊髓射精中枢兴奋性过高等。早泄或射精过快的治疗首先是消除心理障碍，切除过长的包皮，治疗前列腺和精囊腺的炎症。对龟头过度敏感者可在性交时应用避孕套或局部涂抹2%利多卡因胶脱敏，对部分患者性感集中训练也能取得良好效果。

第二节 男性不育症

夫妇同居1年以上，未采用任何避孕措施，由于男方因素造成女方不孕者，称为男性不育（infertility）。男性不育症不是一种独立的疾病，而是由某一种或多种疾病与因素造成的结果。

一、病 因

根据世界卫生组织（WHO）推荐男性不育病因可分为16类：

（一）性功能障碍 包括勃起功能障碍和射精功能障碍及性频率太少或性交时应用润滑剂等其他性问题造成不育。

（二）性功能正常，精子和精浆检查异常

1. 男性免疫性不育，50%以上活动精子有抗精子抗体包裹。

2. 不明原因不育，精子和精浆检查正常。

3. 单纯精浆异常，包括精液量、黏稠度、酸碱度、生化检查、白细胞计数以及精液培养，有一项以上不正常者。

（三）具有肯定病因而使精液质量异常的男性不育病因分类

1. 医源性因素。

2. 全身性原因，如全身性疾病、酗酒、吸毒等。

3. 先天性异常，如Y染色体缺陷、隐睾等。

4. 后天性睾丸损害，如腮腺炎引起睾丸炎等。

5. 精索静脉曲张。

6. 男性附属性腺感染不育。

7. 内分泌原因，下丘脑、垂体、睾丸、甲状腺和肾上腺功能异常。

（四）其他　表现为精液质量异常，但没有肯定病因的男性不育。

1. 特发性少精子症，有精子，而精子密度<20×10^6/ml。

2. 特发性弱精子症，精子密度正常而快速前向运动的精子<25%。

3. 特发性畸形精子症，精子密度和活力正常，但精子头部正常形态<30%。

4. 梗阻性无精子症，精液检查无精子，输精管道有梗阻而睾丸活检证实有精子发生。

5. 特发性无精子症，没有查明原因而精液中无精子。

二、诊　断

（一）诊断原则　夫妇双方检查，先简单后复杂，先易后难。由于辅助生育技术的发展，检查有简化的趋势。

（二）病史

1. 家族史　有遗传学背景，遗传病，近亲婚配。

2. 个人史　生殖器及第二性征发育状况、可能影响生育的先天（隐睾）及后天疾病（睾丸炎）、手术史、职业、不良嗜好（吸烟、酗酒及药物滥用）、棉籽油食用史、婚姻生育及性生活史。

（三）体格检查

1. 全身检查　发育及营养状况，身长及比例，第二性征（喉结、毛发分布、乳房发育）等。

2. 生殖系统检查　睾丸（位置、数目、大小、质地）、附睾（粗细、质地）、输精管（粗细、质地）、精索静脉（是否曲张及程度）、尿道及前列腺等。

3. 腹股沟区检查　隐睾、腹股沟疝和鞘膜积液等。

（四）精液检查

1. 正常参考值　精液量2～5ml；精液pH7.2～8.0；精子密度20×10^6/ml以上，总数40×10^6以上；活力50%以上前向运动（Ⅰ级+Ⅱ级），或25%以上快速前向运动（Ⅰ级）；30%以上正常形态（卵圆形）；存活率75%以上；白细胞计数少于1×10^6/ml。

2. 异常精液　少精子症，精子密度少于20×10^6/ml；弱精子症，Ⅰ+Ⅱ级运动精子少于50%，或Ⅰ级运动精子少于25%；畸形精子症，头部形态正常的精子少于30%；无精子症，精液中无精子（与不射精和逆向射精鉴别）。

（五）内分泌检查　垂体：黄体生成素（LH）、卵泡刺激素（FSH）和催乳素（PRL）；甲状腺：T_3、T_4；肾上腺：脱氢表雄酮（DHEA）等；睾丸：睾酮（T）。用放射免疫或酶联免疫测定。

（六）染色体检查　染色体核型及染色体分析（Y染色体微缺失等）。

（七）影像学检查

1. 输精管精囊造影、尿道造影。

2. B超　阴囊检查，经腹及直肠检查前列腺、精囊等。

（八）阴囊探查及睾丸活检　探查睾丸、附睾、输精管等，睾丸活检（单侧，较大一侧），观察生精细胞发育状况。

三、治　疗

（一）治疗原则

1. 夫妇双方治疗。

2. 预防性治疗　预防治疗生殖道感染和性传播疾病，治疗睾丸下降不全，去除环境不良影响，停用有毒药物。

（二）内分泌治疗

1. HCG、HMG　HCG 1500～2000U，每周 3 次肌内注射，总量 10000U；HMG 75～150U，每周两次肌内注射，总量 1000U。

2. 氯米芬（克罗米芬）　抑制雌激素对垂体的负反馈抑制作用，增加促性腺激素的释放。50mg/d 口服，连用 3 个月。

3. 睾酮反跳治疗　肌肉注射庚酸睾酮 200mg，每周一次，10 周后可出现生精抑制，停药后 3～4 个月精子数可增加甚至超过用药前水平，精子活力也提高。

（三）抗感染治疗

1. 治疗生殖道非特异性感染　前列腺炎、精囊炎及附睾炎。

2. 治疗生殖道特异性感染　淋菌性及非淋菌性尿道炎。

（四）非特异治疗　包括维生素（C、E）、中医中药和睾丸冷敷等，疗效不确切。

（五）手术治疗

1. 提高睾丸精子发生的手术，如精索内静脉高位结扎术和睾丸下降固定术。

2. 解除输精管道的梗阻。

3. 解除其他致使精液不能正常进入女性生殖道因素的手术，如尿道下裂手术等。

4. 其他全身疾病而致男性不育的手术，如垂体瘤手术和甲状腺疾病手术等。

（六）辅助生育技术

1. 供精人工授精（artificial insemination with donor's semen，AID），使用供者的新鲜精液或冷冻精子授精，适用于无精子症。

2. 丈夫精液人工授精（artificial insemination with husband's semen，AIH），将异常精液在体外处理后做人工授精，适用于异常精子症、勃起功能障碍和射精功能障碍等导致的不育症。

3. 卵泡浆内单精子注射（intracytoplasmic sperm injection，ICSI），将单个精子直接注入卵母细胞授精，免除了自然授精的多个环节，可以治疗无精子症和极度少精子症。

第三节　男性节育

计划生育是我国的基本国策。计划生育的目标不但是要控制人口数量，更要提高人口素质，达到优生优育的目的。

（一）男性避孕　目前常用的方法是使用避孕套，避孕套是有效的避孕方法，使用简便，无副作用，易于接受，同时可防止性传播疾病。在一时无避孕药具时，也有采用体外排精和会阴尿道压迫法避孕。自然避孕法是需要夫妇双方密切配合，选择在易受孕期禁欲而达到避孕目的。外用杀精子药物避孕方法也与男性有关。避孕方法必须具备对健康无害、效果可靠、不影响性生活、简便、经济以及停用避孕措施可恢复生育能力等原则。男子避孕药研究虽取得一定进展，但尚未能在临床推广应用。

（二）男性绝育　输精管结扎术是最为安全有效的永久性节育方法，我国医生在此领域有许多创新。已婚男性，已经有子女，经夫妻双方同意并要求做绝育手术者均可行输精管结扎术。但在有出血性疾病、严重神经官能症、精神病、全身性疾病急性期或严重慢性病，以及前列腺、睾丸、附睾、阴囊急性炎症时应暂缓手术或改用其他节育措施。经皮输精管注射粘堵法，为中国医生首创，经阴囊皮肤直接穿刺输精管腔，注入石炭酸混合剂，药物在短时间内凝固，达到堵塞输精管腔的目的。本法不作切口，不切断或结扎输精管，大大减少了手术并发症，效果与输精管结扎术相同。

（苗文隆　李凤岐）

第四十八章　运动系统检查法

运动系统检查法包括理学检查、影像学检查（X线透视及摄片、造影、CT、磁共振成像、核素扫描）、超声波检查、肌电图检查、关节穿刺和关节镜检查等。理学检查是运动系统检查中最基本、最重要的检查方法，包括望诊、触诊、动诊、量诊，有时辅以叩诊和听诊。通过检查发现客观体征，以诊断病人有无运动系统及有关的神经、血管及内脏的病变部位及性质。

第一节　检 查 原 则

【检查原则】

（一）循序检查　运动系统的理学检查顺序为望诊、触诊、动诊、量诊和特殊检查。

（二）充分暴露　检查时室内光线要充足，室温要适当，暴露要充分，以免衣服的遮盖而遗漏重要体征。

（三）注意对比　躯干和四肢两侧对称，有利对比。特别是上、下肢疾患，如肢体的长短、肌肉萎缩、关节活动范围等在两侧对比之下很容易显示出来；如遇两侧同时患病，则须与检查者或其他正常人对比。

（四）系统全面　在进行局部检查时，应考虑到局部和全身的关系。应根据病史，一方面仔细检查局部组织，同时要考虑到远隔部位的病变。如膝部疼痛或窦道，有时可因腰部或髋部疾病所引起。

（五）动作轻柔　对于急性损伤、急性感染、恶性肿瘤的检查，应力求简单、准确，切忌粗暴，以免加重病情，增加病人痛苦。

（六）动静结合　有些体征可作立位、坐位、卧位等不同姿势的检查，必要时还可嘱患者行走，做体操或间隔一段时间重复检查。

（七）综合分析　结合解剖生理、病史、症状、体征和各项辅助检查进行综合分析，损伤和疾病都有其发生发展过程，同一疾病的不同阶段其表现和意义也各不相同，因此，一定要结合病理思考诊断。

【检查内容】

望诊：观察全身营养发育和局部情况；观察皮肤有无色泽、纹理异常，有无瘢痕、溃疡及窦道；观察肢体有无成角、缩短或旋转畸形，并注意步态及其他活动状态。

触诊：检查肢体和躯干某处的温度及感觉有无异常；软组织或骨关节有无肿胀、有无压痛及部位、有无放射痛；骨骼标志有无改变；肿物检查应明确其形状、体积、大小、深度、性质、活动度、温度，以及有无波动和区域淋巴结的情况等。

动诊：检查骨骼肌在主动和被动运动时的表现。观察运动姿势、范围以及活动与疼痛的关系，其中包括步态、保护性姿势和关节功能检查等。许多骨科特殊试验如搭肩试验、直腿抬高试验、“4”字试验等均属于此类检查。

量诊：包括肢体的角度、长度和周径，活动范围，肌力和感觉障碍区的测量。

1. 肢体长度测量　将肢体放在对称位置上，利用软尺通过骨性标志进行测量。上肢长度：自肩峰至桡骨茎突（或中指指尖）；下肢长度：自髂前上棘至内踝下缘。

2. 周径测量　两侧肢体取相对应的同一水平面，用软尺测量，测量肿胀部位时，取最肿胀部位。

3. 角度测量　以肢体的中立位为0°计算，按该肢体屈伸、内收、外展、内旋、外旋各运动平面的两个相反方向，记录其活动角度。一般将0°写在这两个角度的中间。如膝关节活动范围记录为：0°（伸）⟺120°（屈）。

4. 肌力测量　检查随意肌的方法是：嘱患者抗阻力地收缩被检查的肌肉或肌组，测量其抗阻力的能力。然后按肌力评定标准记录其肌力大小。

5. 感觉障碍区测定　一般采用棉花絮触摸测触觉，用针刺测痛觉，用分别盛冷水和热水的试管测温度觉，并分别以“————”、“VVVV”和“～～～～”记录其感觉障碍区，标记在人体素描图上。

第二节　各部位检查法

一、肩部检查法

望诊：肩部皮肤有无红肿、瘀斑、窦道、肌肉萎缩，有无方肩畸形和翼状肩胛等。

触诊：肩部压痛点多位于肩峰下、大结节、喙突、肩胛骨脊柱缘等处。由喙突、肩峰和肱骨大结节三个骨性突起组成的骨性三角形称为肩三角。检查时应两侧对比，肩三角改变多见于肩关节脱位。

动诊：测量肩关节的活动，检查者须站在病人背后，用两手指将肩胛下角固定后，再作肩的主动和被动活动。肩的中立位（0°）是上肢自然下垂、肘窝向前。盂肱关节活动范围：90°（外展）⟺45°（内收），135°（前屈）⟺45°（后伸），135°（内旋）⟺45°（外旋），上举（肩外展超过90°时称上举）180°。

量诊：肩关节脱位后，肩峰至肱骨外上髁之间的距离较健侧为长。

二、肘关节和上臂检查法

望诊：肘关节伸直，前臂完全旋前时，上臂与前臂纵轴成一直线；前臂完全旋后时，上臂与前臂之间有一10°～15°的外翻角，称为携带角。肘部骨折或疾病，可使此角度减小或增大，称肘内翻或肘外翻。

触诊：在三角肌下方，肱二、三头肌之间可触及肱骨干。肱骨内上髁、外上髁和尺骨鹰嘴这三个骨性标志，正常肘关节伸直时在一直线上，屈肘至90°时，形成一等腰三角形，以内、外上髁联线为基底，称肘后三角。在肘关节脱位、内上髁或外上髁骨折时，此三角成不等腰三角形。

动诊：肘关节完全伸直为中立位（0°），活动范围为0°（伸）⟺150°（屈），可有5°～10°过伸，无内收、外展动作。

三、前臂检查法

尺骨全长和桡骨下 2/3 均可触及。检查前臂旋转活动时，两上臂要紧贴侧胸壁，屈肘 90°，两手各握一筷，拇侧向上为中立位（0°），从前方观察旋转角度，两侧对比。正常活动范围约 80°（旋前）⇌100°（旋后）。

四、腕关节检查法

望诊：腕部拇长伸肌和拇长展肌与拇短伸肌之间，构成一个三角形凹陷，称为鼻烟窝。其深部为腕舟骨，骨折时该窝肿胀并压痛。月骨脱位后，腕背侧或掌侧肿胀，握拳时，第 3 掌骨头向近端回缩。桡骨远端骨折常造成餐叉样或枪刺状畸形。腕背半球形肿物常为腱鞘囊肿。

触诊：桡骨茎突低于尺骨茎突约 1cm，桡骨远端发生骨折时这一关系发生改变。动诊和量诊：腕关节中立位（0°），使第三掌骨与前臂纵轴成一直线，无背伸或掌屈。活动范围：70°（背伸）⇌80°（掌屈），25°（桡偏）⇌35°（尺偏）。

五、手的检查法

望诊：手部畸形很多。先天畸形有并指、多指、缺指、巨指；梭状指见于骨结核、内生软骨瘤或损伤；鹅颈指常见于类风湿性关节炎、脑瘫所致的手内在肌挛缩；平手或猿手见于正中神经损伤；爪状手见于尺神经损伤和手内在肌麻痹、瘢痕挛缩及前臂缺血性肌挛缩；垂腕畸形见于桡神经损伤。

触诊：掌骨和指骨均可触清。手部瘢痕须配合动诊，并注意观察肌腱、神经有无粘连，有无神经瘤。

动诊和量诊：手指各关节完全伸直为中立位（0°），屈的范围：掌指关节 90°，近侧指间关节 120°，远侧指间关节 60°～80°。以中指为中线，各指伸直时向中指靠拢的动作为内收，反之为外展。中指本身的动作称尺偏或桡偏。手在休息位时，拇指的腕掌关节向掌侧旋转 90°。因此，拇指向手掌垂直方向合拢的动作为内收，拇指的指腹与其他手指指腹的对合动作为对掌。

手部肌腱损伤的检查：

1. 指浅屈肌腱断裂　将两侧邻指固定于伸直位，近侧指间关节不能屈曲。

2. 指深屈肌腱断裂　将近侧指间关节固定于伸直位，末节不能屈曲。

3. 伸指肌腱手背部断裂　掌指关节不能伸直；近侧指间关节背面的中央腱束断裂：近侧指间关节屈曲，远侧指间关节伸直或过伸呈纽扣畸形；近侧指骨部断裂：近侧指间关节不能伸直；远端伸肌腱断裂或撕脱骨折：呈锤状指畸形。

六、脊柱检查法

（一）站立位检查法

望诊：从侧面观察脊柱的四个生理弯曲有无改变，有无后突及成角畸形，从后面观察有无脊柱侧弯。并注意椎旁肌有无痉挛及萎缩，腰部是否饱满。

触诊：用示、中指沿棘突由上而下划过，可发现脊柱有无侧凸，并可触及轻微的后突畸形和压痛点。定位可头前屈，颈部最突出的一个棘突为第 7 颈椎；若有两个明显的突起，则下位者是第 7 颈椎；若有三个明显突起，中间者为第 7 颈椎。连两肩胛冈内端横线，通过第 3 胸椎棘突。两肩胛下角连线，通过第 7 胸椎棘突。两髂棘最高点的连线，通过第 4 腰椎棘突。

动诊和量诊：脊柱中立位（0°）是直立、头向前看。颈椎的活动范围是前屈后伸均为 35°，左右侧屈为 30°。腰段的活动范围是前屈 45°，后伸 20°，左右侧屈为 30°，左右旋转 45°。腰椎屈伸时常伴有髋关节的活动，故检查时应固定骨盆。

（二）卧位检查法

仰卧位，触两侧髂腰肌是否饱满，腹股沟及股三角有无流注脓肿。俯卧位，椎旁肌松弛，可作深部的详细检查。

特殊检查：

1. 拾物试验　嘱较大患儿拾起地上玩具，若不能弯腰拾起，而是屈髋、屈膝、直背，小心翼翼，一手撑在膝上，蹲下去捡，为阳性。见于脊柱病变，两侧骶棘肌痉挛者。

2. 骶髂关节扭转试验（Gaenslen 征）　仰卧屈髋屈膝，患者双手抱住健侧膝部，患侧大腿垂于床缘之外，检查者一手按住健膝，另一手按压患膝使大腿后伸，骶髂关节因扭转而疼痛者为阳性（图 48－1）。

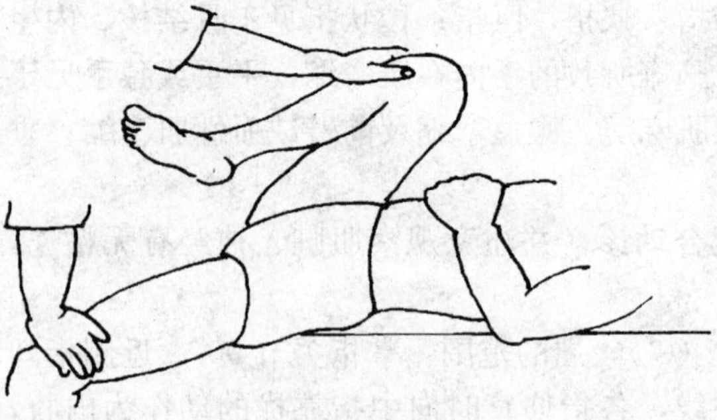

图 48－1　骶髂关节扭转试验（Gaenslen 征）

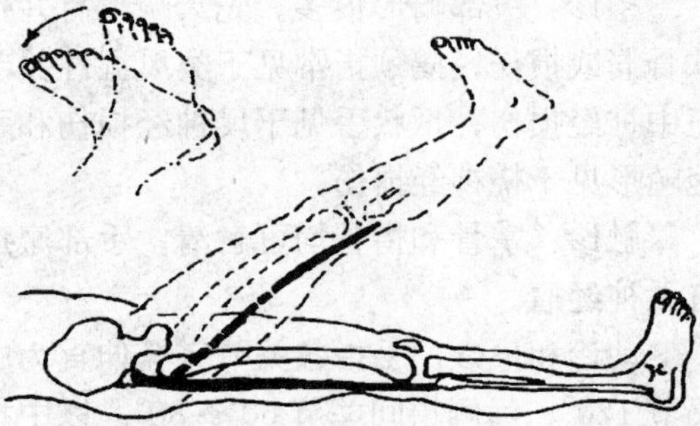

图 48－2　直腿抬高试验和加强试验

3. 直腿抬高试验和加强试验　患者平卧，膝伸直，检查者一手抬起患者踝部，屈髋到 60°以内，引起腰痛和腿部放射痛者为阳性。然后缓慢伸髋，待放射痛消失，再用另一手将其踝关节背屈，使疼痛再度出现或加剧，为加强试验阳性（图 48－2）。

七、髋关节检查法

望诊：观察髋部前后有无肿胀、畸形，并注意臀部、大腿、小腿的肌肉有无萎缩，肢体长度有无改变，能行走的病人须观察站立姿势和步态。先天性髋脱位的病儿呈鸭步；髋关节的慢性感染，常呈屈髋、内收畸形；股骨颈或干的骨折，伤肢多呈缩短、外旋畸形；髋关节后脱位，呈屈髋、内收、内旋畸形。

触诊：检查有无压痛点和包块。注意内收肌有无痉挛，内收肌痉挛常是髋关节疾患的早期体征之一。

动诊：髋关节伸直，髌向上为中立位（0°）。正常活动范围为：0°（伸）$\rightleftharpoons$150°（屈），过伸 15°，30°（内收）$\rightleftharpoons$45°（外展），40°（内旋）$\rightleftharpoons$60°（外旋）。

特殊检查：

1. 滚动试验　患者仰卧，下肢伸直，检查者用手搓动大腿使其内外滚动。若有髋部疾病，髋周围肌肉痉挛，则运动受限、疼痛，并有该侧腹肌收缩即为阳性。主要见于髋关节炎症、结核、股骨颈及粗隆间骨折。

2. “4”字试验　患侧屈髋屈膝，大腿外展外旋，踝部置于对侧膝上呈“4”字形，检查者下压患侧膝部，若膝不能触及床面为阳性，提示髋关节病变或内收肌痉挛。注意：同侧骶髂关节病变时，该试验也可呈阳性，应注意鉴别（图 48-3）。

3. 屈髋挛缩征（Thomas 征）　患者仰卧，充分屈曲健侧髋膝，使膝及对侧腿伸直，平贴床面，如对侧髋关节屈曲挛缩，且大腿自动抬高于床面即为阳性，大腿与床面的夹角为髋的屈曲畸形角（图 48-4）。

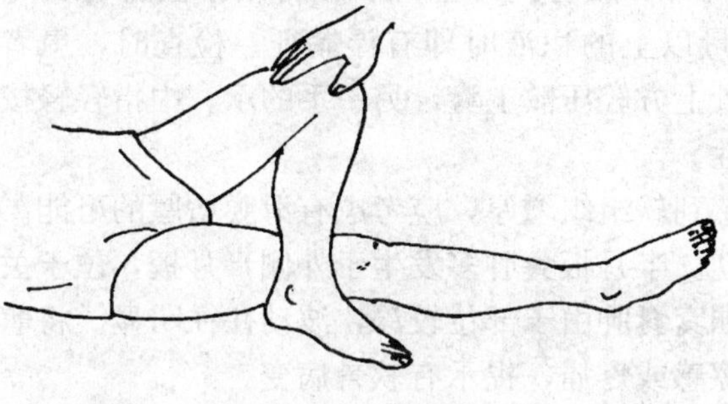

图 48-3　“4”字试验

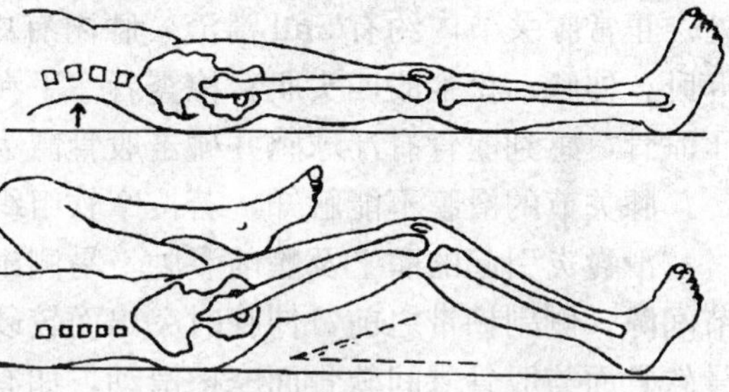

图 48-4　屈髋挛缩征（Thomas 征）

量诊：股骨颈骨折、髋关节脱位、结核或化脓性感染时，股骨头破坏，大转子上移。测定大转子上移的方法有以下三种（图 48-5）。

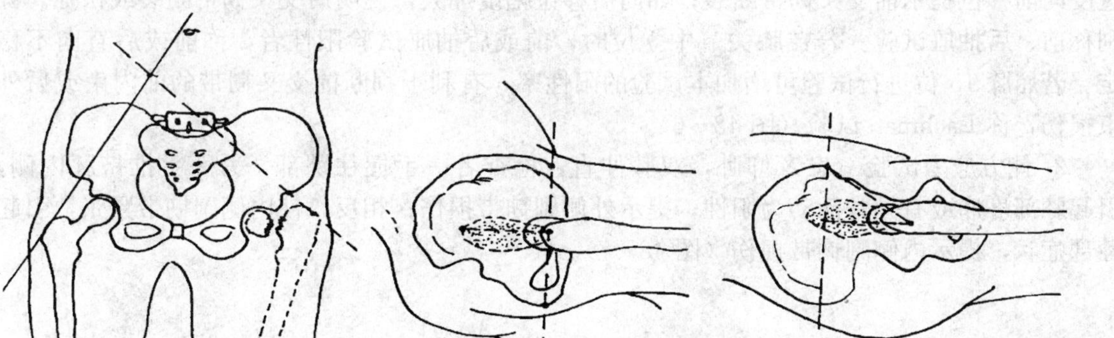

髂转线（Shoemaker 线）　髂坐线（ Nélaton 线）　大粗隆与髂前上棘间的水平距离（Bryant 三角）

图 48-5　大转子上移征

1. 髂转线（Shoemaker 线）　仰卧，两髋置于中立位，分别由大转子尖端经髂前上棘间引一直线至腹部，称 Shoemaker 线，两线交点称 Kaplan 点。正常时，该点应在脐或以上。如一侧大转子上移，则此点移至脐下对侧腹壁。

2. 髂坐线（Nélaton 线）　仰卧位，髋半屈，由髂前上棘至坐骨结节连一直线，正常时该线通过大粗隆尖端。

3. 大粗隆与髂前上棘间的水平距离（Bryant 三角） 患者仰卧，自髂前上棘引一垂线，再自转子尖端作一水平线，并将髂前上棘与大转子连线，即成一三角形，其底边的距离，正常为 5cm 左右，可与健侧对比，如大转子上移则其底边缩短。

八、膝关节检查法

望诊：在伸膝位，髌骨两侧有轻微凹陷，形成膝眼，膝关节积液或滑膜增厚者，凹陷消失。膝关节可有 10°左右的外翻角，两髋膝伸直，两踝合并后，两膝内侧可互相接触，如不能接触者为膝内翻。如将两膝内侧互相紧贴后，两内踝不能接触者为膝外翻。测量两膝或两踝间的距离，为膝间距或踝间距。膝部是骨肿瘤的好发部位，故痛性骨肿块尤应警惕。

触诊：压痛常位于膝眼、关节间隙、侧副韧带、股骨内外上踝、胫骨结节及腓骨头等处。正常膝关节内约有 5ml 滑液，膝内有中等量以上的积液时即有浮髌征。检查时，患者仰卧，伸膝、松弛股四头肌，检查者一手在髌骨上方轻压髌上囊，另一手的示、中指轻轻按压髌骨，感到髌骨有浮球感并碰击股骨髁为阳性。

膝关节的滑膜不能触知，若按摩软组织时感到软组织增厚，应考虑有滑膜增厚的可能。

滑囊炎引起的髌上及髌前囊肿，易测出波动。半月板囊肿多发生于外侧半月板，位于关节间隙，侧副韧带之前，伸膝时突出而较硬。腘窝囊肿由于部位较深，波动往往明显。将髌骨软骨面与股骨髁间软骨面摩擦滑动，如有摩擦感或疼痛，提示有软骨病变。

动诊：膝伸直为中立位（0°）。正常活动范围：0°（伸）⟹135°（屈），过伸 10°左右，伸膝后无内收、外展及旋转活动。

特殊检查：

1. 抽屉试验 患者平卧，屈膝约 80°，检查者双手握住小腿上方，向前后推拉。如小腿过度向前移位提示前交叉韧带断裂；如向后移位幅度加大，说明后交叉韧带断裂或松弛。分别称前、后抽屉试验。若在膝关节中立位时，前或后抽屉试验阳性者，称前或后直向不稳定。若屈膝 15°位进行试验可增加本试验的阳性率，有利于判断前交叉韧带的前内束或后外束损伤，称 Lachman 试验（图 48－6）。

2. 侧方应力试验 患者仰卧，双膝伸直，检查者一手握住踝部，另一手推挤膝内侧，引起膝部疼痛或有异常活动为阳性，提示外侧副韧带损伤；相反，使内侧副韧带紧张，引起膝部症状，提示内侧副韧带损伤（图 48－7）。

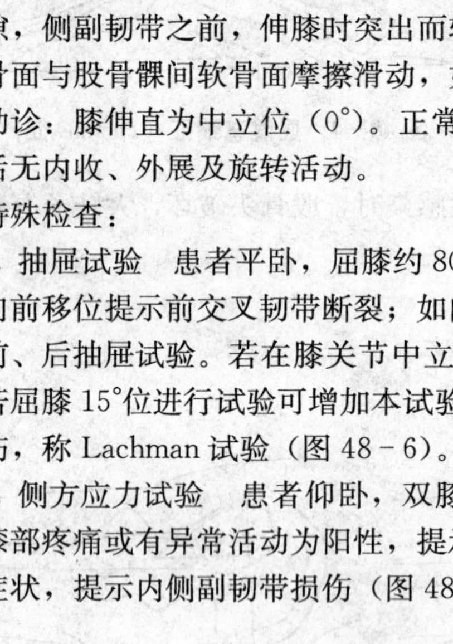

图 48－6 抽屉试验

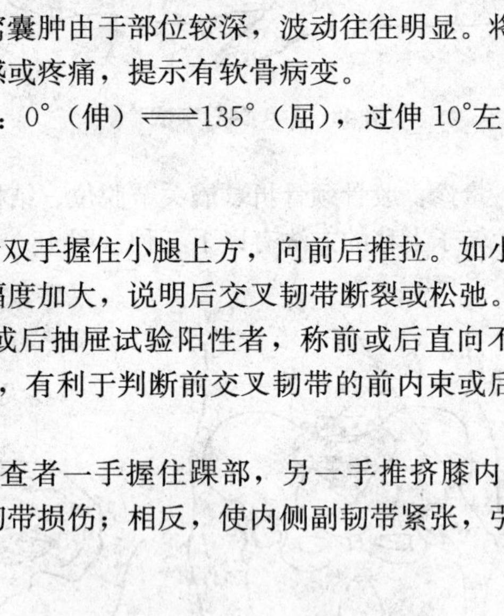

图 48－7 侧方应力试验

3. 旋转挤压试验（Mc Murray 征）　患者仰卧，检查者一手置于患膝以稳定大腿，并感触关节弹响及跳动，另一手握住其踝部，使患者屈髋、屈膝、内收、内旋，并逐渐伸膝，引起膝外侧疼痛和弹响者为阳性，提示外侧半月板病损。相反，为内侧病损。弹响清脆者多为半月板损伤；声大而有跳动感者多为盘状半月板；半月板无损伤而活动过大时，也可呈阳性，但不一定疼痛。

九、踝和足部的检查法

望诊：足部常见的畸形有马蹄足、马蹄内翻足、外翻足、高弓足、扁平足、外翻、锤状趾等。

触诊：足部肌肉很少，足背各骨及肌腱多可触及。足背动脉行走于第一、二跖骨间，在跖骨基底部触诊最清楚。

动诊：踝关节中立位（0°），足外缘与小腿垂直。正常活动范围：20°（背屈）⟸⟹45°（跖屈）。

（王文格）

第四十九章 骨折概论

第一节 骨折的定义、病因、分类

【定义】

骨折（fracture）即骨的完整性或连续性中断。它包括各种骨分裂的类型，从微小的骨折到严重的粉碎性骨折，骨骺分离亦属骨折。

【病因】

骨折可由创伤和骨骼疾病所致。本章以讨论创伤性骨折为重点。骨折的原因可归纳如下。

1. 直接暴力　在暴力直接作用的部位发生骨折。多为横形或粉碎型并常伴有不同程度的软组织损伤，骨折部位与外伤部位在同一水平面。

2. 间接暴力　暴力通过传导、杠杆或旋转作用使骨折发生在暴力作用点以外的部位。如走路滑倒时手掌着地，上肢与地面成角，发生桡骨远端骨折等（图 49－1）。肌肉暴力收缩所致撕脱骨折（图 49－2）。

3. 积累劳损　长期、反复、轻微的伤力集中作用骨骼的某一处，逐渐形成骨折，如行军骨折。

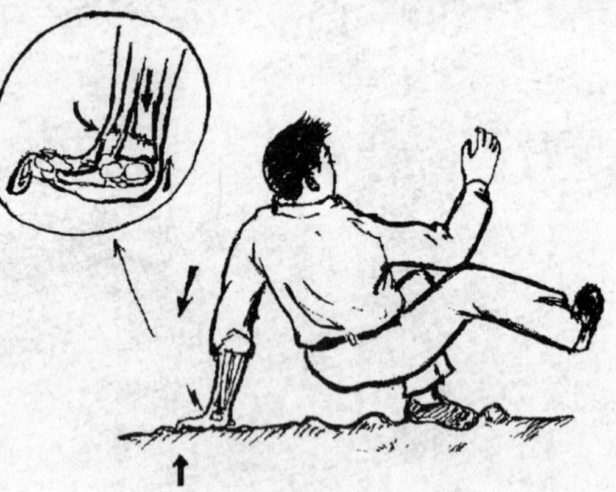

图 49－1　间接暴力引起骨折

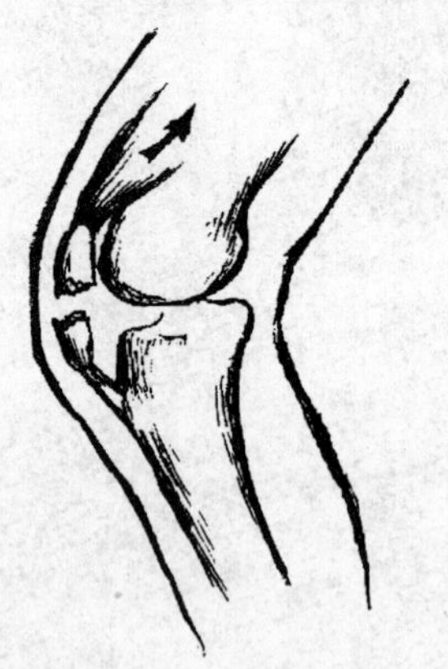

图 49－2　肌肉拉力引起骨折

【分类】

（一）根据骨折处是否与外界相通分为

1. 闭合性骨折　骨折处皮肤或黏膜完整，骨折端与外界不相通。

2. 开放性骨折　骨折处皮肤或黏膜破裂，骨折断端与外界或脏器相通，易发生感染，若处理不当可导致骨髓炎（图 49－3）。

（二）根据骨折断裂程度分为

1. 不完全骨折　骨的连续性未完全破坏，尚有部分骨组织保持连续性，如青枝骨折、裂缝骨折。

2. 完全骨折　整个骨的连续性完全破裂。管状骨骨折后可形成远近两个或两个以上的骨折段，如横断骨折、粉碎骨折。

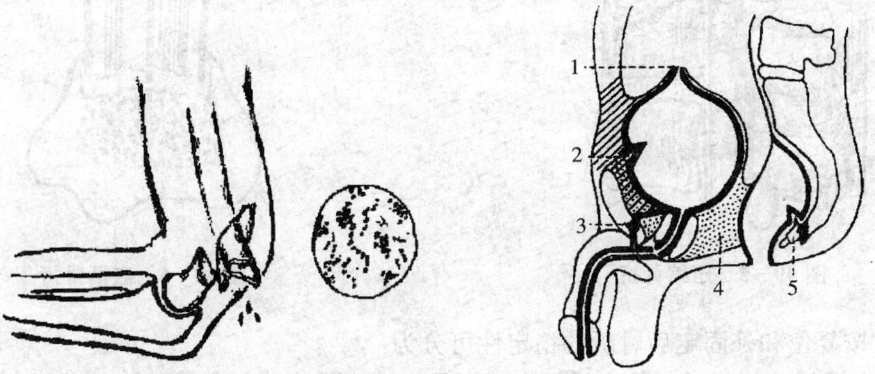

a与外界相通，有被细菌感染的危险　　b与脏器相同

图 49－3　开放性骨折

注 b：1. 充盈的膀胱及覆盖其上的腹膜破裂后，尿液可流入腹腔，引起腹膜炎；2. 腹膜外膀胱破裂后，尿液流入耻骨后间隙（斜线示意图）；3. 耻骨骨折伴有后尿道破裂；4. 尿外渗浸润耻骨后直肠前间隙（小黑点示意图）；5. 尾骨骨折可引起直肠破裂

（三）按骨折线形状及方向可分为（图 99－4，图 49－5，图 49－6）

1. 横断骨折　骨折线与骨纵轴接近垂直。

2. 斜形骨折　骨折线与骨纵轴斜交。

3. 螺旋骨折　骨折线呈螺旋形。

4. 粉碎骨折　骨碎裂成两块以上。

5. 嵌插骨折　多发生在长管状骨干骺端，坚质骨嵌插于松质骨内。

6. 压缩骨折　松质骨因受压而变形，如胸、腰椎椎体压缩骨折后呈楔状变形。

7. 骨骺分离　通过骨骺的骨折。骨骺的断面可带有数量不等的骨组织。多发生于小儿。(图 49－4，图 49－5，图 49－6)。

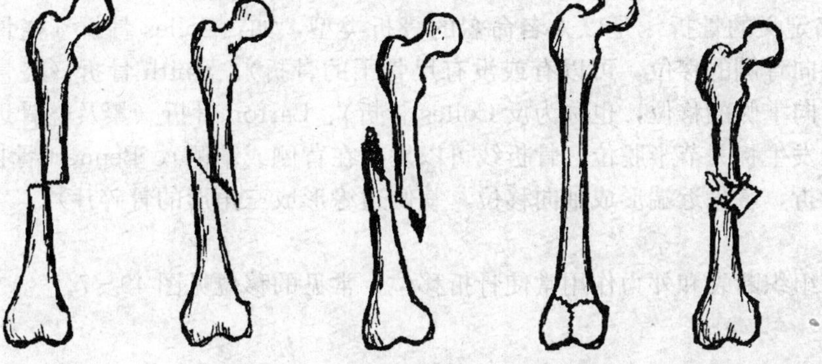

(1)横骨折　(2)斜骨折　(3)螺旋骨折　(4)T形骨折　(5)粉碎骨折

图 49－4　骨折类型

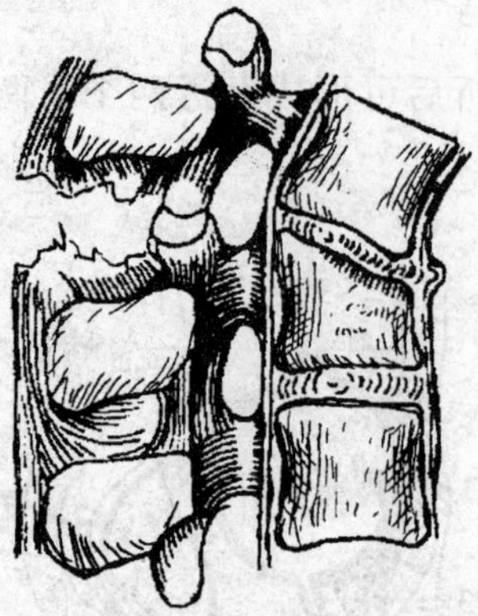

图 49-5　压缩骨折

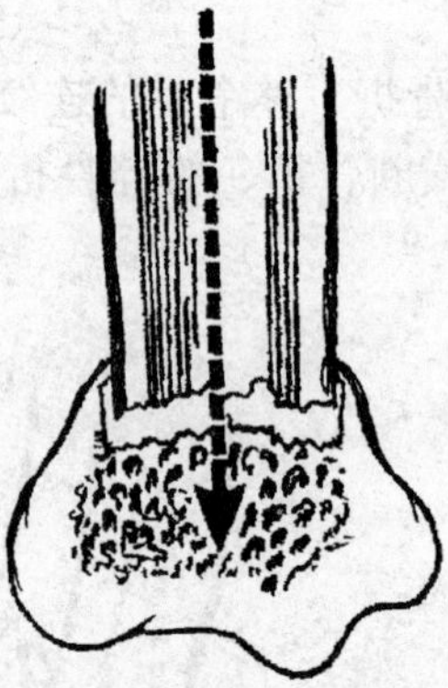

图 49-6　嵌插骨折

（四）按复位和外固定后骨折的稳定性可分为

1. 稳定骨折　复位后经适当外固定不容易发生再移位，如嵌插骨折、横断骨折等。

2. 不稳定骨折　经复位外固定后，易再移位，如斜形骨折、螺旋骨折、粉碎骨折等。

（五）关节内和关节外骨折

1. 关节内骨折是骨折线延伸到关节区域。

2. 关节外骨折是指骨折线没有延伸到关节区域。

（六）按骨折发生的时间可分为

1. 新鲜骨折　伤后 3 周以内的骨折，或尚未充分的纤维连接，还能进行闭合复位者。

2. 陈旧骨折　指伤后 3 周以上的骨折，或闭合复位已相当困难的骨折。3 周时限仅供参考，如小儿肘部骨折超过 10 天就很难整复。

（七）特殊骨折

1. 疲劳骨折　疲劳骨折是由反复长期作用于骨的外力引起的骨折。每次疲劳引起轻度微小的骨折，长此下去发生完全性骨折。病人有疼痛但没有明确外伤史。典型病例为新兵疲劳性第二跖骨骨折（行军骨折）。

2. 病理性骨折　这类骨折发生在骨质以往存在的疾病。骨在中度或轻度外力或创伤下即发生突然骨折。骨质疏松、感染、肿瘤是引起病理性骨折的常见原因。

3. 撕脱性骨折　附着在骨上韧带的牵拉或强有力的收缩引起的骨折。

4. 人名定义的骨折　是以人名命名的骨折类型，如：Colles 骨折（桡骨远端骨折，伴有桡骨远端向背侧的移位，可以有或没有尺骨干的骨折）、Smith 骨折（桡骨远端骨折，伴有桡骨远端向掌侧的移位，也称为反 Colles 骨折）、Barton 骨折（累及桡骨远端关节面移位骨折，可能发生腕关节半脱位，骨折线可以发生在背侧或掌侧）、Bennett 骨折（第 1 掌骨基底的斜形骨折，掌骨近端形成轴向移位，掌侧边缘形成三角形的骨碎片）。

【移位】

由于骨组织断裂和外力作用常使骨折移位，常见的移位见图 49-7。

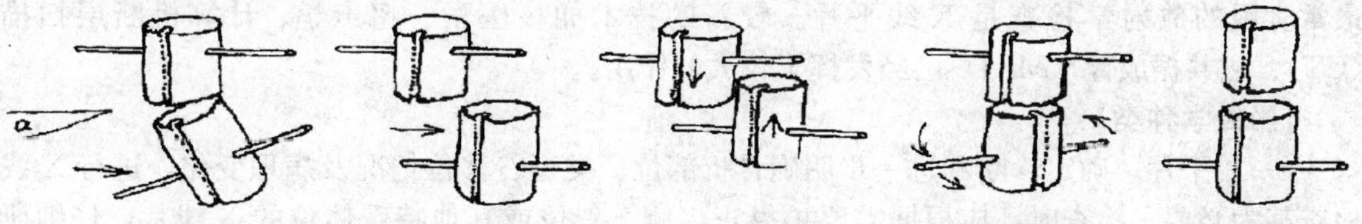

(1) 成角移位　(2) 侧方移位　(3) 短缩移位　(4) 旋转移位　(5) 分离移位

图 49－7　骨折移位示意图

第二节　骨折的诊断

骨折的诊断包括有无骨折存在、骨折部位和类型、移位情况、有无并发症等。应详细询问病史，明确暴力方式如坠落、打击、挤压、碾轧等。暴力性质如直接、间接外力、肌肉拉力等。暴力大小和损伤程度。了解受伤的环境、时间、地点、体位和体内情况以及患者受伤前后的局部和全身表现。要注意是否为病理骨折。认真分析症状和体征，再结合 X 线检查，得出全面正确的诊断。

【临床表现】

（一）全身表现　要注意体温、脉搏、呼吸、血压、神志等重要体征，分析有无休克、内出血（骨盆或股骨干骨折出血一般可达 2000ml 以上）（图 49－8）、内脏破裂、颅脑损伤等合并症。开放性骨折，出现高热时，应考虑感染的可能。

（二）局部表现

1. 骨折的特有体征　畸形、异常活动、骨摩擦音或骨摩擦感是骨折的特有体征，具备其中一项即可确诊为骨折。但无上述体征也不能除外骨折，如嵌插骨折、裂缝骨折或无成角移位的青枝骨折，可无上述体征出现。畸形：指骨折移位时躯干或肢体的外形异常，可有短缩、旋转和成角等畸形，应与健侧对比，并了解伤前情况。异常活动：在肢体非关节的部位，伤后所出现的不正常活动。骨摩擦音或骨摩擦感：有移位的骨折，骨折两断端之间互相摩擦时产生的摩擦音或摩擦感。该检查不宜反复进行，以免加重损伤。

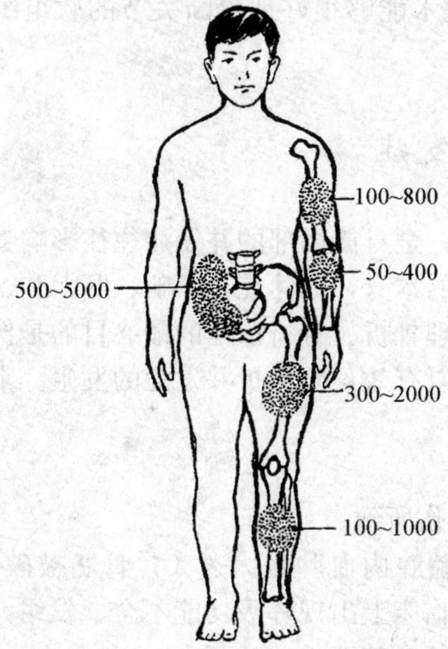

图 49－8　各部位骨折的失血量（ml）

2. 骨折的一般表现　疼痛、压痛、叩击痛：除神经麻痹者外，骨折部均有疼痛、压痛。纵向叩击痛有助于了解骨折部位，骨盆挤压、分离试验可引出骨折部的疼痛。因此，间接压痛比直接压痛更有意义。肿胀、瘀斑：外伤后，在骨折或着力点部位可出现水肿或瘀斑。功能障碍：可表现为活动受限、不能负重等，可因疼痛、肌肉痉挛、肌肉失应用的杠杆作用，或神经、肌肉、血管等软组织损伤所致。

【影像学检查】

选择好的影像学检查是大多数骨折的诊断基础。

最常应用的放射学检查是 X 线平片。较新的技术如核医学、超声学、计算机断层扫描(CT)、磁共振成像(MRI)已经发挥了较大的作用。

【影像学种类】

(一) 平片　确定诊断和进一步明确骨折部位、类型、移位情况及病理变化，进行 X 线检查甚为必要。检查时，应根据需要拍摄正、侧、斜位或其他特殊体位的 X 线片，仔细研究骨折断端的情况，有助于了解骨折发生的机制和决定治疗方法。有些裂缝骨折（如腕舟骨骨折）或嵌插骨折（如肱骨外科颈骨折、股骨颈骨折）在早期 X 线片上不易看出骨折线，2～3 周后骨折断端吸收时方能显示出来，故在上述部位可疑骨折时，应密切观察，在适当时再拍 X 线片复查。

(二) CT　CT 已经广泛应用于多个部位骨折的早期诊断，尤其适用于骨形态复杂而常规 X 线平片难以显示的骨折，如寰、枢椎椎弓骨折、骨盆骨折等。此外，CT 在复杂的关节骨折或软组织损伤部位的检查也能做出很好的诊断。三维重建 CT 可以清晰地显示各个骨折块的移位和相互关系，对于关节内骨折的治疗常常有重要意义。

(三) 动脉造影　血管内注入对比剂的平片或荧光造影对于骨折的诊断没有意义，但对于骨折的合并损伤——血管损伤，具有很好的诊断作用。比如，骨盆骨折合并失血性休克时要高度怀疑盆腔血管损伤，进行动脉造影可以发现血管损伤部位并同时行栓塞治疗。

(四) 核医学　当一般诊断方法在损伤时期没有帮助时，一旦骨折开始愈合，那么骨扫描对于骨折诊断可能有很好的帮助。同时骨扫描对于骨髓炎以及转移瘤都很有诊断价值。

(五) 超声检查　这是一种非介入性的诊断方法，在急诊外科主要用于诊断异物。虽然异物可以通过平片进行检查，但异物的移动性使平片很不方便。超声对于引起腿痛的深静脉血栓也具有很好的诊断价值。

(六) 磁共振(MRI)　这种相对较新的技术能使软组织很好地成像。但也经常配合 CT 来诊断骨折。因为不太可能把急诊创伤的病人长时间地放入具有较大磁场的狭窄管道，因此这项技术在急诊科的使用受到一定的限制。通过这项技术能够很好地诊断关节的软组织损伤、血管变性、可疑肿瘤等。

第三节　骨折的并发症

骨折的并发症是医生最应该认识和注意的问题之一。全身或局部的并发症往往影响骨折的处理和预后，严重的并发症对人体的危害远超过骨折的本身，如休克，颅脑、肝、肺、肾等内脏损伤，大血管损伤等应首先抢救生命，然后再处理骨折。骨折治疗的最终目的是伤员的功能最大恢复。掌握和认识骨折并发症的发病规律可以有效预防骨折并发症的发生。常见的骨折并发症有：

(一) 骨折的早期并发症

1. 休克　严重创伤，骨折引起大出血或重要器官损伤所致。

2. 脂肪栓塞综合征　发生于成人，是由于骨折处髓腔内血肿张力过大，骨髓被破坏，脂肪滴进入破裂的静脉窦内，可引起肺、脑脂肪栓塞。临床上出现呼吸功能不全、发绀，胸部拍片有广泛性肺实变。动脉低血氧可致烦躁不安、嗜睡，甚至昏迷或死亡。

3. 重要内脏器官损伤　肝、脾破裂伤，肺损伤，膀胱和尿道损伤，直肠损伤等。

4. 重要周围组织损伤

（1）血管损伤：骨折可通过骨断端压迫、挫伤、刺破、切断等造成附近大血管损伤。如肱骨髁上骨折可伤及肱动脉；胫骨上段骨折可伤及胫前、后动脉（图 49－9）。

（2）神经损伤：脊椎骨折或脱位可伤及脊髓，受损平面以下表现为不同程度瘫痪。早期的神经损伤可因突然牵拉、骨折端压迫、挫伤或刺伤所致。肱骨干骨折可合并桡神经损伤，肱骨髁上骨折可损伤正中神经（图 49－10）。

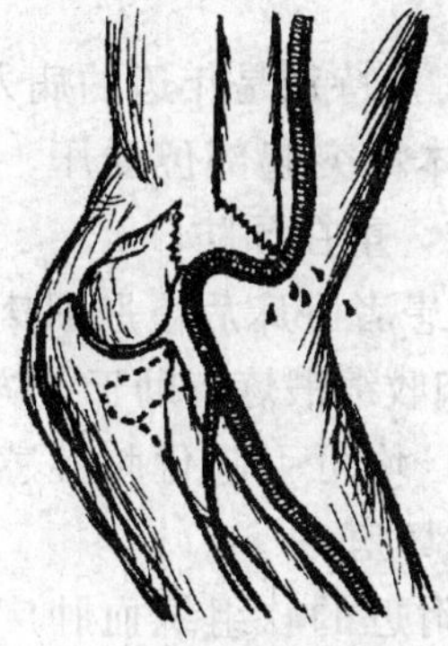

图 49－9　肱骨髁上骨折损伤肱动脉

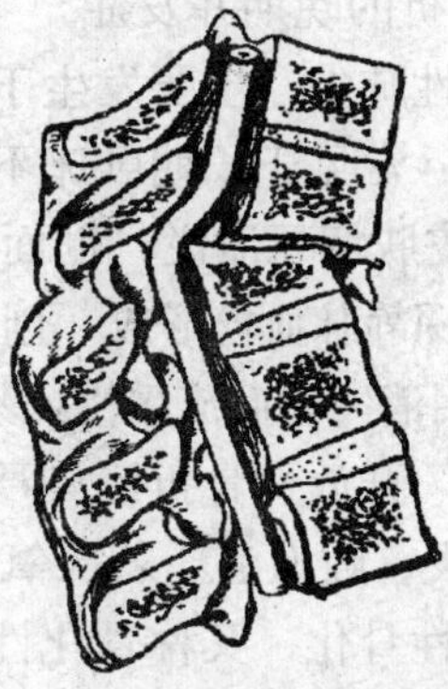

图 49－10　脊柱骨折脱位时损伤脊髓

5. 骨筋膜室综合征（osteofascial compartment syndrome）　由骨、骨间膜、肌间隔和深筋膜形成的骨筋膜室内肌肉和神经因急性缺血而产生的一系列早期症候群。该症候群可导致休克、心律不齐和急性肾衰竭（图 49－11，图 49－12）。

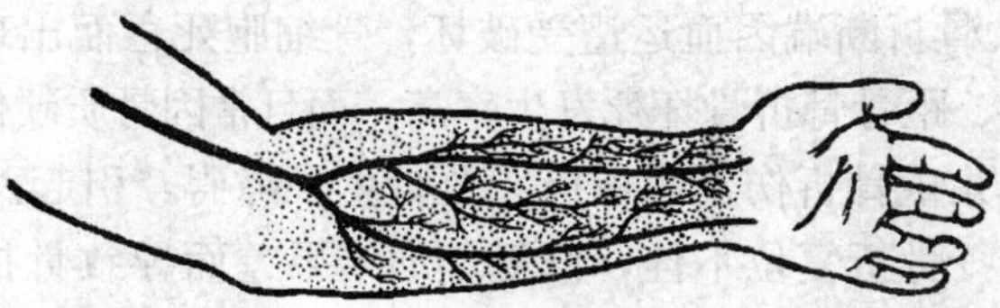

(1)

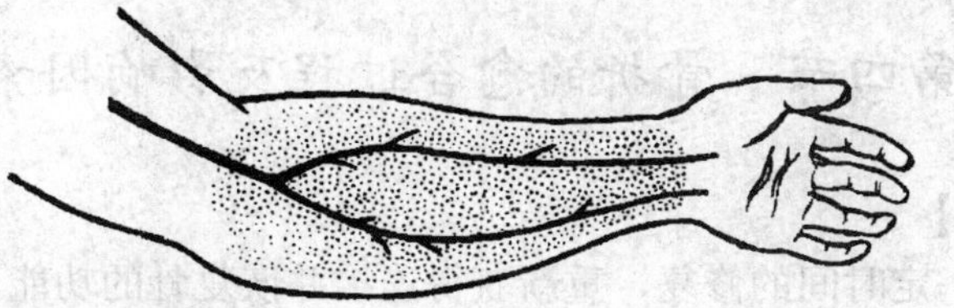

(2)

图 49－11　前臂骨筋膜室综合征发展过程示意图

（1）早期肌肉的毛细血管血液循环开始受压；

（2）若骨筋膜室内张力继续增加，肌肉的血液供应可以完全丧失，但远侧的动脉搏动还可以存在。所以临床上不能以此作为安全的客观指标

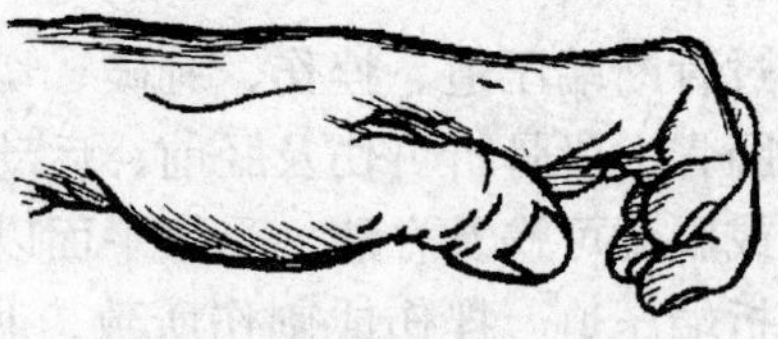

图 49-12　前臂缺血性肌挛缩后的典型畸形——爪形手

（二）骨折的晚期并发症

1. 坠积性肺炎　主要发生于因骨折长期卧床不起的病人，特别是年迈的病人。

2. 褥疮　常见于长期卧床不起的患者和老年患者，身体骨突起部位受压，局部血液循环障碍导致皮肤坏死溃烂，创面经久不愈。褥疮的治疗困难，重在预防。

3. 下肢深静脉血栓形成　创伤后易造成血液高凝状态，患者卧床后下肢肌肉收缩对深静脉的挤压作用消失，血流缓慢，易于血栓形成。加强下肢肌肉收缩锻炼有助于预防其发生。

4. 感染　开放性骨折污染严重或清创不及时、不彻底，均可引起化脓性感染，严重者可导致骨髓炎、败血症。若厌氧菌感染可引起破伤风、气性坏疽。

5. 损伤性骨化　又称骨化性肌炎。关节内血肿和关节附近的软组织血肿广泛骨化，造成关节的功能严重障碍。

6. 创伤性关节炎　关节内骨折，关节面破坏，骨愈合不平整，长期磨损易引起创伤性关节炎。

7. 关节僵硬　长期广泛固定，可致肌肉废用性萎缩，关节内、外积血机化，关节囊挛缩，关节功能受限。

8. 急性骨萎缩　即损伤所致关节附近的痛性骨质疏松，也称反射性交感神经性骨营养不良。

9. 缺血性骨坏死　骨折断端因血运遭受破坏，骨细胞死亡而出现骨坏死。股骨颈头下型骨折、腕舟骨近极骨折、距骨骨折骨坏死发生率高，而且常因骨质硬化变形而继发骨性关节炎。

10. 骨生长障碍　儿童骨折伤及骺板可导致骨生长障碍，引起两侧肢体不等长。

11. 骨折畸形愈合　骨折复位不佳，修复塑形结果差而导致骨折部终身畸形，所致畸形影响功能者即称为骨折畸形愈合。

第四节　骨折的愈合过程及影响因素

【骨折的愈合过程】

骨折后经处理和一定时间的修复，重新获得连接并恢复骨的功能，为骨折愈合。骨折愈合过程需要具备三个条件：骨折端无嵌入软组织的合理接触、正确的固定和骨折部良好的血液供应。骨折愈合过程可分为血肿机化期、原始骨痂形成期和骨痂塑形改造期三个逐渐演进的过程（图 49-13，图 49-14，图 49-15）。

1. 血肿机化期　骨折后，断端及周围软组织血管破裂出血，形成血肿。骨折断端因创伤、缺血，有少量骨皮质坏死，遗留几毫米的腔隙。伤后 6～8 小时血肿凝成血块，新生的毛细血管、吞噬细胞和成纤维细胞侵入血凝块和坏死组织，使血肿机化形成纤维组织。骨内膜和骨外膜的成骨细胞增生，约 3 周时形成与骨干纵轴平行的骨样组织，三者使骨折断端纤

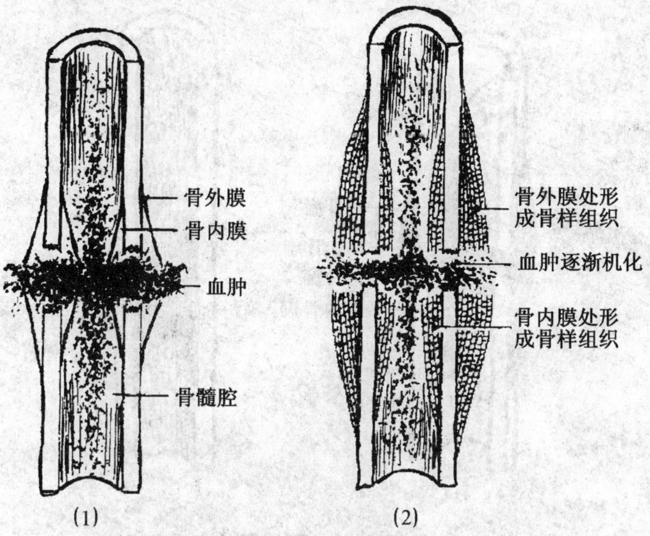

图 49－13　骨折愈合过程的血肿机化演进期

（1）骨折后血肿形成；（2）血肿逐渐机化：骨内、外膜处开始形成骨样组织

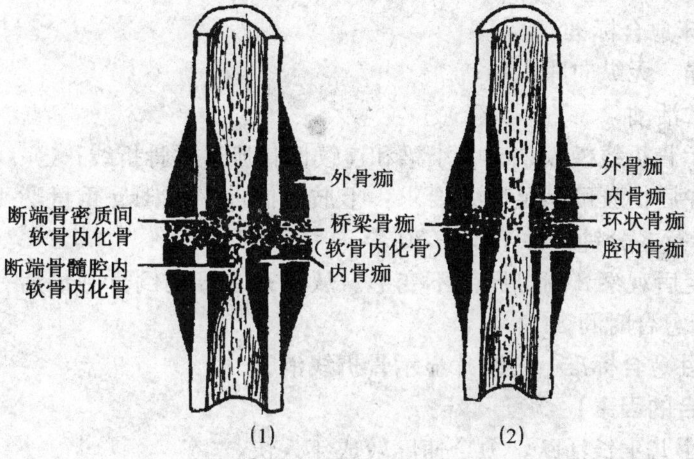

图 49－14　骨折愈合过程的原始骨痂形成期

（1）膜内化骨及软骨内化骨过程逐渐完成；（2）膜内化骨及软骨内化骨过程基本完成

维连接，成为纤维骨痂。

2. 原始骨痂形成期　由骨内、外膜转化的成骨细胞在断端内外形成的骨样组织逐渐钙化形成新生骨，即膜内化骨。两者紧贴在骨皮质的内（内骨痂）、外（外骨痂）两面，逐渐向骨折处汇合，形成两个梭形短管；断端间和髓腔内的纤维组织，先转化为软骨组织，然后软骨细胞增生、钙化即软骨内化骨，形成环状骨痂和腔内骨痂。膜内化骨和软骨内化骨的相邻部分交叉、融合并完全骨化，完成原始骨痂形成期，即临床愈合期。

3. 骨痂塑形改造期　原始骨痂由排列不规则的骨小梁组成，经过破骨细胞吸收死骨和多余的骨组织，同时成骨细胞按应力需要，产生新骨，形成永久骨痂，恢复正常的骨结构、形态和功能。

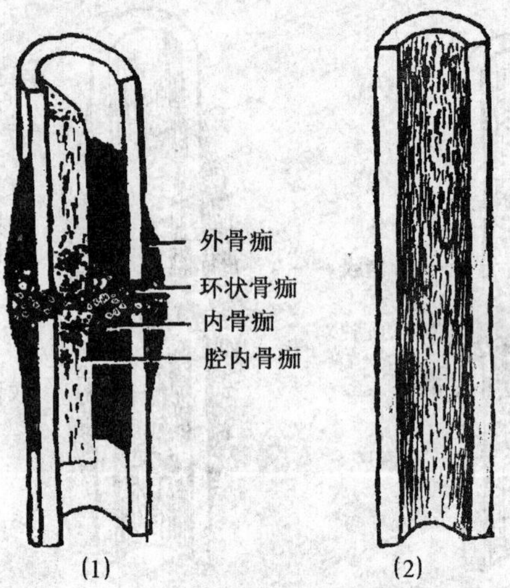

图 50-15 骨折愈合过程的骨痂改造塑形期

(1) 外骨痂、内骨痂、环状骨痂及腔内骨痂形成后的立体剖面示意图；(2) 骨痂改造塑形已完成

【骨折愈合标准】

（一）骨折临床愈合标准

1. 局部无压痛、无纵向叩击痛；

2. 局部无反常活动；

3. X线片显示骨折线模糊、有骨小梁和连续性骨痂通过骨折线；

4. 外固定解除后伤肢可满足以下要求：上肢能向前平举1kg重量达1分钟；下肢能不扶拐在平地连续步行3分钟，并不少于30步；

5. 去除外固定后观察2周，局部不变形。从观察之日起倒算到最后一次复位日期，所经过的时间为临床愈合时间。

（二）骨折骨性愈合标准　X线片显示骨折线消失。

【影响骨折愈合的因素】

（一）年龄　小儿生长活跃，愈合速度较成年人快。

（二）骨折部的血液供应　两骨折断端血液供应均良好，骨折愈合快；两断端之一血液供应减弱，如胫骨中、下1/3骨折，滋养动脉断裂后，远侧段丧失了大部分血液供应，仅靠骨外膜小血管网供应，故骨折愈合较慢。两骨折断端的血液供应均减弱，如胫骨中、下段两处骨折时，上折部比下折部血液供应好，故上折部比下折部先愈合；骨折段完全丧失血供，如头下型股骨颈骨折，易发生股骨头缺血性坏死；切开复位时，骨膜剥离面过广，可影响愈合（图49-16，图49-17）。

（三）骨折类型　斜形骨折因骨折端接触面大而愈合快；横断骨折接触面小，而愈合速度相对慢。

（四）软组织损伤程度　直接暴力、火器伤所致开放性骨折，软组织损伤严重，骨折愈合慢；间接暴力所致的闭合骨折，软组织损伤轻，骨折愈合速度相对快。

（五）软组织嵌入　骨折将不愈合。

（六）治疗不当的医源性影响　反复的手法复位不利于骨折愈合；骨折固定不确切；过

度牵引，骨折断端分离；对位不良、骨质缺损或无血运，游离骨块过大；手术切开复位破坏局部血液供应过大均是影响骨折愈合速度的因素。

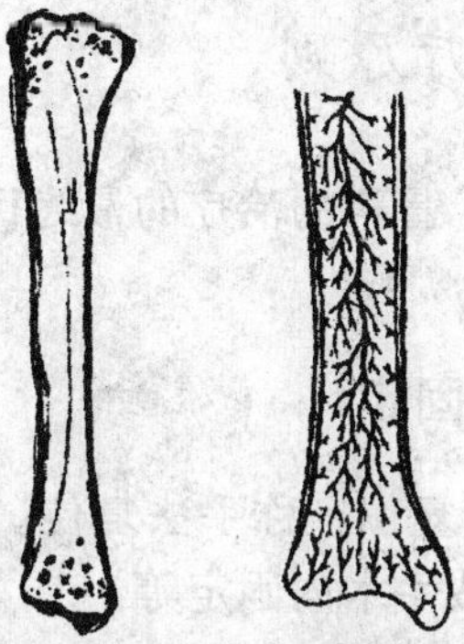

(1)　(2)

图 49-16　胫骨血液供应示意图

(1) 胫骨两端有许多小孔，许多小血管即由关节囊、韧带、肌腱等附着处穿入这些小孔进入骨内，故胫骨两端有充足的血液供应。在胫骨干之中、下 1/3 内完全没有血管孔，仅在上、中 1/3 交界处之后侧面有一血管孔；(2) 滋养动脉由此血管孔进入骨干内后，即自上而下承担整个中、下 1/3 骨干的大部分血液供应

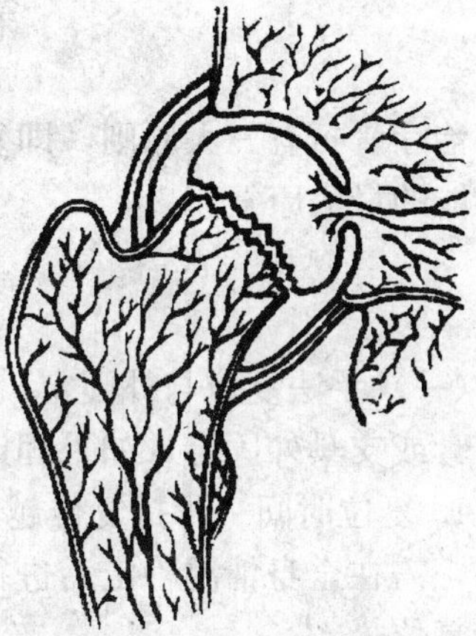

图 49-17　关节囊内股骨颈骨折后，股骨头因缺乏血液供给而发生缺血性骨坏死

（七）感染　开放骨折若发生感染，可引起骨髓炎、出现死骨和软组织坏死，影响骨折愈合。

（八）健康状况不良　营养不良、糖尿病、钙磷代谢紊乱、骨质疏松、贫血、恶性肿瘤均使骨折愈合时间延迟。在临床工作中，应避免骨折愈合的不利因素，以促进骨折正常愈合。

第五节　骨折的急救

骨折急救的目的，在于用简单有效的方法抢救生命，保护创部，防止再度损伤和污染，创造安全条件，迅速送到附近医院。

（一）首诊处理　简要了解病史，估计伤情，重点检查。首先抢救生命，如有休克，首先要抗休克治疗，合并颅脑损伤，要注意保持呼吸道通畅。

（二）伤口处理　采用现场急救包扎，应用现场相对清洁的布类等织品包扎，一般性出血可用绷带或敷料压迫包扎达到有效止血的目的。当大血管出血时，需用止血带进行止血。但应注意松紧度，并记录时间。每小时须放松止血带一次并间隔 3～5 分钟再次上扎止血带，且每次上扎止血带时间需依次减少 5～10 分钟。如需长时间才能到达救治地点时可延长止血时间，以拯救生命为前提。如骨折端已戳出伤口并已污染，而无神经压迫时，不宜立即复位，以免污物带入伤口深部。若包扎或转运过程中骨折端滑入伤口，则送病人至医院后，须向负责医师说明。

（三）临时固定　骨折病人须经临时固定后再行搬运。但盲目复位会加重损伤，延误急需的诊治。如有明显畸形，可用手牵引患肢使之伸直，然后固定。可就地取材，用树枝、木棍、木板、步枪等代替夹板，若无材可取，可将受伤的上肢绑在胸部，下肢与健侧绑在一起。

（四）迅速转运　病人妥善包扎、固定后应迅速运往医院。

第六节　骨折的治疗原则

治疗骨折有三大原则，即复位、固定和功能锻炼。骨科的治疗的最终目的是伤员的生活和功能的最大康复。

一、骨折的复位与固定

（一）手法复位与外固定　应用手法使移位的骨折复位，称手法复位。通常手法复位后用石膏或支具外固定，如果固定不稳定可考虑骨牵引或手术内固定等。

1. 复位时间　骨折复位越早越好，能在肿胀发生之前复位更好。若有休克或其他合并损伤，需在全身情况稳定后进行。若肢体肿胀严重或出现水疱者，最好在短期内尽快消肿后进行复位。

2. 复位标准　应争取解剖复位，但一味追求解剖复位，而反复进行手法复位，滥用粗暴方法或采取切开复位等，则对骨折的修复和功能恢复都是不利的。但须达到功能复位。矫正了各种移位，恢复了正常的解剖关系，对位、对线良好时，称解剖复位。临床上已尽了最大努力，但未能达到解剖复位，而愈合后对肢体功能无明显影响者，称功能复位。各部位功能复位标准不尽一致，一般认为：

（1）肢体骨折成角移位轻微，所成角度如果与关节活动方向一致，日后可在骨痂塑形改造期自行矫正。如果向侧方成角与关节活动方向垂直，日后不能自行矫正，甚至加重，因此必须完全复位。肱骨干稍有畸形，对功能影响不大。前臂双骨折要求对位、对线都好，否则将影响前臂旋转功能。

（2）长骨干横形骨折，复位如能端端对接，对位应至少达 1/3 左右。干骺端骨折侧方移位经复位后，至少应对位达 3/4 左右。

（3）成人骨折下肢复位后短缩不应超过 1cm。

（4）儿童处于生长发育时期，下肢缩短 2cm 以内，且无骨骺损伤，可在生长发育过程中自行矫正。

3. 麻醉选择　可根据情况选用局部麻醉或神经阻滞麻醉。小儿可采用全身麻醉。麻醉完成后将患肢置于肌肉松弛位。

4. 复位手法　手法复位须集体协调进行，复位前要制定一个成熟的整复方案，统一认识，密切配合，以远侧骨折段对准近侧骨折段为原则。常用的手法有以下几种：

（1）手摸心会：把 X 线显示的骨折移位方向和病人实际情况结合起来，在头脑中形成一个骨折移位的立体概念，为手法复位做准备。

（2）拔伸牵引：牵引开始时，肢体要保持原位，沿肢体纵轴牵引，用力要持续，由轻到重，不要骤用暴力。通过拔伸牵引克服肌肉张力，矫正缩短移位和成角移位。恢复肢体的轴线和长度。

（3）旋转屈伸：关节附近的骨折，应屈伸或旋转骨折远端，以适应骨折近端，矫正旋转移位或成角移位。

(4) 端挤提按：缩短、旋转及成角移位被矫正后，左右侧方移位在牵引下用端挤手法。外侧骨折端向内挤压、内侧骨折端向外挤。前后移位在牵引下用提按手法。术者用两手拇指压住骨折突出之远端并向下按，其余各指环抱，将近端上提，上提与下按动作同时进行［图49-18，图49-19］。

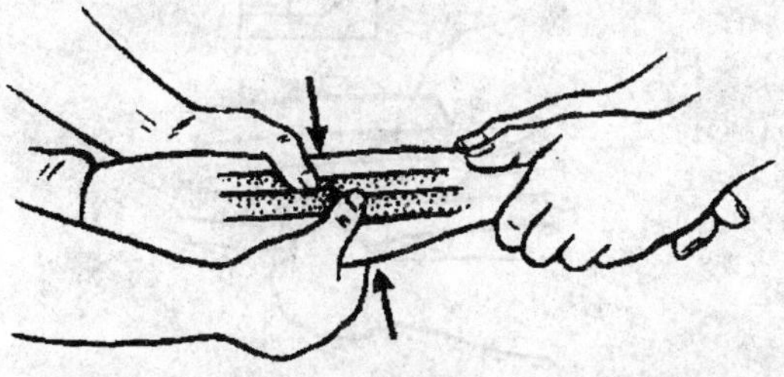

图49-18 端挤手法矫正左右侧方移位

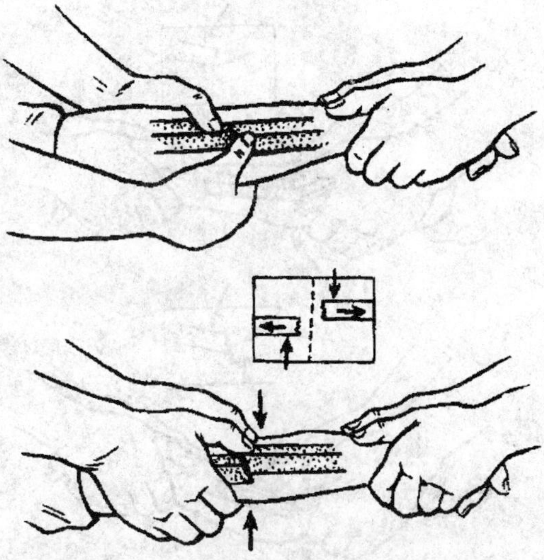

图49-19 端提手法矫正前后侧方移位

(5) 折顶回旋：横断骨折或具有较长尖齿时，有时单靠手力牵引不易完全矫正缩短移位，可用折顶手法。术者两拇指下压于突出的骨折端，其余两手四指环抱下陷的另一骨折端，先加大骨折原有成角，待拇指感到两骨折断端的皮质已经接触时，即可反折伸直，使断端对合（图49-20）。回旋手法用于背靠背的斜形骨折。应首先判断背向移位的旋转途径，然后循原路回旋，使两骨折面吻合，即面对面而复位。回旋手法不可用力过猛，以免损伤血管、神经（图49-21）。

(6) 分骨扳正：两骨并列部位，如尺桡、胫腓、掌骨、跖骨骨折后，骨折段因成角移位及侧方移位而互相靠拢时，术者可用两手拇指及示、中、环指，分别挤捏骨间隙背侧及掌侧，使靠拢的骨折端分开，矫正成角移位及侧方移位（图49-22）。青枝骨折或仅有成角移位时，可用两手拇指压住角顶，其余四指分别折远、近两骨折段，即矫正成角移位（图49-23）。

5. 外固定 手法复位后须有效、持续地固定在良好的位置上，直至愈合。目前常用的外固定有小夹板、石膏绷带、聚氨酯绷带、外展架等支具和持续牵引等。

(1) 小夹板固定：小夹板固定是利用有弹性的小夹板，加上横带和固定垫，绑在骨折部肢体的外面。布带对夹板的约束力和纸垫对骨折的效应力，肌肉收缩产生骨折断端间的压应力，肌肉收缩时对小夹板、横带和固定垫的侧压力，不仅能达到有效固定，而且可继续纠正侧方移位和成角移位。小夹板固定具有确实可靠、骨折愈合快、功能恢复好、并发症少、病人痛苦轻等优点。应当注意：必须正确掌握小夹板的应用原则和方法，如绑扎太松、固定垫使用不当可失去固定作用，使骨折再度移位；如绑扎过紧，将产生压迫性溃疡，缺血性肌挛缩，乃至肢体坏疽等严重后果。小夹板的固定指征：① 四肢闭合性稳定性骨折；② 四肢开放骨折，创面小或经处理后创面已愈合者；③ 陈旧性骨折，适用于手法复位者。

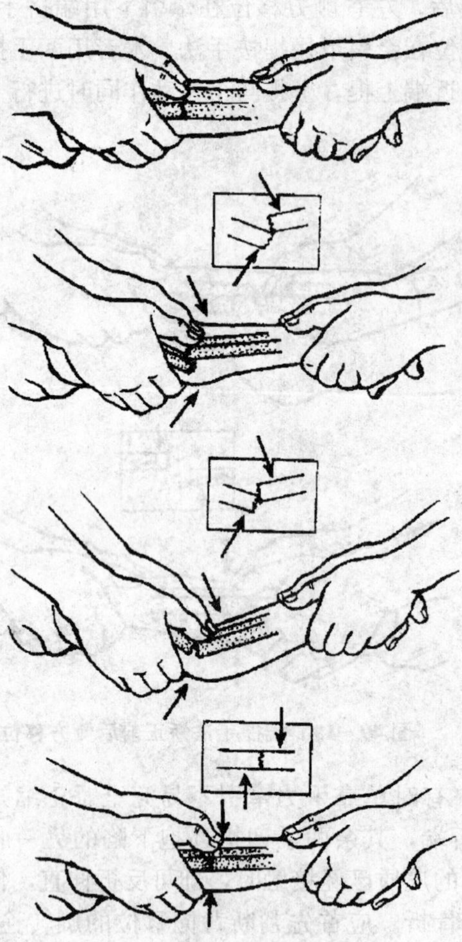

图 49－20　折顶手法

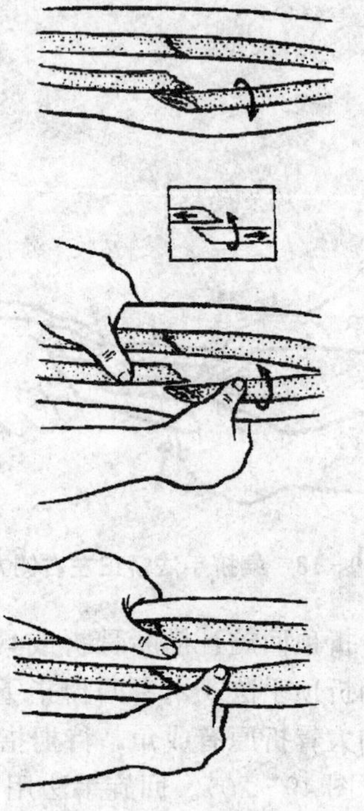

图 49－21　回旋手法

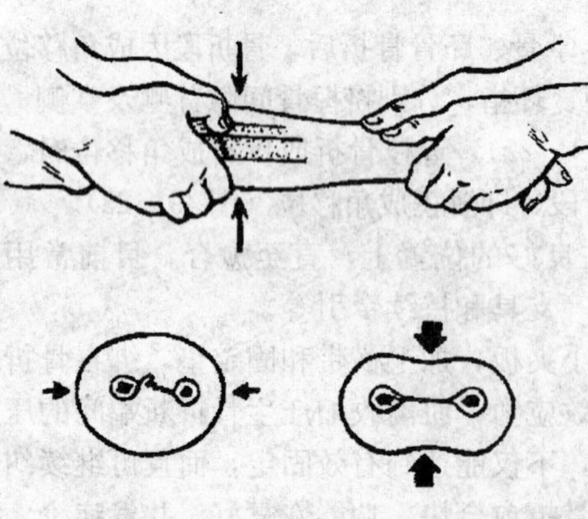

图 49－22　分骨手法

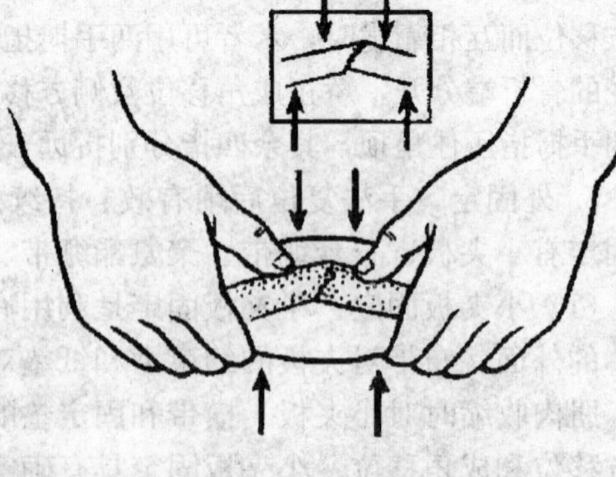

图 49－23　扳正手法

（2）石膏绷带固定：利用无水硫酸钙的粉末撒在特制的稀孔纱布绷带上，制成石膏绷带。经水浸泡后其结晶呈长条形，互相交织，十分坚固。石膏绷带可按肢体外形塑形为各种石膏托、石膏夹板或石膏管型，对骨折部进行固定。缺点是无弹性，不能随肌肉收缩而变形，不能调节松紧度，须超关节固定，不利于功能锻炼。石膏绷带固定的指征：① 小夹板难以固定的某些部位骨折；② 开放性骨折伤口尚未愈合者；③ 需要将关节固定于特定体位者。

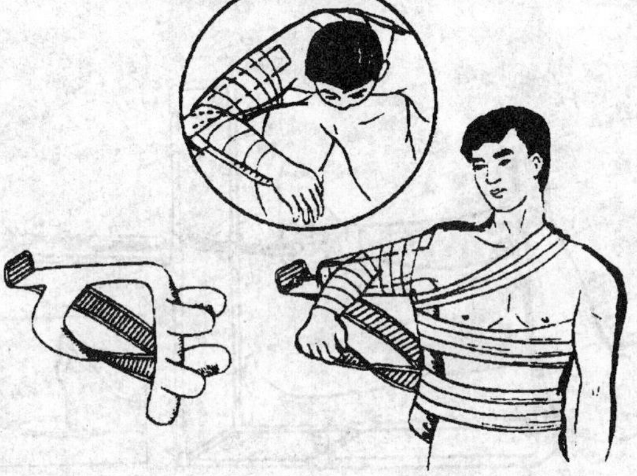

图 49－24　外展架固定

（3）外展架固定：利用铅丝夹板、铝板或木板制成的外展架用石膏绷带绑于病人的侧方后，可将肩、肘、腕关节固定于功能位，也可在外展架上做持续皮肤牵引（图 49－24）。外展架固定的指征：① 肿胀较重的上肢闭合性损伤；② 肱骨骨折合并桡神经损伤；③ 严重的上臂或前臂开放性损伤；④ 肩胛骨骨折等。

（4）持续牵引：有持续皮肤牵引和持续骨牵引两种。其目的是：① 矫正缩短移位或成角移位；② 作为持续的外固定。但应注意牵引重量和方向，以防过牵，造成延迟愈合或不愈合。

皮肤牵引：利用粘贴在患肢皮肤上的宽胶布条或乳胶海绵条，也可用牵引带绑扎在患肢皮肤表面，用绳穿过扩张板，通过滑车，系以重量进行牵引。重量通常不超过 4kg，不宜应用于开放性骨折和皮肤有伤口者。常用于小儿股骨干骨折、老年人股骨颈骨折或粗隆间骨折（图 49－25）。

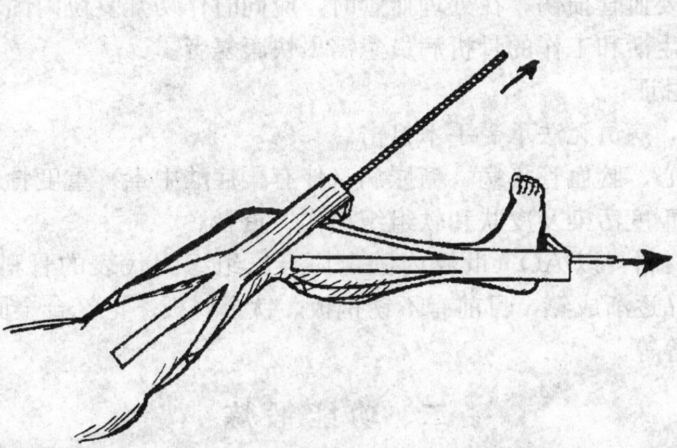

图 49－25　下肢持续皮牵引（胶布条粘贴法）

骨牵引：通过贯穿骨端松质骨的骨圆针、不锈钢针或布巾钳，通过滑车，用体重的1/7～1/8重量作牵引力重量在肢体的远端持续牵引。时间可维持数月。多用于开放性骨折或感染性骨折，以便于观察和换药。对新鲜闭合性股骨干骨折，可先行手法复位、小夹板固定，再作持续骨牵引（图49－26）。

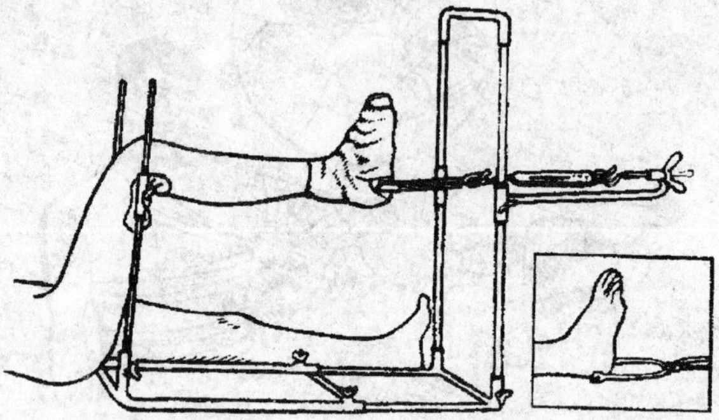

图49－26　胫腓骨干骨折进行螺旋牵引

（二）切开复位内固定　切开复位是施行手术，切开骨折部的软组织，暴露骨折断端，在直视下将骨折复位，然后用对人体组织无不良反应的金属内固定物如接骨板、螺丝钉、髓内针、骨圆针等，或采用自体或异体植骨片，将骨折段固定，从而达到解剖复位和相对固定的要求。随着现代人们对生命价值、生活质量和社会价值关系认识的提高及医学科学成就与技术的飞速发展，骨折伤病员更加迫切地需要骨折的最佳修复，功能的最好恢复，尽快回到工作岗位。

切开复位内固定的手术指征是：

1. 骨折断端间有软组织嵌入，经手法复位后失败者；
2. 关节内骨折手法复位后对位不好影响关节功能者；
3. 近关节部位骨折的年迈病员，长时间的固定可引起关节永久性僵硬者；
4. 手法复位与外固定后，不能达到功能复位标准，而将严重影响功能者；
5. 骨折并发主要血管损伤，在处理血管时，应同时作切开复位内固定术者；
6. 外固定影响生活和工作的骨折病员急需尽快康复者。

切开复位的禁忌证：

1. 外伤性休克，病员无法承受手术打击。
2. 患有严重的心、脑血管疾病，糖尿病（伴有酮症酸中毒）重度骨质疏松症等。
3. 开放性骨折重度污染及皮肤和软组织损伤严重者。

骨折的内固定材料：以AO（世界内固定协会）组织为代表的骨科内固定材料发展迅猛。国内外医用产品逐渐成熟，目前有不锈钢板、钛金属板、记忆合金固定材料和各类髓内钉（带锁髓内钉）等等。

二、功能锻炼

功能锻炼可促进骨折部的血液循环，有利于消除肿胀，防止关节僵硬和肌肉萎缩。功能锻炼的原则是循序渐进，由轻到重，由小到大，主动活动为主，被动活动为辅，允许压应力，避免剪应力。

（一）骨折早期　伤后1～2周，伤肢肿胀、疼痛、骨折端容易移位，该期功能锻炼的形式应是使患肢进行肌肉舒缩活动。上肢可采用屈、伸手指，握拳、吊臂、提肩等动作。下肢可采用踝关节背伸及股四头肌的收缩等活动。

（二）骨折中期　伤后3～4周，疼痛消失，患肢肿胀消退，骨端已纤维连接，并逐步形成骨痂，骨折端较稳定，在持续有力的肌肉收缩活动的同时活动患部上、下关节。可用小云手、撑臂抬臀、屈髋、屈膝等活动形式。伤后5～6周骨折部有足够骨痂时，可进一步增加活动范围和活动量，如大云手等。

（三）骨折后期　伤后7～10周，骨折已临床愈合，可增加关节活动范围和负重性关节活动，使关节迅速恢复正常的活动范围。

第七节　开放骨折的处理原则

开放骨折有发生感染的危险，必须争取时间，尽早正确处理伤口，防止感染，争取创口早期愈合，变开放骨折为闭合骨折。处理时应针对不同情况，采取相应的措施。

（一）伤后6～8小时以内的开放性骨折，污染程度轻微，软组织损伤不严重者，应彻底清创。清创时，要尽量保留与软组织相连的小碎骨，明显污染的骨断端或留用的游离大骨片，需凿去表层，并刮除一层骨髓。术中须同时予以骨折复位，如为稳定骨折，可采用石膏托或持续牵引固定，此法较安全、可靠；不稳定骨折需选用内固定器材，如：克氏针、螺丝钉及钢板螺丝钉内固定等。皮肤损伤严重或粉碎性骨折严重者可应用骨折外固定架进行固定等。根据需要可行血管、神经、肌腱等修复，创口一期缝合，放置引流条或引流管。

（二）受伤超过8～12小时，伤口污染不严重，可考虑清创缝合，不稳定骨折可考虑行外固定架固定骨折。创口一期缝合或延期缝合，放置引流条或引流管。

（三）超过12小时的创口，创面多被炎性物质浸润，常常不能通过一次清创获得一期关闭伤口的机会，可敞开伤口，用生理盐水冲洗创面，清除异物后，根据情况决定延期缝合。若在冬季，气温低，创口污染较轻，虽超过12小时以上，仍可考虑清创缝合术。关于骨折的复位与固定，通常采用持续骨牵引，无移位者可用管形石膏固定，但如果病员需要尽早和最好的功能恢复，有条件的情况下可优先考虑行外固定架固定骨折。这样既能方便伤口护理又能较早功能训练。注意全身应用足量有效的抗生素，并采用联合用药。

第八节　骨折延期愈合、不愈合的处理原则

骨折经治疗后，若已超过一般愈合所需时间，而仍无临床愈合现象，X线片上见骨折端被浓密硬化的骨质所封闭即为骨折不愈合（nonunion）。若达到一般骨折愈合所需时间而没有愈合，但连续临床复查发现骨折愈合仍有进展，则为骨折延期愈合（delayed union）。骨折延期愈合应去除延期愈合的病因，如骨折端间存在不利于骨折愈合的应力、感染、牵引过度、固定不符合要求、骨折复位后固定时间过短以及不正确的功能锻炼等。并继续积极治疗，仍有愈合可能。骨折不愈合则需要植骨，内固定，必要时辅以管形石膏外固定治疗。首

先应切除断端硬化骨及瘢痕组织，凿通髓腔，以利于骨痂形成。骨折的内固定在长管状骨可选择加压钢板螺丝钉固定或髓内针固定。常用的植骨方法有松质骨植骨、贴附植骨、滑移植骨、镶嵌植骨、骨钉植骨、带肌肉骨瓣植骨等。可根据具体情况灵活选择。

（傅中国）

第五十章　上肢骨折

第一节　锁骨骨折

【解剖概要】

锁骨连接和支撑上肢与躯干的结构，呈S形。近端与胸骨柄形成胸锁关节，远端与肩峰形成肩锁关节。

【病因与分类】

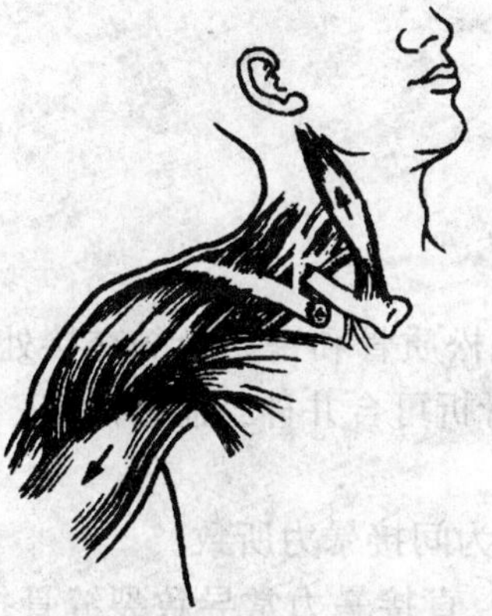

图 50-1　锁骨骨折典型移位

锁骨骨折好发于青少年，多发生在锁骨中份。

（1）多为间接暴力引起，若侧方摔倒时，手掌或肩部着地，暴力传导至锁骨，可发生斜形骨折。

（2）直接暴力较少见，常有外力直接撞击锁骨，导致粉碎性骨折。

（3）儿童锁骨骨折多为青枝骨折。锁骨中段骨折后，由于胸锁乳突肌的牵拉，近折端可向上、后移位，远折端由于上肢的重力作用及胸大肌的牵拉，使骨折远折端向前、下移位，并有重叠移位（图 50-1）。锁骨后有臂丛神经及锁骨下血管经过，若暴力作用强大，骨折移位明显，可造成神经及血管损伤，甚至气胸。

【临床表现与诊断】

（1）有明确的外伤史。

（2）锁骨中份肿胀、瘀斑，垂肩姿态。病人常用健手托住肘部，头部向患侧偏斜，以减少因肩部活动和胸锁乳突肌牵拉骨折近端而致痛。

（3）可触及骨折端，有局限性压痛和骨擦感。

（4）X线片可明确诊断。

【治疗】

1. 三角巾悬吊　用于幼儿青枝骨折及成人的无移位骨折，悬吊3～6周即可。

2. 手法复位外固定　用于有移位的中段骨折，横形“8”字绷带固定。

（1）复位方法：病人坐位，骨折局部浸润麻醉。术者在病人背后，用膝顶住病人背部，两手握住病人上臂使肩向后、上、外牵拉，病人挺胸即可达到复位（图 50-2）。

（2）固定方法：复位成功后，作横“8”字绷带或双圈固定。术后严密观察双侧上肢血液循环及感觉运动功能，若出现肢体肿胀、麻木，表示固定过紧，应及时放松固定。术后1周左右，由于骨折区肿胀消失，常使固定的绷带松弛而导致再移位，因此复位后2周内应经常检查固定是否可靠，及时调整固定的松紧度（图 50-3）。3～4周可去除外固定。

3. 手术复位内固定　用于有合并症和手法复位外固定失败者。切开复位时，先对合并症进行探查及处理，再行复位后选择钢板、螺丝钉或克氏针固定。

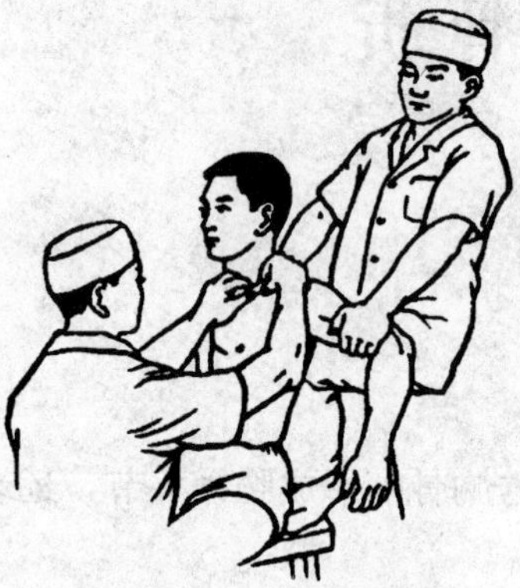

图 50-2　锁骨骨折手法复位

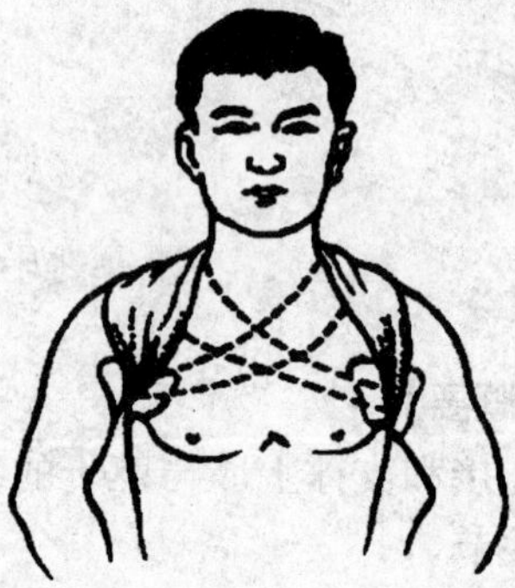

图 50-3　锁骨骨折横“8”字绷带固定法

第二节　肱骨外科颈骨折

【解剖概要】

肱骨外科颈为肱骨大结节、小结节移行为肱骨干的部位，是松质骨和密质骨的交接处，位于解剖颈下 2～3cm，有臂丛神经、腋血管在内侧经过，因此骨折可合并神经血管损伤。

【病因与分类】

肱骨外科颈骨折以中、老年人为多，尤其有骨质疏松者。多为间接暴力所致。

（一）无移位骨折　包括裂缝骨折和嵌插骨折。一般情况下，直接暴力常导致裂缝骨折（图 50-4），间接暴力由手掌向上传递，可导致嵌插骨折。

（二）外展型骨折　多为间接暴力引起。若患肢处于外展位时，跌倒时用手掌着地，暴力自下向上传递，即发生外展型骨折，骨折近端呈内收位（图 50-5）。可能有向内的侧方移位和成角畸形，并伴有肱骨大结节撕脱。

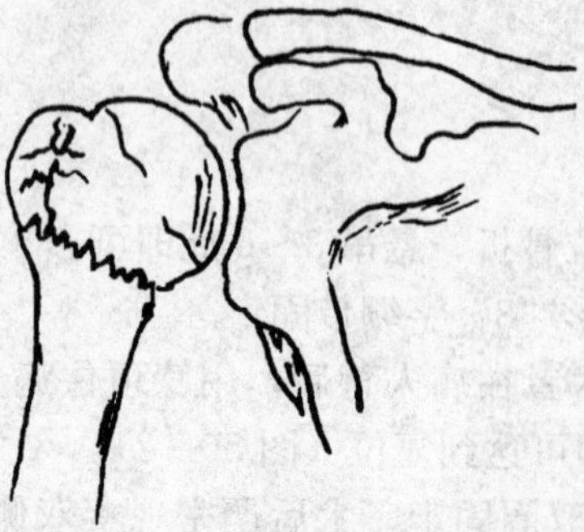

图 50-4　肱骨外科颈裂缝骨折

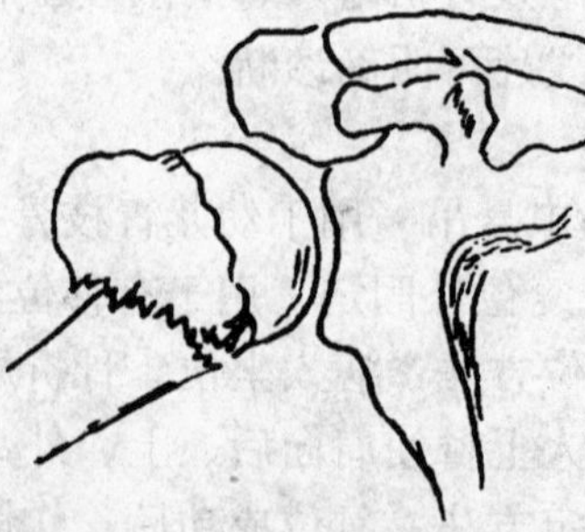

图 50-5　肱骨外科颈外展型骨折

（三）内收型骨折　常为间接暴力所致。当上肢处于内收位跌倒时，手掌或肘部着地，暴力向上传导撞击肩部，引起内收型骨折，骨折远折端位于肱骨头的外侧（图 50-6），可产生向外方的成角畸形或侧方移位。

（四）粉碎型骨折　这类骨折常发生于强大暴力作用，或骨质疏松病人。暴力向上传达到关节盂及肩峰下时，由于肩峰的阻挡作用，肱骨发生粉碎型骨折。可合并肱骨头脱位（图50－7，图50－8）。

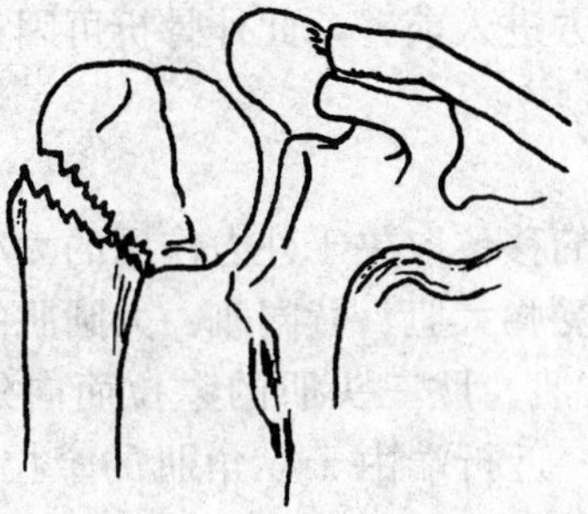

图50－6　肱骨外科颈内收型骨折

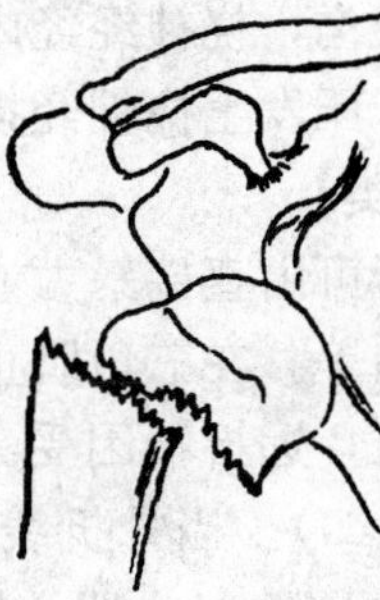

图50－7　肱骨外科颈骨折合并肱骨头脱位

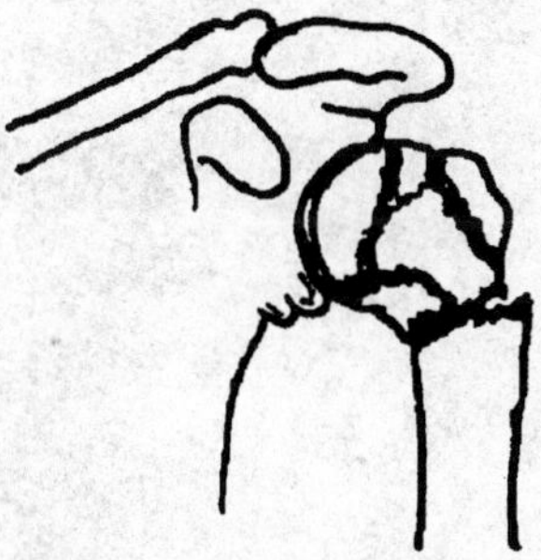

图50－8　肱骨近端粉碎型骨折

【临床表现与诊断】

受伤后肩部疼痛、肿胀、瘀斑、畸形。肩关节活动障碍，肱骨近端明显压痛，可触及骨擦感。肩部正位及腋位X线拍片，可明确诊断及了解移位情况。

【治疗】

以手法复位外固定治疗为主。

1. 三角巾悬吊　用于裂纹骨折，悬吊3周即可。

2. 手法复位后外固定　用于外展型骨折和内收型骨折有明显移位者，行手法复位后，采用超肩小夹板固定或U形石膏固定3～4周。

3. 手术方法治疗　用于骨折移位严重伴软组织嵌入，或合并肩关节脱位手法复位失败，以及有神经血管损伤者。肱骨外科颈骨折较易愈合，但对肩关节影响较大，应注意早期功能锻炼，防止肩关节功能受限。

第三节 肱骨干骨折

【解剖概要】

肱骨外科颈下 1～2cm，至肱骨髁上 2cm 内的骨折称为肱骨干骨折。在肱骨干中下 1/3 后外侧有桡神经沟，桡神经经内后方紧贴骨面斜向外前方进入前臂，此外骨折可因直接撞击或外侧肌间隔卡压发生桡神经损伤。

【病因与分类】

肱骨干骨折可由直接暴力或间接暴力引起。骨折端的移位取决于外力作用的大小、方向和肌肉牵拉方向等。在三角肌止点以上的骨折，近折端受胸大肌、背阔肌、大圆肌的牵拉而向内、向前移位，远折端因受三角肌、喙肱肌、肱二头肌、肱三头肌的牵拉而向外、向近端移位（图 50－9）。当骨折线位于三角肌止点以下时，近折端由于三角肌的牵拉而向前、外移位；远折端因肱二头肌、肱三头肌的牵拉而向近端移位（图 50－10）。另外，由于肢体的重力作用或不恰当的外固定物的重量，可引起骨折端分离移位或旋转畸形。肱骨干下 1/3 骨折的移位方向与暴力作用的方向和肘关节所处的位置有关，大多数有成角、短缩及旋转畸形。

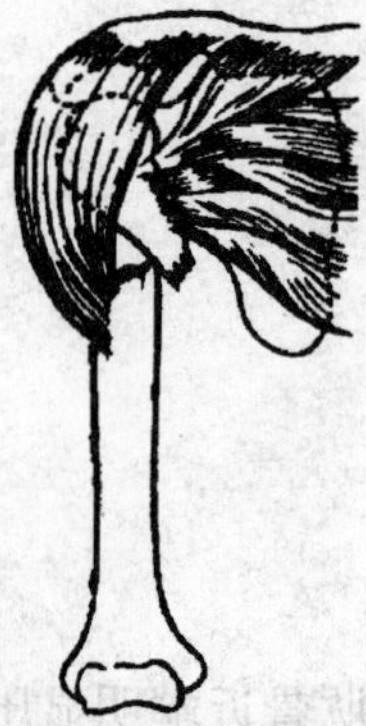

图 50－9　肱骨干骨折，骨折线在三角肌止点以上的移位情况

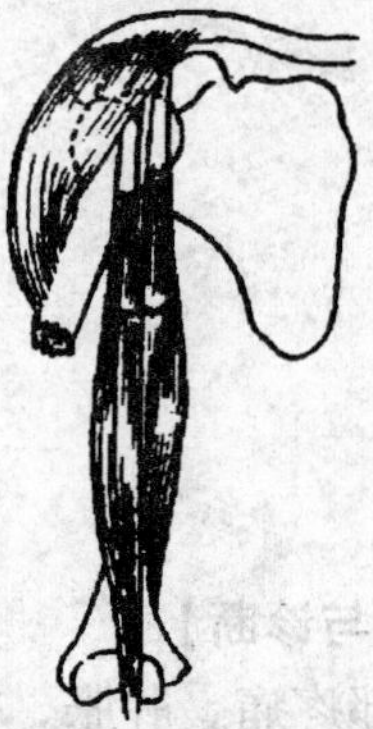

图 50－10　肱骨干骨折，骨折线在三角肌止点以下的移位情况

【临床表现与诊断】

受伤后，上臂出现疼痛、肿胀、畸形，皮下瘀斑，上肢活动障碍。体检有异常活动，骨擦感。X 线拍片可确定骨折的类型、移位方向。若合并桡神经损伤，可出现垂腕，各手指掌指关节不能背伸，拇指不能背伸，手背虎口区皮肤感觉减退或消失。

【治疗】

大多数肱骨干横形或短斜形骨折可采用非手术方法治疗。

（一）手法复位外固定

1. 小夹板固定　手法复位后小夹板固定，上 1/3 肱骨干骨折，要有超肩关节固定，下 1/3 肱骨干骨折，要有超肘关节固定，屈肘 90°用三角巾悬吊。成人固定 6～8 周，儿童固定 4～6 周（图 50－11）。

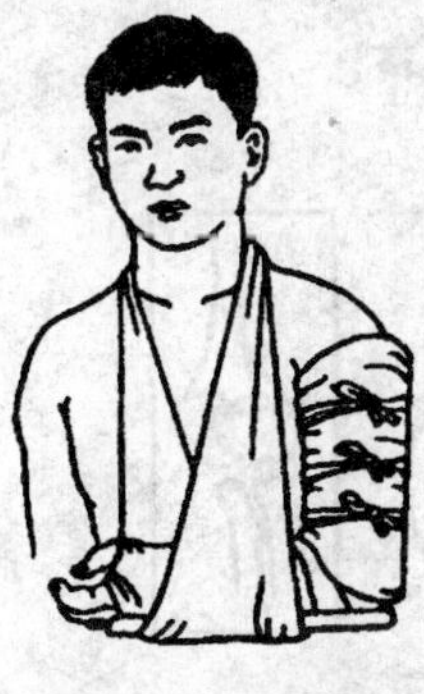
图 50-11　肱骨干骨折夹板固定

2. 石膏固定　手法复位后比较稳定的骨折，可用U形石膏固定。复位后不稳定的骨折，采用上肢悬垂石膏固定，但有可能因重量太大，导致骨折端分离发生骨折延迟愈合和不愈合，应在固定期中严密观察骨折对位对线情况。

（二）切开复位内固定　手术指征为反复手法复位失败，或骨折不愈合，或合并神经血管损伤者。用加压钢板螺钉或髓内针内固定。术后不必外固定，可早期进行功能锻炼。对骨折端进行切开复位时要注意保护桡神经。

（三）功能锻炼　无论是何种固定方式，术后均应早期进行功能锻炼。复位后抬高患肢，主动练习手指屈伸活动。2～3周后开始腕、肘关节主动地屈伸活动和少量的肩关节外展、内收活动，6～8周后加大活动量，并作肩关节旋转活动。

第四节　肱骨髁上骨折

【解剖概要】

肱骨髁上骨折是指肱骨干与肱骨髁的交界发生的骨折。肱骨干轴线与肱骨髁轴线之间有30°～50°的前倾角（图50-12），这是容易发生肱骨髁上骨折的解剖因素。在肱骨髁内、前方，有肱血管、正中神经经过。在神经血管束的浅面有坚韧的肱二头肌腱膜，后方为肱骨，一旦发生骨折，神经血管容易受到损伤。在肱骨髁内侧有尺神经，外侧有桡神经，均可因肱骨髁上骨折的侧方移位而受到损伤。

肱骨髁上骨折多发生于10岁以下儿童，根据暴力的不同和骨折移位的方向，分为屈曲型和伸直型（图50-13）。

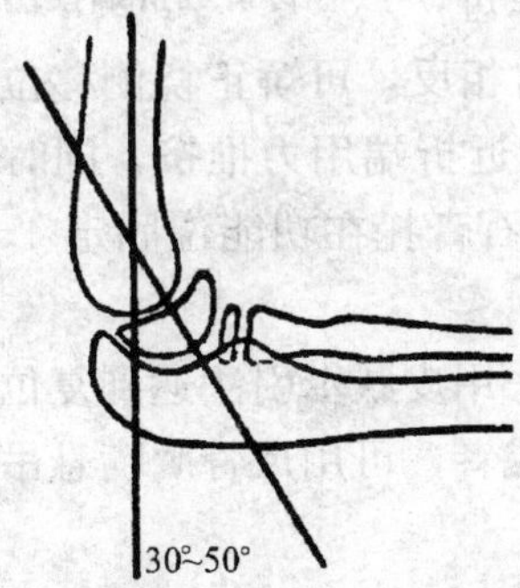

图 50-12　肱骨干与肱骨髁之间的前倾角

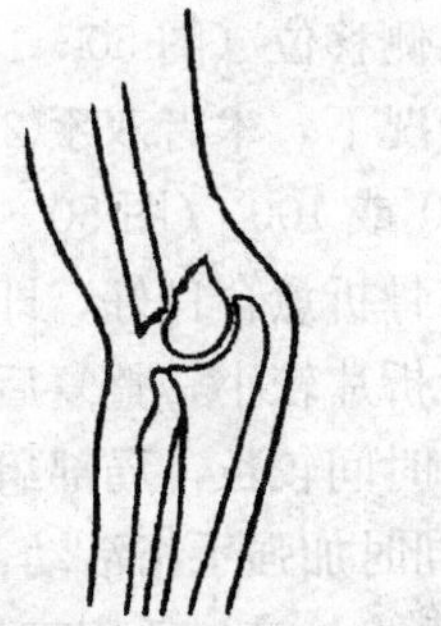
图 50-13　伸直型肱骨髁上骨折的典型移位

一、伸直型肱骨髁上骨折

【病因】

多为间接暴力引起。当跌倒时，手掌着地，暴力经前臂向上传递，身体向前倾，肱骨髁上产生剪式应力，使肱骨干与肱骨髁交界处发生骨折。通常是近折端向前下移位，远折端向上移位。如果在跌倒时，同时遭受侧方暴力，可发生尺侧或桡侧移位（图50-14，图50-15）。

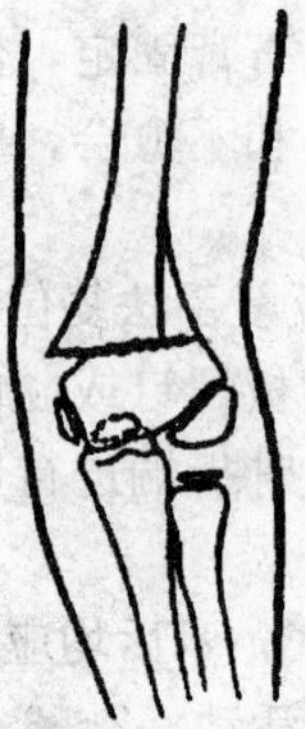

图 50－14　伸直型肱骨髁上骨折远折端向桡侧移位

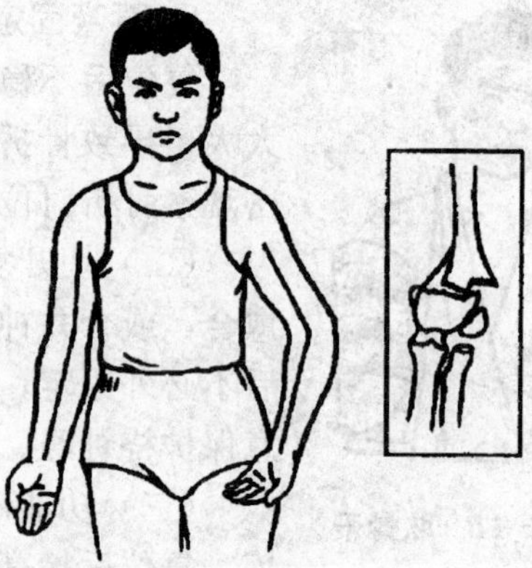

图 50－15　伸直型肱骨髁上骨折远折端向尺侧移位

【临床表现与诊断】

儿童有手着地受伤史，肘部出现疼痛、肿胀、皮下瘀斑，肘部向后突出并处于半屈位畸形。体检可见局部明显压痛，有骨擦音及异常活动，肘前方可触到骨折断端，肘后三角关系正常。诊断时应注意有无神经血管损伤（图 50－16），肘部正侧位 X 线拍片不仅能明确骨折的存在，还能判断骨折移位情况。

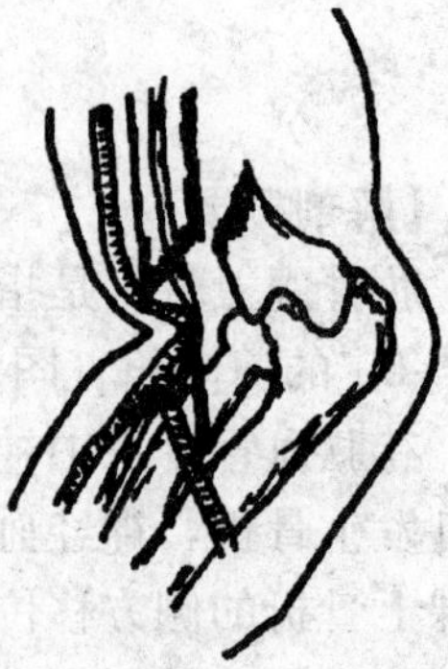

图 50－16　伸直型肱骨髁上骨折近折端损伤肱动脉

【治疗】

（一）手法复位外固定

受伤时间短，局部肿胀轻而有明显移位，无血液循环障碍者，可进行手法复位外固定。手法复位：局部麻醉或臂丛阻滞麻醉后，持续牵引下，首先矫正尺侧或桡侧移位，应用双手 2～5 指顶住远折端的桡侧，用拇指由近端的尺侧向桡侧推挤；即可矫正尺侧移位（图 50－17）。用相同的手法，但作用力相反，可矫正桡侧移位。然后在持续牵引情况下，术者双手 2～5 指顶住骨折远端，拇指在近折端用力推挤，同时缓慢使肘关节屈曲 90°或 100°（图 50－18），即可达到复位。用后侧石膏托在功能位固定 4～5 周，X 线拍片证实骨折愈合良好，即可拆除石膏，开始功能锻炼。

远端骨折片较小，整复后不易固定的不稳定骨折，可采用皮肤牵引法达到复位和固定的目的。伤后时间较长，局部组织严重肿胀，皮肤有水疱形成者，可用尺骨鹰嘴悬吊牵引（图 51－19），同时加强手指活动，待肿胀消退后进行手法复位。

（二）手术治疗　适用于手法复位失败和合并有神经血管损伤者。复位后用加压螺钉或交叉钢针内固定。若有尺神经或桡神经损伤，在进行骨折复位时，应仔细检查神经，进行松解或修复手术。

（三）术后治疗　无论手法复位外固定，还是切开复位内固定，术后应严密观察肢体血循环、手的感觉及运动功能。伸直型肱骨髁上骨折由于近折端向前下移位，极易压迫肱动脉或刺破肱动脉，加上伤后的组织反应，局部肿胀严重，均会影响远端肢体血循环，导致前臂骨筋膜室综合征，如果早期未能做出诊断及正确的治疗，可导致缺血性肌挛缩。手法复位外固定后，抬高患肢，早期进行手指及腕关节屈伸活动，有利于减轻水肿。4～6 周后可进行肘关节屈伸活动。在手术切开复位，内固定稳定的病人，术后2周即可开始肘关节活动。

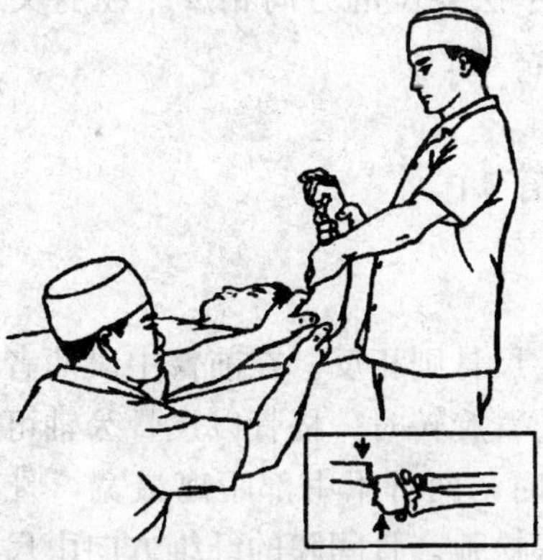

图 50－17　伸直型肱骨髁上骨折手法复位

矫正远侧骨折端向尺侧方移位和旋前移位

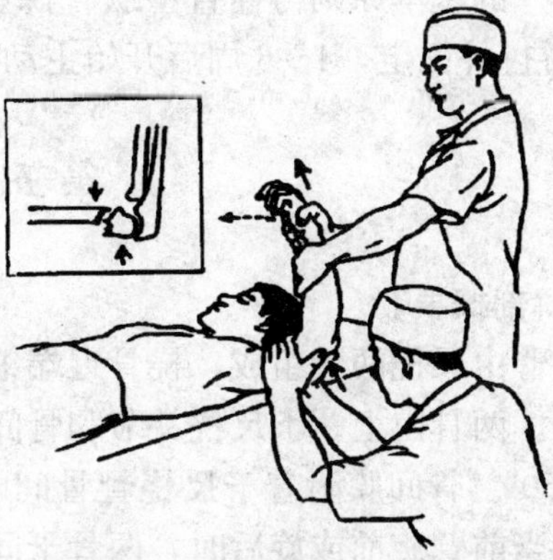

图 50－18　伸直型肱骨髁上骨折手法复位

矫正远侧骨折端向后侧方移位

二、屈曲型肱骨髁上骨折

【病因】

多为间接暴力引起。跌倒时，肘关节处于屈曲位，肘后方着地，暴力传导致肱骨下端导致骨折。

【临床表现与诊断】

伤后局部肿胀，疼痛，肘后凸起，皮下瘀斑。检查可发现肘上方压痛，后方可扪到骨折端。X线拍片可发现骨折的存在和典型的骨折移位，即近折端向后下移位，远折端向前移位，骨折线呈由前上斜向后下的斜形骨折（图50－20），由于肘后方软组织较少，折端锐利，可刺破皮肤形成开放骨折。由于暴力作用的方向及跌倒时的体位改变，骨折可出现尺侧或桡侧移位。少有合并神经血管损伤。

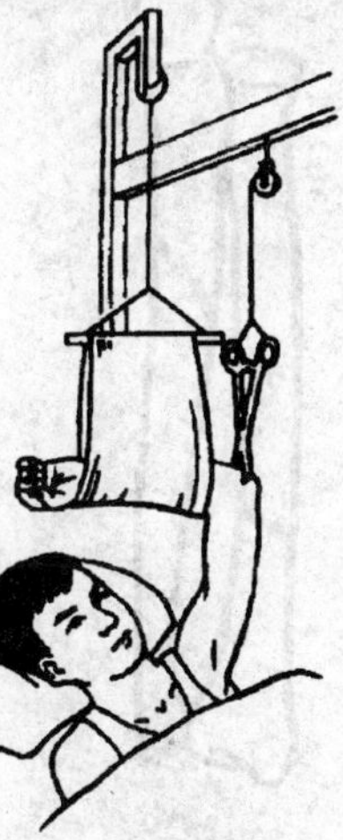

图 50－19　肱骨髁上骨折行尺骨鹰嘴悬吊牵引

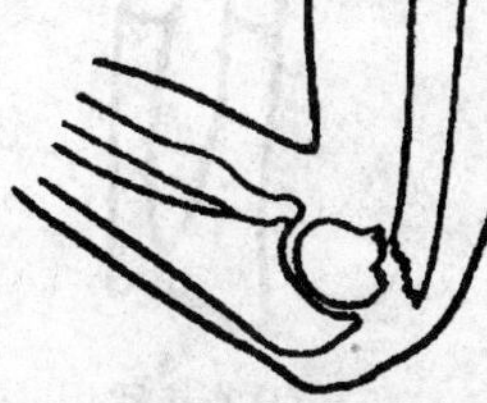

图 50－20　屈曲型肱骨髁上骨折的典型移位

【治疗】

治疗的基本原则与伸直型肱骨髁上骨折相同，但手法复位的方向相反。在肘关节屈曲40°左右行外固定，4～6周后开始主动练习肘关节屈伸活动。

第五节　前臂双骨折

【解剖概要】

前臂由尺桡两骨组成，桡骨近端细小，远端粗大，尺骨则相反。在前臂中段两者粗细大致相当。两骨由上、下尺桡关节和骨间膜紧密相连。前臂旋转时，桡骨以尺骨为轴可旋转幅度约150°。骨间膜附着于尺桡骨骨间嵴。前臂中立位时，两骨干中部距离最宽，骨间膜最紧张，当前臂旋前或旋后时，两骨干间隙变小，骨间膜松弛。骨间膜的纤维方向由尺侧下方斜向桡侧上方，当尺桡两骨中有一骨发生骨折时，暴力可由骨间膜传导到另一骨干，发生前臂双骨折。所以在治疗尺、桡骨骨折时，应充分应用上述关系，使骨间膜紧张度一致时手法复位才易成功。另外，起止于前臂的肌肉较多，骨折的移位与肌肉牵拉有一定关系，常导致复杂的移位。复位与固定时也应注意这些因素。

【病因与分类】

（一）直接暴力　多由打击、机器或车轮挤压等直接暴力所致。两骨多在同一平面骨折，可为横断、粉碎或多段骨折。软组织损伤较重。

（二）间接暴力　跌倒时手掌撑地，力沿桡骨向近端至中上段发生横断或短斜骨折，残余暴力沿骨间膜斜行向远侧传至尺骨，造成低位尺骨骨折。

（三）扭转暴力，如跌倒时，手掌撑地前臂受到传导力作用的同时，前臂旋前或旋后，可造成两骨螺旋形或斜形骨折。其骨折线方向一致，而尺骨的骨折线高于桡骨骨折线（图50-21）。

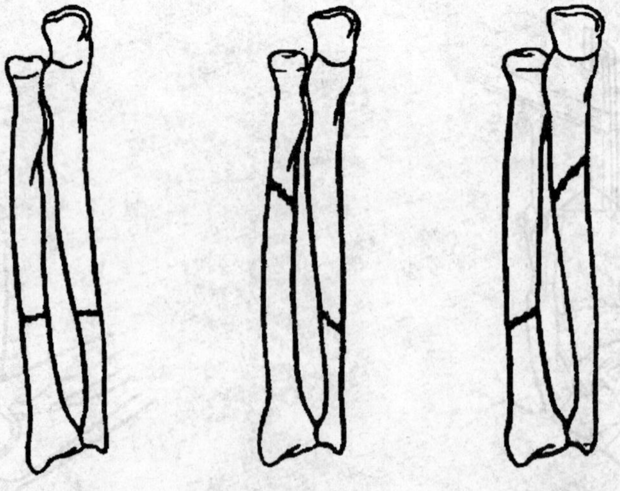

(1) 直接暴力　　(2) 间接暴力　　(3) 扭转暴力

图50-21　不同暴力造成的前臂双骨折

前臂骨折时，影响骨折移位的因素，除了与骨折时肢体的位置、作用力的大小及方向有关外，肌肉的拉力也起重要作用。如桡骨上 1/2 骨折，骨折线位于旋前圆肌止点以上，近端受肱二头肌及旋后肌的牵拉而呈屈曲旋后位，远端受旋前圆肌和旋前方肌的牵拉而旋前。桡骨下 1/2 骨折，骨折线位于旋前圆肌止点以下，近端因受旋后肌和旋前圆肌的作用力相抵消而呈中立位，远端受旋前方肌的牵拉而旋前（图 50－22）。

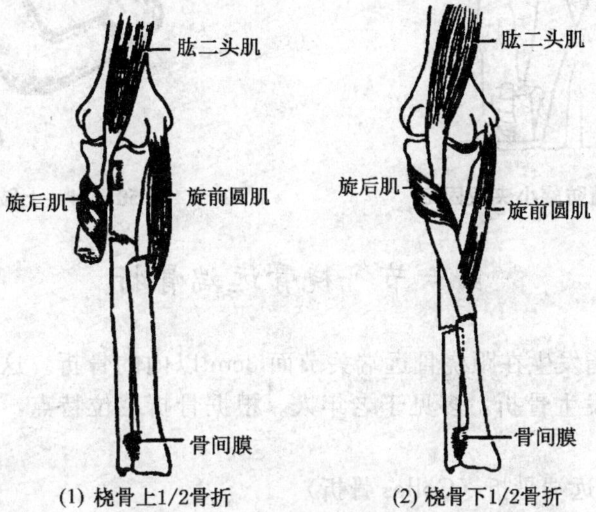

图 50－22　前臂骨折的移位情况

【临床表现与诊断】

前臂尺、桡骨骨干双骨折后，局部肿胀、疼痛、活动受限，有畸形、异常活动及骨擦音、骨擦感。X 线拍片检查应包括肘关节和腕关节，可明确骨折的准确部位和移位情况以及是否合并有桡骨头脱位和尺骨小头脱位。尺骨上段骨折合并桡骨小头脱位，被称为孟氏骨折；桡骨下段骨折，合并尺骨小头脱位，称为盖氏骨折。

【治疗】

（一）手法复位小夹板固定　适用于单纯闭合性骨折。可选用臂丛麻醉。在适当牵引的情况下，使其远端对近端复位。酌情使用分骨、折顶、端提、捺正等手法进行复位。成功后用四块夹板固定以预防旋转（图 50－23），或用超关节石膏上、下托固定于功能位（图 50－24）。早期功能锻炼。前臂双骨折移位复杂，若治疗不当，可发生尺、桡骨交叉愈合，影响旋转功能，治疗的目标除了良好的对位对线外，特别注意防止旋转畸形。所以复位要求高，难度大，容易顾此失彼。因此复位时应详细分析骨折移位情况，制定出复位方案，先易后难，先整复较稳定性骨折，后整复不稳骨折。如两骨折稳定性相同，则先整复尺骨而后整复桡骨。

（二）手术复位内固定　适用于尺、桡骨开放性骨折，手法复位失败的骨折。手术复位后用加压钢板螺钉或髓内针固定后，辅以石膏托外固定。

（三）功能锻炼　早期应抬高患肢，严密观察肢体肿胀和血循环情况，防止骨筋膜室综合征的发生。术后 2 周开始手指屈、伸活动和腕关节的活动，逐步练习肘、肩关节活动。须 8～10 周后拍片证明骨折愈合后，才可进行前臂的旋转功能锻炼。

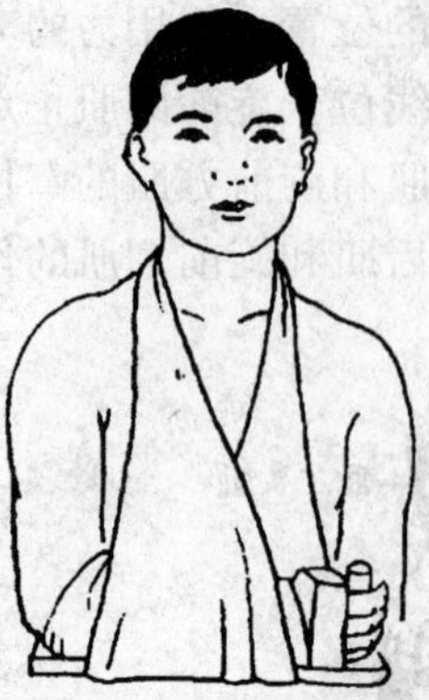

图 50－23　前臂防旋小夹板固定

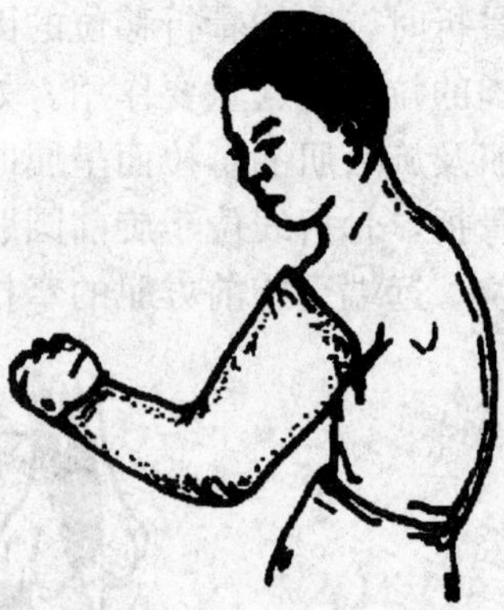

图 50－24　上肢管型石膏固定

第六节　桡骨远端骨折

桡骨远端骨折是指发生在距桡骨远端关节面 3cm 以内的骨折。这个部位是松质骨和密质骨的交界处，容易发生骨折，多见于老年人。根据骨折移位特点，分伸直型和屈曲型两种，前者多见。

（一）伸直型桡骨远端骨折（Colles 骨折）

【病因与病理】

此骨折多为跌倒时，前臂旋前、腕关节背伸手掌着地引起桡骨远端骨折。骨折移位特点是远端向背侧及桡侧移位。

【临床表现与诊断】

病人均有典型的外伤史。伤后腕上有明显的肿胀、疼痛、腕及前臂功能受限。有典型的畸形，因远端向桡、背侧移位，侧面观可呈“餐叉”样畸形，正面观腕部呈“刺刀”样畸形（图 50－25，50－26）。X 线拍片可明确诊断及骨折移位情况。

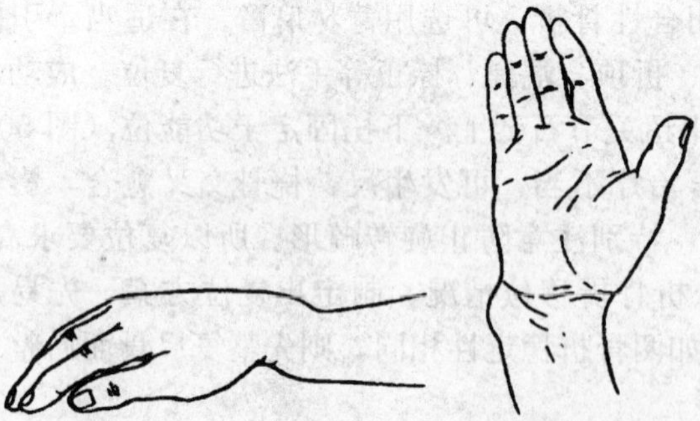

图 50－25　伸直型桡骨远端骨折的畸形表现

左：侧位观，呈“餐叉”样畸形；

右：正面观，呈“刺刀”样畸形

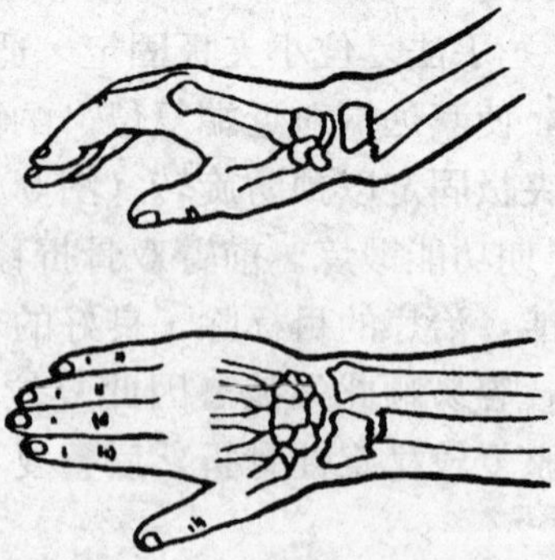

图 50－26　伸直型桡骨远端骨折的典型移位

【治疗】

主要方法为手法复位小夹板或石膏固定。局部血肿内麻醉后，行手法纵向牵引以纠正重叠移位。然后按压远端背侧及桡侧以纠正远端桡、背侧移位。在屈腕、尺偏位检查复位情况后，行小夹板固定或石膏托固定。固定后注意末梢血运情况，随时调节布带松紧度。可以早期功能锻炼。4 周后去夹板或石膏行前臂旋转功能锻炼。

（二）屈曲型桡骨远端骨折（Smith 骨折）

屈曲型桡骨远端骨折多由跌倒时腕关节屈曲，手背着地而致，骨折远端向掌侧移位，又称反 Colles 骨折。此型骨折较少见（图 50－27）。

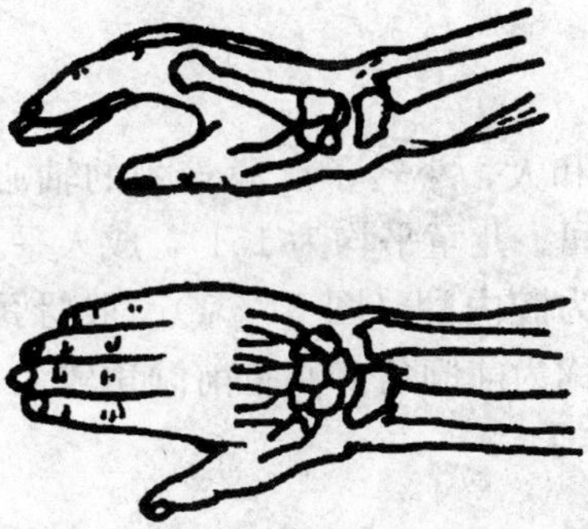

图 50－27 屈曲型桡骨远端骨折的典型移位

【治疗】

主要采用手法复位小夹板或石膏固定。由于屈曲型骨折与伸直型骨折移位方向相反。远折端向掌侧、桡侧移位，所以，手法复位时也相反。即在牵引时，术者把远端骨折片向背侧推挤。固定时使腕部呈轻度背伸。

（张殿英）

第五十一章　下肢骨折及关节损伤

第一节　股骨颈骨折

【解剖概要】

股骨上端包括股骨头、颈和大、小转子。股骨颈的轴心线和股骨干的纵轴线形成颈干角。正常范围在110°～140°之间。儿童平均为151°，成人平均为127°～132°。此角大于正常范围称髋外翻，小于正常范围为髋内翻（图51-1）。股骨颈的轴心线与股骨两髁中点间的连线在额状面上形成一个角，称为前倾角。儿童前倾角较大，随年龄增长而逐渐减小。成年人约为12°～15°（图51-2）。

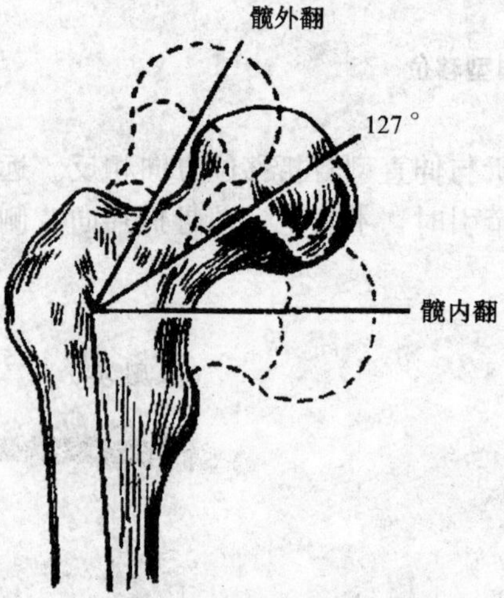

图51-1　股骨颈的颈干角

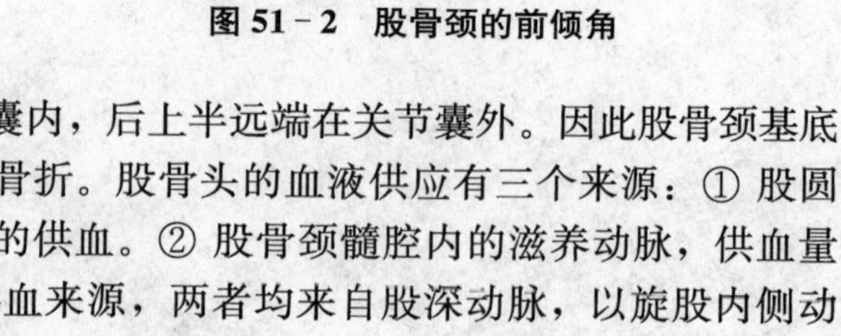

图51-2　股骨颈的前倾角

股骨颈的前面和后面的内下2/3在关节囊内，后上半远端在关节囊外。因此股骨颈基底部骨折为囊外骨折，其余部位骨折均为囊内骨折。股骨头的血液供应有三个来源：① 股圆韧带内的小凹动脉，只局限于股骨头小凹部的供血。② 股骨颈髓腔内的滋养动脉，供血量很少。③ 旋股内、外侧动脉的分支是主要供血来源，两者均来自股深动脉，以旋股内侧动脉供血量较多。两者在股骨颈基底部形成动脉环（图51-3）。

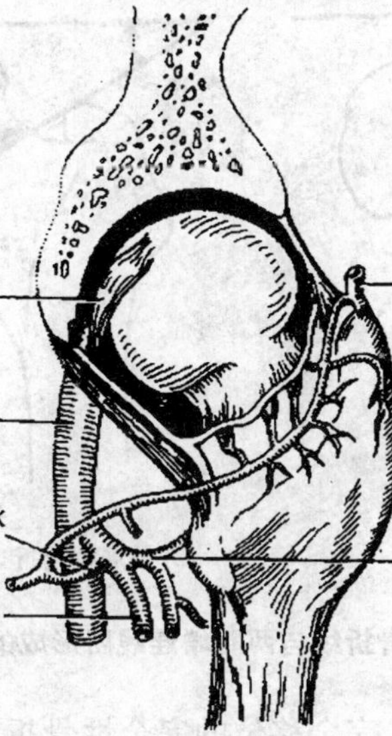

图 51－3　股骨头的血液供应图

【病因与分类】

老年人因骨质疏松，股骨颈脆弱，跌倒或下肢突然旋转的外力可引起股骨颈骨折。按不同方法分类如下。

1. 根据骨折线的部位　分为：① 股骨头下骨折；② 经股骨颈骨折；③ 股骨颈基底骨折。（图 51－4）

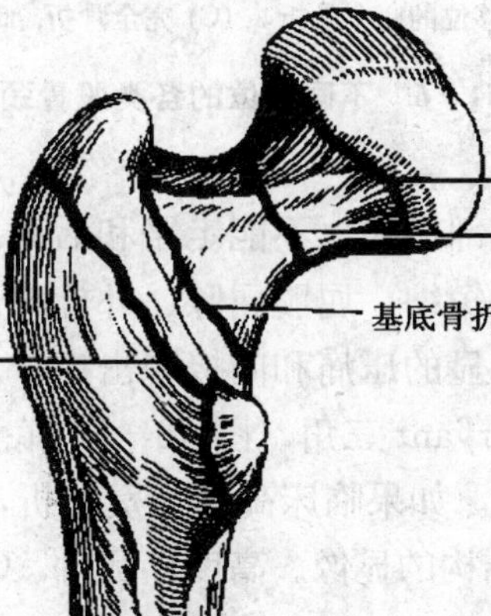

图 51－4　股骨颈骨折的不同部位

2. 根据 X 线片表现　按骨折线与两髂嵴连线所构成的角度（称 Pauwel 角）分为：① 外展型，该角小于 30°；② 中间型，该角在 30°～50°之间；③ 内收型，该角大于 50°时，属不稳型（图 51－5）。

3. 根据骨折移位程度　可进行 Garden 分类：① 不完全性骨折；② 无移位的完全性骨

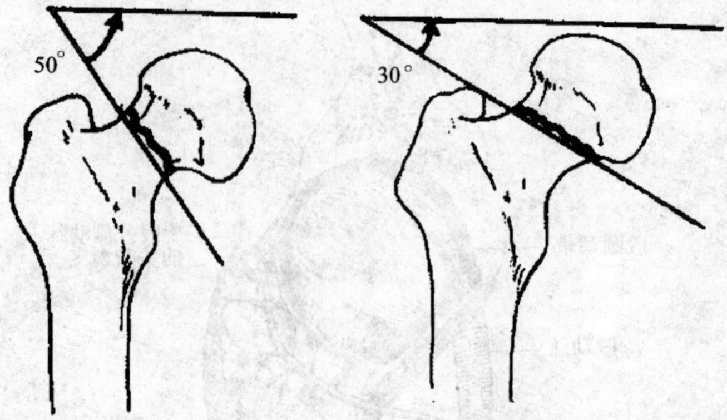

图 51-5　股骨颈骨折线与两髂嵴连线所形成的角即 Pauwel 角

折；③ 部分移位的完全性骨折；④ 完全移位的完全性骨折（图 51-6）。

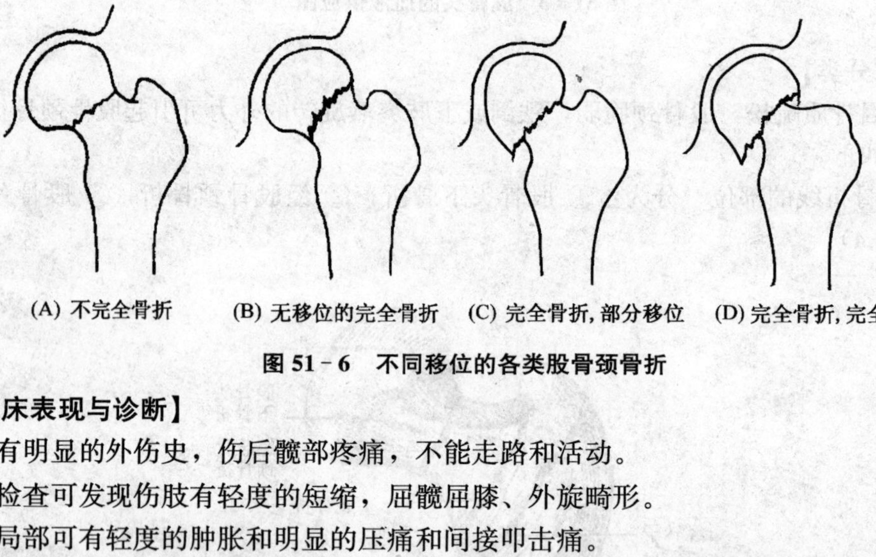

图 51-6　不同移位的各类股骨颈骨折

【临床表现与诊断】

1. 有明显的外伤史，伤后髋部疼痛，不能走路和活动。

2. 检查可发现伤肢有轻度的短缩，屈髋屈膝、外旋畸形。

3. 局部可有轻度的肿胀和明显的压痛和间接叩击痛。

4. 骨折移位明显者可测出 Bryant 三角（图 48-5）底边短缩，大转子上移的体征。

5. 摄 X 线平片通常可以诊断。如果临床高度怀疑骨折，而标准的前后位及侧位相为阴性时，内旋 15°～20°照相可改善骨结构的显像。高度怀疑时，CT 或 MRI 可显示是否有骨折。

【治疗】

依骨折的类型、程度及病情不同其方法如下。

1. 外展型骨折无明显移位或有嵌插时，可选用皮肤牵引 8 周，而后扶拐离床活动，半年内不负重，不宜侧卧及盘腿。X 线片证实骨折已坚固愈合后方可负重行走。

2. 内收型及有移位的骨折，可行胫骨结节牵引 7～10 天，当基本牵引复位后行股骨颈骨折三刃钉或加压半螺纹空心钉等内固定术。术后保持伤肢外展中立位（图 51-7）。加强功能锻炼，3 个月后离床扶拐行走，半年后可负重。

3. 儿童和青壮年的股骨颈骨折，多由强大暴力所致，骨折易并发股骨头坏死。因此，内固定后不宜过早持重。

4. 近年来，随着医学水平的进步及人们对生活质量的追求，常常早期进行良好复位和手术加压固定治疗，这样可以减少卧床时间及长期卧床的并发症，同时加压固定有利于骨折的愈合。固定方式通常为半螺纹空心加压螺钉，手术简单、创伤小，适用于不同情况的病人。手术后可早期进行不负重的功能锻炼，有利于骨折的愈合和病人的康复。

5. 65 岁以上病人的股骨头下型有明显移位的股骨颈骨折，易发生骨折不愈合，股骨头坏死率高，如无手术禁忌可行人工关节置换术（图 51－8）。

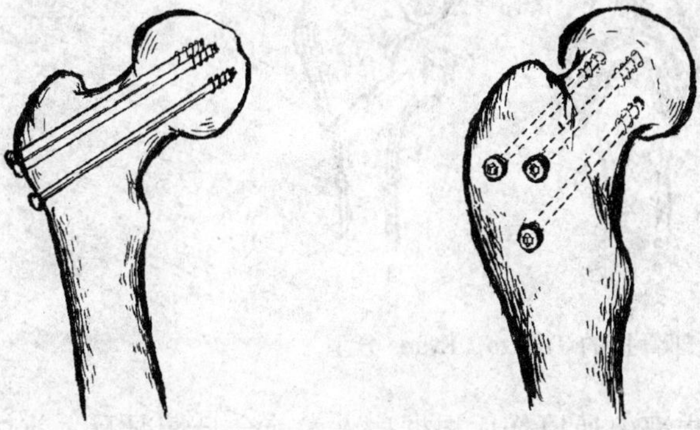

图 51－7　股骨颈骨折半螺纹空心钉内固定

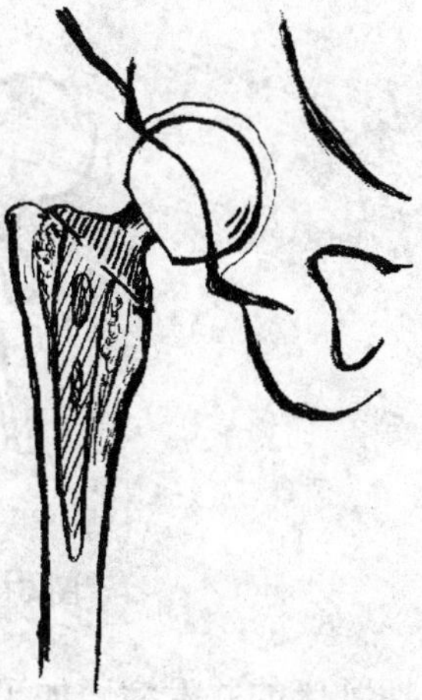

图 51－8　人工股骨头置换术

6. 陈旧性股骨颈骨折不愈合的病人，先通过下肢牵引纠正短缩畸形，对老年患者直接行人工股骨头置换术；对年轻患者可以考虑予骨折端处理后作内固定术。对于畸形愈合者，可行粗隆间截骨术以改变负重力线。

第二节　股骨粗隆间骨折

【受伤机制】

粗隆间骨折好发于老年人，多为简单的摔伤，年轻患者则常发生于高能量损伤（如车祸，高处坠落），临床常用 Tronzo－Evans 分型（图 51－9）。10％为应力骨折及癌转移病灶之继发骨折，多见于乳腺癌。30％的粗隆下骨折合并长骨骨折。5％有腹内损伤，6％有神经损伤。

【病史与体检】

由于骨折部位位于关节囊外，故常有大量失血，但在循环不稳定时，仍应着重考虑腹内及胸腔内出血。单纯骨折一般不会造成低血压。

【治疗】

所有髋部骨折应行紧急外科处理。超过 48 小时将增加术后并发症及 1 年病死率。内科处理限于术前并存疾病的治疗以备手术。近期有或并发心肌梗死病人应推迟手术，因为此种情况的病人如果手术，有 40％可能术后 3 个月内再次发生心梗。为减少拖延，内科医生应会诊骨科医生，尽快开始术前必须之药物处理，如停用抗凝药等。与处理股骨颈骨折相同，外科治疗之目的是尽可能恢复正常功能状态。因为粗隆间及粗隆下骨折多发生在老年人，外

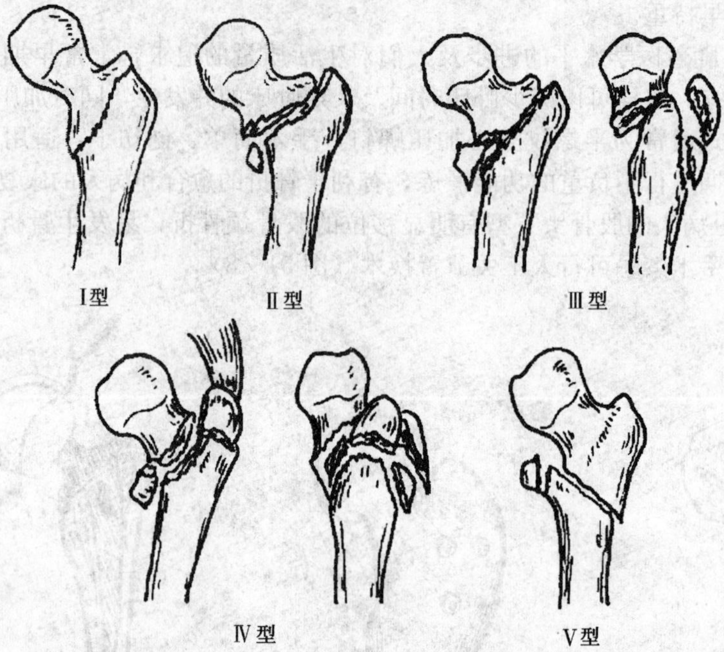

图 51-9　股骨粗隆部骨折的 Tronzo-Evans 分型

伤后长期卧床的并发症增加了老年人的死亡率，所以伤后根据病人术前全身情况及术前功能评定，在各项手术适应证允许的范围内尽早手术固定治疗，可以使病人早期康复及最大限度的恢复功能。常用的手术方式为钢板螺钉固定，如动力髋钢板螺钉（DHS）（图 51-10）、动力髁钢板螺钉（DCS）（图 51-11）、空心钉（图 51-7）、三刃钉等，髓内针内固定，如 γ 钉、股内近端髓内钉（PFN）（图 51-12）、股骨近端防旋转髓内钉（PFN-A）（图 51-13）等。70 岁以上，伴有严重骨质疏松的粗隆间粉碎性骨折，同时又无法耐受长期卧床的病人，有学者报道采用股骨上端特制假体进行治疗，取得了良好愈后及术后功能康复效果。良好的内固定可以允许病人在床上或离床早期活动，加速康复过程。

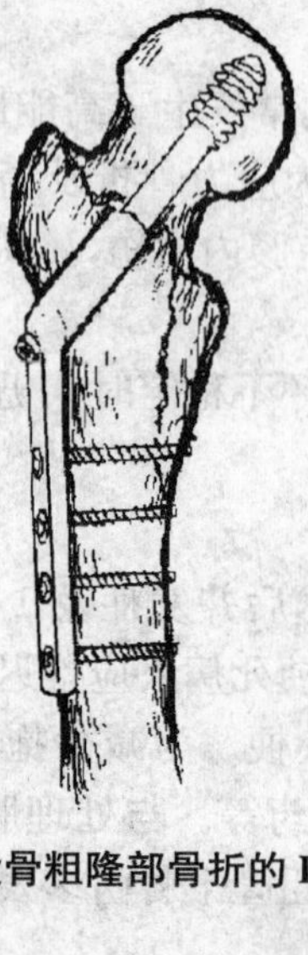

图 51-10　股骨粗隆部骨折的 DHS 内固定

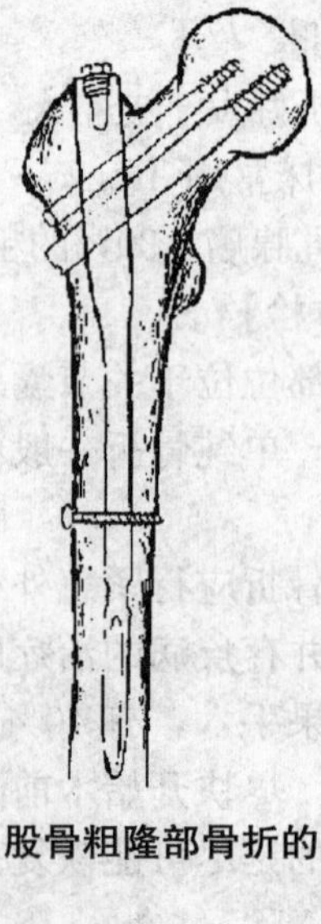

图 51-12　股骨粗隆部骨折的 PFN 内固定

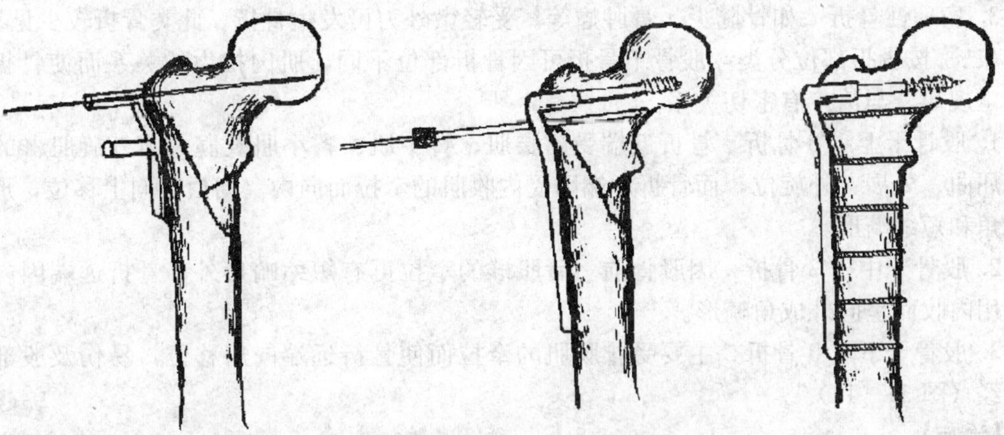

图 51-11　股骨粗隆部骨折的 DCS 内固定

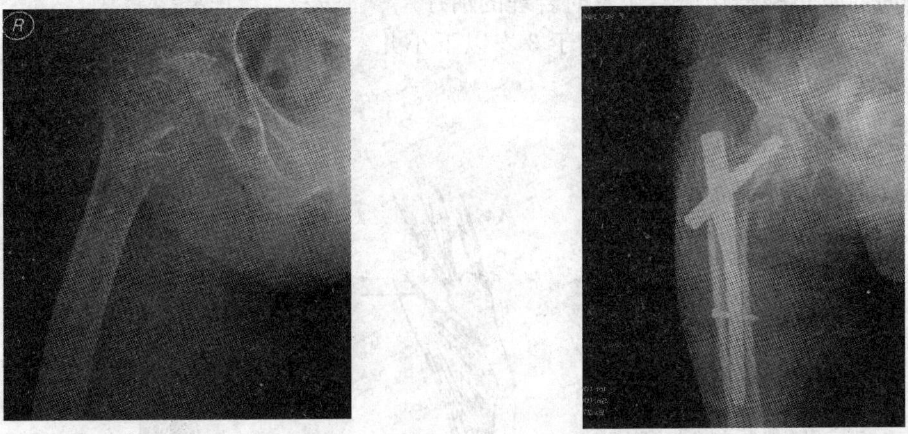

图 51-13　股骨粗隆部骨折的 PFN-A 内固定

第三节　股骨干骨折

股骨干指小转子以远 5cm，内收肌结节以近 6cm。此处较近端股骨坚固，故骨折多由较强大暴力所致。

【病史与体检】

临床表现很明显。病人疼痛剧烈不能行走，患侧髋膝不能移动。畸形常可提示骨折部位、周围肌肉的牵拉及出血程度。尽管股骨干骨折出血可达 1 升，但必须在排除其他引起休克的因素之后，决不能简单将循环不稳归因于骨折。必须检查伴发损伤。同侧患肢可能会伴有股骨颈、髁上或髌骨骨折。约有 1/3 的病人出现同侧膝关节韧带损伤。

【分类】

（一）按受伤机制分类

1. 直接暴力　如车祸、重物撞击、火器伤等。骨折多为横断或粉碎性。软组织损伤也较重。

2. 间接暴力　如高处跌下、机器绞伤等。骨折线多为斜形或螺旋形。

3. 病理性骨折　如骨髓炎、骨肿瘤等。受轻微外力可发生骨折。此类骨折较少见。

（二）按骨折部位分类　股骨干骨折可因骨折部位不同，肌肉拉力的关系而使骨折移位有一定规律，与治疗有密切关系。

1. 股骨干上 1/3 骨折　骨折近端受髂腰肌、臀中肌、臀小肌及髋关节外旋肌群的作用而呈屈曲、外展、外旋位，而骨折远端因受内收肌的牵拉而向内、向后、向上移位，形成向外成角和短缩畸形。

2. 股骨干中 1/3 骨折　因股骨前、后肌群的牵拉可有短缩畸形外，骨折远端因内收肌的作用内收而呈向外成角畸形。

3. 股骨干下 1/3 骨折　主要受腓肠肌的牵拉而使骨折远端向后移位，易伤及股部血管及神经（图 51－14）。

【治疗】

股骨干骨折的治疗，首先要注意全身治疗，尤其是对休克的防治，应及时补足血容量和止痛，同时对骨折根据伤情给予及时合理的治疗。

（一）双腿悬吊皮肤牵引　适用于 3 岁以下小儿。以臀部离开床面一拳为宜，牵引时间 4 周（图 51－15）。

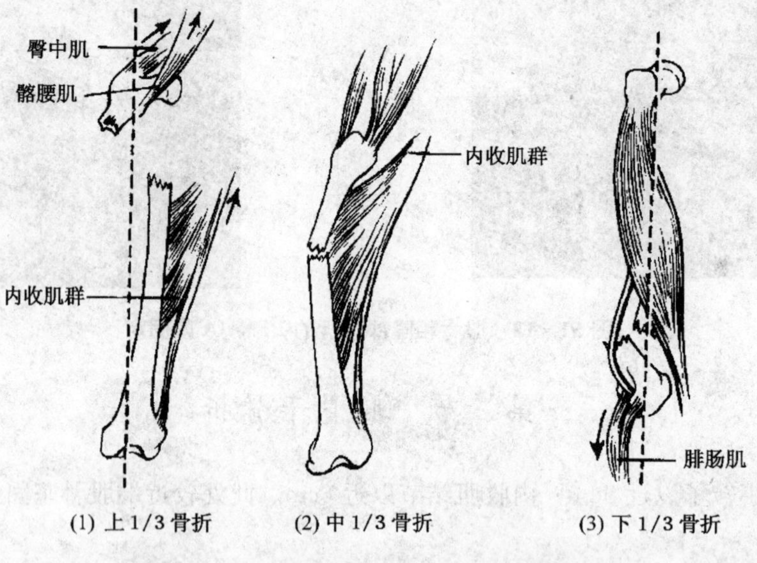

图 51－14　股骨干上、中、下 1/3 骨折移位情况

（二）皮肤牵引　适用于 4～12 岁儿童，伤肢皮肤牵引后，将伤肢置于合体的环式牵引架或托马架上，可在牵引下复位，小夹板固定。伤肢放置的位置和角度，依骨折的部位而异。

1. 股骨干上 1/3 骨折　伤肢在牵引下应保持外展 30°～45°，屈髋 30°～45°及轻度外旋位。

2. 股骨干中 1/3 骨折　应使伤肢保持轻度外展中立位。

3. 股骨干下 1/3 骨折　伸直型应屈膝 30°～45°，以便松弛膝关节后侧关节囊及腓肠肌，减少远端向后移位。屈曲型应伸膝位牵引。

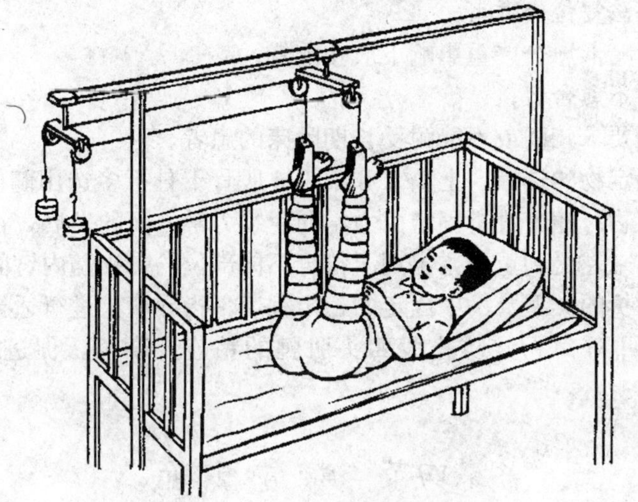

图 51-15　儿童骨折的垂直悬吊牵引

（三）骨牵引与小夹板固定　适用于 12 岁以上的青少年及成人的股骨干骨折。股骨干中 1/3、上 1/3 骨折采用胫骨结节牵引，下 1/3 多采用股骨髁上牵引。将伤肢置于牵引架上，骨牵引后定期进行 X 线检查。待伤肢短缩移位基本纠正后，行手法复位小夹板固定。在牵引下继续加强功能锻炼。

（四）上述保守治疗方法应考虑到病人肢体的康复，有条件时应进行手术治疗，尽可能避免跨关节的长期固定和不利于功能锻炼的牵引治疗，可进行手术复位内固定，如外固定支架、带锁髓内钉（图 51-16）、DCP 或 LCP 金属板及髁钢板（图 51-17）治疗。

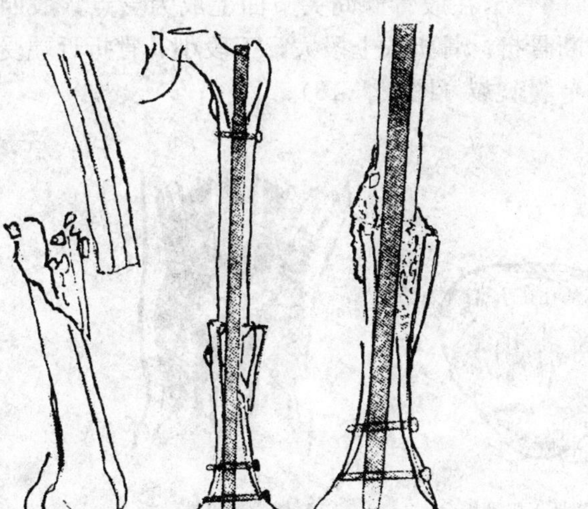

图 51-16　股骨干骨折的带锁髓内钉固定技术

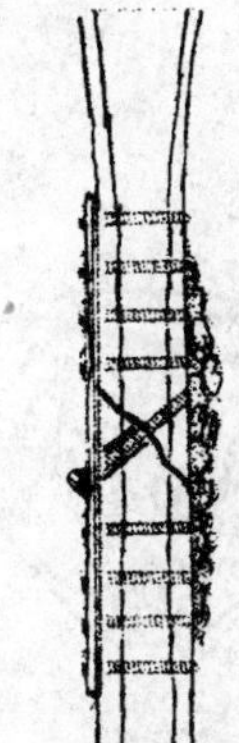

图 51-17　股骨干骨折的钢板固定技术

手术适应证：

（1）股骨干骨折合并血管损伤需探查修复者；

（2）断端有软组织嵌入者；

(3) 经牵引、手法复位失败者；

(4) 陈旧性骨折畸形愈合严重影响下肢功能者；

(5) 股骨干骨折不愈合者；

(6) 对功能恢复要求较高或不能耐受长期卧床的患者。

股骨干骨折内固定物的选择：上 1/3 和中 1/3 股骨干骨折多选用髓内针内固定，下 1/3 多选用钢板作内固定物。随着骨折固定由力学向生物力学方面的发展，符合生物力学固定方式的长骨髓内固定越来越受到重视，出现了符合不同部位的带锁髓内钉固定系统。手术复位内固定术后应根据骨折的类型及术中固定的稳定程度，指导病人进行适当的功能练习，包括病人主动和被动的 CPM 练习。防止股四头肌腱的粘连及挛缩，促进患肢及病人的早期康复。

第四节　髌骨骨折

【解剖概要】

髌骨是人体中最大的籽骨，略呈三角形，是股四头肌伸膝作用的主要支点。髌骨位于膝前，与股骨髁上部位构成髌股关节。髌骨具有保护膝关节和增强股四头肌力量的作用，不可随意切除。

【病因与分类】

髌骨骨折多见于 30～50 岁的成年人，儿童少见。

（一）直接外力　由暴力直接撞击髌骨所致，如急骤跪倒时髌骨着地，骨折呈粉碎型；髌旁腱膜和关节囊损伤较轻；髌股关节面破坏严重，易并发创伤性关节炎。

（二）间接外力　如运动时突然滑倒，髌骨卡在股骨髁间关节面上成为支点，股四头肌突然强烈收缩，将髌骨折成两块，多为横断骨折。骨折块上段大，下段小。骨折近端受股四头肌牵拉而造成分离移位，髌旁腱膜和关节囊破裂（图 51－18）。

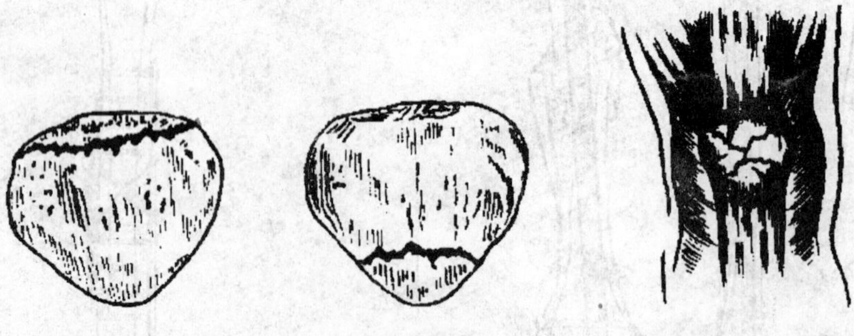

(1) 髌骨上极骨折　(2) 髌骨下极骨折　(3) 髌骨粉碎性骨折

图 51－18　髌骨骨折的类型

【临床表现与诊断】

1. 有明显外伤史。

2. 局部有剧烈疼痛、肿胀、皮下瘀血和膝关节内积血。

3. 膝关节不能完全伸直。

4. 局部有明显压痛，可触及浮动的骨折块。

5. X线片可明确骨折的类型和移位情况。

【治疗】

髌骨骨折治疗的要求是恢复关节面的平滑，防止创伤性关节炎的发生和恢复伸膝功能。各种类型骨折均应及时治疗。

（一）石膏托固定　适用于无移位或移位不明显的骨折。先抽尽关节内积血，局部加压包扎。膝关节屈曲30°位，用抱膝环固定于石膏托上。4～6周后去外固定练习膝关节屈伸运动。

（二）手法复位抱膝环固定　适用于横断骨折、骨折块分离在0.5～1.0cm以内者。先抽尽关节内积血，然后双手上下推挤上下分离骨块使之合拢。复位满意后用抱膝环固定骨折，长腿石膏托固定。6周去外固定，开始膝关节功能锻炼。

（三）手术复位内固定　适用于移位明显，手法复位失败者。可进行切开复位克氏针、钢丝张力带内固定或记忆合金髌爪内固定（图51－19）。同时要修复损伤的髌旁韧带和关节囊。可根据手术固定的情况，指导病人进行早期的主动或被动的CPM练习（图51－20）。

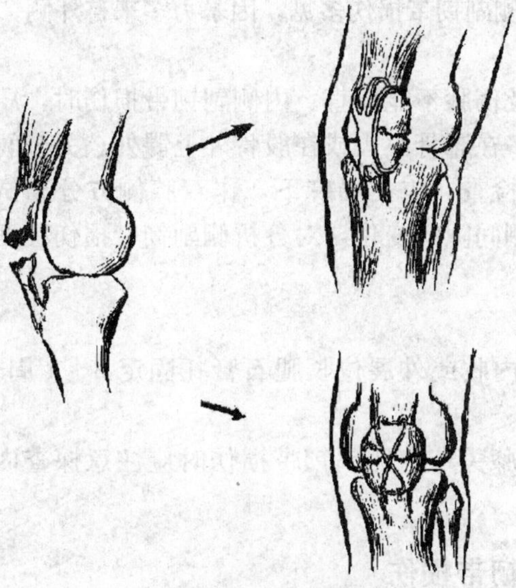

图51－19　髌骨骨折切开复位张力带及记忆合金髌爪内固定

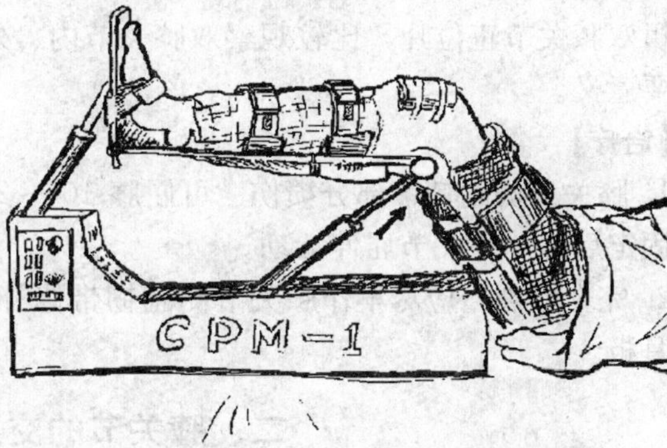

图51－20　髌骨骨折手术内固定后进行CPM被动功能练习

（四）髌骨部分切除术　髌骨中段以下的粉碎性骨折无法复位固定者，可行髌骨下段碎骨切除，上段骨折块缝合于髌韧带上。同时修复髌旁腱膜及关节囊。术后伸膝位石膏托固定4周。

（五）髌骨全部切除术　适用于髌骨严重性粉碎性骨折，尤其是老年人，可行髌骨全部切除术，将股四头肌腱与髌韧带缝合。如不能直接缝合者，可用股四头肌腱瓣翻转修补。术后长腿石膏托固定3周后锻炼膝关节活动。

第五节　膝关节韧带损伤及半月板损伤

一、膝关节侧副韧带损伤

【解剖概要】

膝关节内、外两侧各有一条侧副韧带。内侧副韧带起于内收肌结节的远端止于胫骨的内侧面，是一条坚韧的宽带。其浅层为三角形，深层为关节囊增厚的部分，与内侧半月板相连。其后缘与关节囊相连，前缘与股四头肌扩张部和髌韧带相连接。外侧副韧带起于股骨外上髁，止于腓骨小头。在韧带与外侧半月板之间有腘肌腱和滑液囊相隔。外侧副韧带比较薄弱。当膝关节完全伸直时，两侧副韧带拉紧，膝关节没有内收、外展和旋转功能。当膝关节屈曲时，两侧副韧带松弛，膝关节的内收、外展和旋转功能增加。

【病因与病理】

单纯的膝关节侧副韧带损伤比较少见，多与关节囊、交叉韧带或半月板同时损伤。当膝关节伸直位或轻度屈曲位时，膝部或小腿外侧受到暴力而过度外展，则内侧副韧带拉伤。如果膝内侧受到暴力使膝过度内收则致外侧副韧带损伤。内侧副韧带损伤多见，因暴力多来自外侧。

【临床表现与诊断】

有明显的外伤史，伤后局部肿胀、疼痛、瘀血及伤膝不能伸直。内侧副韧带损伤时，压痛点多在股骨内上髁；外侧副韧带损伤时，压痛点多在腓骨小头或在股骨外上髁处。关节间隙处很少发生损伤。侧方分离试验阳性。X线摄片检查，应在局麻下，作双膝侧方分离试验。摄双膝关节正位片，比较观察双膝关节内、外侧间隙的变化，对分析侧副韧带损伤程度有重要意义。

【治疗】

1. 膝关节侧副韧带部分损伤　可屈膝10°～20°内收或外展位长腿石膏托固定3～4周。去外固定后锻炼膝关节屈伸活动。

2. 完全断裂　应尽早作膝关节侧副韧带修补；膝关节内侧副韧带损伤时应注意探查内侧半月板。

二、膝关节的交叉韧带损伤

【解剖概要】

膝关节内有两条交叉韧带，前交叉韧带起于胫骨髁间窝，止于股骨外髁内侧凹陷部；后交叉韧带起于胫骨平台后缘，向前、向上、向内止于股骨外侧的凹陷部。前交叉韧带能防止胫骨上端向前移动和旋转作用，后交叉韧带能防止胫骨上端向后移动和旋转作用。膝关节屈伸的轻度螺旋运动是由交叉韧带和半月板控制和导向的，同时防止胫骨上端的前后移动。

【病因与病理】

交叉韧带单纯损伤少见，多伴有半月板和侧副韧带损伤。

1. 前交叉韧带损伤　暴力直接撞击胫骨上端后方，使胫骨向前滑移而致前交叉韧带损伤，可伴有胫骨髁间棘撕脱，内侧副韧带和半月板的损伤。

2. 后交叉韧带损伤　多为膝关节半屈曲位时，来自前方或外侧的暴力直接撞击胫骨上端使胫骨上端后滑移动，后交叉韧带从起点或止点处撕断。

【临床表现与诊断】

1. 交叉韧带损伤多见于青壮年，为强大暴力所致，伤后膝关节松弛而不稳。膝关节疼痛，血肿明显，活动受限。

2. 前抽屉试验阳性，为前交叉韧带损伤。

3. 后抽屉试验阳性，为后交叉韧带损伤（图 51－21）。

4. X 线拍片可见胫骨移位和撕脱性骨折。

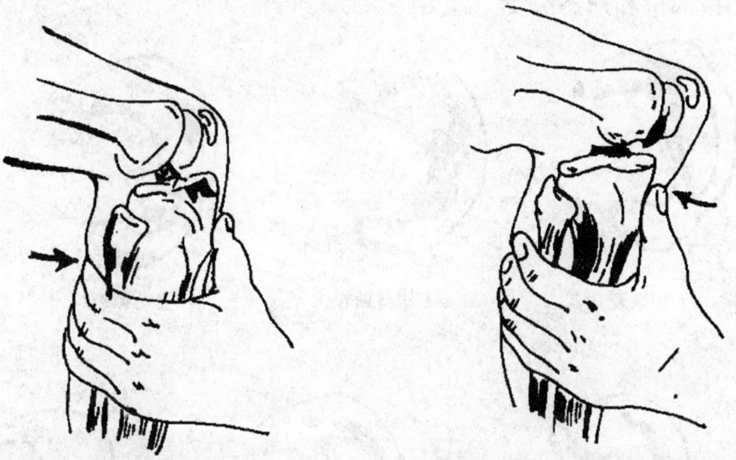

（1）前交叉韧带损伤　　（2）后交叉韧带损伤

图 51－21　抽屉试验

【治疗】

1. 胫骨髁间棘骨折的治疗取决于骨片移位程度。

（1）轻度移位可行膝关节伸直位管形石膏固定 6～8 周。

（2）若髁间棘移位较大，膝关节不能伸直，应行胫骨髁间棘内固定术，同时探查半月板是否正常，如有损伤应作处理。术后膝关节屈曲 30° 位管形石膏固定，6～8 周可治愈。

2. 新鲜的前交叉韧带断裂应早期缝合。

3. 无移位的后交叉韧带损伤，可抽尽积血后，屈膝 15°长腿管形石膏固定 6 周，早期进行股四头肌功能锻炼。后交叉韧带若为撕脱性损伤，则应手术修复。常用手术为半腱肌或股薄肌肌腱移位术修复后交叉韧带。

三、膝关节半月板损伤

【解剖概要】

在膝关节股骨的内、外髁与胫骨平台之间，各有一个半月形透明软骨，称半月板。周边厚，中央薄，可加深胫骨髁的凹度。膝关节屈伸和轻度旋转时，半月板也伴随在关节内滑动，起稳定作用。并与交叉韧带协同，控制引导膝关节的轻微旋转活动。内侧半月板呈“C”形，前窄后宽，中心缘薄而游离，前角附着在前交叉韧带前方的髁间窝，后角附着于后交叉韧带前方的髁间窝。边缘中部与内侧副韧带紧密相连，活动范围较少。外侧半月板小而厚，近似“O”形，前后等宽，内侧缘游离，前角附着于前交叉韧带前方的髁间窝，后角附着于胫骨髁间棘和内侧半月板后角之前，其外缘与外侧副韧带不相连，所以活动范围较大。外侧半月板常有先天性盘状半月板畸形，易损伤。半月板软骨的营养主要来源于滑液，其边缘可从滑膜得到少量血液供给。因此，半月板一旦损伤，不易自行修复。

【病因与分类】

当足固定，膝关节呈半屈曲位时，膝关节处于不稳定状态，突然内收或外展，同时伴有股骨髁强力旋转时，卡在股骨髁与胫骨平台之间的半月板受到挤压和研磨的外力，即可发生破裂。因此，造成半月板损伤必须有四个因素，即膝关节的半屈曲、内收或外展、挤压和旋转。半月板损伤按部位和形态分类（图 51－22）。

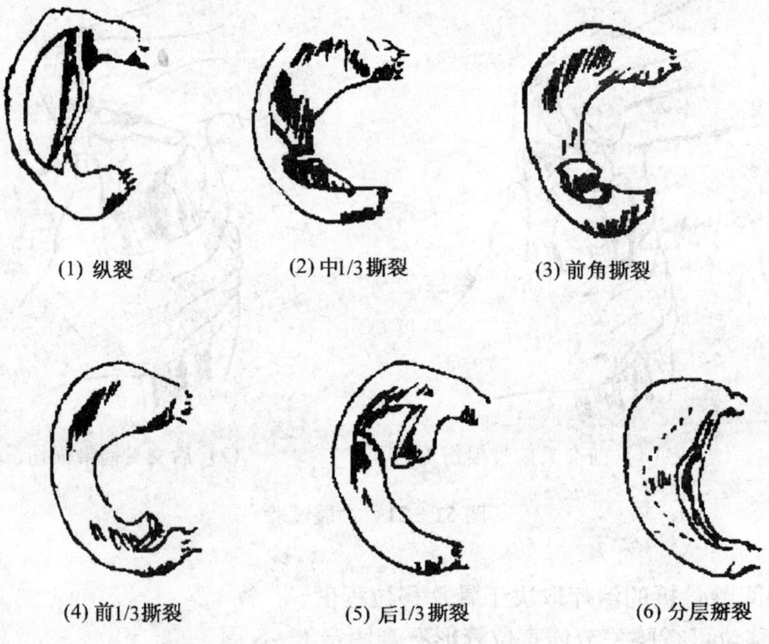

图 51－22　半月板损伤部位和形态分类

【临床表现与诊断】

半月板损伤多见于运动员、搬运工人、矿工等。男性多于女性。诊断依据如下：

1. 多数病人有明显膝部外伤史，伤后膝部剧痛，肿胀，不能运动。

2. 急性期过后，膝关节无力而不稳，打软腿和绞锁现象。

3. 检查时可见患肢股四头肌萎缩。膝关节间隙处可查出定点压痛，与半月板损伤的部位有关。

4. 检查半月板是否损伤的试验方法有：

（1）重力试验；

（2）膝关节过伸和过屈试验；

（3）研磨试验；

（4）回旋挤压试验（McMurray 征，图 51－23）。

上述各种检查方法是从各个角度屈伸、旋转膝关节达到挤压、研磨损伤的半月板而引起弹响和疼痛来证实是否有半月板损伤的体征。

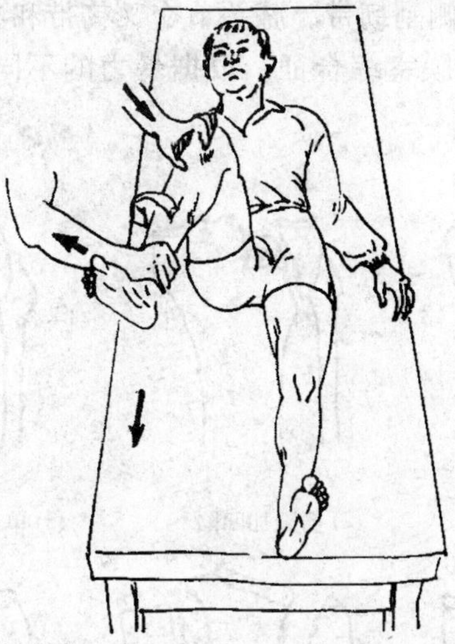

图 51-23　回旋挤压试验

5. X线检查　X线平片不能显示半月板损伤，但是可除外膝关节的其他病变。膝关节造影可协助诊断，MRI对半月板损伤具有诊断价值。

6. 膝关节镜检查可以诊断半月板损伤的部位和程度，必要时可在镜下进行半月板的修复或切除手术。

【治疗】

1. 急性半月板损伤时，应先抽尽关节积血，加压包扎。长腿石膏托固定于膝关节松弛位4周。疼痛减轻后开始股四头肌锻炼。

2. 慢性期治疗

（1）边缘型半月板损伤可行边缘半月板修补术。

（2）边缘型以外的半月板损伤，可酌情行半月板切除术或部分切除术。术后开始股四头肌锻炼。

（3）应用膝关节镜可进行半月板损伤的诊断和治疗。

第六节　小腿骨折

一、胫骨平台骨折

【解剖概要】

胫骨上端有两个轻微的凹面，中间为胫骨髁间突，两个轻微的凹面称为平台，与股骨髁构成关节。胫骨平台端主要由松质骨构成，易被撞击而塌陷。平台两侧有膝关节侧副韧带与股骨髁相连。

【病因与分类】

当膝关节处于伸直位时，暴力撞击膝关节外侧，使膝外翻，造成内侧副韧带断裂和胫骨外侧平台塌陷。当暴力撞击膝关节内侧时，使膝内翻造成外侧副韧带断裂和胫骨内侧平台塌陷。胫骨平台骨折时可合并有侧副韧带、膝关节交叉韧带和半月板损伤。有可能损伤膝后的血管和神经，造成小腿的骨筋膜室综合征。根据暴力的不同，胫骨平台骨折可分六型（图51－24）。

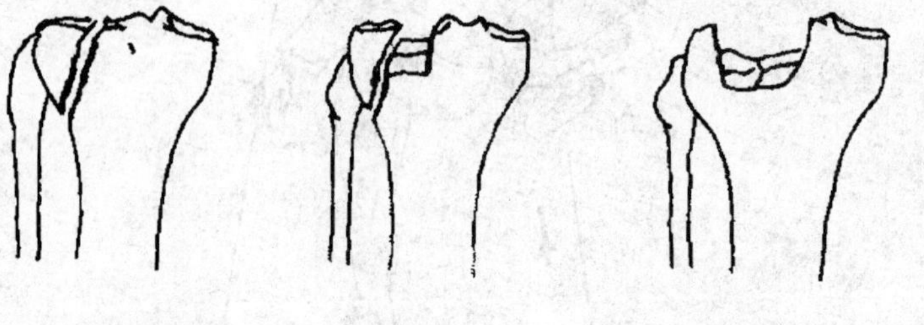

(1) 单纯外髁劈裂　　(2) 劈裂加凹陷　　(3) 单纯中央凹陷

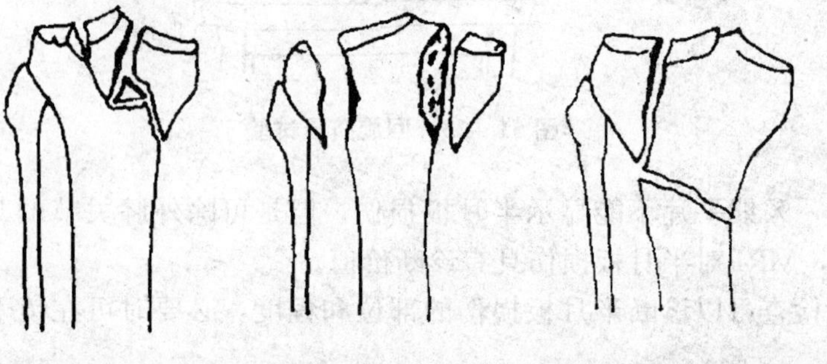

(4) 内侧平台骨折　　(5) 单纯双髁骨折　　(6) 平台骨折合并干骺端骨折

图 51－24　胫骨平台骨折的六种类型

【临床表现与诊断】

胫骨平台骨折都有明显的外伤史。伤后膝部肿胀、疼痛、瘀血及关节内积血。膝关节伸直时可有异常活动和骨擦音。如伴有腓骨颈骨折时，应注意腓总神经是否有损伤。X 线片检查可明确骨折的部位及类型，CT 或 MRI 可明确诊断隐性和复杂的平台骨折。

【治疗】

胫骨平台骨折是通过关节的骨折，治疗的要求是恢复关节面的平整，尽力预防创伤性关节炎。根据骨折的具体情况治疗如下：

1. 长腿石膏靴固定　适用于无移位的平台骨折。先抽尽关节内积血，再行石膏固定。

2. 手法复位和石膏固定　适用于骨折移位不重而且平台塌陷不明显的骨折。在适当的麻醉下，抽尽关节内积血后行手法复位，成功后行长腿石膏靴固定。

3. 手术复位内固定　是胫骨平台骨折的主要治疗方法。对于平台塌陷或劈裂大于 2mm 的常进行手术复位固定治疗，术中复位后在平台下方常出现骨缺损，应填充植骨。内固定材料常选用松质骨螺纹钉、T 型金属板或高尔夫球棒固定板（图 51－25）；对于严重粉碎的平台骨折可采用外固定架支撑固定。术后根据固定情况，进行早期主动或被动 CPM 膝关节伸屈活动练习。3 个月后，待有明确骨折愈合后，逐渐练习负重。

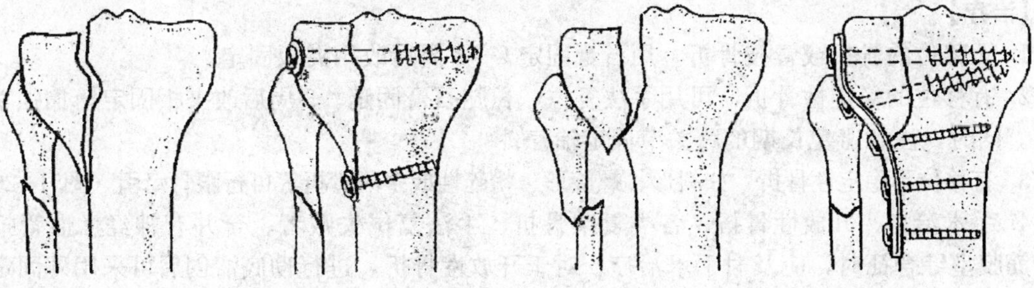

图 51-25 胫骨平台骨折的螺钉及T型板内固定技术

二、胫、腓骨干骨折

【解剖概要】

胫、腓骨骨干骨折是较常见的骨折。与骨折有关的解剖特点如下：

1. 胫骨干中段的横断面呈三棱形，至下1/3呈四方形，中、下1/3交界处最细弱，易发生骨折。

2. 胫骨的前缘及前内侧面位于皮下，骨折端易穿破皮肤造成开放性骨折。

3. 胫骨虽有生理弓形，但膝、踝两关节的屈伸轴是相互平行的，骨折的成角和旋转畸形愈合，均可破坏两关节轴的平行关系而继发创伤性关节炎。

4. 胫骨上1/3与腘动脉及其分支解剖关系密切。该部位骨折时，易造成腘动脉及分支断裂或者栓塞，造成小腿骨筋膜室综合征。

5. 胫前区骨筋膜室的四壁坚韧、弹性差，胫骨中1/3骨折和严重挤压伤，易发生骨筋膜室综合征。

6. 胫骨中、下1/3处血供不丰富，无肌肉附着。骨折后，易发生延迟愈合或不愈合。

7. 腓骨小头外、下、前方有腓总神经绕过腓骨颈，腓骨上段骨折时易伤及此神经。

【病因与分类】

1. 直接暴力 如重物直接撞击，机器或车祸等挤压伤，以横断、短斜和粉碎性骨折多见。胫、腓骨骨折线多在同一水平面，易发生开放性骨折。

2. 间接暴力 由高处跌下时，足着地或滑倒时足固定，身体强烈扭转，可引起小腿长斜形或螺旋形骨折。其胫、腓骨骨折线不在同一水平面，腓骨骨折面高于胫骨骨折面。软组织损伤较轻，但由于骨折端锐利及移位严重，可刺破皮肤形成开放性骨折。儿童可形成青枝骨折或裂纹骨折。

【临床表现与诊断】

1. 外伤后局部有肿胀疼痛、淤血和功能受限。

2. 伤肢可有短缩、成角和旋转畸形，有异常活动和骨擦音。

3. 儿童的青枝或裂纹性骨折症状和体征均较轻，以局部肿胀和压痛多见，并拒绝站立。可疑时应拍X线片确诊。

4. 小腿骨折时，应特别注意是否有腓总神经、腘动脉及分支的损伤征象。要注意骨筋膜室综合征的检查，应及时诊断、及时处理。

5. X线拍片可明确诊断。

【治疗】

1. 无移位的骨折或青枝骨折　用石膏固定 2～3 周后改用夹板固定。

2. 有移位的稳定性骨折　可用手法复位，长腿石膏固定。3 周后改夹板固定，加强功能锻炼。同时，注意避免长期的跨关节固定治疗。

3. 有移位不稳定性骨折　如斜形、螺旋形、粉碎性或多段骨折等可行跟骨牵引（图51-26)。

4. 手术治疗　开放性骨折、各类复杂骨折、手法复位失败者、合并有神经、血管损伤及骨筋膜室综合征时，应及时手术治疗。对于开放性骨折，进行彻底清创后可采用外固定支架固定。对于胫骨中下 1/3 区域的骨折，尽可能不用金属板固定治疗，可采用闭合复位，带锁髓内钉或外固定支架固定（图 51－27）。胫骨带锁髓内钉的设计可用于不同部位较复杂的骨折。上述固定方法允许术后早期进行患肢的功能练习及部分负重行走。

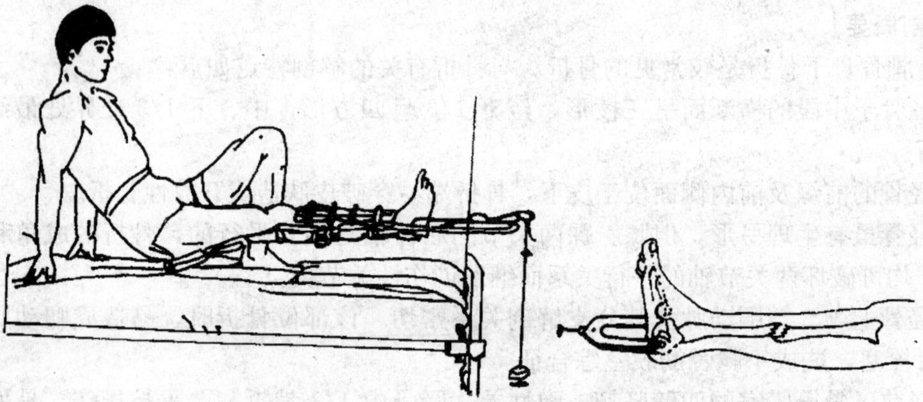

(1) 胫、腓骨骨折复位及小夹板固定后置矫形架上进行跟骨牵引　　(2) 跟骨牵引

图 51－26　胫、腓骨骨折跟骨牵引

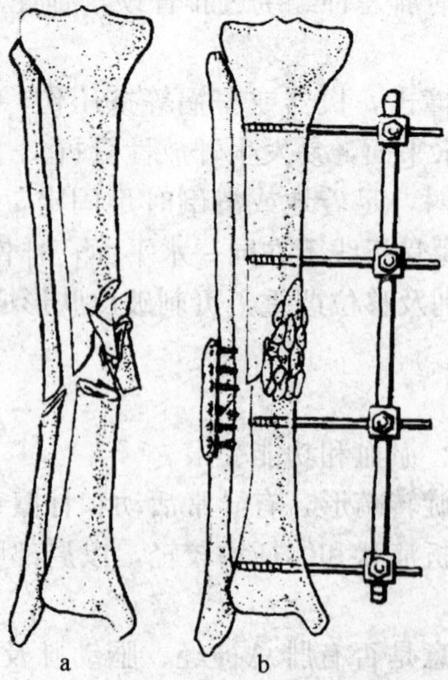

a　　b

图 51－27　胫、腓骨骨折后的外固定架

第七节 踝关节损伤

一、踝关节扭伤

踝关节损伤是急诊最常见损伤之一。踝关节损伤的评价包含许多方面，如：受伤机制、物理检查技术、放射学指征、紧急治疗措施等。

【病因与分类】

踝部扭伤多为间接外力所致。可分为：

1. 内翻外力　由各种原因而致足突然内翻使外侧副韧带被过度牵拉，造成扭伤或撕裂，有时可伴有外踝尖端骨折。

2. 外翻外力　各种使踝关节突然外翻的暴力，如小腿外侧受到暴力或走不平路时重心突然向内侧偏移而使踝关节突然外翻，此时易造成了胫腓韧带断裂、内踝骨折及踝内侧三角韧带损伤。因三角韧带坚韧，损伤机会较少。

【临床表现与诊断】

踝关节扭伤一般均有明显的扭伤史。伤后内、外踝及附近组织肿胀、淤血、疼痛及压痛。在内翻或外翻位牵拉损伤韧带时，可引起疼痛加剧。损伤严重时，可有踝关节半脱位症状。X线拍片可明确是否存在踝关节半脱位或骨折。

【治疗】

1. 踝部韧带轻度扭伤　急性期可用冷敷法，以达到减少出血、消肿止痛的目的。内服活血、祛淤、止痛药物。局部需制动。

2. 韧带严重损伤　可在局部进行封闭止痛，同时用宽胶布将踝关节作与损伤相反方向的固定3周，也可用石膏将踝关节作相反方向的固定。

3. 外侧副韧带完全断裂及踝关节于半脱位　用手法复位后行管形石膏固定踝关节90°和轻度外翻位，4～5周去固定。

4. 反复扭伤　主要是早期损伤处理不当而导致关节松弛，可穿包帮矫形鞋以保护踝部等方法治疗。

二、踝部骨折

【病因与分类】

踝部骨折是最常见的关节内骨折，多由间接暴力所致。根据受伤机制可分为不同类型的骨折。

（一）外翻骨折　由足受强力外翻所致。按损伤程度分三种（图51－28）。

1. 内踝横断骨折。

2. 双踝骨折　内踝骨折后，外力继续作用使距骨体推挤外踝，则外踝发生斜形或横断骨折。同时，可伴有距骨向外侧脱位。

3. 三踝骨折　在上述双踝骨折的基础上，还可出现后踝骨折。

（二）内翻骨折　由踝关节强力内翻所致。如由高处落地或踏不平路时，足外缘着地，使足突然内翻可造成踝部骨折（图51－29）。按程度可分为：

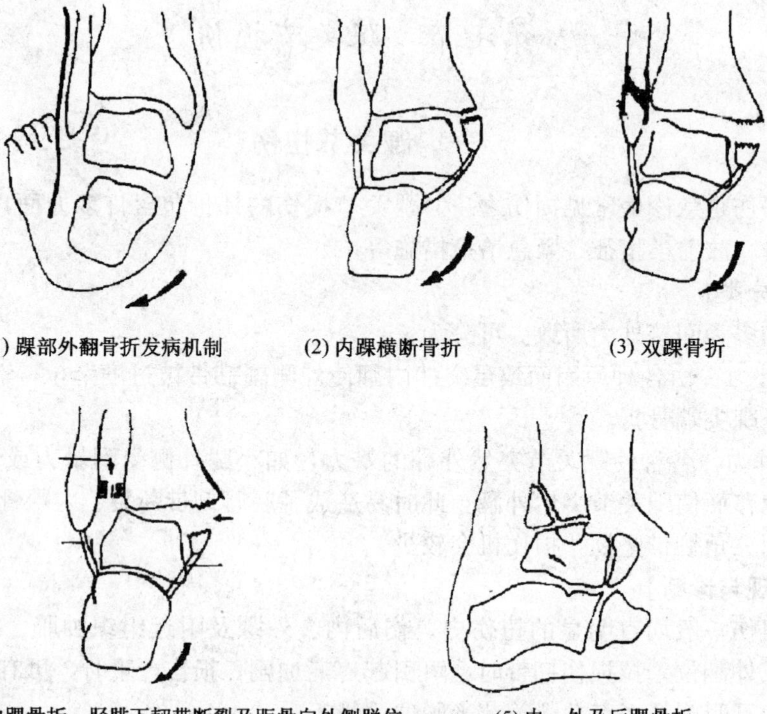

(1) 踝部外翻骨折发病机制　(2) 内踝横断骨折　(3) 双踝骨折

(4) 内踝骨折，胫腓下韧带断裂及距骨向外侧脱位　(5) 内、外及后踝骨折

图 51－28　踝部外翻骨折

1. 外踝横断骨折。

2. 双踝骨折　外踝骨折后，内翻外力继续作用而使距骨体撞击内踝引起内踝斜形骨折。也可出现距骨脱位。

3. 三踝骨折　在内翻力的作用下，同时伴有跖屈外力，在双踝骨折基础上，还可造成后踝骨折。

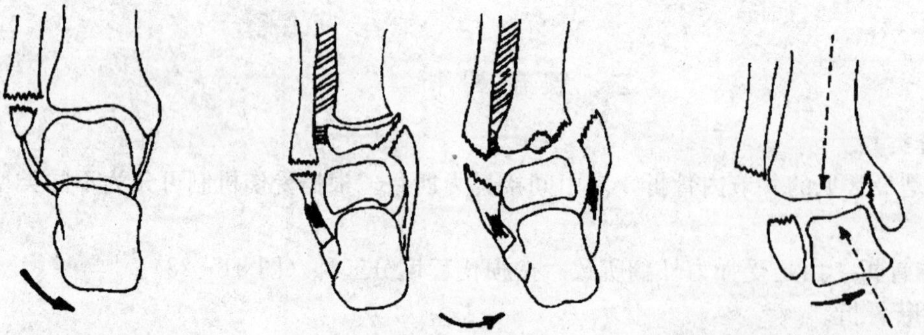

(1) 外踝横断骨折　(2) 外踝横断、内踝斜形骨折　(3) 外踝骨折及距骨向内侧脱位或半脱位

图 51－29　踝部内翻骨折

（三）背屈骨折　较少见，高处落下时，足强力背屈，距骨撞击胫骨下端前缘而造成骨折，骨折远端向前上移位（图 51－30）。

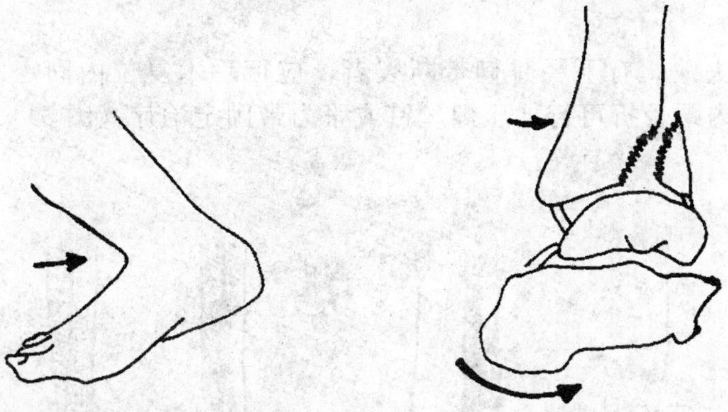

(1) 发生背屈骨折的机制　　(2) 背屈骨折

图 51-30　背屈骨折

（四）跖屈骨折　较少见，因足部强大的跖屈外力所致。当踝部强力跖屈时，距骨向后上撞击而发生后踝骨折（图 51-31）。

（五）纵向挤压骨折（Pilon 骨折）　自高处落下时，足平放着地，距骨向上的反冲击外力使胫骨下端发生劈裂骨折，骨折块向两侧分离。也可发生踝部的粉碎性骨折，胫骨远端关节面发生多骨折块的劈裂和塌陷。Pilon 骨折属于严重骨折，治疗棘手且预后不佳（图 51-32）。

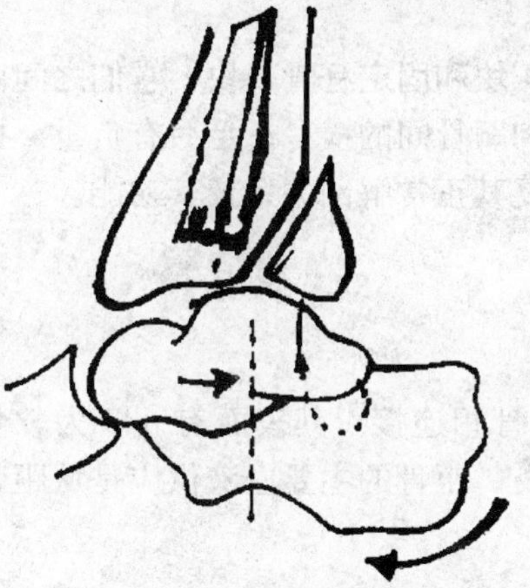

图 51-31　跖屈骨折（后踝骨折）

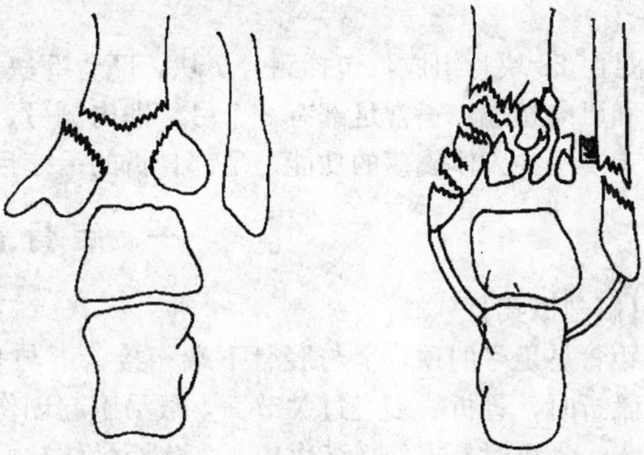

(1) 胫骨下端"T"形骨折　　(2) 踝部粉碎性骨折

图 51-32　踝部纵向挤压骨折

【临床表现与诊断】

1. 有明显的踝部外伤史，伤后踝部明显肿胀、疼痛、皮下淤血及功能活动受限。

2. 踝部可有内翻或外翻畸形。内、外踝可触及移动的骨折块。

3. X 线拍片可显示骨折线情况及骨折移位情况，也可显示骨折的类型。

【治疗】

1. 无移位的单踝或双踝骨折，可用夹板或小腿石膏固定于中立位，4 周后去外固定，加强踝关节功能锻炼。

2. 有移位的踝部骨折，应行手法复位，并用与受伤机制相反的位置行踝部石膏或夹板固定。

3. 手法复位失败，有下胫腓韧带断裂者，应行手术复位内固定术。外踝骨折可行金属板钉固定，内踝骨折可行加压螺丝钉或张力带固定治疗（图 51-33）。注意早期功能锻炼。

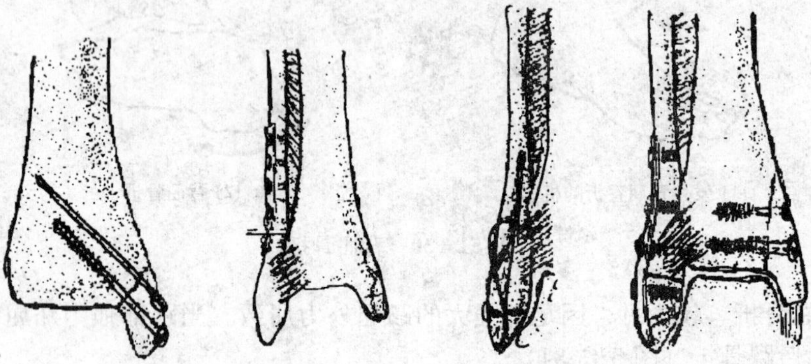

图 51-33　双踝骨折后采用金属板钉进行内固定治疗

第八节　足骨骨折

足由 28 块骨组成，包括跗骨 7 块，跖骨 5 块，趾骨 14 块和固定籽骨 2 块，它们之间由韧带和肌肉相连。正常足部有 3 个弓，即内侧弓、外侧弓和跖骨间的横弓。足弓有负重、推进行走及缓冲人体震荡的功能。足部骨折的治疗目的是恢复其正常解剖关系及其功能。

一、距骨骨折

【解剖概要】

距骨是足弓的顶，上与胫骨下端相接，下与舟骨、跟骨相连接。其表面有 3/5 为软骨面。骨折时，骨折线多经过关节面，故易引起创伤性关节炎。距骨的主要血液供应是从距骨颈进入，骨折时易损伤血液供应，发生距骨体缺血性坏死。

【病因与分类】

（一）踝背屈外力　足踝强力背屈时，胫骨下端前缘嵌入距骨颈，引起距骨颈骨折，若外力继续作用，可引起跟距关节半脱位。

（二）踝跖屈外力　足踝强力跖屈时，胫骨后踝与距骨体后突猛烈撞击而导致距骨后突骨折。

【临床表现与诊断】

1. 有明显的外伤史。

2. 伤后踝部肿胀、疼痛，踝中部有明显压痛及活动受限。

3. X 线拍片可明确诊断骨折部位及其程度。

【治疗】

1. 手法复位短腿石膏靴固定

（1）踝背屈型骨折：手法复位后，用短腿石膏靴把踝关节固定于跖屈轻度外翻位 6～8 周，而后改为功能位固定至骨折愈合。

（2）踝跖屈型骨折：一般不用复位，用短腿石膏托功能位固定 4～6 周。

2. 手术复位内固定　手法复位失败，可行手术复位、埋头钉或可吸收钉内固定术（图 51－34）。

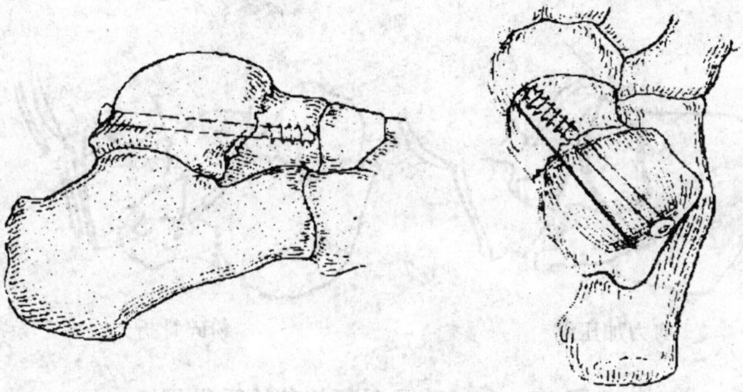

图 51－34　距骨骨折后采用埋头钉固定治疗

二、跟 骨 骨 折

【病因与分类】

跟骨骨折多见于自高处坠落时足跟着地而致。少数为撕脱性骨折。常合并有脊柱骨折。跟骨骨折依据跟骨与距骨下关节的关系分为（图 51－35）：

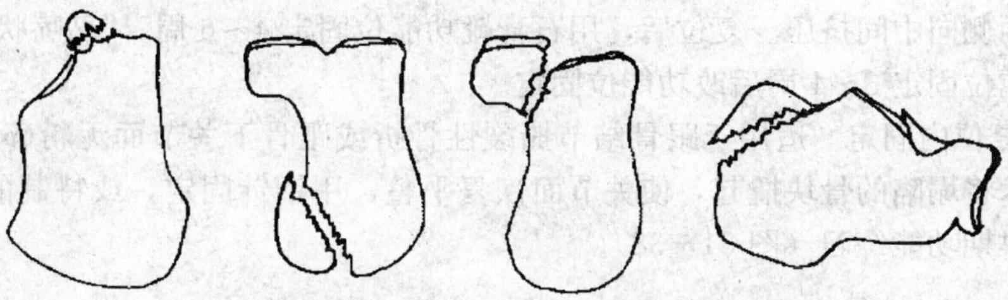

(1) 前端骨折　　(2) 结节骨折　　(3) 载距突骨折　　(4) 结节“鸟嘴状”骨折

图 51－35　未波及距骨下关节的跟骨骨折

1. 未波及距骨下关节的骨折

（1）跟骨前端骨折，可波及跟骰关节；

（2）跟骨结节垂直骨折；

（3）载距突骨折；

（4）跟骨结节的“鸟嘴状”骨折。

2. 波及跟距关节的骨折　由高处坠落，跟骨着地，强力挤压使跟距关节塌陷，关节面断裂、碎裂，跟骨增宽，跟骨结节上移（图 51－36）。

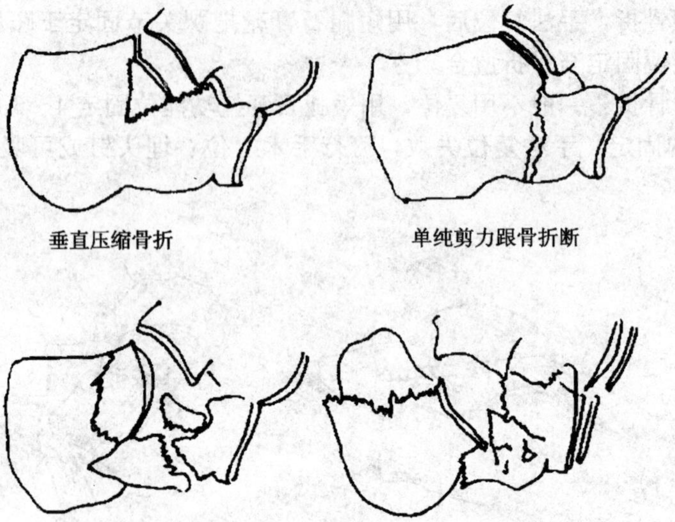

图 51－36　波及跟距关节的跟骨骨折

【临床表现与诊断】

伤后足跟疼痛、肿胀、淤血，足底扁平增宽和外翻畸形。应注意有无合并脊柱骨折。X线拍片可明确诊断骨折及性质。

【治疗】

1. 无移位的跟骨骨折可行石膏管型固定 4～6 周。

2. 手法复位石膏固定　适用于骨折线不通过关节面的骨折及粉碎性骨折。用手法或跟骨夹从跟骨两侧向中间挤压。复位后，用石膏靴功能位固定 4～6 周。“鸟嘴状”骨折，手法复位后应跖屈位固定 3～4 周后改功能位固定。

3. 手术复位内固定　适用于跟骨结节撕裂性骨折或距骨下关节面无粉碎的大块塌陷骨折。通过手术将塌陷的骨块撬起，使关节面恢复平整，用钢针固定，或特制的跟骨板固定，以期能够行早期功能练习（图 51－38）。

三、跖骨骨折

【病因与分类】

1. 多由直接外力所致，如挤压伤、重物打击伤等。以 2、3、4 跖骨多见。

2. 由腓骨短肌强力收缩所致第 5 跖骨基底骨折多发且常常单独存在。

3. 较少见的有疲劳性骨折，多为第 2 跖骨颈骨折。跖骨骨折骨折线多为斜形，并有重叠移位。跖骨头连线的正常弧形受到破坏，引起足弓塌陷。

【治疗】

跖骨骨折的治疗原则是纠正突向跖侧的畸形，恢复正常足弓。

1. 无移位的跖骨骨折可用石膏托固定。

2. 有移位的跖骨骨折，应用手法复位石膏托固定，足底塑成弓形，如手法复位失败，应行手术复位克氏针或钢板螺钉内固定。

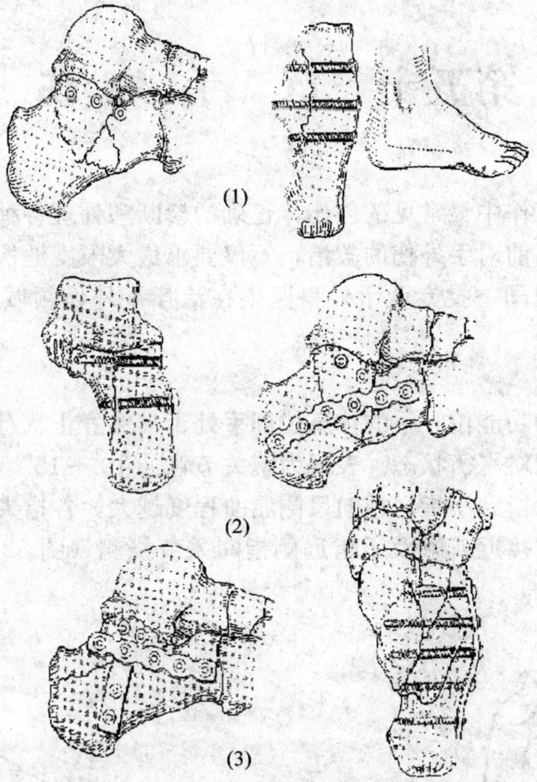

图 51－37　跟骨骨折后的手术固定治疗

3. 第 5 跖骨基底骨折，用胶布固定于足外翻位或用行走石膏固定 6 周。

四、趾骨骨折

趾骨骨折多见于重物砸伤所致。近侧趾骨骨折由于骨间肌与蚓状肌的牵拉而常有向跖侧成角畸形，足趾呈爪状，影响走路，应尽早复位。将足趾屈曲，用管形石膏固定 3～4 周。粉碎性骨折多见于单个趾或几个趾骨被重物砸伤所致。骨折移位不重，可用胶布或绷带包扎固定即可。两周后开始练习步行。

（张殿英）

第五十二章　手 外 伤

手外伤是临床急诊工作中最常见的创伤，正确的诊断和处理各种手外伤，对手外伤的治疗效果是至关重要的，目前对手外伤的救治，不仅要求最大限度地保留手的功能，而且也要注重外观形态。近年来我国一批专业手外科医生在治疗手外伤领域取得了成绩，被世人注目。本章将介绍相关知识。

【应用解剖】

手的姿势有休息位和功能位。手的休息位即手处于自然静止状态的姿势。手部肌肉、关节囊、韧带的张力处于相对平衡状态。表现为腕关节背伸10°～15°，轻度尺偏，掌指关节和指间关节半屈曲位，从示指到小指，越向尺侧屈曲程度越大，各指尖指向腕舟骨结节，拇指轻度向掌侧外展，其指腹接近或触及示指远侧指间关节桡侧（图52－1）。如肌腱损伤，使手的休息位发生改变。

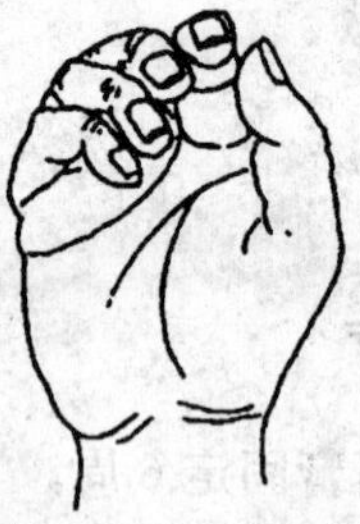

图52－1　手的休息位

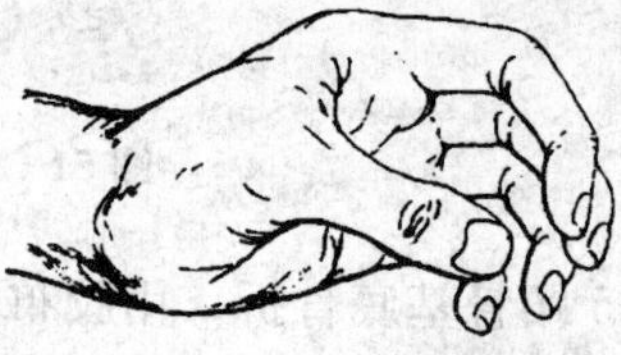

图52－2　手的功能位

手的功能位是手可以随时发挥最大功能的位置，如张手、握拳、捏物等。表现为腕关节背伸20°～25°，轻度尺偏，拇指处于对掌位，其掌指关节和指间关节微屈，其他手指略微分开，掌指关节及近侧指间关节半屈位，远侧指间关节轻微屈曲，各指的关节屈曲位置较一致（图52－2）。手外伤固定于此位置，可使伤手保持最大的功能。

【检查与诊断】

手部检查应系统而全面，包括皮肤、肌腱、血管、神经、骨骼等，以便在术前对手部重要组织的损伤有全面的了解和正确判断。

1. 皮肤损伤的检查　创口的部位和性质：根据创口情况，了解皮肤缺损的程度和皮肤活力的判断。并结合局部解剖关系，初步推测深层各种重要组织如肌腱、神经、血管等损伤的可能性。

2. 肌腱损伤的检查　肌腱断裂表现出手的休息位发生改变，如屈指肌腱断裂时该手指伸直角度加大，伸指肌腱断裂则表现为该手指屈曲角度加大，而且该手指的主动屈指或伸指功能丧失。还会出现一些典型的畸形，如指深、浅屈肌腱断裂，该手指呈伸直状态。掌指关节背侧近端的伸肌腱断裂则掌指关节呈屈曲位，近节指骨背侧伸肌腱损伤则近侧指间关节呈屈曲位，而中节指骨背侧伸肌腱损伤则手指末节屈曲呈锤状指畸形（图52－3）。应该注意的是同一关节有多条肌腱参与作用者，其中一条肌腱损伤，可不表现出明显的功能障碍。

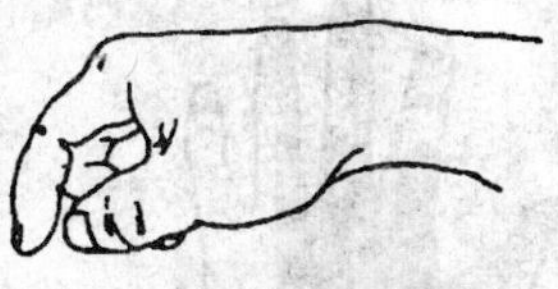

(1) 掌指关节背侧近端伸肌腱断裂

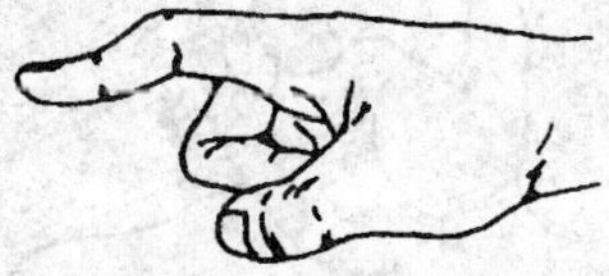

(2) 近节指骨背侧伸指肌腱断裂

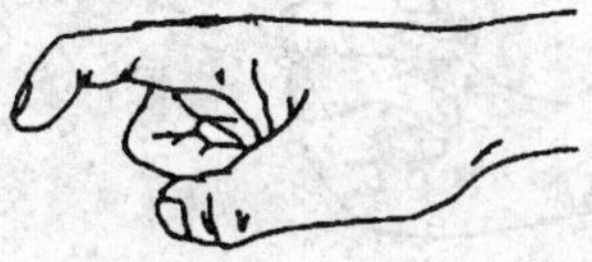

(3) 中节指骨背侧伸肌腱断裂

图 52－3　伸指肌腱检查法

屈指肌腱的检查方法为，固定伤指中节，让病人主动屈曲远侧指间关节，若不能屈曲则为指深屈肌腱断裂。背伸固定除被检查的伤指外的其他三个手指，让病人主动屈曲手指，若近侧指间关节不能屈曲则为指浅屈肌腱断裂。此时指深屈肌腱不起作用。当指深、浅屈肌腱均断裂时，则该指两指间关节不能屈曲（图 52－4）。检查拇长屈肌腱功能，则固定拇指近节，让病人主动屈曲指间关节。由于蚓状肌和骨间肌具有屈曲手指掌指关节的功能，屈指肌腱断裂不影响掌指关节的屈曲，应予注意。

3. 神经损伤的检查　手部的运动和感觉功能分别由来自臂丛神经根组成的正中神经、尺神经和桡神经支配。主要表现为：正中神经损伤时，拇短展肌和拇对掌肌麻痹所致拇指对掌功能障碍及拇、食指捏物功能障碍，呈猿手畸形。感觉障碍为手掌桡侧半，拇、示、中指和环指桡侧半掌面。尺神经损伤时，骨间肌和蚓状肌麻痹所致环、小指爪形手畸形，2～4 指主动内收外展运动消失，以及手掌部尺侧、环指尺侧和小指掌背侧感觉障碍（图 52－5）。夹纸试验阳性，Froment 征阳性。桡神经在腕部以下无运动支，仅表现为手背桡侧及桡侧 3 个半手指近侧指间关节近端的感觉障碍。但肘部以上桡神经损伤则表现为垂腕垂指畸形。前臂近侧的骨间背侧神经损伤则手指背伸障碍。

4. 血管损伤的检查　手部血运丰富，侧支循环多，主要靠尺动脉和桡动脉供血，尺、桡动脉在手掌部有掌浅弓和掌深弓相互沟通。检查可通过手指的颜色、温度、指腹张力、毛细血管回流试验和血管搏动来判断。如皮色苍白，皮温降低，指腹瘪陷，毛细血管回流缓慢或消失，动脉搏动消失，表示为动脉损伤。如皮色青紫，肿胀，毛细血管回流加快，动脉搏动良好，则为静脉回流障碍。可用 Allen 试验检查桡尺、动脉的通畅和他们之间的吻合情况。

5. 骨关节损伤的检查　局部疼痛、肿胀及功能障碍者，应疑有骨关节损伤。如手指明显缩短、旋转、成角或侧偏畸形及异常活动者，鼻烟窝的肿胀压痛，食指的纵向扣击痛，提示腕舟骨损伤可能。拍摄 X 线片可确诊。必要时可采用不同角度拍片。

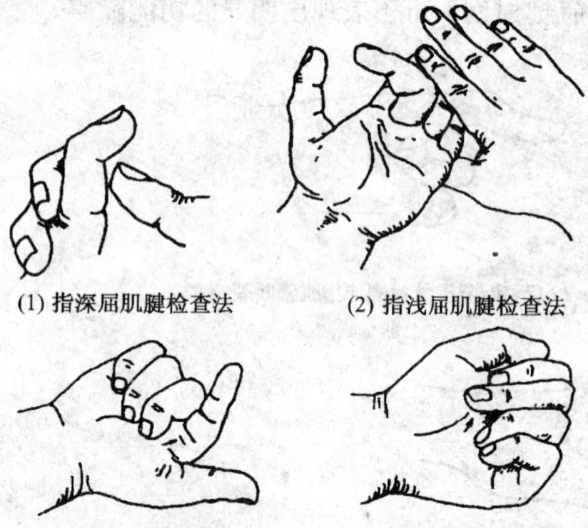

(1) 指深屈肌腱检查法　(2) 指浅屈肌腱检查法

(3) 指深屈肌腱断裂　(4) 指浅屈肌腱断裂

图 52-4　屈肌腱的检查法

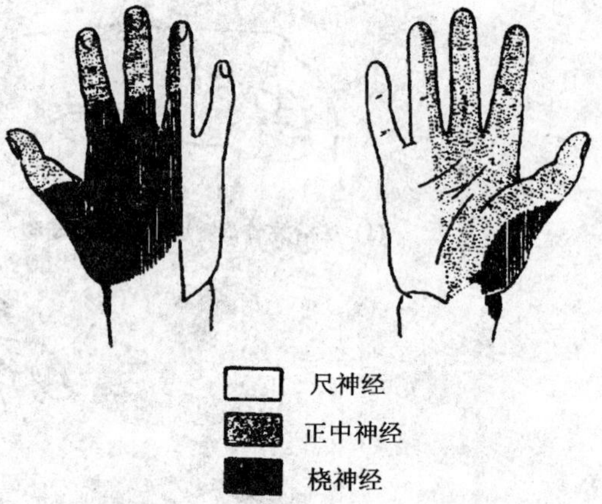

图 52-5　手部感觉神经的分布

【手外伤的处理】

1. 现场急救　目的是止血，减少创口进一步污染，防止加重组织损伤和迅速转运。手外伤急救处理时，应用无菌敷料或清洁布类包扎伤口，不必涂用药水或撒敷消炎药物。局部加压包扎是手部创伤最简便而有效的止血方法，少数大血管损伤所致大出血才采用止血带。将气囊止血带缚于上臂中上 1/3，敷好衬垫，记录时间，压力控制在 33.3～40kPa，略高于患者动脉血压，如时间超过 1 小时，应放松 5～10 分钟后再加压，以免引起神经的损伤，甚至肢体缺血性肌挛缩或坏死。转运过程中，无论伤手是否有明显骨折，均应适当固定，以减轻病人疼痛和避免进一步加重组织损伤。固定范围应达腕关节以上。

2. 早期彻底清创　清创的目的是清除异物，彻底切除被污染和遭破坏失活的组织，使污染创口变成清洁创口，达到一期愈合。清创越早，感染机会越小。一般争取在伤后 6～8 小时内进行，时间较长的创口根据污染程度而定。清创应在良好的麻醉和气囊止血带控制下进行，由浅入深，顺序将各种组织进行清创，剪除坏死组织和污染物，对潜行的伤口要彻底打开，进行清创。创缘皮肤不宜切除过多，特别是手掌及手指，避免缝合时张力过大。

3. 正确处理深部组织损伤　手术时应尽可能地对深部组织进行修复，恢复重要组织如肌腱、神经、骨关节的连续性，以便尽早恢复功能。若创口污染严重，组织损伤广泛，伤后时间超过 12 小时，或者缺乏必要的条件，可仅作清创后闭合创口，待创口愈合后，再行二期修复。影响手部血液循环的血管损伤亦应立即修复。

（1）手部骨折与脱位：治疗原则为早期准确复位和牢固地固定，恢复手的骨骼支架，为软组织修复和功能恢复创造条件。

无论软组织损伤的程度如何，骨折与关节脱位均应立即处理。关节脱位复位后，应注意关节侧副韧带和关节囊的修复。掌、指骨骨折应立即复位，并根据情况用克氏针作内固定或微型钢板螺丝钉固定（图 52-6）。末节指骨骨折，多无明显移位，一般无须内固定。末节指骨远端的粉碎性骨折可视为软组织损伤处理。如有甲下血肿，可在指甲上刺孔引流，达到减压和止痛的目的。

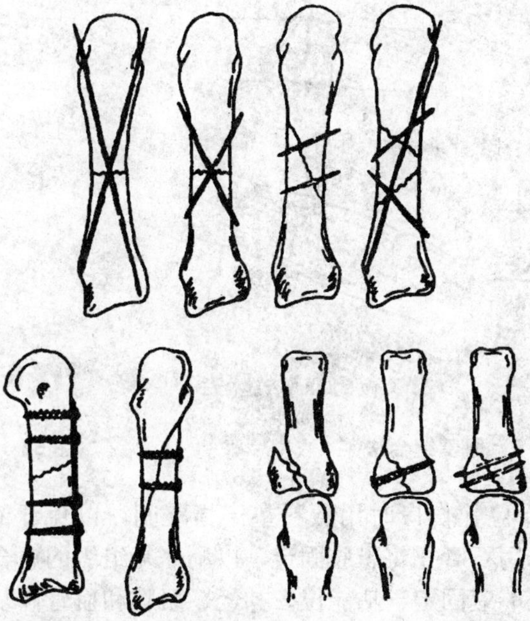

图 52-6 掌指骨骨折的内固定

(2) 肌腱损伤：肌腱损伤除损伤的肌腱功能可被其他肌腱所替代，如单纯指浅屈肌腱损伤，且损伤部位在腱鞘区，术后粘连可能性大，其功能可被指深屈肌腱所替代，可不予以修复外，余均应予以修复。肌腱损伤，应尽量一期修复。伸指肌腱无腱鞘，具有腱周组织，位于手背的疏松皮下组织中，术后粘连较轻，断裂后主张一期修复，术后效果良好。屈指肌腱，特别是从中节指骨中部至掌横纹，即指浅屈肌腱中节指骨的止点到掌指关节平面的屈肌腱鞘起点，亦称“无人区”，此区内有指深、浅屈肌腱，单纯指浅屈肌腱损伤可不予修复，而深、浅屈肌腱均损伤时，可只修复指深屈肌腱（图 52-7）。现在主张任何部位的屈指肌腱损伤，包括“无人区”，均应在清创后行一期修复，并主张同时修复腱鞘。

肌腱缝合后一般应固定在肌腱无张力位 3～4 周。近年来认为肌腱缝合后早期活动有利于减少粘连和促进功能恢复。主张屈指肌腱断裂修复后将患指用橡皮条固定在屈曲位，术后早期采用主动伸指、被动屈指的保护性被动活动锻炼。

(3) 神经损伤：神经横断伤，修复越早，效果越好。创口较清洁、皮肤覆盖良好，具有一定技术和修复条件者，应尽量一期修复。如缺乏条件可及时转送条件较好的医院治疗或将神经两断端的神经外膜固定于周围组织，防止神经退缩，记录损伤情况，待伤口愈合 2～3 周后再行修复。

4. 一期闭合创口　创口整齐，无明显皮肤缺损者采用直接缝合，如创口纵行越过关节、与指蹼边缘平行或与皮纹垂直者，应采用“Z”字成形术的原则（图 52-8），避免日后瘢痕挛缩，影响手部功能。张力过大或有皮肤缺损，而基底部软组织良好或深部重要组织能用周围软组织覆盖者，可采用自体游离皮肤移植修复。皮肤缺损而伴有重要深部组织如肌腱、神经、骨关节外露者，不适于游离植皮，可选择应用局部转移皮瓣、带血管蒂岛状皮瓣来修复。

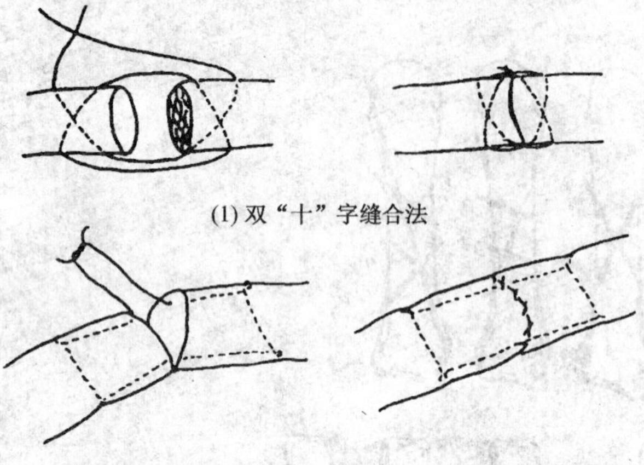

(1) 双“十”字缝合法

(2) Kessler缝合法　(3) 改良Kessler缝合法

图 52－7　肌腱缝合法

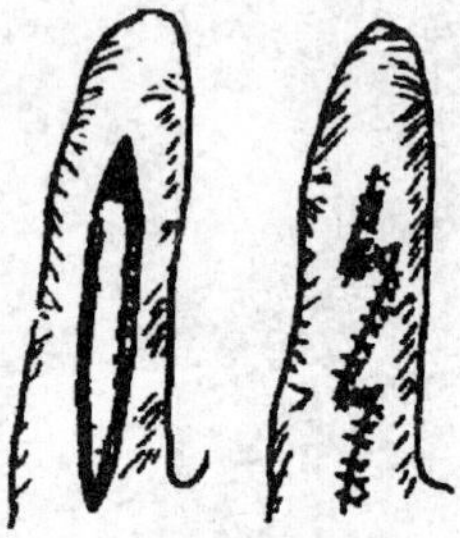

图 52－8　“Z”字成形术示意图

5. 正确的术后处理　包扎伤口时用敷料垫于指蹼间，以免汗液浸泡皮肤而发生糜烂，游离植皮处应适当加压。用石膏托将患肢固定，以利修复组织的愈合。如关节破坏，难以恢复活动功能者，手部各关节应固定于功能位。神经、肌腱和血管修复后固定的位置应以修复的组织无张力为原则。固定时间依修复组织的性质而定，如血管吻合后固定 2 周，肌腱缝合后固定 3～4 周，神经修复后根据有无张力固定 4～6 周，关节脱位为 3 周，骨折 4～6 周。

应用破伤风抗毒血清和抗生素预防感染。需二期修复的深部组织，根据创口愈合和局部情况，在 2 周～3 个月内进行修复。

常见的手部开放性外伤

1. 刺伤　常见为玻璃、尖刀或锐器伤，特点是创口小而深，可达深部组织，容易漏诊，还可将污物带入深部组织内，造成异物遗留及感染。必要时需拍摄 X 线片了解深部情况。此类创口的创缘比较整齐，组织多无缺损，可在清创后一期修复深部组织，单纯缝合创口。

2. 切割伤　常见于劳动时损伤，如被冲床、切纸机、电锯等损伤。其特点是创口整齐，污染较轻，但出血较多，有深部组织如肌腱、神经、血管的切断伤，或造成指端缺损、断指或断肢。有深部组织损伤者，宜一期修复。指端缺损类型较多，一般可按下列情况处理。

若单纯指端皮肤缺损，不论缺损在指腹或指侧方，创面无骨质裸露，或裸露部分仍可用周围软组织覆盖者，可用中厚皮片移植闭合创口。

若骨质裸露，无法覆盖者，甲床损伤大于 2/3 时，可先考虑作指短缩术、两侧局部组织推进的 V－Y 成形皮瓣等方法修复。

近年来利用显微外科技术移植足趾的皮肤、甲床、骨骼修复指端损伤，已取得了良好的外观和功能，由于手术较为复杂精细，仅限于拇、食指。

3. 撕脱伤　如高速离心机、钻床或脱粒机，将肢体卷入的损伤，轻者仅皮肤撕裂，严重者则有整个手的脱套伤，肌腱被扯出，甚至部分骨骼亦被撕掉。这种损伤比较严重，不能利用剥脱下的皮肤覆盖创面时，要作植皮手术。应用腹部皮瓣修复手部撕脱伤仍是常用的方法。近年来开始用吻合血管的皮瓣一期修复手部严重撕脱伤，效果更好。也有用带血管蒂的逆行前臂皮瓣修复，更为快捷方便。至于深部组织损伤和缺损，除骨折、脱位须立即复位固定外，其他肌腱、神经损伤只有在早期和污染较轻，以及软组织覆盖良好的条件下，方能一期修复，否则宜作二期修复。

4. 挤压伤　如机器、车轮或滚筒的挤压，轻者常限于指端甲下积血，甲床撕裂，远节指骨骨折等，严重者可引起多发性开放性骨折、脱位或大块软组织压伤。

甲下积血表现为指甲下呈瘀黑色，指甲与甲床剥离、剧痛。若合并远节指骨骨折，指腹压力增高，疼痛更剧。有创口出血者，疼痛反而减轻，必要时可在指甲上刺孔引流减压，远节指骨骨折无移位者，外固定3周。

严重的手部挤压伤常伴有多发性、开放性骨折。手内在肌捻挫伤，尤其骨间肌的撕裂，严重碎裂，组织水肿，甚至坏死，对于手的功能影响极大。清创时，宜将没有活力的组织全部清除，不可姑息，否则，一旦发生感染，手内在肌挛缩，后果更为严重。

5. 臂丛神经损伤　近些年临床上较为多见。开放性的臂丛神经损伤，应争取行一期神经吻合或神经移植术。有助于神经的早日恢复。对于闭合性臂丛神经牵拉、撕脱伤，临床治疗较为困难，效果不佳，近年来用神经移位术、肌肉移位术、肌腱移位术恢复臂丛神经损伤后的肢体功能，取得了良好的临床效果。应根据伤情，认真分析，综合制订治疗方案。

（苏　峰）

第五十三章　脊柱及骨盆骨折

第一节　脊柱骨折

脊柱骨折和脱位是较严重的创伤性疾病。严重的脊柱骨折及其并发症会给伤病员带来严重的后果。随着社会高度现代化，出现了不同以往的高能量、高速度的复合伤和多发伤。脊柱骨折的发生率、骨折发生的年龄组等都发生了相应的变化。以往绝大多数脊柱骨折均采用保守治疗，由之带来脊柱不稳定、脊柱畸形，以及继发全身性及代偿性畸变等严重并发症。60 年代后，随着基础研究、边缘学科、脊柱生物力学及工业技术水平的进步，脊柱骨折的诊治方法获得了较为迅速的发展，使脊柱骨折的诊治发生了巨大的变革，也给脊柱骨折的病人的愈后和康复带来了新的生机。

【解剖概要】

整个脊柱由 32 个椎骨联结而成。每个椎骨分椎体和附件两部分。椎体前方有前纵韧带，后方有后纵韧带，棘突尖端有棘上韧带等。主要是这三条长韧带自颅骨底部至骶尾部，连接各椎骨形成脊柱。脊柱的颈椎和腰椎的活动范围较大。胸椎的上 10 节活动度小，较为稳定。躯干某处受暴力作用时，暴力沿脊柱传导，常在脊柱稳定部分和活动部分交界处的椎骨形成损伤。胸、腰段（胸 11、12—腰 1、2）交界处脊柱活动较多，最常受伤。各个椎骨的椎孔相连成椎管，自枕骨大孔通向末节骶椎。脊髓在椎管内通过，并从每一节段发出一对脊神经。胎儿 1～3 个月时脊髓与椎管长度一致，自第 4 个月起，脊髓与椎骨的生长不一致，椎骨生长速度快而脊髓慢，终使脊髓的节段和椎骨的平面不相符。新生儿脊髓的下端平对第 3 腰椎，至成人则平对第 1 腰椎下缘（图 53－1）。第 2 腰椎平面以下是马尾神经。了解各个椎骨与脊髓节段间的关系，对于判断脊髓损伤的平面有指导意义。

【病因与分类】

绝大多数是由间接暴力引起。如从高空落下，头、肩或足、臀部着地，身体的重力遇到地面的阻挡，使身体猛烈屈曲，常致颈椎或胸、腰段交界处椎骨骨折。弯腰工作时，重物落下打击头、肩或背部等，使脊柱急剧屈曲，也可产生同样的损伤。60 年代初，汽车安全带的出现造成了较多的水平外力的损伤。作用于脊柱的暴力，可分为垂直分力和水平分力：垂直分力越大越容易发生压缩骨折；水平分力越大，越容易发生脱位（图 53－2）。少数是直接暴力所致，如枪弹伤或车祸中的直接撞伤等。

（一）根据受伤时暴力作用的方向　可分为：① 屈曲型损伤。最常见。受伤时暴力使身体猛烈屈曲，椎体互相挤压，使其前方压缩，同时棘上韧带也常断裂而分离。如暴力的水平分力较大，就易产生脱位，上一椎体常前移，可有关节突脱位或骨折。最常发生于胸-腰段交界处的椎骨。② 伸直型损伤。极少见。高空仰面落下，中途背部被物体阻挡，使脊柱过伸，前纵韧带断裂，椎体横行裂开，棘突互相挤压而断裂，或上一椎体向后移位。③ 屈曲旋转型损伤。暴力不仅使脊柱前屈，同时又向一侧旋转，可发生椎间小关节脱位。④ 垂直压缩型。暴力与脊柱纵轴的方向一致，垂直挤压椎骨，如从高处落下时，足跟或臀部垂直着地，或在站立时重物落于头顶，可引起胸、腰椎粉碎压缩骨折或寰椎裂开骨折。

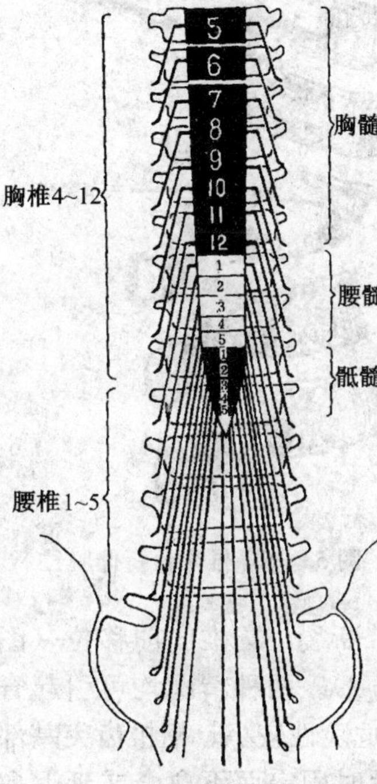

图 53-1　脊髓节段与椎体平面关系示意图

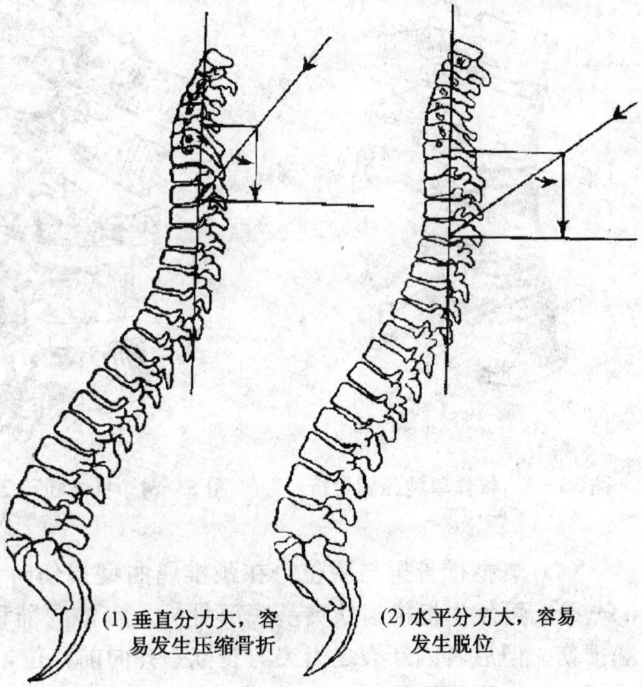

图 53-2　脊椎骨折脱位与暴力方向的关系

（二）根据损伤的程度和部位　可分为：

1. 胸腰椎骨折与脱位

(1) 椎体单纯压缩骨折：1～2 个椎体前上方或侧方由于传导的屈曲暴力而压缩成程度不等的楔形。其他部位没有骨折（图 53-3）。

(2) 椎体粉碎压缩骨折：重物坠于蹲着的伤员肩部而强使脊柱突然地向前极度屈曲，使椎体压碎后变宽变扁，或有碎骨片分离。椎体后部常向后凸，压迫脊髓，发生不完全性或完全性截瘫（图 53-4）。

(3) 椎骨骨折脱位：自后向前的强大暴力，使脊柱强烈屈曲，同时使上段椎骨向前移位。椎体前部压缩或崩裂，后方韧带断裂，关节突骨折或脱位。当关节突完全脱位时，下关节突移到下一椎骨的上关节突的前方，互相阻挡，称关节突交锁（图 53-5）。椎管的连续性被破坏，常伴严重损伤脊髓。

2. 颈椎骨折与脱位

(1) 颈椎半脱位：比较多见。可因汽车急刹车，乘客头部受惯性作用，猛向前倾引起。这种损伤易被忽视，可引起截瘫。

(2) 颈椎椎体骨折：多发生于颈 5～7 椎体，由于强力过度屈曲引起。常合并脱位及椎间盘急性突出，引起脊髓损伤。

（3）颈椎脱位：多由屈曲性损伤引起。下一椎体的前缘被压缩后，脱位之椎体向前移位，一侧或两侧椎间小关节可发生关节突交锁，脊髓常被挫伤或压迫。

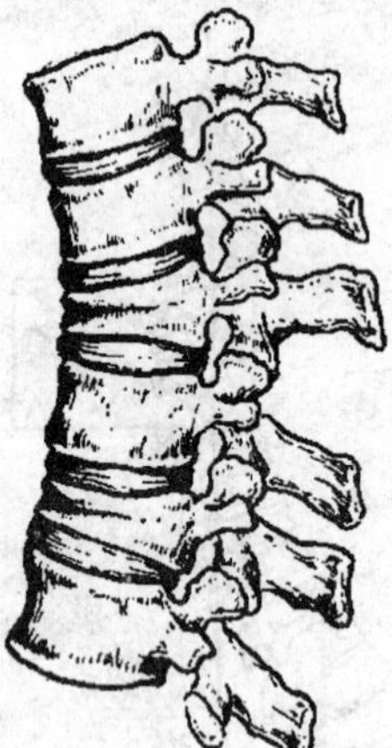

图 53－3　椎体单纯压缩骨折

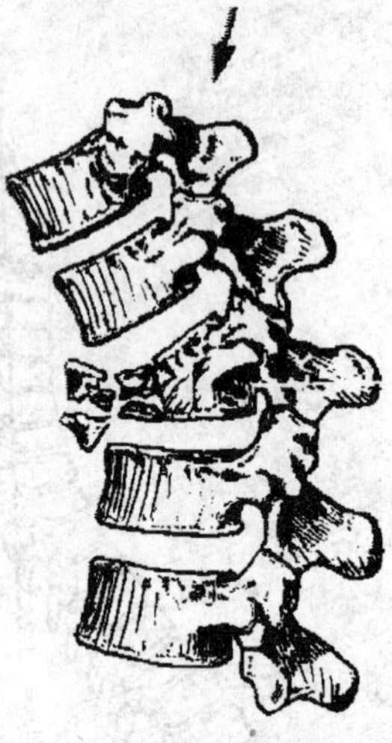

图 53－4　椎体粉碎压缩骨折

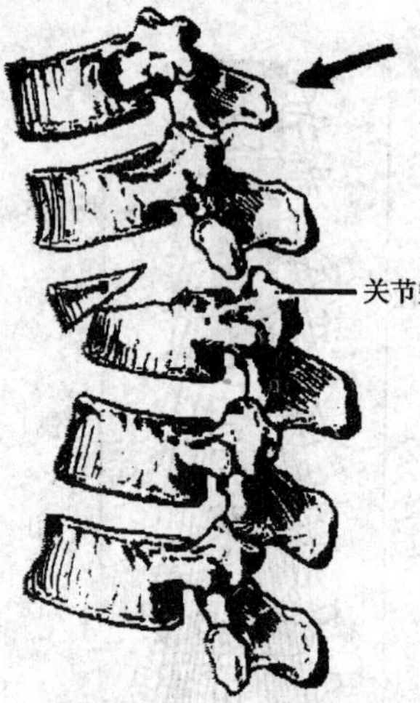

图 53－5　椎体骨折伴脱位

（4）寰枢椎骨折与脱位：在颈椎屈曲型损伤时，寰椎横韧带断裂，寰椎向前移位（图 53－6）。可发生枢椎齿状突基底部骨折、寰椎向前移位（图 53－7）。两种情况均可引起脊髓损伤。但后者因断裂之齿突与寰椎一齐向前移位，脊髓受压的危险性较小。枢椎齿突基部骨折时，也可能因当时寰椎移位不明显，而被忽视，骨折未能及时固定而不愈合或延迟愈合，以后症状减轻，病人开始活动时，可发生寰椎迟发性前脱位和迟发性截瘫。寰枢椎亦可发生伸展型骨折-脱位，齿突基底骨折，寰椎向后脱位，黄韧带挤入椎管内，引起脊髓损伤。暴力垂直向下，击于头部，挤压侧块，使其向两侧分开，寰椎前、后弓较薄弱，可发生骨折（图 53－8）。

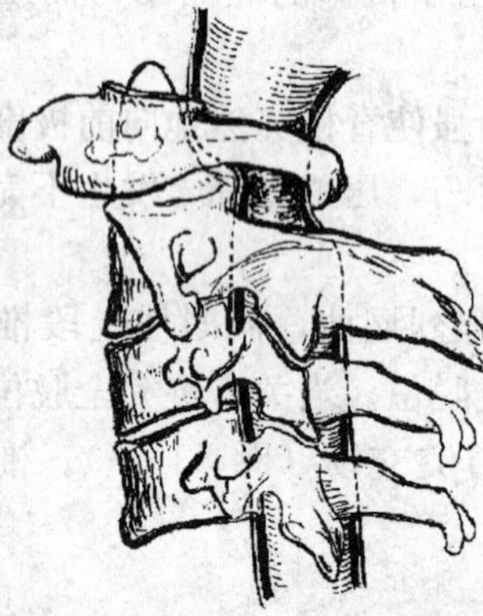

图 53－6　寰椎横韧带断裂，寰椎向前移位

图 53－7　枢椎齿突基底骨折，寰椎向前移位

3．附件骨折　常与椎体压缩骨折合并发生，如关节突骨折，椎间小关节脱位，椎板、椎弓根、横突和棘突骨折等。椎弓峡部骨折多见于下部腰椎（图 53－9）。双侧发

生时可引起损伤性脊椎滑脱。横突骨折以腰 2、3、4 为常见，可为一侧或双侧，多因腰方肌或腰大肌猛烈收缩所致。这种损伤虽然较轻，但肌、筋膜与腱膜可有广泛撕裂，并有出血与浆液性渗出，不可忽视。棘突骨折好发于第 7 颈椎及第 1 胸椎，多因劳动时将盛满泥土的铁铲向上投掷，附着于棘突上的肌肉猛力收缩所致的撕脱骨折，亦称为铲土者骨折。

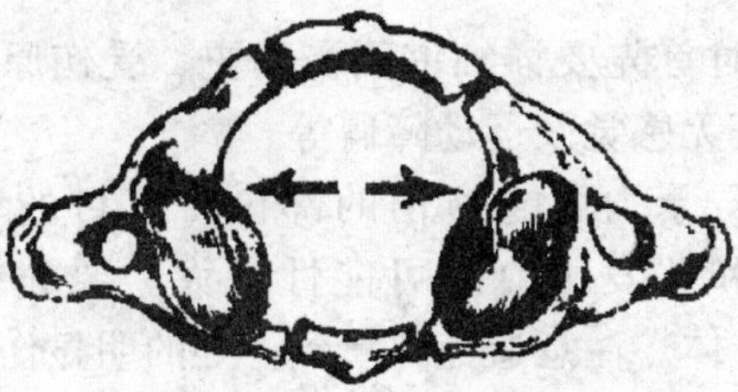

图 53-8 寰椎裂开骨折

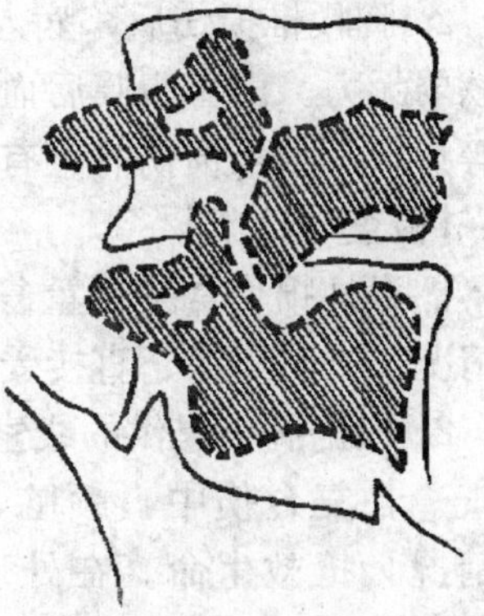

图 53-9 椎弓峡部骨折

（三）根据骨折的稳定性

可分为稳定型和不稳定型骨折。单纯压缩骨折，椎体压缩不超过原高度 1/3 者和腰 4-5 以上的单纯附件骨折，不易再移位，为稳定型骨折。椎体压缩 1/3 以上的单纯压缩骨折、粉碎压缩骨折、骨折脱位、第 1 颈椎前脱位或半脱位，以及腰 4-5 的椎板、关节突骨折，复位后容易再移位，为不稳定型骨折。

（四）Louis 和 Denis 等用三柱概念建立了形态学分类系统　国际内固定 AO 组织，在分析了大宗病例后，基于脊柱损伤的病理形态学特点，为反映损伤的外力及外力的效应，将脊柱骨折分为：

1. A 型损伤　压缩外力，它引起压缩性和爆散性损伤。
2. B 型损伤　牵张外力，它引起的损伤伴有横向结构的损伤。
3. C 型损伤　轴向扭转外力，它引起旋转性损伤（图 53-10）。

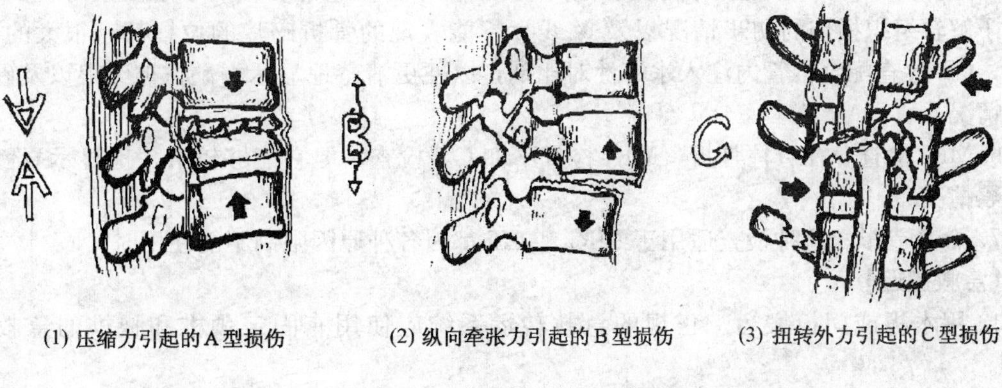

(1) 压缩力引起的 A 型损伤　(2) 纵向牵张力引起的 B 型损伤　(3) 扭转外力引起的 C 型损伤

图 53-10 脊柱骨折的 AO 分型

每一种损伤分为三个亚型及次亚型，在此分类中，损伤的等级是根据损伤的严重程度从上往下排队列的，即损伤的严重程度从A到C逐渐加重，损伤的等级主要是根据不稳定的程度来决定的，预后也与损伤的等级有关。

【临床表现】

1. 有严重外伤史，如从高空落下，重物打击头、颈、肩或背部，跳水受伤，塌方事故时被泥土、矿石掩埋等。

2. 胸腰椎损伤后，病人有局部疼痛，腰背部肌肉痉挛，不能起立，翻身困难，感觉腰部软弱无力。由于腹膜后血肿对自主神经的刺激，肠蠕动减慢，常出现腹胀、腹痛、大便秘结等症状。颈椎损伤时，有头、颈痛，不能活动，伤员常用两手扶住头部。

【检查与诊断】

1. 脊柱损伤常是严重复合伤的一部分。检查时首先要详细询问受伤史、受伤原因、现场情况、当时姿势、直接受到暴力的部位、伤后有无感觉及运动障碍等。

2. 根据病史提供的线索，考虑直接暴力和传导暴力可能损伤的部位，有目的地进行检查。在复合伤中，颅脑，胸、腹部脏器损伤和并发休克的可能性最大。要先处理紧急情况，抢救生命。在处理中继续检查脊柱和肢体。注意避免只看到一处的明显伤而忽视其他损伤。

3. 检查脊柱时用手指从上到下逐个按压棘突，可发现位于中线的局部肿胀和明显的局部压痛。胸、腰段损伤时常有后突畸形。颈椎损伤时肿胀和后突畸形并不明显，但有明显压痛。检查是否有脊髓损伤的体征。

4. X线摄片检查对于明确诊断，确定损伤部位、类型和移位情况，以及指导治疗有重要意义。以胸、腰段椎骨骨折为例，X线的表现是：在侧位片上，椎体前上部有楔形改变，或整个变扁；椎体前方边缘骨的连续性中断，或有碎骨片，粉碎压缩骨折时，椎体后部可向后突出成弧形。合并脱位时，椎体间有前后移位，关节突的关系有改变，或有关节突骨折。在正位片上，可见椎体变扁，或一侧呈楔形；其两侧的骨连续性中断，或有侧方移位。也可有椎板、关节突、横突骨折等。颈椎损伤伤员摄X线片时，应特别注意。不要强行搬动头部，否则可使骨折移位，加重脊髓损伤，甚至突然死亡。检查颈椎时，须包括第1～2颈椎的侧位片，必要时加摄张口位片，因为枢椎齿状突骨折或寰椎向前半脱位容易漏诊，数月后，可能因寰椎脱位加重而出现迟发性四肢瘫痪。

5. CT检查　CT检查需要把病人移到扫描仪中，但它能够精确了解复杂骨折的情况。对于了解软组织损伤的初步情况以及X线片不能表现的骨折碎片的位置都有很大的帮助。同时，CT检查配合椎管内注入水溶性对比剂，以便更清楚地显示脊髓、神经根以及硬膜的损伤情况。

6. MRI检查　在脊柱骨折，MRI检查不如CT检查，但它能够较清楚地显示脊髓损伤和受累情况。

7. 脊髓造影　这种检查适用于MRI和CT都因各种原因限制不能使用时。

【急救搬运】

1. 用木板或门板搬运。正规的急救转运系统应使用有固定颈椎和腰椎的急救转运担架。

2. 先使伤员两下肢伸直，两上肢也伸直放身旁。木板放在伤员一侧，两至三人扶伤员躯干，使成一整体滚动，移至木板上。注意不要使躯干扭转。或三人用手同时将伤员平直托至木板上。禁用搂抱或一人抬头、一人抬足的方法，因这些方法将增加脊柱的弯曲，加重椎骨和脊髓的损伤。

3. 对颈椎损伤的伤员，要有专人托扶头部，沿纵轴向上略加牵引，使头、颈随躯干一同滚动。或由伤员自己双手托住头部，缓慢搬移。严禁随便强行搬动头部。搬到木板上后，用沙袋或折好的衣物放在颈的两侧加以固定。

【治疗】

在进行治疗之前首先应肯定可能危及病人生命的损伤已经得到处理，其他损伤也已经得到检查。为了防止进一步损害，将病人固定于硬板担架，并保证被怀疑的受伤部位上下均无移动，直至恢复稳定为止。

（一）胸、腰椎骨折或脱位

1. 治疗目的

（1）复位。

（2）维持稳定。

（3）尽可能恢复受损神经系统功能。

（4）防止进一步损害。

（5）保证早期活动与康复。

2. 治疗原则

（1）所有骨折都应由有经验的骨科医生处理。需观察一段时间以除外神经系统障碍或隐匿的脊髓损伤。

（2）如有可能且患者病情稳定，应转往邻近的脊柱中心。

（3）无神经损害的稳定性骨折首先应卧床，而后进行理疗，腰部支架固定 4～6 个月。

（4）小肠梗阻可伴随腰椎骨折同时发生，应给予及时处理。

（5）全身应用类固醇已经被证实有助于脊髓损伤患者恢复。应该在 8 小时内应用，甲泼尼龙首剂 30mg/kg 半小时内输入，而后每小时 5.4mg/kg，维持 23 小时。

3. 卧床复位

（1）患者保持于中立位（无屈、伸、侧弯），周期性的轴向移动以防止褥疮。

（2）可用于脊髓完全损伤的患者。

（3）必须经常进行临床及放射学检查以评估骨折稳定性。

（4）需要长期卧床，妨碍晚期康复。

（5）和手术相比效果很差。

4. 手术

（1）指征

1）开放性骨折及神经损伤进行性加重的患者需早期手术。记住应用破伤风抗毒素及抗生素。

2）很多人认为对部分脊髓损伤的患者也应进行急诊手术。已在动物模型上证明手术有助于神经损害恢复，但在人身上尚未证实。

3）脊髓完全损伤的患者和有不稳定骨折而无神经系统受损体征的患者可延期手术。

4）手术通常减少并发症发生率、住院和康复时间及花费。

（2）手术方法：根据骨折的类型以及骨折的稳定程度，是否合并有脊髓及神经根损伤，进而采用不同的手术入路及决定采用何种固定形式。

1）常规椎板切除对脊髓减压有效。

2）可通过前路、后路或两者相结合减压。

3）可用针或柱，或两者相结合固定。① 哈氏牵开棒固定于椎体和棘突上，通过两侧固定复位并维持稳定。② 哈氏收缩棒与牵开棒固定相似，但应用于侧块，维持复位并加强之。③ 近些年通过对脊柱生物力学研究，可根据骨折的不同类型及骨折后不稳定的部位，而采用脊柱前路固定系统（图 53－11）以及后路椎弓根固定系统（图 53－12），如 Dick 钉、USS、TSRH 等系统。

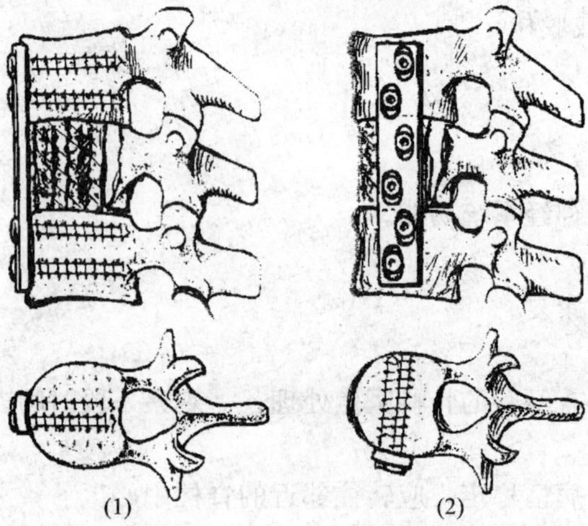

图 53－11　脊柱骨折的前路固定模式图

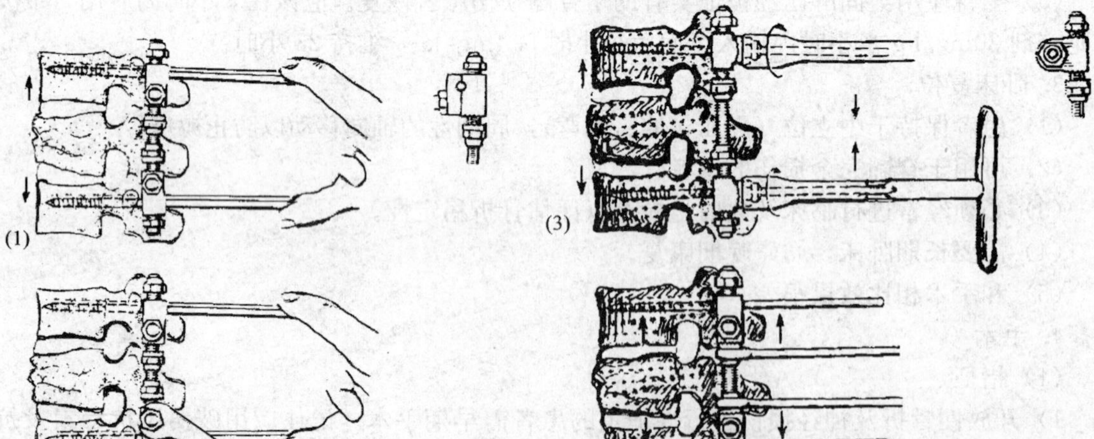

图 53－12　脊柱骨折的后路椎弓根固定模式图

（3）并发症

1）在围手术期未发现的脊柱不稳定会加重脊髓损伤。

2）固定器械损伤脊髓。

3）骨不连。

（二）颈椎骨折或脱位

1. 压缩或移位较轻者　用颌枕吊带在卧位牵引复位（图 53－13－1）。牵引重量 3～5kg。复位后随即用头颈胸石膏固定，固定时间约 3 个月。石膏干硬后即起床活动。

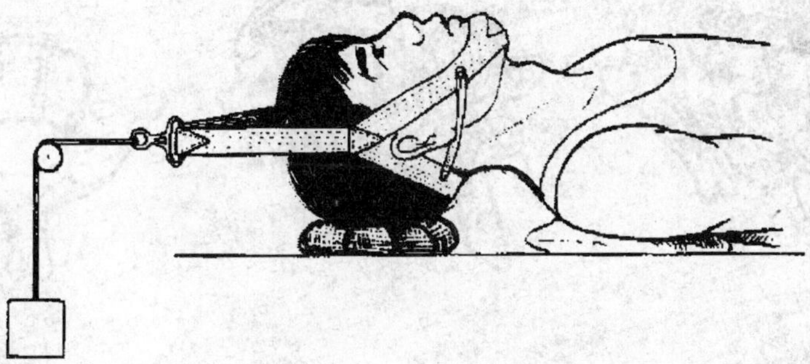

图 53－13－1　颌枕带牵引

2. 有明显压缩或移位，或有半脱位者，用持续颅骨牵引复位（图 53－13－2）。牵引重量 3～5kg，必要时可增加到 6～10kg。及时摄 X 线片复查，如已复位，即用头颈胸石膏固定。固定时间同前。

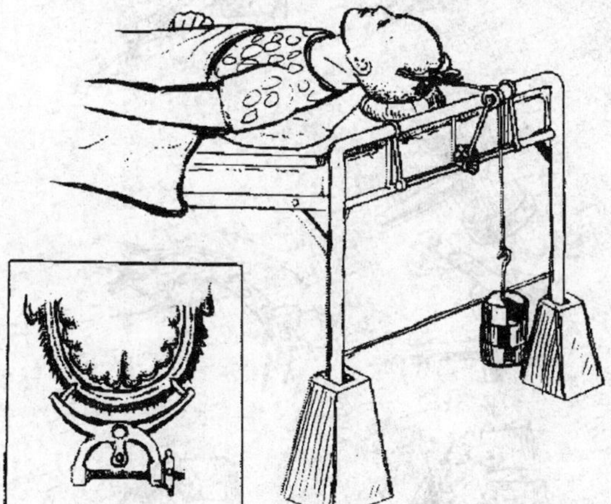

图 53－13－2　颅骨牵引

3. 颈椎骨折脱位有关节突交锁者或颈椎不稳定、合并有颈髓或神经根损伤者，病情较复杂，危险性较大。须行手术切开复位，并进行适当的前路或后路固定（图 53－14），有利于骨折的早期康复。

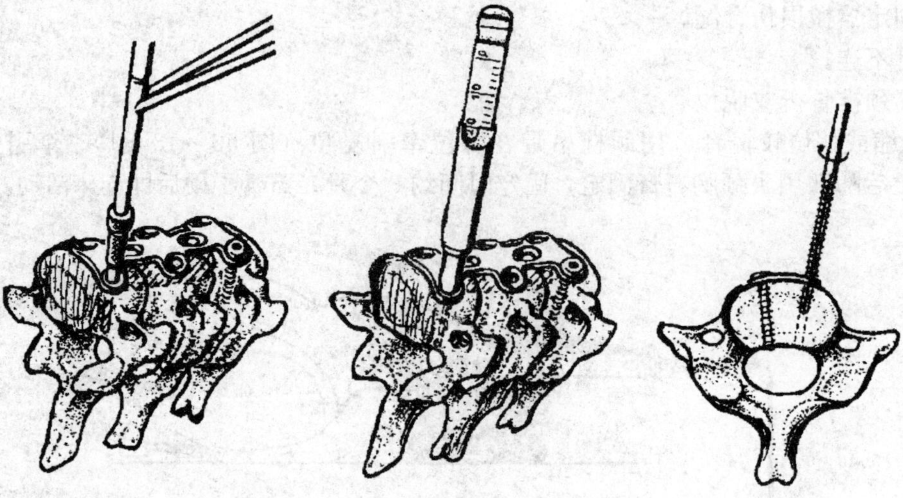

a b c

(1) 颈椎骨折前路固定

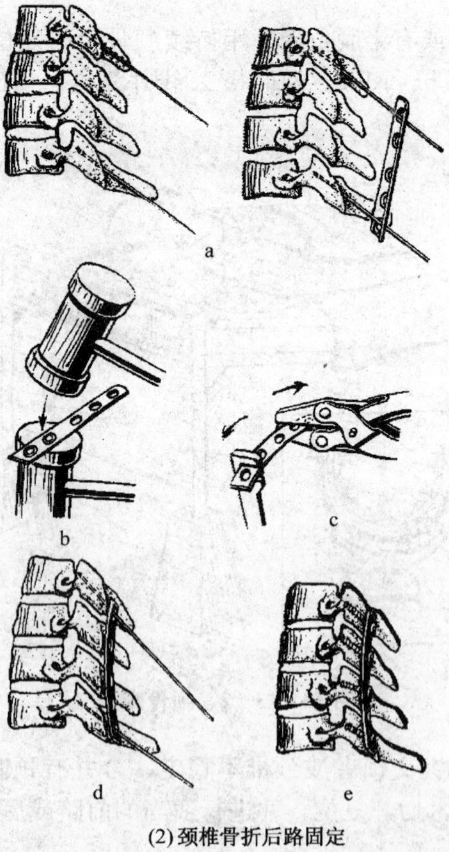

(2) 颈椎骨折后路固定

图 53－14　颈椎骨折或脱位手术固定治疗

第二节　脊髓损伤

椎骨或附件骨折，移位的椎体或突入椎管的骨片，可压迫脊髓或马尾，使之发生不同程度的损伤。受伤平面以下，双侧胸、腹部以下对称性感觉、运动、反射完全消失和膀胱、肛门括约肌功能完全丧失的，称完全性截瘫。还有一部分功能存在的，称不完全性截瘫。颈段脊髓损伤后，双上肢也有神经功能障碍者，为四肢瘫痪，简称“四瘫”。

【病理】

按脊髓损伤的程度，可分为：

1. 脊髓震荡（又称脊髓休克）　脊髓遭受强烈震荡后，可有暂时性功能抑制，发生传导障碍。伤后立即发生弛缓性瘫痪，损伤平面以下的感觉、运动、反射及括约肌功能丧失，可为不完全性，即使表现为完全性者，常在数小时至数日以后大部恢复，最后可完全恢复。

2. 脊髓损伤　① 脊髓受压，骨折脱位的移位、小骨折片、突出的椎间盘、向内挤入的黄韧带及硬膜外血肿等压迫脊髓，早期也呈弛缓性瘫痪。及时解除压迫后，脊髓功能可部分或全部恢复，但若压迫时间过久，脊髓可因血液循环障碍，发生软化和萎缩，瘫痪不能恢复。② 脊髓实质性破坏，可为挫伤、裂伤。有时外观虽完整，但脊髓内部可有出血、神经细胞破坏和神经纤维束撕裂。脊髓裂伤可分为部分或完全横断。

3. 脊髓和神经根损伤　在胸 10 至腰 1 椎体之间，腰段骶段脊髓与腰、骶神经根相邻。该处骨折脱位可发生：① 脊髓损伤，神经根完整；② 脊髓损伤合并部分神经根损伤；③ 脊髓和全部神经根损伤。脊髓横断后，功能不能恢复，神经根若损伤不严重，经过神经再生，可有功能恢复，若支配髋、膝关节的重要肌群的功能得以恢复，病员还能行走。

4. 马尾损伤　第 2 腰椎以下骨折脱位可引起马尾损伤。马尾完全断裂者少见，马尾完全断裂可导致损伤平面以下感觉、运动、反射消失，膀胱无张力。若马尾未完全断裂，或断裂后进行缝合，经过神经再生，可完全或大部分恢复功能。

【临床表现与诊断】

脊髓损伤后，应进行系统的神经检查，包括感觉、运动、反射、括约肌功能及自主神经功能检查。脊髓损伤由于受伤部位、损伤原因和损伤程度不同，可出现不同体征。在脊髓半横切损伤，损伤平面以下同侧肢体的运动及深感觉消失，对侧肢体痛觉和温度觉消失。颈脊髓部分受压者，由于控制上肢运动的锥体束位于脊髓内侧而控制下肢运动的锥体束位于外侧，因此，有时下肢可发生瘫痪而上肢仍可活动。颈脊髓前方受压严重者，可引起前侧脊髓综合征，病人有时可出现四肢瘫痪，但下肢和会阴部仍保留位置觉和深感觉。早期应经常检查瘫痪平面有无改变，平面下降为恢复的表现，平面上升为椎管内有活动性出血的表现，四瘫的伤员，常因肋间肌瘫痪而呼吸困难出现腹式呼吸。呼吸道分泌物不易排出，易发生肺部感染。截瘫和四瘫早期都是弛缓性瘫痪，常在 3～6 周后逐渐转变为痉挛性瘫痪。

【治疗原则】

1. 及早解除对脊髓的压迫是保证脊髓功能恢复的首要问题　对椎骨骨折或骨折脱位，尽早予以复位。不完全性截瘫伤员经正确治疗后，脊髓功能可有程度不等的恢复。

手术指征：① 颈、胸、腰椎骨折脱位有关节突交锁，应切开复位。② X 线片显示有碎骨片突入椎管压迫脊髓者，应作椎板切除术，取出骨片，解除压迫。③ 截瘫平面不断上升，多为椎管内有活动性出血，应行椎板切除术止血。④ 手法复位不满意和腰椎穿刺（在俯卧或侧卧不弯腰的情况下进行）、压颈试验（Queckenstedt 试验）显示脑脊液仍有梗阻，说明有压迫因素存在者，应考虑作椎板切除探查及减压术，根据骨折的类型以及手术的入路，可以给予相应的固定，如 Harrington 棒内固定、Dick 钉，Uss 系统等，以稳定脊柱，有利于早期康复。

2. 脊髓损伤早期应用大剂量激素治疗，尤其在损伤后 24 小时内应用冲击量激素。大量试验及临床资料表明，伤后 24 小时内持续滴注甲泼尼龙，有利于脊髓功能的恢复。

3. 大小便失控的手术治疗　脊髓损伤的严重后果除肢体瘫痪外，主要是大小便失控，患者生活质量极差。排尿障碍和一再复发的泌尿系感染常引起严重肾损害，是脊髓损伤患者最常见的死亡原因。

4. 功能锻炼　调动伤员的积极性，顽强地进行功能锻炼，可使其树立战胜病残，达到生活上部分自理，并争取做些力所能及的工作的信心。尽管截瘫恢复不满意，也可做到身残志不残。功能锻炼还能避免骨质脱钙和泌尿道结石的形成，又能使代谢改善，增强体质。一般应早期鼓励伤员积极活动未瘫痪的肢体，在伤后 6～8 周，骨折已基本愈合时进行锻炼，如开始利用床架，卧位引体上升，训练上肢和腰肌的力量，逐渐练习起坐、自行翻身和在双下肢支架保护下扶双拐站立及练习行走等。

5. 并发症的防治

（1）防治褥疮：截瘫病人皮肤失去感觉，长期卧床，骨隆突处皮肤长期受压，易发生褥疮，引起感染和大量渗出物。伤口向深部发展，可达骨骼，极难愈合，甚至可因大量消耗和感染而死亡。但只要医务人员全心全意为病人服务，褥疮是完全可以避免的。

（2）防治泌尿道感染和结石：因膀胱瘫痪，尿潴留，需长期留置导尿管，易发生泌尿道感染和结石。在插导尿管时，严格无菌操作。每日冲洗膀胱 1～2 次。鼓励病人多饮水。

（3）便秘的处理：作腹部按摩，促进肠蠕动和肠内容物移动。常规使用润肠药，必要时灌肠排便。

（4）防治呼吸道感染：高位截瘫病人易发生呼吸道感染。防治方法是经常注意翻身，鼓励病人做深呼吸运动，按腹咳嗽，辅助排出分泌物或用吸引器吸出。如年龄较大，气管内分泌物较多，不易排出者，应及时作气管切开术。

（5）体温失调的处理：颈脊髓损伤时，伤员常产生高热（达 40℃以上），或低温（常在 35℃以下），死亡率很高。治疗主要针对高热，采取物理降温，同时应调节室温。治疗并发症，用抗生素、输液等。

第三节　骨盆骨折

骨盆骨折的发病率呈双峰型，高峰期分别在生命的第二个十年以及 65 岁以后。骨盆骨折的流行病学调查显示 60％是由机动车意外或机动车与行人相撞所致，30％系高处坠落伤，10％由于老年人的摔倒及运动员的运动损伤所致。

【解剖概要】

骨盆类似于一个弓形，具有其固有的稳定性，该弓分成前后两部分，由 3 块骨构成：髂骨或髂骨翼，坐骨及耻骨。骨盆骨在前方以耻骨联合相连，骨盆的稳定性有赖于完整的后侧负重弓，它由强壮的韧带连接，提供弹性并有助于吸收冲击（力），骨盆骨折意味着有相当大的外力传导到身体，通常是快速减速或挤压，能量会疏散到多个解剖部位，因此要求对所有骨盆骨折病人的邻近及远处的损伤进行检查（图 53－15）。

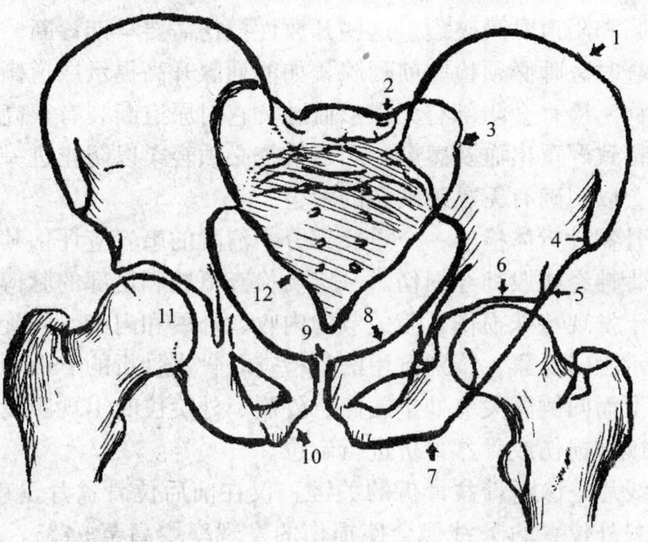

图 53－15 骨盆

1. 髂嵴 2. 骶骨 3. 骶髂关节 4. 髂前上棘 5. 髂前下棘 6. 髋臼 7. 坐骨结节 8. 上支 9. 耻骨联合 10. 下支 11. 股骨头 12. 尾骨

【损伤机制】

传导到组织的暴力大小由其特殊损伤机制决定，行人与车辆意外引起最直接的组织创伤，这种事故引起的骨盆骨折相对较少，但它死亡率却达 50%。乘客受到正面撞击时，减速至少需要达到每小时 48 公里（30mph）才会导致明显的骨盆骨折，而侧方撞击在速度变化仅每小时 24 公里（15mph）时即可导致明显的骨盆变形，大多数的骨盆骨折由此引起。尽管安全带在正面撞击性车祸中对大脑起一定的保护作用，但它们在各个方向的撞击中对骨盆及下肢并无保护作用。大多数的侧方撞击骨盆伤由车辆变形后挤入驾驶舱引起。侧方挤压产生受压侧半骨盆的内旋，轻度暴力导致前方骶髂关节及相关韧带的压迫而使后方韧带受到张力，若暴力巨大，髂骨常常骨折，仅留一块骨块与骶骨相连；若暴力极大则产生对侧半骨盆的外旋，牵开骶髂关节，伴有或不伴有髂骨或骶骨骨折。

【病史】

一个清醒的患者的主诉能引导发现特殊损伤。后背、臀部、骨盆、腹股沟、会阴部、髋部或大腿的疼痛以及任何下肢的麻木、感觉异常和无力均应记录，直肠、膀胱的功能不全或会阴部感觉减退提示脊髓受累，如患者可以负重行走则可除外所有不稳定性损伤，但不能除外稳定性骨折的可能。

【体检】

查看骨盆前后及臀部有无斑状出血或皮肤擦伤。侧腹壁的皮肤颜色改变，正如所知的 Grey Turner 征表示腹膜后血肿，靠近大腿或会阴部的腹股沟韧带上方的血肿是 Destot 征。当查看会阴部时，一定注意肛门或尿道有无出血。下肢不等长超过 1cm 有重要意义。触诊骨性骨盆可发现骨盆压痛或不稳定，也可发现可触及的骨折线或骨盆血肿（Earle 征）。骨盆弹性试验是通过在髂骨翼施加挤压力或牵开力以发现骨盆有无骨擦音或不稳定。这一检查必须手法轻柔以防止进一步出血。骨盆弹性及摇动试验对骨盆骨折诊断可靠性很差，一项研究显示这些方法仅有 71％的特异性和 50％的敏感性。直肠和阴道出血的检查很重要，因为移位性骨折会引起直肠和阴道黏膜破裂。这些开放性损伤需要早期诊断。直肠穿破伤须行结肠切开术。在直肠检查时医师必须检查前列腺，如前列腺升高提示尿道撕裂。也要触压骶骨有无压痛和有无不对称。检查会阴部有无蝶形血肿，它对尿道断裂有很高的特异性。会阴部的裂伤不能探查以免招致严重出血及感染。阴道检查必须轻柔以防止进一步的黏膜损伤，在月经期应用反射镜检查以明确有无黏膜破裂的发生。

下肢的检查是骨盆骨折体检的一个重要部分，清醒的患者应评估其肌力和活动功能。应检查感觉以发现坐骨神经或股神经损伤。一定要检查下肢和足部的脉搏和做毛细血管充盈试验。少数手法能用于发现特殊损伤。髋关节的内收、外展和内旋、外旋能确定不稳定。疼痛或摩擦音的存在提示髋臼受累，特别有用的是检查耻骨支骨折的 Faber 试验。当患者一侧的足放在对侧膝关节上而同侧髋关节处于屈曲、外展、外旋位时出现腹股沟的疼痛，通过足跟部的轴向叩击能对髋部损伤或骨盆骨折进行定位。

放射检查　X 线片是诊断骨盆骨折的关键。仅在前后位骨盆片上就能看到 90％的创伤性骨盆损伤。加用另外位置的 X 线像会使损伤的发现率增高至 94％。在急性期平片检查足以确定所有有明显临床症状的骨折和脱位，前后位骨盆片对发现骨盆环的不稳定具有 88％的准确性。Thaggard 定义任何前后位 X 线片上所见的骨折间隙或移位大于或等于 0.5cm 或有开书样损伤的表现为骨盆不稳定。对病情稳定的病人 CT 检查是有价值的，它不仅能确定骨折的移位而且更重要的是描绘出相关的软组织损伤。需要系统阅读前后位骨盆片。X 光片上应仔细检查骨盆的对称性以及骨皮质和骨小梁的完整性；软组织线和骨盆内脂肪垫移位是血肿形成的间接征象；注意成人骨盆环单处断裂很少见，常存在第二处断裂，而在骨盆环完整的情况下儿童却有很高的单骨损伤率。

【特殊位置平片】

1. 骨盆上口像，向尾侧倾斜 35°～40°，有助于确定骨盆边缘或髋臼前后弓骨折的中心型移位。

2. 骨盆下口像或切线位像，向头侧倾斜 35°～40°，进一步明确骶骨和骶髂关节。

3. Judet 像 3/4 内外斜位像，使髋臼显像更显著。

【分类】

已有多种分类用以描述骨盆骨折以指导外科治疗，但这些分类与出血程度的相关性不好，不适用于对这类患者进行最初的评估、分拣及急诊处理。因而急诊医师必须把注意力转移到对相关损伤的快速诊断和及时处理上。与创伤后骨盆的稳定和临床治疗有关的分类为：① 骨盆边缘孤立性骨折（图 53－16）；② 骨盆环单处骨折，盆环完整性未遭破坏（图 53－17）；③ 骨盆环双处骨折或骨折脱位，盆环完整性遭受破坏，并有不同程度的移位（图 53－18）；④ 骶骨及尾骨骨折（图 53－19）。

【诊断】

有外伤史。骨盆环双处骨折或骨折脱位是一种严重复合伤，常有休克。疼痛比较广泛，坐位或下肢移动时疼痛加重，卧位时减轻。局部肿胀、皮下淤斑及压痛均极显著。在骶髂关

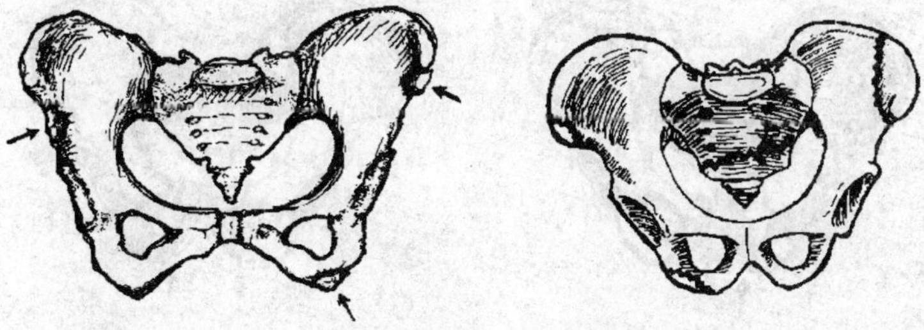

图 53-16　骨盆边缘骨折

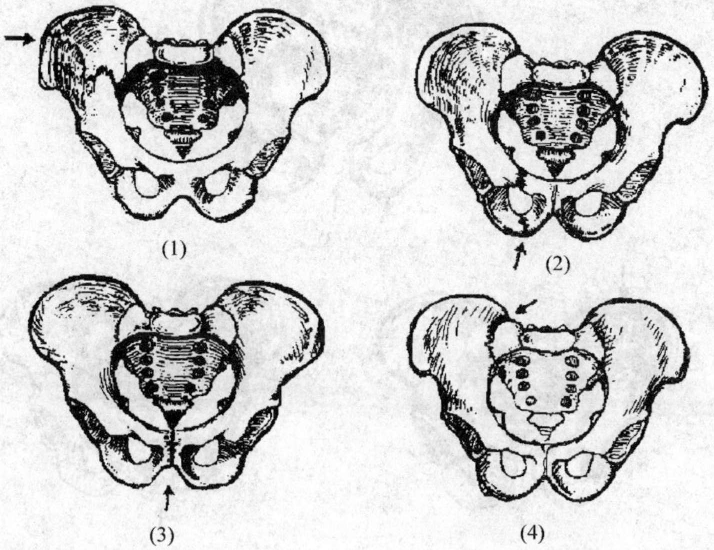

图 53-17　骨盆环单处骨折

节脱位时，患侧髂后上棘较健侧明显凸起，并较健侧为高，与棘突间距离也较健侧缩短，表示髂后上棘向后、向上、向中线移位。从双侧髂前上棘处对向挤压或向后外分离骨盆，均能在骨折部引起疼痛。患侧肢体缩短，从脐至内踝长度患侧缩短，但从髂前上棘至内踝长度则两侧相等。X线检查可显示骨折类型及骨折块移位情况。

【并发症】

骨盆骨折常伴有严重合并症，而且常较骨折本身更为严重，应引起重视。常见的有：

1. 腹膜后血肿　骨盆各骨主要为松质骨，盆壁肌多，邻近又有许多动脉和静脉丛，血液供应丰富，因此，骨折后可引起广泛出血。巨大血肿可沿腹膜后疏松结缔组织间隙蔓延到肾区、膈下或肠系膜。病人常有休克，并可有腹痛、腹胀及腹肌紧张等腹膜激惹的症状。为了与腹腔内出血鉴别，可进行腹腔诊断性穿刺。但穿刺不宜过深，以免进入腹膜后血肿内，误认为是腹腔内出血。如为髂内动、静脉破裂，病人可以迅速致死，需紧急手术止血。

2. 尿道或膀胱损伤　对骨盆骨折的病人应考虑下尿路损伤的可能性。尿道损伤远较膀胱损伤为多见。当有双侧耻骨支骨折以及耻骨联合分离时，尿道损伤的发生率较高。

3. 直肠损伤　除非骨盆骨折伴有会阴部开放性损伤时，直肠损伤并不是常见的合并症。

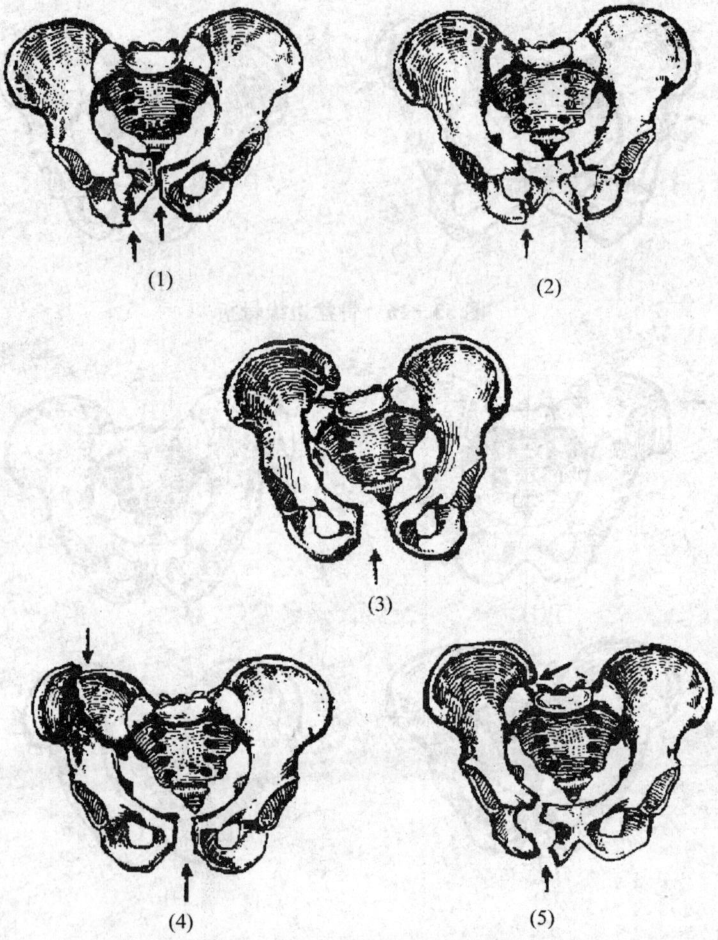

图 53－18　骨盆环双处骨折

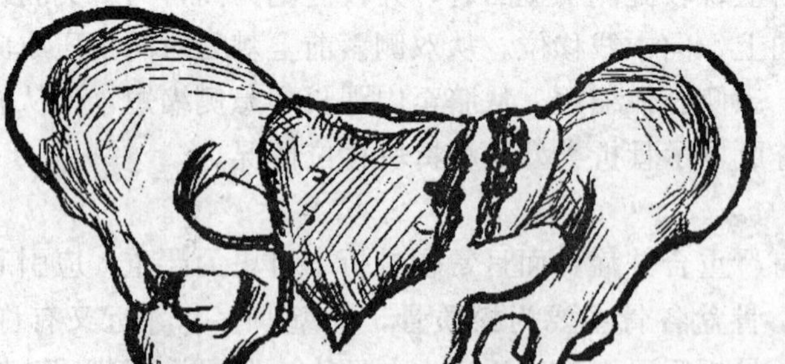

图 53－19　骶骨及尾骨骨折

直肠破裂如发生在腹膜反折以上，可引起弥漫性腹膜炎；如在反折以下，则可发生直肠周围感染，常为厌氧菌感染。

4. 神经损伤　多在骶骨骨折时发生，组成腰骶神经干的骶 1 及骶 2 最易受伤，可出现臀肌、腘绳肌和小腿腓肠肌群的肌力减弱，小腿后方及足外侧部感觉丧失。在骶1神经损伤严重时可出现踝反射消失，很少发生括约肌功能障碍。预后与神经损伤的程度有关，轻度损伤预后较好，一般一年内可望恢复；严重损伤则预后差。

【死亡率】

单纯骨盆骨折可以由于骨本身的出血导致死亡。因为此处有丰富的营养血管丛。撞击力并不能被限制在骨盆，它可传导到其他易受伤的软组织，这是造成死亡的更主要原因。致死性最高的相关损伤是腹腔内、胸主动脉以及颅内损伤。一般而言，引起骨盆骨折的钝挫伤死亡率高达20%。幸运的是，80%的患者均能康复，并没有远期并发症，而有低血压表现的骨盆骨折的患者死亡率达40%～50%，开放性骨盆骨折的患者死亡率达到25%，其高死亡率与较高的大血管破裂的发生率有关。老年患者的死亡率比年轻受害者的死亡率更高，儿童骨盆骨折死亡率为11%，血流动力学不稳定者死亡率42%，损伤严重性评分加上年龄＞70者死亡率80%。尽管这些统计数字是冷酷的，但75%的骨盆骨折仅需骨科保守治疗。

【治疗】

（一）急诊治疗　如同所有的创伤一样，快速完成查体，发现危及生命的病情时尽快处理，并除外相关的创伤。骨盆双处骨折骨折块移位不明显者，只需卧床休息；若是双侧耻骨上、下支骨折，骨折块有明显移位，宜采用双下肢皮肤牵引，使折块复位。骨盆骨折伴有骨盆环破裂分离者，可用骨盆兜悬吊牵引固定。骨盆兜用厚帆布制成，其宽度上抵髂骨翼，下达股骨大转子，悬吊重量以将臀部抬离床面为宜，5～6周后换用石膏短裤固定（图53-16）。对有移位的骶骨骨折，可将手指插入肛门内，将骨折片向后推挤复位。陈旧性尾骨骨折，疼痛严重者，可在尾骨周围作醋酸氢化泼尼松局部封闭治疗。耻骨联合分离或耻骨支骨折合并骶髂关节脱位伴有半侧骨盆移位者，可于一般情况稳定后，在硬膜外阻滞下手法复位。

（二）控制严重骨折出血　骨盆骨折唯一的危及生命的情况是出血，出血引起的死亡占所有骨盆骨折死亡的65%，控制骨盆骨折出血的方法有：

1. 输液/输血　骨盆骨折引起的隐蔽性出血可以是相当严重的，腹膜后间隙能容纳4L的血液。对血流动力学不稳定的病人早期输血并无争议。

2. 充气的抗休克服（PASG，如军用抗休克裤MAST）　如今PASG主要用于在急诊室中对出现了低血压的骨盆骨折患者进行稳定/制动。PASG可以稳定骨盆的骨块，减少出血和疼痛，有助于防止血块松动和进一步的血管破裂。骨盆骨折后使用PASG可有效地控制出血长达48小时，在这些情况下，必须很好地衬垫髂棘、膝关节及踝关节的骨性突出处，充气压力维持＜40mmHg，然后再进行骨折的其他治疗。呼吸问题常需要机械性通气来解决，如出现下肢骨筋膜室综合征常难以决定是否延长使用PASG。

3. 血管造影栓塞　当已除外或控制了非骨盆源性的出血，并已经大量的输液/输血，但仍持续存在低血容量时需要做早期血管造影。为避免大量输血产生的并发症，血管造影应在损伤6小时内进行，仅有5%～15%的骨盆骨折出血由明确的动脉出血引起，但对于这些病人，早期动脉造影可以挽救其生命。选择性血管造影栓塞优于开放性手术结扎髂内或下腹部的动脉。中等大小的动脉或小动脉能被血管造影栓塞，如果血管造影显示诸如主动脉、髂总动脉、股动脉或髂外动脉这类大血管破裂则需手术修复。在许多病例，显著的动脉出血直到血管造影或手术后才能确认，因此，一些中心采用联合方式在血管造影设备的引导下快速完成血管栓塞。

（三）手术治疗

1. 外固定　通过针置入髂骨嵴并用外架固定的前方外固定系统，适用于有移位且血流动力学不稳定的骨盆骨折患者，它可使死亡率从22%降至8%。外固定能在急诊室快速完成。唯一的绝对禁忌证是骨块粉碎。C－clamp 抗休克骨盆夹是另一个技术上相对简单的外固定器，它能在急性期治疗中提供对血流动力学早期的充分控制。对垂直性骨折，外固定器是临时性的，仅用于帮助控制出血，需要内固定进行确切治疗。

2. 内固定　对于不稳定以及无法复位的骨盆骨折，或合并髋臼骨折及活动性出血的病人可进行切开复位内固定，采用特制的骨盆重建金属板固定治疗，或应用加压螺丝钉及螺栓固定治疗，可以起到稳定骨盆及止血的目的（图 53－20）。

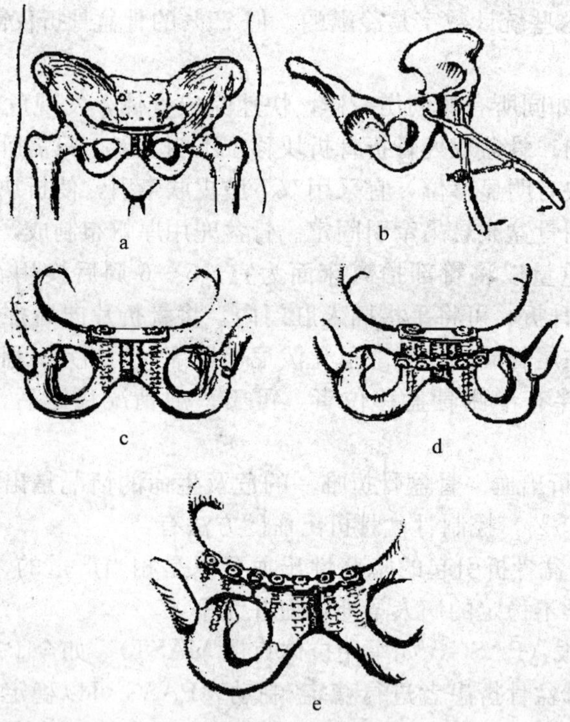

图 53－20　骨盆骨折后应用重建金属板钉进行固定

（四）积极治疗并发症　膀胱破裂可进行修补，同时作耻骨上膀胱造瘘术。对尿道断裂，宜先放置导尿管，防止尿液外渗，引起感染。导尿管插入有困难时，可进行耻骨上膀胱造瘘及尿道会师术。术后 2～3 周，尿道断裂处修复后可拔除导尿管。由于断裂处瘢痕形成，容易引起尿道狭窄，以后须定期进行尿道扩张术。对直肠损伤应进行剖腹探查，作结肠造口术，使粪便暂时改道，缝合直肠裂口，直肠内放置肛管排气。

（张殿英）

第五十四章　关节脱位

第一节　概　论

关节脱位即组成关节各骨的关节面，失去正常对合关系，称脱位或脱臼。部分失去正常对合关系，称半脱位。关节周围韧带和关节囊损伤，称为关节扭伤。关节脱位是以关节远侧骨端的移位方向来命名的。

【分类】

（一）按病因分类

1. 外伤性脱位　正常关节因暴力作用而发生脱位，临床最多见。

2. 先天性脱位　因胚胎发育异常，而导致先天性关节发育不良，在出生后引起的脱位，如先天性髋关节脱位。

3. 病理性脱位　关节结构被病变破坏而导致的脱位。如关节结核或化脓性关节炎引起的脱位。

4. 习惯性脱位　外伤性脱位处理不当，导致关节相对松弛而不稳，受轻度外力作用即可发生脱位，如肩关节习惯性脱位。

（二）按脱位时间分类

1. 新鲜脱位　即脱位发生在 3 周以内者。

2. 陈旧性脱位　脱位发生超过 3 周者。

【病理】

外伤性脱位多为间接暴力所致。脱位时，关节面正常的解剖关系被破坏，同时关节囊、韧带和肌腱也有不同程度的裂伤。严重者还可出现关节周围的血管和神经的损伤及撕脱性骨折，甚至出现开放性脱位。陈旧性脱位时，关节腔内被机化的结缔组织填充，损伤的关节周围组织瘢痕化，使手法复位困难。如果脱位时，骨端的血液供应受到破坏或关节面受破坏，易引起继发性骨坏死及创伤性关节炎。

【临床表现与诊断】

（一）多有外伤史。

（二）一般症状　脱位的关节局部有明显疼痛、肿胀和关节活动受限，有时可有血管及神经损伤的症状。

（三）特有体征

1. 畸形　脱位关节出现明显畸形，肢体形态异常，局部骨性标志改变，移位的骨端可在异常位置摸到。

2. 弹性固定　脱位的关节被固定在异常位置，被动活动时可感到有弹性抗力，称弹性固定。

3. 关节盂空虚　可在体表摸到原关节盂处空虚。

（四）X 线检查　可显示脱位的方向、程度及有无合并骨折。陈旧性脱位有无缺血性骨坏死等。

【治疗】

关节脱位的治疗与骨折一致，原则是复位、固定和功能锻炼。

（一）复位

1. 手法复位　适用于新鲜脱位。复位时间越早越好，复位的方法是使脱位的关节端按脱出的途径退回原位。复位成功的标志是关节被动活动正常、骨性标志恢复正常、畸形消失。复位后常规拍 X 线片证实复位情况和结果。

2. 手术复位的适应证

(1) 经手法复位失败者：如脱位有软组织嵌入、脱位伴有关节内骨折及陈旧性脱位手法复位失败者。

(2) 关节脱位合并有血管、神经损伤时需手术探查。

（二）固定　合并骨折时需延长固定时间。

（三）功能锻炼　复位后即可进行肌肉和邻位关节的功能锻炼。去除外固定后，逐渐增加脱位关节的功能锻炼。

第二节　肩关节脱位

肩关节脱位以前脱位最为多见，好发于青壮年。

【脱位机制】

肩关节脱位多为间接暴力所致，喙突下脱位是最常见的肩关节前脱位，它是外展与外旋力量同时作用于肱骨头，暴力使肩关节前方关节囊出现破口，肱骨头滑出关节盂窝而位于喙突的下方。另一种常见机制是病人跌倒时，患肢极度外展，肩峰顶端顶住肱骨外科颈外侧，形成杠杆作用力，产生向前的暴力而造成前脱位，肱骨头位于关节囊下方，形成脱位可分为① 盂下脱位；② 喙突下脱位；③ 锁骨下脱位（图 54－1）。

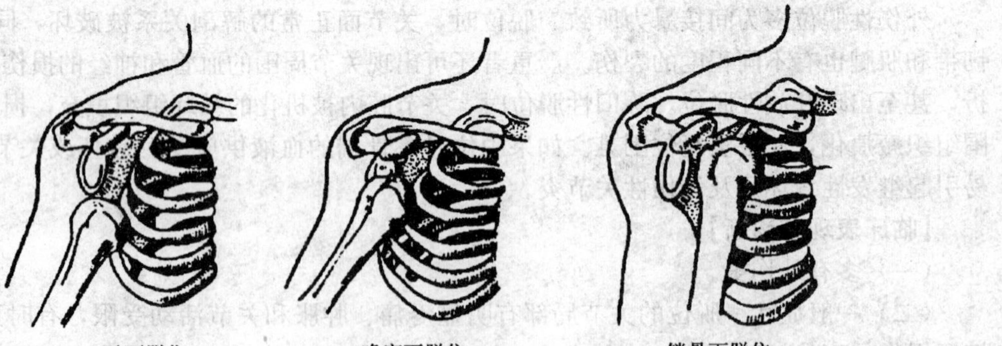

图 54－1　肩关节脱位前脱位的三种类型

【临床表现与诊断】

1. 外伤史。上肢外展位受到暴力作用后，出现疼痛、肿胀，拒动。

2. 姿势异常。伤肢轻度外展，患者以健手托住患侧前臂，头部向患侧倾斜。

3. 方肩畸形（图 54－2）。肱骨头脱出于喙突下，肩部失去圆浑的轮廓而出现方肩畸形。

用手触摸肩部，在喙突下或锁骨下可及脱出的肱骨头，原肩胛盂处有空虚感。

4. Dugas 征阳性。正常情况下将手搭到对侧肩部时，肘部可以贴近胸壁，称为 Dugas 征阴性。有脱位时，将患侧肘部紧贴胸壁时，手掌搭不到健侧肩部；或于掌搭在健侧肩部时，肘部无法贴近胸壁，称为 Dugas 征阳性。Dugas 征还可用来判断肩脱位复位是否成功。

5. X 线检查可明确脱位的类型及有无合并骨折。

【治疗】

1. 手法复位　一般不需要麻醉。复位方法有：

(1) Hippocrates 法（图 54－3）：病人仰卧，术者站在患侧床边，以同侧足跟置于病人腋下靠胸壁作为反牵引力，双手握住患肢于外展位作徒手牵引，逐渐内收、内旋上肢，肱骨头便会经前方关节囊的破口滑入肩胛盂内，可感到有弹响声，提示复位成功。此时 Dugas 征转为阴性。此方法较常用。

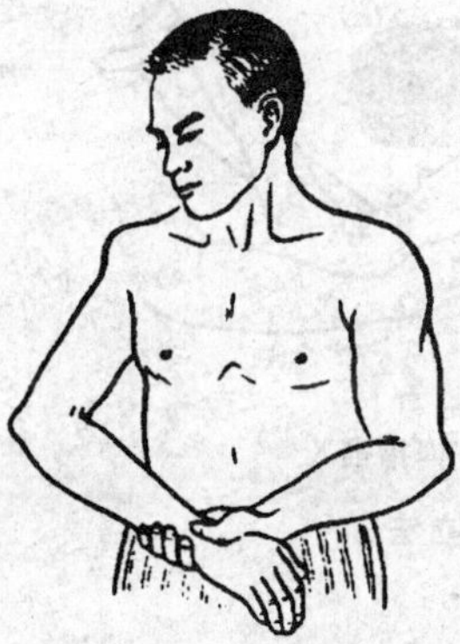

图 54－2　肩关节脱位病人姿态和方肩畸形

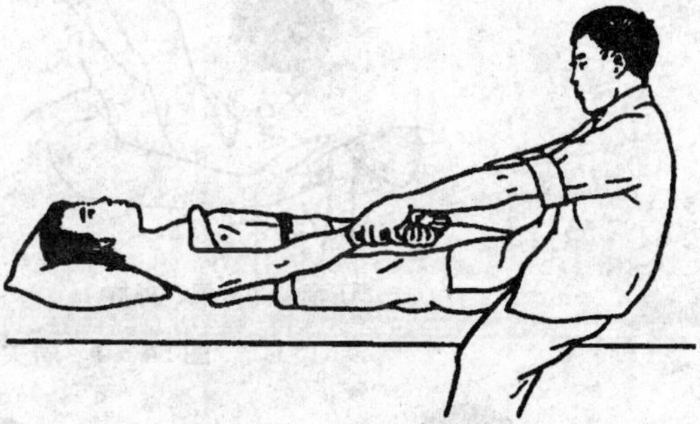

图 54－3　肩关节前脱位 Hippocrates 法复位

(2) 外展复位法（Milch 法）（图 54－4）：病人取俯卧位，患侧胸部垫一小枕，使患肢从床边自然下垂，数分钟可自行复位。如未复位，助手一手握患肢肘部，病人的手搭在助手的肘部，逐渐牵引引展。达极度外展时并外旋，多可复位。

(3) 旋转复位法（Kocher 法）（图 54－5）：病人取坐位或仰卧位。术者一手握患肢腕部，另一手握肘部，屈肘 90°沿肱骨纵轴作牵引，在牵引下将患肢外展、外旋，然后内收上臂，使肘部紧贴胸壁并移向中线时，再内旋，将患侧手掌搭于对侧肩部即可复位。

若复位有困难，可用臂丛阻滞麻醉或全麻，使肩带肌充分放松，可能手法复位成功。复位失败者，需及时切开复位及修复关节囊。

2. 固定方法　单纯性肩关节脱位可用三角巾悬吊上肢，肘关节屈曲 90°。一般固定 3 周，合并大结节骨折者应延长 1～2 周。部分病例关节囊破损明显，或肩带肌力不足者，术后摄片会有肩关节半脱位，此类病例宜用搭肩位胸肱绷带固定，可纠正肩关节半脱位（图 54－6）。

3. 功能锻炼　固定期间须活动腕部与手指，解除固定后，鼓励病人主动锻炼，肩关节向各个方向活动。最好配合作理疗，效果更好。

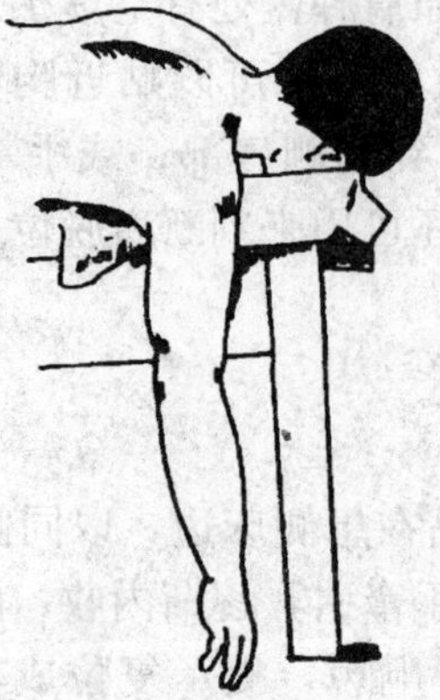

(1) 上肢下垂

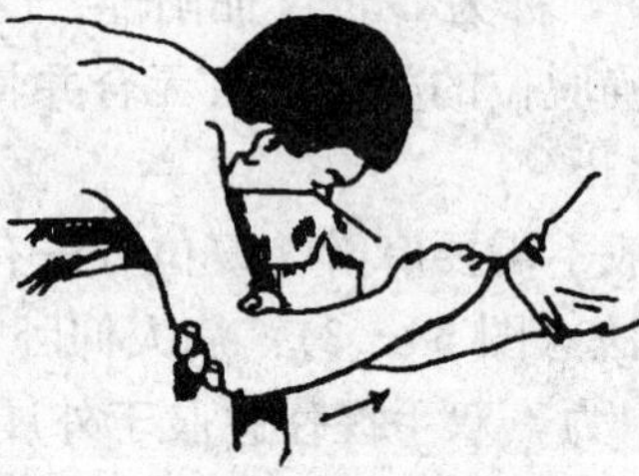

(2) 牵引、外展

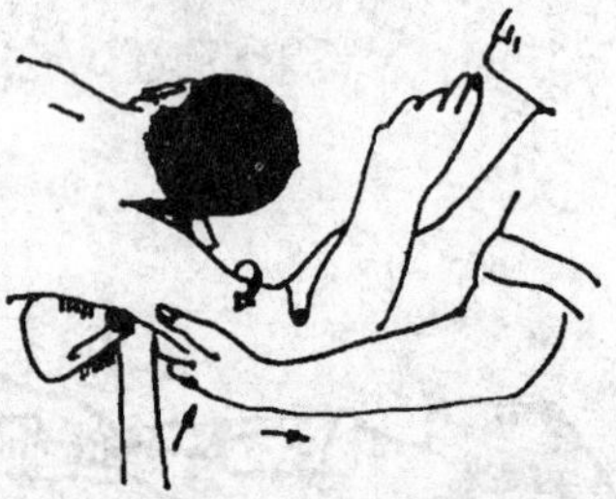

(3) 牵引、外展、外旋

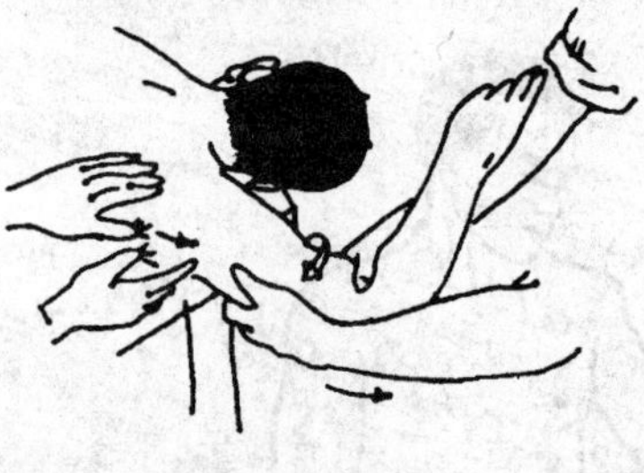

(4) 拇指推入

图 54-4　肩关节前脱位外展复位法

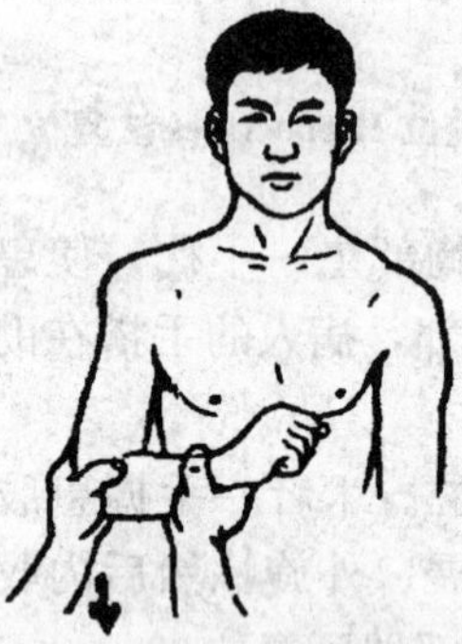

(1) 向下牵引

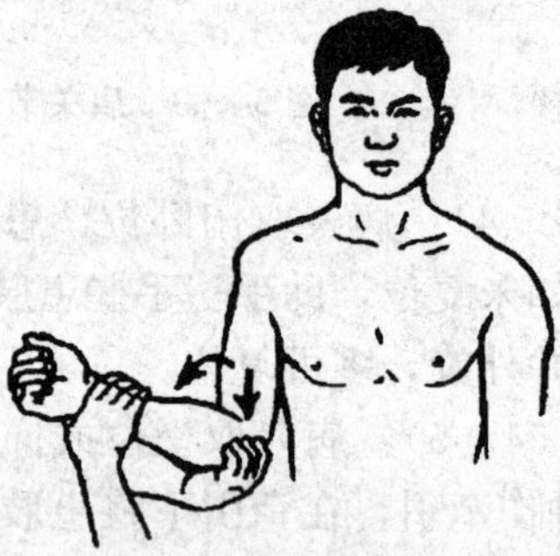

(2) 外展、外旋

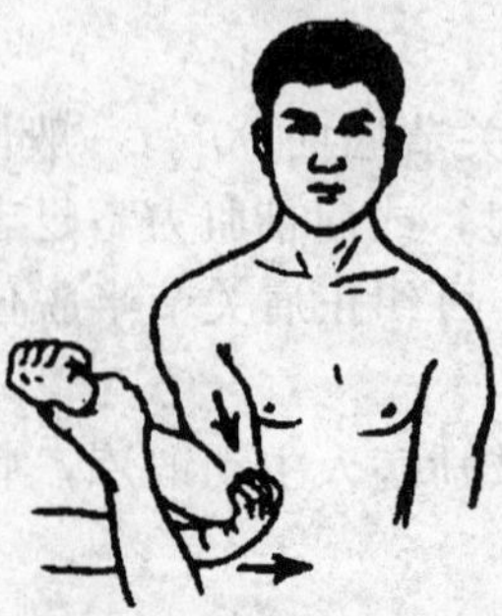

(3) 内收

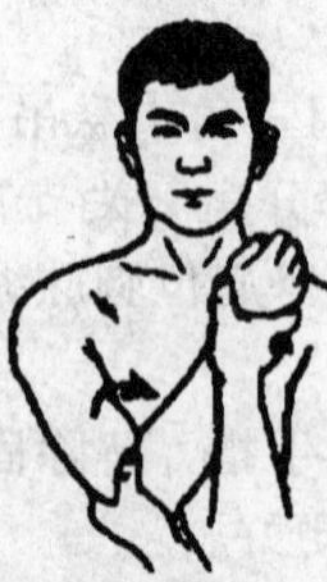

(4) 内旋将伤肢手掌搭于健侧肩

图 54-5　肩关节前脱位 Kocher 复位法

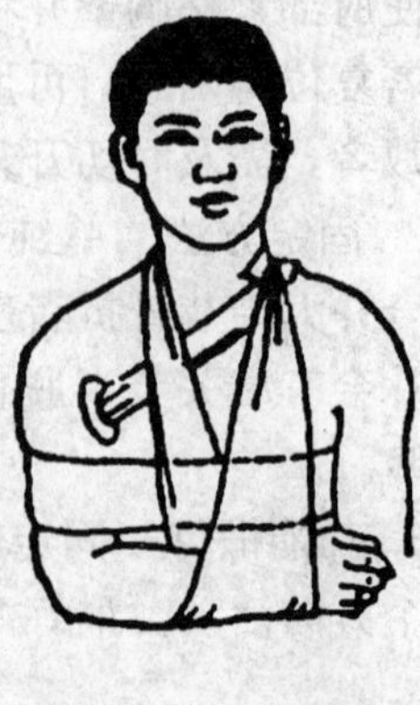

图 54-6　肩关节脱位复位后固定法

第三节　肘关节脱位

肘关节脱位发生率仅次于肩关节脱位，约占全身四大关节（髋、膝、肩、肘）脱位总数的一半。青壮年最多，以后脱位最为常见。

【脱位机制】

多为间接暴力所致，病人跌倒时上臂伸直，手掌着地，暴力传递至尺、桡骨上端，尺骨鹰嘴处产生杠杆作用，使尺、桡骨近端脱向肱骨远端的后方（图 54－7）。肘关节的前半部关节囊撕裂，肱肌也有不同程度的撕裂，一般还伴有侧副韧带损伤。重度向后移位，可有正中神经与尺神经过度牵拉损伤。也可合并有肱骨内上髁、尺骨鹰嘴撕脱骨折以及尺骨冠状突、桡骨头骨折。

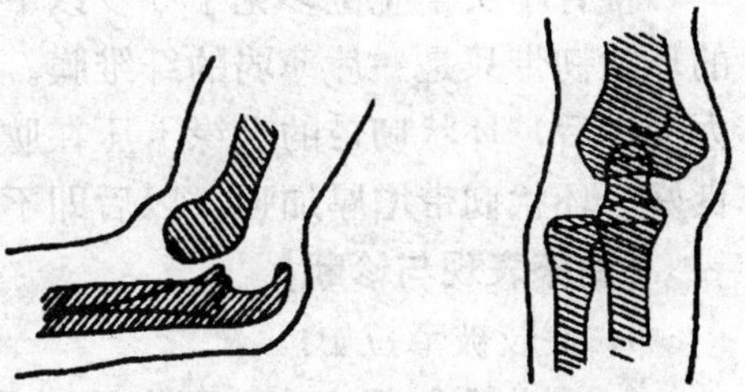

图 54－7　肘关节脱位合并桡侧脱位的畸形

左：侧位观　右：正位观

【临床表现与诊断】

1. 外伤史。以跌倒手掌撑地最常见。
2. 患处肿、痛、畸形，不能活动，患者以健手托住患侧前臂，肘关节处于半伸直位弹性固定。
3. 肘后空虚感，可摸到凹陷处。
4. 肘后三角关系异常。
5. X 线检查可明确脱位情况及有无合并骨折。

【治疗】

1. 复位　多采用手法复位。伤后时间短者可不用麻醉。肘置于半屈曲位。以一手握住患者腕部，沿前臂纵轴作持续牵引，另一拇指压住尺骨鹰嘴，亦沿前臂纵轴方向作持续推挤动作（图 54－8）。持续一段时间后可听到弹响声。肘后三角关系恢复正常，肘关节活动恢复正常。复位困难的病例应选用臂丛麻醉，使肌肉完全放松，再进行手法复位。复位失败及超过 3 周的陈旧性肘关节脱位应施行切开复位。

2. 固定　用长臂石膏托固定肘关节于屈曲 90°位（图 54－9），一般固定 3 周。

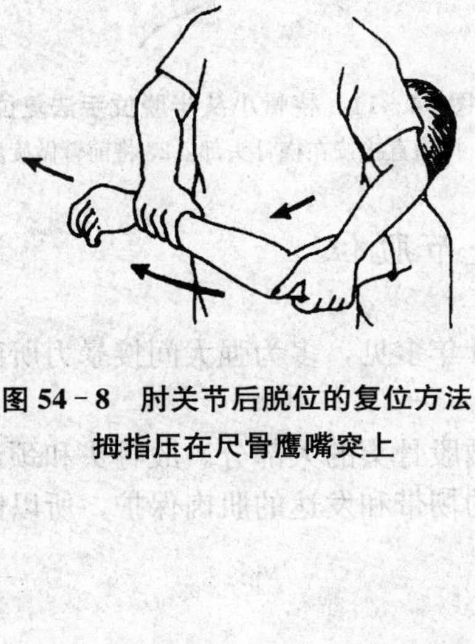

图 54－8　肘关节后脱位的复位方法，拇指压在尺骨鹰嘴突上

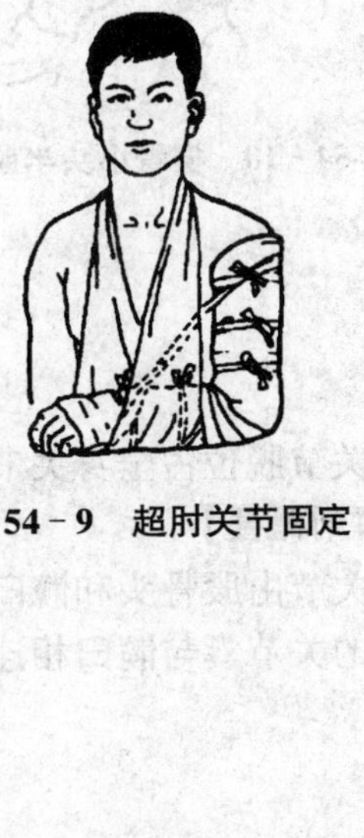

图 54－9　超肘关节固定

3. 功能锻炼　在固定期间即应开始肩、腕、手指各关节的肌肉锻炼，嘱病人作肱二头肌收缩动作。解除固定后应及早练习肘关节屈、伸和前臂旋转活动。

第四节　桡骨小头半脱位

【脱位机制】

桡骨小头半脱位多见于5岁以下的小儿。因为5岁以前，桡骨头尚未发育好，桡骨颈部的环状韧带只是一片薄弱的纤维膜。一旦小儿的前臂突然被提拉，桡骨头即向远端滑移；外力消失后，环状韧带的上缘卡压在肱桡关节内，形成桡骨小头半脱位。随着小儿桡骨头发育良好，环状韧带增厚加强，以后即不再发生半脱位。

【临床表现与诊断】

1. 上肢被牵拉史。
2. 小儿诉肘部疼痛，不肯用该手取物和活动肘部，拒绝别人触摸。
3. 体征很少，无肿胀，无畸形，肘关节略屈曲，桡骨头处有压痛。
4. X线检查阴性。

【治疗】

手法复位，不必麻醉。术者一手握住小儿腕部，另一手托住肘部，拇指压在桡骨头部位，肘关节屈曲，作轻柔的前臂旋后、旋前活动数下，（图54-10，54-11）大都可感到轻微的弹响，疼痛立即消失，小儿肯用患手来取物，说明已复位。复位后不必固定，但须告知家长不可再暴力牵拉，以免再发。

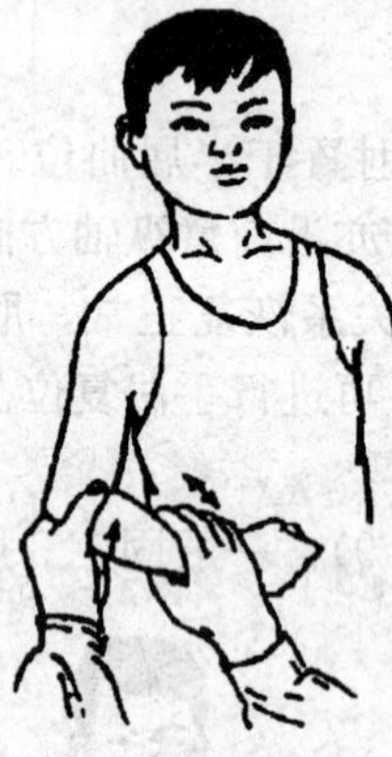

图54-10　桡骨小头半脱位手法复位法

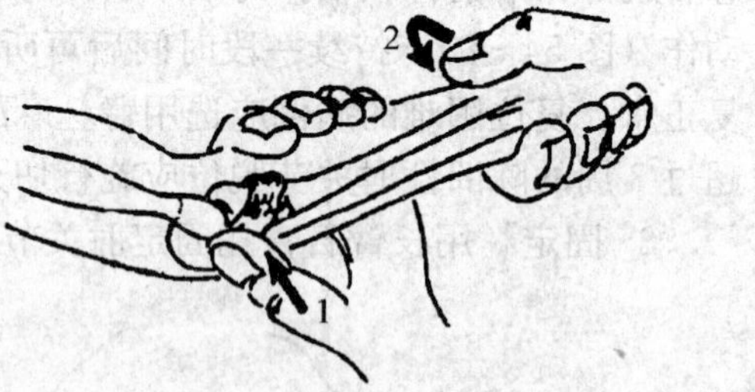

图54-11　桡骨小头半脱位手法复位法示意图

1. 拇指直接按在桡骨头部　2. 将前臂做旋后、旋前运动

第五节　髋关节脱位

髋关节脱位占全身关节脱位的第三位，以青壮年多见，多为强大间接暴力所致。

【解剖概要】

髋关节由股骨头和髋臼组成。髋臼深，可容纳股骨头的大部分。股骨头和颈通过圆韧带和坚强的关节囊与髋臼相连。髋关节周围有坚强的韧带和发达的肌肉保护，所以髋关节是很稳定的关节，只有强大的暴力才可能造成脱位。

【分类】

按股骨头脱出的位置分为三类（图 54－12）。

1. 后脱位　股骨头移位于髂骨或坐骨大孔部位。

2. 前脱位　股骨头移位于耻骨或闭孔处。

3. 中央型脱位　髋臼骨折时，股骨头陷入髋臼底或通过骨折裂隙穿入盆腔。

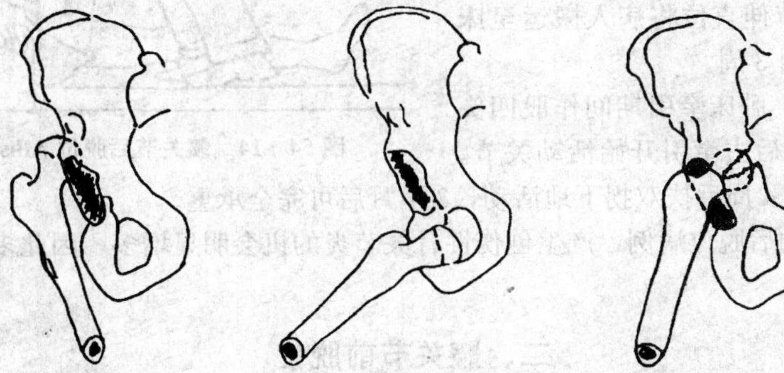

(1) 后脱位　(2) 前脱位　(3) 中央型脱位

图 54－12　髋关节脱位的类型

一、髋关节后脱位

髋关节后脱位最多见，据统计，全部髋关节脱位中后脱位占 85%～90%。有时可合并髋臼缘骨折和股骨头、股骨颈骨折。还可合并坐骨神经损伤。

【脱位机制】

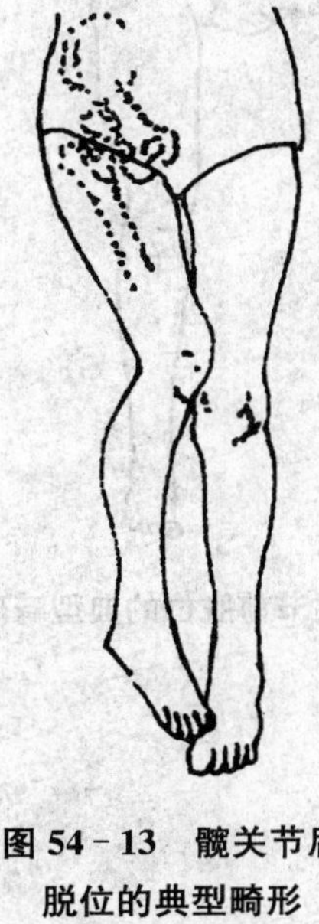

图 54－13　髋关节后脱位的典型畸形

髋关节后脱位发生于强大暴力作用下，如交通事故。发生事故时，病人的体位处于屈膝及屈髋、髋关节内收位，股骨有轻度的内旋，当膝部受到向后的暴力时，股骨头从髋关节囊的后下部薄弱区脱出。

【临床表现与诊断】

1. 外伤史，通常暴力很大。

2. 髋关节疼痛，不能活动。

3. 患肢缩短，髋关节呈屈曲、内收、内旋畸形，可以在臀部触及脱出的股骨头，大粗隆上移明显（图 54－13）。

4. 有弹性固定。

5. X 线检查　了解脱位情况以及有无骨折。

【治疗】

1. 复位　在全身麻醉或椎管内麻醉下行手法复位。复位宜早，最初 6 小时内是复位的黄金时期，尽可能在 24 小时内完成复位。常用的复位方法为 Allis 法（图 54－14），即提拉法。病人仰卧于地上，助手用双手按住髂棘固定骨盆。术者使髋关节及膝关节各屈曲 90°，然后以前臂的上段套住膝后侧作牵引，待肌松弛后，略做外旋，便可以使股骨头还纳至髋臼内。可感到明显的弹响声后，提示复位成功。复位后畸形消失，髋关节活动亦恢复。本法简便、安全，最为常用。

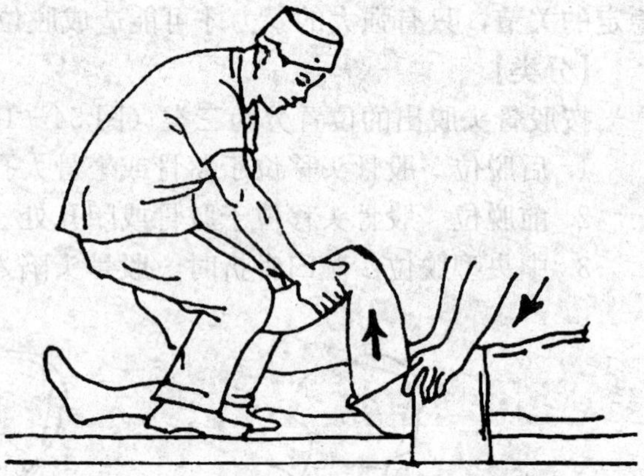

图 54-14　髋关节后脱位 Allis 法复位

2. 固定　复位后用绷带将双踝暂时捆在一起，于髋关节伸直位将病人搬运至床上，患肢作皮牵引 3 周。

3. 功能锻炼　卧床牵引期间作股四头肌收缩锻炼，3 周后去牵引开始活动关节。需卧床休息 4 周，4 周后扶双拐下地活动，3 个月后可完全承重。

对合并骨折的后脱位病例，产生创伤性骨关节炎的机会明显增多，因此多需要早期切开复位与内固定。

二、髋关节前脱位

【脱位机制】

髋关节前脱位少见，患者髋关节处于外展、外旋位，膝关节屈曲，大转子顶点与髋臼上缘接触形成支点，当膝部前方受力，股骨头从髋关节囊前方内下部分薄弱区穿破脱出。髋关节前脱位可分成闭孔下、髂骨下与耻骨下脱位。

【临床表现与诊断】

1. 强大暴力外伤史。

2. 伤后髋部疼痛、肿胀、运动受限。

3. 患肢呈外展、外旋和屈曲畸形（图 54-15），患肢变长，腹股沟处肿胀，可以摸到股骨头。

4. 髋关节有弹性固定。

5. X 线摄片可以明确诊断。

【治疗】

1. 复位　手法复位在全身麻醉或椎管内麻醉下进行。Allis 法（图 54-16）最为常用，病人仰卧于手术台上，术者握住伤侧腘窝部位，使髋轻度屈曲与外展，并沿着股骨的纵轴作持续牵引；一助手立在对侧以双手按住大腿上 1/3 的内侧面与腹股沟处施加压力。术者在牵引下作内收及内旋动作，可以完成复位。如手法复位不成功往往提示前方关节囊有缺损或有卡压，暴力复位会引起股骨头骨折，需要行切开复位。

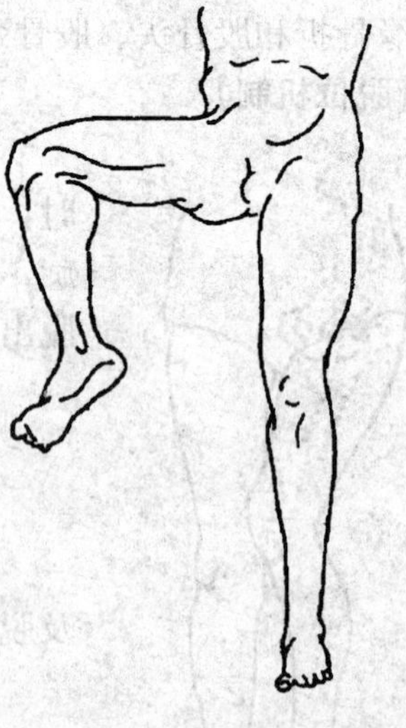

图 54-15　髋关节前脱位的典型畸形

2. 固定和功能锻炼　均同髋关节后脱位。

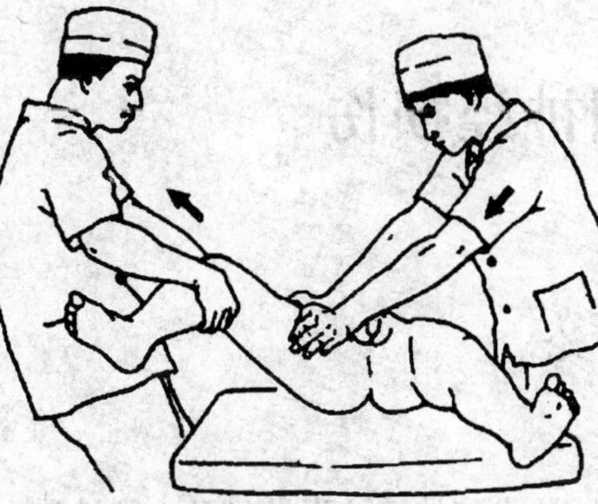

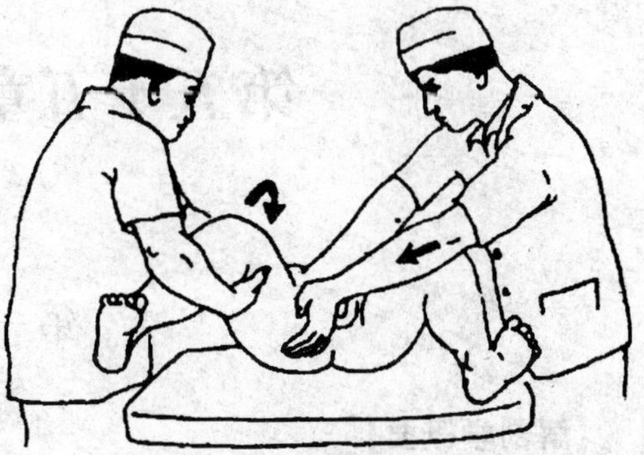

(1) (2)

图 54-16 髋关节前脱位 Allis 法复位

三、髋关节中心脱位

【脱位机制】

髋关节中心脱位伴有髋臼骨折。来自侧方的暴力，直接打击在股骨粗隆区，使股骨水平移动，穿过髋臼内侧壁，产生髋臼后部骨折；或下肢处于轻度外展、外旋位，膝关节受到向上的暴力时，则股骨头向上方移动，产生髋臼爆破型粉碎性骨折，股骨头进入骨盆腔，造成髋关节中心脱位。

【临床表现与诊断】

1. 强大暴力外伤病史。一般为交通事故或高处坠落伤。

2. 患关节肿胀、疼痛、活动障碍；肢体缩短情况取决于股骨头内陷的程度。临床体征不明显。

3. 合并有腹部内脏损伤的并不少见。大腿上段外侧方往往有大血肿，后腹膜间隙内出血甚多，可以出现出血性休克。

4. X线检查可确诊，CT 检查可以了解髋臼骨折的三维结构变化。

【治疗】

髋关节中心脱位可以有低血容量性休克及合并有腹部内脏损伤，必须及时处理。

1. 保守治疗　轻度股骨头内移，髋臼骨折不重的可保守治疗，需行股骨髁上或胫骨结节牵引，持续牵引 3 周后可每天小心被动活动髋关节数次，牵引时间 6～8 周，去牵引后不负重练习关节功能，3 个月后方能负重。

2. 手术治疗　髋臼骨折复位不良者、股骨头不能复位者需要手术切开复位。

（邓华民）

第五十五章　周围神经损伤

第一节　概　论

【解剖学概要】

周围神经是相对中枢神经而言，根据所支配的区域分成脑神经、脊神经及内脏神经，分布于全身皮肤、黏膜、肌肉、骨骼、关节、血管及内脏等。神经纤维是神经元的细胞突起，外面包被雪旺细胞，形成有髓神经纤维和无髓神经纤维，周围神经由神经纤维和结缔组织（神经外膜、神经束膜及神经内膜）组成，为一种富有弹性的组织结构。

【神经损伤的分类】

周围神经损伤的原因有切割伤、牵拉伤、挤压伤、冷热伤及化学损伤等，其损伤程度通常分为以下三类。

1. 神经传导功能障碍（neuropraxia）　神经一过性失去传导功能，神经纤维出现局部脱髓鞘改变，没有神经轴索损害。运动、感觉的功能障碍一般在数日内或数周内自行恢复。

2. 神经轴索中断（axonotmesis）　神经轴索连续性丧失，损伤平面远端的轴索和髓鞘发生沃勒变性，神经内膜结构完好，轴索可以沿原来的内膜管再生。支配区运动、感觉功能丧失，出现营养障碍及肌肉萎缩，多数病例可以自行恢复，恢复的时间取决于损伤平面到效应器的距离。

3. 神经断裂（neurotmesis）　神经干的全部或部分断裂，损伤的结构包括神经轴索、神经内膜、束膜及神经外膜。支配区以远相应的神经功能全部丧失，多需显微外科手术修复，功能可完全恢复，有时只能部分恢复。

【周围神经损伤的病理过程】

神经断裂损伤后，末梢侧的全部和中枢侧的1～3个郎飞（Ranvier）结发生沃勒变性（Wallerian degeneration），有髓神经纤维伤后数分钟、无髓神经纤维数日内即开始出现变性，变性的轴索和髓鞘失去原有的结构，崩解成碎片被增生的吞噬细胞清除，与此同时，雪旺细胞增生，细胞增殖及分裂活性增强，2～3周形成管状结构，为神经再生提供通道，在损伤较轻或修复手术完成后，神经将进入再生阶段；如果神经断裂没有及时修复，再生轴索向远端生长2～3个Ranvier结以后，将停止再生，形成神经瘤。

（一）神经的沃勒变性　其出现在神经损伤3～4天之后，主要表现有以下几方面：

1. 轴索变性　伤后轴索与神经细胞分离，失去轴浆流的营养，24小时发生溃变，48小时轴突碎裂成碎片，传导功能消失。

2. 髓鞘变性　2～3天出现断裂，被雪旺细胞吞噬。3～6周仅残存雪旺氏细胞空管。

3. 雪旺细胞增生　伤后24小时雪旺细胞活力和代谢活动增强，10～15天增生呈管状，2年后退化成结缔组织，管道闭塞。神经沃勒变性除远端发生外，近端也同样可以发生，但变化不超过1～2个郎飞结内。

（二）神经再生　神经断裂修复后数日，吻合处被两端的雪旺细胞和纤维细胞填充并连接。神经纤维自近端长入远端雪旺管内，并以每天1～2mm的速度向远端生长。如果神经纤维未进入远侧端的雪旺管内，再生的神经纤维无规则地生长形成假性神经瘤。而远端由于雪旺细胞和成纤维细胞增生形成膨大的断端称为胶质瘤。

（三）神经元的变性与再生　神经损伤后，不仅神经干发生变性，而且也影响到相应的神经元发生变性和再生。其主要表面为神经元尼氏小体消失，核外移，严重者可发生坏死。其再生过程从伤后3周开始，维持3个月高峰期，到6个月方减退。

（四）神经末梢的变性与再生　运动神经的终板可发生与神经干损伤类似的变性，超过2年再生可能性很小。而感觉神经末梢变化很小，而且再生与伤后时间关系也不大。

按神经损伤的程度分为三类：

1. 神经震荡　又称为神经失用。由轻度挫伤或压迫所致。其病理变化为神经纤维的脱鞘变化，轴索保持完整，无神经变性。神经暂时失去传导功能，多数在数日内或数周内完全恢复。

2. 神经轴索中断　神经受到较重的挫伤和压力，造成轴索中断、部分髓鞘断裂，但雪旺膜与神经内膜管及结缔组织支架仍保持完整，损伤的神经可出现退变，神经功能完全丧失。多数可自行再生，恢复功能。有时需手术松解瘢痕粘连，预后较好。

3. 神经断裂　神经完全断裂或部分断裂。被切断的神经以远的部分所支配的运动、感觉功能完全丧失，只有手术缝合后，才能恢复功能。

【临床表现与诊断】

1. 呈下运动神经单位型瘫痪　受损神经所支配的肌肉主动运动消失，肌张力消失，反射消失，并逐渐发生肌肉萎缩。

2. 感觉障碍　受损神经支配区的深、浅感觉消失。

3. 自主神经功能障碍　受损神经支配区早期可出现血管扩张而皮温稍高、潮红，后期血管收缩而皮温低、苍白，皮肤萎缩发亮、变薄，汗腺停止分泌、皮肤干燥。在观察过程中，如皮肤已能出汗，则表示神经功能有所恢复。淀粉碘试验是测定汗腺分泌功能的较好方法。其方法是在检查部位涂1.5%碘酊，干燥后撒上淀粉，然后用红外线灯烘烤，如出现蓝色，表明有发汗功能。

4. 神经干叩击试验（Tinel征）　是检查神经再生的一种简单方法。当神经轴突再生，尚未形成髓鞘之前，对外界的叩击可出现疼痛、放射痛和过电感的敏感现象。定期检查，可了解神经再生的速度和进展情况。

5. 电刺激试验　用感应电及直流电刺激肌肉，一般神经断裂后3～7天，受支配的肌肉对感应电刺激失去反应。12～14天后对直流电尚有反应，但较前有显著变化。

6. 肌电图检查　对神经损伤的诊断和恢复期的观察有一定价值。

7. 神经传导速度的测定　利用肌电图可测定神经传导速度。正常四肢周围神经传导速度为40～70m/s。神经受损后，若神经传导速度减慢，表示部分受损；若神经传导速度为零，则表示神经完全断裂。此外，还可以测定损伤部位及神经再生恢复情况。

【治疗】

神经致伤的因素和时间对神经损伤后的恢复及肌肉功能的恢复影响较大，神经损伤应早期正确处理以取得较好的预后。

（一）闭合性神经损伤的处理

1. 致伤原因为挤压、牵拉及挫伤等因素造成的神经损伤，通常属于神经传导功能障碍或神经轴索损伤，一般多能自行恢复。可行非手术疗法，使肢体固定于神经松弛位，配合针灸及物理疗法治疗。经 3 个月的治疗观察无效可采取手术治疗。

2. 致伤原因为神经受压及摩擦所致则应及时去除原因，如石膏、夹板压迫所致神经损伤则及时修正。如为组织内压迫而致的腕管综合征、肘外翻所致的尺神经炎等均应及时行手术松解神经。

（二）开放性神经损伤

通常应在清创术后，局部条件较好时，应一期修复神经，否则应待伤口愈合 2～3 周后二期修复神经。神经修复的方法基本有三种：

1. 神经松解术　解除神经内外的粘连和瘢痕压迫。又分为：

（1）神经外松解术。

（2）神经内松解术。应用显微外科技术效果更好。

2. 神经减压术　在早期神经探查时，纵行切开外膜以排除挫伤处的血肿，减轻局部肿胀，以减少对神经轴索的压迫。

3. 神经缝合术

（1）部分神经缝合术（图 55－1）。

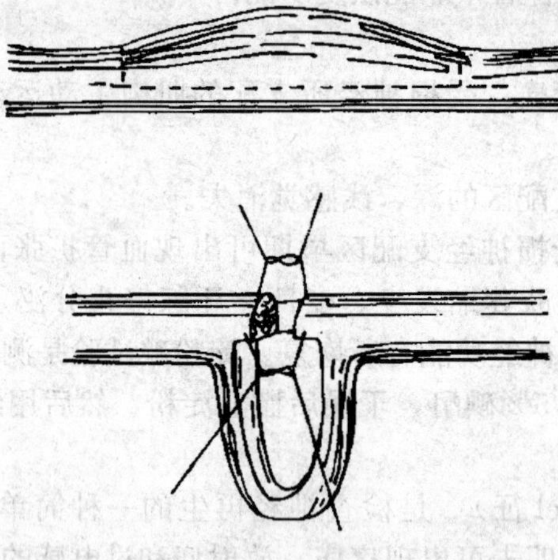

图 55－1　部分神经缝合术

（2）神经缝合术，行端对端吻合术时可采取神经外膜缝合法（图 55－2），也可用显微外科技术行束膜间缝合法（图 55－3）。

在神经缝合时应注意两断端对位要准确，不能扭转，要在无张力下缝合。当神经缺损较多而不能直接缝合时，可采取下列方法消除缺损：① 游离神经远端和近端；② 屈曲邻近关节；③ 神经改道；④ 骨短缩；⑤ 神经移植。神经修复后，用石膏托将肢体固定在缝合处无张力的位置 4 周，下肢较粗的神经可延长至 6 周，然后逐步作关节的屈伸活动。

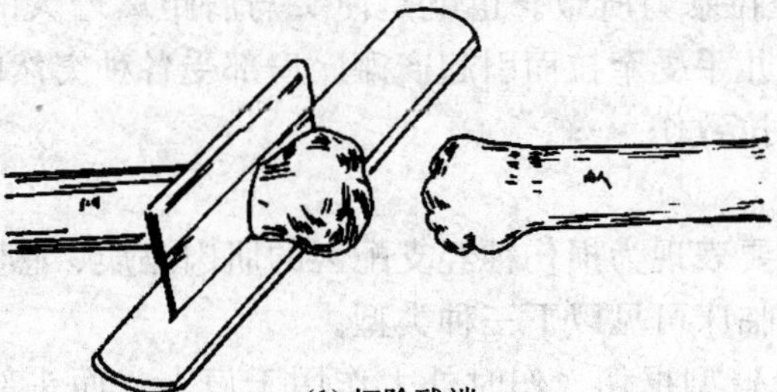

(1) 切除残端

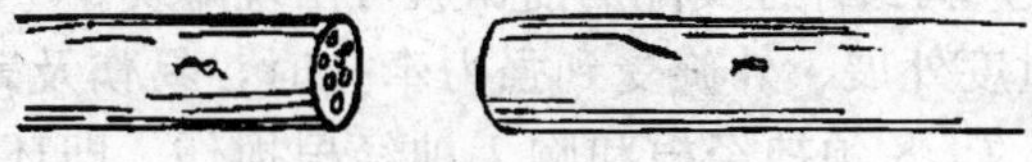

(2) 准备吻合

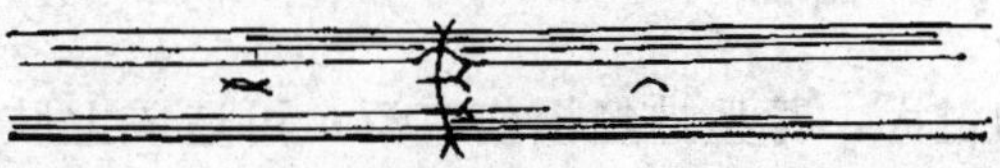

(3) 缝合神经外膜

图 55－2　缝合神经外膜

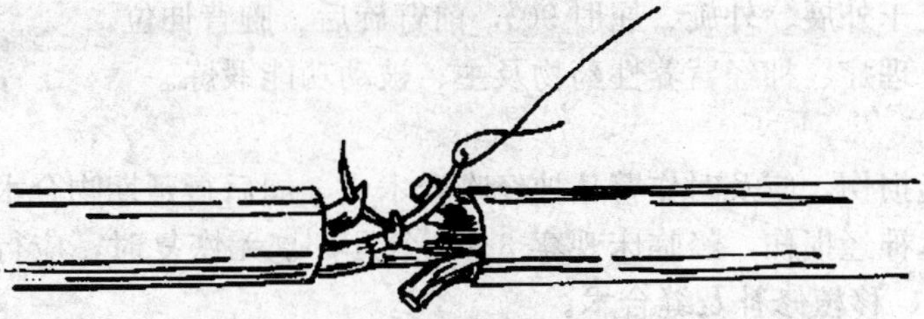

图 55－3　神经束膜缝合

第二节　上肢神经损伤

一、臂丛神经损伤

【解剖概要】

臂丛神经是支配上肢的重要神经，由第 5、6、7、8 颈神经和第 1 胸神经组成（以下称 C_5、C_6、C_7、C_8 及 T_1）。上述神经根穿出椎间孔后，经前斜角肌与中斜角肌之间穿出。组成三条臂丛神经干。C_5、C_6 合成上干；C_7 为中干；C_8、T_1 合成下干。三干在锁骨中 1/3 后方，各自分成前后两股。三个后股合成后束。上、中干的前股合成外侧束。下干的前股单独成内侧束。这三束分别延伸到腋动脉的后、外、内侧，并以此而得名。自后束发出到上肢的神经有腋神经和桡神经。外侧束发出肌皮神经和正中神经外侧头。内侧束发出正中神经内侧头、尺神经、臂内侧皮神经和前臂内侧皮神经。正中神经外、内侧头合成正中神经。

【病因】

1. 直接暴力　如砍伤、刺伤、锁骨骨折等，均可引起臂丛神经损伤，易合并血管伤。

2. 间接暴力　多为牵拉暴力所致。也就是使头与肩距离增大的外力，均可造成臂丛神经部位的牵拉伤。如新生儿手受牵拉而引起产瘫。肩部受各种突然向下的暴力，使肩部突然下拉，也可使臂丛神经牵拉致伤。

【临床表现与诊断】

臂丛神经损伤后，主要表现为损伤神经支配区的肌肉瘫痪、感觉障碍等。由于外力作用的方式、损伤部位不同，临床可见以下三种类型。

1. 上干损伤　又称上臂型损伤。伤时外力作用于肩上，而头部向对侧猛然侧屈时，易造成臂丛上干损伤。主要表现为颈 5、6、7 神经根所支配的肌群麻痹，如肩胛背神经支配的大、小菱形肌和肩胛提肌，胸长神经支配的前锯肌可出现瘫痪。

2. 下干损伤　上肢过度外展、外旋受到强力牵拉时，易伤及臂丛下干，又称为前臂型或下臂型损伤。表现为第 7、8 颈神经根和胸 1 神经根损伤。即环指、小指屈伸功能障碍，屈腕功能障碍。有时出现霍纳（Horner）征。表现为患侧睑下垂，眼裂变窄，瞳孔缩小，面颈部无汗等。

3. 全臂型损伤　暴力过大，臂丛神经损伤广泛，可造成上肢运动与感觉全部麻痹。如果损伤接近椎间孔可出现霍纳（Horner）征。

【治疗】

（一）非手术疗法

1. 将伤肢固定于外展、外旋、屈肘 90°，前臂旋后、腕背伸位。

2. 配合针灸、理疗、神经营养性药物及主、被动功能锻炼。

（二）手术治疗

1. 开放性神经损伤，应及时作臂丛神经吻合术或 3 周后行延期吻合术。

2. 闭合性臂丛神经损伤，经临床观察 3～6 个月，毫无恢复时，应行臂丛神经探查术，进行臂丛神经松解、移植修补及缝合术。

3. 对于晚期或根部的臂丛损伤，无法手术修补神经时，可根据残存的肌肉情况进行肌腱移位或关节融合术，以改进肢体功能。

二、桡神经损伤

【解剖概要】

桡神经从臂丛后束发出，主要为运动纤维。开始行于腋动脉后方，经过肩胛下肌、大圆肌和背阔肌的浅面，斜行至上臂后方，行经肱骨的桡神经沟达肱骨中段外侧，在肱骨中下 1/3 交界处穿过外侧肌间隔。此处桡神经紧贴肱骨，当此处骨折时易伤及桡神经。而后继续下行在肱肌与肱桡肌之间转向肘前，并分为深、浅两支。深支通过旋后肌绕过桡骨进入前臂背侧。浅支沿肱桡肌下行达腕背侧。桡神经在上臂发出肌支支配肱三头肌、肘肌、肱桡肌、桡侧腕长伸肌和肱肌。深支在前臂支配所有前臂的伸腕、伸指肌群（图 55-4）。浅支支配腕、手背部桡侧两个半手指皮肤的感觉（图 55-5）。

【病因】

1. 开放性损伤，如刀刺伤及手术误伤；

2. 肱骨骨折；

3. 挤压伤。

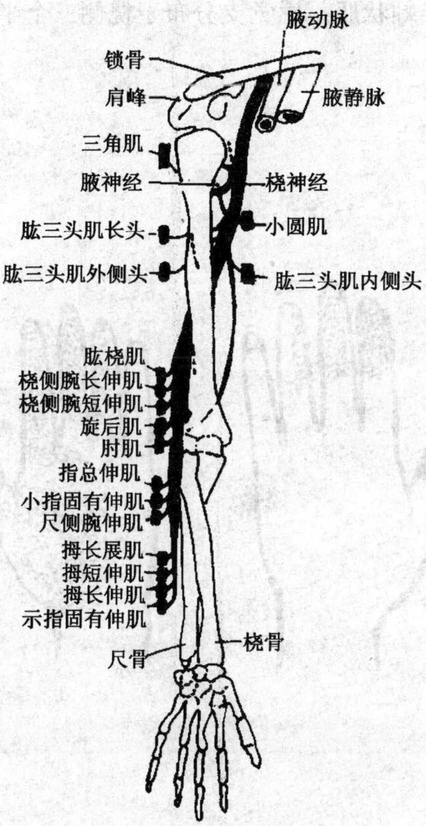

图 55－4　桡神经支配的肌群

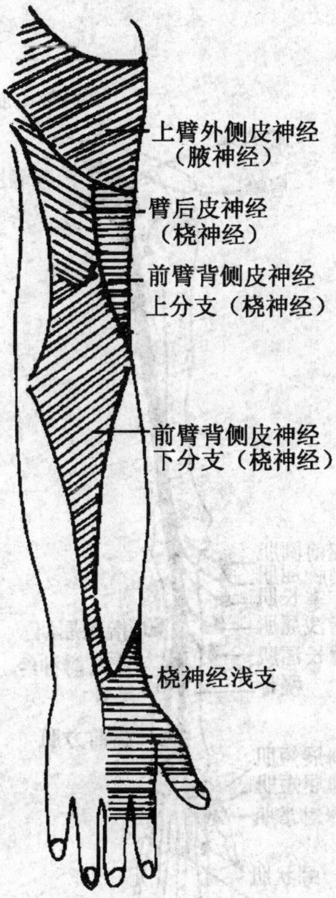

图 55－5　桡神经支配的皮肤感觉区

【临床表现与诊断】

1. 感觉变化　桡神经在不同平面的损伤，可出现相应支配区的皮肤感觉迟钝或消失。

2. 运动障碍　桡神经损伤可引起所支配区的肌肉麻痹，出现肘关节伸直受限，垂腕、垂指、拇指不能外展、伸拇前臂旋前畸形。

【治疗】

1. 闭合性损伤　如肱骨骨折、挤压伤等出现桡神经麻痹症状时，桡神经多为不全损伤，可行骨折复位功能位固定。同时经常观察桡神经恢复情况，如 3 个月以上无恢复，则应手术探查桡神经并酌情进行神经松解、吻合、修补等手术。

2. 开放性损伤　如果出现桡神经损伤症状和体征，应在清创时，探查桡神经并行神经吻合或二期修复。术后应行相应的神经松弛位固定。

三、正中神经损伤

【解剖概要】

正中神经由臂丛神经的内、外侧束的内侧根和外侧根汇合而成。在上臂行于肱动脉外侧下行，在肘部通过肱二头肌腱膜经旋前圆肌的二肌头之间进入前臂，行于屈指深浅二层肌之间至腕部，位于桡侧腕屈肌和掌长肌肌腱之间，通过腕管进入手掌。其分支在前臂支配旋前圆肌、桡侧屈腕肌、掌长肌、屈指浅肌、屈指深肌（示、中指）、屈拇长肌及旋前方肌（图

55-6)。腕部以下，又分出返支支配大鱼际及桡侧半蚓状肌；感觉支分布于桡侧三个半手指（图 55-7）。

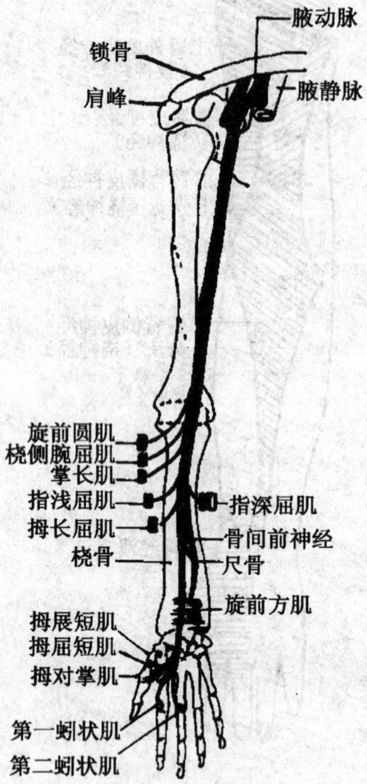

图 55-6　正中神经支配的肌群

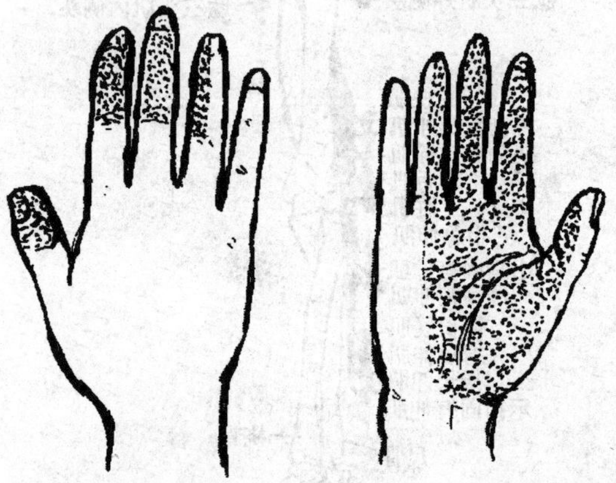

图 55-7　正中神经支配的皮肤感觉区

【病因】

1. 闭合伤　多见于骨折和脱位，如肱骨髁上骨折、肩关节脱位、月骨脱位等。多为急性挤压、挫伤和牵拉因素所致。腕管内有效容积变小，也可出现慢性正中神经压迫症状。

2. 开放性损伤　一些锐器刺伤或切割伤，也易伤及正中神经，尤其在前臂，正中神经走行较表浅。

【临床表现】

1. 感觉改变　正中神经支配区的皮肤感觉迟钝或消失，即手掌侧桡侧三个半指及示、中指远节感觉障碍。

2. 运动变化

（1）受伤平面位于肘关节以上时，则出现患肢前臂旋前障碍，桡侧屈腕、屈拇、屈示指、屈中指深肌功能丧失，大鱼际肌萎缩，拇指对掌功能丧失。

（2）损伤平面位于腕关节，则出现拇指对掌功能丧失，大鱼际肌萎缩。

【治疗】

1. 非手术疗法　凡骨折、脱位引起的正中神经损伤，可行闭合复位骨折和脱位，然后固定，并严密观察神经恢复情况。3 个月无恢复时，则应行手术探查。

2. 手术治疗　开放性损伤神经断裂者，应及时缝合神经。如果闭合性损伤引起的神经损伤，通过观察无恢复或诊断断裂应手术探查神经，根据情况进行神经松解、吻合等手术。

3. 肌腱移植术　适应于正中神经损伤的晚期病例，功能不能恢复，可行肌腱移植以改善手的屈拇、屈指及拇指的对掌功能。

四、尺神经损伤

【解剖概要】

尺神经起自臂丛神经内侧束，在上臂位于肱动脉内侧下行，在中部逐渐转向尺侧，经肱骨内上髁后方的尺神经沟，穿过尺侧腕屈肌肱骨头与尺骨头之间进入前臂，行于尺侧腕屈肌与指浅屈肌之间至前臂中部与尺动脉伴行。在前臂远端行于尺侧腕屈肌腱桡侧，至腕部绕豌豆骨桡侧在腕横韧带浅面而入手掌。尺神经在上臂无分支，在肘关节以下分出肌支，支配尺侧腕屈肌和第 4、5 指的指深屈肌。在手部分支，支配小鱼际肌群、骨间肌、第 3、4 蚓状肌、拇收肌和拇短屈肌的深头（图 55－8）。其感觉支分布于手掌侧尺侧一个半指的皮肤（图 55－9）。

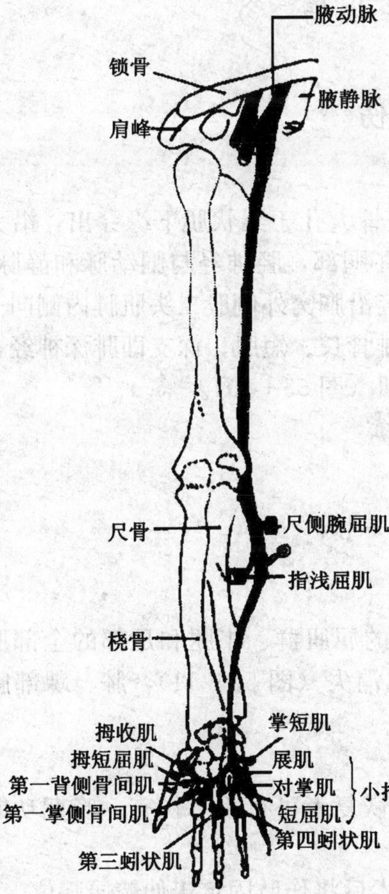

图 55－8　尺神经支配的肌群

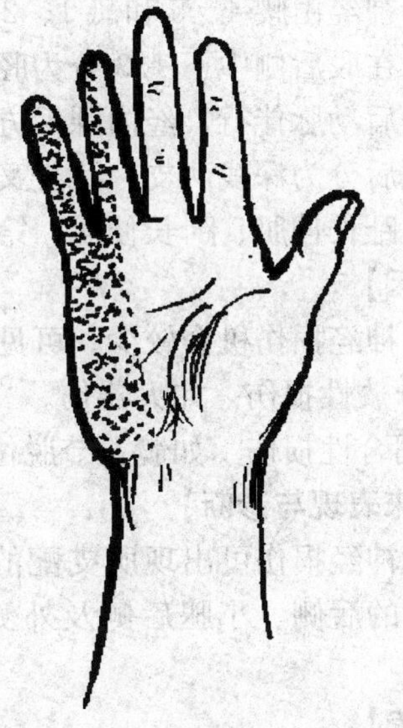

图 55－9　尺神经支配的皮肤感觉区

【病因】

1. 闭合性损伤 多见于肘部骨折与脱位的合并伤。神经多为牵拉和挤压伤。多年后也可发生迟发性尺神经炎。

2. 开放性损伤 多见于前臂的刺伤或切割伤。

【临床表现】

1. 感觉障碍 尺神经损伤后可出现手掌尺侧一个半指皮肤感觉减退或消失。

2. 运动障碍 主要表现为尺神经支配的肌群麻痹。尺侧屈腕障碍，环指和小指掌指关节不能屈曲，指间关节不能伸直，各指不能内收和外展，拇指不能内收，骨间肌及小鱼际肌萎缩，呈爪形手畸形。

【治疗】

应根据尺神经损伤的原因及时治疗。如为神经断裂，应及时吻合；如为肘严重外翻及内上髁骨折，尺神经沟不平滑者，应行尺神经前移术或同时作神经松解术。因尺神经主要支配手肌，所以手的功能恢复较困难。

第三节 下肢神经损伤

一、坐骨神经损伤

【解剖概要】

坐骨神经由腰 4、5 和骶 1、2、3 神经组成。经坐骨大孔于梨状肌下缘穿出，沿大腿后部下行，在股后侧中下 1/3 分为胫神经和腓总神经。在腘部，胫神经与腘动脉和静脉伴行，然后与胫后动脉伴行，经内踝后方进入足底。腓总神经沿腘窝外侧股二头肌腱内侧向下，绕过腓骨颈后分为深浅两支，浅支又称腓浅神经，支配腓骨长、短肌；深支即腓深神经，支配胫前肌、趾长伸肌、踇长伸肌、第三腓骨肌和趾短伸肌（图 55－10）。

【病因】

坐骨神经损伤机会较少。可见于：

1. 开放性损伤 如火器伤。

2. 闭合性损伤 如髋关节脱位、骨盆骨折等。

【临床表现与诊断】

坐骨神经损伤可出现所支配的肌群麻痹。膝关节的屈肌群、小腿和足部的全部肌群瘫痪。大腿的后侧、小腿后侧及外侧和足部的全部感觉消失（图 55－11），膝、踝部腱反射消失。

【治疗】

1. 闭合性神经损伤可用非手术疗法，通过观察无恢复者可行手术探查。晚期功能无恢复者，可考虑分期进行膝、踝关节融合术。

2. 开放性损伤应及时手术治疗，行神经吻合术，术后将伤肢固定于伸髋屈膝位。

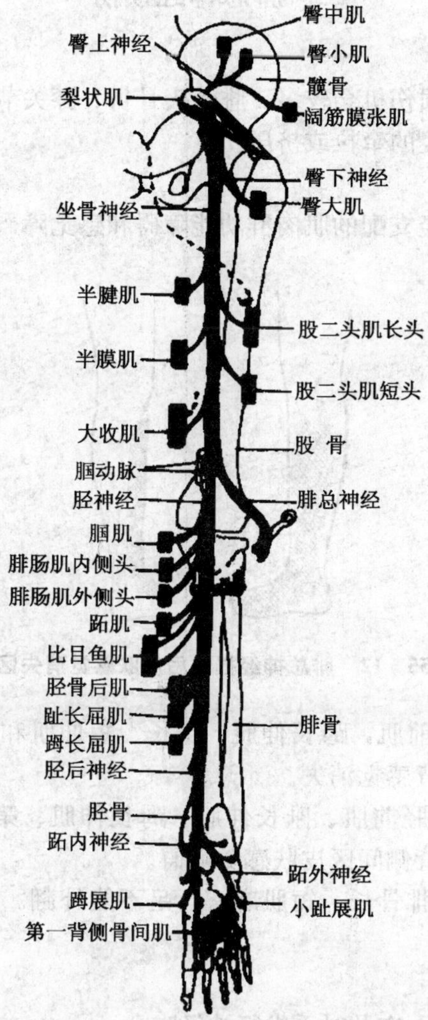

图 55－10 坐骨神经和胫神经支配的肌群

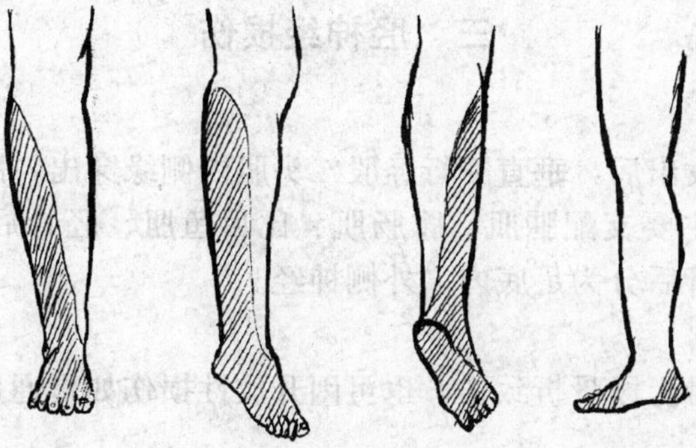

图 55－11 坐骨神经损伤后感觉消失区域

二、腓总神经损伤

【病因】

腓总神经位置表浅，故损伤机会较多。腓骨头骨折、膝关节外侧脱位及不正确的使用石膏或夹板，均可造成腓总神经的牵拉或挤压伤。

【临床表现与诊断】

腓总神经损伤后，该神经支配的肌肉群功能障碍和感觉障碍（图 55－12）。

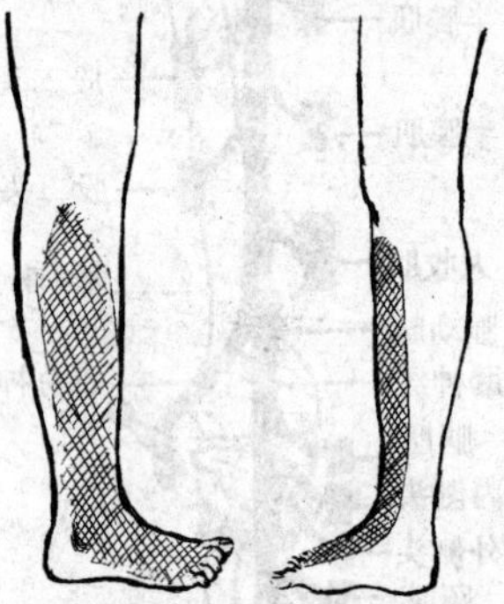

图 55－12　腓总神经损伤后皮肤感觉消失区域

1. 腓总神经损伤出现胫前肌，䠀长伸肌，趾长、短伸肌和腓骨长、短肌瘫痪。足呈马蹄内翻畸形。小腿外侧和足背感觉消失。

2. 腓深神经损伤表现为胫前肌、趾长伸肌、䠀长伸肌、第 3 腓骨肌和趾短伸肌麻痹，呈垂足畸形。䠀趾和第 2 趾背侧间区皮肤感觉障碍。

3. 腓浅神经损伤表现为腓骨长、短肌麻痹，足不能外翻。小腿外侧及足背外侧皮肤感觉消失。

【治疗】

1. 神经断裂诊断明确者，应及时手术行神经吻合。

2. 挤压伤者应将伤肢固定于功能位以防止关节畸形。晚期神经功能不恢复者，可行关节融合术或肌移位术。

三、胫神经损伤

【解剖概要】

胫神经自坐骨神经发出后，垂直下行经股二头肌内侧缘穿出，沿腘窝中线下行至腘肌下缘进入比目鱼肌深面，主要支配腘肌、腓肠肌、比目鱼肌、胫骨后肌、䠀长屈肌、趾长屈肌、跖肌。胫神经经踝管后分为足底内、外侧神经。

【病因】

胫神经损伤可因胫骨上段骨折致伤，也可因开放性损伤如贯通伤而致伤。

【临床表现】

胫神经损伤后主要表现为小腿后部肌群瘫痪而使踝关节和足趾不能跖屈，足不能内翻，呈仰趾外翻畸形。足底感觉消失（图 55－13）。

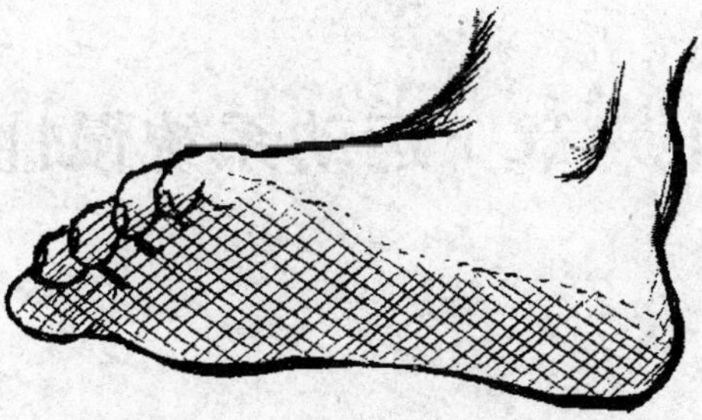

图 55-13　胫神经支配的皮肤感觉区

【治疗】

1. 神经断裂者应及早缝合。术后固定于神经松弛位。

2. 神经功能恢复不良而影响关节稳定时，可行肌腱移植或关节融合术。

（姜保国）

第五十六章　运动系统慢性损伤

第一节　概　论

运动系统慢性损伤在临床常见。无论是骨、关节、肌腱、韧带、筋膜、滑囊及其相关的血管、神经等，均可因慢性损伤出现相应的临床征象。长期、反复、持续的姿势或职业动作在局部作用，产生组织肥大、增生、代偿，超越了代偿能力即形成轻微损伤，累积、迁延而成慢性损伤。手工业和半机械化产业工人、体育工作者、戏剧和杂技演员、伏案工作者及家庭妇女均是本类疾病的好发者。慢性损伤是可以预防的，应防治结合。单治不防，症状往往复发，反复发作者，治疗甚为困难。

【分类】

1. 软组织慢性损伤　包括肌肉、肌腱、腱鞘和滑囊的慢性损伤。

2. 骨的慢性损伤　主要指在骨结构较纤细及易产生应力集中部位的疲劳骨折。

3. 软骨的慢性损伤　包括关节软骨及骨骺软骨的慢性损伤。

4. 周围神经卡压伤　也属软组织慢性损伤。

【临床特点】

慢性损伤可发生在多种组织及器官，但临床表现却常有以下共性：①躯干或肢体某部位长期疼痛，但无明显外伤史；②特定部位有明确压痛点或包块，常伴有某种特殊的体征；③局部炎症不明显；④近期有与疼痛部位相关的过度活动史；⑤部分病人有产生慢性损伤的职业史。

【治疗原则】

1. 本病是慢性损伤性炎症所致，纠正不良姿势，限制致伤动作、定时改变姿势，使应力分散，同时增加肌力是治疗的关键。

2. 理疗、按摩等方法可改善局部血液循环、减少粘连，有助于改善症状。局部涂擦外用非甾体抗炎药，也可收到较好的近期效果。

3. 局部注射肾上腺皮质激素（醋酸泼尼龙）有助于抑制损伤性炎症，减少粘连，是临床上最常用的行之有效的方法。使用时必须注意：①诊断明确，必须是慢性损伤性炎症，而非细菌性炎症或肿瘤；②严格无菌技术；③注射部位准确；④按规定剂量及方法进行；⑤注射后短期内出现红肿，除应严密观察、给予广谱抗生素、热敷等处理外，无论是否完成疗程均应停止再次注射。

4. 非甾体抗炎药　可减轻局部炎症发生，缓解症状。长期使用有不同程度的副作用，其中以胃肠道黏膜损害最多见，其次为肾、肝损害。使用时应考虑以下几点：①必要时短期用药；②病灶局限且较表浅者使用涂擦剂；③为减少对胃肠道损害宜首选环氧合酶 2

（Cox2）抑制剂、前体药物及各种缓释剂、肠溶片、栓剂等；④对肾功能欠佳者可选用短半衰期药物、对肾血流量影响较小的药物；⑤为减小对肝功能的影响可选用结构简单、不含氮的药物避免使用吲哚美辛和阿司匹林；⑥不应将两种非甾体抗炎剂同时使用，因为这样疗效并不增加，反而副作用却倍增。

5. 手术治疗　对某些非手术治疗无效的慢性损伤，如狭窄性腱鞘炎、神经卡压综合征及腱鞘囊肿等可行手术治疗。

【预防】

多数慢性损伤均有可能预防其发生。对运动员、戏剧、杂技演员进行科学训练，对长期固定姿势的工作者，让他们定时改变姿势等均有助于分散应力、改善血循环，以减少局部累积性损伤。当慢性损伤症状首次发生后，在积极治疗的同时，应提醒病人重视损伤局部的短期制动，以巩固疗效，减少复发。

第二节　软组织慢性损伤

一、滑囊炎

滑囊是位于骨与皮肤，肌腱与肌腱之间等人体摩擦频繁或压力较大处的一种缓冲结构。其外层为纤维结缔组织，内层为滑膜，平时囊内有少量滑液，其生理功能上有利于肌腱等组织的滑动。由于关节周围结构复杂，活动频繁，故人体滑囊多存在于大关节附近，如髌前、肩峰下、坐骨结节等处（图 56－1）。

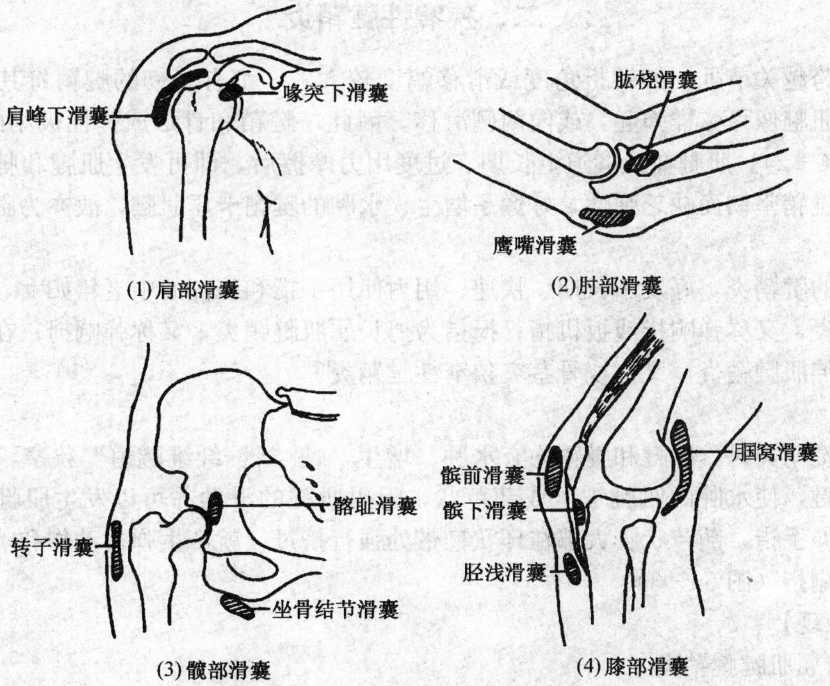

图 56－1　大关节附近常见的滑囊

【病因与病理】

1. 骨结构异常突出的部位，受到长期、持续、反复的摩擦和压迫是产生滑囊炎的主要原因。病理变化为滑膜水肿、充血、增厚，呈绒毛状，滑液增多，囊壁纤维化，表现为慢性滑囊炎。

2. 滑囊在慢性损伤的基础上，也可因一次较大伤力而炎症加剧，滑膜小血管破裂滑液呈血性，表现为急性滑囊炎。

【临床表现】

多无外伤史，关节附近疼痛，并出现一圆形或椭圆形包块，缓慢长大伴压痛。表浅者可扪及边缘清楚，有波动感的包块，皮肤无炎症；部位深者，边界不清。当受到较大外力后，包块可迅速增大，伴剧烈疼痛。此时皮肤有红、热，但无水肿。包块穿刺，慢性期为清晰黏液，急性损伤后为血性黏液。偶尔因皮肤磨损而继发感染，则有化脓性炎症的表现。

【鉴别诊断】

1. 结核性滑囊炎　可为滑囊的原发性结核感染，也可继发于相邻的骨结核。临床表现为发病缓慢，局部肿、痛，逐渐加重。穿刺时抽出清淡脓液或干酪样物。X线片上可见相邻骨质破坏。确诊常需手术切除病变滑囊做病理检查。

2. 类风湿性滑囊炎　常见于足跟部滑囊，大多伴有类风湿性关节炎症状。

【治疗】

改变不适当工作姿势，缓解局部应力，均是减轻症状，避免复发的基本方法。经穿刺抽出囊内容物后注入醋酸泼尼松龙，加压包扎，多可治愈。少数患者经非手术治疗无效，囊壁增厚者，可行滑囊切除术。如骨骼有畸形突起，应予以切除。

二、狭窄性腱鞘炎

肌腱在跨越关节处，如转折角度或滑移幅度较大者，都有坚韧的腱鞘将其约束在骨膜上，以防止肌腱像弓弦样弹起，或向两侧滑移。因此，腱鞘和骨形成弹性极小的“骨-纤维隧道”（图 56-2）。肌腱在此隧道上长期、过度用力摩擦后，即可发生肌腱和腱鞘的损伤性炎症。但因腱鞘坚韧而缺乏弹性，好像是增生、水肿的腱鞘卡压肌腱，故亦为腱鞘炎，或狭窄性腱鞘炎。

最常见的腱鞘炎，好发于长期、快速、用力使用手指和腕部的中老年妇女。在手指常发生屈肌腱鞘炎，又称弹响指或扳机指；拇指为拇长屈肌腱鞘炎，又称弹响拇；在腕部为拇长展肌和拇短伸肌腱鞘炎，又称桡骨茎突狭窄性腱鞘炎。

【病理】

狭窄性腱鞘炎时，肌腱和腱鞘均有水肿、增生，使“骨-纤维隧道”狭窄，进而压迫本已水肿的肌腱，使水肿的肌腱被压成葫芦状，阻碍肌腱的滑动并可以发生肌腱的粘连和变性。用力屈伸手指，葫芦状膨大部在环状韧带处强行挤过，就产生弹拨动作和响声，并伴疼痛，故称弹响指（图 56-3）。

【临床表现】

（一）指屈肌腱腱鞘炎

1. 起病缓慢。初时，晨起患指发僵、疼痛，缓慢活动后消失。随病程延长逐渐出现弹响伴明显疼痛，严重者患指屈曲，不敢活动，甚至呈闭锁状态。

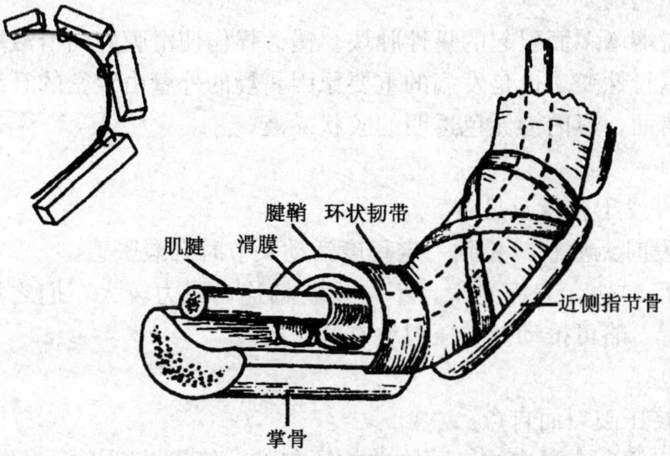

图 56－2　屈指肌腱的“骨-纤维隧道”示意图

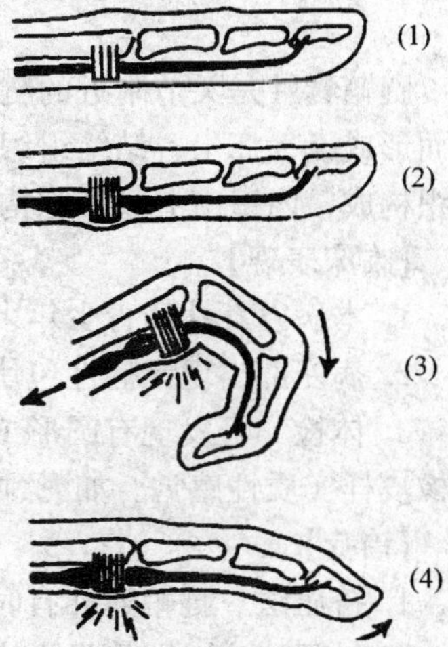

图 56－3　弹响指发生机制示意图

（1）正常肌腱与腱鞘；（2）发病后，肌腱呈葫芦状肿大，腱鞘肿胀；（3）手指主动屈曲时，远侧膨大挤过狭窄的腱鞘，发生弹响；（4）手指伸直时也同样发生弹响。

2. 体检时，可扪及黄豆大小的痛性结节，屈伸患指该结节随屈肌腱上、下移动，或出现弹拨现象。

（二）桡骨茎突狭窄性腱鞘炎　腕关节桡侧疼痛，逐渐加重，无力提物。检查时皮肤无炎症表现，在桡骨茎突表面或其远侧有局限性压痛，有时可扪及痛性结节。握拳尺偏腕关节时，桡骨茎突处出现疼痛，称为 Finkelstein 试验阳性（图 56－4）。

【治疗】

1. 局部制动、理疗，有一定疗效。

2. 局部封闭，腱鞘内注射醋酸泼尼龙疗效较好。

3. 如非手术治疗无效，可考虑行狭窄的腱鞘切除术（图 56－5）。

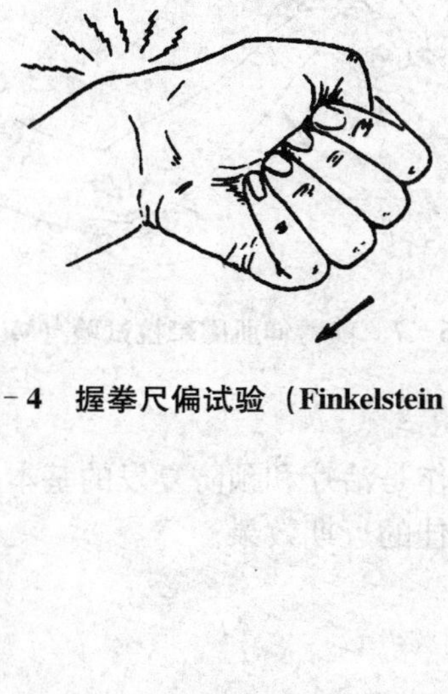

图 56－4　握拳尺偏试验（Finkelstein 试验）

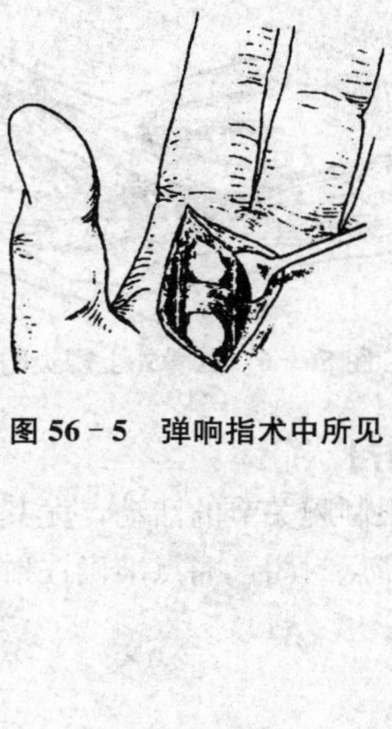

图 56－5　弹响指术中所见

三、腱鞘囊肿

腱鞘囊肿是关节附近的腱鞘内滑液增多而引起的囊性肿块。慢性损伤使滑膜腔内滑液增多而形成囊性疝出；结缔组织黏液退行性变，也是发病的重要原因。囊的外壁由致密的纤维组织构成，内壁由滑膜细胞构成光滑面，囊内为无色透明的胶状黏液。

【临床表现】

1. 本病以女性和青少年多见。好发于腕背及足背。

2. 病变部出现无痛性包块，初发时无症状，长到一定程度活动关节时有酸胀感。

3. 体检　可发现有圆形或椭圆形包块，表面光滑，不与皮肤粘连，张力较大，扪之如硬橡皮样实质性感觉。如囊颈较小者，略可推动。重压包块有酸胀痛。

【治疗】

1. 挤压法　腱鞘囊肿有时可被挤压破裂而自愈。

2. 封闭治疗　即将囊内容物排出后，在囊内注入药物并加压包扎，使囊腔粘连而消失。通常是在囊内注入醋酸泼尼龙。本方法简单，复发率也较低。

3. 手术治疗　多次复发的腱鞘囊肿，可手术切除。术中应完整切除囊肿，并同时切除部分相连的腱鞘；如系关节囊滑膜疝出，应在根部缝扎切除，以减少复发机会。

四、肱骨外上髁炎

肱骨外上髁炎俗称“网球肘”，是肱骨外上髁处、伸肌总腱起点附近的慢性损伤性炎症。在前臂过度旋前或旋后位，被动牵拉伸肌（握拳、屈腕）和主动收缩伸肌（伸腕）将对肱骨外上髁处的伸肌总腱起点产生较大张力，如长期反复这种动作即可引起该处的慢性损伤。局部以筋膜、骨膜炎为主。凡需反复用力活动腕部的职业和生活动作均可导致这种损伤，如网球、羽毛球、乒乓球运动员，钳工、厨师和家庭妇女等。

【临床表现】

肘关节外侧痛，在用力握拳、伸腕时加重以致不能持物。检查时，在肱骨外上髁和桡骨头有局限性、极敏锐的压痛（图 56－6）。伸肌腱牵拉试验（Mills 征）：伸肘，握拳，屈腕，然后前臂旋前，肘外侧出现疼痛为阳性（图 56－7）。

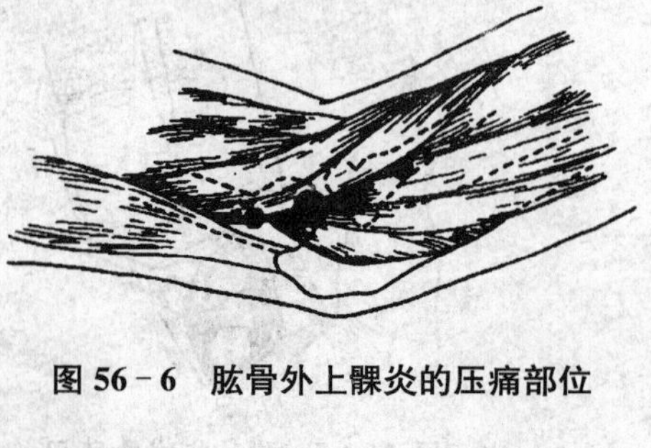

图 56－6　肱骨外上髁炎的压痛部位

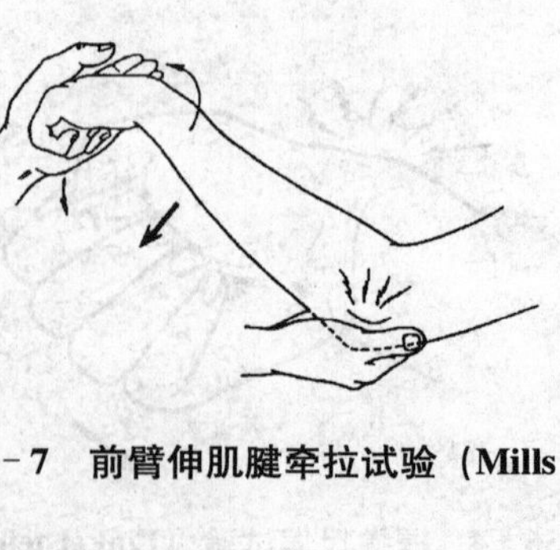

图 56－7　前臂伸肌腱牵拉试验（Mills 征）

【治疗】

1. 限制腕关节的活动，尤其是限制用力握拳伸腕动作是治疗和预防复发的基本原则。

2. 痛点封闭，痛点准确注射醋酸泼尼龙，能取得极佳的近期效果。

3. 局部理疗，如蜡疗、按摩等，具有一定疗效。

4. 偶尔对早期治疗不当、病程长、症状顽固者，施行伸肌总腱起点剥离松解术或卡压神经血管束切除结扎术。

五、肩关节周围炎

肩关节周围炎简称肩周炎，俗称凝肩，是肩周肌肉、肌腱、滑囊及关节囊的慢性损伤性炎症。因关节内、外粘连，而以活动时疼痛、功能受限为其临床特点。中老年人软组织退行性变，对各种外力的承受能力减弱是基本因素；长期过度活动，姿势不良等所产生的慢性致伤力是主要的激发因素。另外颈椎病、心肺、胆道疾病发生的肩部牵扯痛，因原发病长期不愈使肩部肌肉和韧带持续性痉挛、缺血而形成炎性病灶，转变为真正的肩周炎。

【临床表现】

1. 本病女性多于男性。多为中、老年患病。

2. 起病缓慢，逐渐出现肩部某一处痛，与动作、姿势有明显关系。随病程延长，疼痛范围扩大，伴肩关节活动受限（图 56－8）。

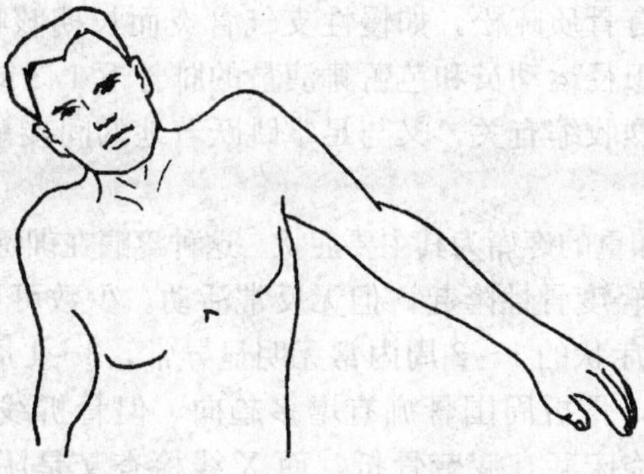

图 56－8　肩周炎外展时的姿势

3. 体检，有轻度肌萎缩、肌痉挛。肩关节周围有明显压痛。肩关节以外展、外旋、后伸受限最明显，少数人内收、内旋亦受限。

4. X 线平片无特殊表现，病程较长者可见到肩部骨质疏松，或冈上肌腱、肩峰下滑囊钙化征。肩关节造影可见关节容量减少。

【治疗】

1. 加强肩关节功能锻炼，即使自愈也将遗留不同程度的功能障碍。

2．早期给予理疗、针灸，适度的推拿按摩，可改善症状。

3. 痛点局限时，可局部注射醋酸泼尼龙，能明显缓解疼痛。

4. 疼痛持续、夜间难以入睡时，可短期服用非甾体抗炎药，并加以适量口服肌松弛剂。

5. 无论病程长短，症状轻重，均应每日进行肩关节的主动活动，活动时以不引起剧痛为限。

6. 肩外因素所致肩周炎除局部治疗外，还需对原发病进行治疗。

第三节 骨的慢性损伤

一、疲劳骨折

健康的骨组织要发生骨折，非有巨大暴力不可。但在骨的某些相对纤细部位或骨结构形态变化大的部位，都易产生应力集中，当受到较长时间的反复、集中的轻微伤力后，首先发生骨小梁骨折，并随即进行修复。但在修复过程中继续受到外力作用，使修复障碍。骨吸收增加。反复这一过程，终因骨吸收大于骨修复而导致完全骨折。

疲劳骨折好发于第 2 跖骨干和肋骨。第 3、4 跖骨、腓骨远侧、胫骨近侧和股骨远侧也可发生。

【病因】

虽然慢性损伤是疲劳骨折的基本原因，但发生在不同部位时，各有其前置因素。如患者有先天性第 1 跖骨短小畸形，则足掌负重点就从第 1 跖骨头转移到第 2 跖骨头，但第 2 跖骨干远较第 1 跖骨纤细，故易发生骨折。由于这种骨折常发生在新兵训练或长途行军之后，故又称为行军骨折；老人多有骨质疏松，如慢性支气管炎而长期咳嗽，肋间肌反复猛烈收缩，则可产生肋骨疲劳骨折；田径运动员和芭蕾舞演员的腓骨下 1/3 或胫骨上 1/3 易发生疲劳骨折，这与小腿肌反复、猛烈收缩有关，又与足掌跳跃着地的间接暴力有关。

【临床表现】

1. 损伤部位出现逐渐加重的疼痛为其主要症状。这种疼痛在训练中或训练结束时尤为明显。
2. 体检有局部压痛及轻度骨性隆起，但无反常活动。少数可见局部软组织肿胀。
3. X 线摄片，在出现症状的 1～2 周内常无明显异常，3～4 周后可见一横行骨折线，周围有骨痂形成。病程长者，骨折周围骨痂有增多趋向，但骨折线更为清晰，且骨折端有增白、硬化征象。因此，当临床疑有疲劳骨折，而 X 线检查又是阴性时，其早期诊断方法是进行放射性核素骨显像。

【治疗】

疲劳骨折治疗方法与暴力骨折相同。由于骨折多无移位，故仅需局部牢固的外固定和正确的康复功能锻炼。应注意的是，就诊较晚的疲劳骨折，因断端已有硬化现象，骨折愈合较为困难。近来有人建议用微电流或骨诱导、生长因子等方法来促进骨折愈合。

合理治疗能获良好效果。但在恢复训练前必须制定妥善计划，纠正错误动作、姿势，以免再伤。老人肋骨疲劳骨折时，还应治疗慢性咳嗽。

二、跟痛症

跟痛症是指多种慢性疾患所致的跟骨跖面疼痛，是临床上较为常见的病症。

【病因】

（一）足跟脂肪纤维垫炎　足跟脂肪纤维垫简称跟垫，是足跟皮肤与跟骨之间由与皮肤垂直的纤维及弹性脂肪组织构成。具有吸收震荡作用。跟部受外伤、压迫可使其退化萎缩变薄，或跟垫发生炎症（图 56-9）。

（二）跟骨骨刺　好发于跟骨结节处，由于受跖腱膜和趾短屈肌的不断牵拉，使跟骨形成尖角状骨质增生（图 56－10）。但不是所有的骨刺都发生跟痛，而且跟痛症状的轻重和骨刺的大小不成正比。

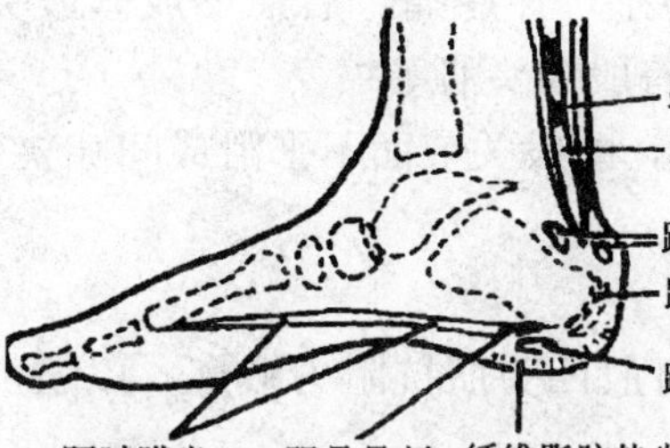

图 56－9　跟痛症的常见原因

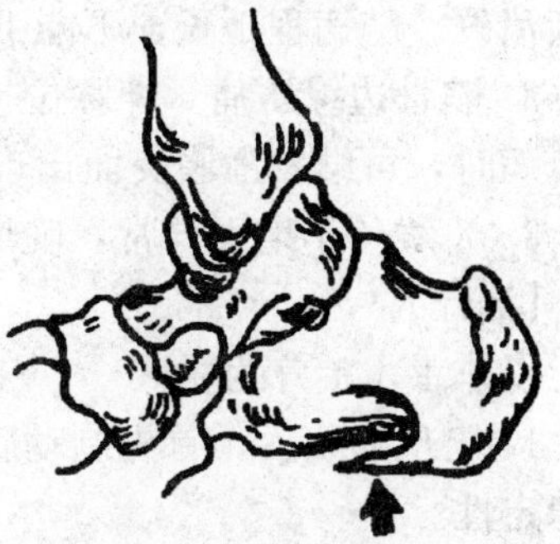

图 56－10　跟骨骨刺

（三）跖腱膜炎　跖腱膜起自跟骨结节，止于跖骨，是维持足纵弓的纤维结构。人体站立、步行时肌肉、筋膜的持续牵拉，可导致跖腱膜炎。

【临床表现】

跟骨跖面疼痛、肿胀、压痛，压痛点在足跟负重区略偏内侧，有时可触及跟下滑囊或皮下脂肪纤维组织块。跖腱膜炎是在足持重时，有跟下及足心疼痛及足底胀裂感，压痛点局限于跟骨结节的跖腱膜和肌肉附着部。

【治疗】

1. 热敷、理疗、中药熏洗等可减轻症状。

2. 局部封闭　用醋酸氢化可的松或泼尼龙 25mg，加 2％普鲁卡因 4ml 于痛点注射封闭，效果较好。

3. 穿带有软垫的鞋，鞋垫于跟部挖空，在持重时使痛点置于孔穴上，避免受压和摩擦。

4. 手术治疗　可行骨刺切除或跟骨减压术。

第四节　软骨的慢性损伤

一、髌骨软骨软化症

髌骨是全身最大的籽骨，上极与股四头肌腱相连，下极由髌韧带固定于胫骨结节。其关节面与股骨内、外髁相互形成髌股关节。髌骨软骨软化症是髌骨软骨面因慢性损伤后，软骨肿胀、侵蚀、龟裂、破碎、脱落，最后与之相对的股骨髁软骨也发生相同病理改变，而形成髌股关节的骨关节病。

【病因】

1. 髌骨不稳定　先天性髌骨发育障碍、位置异常及股骨髁大、小异常，或后天性膝关节内、外翻，胫骨外旋畸形等，均可使髌骨不稳定，在滑动过程中髌股关节面压应力集中于某点，成为慢性损伤的基础。

2. 慢性损伤　膝关节长期用力、快速屈伸，增加髌股关节的磨损，如自行车、滑冰运动员的训练，是本病的常见原因。

【临床表现】

1. 青年运动员较多见。初期为髌骨下疼痛，稍加活动后缓解，过久训练又加重，休息后渐消失。随病程延长，不能下蹲，上、下阶梯困难或突然无力而摔倒。

2. 髌骨边缘压痛。伸膝位挤压或推动髌骨可有摩擦感，伴疼痛。后期形成髌股关节骨关节病时，可继发滑膜炎而出现关节积液。病程长者，有股四头肌萎缩。

3. X线片早期无异常，晚期可见髌骨边缘骨赘形成，髌股关节面不平滑或间隙狭窄。

【治疗】

以非手术治疗为主。

1. 出现症状后，首先制动膝关节1～2周。同时进行股四头肌抗阻力锻炼，以增加膝关节稳定性。

2. 肿胀、疼痛突然加剧时，应行冷敷，48小时后改用湿热敷和理疗。

3. 晚期出现骨性关节炎时，关节内注射透明质酸钠可增加关节液的黏稠性和润滑功能，保护关节软骨，促进关节软骨的愈合和再生，缓解疼痛症状。

4. 关节内注射肾上腺皮质激素虽然可以缓解症状，但由于抑制糖蛋白、胶原的合成，对软骨修复不利，故应慎用。

5. 严格非手术治疗无效，或有先天畸形者可手术治疗。手术目的：增加髌骨在关节活动过程中的稳定性，如外侧关节囊松解术、股骨外髁垫高术。刮除髌骨关节软骨上较小的侵蚀病灶，促进恢复。髌骨关节软骨破坏严重者，可行髌骨切除术。

二、胫骨结节骨软骨病

胫骨结节是髌韧带的附着点，属于牵拉骨骺。股四头肌是全身最强大的一组肌肉，其牵拉力通过髌骨、髌韧带常使尚未骨化的胫骨结节骨骺产生不同程度的撕裂。18岁前此处易受损而产生骨骺炎，甚至缺血、坏死（图56－11）。

【临床表现】

1. 本病好发于12～14岁好动的男孩，多为单侧性。常有近期参加剧烈运动史。临床上以胫骨结节处逐渐出现疼痛、肿块为特点，疼痛与活动有明显关系。

2. 检查可见　胫骨结节明显隆起，皮肤无炎症。触之局部质硬，压痛较重。作伸膝抗阻力动作时疼痛加剧。

3. X线片显示胫骨结节骨骺增大、致密或碎裂，周围软组织肿胀等（图56－12）。

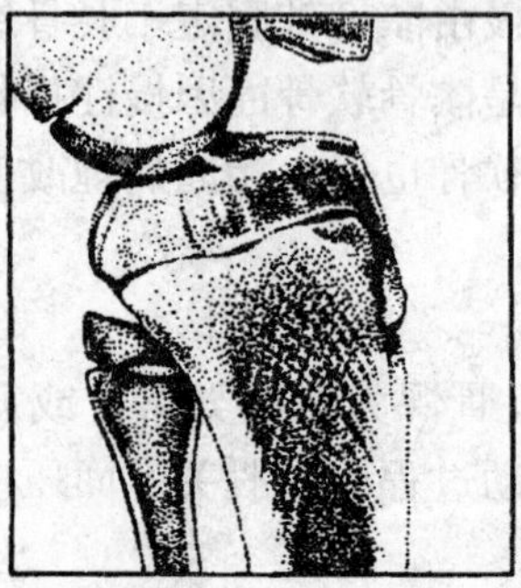

图56－11　胫骨结节的骨骺

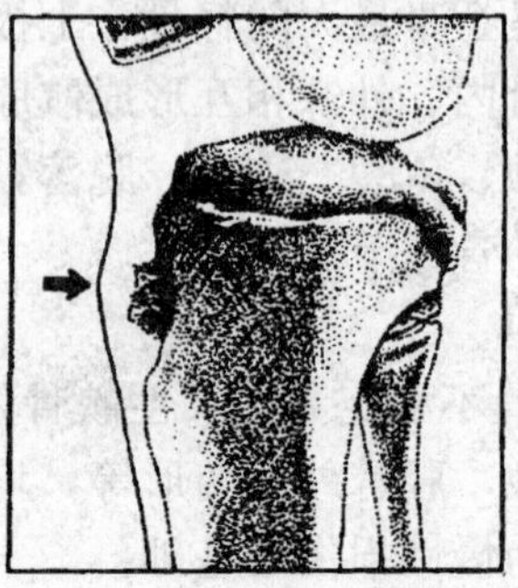

图56－12　胫骨结节骨软骨病

骨骺撕裂，密度加深，软组织肿胀

【治疗】

在18岁前，只要减少膝关节剧烈活动症状自会缓解。有明显疼痛者，可辅以理疗、局部涂擦止痛剂或膝关节短期制动，用伸直位石膏托固定4～6周。本病在18岁后，胫骨结节与胫骨上端骨化后症状即自行消失，但局部隆起不会改变。一般无需服止痛剂，亦不宜局部注射皮质类固醇激素，因注入皮下不会有效，而骨骺又难以注入。皮质类固醇注入皮内，可以引起皮肤坏死，骨骺外露，长期不愈。

第五节　周围神经卡压综合征

周围神经在行径中，经过某些骨-纤维隧道，或跨越腱膜，穿过筋膜处，其活动空间均受到明显限制。当这些隧道、腱膜、筋膜由于各种原因狭窄、增生、肥厚、粘连等均可使经过该处的神经受挤压，产生神经传导功能障碍，严重者变成永久性神经功能障碍，临床称之为周围神经卡压综合征。

一、腕管综合征

腕管综合征是正中神经在腕管内受压而表现出的一组症状和体征，是周围神经卡压综合征中最常见的一种。

【应用解剖】

腕管由腕骨构成底和两侧壁，其上为腕横韧带覆盖成一个骨-纤维隧道（图56－13）。腕管内有多条肌腱和正中神经通过（图56－14）。当腕关节掌屈时，正中神经受压，同时用力握拳，则受压更剧。

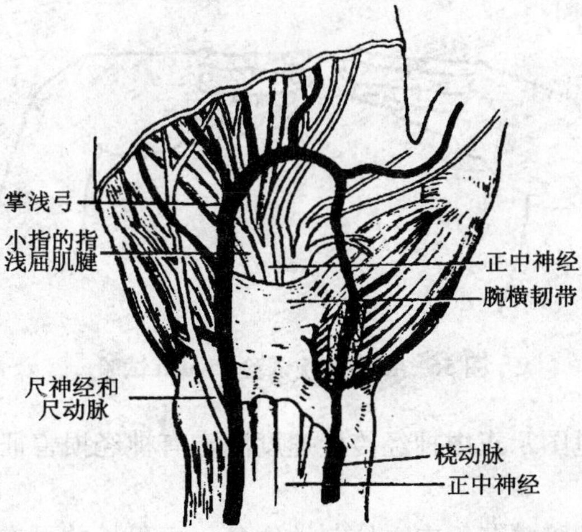

图56－13　腕横韧带处的解剖关系

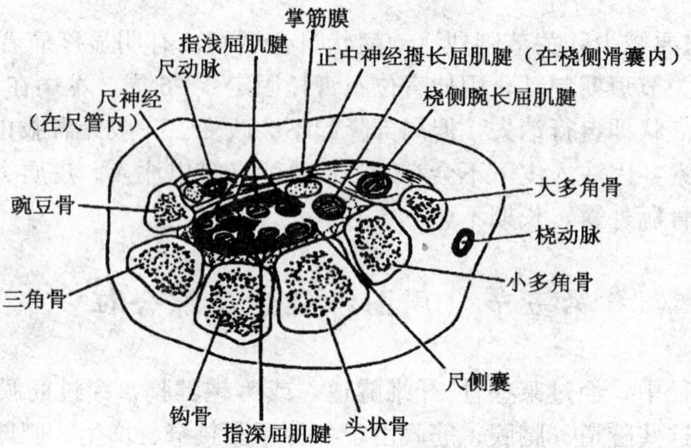

图 56－14 腕管横断面

【病因】

外源性压迫、管腔本身变小及腔内容物增多、体积变大等均是其病因。

【临床表现】

1. 中年女性多见，常有职业病史。

2. 患者首先出现桡侧三个手指端麻木或疼痛，持物无力，以中指为甚。夜间或清晨症状最重，适当活动手腕可以减轻。感觉异常仅出现在腕下正中神经支配区。

3. 体检，拇、示、中指有感觉过敏或迟钝。大鱼际肌萎缩，拇指对掌无力。腕部正中神经 Tinel 征阳性。屈腕试验：屈肘、前臂上举，双腕同时屈曲 90°，1 分钟内患侧即会诱发出正中神经刺激症状，阳性率 70%左右（图 56－15）。

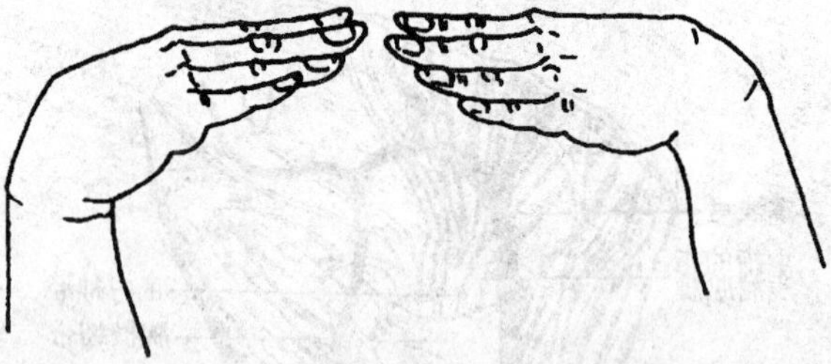

图 56－15 屈腕试验 Phalen 试验

4. 电生理检查 肌电图示正中神经传导速度测定有神经损害征。

【治疗】

1. 制动、封闭 早期腕关节于中立位制动休息。病程长的可在腕管内注射醋酸泼尼龙，通常可收到较好效果。应注意不能将药物注入正中神经内，否则可能因类固醇晶体积累而产生化学性炎症，反而加重症状。

2. 对腕管内腱鞘囊肿、慢性滑膜炎可手术切除。由于腕管壁增厚、腕管狭窄者可行腕横韧带切开减压术。如果发现正中神经已变硬或局限性膨大，应作神经外膜切开、神经松解术。除经典术式外，腕管小切口松解减压术，操作简单，易于掌握，值得推广。

二、肘管综合征

本综合征是指尺神经在肘部尺神经沟内的一种慢性损伤，较为常见。肘外翻、尺神经半脱位、肱骨外上髁骨折、肘部的创伤性骨化性肌炎为临床较常见原因。

【应用解剖】

尺神经在上臂下段走行于肱二头肌筋膜浅面内侧，经尺神经沟到前臂肌间下行。尺神经沟的浅面有尺侧副韧带和尺侧屈腕肌筋膜共同形成的顶，两者之间的通道称为肘管。尺神经即被约束在肘管之中。当肘关节屈、伸时，尺神经在肘管内被反复牵张或松弛。

【临床表现】

1. 首先出现手背尺侧、小鱼际、小指及环指尺侧半感觉异常，通常为麻木或刺痛。继而可出现小指对掌无力及手指活动不灵活。

2. 检查可见手部小鱼际肌、骨间肌萎缩，以及环、小指呈爪状畸形。前述区域皮肤痛觉减退。夹纸试验阳性及尺神经沟处 Tinel 征阳性。

3. 电生理检查发现肘下尺神经传导速度减慢，小鱼际肌及骨间肌肌电图异常。

4. 基本疾病表现　如肘外翻、尺神经沟处增厚或有包块。X 线片显示局部有移位骨块或异常骨化等。

【治疗】

尺神经前置术是基本治疗方法。如术中发现该段尺神经较硬，则应切除神经外膜，并行束间松解才能彻底解决问题。术后多能较快恢复正常感觉，但已萎缩的肌肉较难恢复正常。

三、梨状肌综合征

梨状肌综合征是坐骨神经在臀部受到卡压的一种综合征，在下肢神经慢性损伤中最为多见。由于易与腰椎间盘突出症所致坐骨神经痛混淆，故值得注意。

【应用解剖】

梨状肌是髋关节小外旋诸肌中最上一个，坐骨神经约 85％经梨状肌下缘出骨盆，向下行于上孖肌、闭孔内肌、下孖肌、股方肌和臀大肌之间，然后到大腿后方支配大腿后侧及膝以下的运动和感觉。

【病因】

臀部外伤出血、粘连、瘢痕形成；注射药物使梨状肌变性、纤维挛缩；髋臼后上部骨折移位、骨痂过大均可使坐骨神经在梨状肌处受压。

【临床表现】

梨状肌综合征是以坐骨神经痛为主要表现，疼痛从臀部经大腿后方向小腿和足部放射。由于症状较剧且影响行走，故病人就诊时间也较早，肌力的下降多不太严重。检查时病人有疼痛性跛行，轻度小腿肌萎缩，小腿以下皮肤感觉异常。有时臀部（环跳穴附近）可扪及索状（纤维瘢痕）或块状物（骨痂）。“4”字试验时予以外力拮抗可加重或诱发坐骨神经痛，臀部压痛处 Tinel 征可阳性。有髋臼骨折病史者 X 线片上可显示移位的骨块或骨痂。

【治疗】

早期梨状肌综合征可经保守治疗而得到缓解，如病因不能解决，已形成较重瘢痕粘连或有骨痂压迫、神经行径变异则需手术治疗。手术效果与病程长短关系很大。

（董乐乐）

第五十七章　腰腿痛

腰腿痛是指下腰部、腰骶部及臀部的疼痛，可伴有一侧或两侧下肢痛及马尾神经损伤症状。这组症状可由多种疾病引起。发病率在成人中约有10%～20%，随着诊断及治疗水平的不断提高，大多数的下腰痛疾病可明确诊断，通过治疗可恢复正常生活并重返工作岗位。

第一节　概　论

【解剖生理概要】

1. 腰骶部是脊柱承重最大的部位，腰椎又是脊柱活动范围最多的部位。这两种因素导致下腰部容易发生急慢性损伤及腰椎退行性改变。

2. 维持腰椎稳定的结构有椎体、椎间盘、椎间关节以及前纵韧带、后纵韧带和连接椎板间的黄韧带。骶棘肌、腰背肌和腹肌等肌筋膜也协助其增加稳定性。

3. 相邻椎体之间的结构为椎间盘，椎间盘是由上下软骨板、中心的髓核及四周的纤维环构成。软骨板是厚约1mm的透明软骨，连接于椎体与椎间盘之间。各种原因的损伤导致纤维环破损时，髓核将突出于纤维环以外，当突出方向为后方或后外侧时，会对马尾及神经根构成压迫，从而出现腰痛及下肢的神经症状。

【病因与分类】

导致腰腿痛的病因很多，创伤、炎症、退行性疾病、肿瘤及先天发育性疾病均可成为腰腿痛的原因。表57－1说明与其相关的疾病，供学习和临床诊治时参考。

表57－1　腰腿痛病因分类

	脊柱	软组织	椎管	内脏
损伤	椎体骨折 椎弓断裂 脊椎滑脱 椎间盘突出	腰肌扭伤 腰背筋膜损伤 棘上、棘间韧带损伤	创伤后骨性狭窄 创伤后血肿及瘢痕	肾挫伤
炎症	结核、骨髓炎 强直性脊柱炎 类风湿性关节炎	纤维组织炎 筋膜炎 血管炎 神经炎	蛛网膜炎 硬膜外感染 脊髓炎 神经根炎	消化性溃疡 胰腺炎 前列腺炎 肾炎 肾盂肾炎 盆腔炎 上尿路结石
退变	腰椎骨关节炎 小关节紊乱 骨质疏松症		椎体后缘骨赘 椎管狭窄 黄韧带肥厚	内脏下垂
发育异常	脊柱裂 侧凸、后凸 移行椎 水平骶椎	脊肌瘫痪性侧弯	脊膜膨出 神经根和神经节变异 血管畸形	游走肾 多囊肾

续表

	脊柱	软组织	椎管	内脏
肿瘤及类肿瘤	血管瘤 转移性肿瘤 嗜伊红肉芽肿 骨巨细胞瘤 脊索瘤 转移癌	脂肪瘤 纤维瘤 血管瘤	脊髓及神经根肿瘤	胰腺瘤 盆腔肿瘤 肾肿瘤 腹膜后肿瘤

【疼痛性质及压痛点】

1. 疼痛性质

(1) 局部疼痛：多见于肌肉、筋膜及韧带的病变或骨性病变继发性肌痉挛所致。疼痛局限，多有固定的明显压痛点。

(2) 牵涉痛或感应痛：亦称反射痛，是指腰骶部骨骼及软组织或腹膜、盆腔脏器疾病时，刺激沿脊神经后根向中枢传导，使同一节段的其他分支的神经支配区出现疼痛感觉。

(3) 放射痛：是神经根受刺激的特有表现。疼痛尖锐并沿受损神经向末梢放射，有明确的节段性感觉、运动、营养及反射异常的神经体征。病程长者有肌萎缩及皮肤神经营养不良性表现。

2. 压痛点　病人在俯卧位，放松肌肉后易找准压痛点。表浅组织疾患的压痛点常有特定的部位。深部结构病变（小关节、椎体、椎间盘等）仅在该结构的体表处有深压痛或叩击痛，不如软组织病变时明确（图 57-1）。

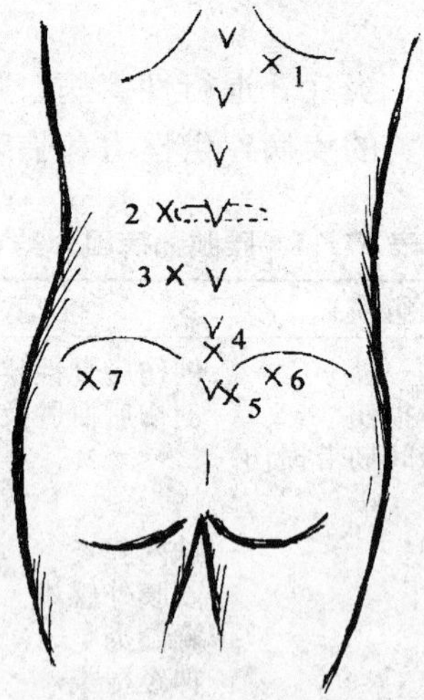

图 57-1　腰痛的常见压痛点

1. 脊肋角　2. 第 3 腰椎横突尖　3. 骶棘肌　4. 腰$_5$～骶$_1$ 棘间
5. 骶髂关节上份　6. 臀肌髂嵴起点　7. 臀上皮神经

第二节　腰椎间盘突出症

腰椎间盘突出症（hernia of intervertebral discs）是因椎间盘变性，纤维环破裂，髓核突出刺激或压迫神经根、马尾神经所表现的一种综合征，是腰腿痛最常见的原因之一，腰椎间盘突出症中以腰$_{4-5}$椎间最常见，腰$_5$-骶$_1$间隙次之。二者之和约占总发病率的90%～96%。

青壮年多发，通过保守及适当的手术治疗，大多数病例愈后良好。

【病因与病理】

1. 椎间盘的退行性改变　这是导致椎间盘突出的基本因素。随年龄增长椎间盘含水量减少及变性逐渐加重。

2. 损伤　外在压力的积累损伤是椎间盘变性的主要原因，也是椎间盘突出的诱因。抬重物、反复弯腰、扭转动作最易引起椎间盘损伤。

3. 解剖因素　椎间盘的纤维环在后方最薄，正中有后纵韧带，故一般情况下髓核较易向后外侧突出。椎间盘有时可向前方或侧方突出，但由于很少引起症状，而不被认知。

4. 妊娠　妊娠期盆腔、下腰部组织充血明显，各种结构相对松弛，而腰骶部又承受较平时更大的重力，这样就增加了椎间盘损害的机会。

【分型】

腰椎间盘突出症分型的方法较多，各有其根据及侧重面，从病理变化及CT、MRI发现，结合治疗方法可作如下分型。

1. 膨隆型　纤维环有部分破裂，而表层完整，此时髓核因压力而向椎管局限性隆起，但表面光滑。这一类型经保守治疗大多可缓解或治愈。

2. 突出型　纤维环完全破裂，髓核突向椎管，仅有后纵韧带或一层纤维膜覆盖，表面高低不平或呈菜花状。常需手术治疗。

3. 脱垂游离型　破裂突出的椎间盘组织或碎块脱入椎管内或完全游离，此型不但可引起神经根症状，还易压迫马尾神经，非手术治疗往往无效。

4. Schmorl结节及经骨突出型　前者是指髓核经上、下软骨板的发育性或后天性裂隙突入椎体松质骨内；后者是髓核沿椎体软骨终板和椎体之间的血管通道向前纵韧带方向突出，形成椎体前缘的游离骨块，这两型临床上仅出现腰痛，而无神经根症状，无需手术治疗。

【临床表现】

腰椎间盘突出症常见于20～50岁患者，男女之比约为4～6∶1。20岁以内占6%左右，老人发病率最低。

（一）症状

1. 腰痛　是大多数本症患者最先出现的症状，发生率91%。由于纤维环外层及后纵韧带受到突出髓核刺激，经窦椎神经而产生的下腰部感应痛，有时亦影响到臀部。

2. 坐骨神经痛　大多数患者是腰$_{4-5}$、腰$_5$-骶$_1$间隙椎间盘突出，故坐骨神经痛最为多见，发生率达97%左右。典型坐骨神经痛是从下腰部向臀部、大腿后方、小腿外侧直到足部的放射痛。引起坐骨神经痛的原因有三：① 破裂的椎间盘组织产生化学性物质的刺激及自身免疫反应使神经根发生炎症；② 突出的髓核压迫或牵张已有炎症的神经根，使其静脉回流受阻，进一步增加水肿，从而对疼痛的敏感性增高；③ 受压的神经根缺血。这三种原因相互关联，难以截然分开。

3. 马尾神经受压　向正后方突出的髓核或脱垂、游离椎间盘组织可压迫马尾神经，出现大、小便障碍，鞍区感觉异常，发生率约占0.8%～24.4%。

（二）体征

1. 腰椎侧突　是一种为减轻疼痛的姿势性代偿畸形，具有辅助诊断价值。姿势性脊柱侧凸与缓解神经根受压的关系如图 57-2 示。如神经根与脱出的髓核已有粘连，则无论腰椎凸向何侧均不能缓解疼痛。

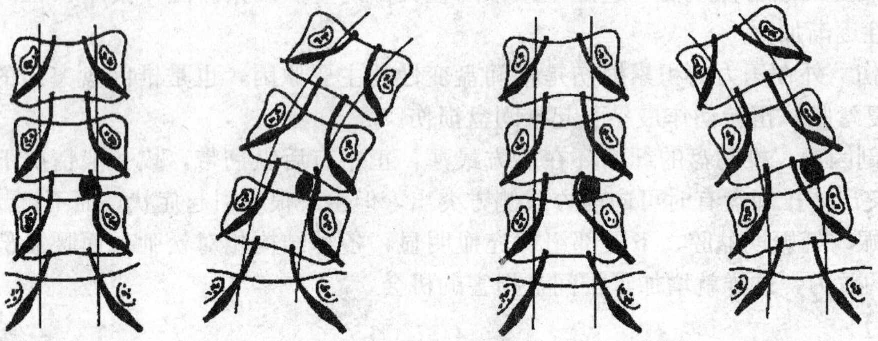

(1)　(2)　(3)　(4)

图 57-2　姿势性脊柱侧凸与缓解神经根受压的关系

(1) 椎间盘突出在神经根内侧时　(2) 神经根所受压力可因脊柱凸向健侧而缓解
(3) 椎间盘突出在神经根外侧时　(4) 神经根所受压力可因脊柱凸向患侧而缓解

2. 腰部活动受限　几乎全部患者都有不同程度的腰部活动受限。其中以前屈受限最明显，是由于前屈位时进一步促使髓核向后移位并增加对受压神经根的牵张之故。

3. 压痛及骶棘肌痉挛　89%患者在病变间隙的棘突间有压痛，其旁侧 1cm 处压之有沿坐骨神经的放射痛。约 1/3 患者有腰部骶棘肌痉挛，使腰部固定于强迫体位。

4. 直腿抬高试验及加强试验　患者仰卧，伸膝，被动抬高患肢，抬高在 60°以内即可出现坐骨神经痛，称为直腿抬高试验阳性，其阳性率约 90%。在直腿抬高试验阳性时，缓慢降低患肢高度，待放射痛消失，这时再被动背屈患肢踝关节以牵拉坐骨神经，如又出现放射痛称为加强试验阳性。有时因突出髓核较大，抬高健侧下肢也可因牵拉硬脊膜而累及患侧诱发患侧坐骨神经产生放射痛。

5. 神经系统表现

(1) 感觉异常：80%患者有感觉异常。腰 5 神经根受累者，小腿前外侧和足内侧的痛、触觉减退；骶 1 神经根受压时，外踝附近及足外侧痛、触觉减退。检查需注意，有较大髓核突出者，可压迫下一节段神经根，而出现双节段神经根损害征象。

(2) 肌力下降：约 70%～75%患者肌力下降。腰 5 神经根受累时，踝及趾背伸力下降；骶 1 神经根受累者，趾及足跖屈力减弱。

(3) 反射异常：约 71%患者出现反射异常。踝反射减弱或消失表示骶 1 神经根受压；如马尾神经受压，则为肛门括约肌张力下降及肛门反射减弱或消失。

(三) 特殊检查

1. X 线平片　单纯 X 线平片不能直接反映是否存在椎间盘突出。片上所见脊柱侧凸，椎体边缘增生及椎间隙变窄等均提示退行性改变。如发现腰骶椎结构异常（移行椎、椎弓根崩裂、脊椎滑脱等），说明相邻椎间盘将会由于应力增加而加快变性，增加突出的机会。此外，X 线平片可发现有无结核、肿瘤等骨病，有重要鉴别诊断意义。

2. X线造影 脊髓造影、硬膜外造影、脊椎静脉造影等方法都可间接显示有无椎间盘突出及突出程度，准确性达80%以上。

3. B超 B超诊断椎间盘突出症是一种简单的无损伤方法，近年来发展较快。因受到病人体型影响，定位诊断较困难以及受操作者局部解剖知识的水平、临床经验等影响，尚需进一步研究，总结经验。

4. CT和MRI CT可显示骨性椎管形态，黄韧带是否增厚及椎间盘突出的大小、方向等，对本病有较大诊断价值，目前已普遍采用。MRI可全面地观察各腰椎间盘是否病变，也可在矢状面上了解髓核突出的程度和位置，并鉴别是否存在椎管内其他占位性病变。以上两种方法的缺点是当多个椎间隙有不同程度的椎间盘退变、突出时，难以确认是哪一处病变引起症状。

5. 其他 电生理检查（肌电图、神经传导速度及体感诱发电位）可协助确定神经损害的范围及程度，观察治疗效果。实验室检查对本症帮助不大，但在鉴别诊断中有其价值。

【诊断】

典型腰椎间盘突出症病人，根据病史、症状、体征，以及X线平片上相应神经节段有椎间盘退行性表现者即可做出初步诊断。结合X线造影、CT、MRI等方法，能准确地做出病变间隙、突出方向、突出物大小、神经受压情况及主要引起症状部位的诊断。如仅有CT、MRI表现而无临床表现，不应诊断本病。

【鉴别诊断】

由于腰椎间盘突出症早期可仅表现为腰痛，后期又有腰腿痛，这与多数可引起腰痛、腿痛及少数可同时有腰腿痛的其他疾病混淆。故其鉴别诊断既重要，又复杂。

以下择要点予以介绍。

（一）与腰痛为主要表现疾病的鉴别

1. 腰肌劳损和棘上、棘间韧带损伤 这是一类最常见的腰痛原因。

2. 第3腰椎横突综合征 第3腰椎横突通常较第2、4腰椎横突长，又居于腰椎中部，故成为腰部活动的力学杠杆的支点，容易受到损伤。本症疼痛主要在腰部，少数可沿骶棘肌向下放射。检查可见骶棘肌痉挛，第3腰椎横突尖压痛，无坐骨神经损害征象。局部封闭治疗有很好的近期效果。

3. 椎弓根峡部不连与脊椎滑脱症 椎弓根先天性薄弱而发生的疲劳骨折或外伤骨折常不易连接，有可能在这一基础上发生脊椎向前滑脱。这两者均可能出现下腰痛。脊椎滑脱程度较重时，还可发生神经根症状，且常诱发椎间盘退变、突出。腰骶部X线斜位片可证实椎弓根骨折；侧位片可了解有无椎体向前滑脱及其程度。

4. 腰椎结核或肿瘤 腰椎骨、关节结核和肿瘤均是腰痛的重要原因。相应章节已有介绍。这里应指出的是，这两种疾病后果严重，不容延误，故对可疑的腰痛患者应常规行X线摄片，必要时作放射性核素骨显像，以协助诊断。

（二）与腰痛伴坐骨神经痛的疾病的鉴别

1. 神经根及马尾肿瘤 神经根鞘膜瘤与椎间盘侧后方突出、马尾肿瘤与椎间盘正后方突出的临床表现相似。神经肿瘤发病较缓慢，呈进行性损害，通常无椎间盘突出症那样因运动而诱发的病史。X线平片不一定有椎间盘退行性表现，而椎弓根距离及椎间孔的孔径均多增大。脊髓造影、MRI及脑脊液检查是主要鉴别诊断依据。

2. 椎管狭窄症 是指多种原因所致椎管、神经根管、椎间孔的狭窄，并使相应部位的脊髓、马尾神经或脊神经根受压的病变。腰椎椎管狭窄症临床上以下腰痛、马尾神经或腰神经根受压，以及神经源性间歇性跛行为主要特点。过去认为有无间歇性跛行是椎管狭窄症与椎间盘突出症的重要区别，实际上大约1/3椎间盘突出患者也发生间歇性跛行。两者主要鉴别需用X线摄片、造影、CT、MRI来确立。

（三）与坐骨神经痛为主要表现的疾病鉴别

1. 梨状肌综合征　坐骨神经从梨状肌下缘（84.2%）或穿过梨状肌（15.8%）下行。如梨状肌因外伤、先天异常或炎症而增生、肥大、粘连，均可在肌收缩过程中刺激或压迫坐骨神经而出现症状。病人以臀部和下肢痛为主要表现，症状出现或加重常与活动有关，休息即明显缓解。体检时可见臀肌萎缩，臀部深压痛及直腿抬高试验阳性，但神经的定位体征多不太明确。髋关节外展、外旋位抗阻力时（梨状肌强直性收缩）可诱发症状，此点在椎间盘突出症时较少见。

2. 盆腔疾病　早期盆腔后壁的炎症、肿瘤等，当其本身症状尚未充分表现出来时，即可因刺激腰、骶神经根而出现骶部痛，或伴单侧或双侧下肢痛，这时鉴别较为困难。故对不典型之腰腿痛患者，应想到盆腔疾病的可能，常规进行直肠、阴道检查及骨盆平片、B超检查。即使未发现异常，仍应严密随访，直到确诊为某一疾病为止。

【治疗】

1. 非手术治疗　腰椎间盘突出症中约80%的病人可经非手术疗法缓解或治愈。其目的是使椎间盘突出部分和受到刺激的神经根的炎性水肿加速消退，从而减轻或解除对神经根的刺激或压迫。非手术治疗主要适应于：① 年轻、初次发作或病程较短者；② 休息后症状可自行缓解者；③ X线检查无椎管狭窄者。

（1）绝对卧床休息：当症状初次发作时，立即卧床休息。绝对一词虽然不太科学，但为的是强调大、小便均不应下床或坐起，这样才能收到良好的效果。卧床3周后带腰围起床活动，3个月内不作弯腰持物动作，此方法简单有效，但难以坚持。

（2）持续牵引：采用骨盆牵引可使椎间隙略为增宽，减少椎间盘内压，扩大椎管容量从而减轻对神经根的刺激或压迫。牵引重量根据个体差异在7～15kg，抬高床足作反牵引（图57－3），共2周。孕妇、高血压和心脏病患者禁用。也可使用间断牵引法，每日2次，每次

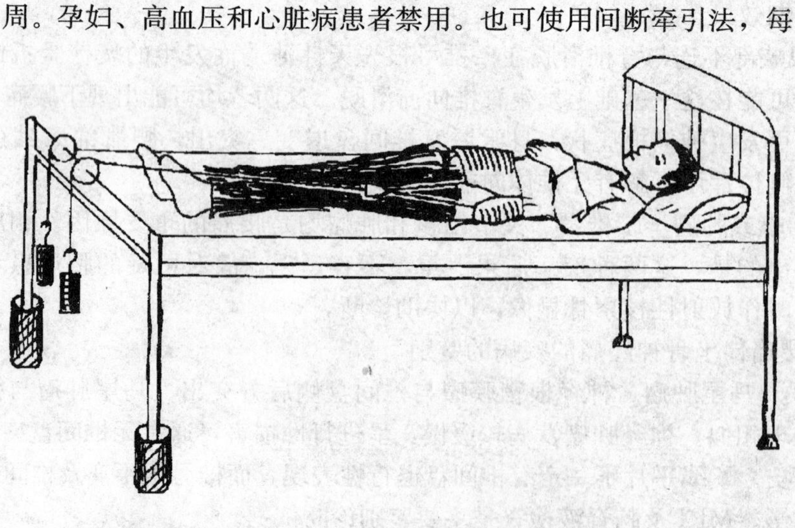

图57－3　骨盆牵引法

1～2 小时，但效果不如前者。目前有多种电脑控制的牵引床问世，可控制牵引重量、改变力线、操作简便，适用于不同情况的病人。

(3) 理疗和推拿、按摩：可使痉挛的肌肉松弛，进一步减轻椎间盘压力。应注意的是，暴力推拿按摩往往弊多于利。适应证掌握不好会造成较多后遗症。

(4) 皮质激素硬膜外注射：皮质激素是一种长效抗炎剂，可减轻神经根周围的炎症、粘连。国内常用醋酸泼尼龙 1.7ml，加 2%利多卡因 4ml 行硬膜外注射，每 7～10 天 1 次，3 次为一疗程。间隔 2～4 周后可再用一疗程，如无效则无需再用此法。近年来甲泼尼龙及其他皮质类固醇制剂使用渐多，但如无根据不宜任意加入其他药物共同注射，以免产生不良反应。

(5) 髓核化学溶解法：本方法是将胶原蛋白酶注入椎间盘内或硬脊膜与突出的髓核之间，利用这种酶选择性溶解髓核和纤维环，使椎间盘内压力降低或使突出的髓核缩小达到缓解症状的目的。此方法效果不显著且有一定的后遗症，故临床已较少应用。

2. 经皮髓核切吸术　是通过椎间盘镜或特殊器械在 X 线监视下直接进入椎间隙，将部分髓核绞碎吸出，从而减轻了椎间盘内压力达到缓解症状的目的。主要适合于膨出或轻度突出型的病人，且不合并侧隐窝狭窄者。对明显突出或髓核已脱入椎管者仍不能回纳。

3. 手术治疗　已确诊的腰椎间盘突出症患者，经严格非手术治疗无效，或马尾神经受压者可考虑行髓核摘除术。手术要较好掌握手术指征及提高手术技巧。近年来采用微创外科技术使手术损伤减小，取得一定效果。针对腰椎间盘病变本身及手术治疗后产生的腰椎不稳定的问题，现代医学研究得较多。目前椎间盘摘除后的椎间融合器以及前后路的固定已较多在临床上应用，取得了较好的临床效果。

【预防】

由于腰椎间盘突出症是在退行性变基础上受到积累伤所致，而积累伤又是加速退变的重要因素，故减少积累伤就显得非常重要。长期坐位工作者需注意桌、椅的高度，定时改变姿势。职业工作中常弯腰劳动者，应定时伸腰、挺胸活动，并使用宽腰带。治疗后病人在一定时期内配带腰围，但应同时加强背肌训练，增加脊柱的内在稳定性。长期使用腰围而不锻炼腰背肌，反可因废用性肌萎缩而带来不良后果。如需弯腰取物，最好采用屈髋、屈膝下蹲方式，减少对椎间盘后方的压力。

第三节　腰椎管狭窄症

腰椎管狭窄症是指腰椎管因某种因素产生骨性或纤维性结构的异常，导致一处或多处管腔狭窄，使马尾神经或神经根受压所引起的一种综合征。40 岁以上者较多见。

【病因与分类】

本症发生有骨性原因、软组织原因、先天性因素，而最多见于退行性变因素。狭窄可发生在椎管中央部称中央椎管狭窄，也可发生在椎管侧方称侧隐窝狭窄。可在自然姿势下产生症状，也可在改变体位时才出现症状。下腰椎管负重最大，活动最频，退行性变明显，损伤机会亦多，故腰 4、腰 5 发病率亦最高。

【临床表现与诊断】

(一) 症状

1. 神经源性马尾间歇性跛行　多数患者在走一段路程（50～500m）后，出现下肢疼痛、麻木、无力，以致不能继续行走，稍休息或下蹲、弯腰、抬腿后又可走一段，如此周而复始。

2. 腰腿痛　多数表现为腰腿皆疼痛，腿痛可在单侧或双侧。疼痛多见于站立位、过伸位或行走较久。若取前屈位、卧位、坐位、蹲下以及骑自行车时疼痛消失或减轻。

3. 其他　麻木可表现在单侧或双侧，偶有鞍区麻木，大小便失禁或阳痿。

（二）体征　症状较重，而体征相对较轻，有少数病例，特别是早期病人，临床检查时无任何阳性体征。

1. 脊柱　腰椎生理前凸减少或消失，腰椎活动受限主要表现在后伸，脊柱过伸试验阳性，是诊断本症主要体征之一。

2. 下肢感觉、运动、反射改变　往往表现在两侧，不像腰椎间盘侧突会压迫相应的一条神经根，而是多条神经根轻微受压出现的临床体征。

3. 其他　直腿抬高试验阳性者相对少，且放射痛不明显。严重者可有鞍区麻木，肛门括约肌松弛无力。

（三）影像检查　X线片显示椎体狭窄、椎间关节和椎板的退行性改变。脊髓造影其诊断符合率在90%左右，但不能显示侧隐窝。CT对诊断椎管狭窄，特别是侧隐窝狭窄尤为有利，但仅能显示相对空间关系，必须结合症状和体征。

如上所述，具有① 间歇性跛行（步行百步难，骑车行十里）；② 主观症状重，客观体征相对较少；③ 腰部后伸受限，后伸疼痛。加之，影像检查显示骨性或纤维结构的相对狭小，压迫硬膜囊和神经根，可做出诊断。需要注意的一点是不少病例既有腰椎管狭窄，又有腰椎间盘突出。

【治疗】

1. 保守治疗　仅适宜于症状轻而体征又少的病人。保守治疗包括卧床休息，腰肌锻炼，围腰保护，轻手法按摩，以及骨盆牵引等。部分病人硬膜外封闭也能取得一定疗效。

2. 手术治疗　指征为：① 活动时疼痛难忍，经保守治疗无效；② 间歇性跛行进行性加重，行走距离逐渐缩短；③ 神经功能出现明显障碍。手术的关键是松解狭窄区对马尾神经和神经根的嵌压刺激，又无损脊柱的稳定性。

第四节　急性腰扭伤

急性腰扭伤临床上较为多见，好发于青壮年。多因从事体力劳动或体育运动致伤。由于受损机制的不同，可导致下述组织结构一部分或多部分损伤，包括腰部肌肉、韧带、筋膜、椎间关节及骶髂关节等。

【病因】

腰部负荷过重、活动范围过大及动作不协调是腰扭伤的原因。没有准备的重体力劳动和激烈的体育活动较为多见。

【临床表现】

腰扭伤时患者多述腰部有撕裂声或断裂感，伤后腰部剧痛，活动时疼痛显著，不能翻身。咳嗽、大声说话、腹部用力等均感疼痛加重。轻者受伤当时症状不显著，数小时后或次日往往腰痛更重。

检查时腰肌痉挛，腰僵硬或呈强直，腰椎生理性前突消失，活动困难。腰部有明确的压痛点，腰肌损伤者压痛在两侧骶棘肌处、髂棘后部边缘；棘上、棘间韧带损伤，在局部有明显而固定的压痛；椎间关节扭伤在棘突旁有明显的压痛；骶髂关节扭伤在相应部位出现压痛。

急性腰扭伤一般无下肢痛，有时可出现牵涉性腿痛，但直腿抬高试验及加强试验多为阴性。骶髂关节损伤时，斜扳试验、骶髂关节扭转试验（Gaenslen 征）阳性。

在诊断急性腰扭伤时，应摄腰部 X 线片，排除腰骶部骨性损伤。急性腰扭伤本身的 X 线表现一般无特殊异常，可见腰椎生理弯曲消失或痛性侧弯，以及原有的骨关节增生退变及先天性骨关节畸形等。

【治疗】

（一）卧床休息　可减轻疼痛及腰肌痉挛，有利于损伤组织的修复。轻者休息数日，重者需卧床 2～3 周。

（二）激素封闭　应用醋酸氢化可的松或泼尼龙 25mg，加 2%普鲁卡因 4～6ml 痛点注射，每周 1 次，一般 1～3 次即有明显好转。

（三）服用舒筋活血中药及镇静止痛药物。

（四）腰背肌锻炼　在腰扭伤恢复期，积极锻炼腰背肌力，以促进血液循环，增强肌力，防止粘连，以利早日康复。

第五节 慢性腰痛

慢性腰痛在临床上甚为常见，它不是疾病的名称，而是一组症状。引起慢性腰痛的原因很多，多数为腰部慢性劳损所致。

【病因与病理】

（一）腰骶部慢性劳损

1. 继发于急性损伤、急性腰扭伤或反复多次腰肌轻微损伤，未能及时有效地治疗，损伤的软组织不能充分修复，导致瘢痕、粘连及慢性无菌性炎症，引起慢性腰痛。

2. 肌肉、韧带、关节积累性劳损可因长期弯腰工作，以及腰部长期超负荷重力等，使肌肉、韧带过度紧张牵拉，导致在其附着点积累性损伤。早期损伤的组织发生撕裂、充血、水肿、渗出等损伤性炎症，久之引起粘连、肥厚、瘢痕、挛缩、变性等，使腰痛长期不愈。

3. 腰骶部先天性畸形　腰骶部常见脊柱裂、腰椎骶化、骶椎腰化、半椎体畸形等。腰骶部畸形使脊柱稳定性遭受破坏。腰部活动时，肌肉、韧带受力不对称，使腰部软组织发生继发性劳损，成为慢性腰痛的原因。

4. 慢性腰骶关节劳损　是慢性腰痛常见原因。可以是急性腰骶关节损伤未能治愈的后遗症；也可起于腰骶部长期承受机械应力而劳损。常发生于腰椎前突增加的患者。

5. 陈旧性胸腰椎屈曲型骨折　若早期治疗不当产生后突畸形，使腰背部肌肉长期处于紧张状态，腰椎代偿性前凸增加，引起慢性腰痛。

（二）其他　腰椎骨关节退变增生、肿瘤、感染、骨软骨病、骨质疏松症、强直性脊柱炎、脊柱侧凸畸形，以及椎管内疾病、内脏疾病的神经牵涉痛等，均可引起慢性腰痛。

【临床表现】

本节仅讨论慢性腰部劳损的临床表现。

1. 病史　多无明确的外伤史，但有重体力劳动、长期弯腰或持续特殊体位工作的病史，少数患者曾有急性腰扭伤史。

2. 持续性腰痛　劳累后或腰部长时间处于某种姿势时腰痛加重，休息或稍做活动后减轻，腰部按压、叩击有舒适感。腰痛可持续数月数年，时轻时重，有时急性发作，出现急性腰扭伤的症状。

3. 疼痛性质　多为隐痛，呈酸胀、重压、僵硬感。腰活动受限，怕弯腰工作。

4. 压痛点　在损伤的相应部位局限性压痛，压痛位于第 3 腰椎横突处，为第 3 腰椎横突综合征；压痛位于棘突之上为棘上韧带损伤；压痛位于棘突间，前屈时疼痛加重，为棘间韧带损伤；压痛在腰骶关节，多为腰骶关节损伤；腰部两侧有广泛压痛，可触及索条或结节，为纤维织炎。

5. 骶髂关节劳损时　骶髂关节扭转试验或斜扳试验阳性。

6. X线检查　多无异常发现，有时可见腰椎增生、先天性畸形、腰骶关节间隙变窄。

【治疗】

1. 寻找并避免引起腰部慢性劳损的原因。

2. 激素封闭　对有局限性压痛者，用醋酸氢化可的松或泼尼龙 25mg，加 2%普鲁卡因 4～6ml，痛点注射，每周 1 次。必要时可重复封闭。

3. 腰背肌功能锻炼　是治疗慢性腰痛重要的方法，以增强肌力，减轻疼痛，避免复发。

4. 推拿按摩　是治疗本症行之有效的方法。能缓解肌肉痉挛，促进血液循环，起到消肿止痛之功效。

5. 针灸、理疗、热疗、镇痛解痉及舒筋活血中药治疗。

6. 手术治疗　个别患者经各种方法治疗无效时，考虑行软组织松解术，但应从严掌握。

（张丽芳）

第五十八章　颈肩痛

第一节　概　论

【解剖生理概要】

1. 颈部上有头部的重量，下为稳固的胸椎，颈椎活动范围大，在生活和工作中，颈部和上肢经常进行各种活动，容易发生急慢性损伤。

2. 颈椎有 7 个椎骨，颈 1 又名寰椎，颈 2 又名枢椎，颈 1、2 之间无椎间盘。颈椎棘突分叉，横突短而宽，有横突孔，椎动脉穿过横突孔上行，进入颅内之后左右椎动脉汇合成基底动脉，供应颅内血液。椎动脉受压可导致脑供血不足。颈椎有独特的钩椎关节（Luschka 关节），是由椎体上面两侧嵴状突起部（钩突）与上一椎体下面侧缘凹陷部相对合构成（图 58-1）。椎间盘退变时，钩椎关节可发生退行性变，钩突增生，向椎管、椎间孔和横突孔内突出，压迫神经和椎动脉。

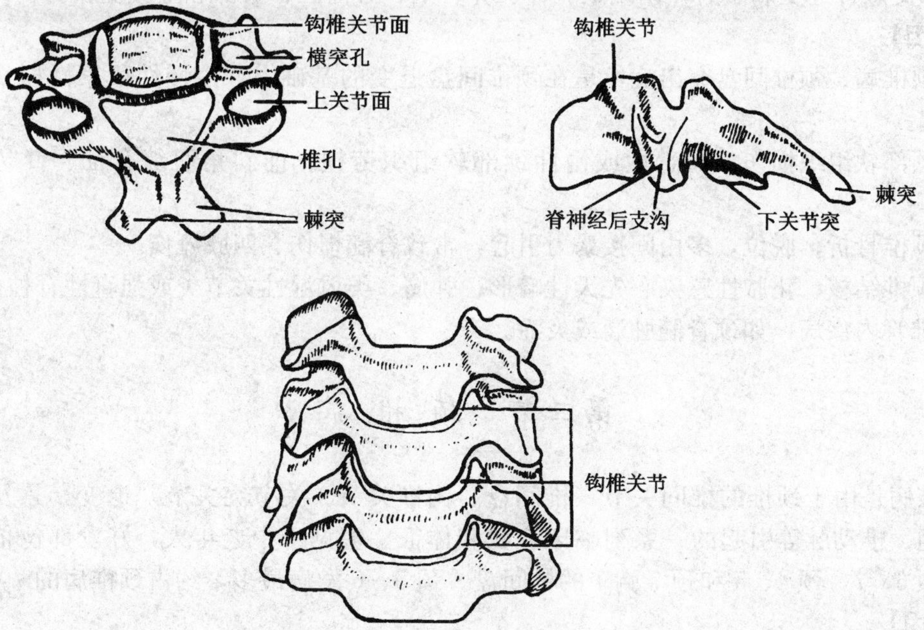

图 58-1　颈椎解剖

3. 与颈椎病有关的神经解剖

颈 1～4 神经的前支组成颈丛，发出运动支支配颈肌、膈肌及颈、枕、面部和外耳的皮肤感觉。其后支形成颈后丛，以颈 2 后支发出的枕大神经与临床关系较大，当受刺激时，可出现枕颈部疼痛及同侧头皮感觉异常。

颈5～胸1脊神经前支组成臂丛，支配肩和上肢的运动和感觉。

颈交感神经节前纤维起源于胸1以下脊髓侧柱细胞，上升至颈部形成交感神经节，由神经节发出节后纤维。节后纤维的走行分布于三个方面：

（1）进入脊神经，随脊神经的前支和后支抵达该神经的支配区。

（2）支配眼内肌并与颅神经相通，分布于头颈部的动脉，并组成心脏神经丛。

（3）经椎间孔进入椎管，分布于硬脊膜、后纵韧带和纤维环外层（图58－2）。

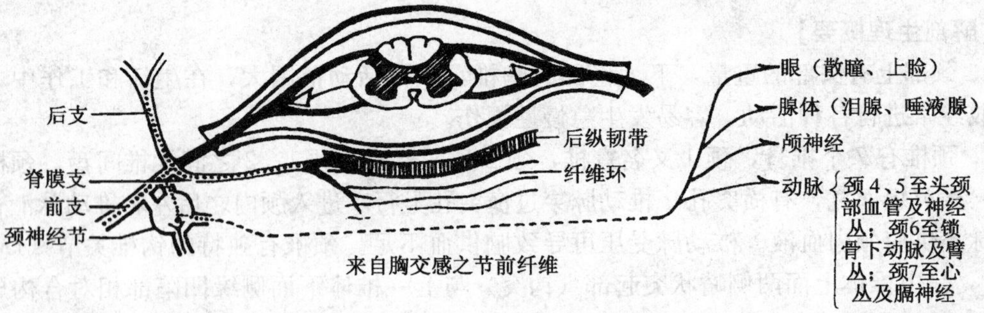

图58－2　颈交感神经通路示意图

颈部交感神经受刺激后，出现眼、耳、鼻、咽、心前区、头部和上肢症状。

【病因】

1. 颈椎病、颈椎间盘突出症，是在颈椎间盘退变的基础上，由慢性积累性损伤或急性损伤引起。

2. 颈部软组织损伤，如急性或慢性颈部软组织劳损、前斜角肌综合征、臂丛神经损伤等。

3. 颈椎骨折、脱位，多由间接暴力引起，常致脊髓损伤、四肢瘫痪。

4. 颈椎结核、化脓性感染、先天性畸形、肿瘤、类风湿性关节炎或强直性脊柱炎等。

5. 椎管内疾病，如颈脊髓肿瘤或炎症。

第二节　颈椎病

颈椎病是由于颈椎的椎间关节（椎间盘、钩椎关节、关节突关节）退变，累及颈神经根、脊髓、椎动脉等引起的一系列临床症状和体征。多见于中老年人，好发部位依次为颈5、6，颈6、7，颈4、5和颈7胸1的椎间盘。颈5、6发病最多，约占颈椎病的70%。

【病因】

1. 颈椎间盘退行性变是颈椎病发病的基本病因，颈椎位于头和胸椎之间，活动度最大，椎间盘不断受到压应力、切应力和旋转应力，随着年龄的增长，使椎间盘发生退行性变，失去水分和弹性。

2. 不良姿势，如会计、文秘人员、低头修理工人、睡眠时的高枕等，颈部长期处于前屈位，使髓核向后方移动，后方的纤维环受压退变，使髓核容易向后方膨出或突出。

【病理】

1. 骨赘形成　颈椎间盘变性后，椎间盘失去高度，椎间隙变窄，前后纵韧带松弛，发生椎体间的不稳定，关节突重叠、移位，椎间孔变小。当颈椎活动时，椎体间活动度加大。

其结果：

(1) 变性的椎间盘向四周膨隆，椎体边缘上的外骨膜掀起，在骨膜下形成唇样骨赘，骨赘连同膨出的纤维环、后纵韧带，在椎间盘后部形成突向椎管的混合突出物。

(2) 关节突关节、钩椎关节反复受压和摩擦，发生退行性变、钩椎关节和椎体骨质增生、黄韧带性肥厚等。

2. 压迫周围组织

(1) 椎体后方有坚韧的后纵韧带，混合突出物多在较薄弱的后纵韧带外侧突出，而该部位正是神经根所在的一段狭窄管道，神经根在此管道内受压，而引起神经根型颈椎病（图 58-3）。

(2) 混合突出物若在后侧正中突出，则压迫颈脊髓前方；而黄韧带的肥厚与皱褶，则压迫脊髓的后方。脊髓受到“前后夹击”，引起脊髓型颈椎病（图 58-3）。

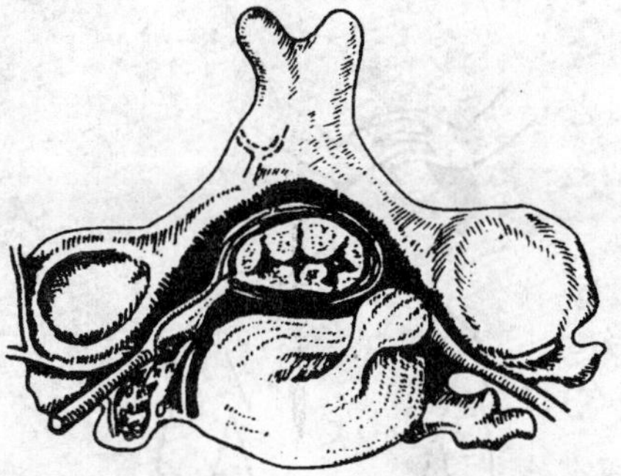

(1) 颈椎间盘向后侧突出、挤压神经根

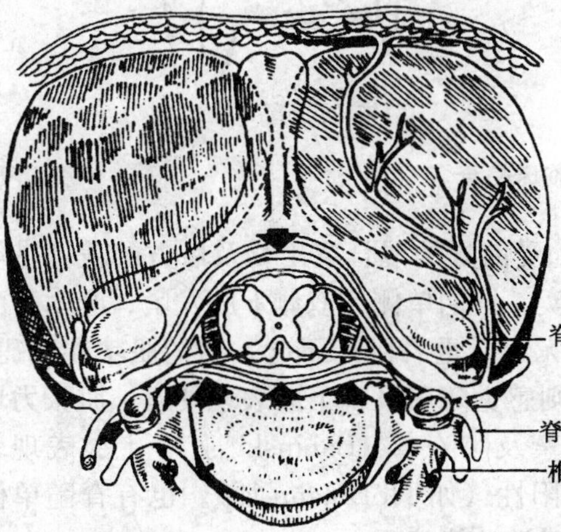

(2) 颈 5-6颈椎间盘横剖面立体示意图　棘突两旁为颈部肌肉。黑色箭头表示椎间盘突出、骨赘增生或黄韧带肥厚等可能压迫颈段脊髓、脊神经根、脊神经节、脊神经前支、支配后颈部肌肉皮肤的脊神经后支内侧支或椎动脉之处

图 58-3　颈椎病神经、血管受压示意图

(3) 钩椎关节的骨赘、椎体侧方边缘的增生，可压迫椎动脉，引起椎动脉型颈椎病或刺激交感神经链，发生交感神经型颈椎病。

3. 粘连　突出物及骨赘压迫和刺激周围的神经和血管，产生损伤性炎症水肿和渗出，久之水肿消退后，与颈脊髓的硬脊膜、神经根袖、椎动脉粘连及纤维化，使症状长期迁延。

【临床表现】

按病理激惹或压迫的主要结构所引起的临床症状，将颈椎病分为神经根型、脊髓型、椎动脉型、交感神经型及混合型。

（一）神经根型　发病率最高，约占颈椎病的60%。年龄多在30岁以上，是颈椎间盘向后外侧突出，刺激、压迫颈神经根所致。起病缓慢，患侧上肢放射痛，向上臂、前臂和手指放射。呈烧灼样、沉重感或酸痛，手指麻木、发凉、活动不灵，精细动作困难。常有颈枕部、肩胛区、前胸疼痛，低头过久、咳嗽、喷嚏时疼痛加重。

检查可见颈部僵硬，活动受限，颈前凸消失，下位颈椎棘突旁和横突压痛。颈6神经根受累时（颈5、6椎间盘病变）拇指和示指感觉障碍，肱二头肌腱反射减弱；颈7神经根受累时（颈6、7椎间盘病变）中指感觉障碍，肱三头肌腱反射减弱。臂丛牵拉试验阳性：检查者一手推患侧头部，一手握患肢腕部，肩外展90°，两手同时向相反方向推拉，患肢有放射痛或麻木者为阳性［图58-4（1）］。椎间孔压缩试验（压头试验）：患者坐位，颈后伸，头偏向患侧，检查者用手掌在其头顶加压，患肢有放射痛或麻木者为阳性［图58-4（2）］。

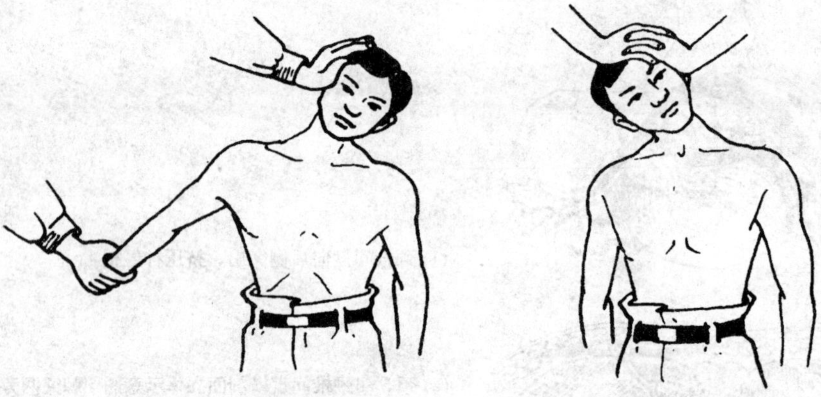

(1) 臂丛牵拉试验　　(2) 椎间孔压缩试验

图58-4　颈椎病的临床检查

（二）脊髓型　约占颈椎病的10%～15%。脊髓受前方的混合突出物及后方的黄韧带等压迫所致。主要表现是逐渐出现自下而上的四肢瘫痪。早期单侧或双侧下肢发紧、麻木、酸胀、软弱无力、行走困难。继而发展至上肢麻木、无力。重者卧床不起，括约肌功能障碍，出现尿潴留。检查可见颈部活动受限，肢体有不规则感觉障碍区，下肢表现硬瘫：肌张力增高、肌力减弱、腱反射亢进、病理征阳性（如踝阵挛及髌阵挛、Babinski征）；上肢表现软瘫：肌张力降低，肌力减弱，腱反射减弱，病理征阳性（如Hoffmann征）。也有脊髓单侧受压者，出现脊髓半切综合征——同侧运动和对侧感觉功能障碍。

（三）椎动脉型　约占颈椎病的10%～15%。椎动脉受刺激和压迫的因素有：

1. 钩椎关节、关节突关节、椎间盘和侧方的骨赘；

2. 椎间盘退变、椎间关节失稳，在头颈过伸位或突然向一侧旋转时，使椎动脉扭曲受压；

3. 颈交感神经受刺激，反射性椎动脉痉挛；

4. 椎动脉粥样硬化。

临床症状为脑缺血表现。发作性眩晕、头痛、恶心、呕吐等，每丁头后仲或转动到某一位置时出现眩晕。有时行走中由于突然扭头而发生眩晕、腿软无力而摔倒，但神志多清醒，并能立即站起，继续步行。在上肢常是肌力突然减退，持物落地。肢体麻木轻瘫、感觉异常、视物不清、耳聋、耳鸣、声音嘶哑等，甚至 Horner 征阳性。

（四）交感型　颈部交感神经分布范围广，受刺激的部位多，引起的症状复杂，诊断比较困难。

1. 头部症状　颈、枕部疼痛、头晕、偏头痛，伴有恶心。

2. 眼耳部症状　眼球胀痛，视物模糊，甚至失明；瞳孔散大或缩小，耳聋耳鸣等。

3. 心脏症状　心前区疼痛、心动过速、过缓。

4. 周围血管症状　血管痉挛者，肢体发冷、麻木。血管扩张者，肢体发热、发红、胀痛，有发汗障碍。

（五）混合型　具有两种分型以上症状者称为混合型。

【诊断】

（一）依靠病史、年龄、各型颈椎病的临床表现，以及详细的神经系统检查。

（二）肌电图　是对肌肉和周围神经的一种电生理检查。神经根型和脊髓型颈椎病在肌电图检查中有明显异常。

（三）X 线检查

1. 正侧位片　观察颈椎的曲度、椎间隙狭窄、椎体前后缘骨赘、后纵韧带钙化、椎管狭窄等。

2. 过伸过屈侧位片　观察颈椎不稳。

3. 斜位片　观察椎间孔狭窄及形态。

4. 张口位正位片　观察寰枢关节。

（四）脊髓造影　对脊髓型颈椎病，可显示脊髓受压的部位、程度和范围。

（五）椎动脉造影　对椎动脉型颈椎病行椎动脉造影，可明确椎动脉有无畸形、狭窄、受压、扭曲。

（六）CT 扫描　通过计算机断层扫描（可结合脊髓造影），观察椎体、椎管、脊髓、骨赘、韧带肥厚钙化、椎间盘突出以及刺激物与脊髓和神经根的关系。

（七）MRI（磁共振成像）　可清晰地显示椎间盘突出及脊髓、神经根受压等病理改变。

【治疗】

（一）非手术治疗

1. 颌枕吊带牵引　适用于脊髓型以外的各型颈椎病，牵引可制动颈椎，解除肌痉挛，缓解椎间盘压力，减轻突出物对神经根的压迫。取卧位或坐位牵引，颈椎前屈 15°～20°，重量 2～6kg，从小重量开始，每次 1/2～1 小时，每日 2～3 次，或持续牵引，每日 6～8 小时。2 周为一疗程。

2. 痛点激素封闭　醋酸泼尼龙 25mg，加 2％普鲁卡因 2ml 痛点注射，每周 1 次，3 次为一疗程。

3. 理疗按摩　可松弛肌肉痉挛，改善局部血供，促进炎性水肿吸收、缓解疼痛。禁用暴力推拿，以防脊髓损伤。

4. 纠正头颈不良姿势　头颈长期过屈位是颈椎病的主要病因。伏案工作宜将桌子垫高，以避免长时间低头工作；睡觉时，枕头不宜过高，以颈部平直为宜。

5. 戴围领和支架　主要用于限制颈椎的过度活动。

（二）手术治疗

手术适应证：

1. 脊髓型颈椎病。

2. 椎动脉型及神经根型经非手术治疗无效者。

手术方法：

1. 前路手术　经前路颈椎间盘切除，行椎体间植骨融合术。于胸锁乳突肌内侧进入，经颈血管鞘与气管食管之间直达椎体前方，以骨刀或环钻切除椎间盘及相邻椎体边缘，并刮除椎体后缘骨赘，解除突出物对脊髓的压迫，最后在上下椎体间植入髂骨。近年有学者主张植骨后用钢板螺丝钉内固定。如有多个椎间盘受累时，在一次手术中可行 3 个椎间盘切除及融合术。

2. 后路手术　后纵韧带骨化引起的椎管狭窄，或多个椎间盘突出，须经后方行椎板切除减压或椎管扩大术。从后侧途径，绝不可做椎管前方的椎间盘切除术，因牵拉脊髓常使瘫痪加重。

3. 前后路联合手术　有些病例脊髓前后方均严重受压，须分期行前、后路手术。

（张丽芳）

第五十九章　骨与关节化脓性感染

第一节　化脓性骨髓炎

化脓性骨髓炎（suppurative osteomyelitis）为化脓性细菌感染而引起的骨膜、骨密质、骨松质与骨髓的化脓性炎性反应。本病是一种常见病。好发于长骨干骺端，儿童常见，男孩多于女孩，致病菌大多数是金黄色葡萄球菌，其次是溶血性链球菌，其他如大肠杆菌，肺炎双球菌等也可引起。

化脓性骨髓炎有三个感染途径：① 血源性感染：身体其他部位的化脓性病灶中的细菌经血液循环播散至骨骼，称血源性骨髓炎；② 创伤后感染：开放性骨折发生了感染，或骨折手术后出现了感染，称为创伤后骨髓炎；③ 蔓延性感染：邻近软组织感染直接蔓延至骨骼，引起骨髓炎，称为外来性骨髓炎，如脓性指头炎引起指骨骨髓炎、慢性小腿溃疡引起胫骨骨髓炎等。各种类型骨髓炎的发病机制全然不同，治疗方法也有差别。

一、急性血源性骨髓炎

【病因】

急性血源性骨髓炎（acute hematogenous osteomyelitis）最常见的致病菌是金黄色葡萄菌，其次是溶血性链球菌，嗜血属流感杆菌、大肠杆菌和产气荚膜杆菌、肺炎球菌和白色葡萄球菌也可致病。近年来金黄色葡萄球菌感染发病率有下降的趋势。

本病的致病菌系经过血源性播散，即身体其他部位的感染性病灶，如疖、痈、扁桃体炎等。原发病灶处理不当或机体抵抗力下降，可因细菌进入血循环发生菌血症或诱发脓毒症。菌栓进入骨营养动脉后往往受阻于长骨干骺端的毛细血管内。一方面，由于在儿童干骺端毛细血管网内血流缓慢，容易使细菌停滞；另一方面，儿童骨骺板附近的微小终末动脉与毛细血管往往弯曲而呈血管襻，加之，儿童干骺端血流丰富而流动缓慢，使细菌更易沉积，因此儿童长骨干骺端为好发部位。

发病前往往有外伤病史。儿童好动，常会发生外伤。局部外伤后因组织创伤、出血、易于发病，可能是本病诱因。

本病发病与生活条件及卫生状况有关，以往，农村发病率明显高于城市，近年来在沿海大城市，血源性骨髓炎已很罕见，但在边远地区，本病仍是常见病。

【病理】

儿童骨骺板附近的微小终末动脉与毛细血管弯曲呈襻，血流缓慢，容易使细菌停滞、沉积，引起感染，故儿童长骨干骺端为好发部位。

本病的特点是：骨质破坏、骨坏死和由此诱发的新骨形成并存。早期以破坏和骨坏死为主，后期以新骨产生与骨性包壳形成为主。

细菌在长骨的干骺端停滞繁殖，阻塞了干骺端小血管，发生骨坏死，局部充血、渗出与白细胞浸润。白细胞释放的蛋白溶解酶破坏了细菌、坏死的骨组织与邻近的骨髓组织。渗出物和破坏的碎屑成为小型脓肿并逐渐增大，使骨腔内的压力增高。其他的血管亦可受到压迫而形成更多的坏死骨组织。脓肿不断扩大并与邻近的脓肿合并成更大的脓肿。由于细菌进入血循环和骨内感染灶形成后，周围为骨质，引流不畅，而多有脓毒症的表现。随着脓肿的不断扩大，感染沿局部阻力较小的组织向四周蔓延（图 59－1）。

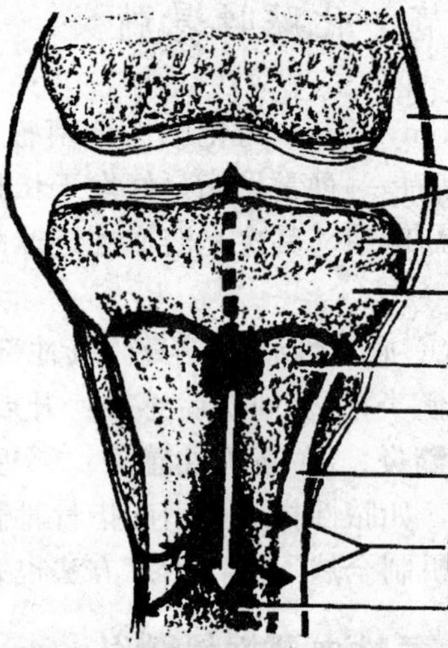

图 59－1　急性血源性骨髓炎的扩散途径

脓腔内高压的脓液可以沿着哈佛管蔓延至骨膜下间隙将骨膜掀起成为骨膜下脓肿。骨密质外层 1/3 的血供系来自骨膜，骨膜的掀起会剥夺了外层骨密质的血供而成为死骨。骨膜穿过后脓液便沿着筋膜间隙流注而成为深部脓肿。穿破皮肤，排出体外，成为窦道。

脓肿也可以穿破干骺端的骨皮质，形成骨膜下脓肿，再由其他骨小管进入骨髓腔。

脓液还可以沿着骨髓腔蔓延，破坏骨髓组织、松质骨和内层 2/3 密质骨的血液供应。严重病例骨密质的内、外面都浸泡在脓液中而失去血供，这样便会形成大块死骨。

因儿童骨骺板具有天然的屏障作用，脓液进入邻近关节比较少见。但在成人，骨骺板已经融合，脓肿可直接进入关节腔形成化脓性关节炎。由于小儿股骨头骺板位于髋关节囊内的解剖学特点，该处骨髓炎可以直接穿破干骺端骨皮质进入关节。

骨组织失去血供后，部分骨组织因缺血而坏死。在周围形成炎性肉芽组织，死骨的边缘逐渐被吸收，使死骨与主骨完全脱离。在死骨形成过程中，病灶周围的骨膜因炎性充血和脓液的刺激而产生新骨，包围在骨干的外层，形成骨包壳，由于骨性包壳不断受到脓液的侵蚀，骨包壳上可形成若干小孔称为骨瘘孔（cloaca），并与皮肤窦道相通。骨包壳内的死骨、脓液和炎性肉芽组织，往往引流不畅，形成感染性骨性死腔。

骨性死腔内的小片死骨可以被肉芽组织吸收掉，或为吞噬细胞所清除，也可经皮肤窦道排出。大块死骨难以吸收或排出，长期留存体内，如不能彻底消除病灶，常有复发，使窦道经久不愈，形成慢性骨髓炎的病理基础。

【临床表现】

急性血源性化脓性骨髓炎可发生在任何年龄，以学龄儿童及青少年为多见。男孩较多，可能由于活动多易受外伤所致。以胫骨上段和股骨下段最多见，其次为肱骨与髂骨，脊柱与其他四肢骨骼都可以发病，肋骨和颅骨少见，外伤性骨髓炎则因外伤情况可发生于任何年龄及部位。

发病前往往有外伤病史，但多难找到原发感染灶，并很少能在病史中询问出原发感染灶。

起病急骤。有寒战，继而高热至39℃以上，有明显的毒血症症状。儿童可烦躁不安，脉搏快弱，甚至谵妄，昏迷、脑膜刺激症状，可有贫血、脱水和酸中毒，重者可有感染性休克。

早期患肢剧痛，呈半屈曲状，周围肌痉挛，因疼痛而拒作主动与被动运动。局部皮温高，有局限性压痛，肿胀并不明显。数天后因骨膜下脓肿形成，局部出现肿胀，压痛更为明显。脓肿穿破骨膜后形成软组织脓肿，因脓肿张力减小，疼痛有所减轻，但局部红、肿、热、压痛都更为明显。如病灶邻近关节，可有反应性关节积液。脓液沿着髓腔播散，则疼痛与肿胀范围更为严重，整个骨干都出现骨破坏后，则有可能发生病理性骨折。

急性骨髓炎的自然病程可以维持3～4周。脓肿穿破后疼痛即刻缓解，体温逐渐下降，脓肿穿破后形成窦道，病变转入慢性阶段。

部分低毒性细菌，特别是白色葡萄球菌所致的骨髓炎，表现很不典型，高热与中毒等症征也较轻。

【辅助检查】

血象增高　白细胞计数增高，一般都在10×10^9/L以上，中性粒细胞可占90%以上。

血培养　早期血培养阳性率较高，但并非每次培养均可获阳性结果，特别是已经用过抗生素者血培养阳性率更低。在寒战高热期抽血培养或初诊时每隔2小时抽血培养一次，共三次，可以提高血培养阳性率。局部脓液培养也可获致病菌，血培养及局部脓液培养所获致病菌应作细菌培养及药物敏感试验，以便及时选用有效药物。

局部脓肿分层穿刺：选用有内芯的穿刺针，在压痛最明显的干骺端刺入，边抽吸边深入，切忌一次穿入骨内，以免将单纯软组织脓肿的细菌带入骨内，抽出浑浊液体或血性液可作涂片检查与细菌培养，涂片中发现多是脓细胞或细菌即可明确诊断。任何性质穿刺液都应作细菌培养与药物敏感试验。

X线检查　急性血源性骨髓炎起病后14天内的X线检查无明显变化，发病后3周左右可有骨质脱钙、破坏，少量骨膜增生，以及软组织肿胀阴影等。用过抗生素的病例出现X线表现的时间可以延迟至1个月左右。骨破坏后有死骨形成，死骨可大可小，小死骨表面为密度增高阴影，位于脓腔内，与周围骨组织完全游离。大死骨可为整段骨坏死，密度增高而无骨小梁结构可见。少数病例有病理性骨折。

CT检查　可以提前发现骨膜下脓肿，对细小的骨脓肿仍难以显示。

核素骨显像　病灶部位因血管扩张和增多，使^{99m}Tc锝早期浓聚于干骺端的病变部位，一般发病后48小时即可有阳性结果。核素骨显像只能显示出病变的部位，但不能作出定性诊断，因而仅有间接帮助诊断的价值。

【诊断与鉴别诊断】

对于血源性骨髓炎应尽早作出明确诊断与合适治疗，才能避免发展成慢性骨髓炎。

早期诊断依据：一是临床表现如急骤的高热与脓毒症的表现、长骨干骺端疼痛剧烈而不愿活动肢体、有明显的压痛区、白细胞计数和中性粒细胞增高、局部分层穿刺阳性结果，二是血培养与分层穿刺液培养获得致病菌，为了提高阳性率，需反复做血培养。对于外伤所引起骨髓炎应有外伤病史与局部症状。

在鉴别诊断方面应该与下列疾病鉴别：

1. 软组织炎症　急性骨髓炎早期与蜂窝织炎、丹毒等软组织炎症早期不易鉴别。软组织炎症时全身中毒症状较轻，而局部红肿较明显，压痛较浅。早期急性骨髓炎压痛征（+），常发生于长骨干骺端处，疼痛剧烈，以单指检查时，患部肢体圆柱形深部压痛征。软组织炎症时，因病变居于骨骼之一侧，故压痛只限于一个或两个平面，这一点对早期鉴别诊断有重要意义。如果鉴别困难，可作小切口引流，骨髓炎可发现骨膜下脓肿。

2. 风湿病与化脓性关节炎　特别是儿童类风湿性关节炎，也可有高热、疼痛。两类疾病都是关节疾病，疼痛部位在关节，浅表的关节可以迅速出现脓肿与积液。

3. 骨肉瘤与尤文肉瘤　特别是尤文肉瘤，常伴发热、白细胞增多、“葱皮样”骨膜下新骨形成等现象，须与骨髓炎鉴别。鉴别要点为：尤文肉瘤起病不急，常发生于骨干，范围较广，全身症状不如急性骨髓炎重，早期不会妨碍邻近关节活动，夜间痛明显，表面有血管曲张并可摸到肿块。部分病例与不典型的骨髓炎混淆不清，必要时需作活组织检查。

【治疗】

急性血源性骨髓炎治疗成功的关键是早期明确诊断、早期应用大剂量有效抗生素和适当的局部处理。

（一）全身治疗　加强全身支持，高热时降温、补液，纠正酸中毒；必要时少量多次输血，以增强病人的抵抗力。给予易消化、富于蛋白质和维生素的饮食。

（二）抗生素治疗　急性血源性骨髓炎为全身感染的一部分，应及早采用足量而有效的抗菌药物。初时根据致病菌进行经验性抗生素治疗，宜选用广谱抗生素，待致病菌分离和敏感试验有结果后，根据培养和药敏试验结果有针对性地应用，并根据感染类型、致感染菌种、敏感试验结果、宿主状态和抗生素性能等选择使用。对疑有骨髓炎的病例应立即开始足量抗生素治疗，在发病 5 天内使用往往可以控制炎症，而在 5 天后使用或细菌对所用抗生素不敏感时，都会影响疗效。

由于致病菌大都为溶血性金黄色葡萄球菌，要联合应用抗生素，选用的抗生素一种针对革兰阳性球菌，而另一种则为广谱抗生素，待检出致病菌后再予以调整。抗生素的使用至少应持续至体温下降、症状消失后 2 周左右。

近年来，由于耐药菌株日渐增多，因此选择合适时期进行手术很有必要。

（三）局部治疗　早期应用夹板、石膏托或皮肤牵引，抬高患肢并保持功能位，可减轻疼痛、促进炎症消退、防止畸形和病理骨折。

（四）手术治疗

手术的目的是引流脓液，减少毒血症症状，阻止急性骨髓炎转变为慢性骨髓炎。手术治疗宜早，最好在抗生素治疗后 48～72 小时仍不能控制局部症状时进行手术，也有主张提前为 36 小时的。延迟的手术只能达到引流的目的，不能阻止急性骨髓炎向慢性阶段演变。

手术分为：钻孔引流或开窗减压两种。在干骺端压痛最明显处作纵形切口，切开骨膜，放出骨膜下脓肿内高压脓液。如无脓液，向两端各剥离骨膜 2cm，不宜过广，以免破坏骨密质的血液循环，在干骺端以 4mm 口径的钻头钻孔数个。如有脓液溢出，可将各钻孔连成一片，用骨刀去除一部分骨密质，称为骨“开窗”。一般有骨膜下脓肿存在时，必然还有骨内脓肿。如钻孔后未发现骨内脓肿，不要用探针去探髓腔，亦不要用刮匙刮入髓腔内（图 59-2）。

脓液多者，伤口作闭式灌洗引流，在骨腔内放置两根引流管作连续冲洗与吸引，关闭切口。置于高处的引流管以 1500～2000ml 抗生素溶液作连续 24 小时滴注；置于低位的引流管接负压吸引瓶。引流管留置 3 周，或体温下降，引流液连续三次培养阴性即可拔除引流管。如脓液不多，伤口作单纯闭式引流，可放单根引流管接负压吸瓶，每日经引流管注入少量高浓度抗生素液。伤口不缝，填充碘仿纱布，5～10 天后再作延迟缝合。

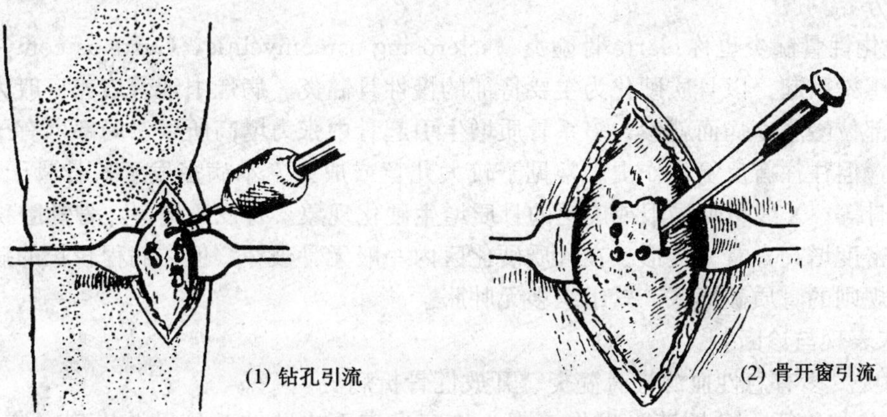

图 59-2　急性骨髓炎的开窗引流术

二、慢性血源性骨髓炎

慢性血源性骨髓炎（chronic hematogenous osteomyelitis）多是因急性骨髓炎治疗不当或不及时而病情发展的结果。

急性血源性骨髓炎转入慢性阶段的原因有：① 急性感染期未能彻底控制，反复发作演变成慢性骨髓炎；② 低毒性细菌感染，在发病时即表现为慢性骨髓炎。

【病因与病理】

慢性血源性骨髓炎致病菌主要是金黄色葡萄球菌，常为多种细菌混合感染，最常检出 A 型与非 A 型链球菌，绿脓杆菌，变形杆菌和大肠杆菌。近年来革兰阴性细菌引起的骨髓炎增多。在儿童，还可有嗜血流感杆菌骨感染。

从急性骨髓炎到慢性骨髓炎是一个逐渐发展变化的过程，若在急性期未能得到及时适当的治疗，形成死骨，虽脓液穿破皮肤后得以引流，急性炎症逐渐消退，但因死骨未能排出，其周围骨质增生，成为死腔。有时大片死骨不易被吸收，骨膜下新骨不断形成，可将大片死骨包裹起来，形成骨包壳，骨包壳被脓液侵蚀，形成瘘孔，经常有脓性分泌物自窦道流出。

病灶死腔内含有炎性肉芽组织和脓液，由于死腔、死骨及附近瘢痕组织等病灶内缺乏血液供应，身体抗菌能力和药力难以达到，常有细菌残留，窦道常时愈时发。因脓液得不到引流，或因死骨、弹片等异物存在，或因病人抵抗力降低，即出现急性炎症发作。待脓液重新穿破流出，炎症渐趋消退，伤口可暂时愈合。如此反复发作，成为慢性骨髓炎，骨质增生硬化。周围软组织有致密瘢痕增生，皮肤常有色素沉着。窦道附近皮肤长期受炎性分泌物刺激，久之偶可发生癌变。某些内脏如肝、脾、肾可因长期患消耗性疾病而发生淀粉样变。

特殊类型的慢性化脓性骨髓炎有以下两种：

1. 局限性骨脓肿（Brodie's abscess）多见于儿童和青年。胫骨上端和下端，股骨、肱骨和桡骨下端为好发部位。一般认为系低毒力细菌感染所致，或因身体对病菌抵抗力强而使化脓性骨髓炎局限于骨髓的一部分。脓液病菌培养常为阴性。在脓腔内，脓液逐渐为肉芽组织代替，肉芽组织周围因胶原化而形成纤维囊壁。X线可见长骨干骺端或骨干皮质显示圆形或椭圆形低密度骨质破坏区，边缘较整齐，周围密度增高为骨质硬化反应，硬化带与正常骨质间无明确分界。

2. 硬化性骨髓炎也称Garré骨髓炎（sclerosing osteomyelitis，Garré osteomyelitis;）系由低毒性感染引起、以骨质硬化为主要特征的慢性骨髓炎。病灶中细菌培养一般为阴性，病人因病变部位酸胀疼痛而就诊，多系骨质增生引起骨内张力增高所致。局部可有压痛，少有全身症状，但往往有反复发作史。常见于较大儿童或成人。本病多发于长骨骨干，如胫骨、腓骨和尺骨等。X线可见局限或广泛的骨质增生硬化现象。骨皮质增厚，骨髓腔狭窄甚至消失，病骨密度增高，常呈梭形。在骨质硬化区内一般无骨破坏，但在病程较长的病例中，可见小而不规则的骨质破坏区。软组织多无肿胀。

【临床表现与诊断】

1. 病史　多有急性血源性骨髓炎、开放性骨折病史。

2. 症状与体征　急性感染发作表现为疼痛，表面皮肤转为红肿、疼痛、流脓，压痛。可伴有寒战、发热等全身症状。原已闭塞的窦道口开放，排出脓液，有时排出死骨。在死骨排出后窦道口自动封闭，炎症逐渐消退。窦道口有肉芽组织增生，周围皮肤常有色素沉着。因肌挛缩出现邻近关节畸形，窦道口皮肤反复受到脓液的刺激会癌变。急性发作约数月、数年一次。炎症静止期可无全身症状。儿童往往因骨骺破坏而影响骨骼生长发育，使肢体出现缩短畸形。偶可发生病理性骨折。

3. 放射学检查

（1）X线平片：早期阶段有虫蛀状骨破坏与骨质稀疏，并逐渐出现硬化区。骨膜掀起并有新生骨形成，骨膜反应可为层状或呈三角状，如骨肿瘤。新生骨逐渐变厚和致密，坏死脱落成为死骨。死骨致密，周围可见一透明亮带，系肉芽组织或脓液将死骨与正常组织分离所致，为慢性骨髓炎特征。如为火器伤偶可见多发异物存留。

（2）窦道造影：将造影剂（12.5%碘化钠溶液、碘油或硫酸钡胶浆）注入窦道内，进行透视和摄片观察，可充分显示窦道的深度、径路、分布范围及其与死腔的关系，以便手术时彻底清除死腔和窦道，促使其早日痊愈。

【诊断】

根据病史和临床表现，诊断不难。特别是有窦道及经窦道排出过死骨，诊断更易。摄X线片可以证实有无死骨，了解形状、数量、大小和部位。以及附近包壳生长情况。一般病例不需要作CT检查。因骨质浓白难以显示死骨者可作CT检查。

【治疗】

以手术治疗为主，原则是清除死骨、炎性肉芽组织和消灭死腔，称为病灶清除术。对于有死骨形成、有死腔或窦道流脓的慢性骨髓炎病例均应手术治疗。应当注意，慢性骨髓炎急性发作时不宜作病灶清除术，应以抗生素治疗为主，积脓时宜切开引流；大块死骨形成而包壳尚未充分生成者，过早取掉大块死骨会造成长段骨缺损，该类疾病不宜手术取出死骨，须待包壳生成后再手术。但近来已有在感染环境下植骨成功的报告，因此可视为相对性禁忌证。

手术前需取窦道溢液作细菌培养和药物敏感试验，最好在术前 2 日即开始应用抗生素，使手术部位组织有足够的抗生素浓度。

手术必须解决清除病灶、消灭死腔与闭合伤口三个问题。

清除病灶　在骨包壳上开窗或在骨包壳上原有洞口处扩大进入病灶，吸出脓液，清除死骨与炎性肉芽组织。病灶清除是否彻底是决定术后窦道能否闭合的关键。不重要部位如腓骨、肋骨、髂骨翼等处的慢性骨髓炎，可将病骨整段切除，一期缝合伤口。部分病例病程久。已有窦道口皮肤癌变或足部广泛骨髓炎骨质损毁严重不可能彻底清除病灶者，可施行截肢术。

消灭死腔　① 蝶形手术：在清除病灶后再用骨刀将骨腔边缘削去一部分，使成平坦的碟状，以容周围软组织贴近而消灭死腔。可用于死腔不大，削去骨量不多的病例（图 59-3）。② 肌瓣填塞：死腔较大者，可将骨腔边缘稍做修饰后将附近肌肉带蒂肌瓣填塞以消灭死腔，以免做碟形手术丧失的骨骼太多会发生病理骨折。③ 闭式灌洗：小儿生长旺盛，骨腔容易闭合，在清除病灶后不必作碟形手术，可在伤口内留置 2 根塑料管；一根为灌注管，另一根为吸引管。术后经灌注管滴入抗生素溶液。起初 24 小时内为防止血块堵塞，应加快滴入灌洗液。灌洗时间一般为 2～4 周，待吸引液转为清晰时即可停止灌洗并拔管。④庆大霉素-骨水泥珠链填塞和二期植骨：将庆大霉素粉剂放入骨水泥（即聚甲基丙烯酸甲酯）中，制成 7mm 直径左右的小球，以不锈钢丝串连起来，聚合化后即成为庆大霉素-骨水泥珠链，每一颗小球约含庆大霉素 4.5mg。将珠链填塞在骨腔内，有一粒小珠露于皮肤切口处。珠链的缝隙内会有肉芽组织生长。2 周后即可拔去珠链。小型的骨腔去除珠链后迅速被肉芽组织所填满，中型的尚须换药一段时间也有闭合的可能，大型的拔去珠链后尚需再次手术植入自体骨松质。

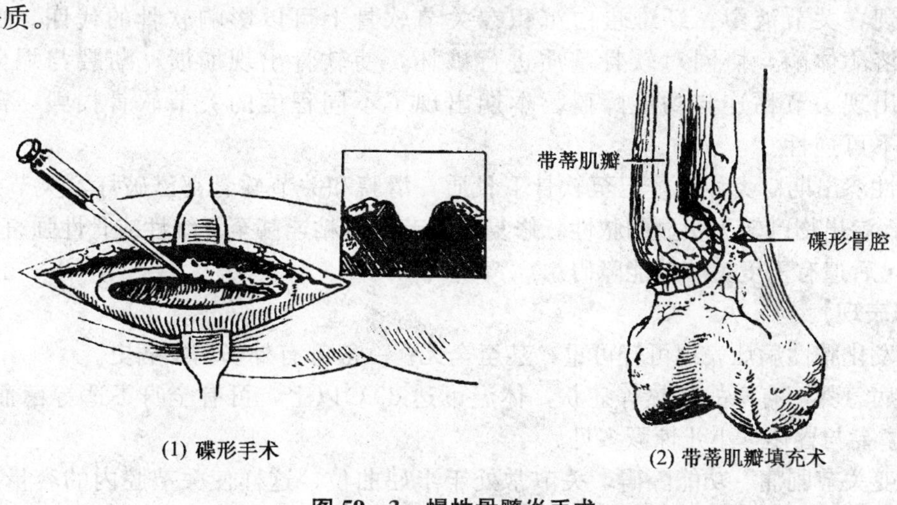

(1) 碟形手术　　(2) 带蒂肌瓣填充术

图 59-3　慢性骨髓炎手术

伤口的闭合　伤口应该一期缝合，并留置负压吸引管。一般在术后2～3天内，吸引量逐渐减少时可拔除引流管。周围软组织缺少不能缝合时，可任其敞开，骨腔内达到二期愈合，称为Orr疗法。伤口不能闭合，窦道不能消灭的主要原因是病灶清除不彻底与不能消灭死腔。

第二节　化脓性关节炎

化脓性关节炎（suppurative arthritis）为关节内化脓性感染。多见于儿童，好发于髋、膝关节，其次为肘、肩和踝关节。常为手术感染、关节外伤性感染、关节火器伤、关节内注射类固醇等药物，无菌操作不严等所发生感染。

【病因】

最常见的致病菌为金黄色葡萄球菌，可占85%左右；其次为溶血性链球菌、白色葡萄球菌，淋病双球菌、肺炎球菌和肠道杆菌等。细菌进入关节内的途径有：① 血源性感染：身体其他部位化脓性病灶内的细菌通过血液循环传播至关节内；② 外来性感染：邻近关节的化脓性病灶直接蔓延至关节腔内，如股骨头或髂骨骨髓炎蔓延至髋关节；③ 创伤性感染：开放性关节损伤发生感染；④医源性感染：关节手术后感染和关节内注射皮质类固醇后发生感染。

【病理】

化脓性关节炎的病变发展过程可以分成三个阶段，这三个阶段有时演变缓慢，有时发展迅速而难以区分。

1. 浆液性渗出期　细菌进入关节腔后，滑膜明显充血、水肿，有白细胞浸润和浆液性渗出物。渗出物中含多量白细胞。本期无关节软骨破坏，病理改变为可逆性。如治疗及时，渗出物可以完全被吸收而不会遗留任何关节功能障碍。

2. 浆液纤维素性渗出期　病变继续发展，渗出物变为混浊，数量增多，细胞亦增加。滑膜炎症因滑液中出现了酶类物质而加重，使血管的通透性明显增加。多量的纤维蛋白出现在关节液中。纤维蛋白沉积在关节软骨上可以影响软骨的代谢。白细胞释放出大量溶酶体酶，协同对软骨基质进行破坏，使软骨出现崩溃、断裂与塌陷。修复后必然会出现关节粘连与功能障碍。本期出现了不同程度的关节软骨损毁，部分病理改变成为不可逆性。

3. 脓性渗出期　炎症已侵犯至软骨下骨质，滑膜和关节软骨都已破坏，关节周围亦有蜂窝织炎。渗出物已转为明显的脓性。修复后关节重度粘连甚至纤维性或骨性强直，病变为不可逆性，后遗有重度关节功能障碍。

【临床表现】

1. 原发化脓性病灶表现可轻可重，甚至全无。一般都有外伤诱发病史。

2. 起病急骤，有寒战高热等症状，体温可达39℃以上，可有全身不适等菌血症表现，甚至出现谵妄与昏迷，小儿惊厥多见。

3. 病变关节剧痛、功能障碍，关节常处于半屈曲位，这样使关节腔内的容量最大，而关节囊可以较松弛以减少疼痛。

4. 浅表的关节，如膝、肘和踝关节，局部红、肿、热、痛明显，深部的关节，如髋关节，因有厚实的肌肉，局部红、肿、热都不明显，关节往往处于屈曲、外旋、外展位。

5. 患者因剧痛而不愿活动和接受检查。

6. 关节腔内积液，尤其在膝部最为明显，浮髌试验可为阳性。

7. 病变较久，可发生病变关节的半脱位。

8. 因关节囊坚厚结实，脓液难以穿透，一旦穿透至软组织内，则蜂窝织炎表现严重，深部脓肿穿破皮肤后会成为瘘管，此时全身与局部的炎症表现都会迅速缓解，病变转入慢性阶段。

【辅助检查】

1. 实验室检查　周围血象中白细胞计数增高可至 10×10^9/L 以上，多量中性多核白细胞。红细胞沉降率增快。寒战期血培养可检出病原菌。

2. 关节穿刺液　外观可为浆液性（淡黄色透明液体），纤维蛋白性（淡黄色混浊液体）或脓性液体。镜检可见多量白细胞；涂片作革兰染色，可见大量白细胞、脓细胞和革兰阳性球菌。寒战期血培养可检出病原菌。

3. X线表现　早期只可见关节周围软组织肿胀、积液、关节间隙增宽，关节软骨破坏后出现关节间隙进行性狭窄；后期可以出现关节挛缩畸形，关节间隙狭窄，甚至有骨小梁通过成为骨性强直。部分病例邻近骨骼出现骨髓炎改变。

【诊断】

根据全身与局部症状和体征，一般诊断不难。X线表现出现较迟，不能作为早期诊断依据。关节穿刺和关节液检查对早期诊断很有价值，应作细胞计数，分类，涂片革兰染色找病原菌，抽出物应作细菌培养和药物敏感试验。

【鉴别诊断】

1. 关节结核　发病比较缓慢，有结核中毒症状，罕见有高热，全身其他部位找到结核灶，局部红、肿、热、痛表现不明显。

2. 风湿性关节炎　常为多发性、游走性、对称性关节肿痛，可有高热，但关节抽出液澄清，无细菌。往往伴有心脏病变，愈后不留有关节功能障碍。

3. 类风湿性关节炎　虽有高热，但关节肿痛为对称性、多发性，可超过3个以上，个别病例为单关节型，鉴别困难时可抽关节液测定，类风湿因子阳性率高。

4. 创伤性关节炎　没有发热，抽出液清或为淡血色，白细胞量少。

5. 痛风　以足跗指跖趾关节对称性发作最为常见，夜间发作，可有发热。根据部位与血尿酸增高作出鉴别。关节抽出液中找到尿酸盐结晶，具有诊断价值。

【治疗】

1. 全身治疗　早期足量全身性使用抗生素，原则同急性血源性骨髓炎。

2. 关节腔穿刺，腔内注射抗生素　用于浅表关节，每天做一次关节穿刺，抽出关节液后，注入敏感抗生素。如果抽出液逐渐变清，而局部症状和体征缓解，说明治疗有效，可以继续使用，直至关节积液消失，体温正常。如果抽出液性质转劣而变得更为混浊甚至成为脓性，则说明治疗无效，应改为灌洗或切开引流。

3. 关节腔灌洗　适用于表浅的大关节，如膝部在膝关节的两侧穿刺，经穿刺套管向关节腔内插入两根硅胶管，分别用于灌注和引流。每日经灌注管滴入抗生素溶液2000～3000ml。引流液转清经培养无细菌生长后停止灌洗，但引流管仍继续吸引数天，如引流量逐渐减少至无引流可吸出，而局部症状和体征都已消退，可以将管子拔出。

4. 关节切开引流　适用于较深的大关节，穿刺插管难以成功的部位，如髋关节，应该及时作切开引流术。切开关节囊，放出关节内液体，用盐水冲洗后，在关节腔内留置 2 根管子后缝合切口，按上法作关节腔持续灌洗。

关节切开后以凡士林油布或碘仿纱条填塞引流往往引流不畅而成瘘管，目前已很少用。

5. 为防止关节内粘连尽可能保留关节功能可作持续性关节被动活动。在对病变关节进行了局部治疗后即可应用下（上）肢功能锻炼器行肢体被动功能锻炼。至急性炎症消退时，一般在 3 周后即可鼓励病人作主动运动。没有肢体功能锻炼器时应将局部适当固定，用石膏托固定或用皮肤牵引以防止或纠正关节挛缩。3 周后开始锻炼，关节功能恢复往往不甚满意。

6. 后期病例如关节强直于非功能位或有陈旧性病理性脱位者，须行矫形手术，以关节融合术或截骨术最常采用。

为防止感染复发，术前、术中和术后都须使用抗生素。此类病人作人工关节置换术感染率高，须慎重考虑。如必须行人工关节置换术者也应在炎症完全治愈后一年施行。

第三节　外伤性骨关节感染

骨与关节感染的最常见的原因是开放性骨折、脱位伤口处理不当或骨折术后感染。

对于开放性骨折、脱位或火器伤伤员的急救处理应及时，用无菌或干净敷料覆盖包扎，以减少污染机会，固定伤肢于原来位置，急送医院治疗。

开放性骨折及关节损伤处理不及时，常导致骨折处感染、局限性骨髓炎或化脓性关节炎。应注意防止破伤风、气性坏疽及化脓性感染。常规应用破伤风抗毒素，如已行预防接种，可再注射一次破伤风类毒素作为“强化注射”。及时完善的清创术，是预防气性坏疽、化脓性骨髓炎和关节炎以及软组织感染的关键。选用有效抗菌药物，同时应用两种抗菌药物，待细菌培养及敏感试验取得结果后，适当调整药物。如条件适合，清创后缝合伤口，放置引流和外固定，必要时牵引和内固定。如伤员就诊时已有伤口感染，应改善全身情况，应用抗菌药物，尽早清创，充分引流，不缝合伤口，待控制感染后二期缝合伤口。一般不用内固定，可用牵引或外固定。

（王文格）

第六十章　非化脓性关节炎

第一节　概　论

非化脓性关节炎在临床上比较常见。因其起病缓慢，常不急剧影响人体健康，而不易引起人们早期重视。但由于非化脓性关节炎病变的持续存在和发展，常影响患者的生活或导致不同程度的病残。

非化脓性关节炎的疾病种类繁多，很多非化脓性关节炎的病因尚未完全明了。不同类型的非化脓性关节炎，一方面可原发而局限于关节本身；另一方面，其关节病变也可以是全身性疾病在关节的局部表现。因此命名各不相同，亦无完全满意的统一分类方法。类风湿性关节炎是慢性全身性炎性疾病，其突出特点是多发性关节炎，但全身许多结缔组织均可被累及，可引起心肌炎、血管炎等。关节受累是全身结缔组织疾病的局部表现。类风湿性关节炎的原发病理变化是一种非特异性滑膜炎，病程进展缓慢。反复发作的关节痛和肿胀，逐渐导致关节破坏、强直和畸形。骨性关节炎主要病理变化发生在关节软骨和骨的退行性变及以后继发性的骨质增生。

除上所述外，强直性脊柱炎、大骨节病、神经性关节炎、痛风性关节炎、慢性绒毛性关节炎、血友病性关节炎、松毛虫性关节炎病等，均属于非化脓性关节炎范畴，应根据不同的致病原因和临床表现进行治疗。本章重点叙述骨性关节炎。

第二节　骨性关节炎

骨性关节炎（osteoarthritis）是一种慢性关节疾病。主要病变是关节软骨的退行性变和继发性骨质增生。常用的同义词很多，如骨关节病、肥大性关节炎、增生性关节炎、老年性关节炎、软骨软化性关节炎、退行性关节炎等。

【病因】

根据致病因素分为原发性和继发性骨性关节炎。

（一）原发性骨性关节炎　是指人体关节常因承受不均应力而发生退行性变的骨关节病。随年龄的增长，再加积累劳损，结缔组织易发生退行性变。软骨的变化最为显著。软骨可因承受不均应力而出现破坏，过多的关节活动，身体肥胖超重都可使已存在的退行性变加速发展。病变以下肢关节尤其是膝关节和脊柱最常见。

（二）继发性骨性关节炎　是由于先前存在的畸形、创伤和疾病，导致日后关节软骨的退行性变而出现骨性关节炎。可发生于任何年龄。常见的原因有：① 先天性关节构造异常，如先天性髋臼发育不良；② 创伤，如关节内的骨折复位不良；③ 关节面的后天不平整，如骨的缺血性坏死；④ 关节不稳定，如韧带关节囊松弛等；⑤ 关节外畸形引起的关节对合不良，如肘内翻、膝外翻等；⑥ 炎症，如关节结核、化脓性关节炎等；⑦ 医源性因素，如长期使用皮质激素等。

【病理】

本病的病理变化以软骨变性和软骨下骨质病变为主。病变从关节软骨开始，首先表现为软骨软化，出现裂隙和碎裂。磨损最大的关节面上的软骨被擦去，使软骨下骨质外露。由于不断的摩擦，骨质密度增加，骨小梁增粗，骨面光滑，呈象牙样骨。象牙样骨上常有裂孔，关节负重活动时的压力可通过这些孔传导至下面的松质骨，使骨小梁受压、萎缩、产生囊性变。在关节边缘通过软骨内化骨，形成骨赘，及所谓“骨刺”。骨赘如破裂或关节软骨剥脱，可形成关节内游离体。滑膜及关节囊由于慢性刺激而逐渐纤维变性和增厚，呈慢性滑膜炎病变。

【临床表现】

主要症状是疼痛，与关节活动有明显关系，初期时钝痛，以后逐渐加重。有的病人在静止或晨起时感到疼痛，稍活动后减轻，活动多时则又使疼痛加重，此称为“休息痛”。病程久者可表现为持续性疼痛。疼痛与天气有关。另一症状为关节活动不灵活，并可有各种不同的响声。休息后，关节出现僵硬状态，要经过一定时间活动后才能感到舒适。有时可出现关节绞锁。

【体格检查】

关节可有肿胀、积液、肌肉萎缩。关节运动时有摩擦音，关节周围有压痛。有不同程度的关节活动受限及肌肉痉挛。晚期可见关节畸形。

X线片显示关节间隙变窄，关节边缘有骨赘形成。软骨下骨有硬化和囊性透亮区。到后期，骨端变形，关节面凹凸不平，边缘骨质增生，有时可见游离体。

【治疗】

本病属退行性变。一般不能逆转，但通过及时合理的治疗，可有效地缓解症状，改善关节功能，增强关节稳定，延缓病变发展的进程。

（一）休息和体育疗法　注意休息，进行动、静结合的关节活动。保护关节，避免过度活动或损伤。严重时应卧床休息，用石膏固定，防止畸形。

（二）理疗和按摩　能改善局部血液循环，缓解肌肉痉挛及疼痛。推拿按摩应手法轻柔、合理。关节疼痛明显时不宜按摩。理疗包括热疗、磁疗、牵引等。

（三）药物治疗　非甾体抗炎镇痛药，对缓解疼痛有明显疗效，种类繁多，可酌情应用。有局限性压痛，可用2%利多卡因3ml加泼尼松龙25mg局部痛点封闭，每周一次，三次为一疗程，不宜注射次数过多或大量应用。活血化瘀中草药内服、外敷对消除症状有一定作用。透明质酸钠关节内注射，因其是关节滑液的主要成分，对关节起润滑作用，有保护关节软骨的作用。

（四）手术治疗　对晚期出现畸形或持续性疼痛影响生活时，应考虑手术治疗。对已患先天或后天性关节疾患，如先天性髋脱位、股骨头骨软骨炎、下肢畸形等均应尽早及时治疗，可预防或减缓骨性关节炎的发生和进展。骨性关节炎的手术应根据病人年龄、职业、病情选择不同的手术方法。常用的手术为截骨术、肌肉松解术、关节成形术，对50岁以上的病人可行人工关节置换术等。膝关节镜是膝关节疾病的重要检查及治疗手段，可行膝关节内游离体摘除、膝关节冲洗、清理关节内致炎因素、滑膜切除术等。

（王　聪）

第六十一章　骨关节结核

第一节　概　论

骨与关节结核是由结核杆菌感染而引起的一种继发性慢性病变。其原发病变多为肺结核，少数为消化道、淋巴结结核。结核杆菌进入骨与关节的主要途径是血液循环，由邻近结核病灶直接侵袭者仅占少数。临床上以脊柱结核最多，约占全部病例的一半，其次为膝关节、髋关节和肘关节结核。

【临床病理】

结核杆菌侵入骨与关节组织后，根据解剖部位不同，分为骨结核、滑膜结核和全关节结核（图 61-1）。

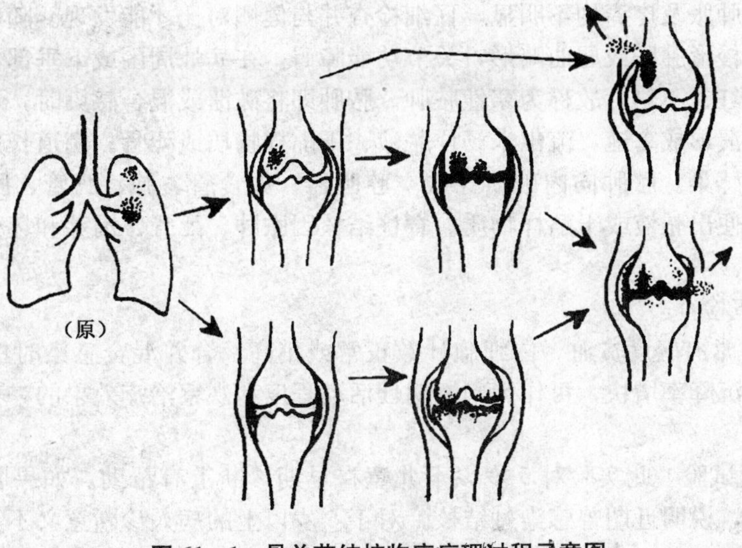

图 61-1　骨关节结核临床病理过程示意图

（一）骨结核

1. 松质骨结核　病灶位于骨端松质骨，根据病灶位置可分为中心型和边缘型两型。

(1) 中心型松质骨结核：病灶位于松质骨中心，血液供应差，病变以浸润及坏死为主。坏死骨组织与周围活骨游离，形成死骨，死骨吸收或流出后遗留骨空腔。

(2) 边缘型松质骨结核：病灶位于松质骨边缘，骨质破坏范围一般不大，周围软组织血供丰富，病变组织多被吸收形成骨缺损或脓肿，很少形成死骨。

2. 皮质骨结核　常发生于短管状骨。病变多自髓腔开始，以局限性溶骨性破坏和脓肿为主。因其周围血液供应丰富，一般不形成死骨。儿童骨膜成骨功能强，脓肿刺激骨膜增生，新生骨明显。老年人形成新生骨较少，以溶骨性破坏为主，应与肿瘤相鉴别。

3. 干骺端结核　长管状骨干骺端既有松质骨又有皮质骨。干骺端结核的病理改变则具有松质骨结核的溶骨性破坏、死骨形成和皮质骨结核的骨膜增生的双重特征。

（二）滑膜结核　滑膜结核主要发生在滑膜丰富的膝、髋、肩、肘、踝等关节。滑膜受累的早期表现为充血、肿胀、炎性细胞浸润、关节内渗液增多。晚期滑膜增生增厚，失去正常光泽，呈暗红色。表面有纤维蛋白沉积，滑液内凝固的纤维素块经关节和肌腱的滑动作用可塑成白色有光泽的小粒，犹如米粒，称米粒体。腱鞘及滑囊的滑膜结核比较少见。

（三）全关节结核　单纯骨结核或单纯滑膜结核病变进一步发展，可导致全关节结核。骨结核病灶可穿破软骨进入关节腔，侵犯软骨与滑膜；滑膜结核病灶中肉芽组织可由关节软骨边缘潜入关节软骨下方，使关节软骨坏死、脱落并破坏松质骨，最终使关节软骨、滑膜及骨端松质骨全部受累，形成全关节结核。全关节结核可分为早期全关节结核与晚期全关节结核。

【临床表现】

（一）全身症状　早期或静止期无明显全身症状。活动期可有午后低热、周身乏力、消瘦、夜间盗汗、食欲不振和贫血等全身中毒症状。

（二）局部症状和体征　骨关节结核多为单发。表浅关节早期表现为疼痛、肿胀和功能障碍。深部关节肿胀及疼痛均不明显，仔细检查并与健侧对比才能发现。随后出现肌肉痉挛及萎缩，关节呈梭形肿胀或屈曲畸形，关节功能障碍。在病灶周围或下垂部位可见脓肿。因脓肿表面皮肤不红、不热，故称为寒性脓肿。脓肿即将破溃或混合感染时，可有急性炎症表现。脓肿向外破溃形成窦道，流出米汤样脓液、干酪样物质或死骨。窦道长期不愈或时愈时溃，常并发混合感染。脓肿向内破溃穿入空腔脏器，如食管、肺、肠管、膀胱等，形成内瘘，患者咳出或便出脓液或干酪样物质。脊柱结核因脓肿、死骨、肉芽和坏死椎间盘压迫脊髓，可形成截瘫。

（三）实验室检查

1. 血常规　常有轻度贫血。白细胞计数正常或稍高，合并混合感染时白细胞计数可明显增高。红细胞沉降率增快，可作为判断病灶活动程度和观察治疗效果的一项指标，对确定诊断有帮助。

2. 结核菌素试验　此实验对 5 岁以下儿童在早期诊断上有帮助。如果阴性，可排除结核；如果为阳性，说明近期曾感染过结核。对于 5 岁以上的病人诊断意义不大，但出现强阳性时应给予重视。

3. 分子生物学检测　检测结核杆菌应用最多的是聚合酶链反应（PCR），它具有极高的敏感性，理论上讲，只要检测标本中有一条结核杆菌甚至一个基因拷贝即可检出。检测速度快，一般 2～4 小时即可完成，特异性好，目前已被临床广泛采用。

4. 结核菌的培养　由于阳性率较低，传统的培养时间较长，对临床有一定困扰。但是对诊断治疗具有决定性指导意义。近年来快速培养已应用临床。但是准确率有待进一步研究。

（四）X 线检查　对诊断本病十分重要。早期松质骨中心型结核骨小梁模糊，呈磨砂玻璃样改变，继而出现密度较高、边缘不齐的死骨。死骨吸收或排出后，遗留骨空洞。边缘型松质骨结核可见局限性溶骨性破坏，形成骨缺损，死骨形成较少见。皮质骨结核可见髓腔内不规则密度减低区，骨干周围骨膜增生呈葱皮状。干骺端结核具有松质骨和皮质骨两种结核的特点。单纯滑膜结核局部骨质疏松，关节周围软组织肿胀、关节间隙增宽，不易与其他关节炎鉴别。全关节结核除骨质疏松和关节肿胀外，软骨下骨质破坏，关节间隙变窄或消失，常合并关节畸形或脱位。脊柱结核除上述表现外，还可见脊柱后凸畸形和流注脓肿阴影，晚期可出现钙化影像。

（五）CT 检查　CT 检查对于判定结核部位、范围、脓肿大小、脊髓受压程度等有着重要意义。对于脊柱结核 CT 检查较一般 X 线更具优越性。

（六）MRI 检查　MRI 由于对水含量和蛋白含量多少的变化敏感，故在结核早期就可发现并确定病变范围。对脊柱结核，可清楚地显示椎体及椎管内组织的受累情况。另外，对于椎间盘病变和椎旁脓肿也能很好地显示，特别是对于一些疑难病例，MRI 检查往往有重要的鉴别价值。

【诊断】

骨关节结核的早期诊断、早期治疗是缩短疗程、保存关节功能的关键。有结核病接触史或有其他部位结核，对本病诊断很有帮助。结合临床症状、体征、实验室检查和 X 线及 CT 检查，一般都能做出诊断。单纯滑膜结核诊断较困难，有时需行病理学检查。

【鉴别诊断】

（一）类风湿性关节炎　类风湿性关节炎多见于 20～50 岁女性，常侵犯手足及其他关节，如肘、膝、踝等，并以小关节受累为主，可出现关节僵硬，血清类风湿因子阳性。

（二）强直性脊柱炎　本病好发年龄 15～35 岁，男性居多。病变早期多在一侧骶髂关节或髋关节，向上蔓延至脊柱，使脊柱僵硬、强直。病变发展常为多发性及对称性，无化脓及死骨形成。血清 HLA－B27　抗原多为阳性。

（三）化脓性关节炎　发病急骤，有发热等中毒症状，关节红肿热痛明显；关节穿刺抽液作细菌学检查，即可以确立诊断并与结核鉴别。

（四）化脓性骨髓炎　急性化脓性骨髓炎发病急骤，全身中毒症状和局部体征明显，与骨关节结核不难鉴别。慢性化脓性骨髓炎的临床表现与骨关节结核有时很难鉴别，确诊需依靠细菌学与病理学检查。

（五）骨肿瘤　其特征为持续性剧痛，进行性加重，夜间疼痛明显。X 线检查可见溶骨性破坏和 Codman 三角或日光放射状骨膜反应。脊柱肿瘤骨质破坏，压缩变形，椎间隙无狭窄，这与结核的椎间隙变窄有明显不同，确诊需行活组织检查。

【治疗】

骨关节结核的治疗原则：增加营养，提高身体抵抗力；使用抗结核药物，控制病情发展；争取在单纯结核阶段治愈，最大限度保存、恢复关节功能，防止畸形与病残。

（一）全身治疗

休息与营养。休息能减少消耗，减轻疼痛，防止病变扩散，有利于组织修复。结核活动期、截瘫或脊柱不稳定者应严格卧床休息，结核稳定期可适当活动。给予高热量、高蛋白、多维生素饮食，改善病人营养状况，提高抵抗力，促进病变修复。贫血严重的患者，要少量多次输血，才能改变病人营养状况。

使用抗结核药物。目前常用的抗结核药物有异烟肼、链霉素、利福平、对氨基水杨酸和乙胺丁醇等。为增强药效，避免引起耐药性，应联合应用 2～3 种抗结核药物。一般 3 个月为一疗程，使用2～3个疗程，一般用药1～2年。使用药物时，应坚持正规用法，给足剂量，保持有效的抑菌浓度。出现药物毒性反应时，及时停药或改用其他药物。

（二）局部治疗

1. 局部制动　骨关节结核出现明显疼痛、肌肉痉挛或肢体畸形者，应给予局部制动。常用制动方法有石膏绷带、夹板或牵引等。应根据病变部位与病情合理选用。制动可减少局部负重，减轻疼痛，防止发生畸形、病理性骨折或脱位。

2. 病灶清除术　手术目的是将病灶部位的脓肿、死骨、干酪样物质、结核性肉芽组织和病变滑膜彻底清除。

（1）适应证：有大块死骨或较大脓肿不易自行吸收者；脓肿破溃后形成久治不愈窦道者；脊柱结核合并寒性脓肿或截瘫者；单纯骨结核或单纯滑膜结核经药物治疗无效，病情继续发展，有形成全关节结核可能者；早期全关节结核，为更有效保存关节功能者。

（2）禁忌证：老年或儿童，健康状况差，不能耐受手术者；多发性骨关节结核，同时有活动性肺结核者；身体衰弱，有多脏器如心、肺、肝、肾功能不全者；病灶处于活动期，全身中毒症状严重者；抗结核药物效果不佳或已产生耐药性者。若经过一段时间非手术治疗后，一般情况改善，结核病变及其他疾病得到控制，具备手术条件者，仍可采取手术治疗。

（3）术前准备：术前正规应用抗结核药物2周以上。其目的是控制结核活动，观察对药物的敏感程度，防止术后结核扩散；改善全身营养状况，积极补充营养，纠正低蛋白血症；充分了解心、肺、肝、肾功能，以评估其对手术的耐受能力；增强体力练习，以改善心、肺功能，增强四肢肌力。根据病情可做翻身、起坐、下床、扩胸、深呼吸及上肢运动等；给予维生素K或其他止血药物，以增强凝血功能；合并混合感染者，应给予有效抗生素，待炎症消退后，适时再做病灶清除术。一般红细胞沉降率在45mm/h以下时，手术后复发率明显降低。

（4）治愈标准：骨关节结核经手术或非手术治疗后，达到以下述标准，表明病变已静止。① 全身情况良好，无结核中毒症状；② 局部病变体征消失；③ X线片显示脓肿已吸收或消失，病灶边缘清晰或钙化，关节骨性融合；④ 起床活动1年或参加工作半年无复发。上述4项指标无改变者，表示已基本治愈。

应注意的几个问题

1. 近年来结核病的发病率有上升趋势，与耐药菌的增加、一些免疫抑制剂的应用造成免疫力低下、人口流动性增大、地域性发病的特点改变等因素有关。

2. 结核菌的耐药性问题　由于近些年没有新的一线抗痨药物问世，临床上一直使用传统药物，结核菌的耐药性明显增加，导致结核病的难治性，也造成手术后复发率增高。

3. 传统的手术方式致残率高，近年来，一些新的技术，如脊柱的椎弓根内固定技术、关节置换技术、一期植骨技术等给骨关节结核的治疗带来了光明。但应严格掌握适应证，不可滥用。

第二节　脊柱结核

脊柱结核临床上最为常见，居骨关节结核的首位。其中椎体结核占99%、附件结核占1%。好发部位以腰椎最多，胸椎次之，胸腰段、腰骶段、颈椎则依次减少。骶、尾骨结核最少见。脊椎结核多以一个椎体破坏为主，并侵犯相邻椎间盘和椎体。少数病例有两处或两处以上病灶，其间有健康椎体相隔，称为跳跃性脊柱结核。

【病理】

椎体结核按原发病灶部位不同，分为两型。

（一）中心型　多见于儿童，胸椎居多。病灶位于椎体中心，以骨质破坏为主，可形成死骨，死骨吸收后遗留空洞。儿童病情进展快，易累及整个椎体和椎间盘，并压缩呈楔形改变。成人中心型结核病情进展缓慢，长期局限在椎体中心，可出现死骨，吸收后形成空洞，但很少侵犯椎间盘，应与椎体肿瘤鉴别。

（二）边缘型　多见于成人，病灶发生于椎体上、下缘，以溶骨性破坏为主，很少出现死骨。椎间盘受累并遭破坏后，引起椎间隙变窄和寒性脓肿（图 61－2）。

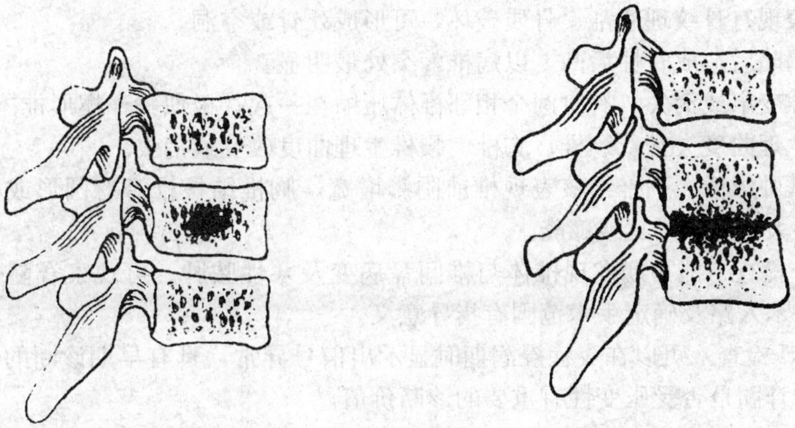

图 61－2　脊柱结核病理示意图

寒性脓肿蔓延方式有：

（1）脓肿沿前纵韧带或椎体骨膜下向两端蔓延，形成椎旁脓肿。

（2）脓肿沿筋膜间隙流注，远离病灶，形成流注脓肿。

（3）脓肿穿破皮肤形成窦道，穿破胸、腹腔脏器，形成内瘘。

（4）脓液、干酪样物质、肉芽、坏死椎间盘可侵入椎管，压迫脊髓造成截瘫。

【临床表现】

（一）全身症状　一般发病缓慢，早期无症状或仅有轻微疼痛。活动期常有低热、盗汗、消瘦、乏力、食欲不振等症状。

（二）局部症状和体征

1. 疼痛　为轻微钝痛，常局限于病变部位或沿受累的神经根放射。劳累时加重，休息时减轻。局部可有压痛或叩击痛。

2. 脊柱畸形　椎体破坏塌陷后，常形成脊柱后凸畸形，椎旁肌肉痉挛及病变段脊柱生理曲度改变。

3. 姿势异常　颈椎结核可有斜颈、头前屈或短颈畸形。患者常用双手抵住下颌，颈椎活动受限。胸、腰椎结核患者走路时双手扶腰部，头和躯干后伸。因脊柱屈曲受限，拾物时出现特殊姿态，即不敢弯腰拾物，而是屈髋、屈膝、挺腰下蹲，一手撑在大腿前部，另一手去拾地上的东西，这种特殊姿态称为拾物试验阳性。

4. 寒性脓肿　寒性脓肿的流注部位因原发病灶的节段而异。颈椎结核常见咽后壁或食管旁脓肿，严重者压迫气管及食管，出现呼吸困难或吞咽困难。胸椎结核多为椎旁脓肿，可沿肋间血管向远端流注。胸腰段和腰椎结核形成腰大肌脓肿，向下流注至髂窝、股三角和小粗隆部位。腰大肌深层脓肿也可穿过腰筋膜至腰三角。在检查脓肿流注部位时，常可发现有饱满或隆起，可触到包块或波动感。

5. 截瘫　约有10%的脊柱结核合并截瘫。以胸椎结核最多见。开始表现为轻度运动障碍，如肢体软弱无力、步态不稳、容易摔倒。病变继续进展，逐渐出现感觉减退，肌肉张力增高，腱反射亢进，肢体僵硬，出现痉挛性瘫痪。同时可有括约肌功能障碍，如排尿困难、便秘等。

（三）X线检查　对诊断本病极为重要。一般需拍正侧位片，其主要表现有：

1. 早期表现有骨纹理紊乱、骨质破坏，可形成死骨或空洞。

2. 椎体塌陷后造成脊柱后凸，以病椎棘突处最明显。

3. 椎间隙变窄或消失，有时两个相邻椎体压缩在一起，极似一个楔形椎体，应予鉴别。

4. 脊柱生理曲度失常，颈椎、胸椎、腰椎生理曲度改变或消失。

5. 寒性脓肿影像，颈椎结核表现椎前阴影增宽，胸椎结核椎旁有圆形或梭形阴影，腰椎结核可见腰大肌阴影增宽或膨隆。

（四）CT检查　能早期发现椎体与椎间盘病变及寒性脓肿。可观察脊髓受压部位及程度，对选择手术入路及确定手术范围有指导意义。

（五）MRI检查　可以在炎症浸润期时显示出信号异常，具有早期诊断的价值。对脊髓的受压程度和脊髓是否受压变性有重要的诊断价值。

【诊断】

根据临床表现、X线检查和实验室检查，多能做出诊断。早期诊断比较困难，需密切观察病情，定期复诊，方能做出诊断。必要时可行MRI检查。

【治疗】

（一）非手术治疗　除正规应用抗结核药物，增加营养外，还应包括以下措施：

1. 病变活动期应卧床休息。

2. 病变静止而脊柱不稳定者，应在支架、围腰、围领或石膏背心保护下活动。

3. 对合并截瘫者要加强护理，预防肺部感染、褥疮、泌尿系感染和深部静脉炎等并发症。加强康复治疗，防止关节僵硬，为功能恢复创造条件。

（二）手术治疗　治疗目的：清除病灶，解除脊髓压迫，稳定脊柱，保存功能。

1. 病灶清除术　患者一般状态好，有骨质破坏、死骨、寒性脓肿、窦道久治不愈或合并截瘫者行病灶清除术。手术中清除脓肿、死骨、肉芽、干酪样物质和坏死椎间盘，改善局部血液循环，促进组织修复。合并截瘫者清除致压物以达到减压目的。手术途径可根据病变部位不同，选用不同手术入路。手术中应仔细操作，防止损伤血管、脊髓和邻近脏器。近年来利用胸腔镜技术行胸椎结核病灶清除术，减小了创伤，取得了一定临床效果，值得关注。

2. 脊柱内固定及植骨融合术　单纯的病灶清除术，术后继续卧床3～6个月，主要是脊柱不稳的问题未能解决。目前脊柱的稳定性已引起了重视，在病灶清除的同时或二期行脊柱内固定及植骨融合术可保证脊柱稳定性，有利于病灶愈合和植骨融合及早期活动、功能锻炼，现临床上已开始应用。

第三节　髋关节结核

髋关节结核发病率仅次于脊柱和膝关节结核，占全身骨关节结核的第3位。多见于10岁以下儿童，常为单发，双侧同时发病少见。

【病理】

髋关节结核多为单纯滑膜结核，很少形成脓肿和窦道。单纯骨结核好发于髋臼、股骨头和股骨颈邻近骺板处。局部为骨质破坏，死骨、空洞并常见脓肿形成。脓肿穿破关节软骨，可导致全关节结核。股骨头破坏、吸收可发生病理性脱位。骺板破坏或炎症刺激造成肢体发育畸形，出现双下肢不等长。关节软骨面破坏发生关节纤维性或骨性强直。

【临床表现】

（一）全身症状　结核活动期常有午后低热、盗汗、食欲不振、消瘦等症状。儿童可有情绪急躁和夜啼现象。

（二）局部症状　疼痛与跛行：早期关节轻度疼痛及跛行，疼痛有时表现在膝关节而不诉髋关节痛。这是髋关节病变刺激闭孔神经，疼痛放射至膝部所致，故当患者诉说膝痛时，必须检查同侧髋关节。随着病情进展，疼痛与跛行逐渐加重，并可出现下肢肌肉萎缩。

患髋运动受限或畸形：由于髋部肌肉痉挛，髋关节出现屈曲、内收畸形，关节活动明显受限，“4”字试验阳性，Thomas征阳性。

髋关节病理性脱位：股骨头破坏、消失后，出现患肢短缩畸形，严重者合并髋关节半脱位或完全脱位。检查见患髋屈曲、内收、内旋，大转子上移，骨盆倾斜。

（三）X线检查　应摄取骨盆正位片，以便于对比两侧髋关节。单纯滑膜结核可见骨质疏松，骨小梁变细，骨皮质变薄，关节囊阴影扩大和关节间隙增宽。单纯骨结核髋臼顶部或股骨头、颈部骨质破坏，有死骨或空洞。晚期全关节结核，股骨头破坏或消失，关节间隙变窄，可有病理性脱位。有感染时骨质密度增高，晚期出现髋关节纤维性或骨性强直。

（四）CT、MRI检查　可以进一步明确关节腔积液、积脓、骨质破坏情况。MRI检查对鉴别股骨头无菌性坏死与髋关节结核有意义。

【诊断】

髋关节结核的诊断根据病史、症状、体征和X线检查，一般并不困难。但髋关节结核的早期诊断比较困难，容易发生误诊，应引起高度重视。需多次复诊，仔细检查，认真对比双侧髋关节X线片，髋关节穿刺，实验检查，PCR技术的使用，必要时可做病理检查。

【治疗】

髋关节结核的治疗原则是早期诊断、早期治疗，保存髋关节的运动和负重功能。在抗结核药物治疗并辅以支持疗法的同时，重点是局部治疗。

（一）单纯滑膜结核　患肢持续皮肤牵引，以减轻疼痛，防止肌肉痉挛和关节畸形。关节内注射抗结核药物，在腹股沟韧带中点下方，股动脉和股神经外侧进针，直达关节腔内。一般注射链霉素溶液1.0g或异烟肼溶液100～200mg。疗效不佳者尽快行滑膜切除术。术后穿矫形鞋并皮肤牵引使患肢处于外展内旋位。

（二）单纯骨结核　股骨头及髋臼有脓肿、死骨或空洞者，尽早行病灶清除术。遗留骨空腔用松质骨填充。术后应作髋人字石膏固定或皮肤牵引，以保持关节稳定。

（三）早期全关节结核　如无手术禁忌证，应及早进行病灶清除术，以保存关节功能。术后皮肤牵引 3 周，然后开始髋关节功能练习。

（四）晚期全关节结核　年龄在 15 岁以下者，行病灶清除术。术后用髋人字石膏固定 3 个月。15 岁以上者，病灶清除后，如为体力劳动者同时作髋关节融合术。成年人髋关节应融合在屈曲 20°～30°、外展 0°～15°、外旋 15°～20°位。术后髋人字石膏固定 3～6 个月。非体力劳动的女性患者不必行髋关节融合，以保存部分关节活动功能。

（五）病灶已静止　但有严重屈曲、内收畸形者，可行股骨转子下截骨术，矫正畸形，改善肢体功能。近年来已有用人工髋关节置换术治疗髋关节结核的报道。人工髋关节置换治疗髋关节结核，改善关节功能，减少致残率，理论上是肯定的。近年来的报道不断增高，成功率可达 80%。但是置换的时机；一期病灶清除术后关节间隙的维持；病灶稳定后肌肉的萎缩；防止病灶复发等方面有待进一步研究。

第四节　膝关节结核

膝关节结核占全身骨关节结核的第二位，居四肢大关节结核首位。单侧多发，双侧同时发病少见。

【病理】

膝关节滑膜丰富，因此单纯滑膜结核最多见。早期表现为滑膜充血水肿增厚，出现结核结节及结核性肉芽组织。后者经关节软骨边缘侵入软骨下方，使其破坏、游离，形成全关节结核。单纯骨结核多发于股骨、胫骨两髁及干骺端，产生骨质破坏，形成脓肿、死骨和空洞。晚期全关节结核时半月板、交叉韧带亦受到侵犯，出现关节囊、侧副韧带松弛或胫骨后移，产生膝关节半脱位或脱位。加之炎症刺激使髂胫束和半腱肌、半膜肌和股二头肌挛缩，膝关节出现屈曲、外旋畸形。并可发生纤维粘连或骨性强直，股四头肌明显萎缩。儿童患者如胫骨上端或股骨下端骨骺破坏，引起患侧肢体短缩畸形。

【临床表现】

（一）单纯滑膜结核　早期表现为关节弥漫性肿胀、疼痛、关节活动受限或跛行。关节腔积液，浮髌试验阳性，关节穿刺可抽出黄色混浊液体。

（二）单纯骨结核　因病灶位于骨内，早期无症状，后期在病灶部位可出现压痛。

（三）全关节结核　关节疼痛、肿胀和功能受限程度均较前明显，跛行或不能走路，并出现关节屈曲畸形。晚期肌肉萎缩而关节肿大呈梭形肿胀，关节周围有脓肿或窦道。可导致关节强直或关节囊、韧带松弛，膝关节发生脱位、外翻或内翻畸形。

【X 线检查】

单纯滑膜结核可见关节囊肿胀，髌下脂肪垫影模糊或消失。单纯骨结核早期在骨骺或干骺端骨质模糊，呈磨砂玻璃样改变。病变发展可见骨质破坏、死骨或空洞。全关节结核时骨质破坏程度加重，关节间隙变窄或消失。破坏严重者可发生关节半脱位或膝屈曲挛缩畸形。合并继发感染时显示骨质硬化。

【诊断】

根据病史、症状、体征和 X 线检查，一般都能做出诊断。单纯滑膜结核早期诊断比较困难，应注意与慢性滑膜疾病，如单发类风湿性关节炎、创伤性滑膜炎、化脓性关节炎等加以鉴别。必要时作关节液细菌学检查或滑膜活检以明确诊断。

【关节镜检查】

对早期诊断膝关节滑膜结核具有独特价值，可以做活检和镜下滑膜切除术。

CT MRI 具有早期诊断的价值。

PCR 技术对关节液进行细菌学的鉴别诊断可有帮助。

【治疗】

全身应用抗结核药物，辅以支持疗法，同时进行局部治疗。

（一）单纯滑膜结核　在总的治疗原则下可行关节穿刺注药疗法，部分病例可治愈。在严格无菌条件下于髌韧带两侧穿刺，抽出脓液后，注入异烟肼注射液 200mg，链霉素 1.0g，儿童酌减。每周 1～2 次，每 3 个月一疗程。治疗有效者可再进行 2～3 个疗程，无效者行滑膜切除术。术后持续皮肤牵引 2～3 周，然后行膝关节功能锻炼。

（二）单纯骨结核　单纯骨结核骨质破坏较重，容易形成全关节结核，应尽早行经关节外病灶清除术。残留骨空腔用松质骨充填。术后管型石膏固定 3 个月，然后不负重的功能锻炼。

（三）全关节结核　早期全关节结核和年龄 15 岁以下患者只行病灶清除术。15 岁以上，关节破坏严重者，在病灶清除术的同时行膝关节加压融合术。保持膝外翻 5°～15°、屈曲5°～10°。外固定架膝关节融合术，可提高关节融合的效果，病人能早期离床活动，值得推广。

（苏　峰）

第六十二章　运动系统畸形

第一节　先天性畸形

一、先天性肌性斜颈

先天性肌性斜颈（congenital muscular torticollis），是一侧胸锁乳突肌发生肌纤维性挛缩而形成的畸形。多数学者认为发病原因是一侧胸锁乳突肌在难产时受伤发生损伤出血、血肿机化后致肌纤维变性挛缩而引起，亦有人认为与胚胎发育异常有关。仅少数病例有家族史。

【临床表现】

婴儿出生后，在一侧胸锁乳突肌内可摸到梭形肿块，质硬而固定。约 3～4 个月后肿块逐渐消失，该肌发生挛缩，逐渐出现斜颈（但亦有部分病儿病情较轻，不发生挛缩，无畸形出现）。斜颈畸形到 1 周岁左右更为明显，具体表现：头部向患侧倾斜，下颏转向健侧。如勉强将头摆正，可见患侧胸锁乳突肌紧张而突出于皮下，摸之是硬的索条（图 62－1）。如早期未得到矫正，则随着生长发育，颜面部变得不对称：健侧饱满，患侧短小；健侧眼降低，额部缩短；双肩不平；头部活动受限，患侧头部发育差，扁平而小。

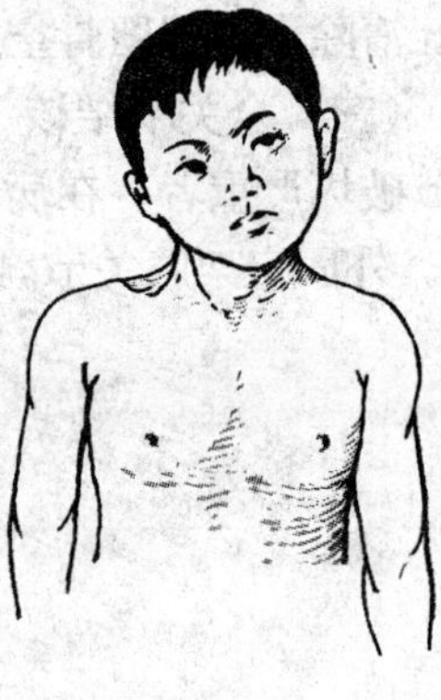

图 62－1　右侧先天性肌性斜颈

【诊断与鉴别诊断】

先天性肌性斜颈诊断并不困难，但应与以下原因引起的斜颈相鉴别。

1. 骨性斜颈　因先天性颈椎畸形所致如寰枢椎半脱位、先天性半椎体等，X 线片可确诊。胸锁乳突肌不挛缩。

2. 颈椎结核　多有活动时疼痛和受限，X 线摄片可作鉴别。

3. 麻痹性斜颈　一侧肌麻痹所致，常为婴儿瘫后遗症。

4. 姿势性斜颈　多数为 1 岁以下的婴儿，无胸锁乳突肌的血肿和挛缩，属暂时现象可自行恢复正常。

5. 眼疾性斜颈　因斜视或散光以颈部偏斜协调视物。胸锁乳突肌无挛缩和硬索。

6. 痉挛性斜颈　原因尚不明确，可能与颅内基底节或其相连的椎体外束病变有关，其特点为头部的阵挛性、间断性倾斜。

以上各种须鉴别的斜颈都没有胸锁乳突肌的特征性变化。

【治疗】

治疗越早，效果越好。年龄越大，斜颈和脸部畸形越难矫正。

1. 非手术治疗　适用于 1 岁以内的婴儿。可用局部热敷、按摩、手法扳正和固定头部，目的在于使肿块及早消散，防止肌挛缩。出生 2 周后，可在每次哺乳时，由母亲做。婴儿睡时，用砂袋维持于矫正位。

2. 手术疗法　1岁以上的幼儿非手术治疗多无效，需行手术治疗。早期手术才有可能使头面畸形完全恢复正常。手术方法：胸锁乳突肌下方切断松解术；胸锁乳突肌上下两端和锁骨头缝接在预留的胸骨头残端的延长术，一般多采用胸锁乳突肌切断术。

胸锁乳突肌下方切断松解术：在锁骨近端上方一横指处作横切口，切断胸锁乳突肌的锁骨头和胸骨头，转动头部至过度矫正位，检查是否松弛，仍紧张可同时切断挛缩的胸锁乳突肌筋膜。术后将头置于过度矫正位，用头颈胸石膏固定3～4周。

无论采用哪种术式，都应防止损伤颈部血管、副神经、膈神经和舌下神经。在做上端切断术时还应避免损伤耳下通过的面神经。

二、先天性马蹄内翻足

先天性足畸形中以马蹄内翻足（clubfoot 或 talipes equinovarus）最多见。男多于女。可单侧或双侧发病。

【病因】

主要是由于胚胎早期受到内、外因素的影响引起发育异常所致，也可能与胎儿足在子宫体内位置不正常有关。

【病理】

先天性马蹄内翻足畸形有三方面改变：软组织异常、骨畸形和关节变位。

（一）软组织异常　跟腱挛缩，跖腱膜挛缩；足背和足外侧软组织因持续牵拉相应伸长，腓骨肌力弱。

（二）骨骼畸形　在病儿开始走路后逐渐发生，先出现跗骨排列异常，以后发展为跗骨发育障碍和变形，舟骨内移并向后旋转。距骨小，颈部常向下旋转，下垂内移。跟骨内翻。严重者常有胫骨内旋畸形。

（三）关节变位　踝关节呈跖屈位；距下关节呈内翻位；跗中关节呈内收、旋后并跖屈位。

【临床表现】

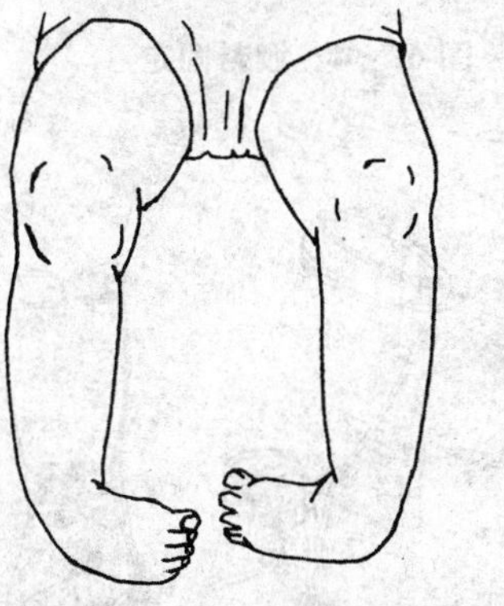
图 62-2　先天性马蹄内翻足

新生儿出生时即有一侧或双侧足部出现程度不等的跖屈内翻畸形（图62-2）。马蹄内翻足的畸形由三部分组成，即前足内放、内翻，后足内翻以及踝关节马蹄畸形；中足的高弓畸形是由于第1跖骨有明显的跖屈和旋前畸形所致。轻者可用手扳正，重者只能部分扳正。随着年龄的增长，畸形逐渐加重，无痛，行走时足外侧缘着地，严重者足背着地。这些异常着地负重处可产生胼胝或破溃。

【诊断】

畸形明显，诊断不难。但新生儿畸形较轻者，常容易被忽略。最简便的诊断方法是，用手握足前部，做各个方向的被动活动，如足外翻背伸有弹性阻力，应考虑本病，并尽早治疗。晚期足畸形更加严重，则治疗更加困难。

【鉴别诊断】

1. 脊髓灰质炎后遗症　主要是肌肉麻痹，特别是腓骨肌麻痹造成跖屈和内翻。

2. 脑性瘫痪　为痉挛性瘫痪，肌张力增高，腱反射亢进，有病理反射等。

3. 脑脊膜膨出症　为脊柱和脊髓的先天性畸形，可引起足的畸形。

【治疗】

治疗原则是越早越好，应该在出生后立即开始，绝大多数患儿通过早期治疗可以获得满意的治疗效果。早期治疗以非手术治疗为主。包括用手法、夹板、绷带和石膏矫形。分期逐步矫正畸形，对难矫正的畸形和非手术治疗后的残余畸形应行手术矫正。

（一）非手术治疗

1. 手法矫正　(1) 传统的 Kite 方法：适用于 1 岁以内的婴儿。由医生指导病儿的母亲在哺乳时作手法扳正（图 62－3A），每日 2 次，手法要轻柔，防止损伤骨骺。先矫正前足的内收，继之矫正足跟内翻，最后矫正后足跖屈畸形（马蹄畸形）（图 62－3B），并对足外侧软组织和肌肉进行按摩。可用胶布、绷带或石膏将足固定在已矫正的位置（图 62－4），或穿矫形足托（图 62－5）。(2) Ponseti 方法：是一种通过系列手法矫正，系列石膏管型固定的逐步、渐进的畸形矫正方法。Ponseti 方法是用旋后外展手法矫正牵张拉伸韧带和肌腱，可同时矫正前足的内收、中足的高弓和后足的内翻、内旋畸形。手法矫正后石膏管型固定，每周更换一次石膏，每次去石膏后重复手法矫正 5～10 分钟，继续用石膏管型固定，使足部畸形渐进得以矫正，一般需用 4 周。最后，麻醉下经皮切断跟腱纠正后足的马蹄畸形，然后石膏管型固定在最大程度背屈、外展 60°位 3 周。

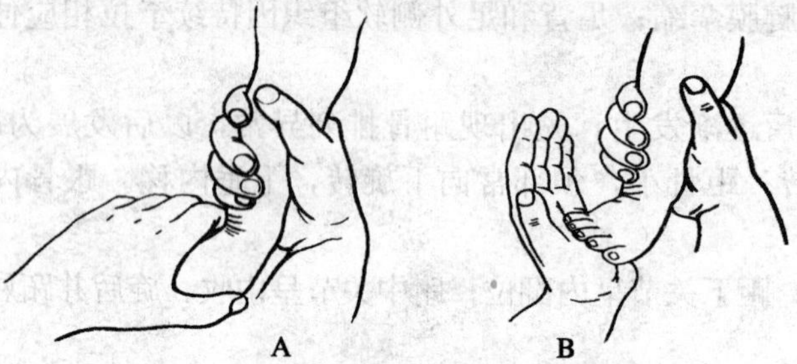

图 62－3　手法扳正

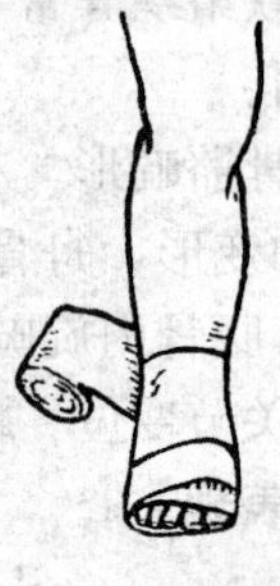

图 62－4　绷带固定

2. 丹尼斯-布朗（Denis－Browne）支架固定法（图 62－6）适用于 1 岁以下儿童轻型者，可于出生后 1 个月采用。

3. 手法矫正、石膏固定法　适用于 1～3 岁病儿，在全麻下以同样的手法先行手法按摩，以缓解挛缩，用长腿石膏先固定于膝关节屈曲 90°位（图 62－7），每 2～4 周更换 1 次石膏。逐步矫正足畸形。

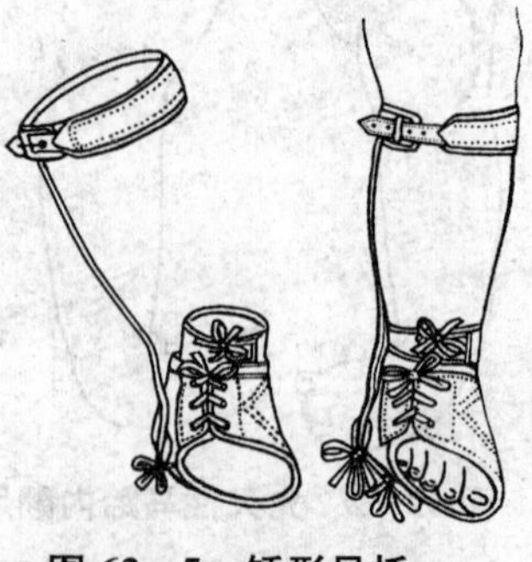

图 62－5　矫形足托

（二）手术疗法　适合于 3 岁以上。手法治疗失败或未经治疗的患儿。

1. 软组织手术　包括：跟腱延长，胫后、趾长屈肌腱延长，切开关节囊以恢复各关节的正常关系，跖腱膜切断，肌腱移位（常用胫前肌止点外移）等。

2. 骨性手术　10～15 岁以后，骨骺已闭合，可考虑作足三关节融合术（即跟距、距舟和跟骰关节）。术后用靴形石膏固定，直至融合牢固为止（图 62－8）。骨骺未闭合时切勿行此手术。

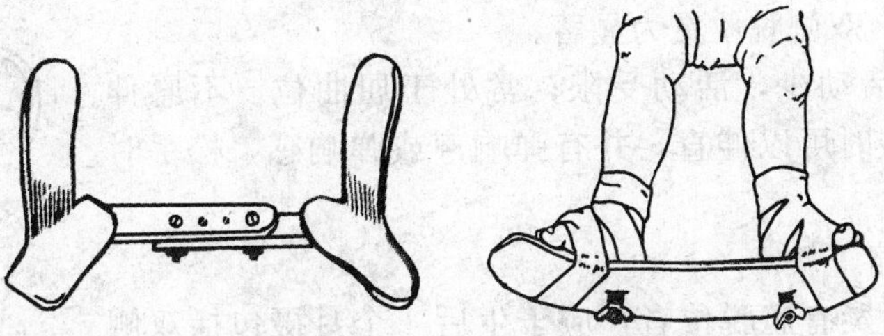

图 62－6　Denis－Browne 夹板矫正

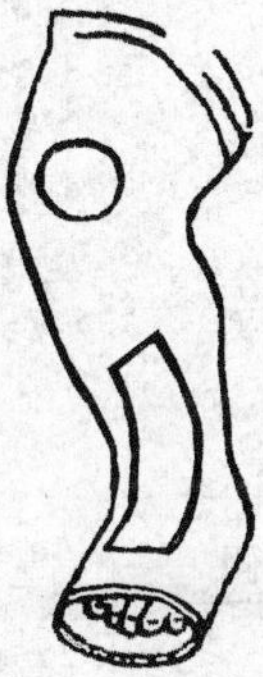

图 62－7　手法矫正石膏固定法

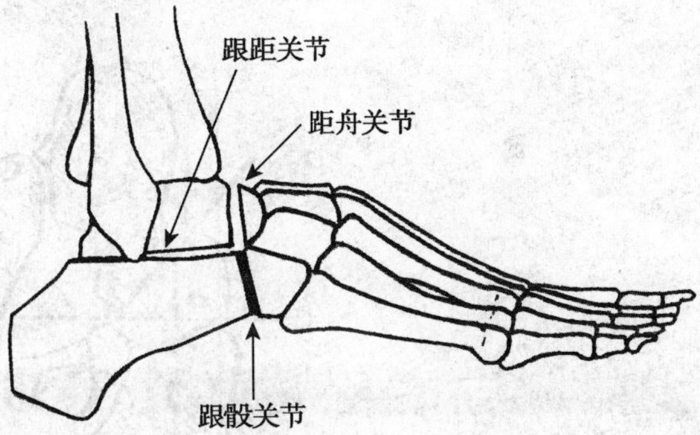

图 62－8　足三关节融合术

三、先天性髋关节脱位

先天性髋关节（congenital dislocation of the hip，CDH）脱位是一种比较常见的先天性畸形，目前多数学者认为应称作发育性髋关节脱位（developmental dislocation of the hip，DDH）更为合理，因为该病呈现一种动态的发育异常，可能随婴儿生长发育而好转或加重。女多于男，约 6∶1。左侧比右侧多一倍，双侧者较少。

【病因】

真正病因不清。近来的研究认为遗传因素、胚胎期髋臼和股骨头发育不良、关节韧带松弛、胎儿在子宫内位置不正常等，是形成髋关节脱位的病因。也有人认为与臀位分娩有关。

【病理】

随着年龄的增长，病理改变越来越明显。

（一）骨组织的变化　髋臼发育不全，浅而平坦，髋臼内充满脂肪和纤维组织。股骨头也发育较差，头小而扁平，形状不规则，向髋臼后上方脱出。股骨颈前倾角增大，可增至 45°～60°。久之在股骨头所在的髂骨翼部位可形成一个“假髋臼”，位于真髋臼的上方。

（二）软组织的变化　因股骨头向上移位，关节囊也随着被牵拉向上延长，呈“哑铃”形。髋关节附近的肌肉，因股骨头上移而挛缩，造成股骨头复位困难（图 62－9）。

【临床表现与诊断】

因年龄不同，其症状程度亦异。

（一）站立前期　此期极容易漏诊，应仔细检查。

1. 两侧大腿内侧皮肤皱褶不对称，患侧皮皱加深加多。患侧股内收肌紧张、挛缩。

2. 会阴部增宽，双侧脱位更为显著。

3. 患侧髋关节活动少，活动受限；常处于屈曲位，不愿伸直，无力，牵拉患肢时可以伸直，并有弹响声或弹响感，松手时又呈屈曲状。

4. 患侧下肢短缩。

5. X 线检查　对疑有髋脱位者，应于生后 4 个月摄包括双侧髋关节的骨盆正位片，检查髋臼和股骨头的发育情况，即可诊断髋臼发育不良、半脱位或脱位（图 62－10）。

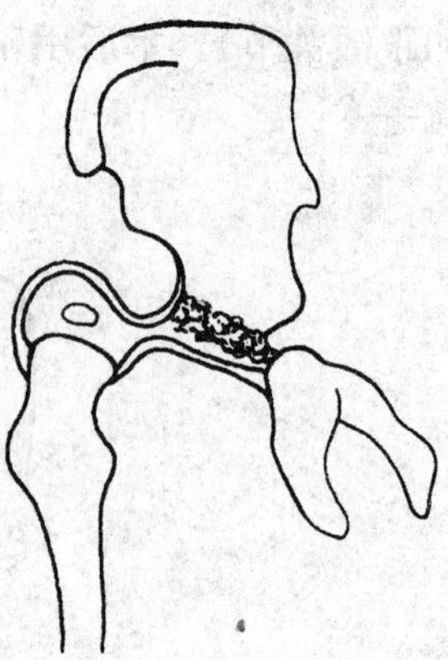

图 62－9　先天性髋脱位的病理变化

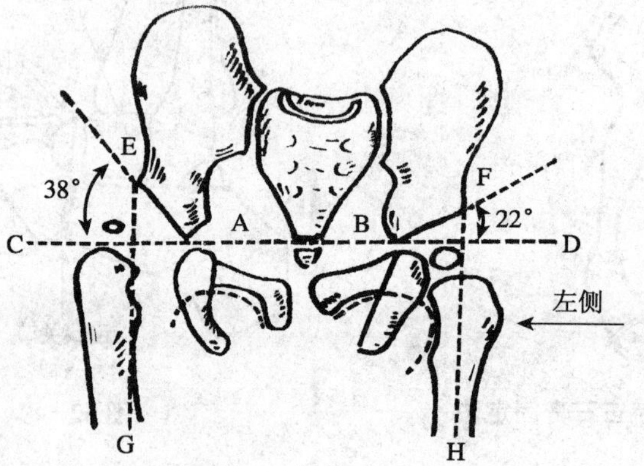

图 62－10　先天性髋脱位 X 线征象左侧正常，右侧脱位

（1）髋臼角的测量方法：通过两侧髋臼软骨（Y 形软骨）顶点 A、B 划一条线 C、D；再从 A、B 两点与髋臼上缘 E、F 各连一斜线 AE 和 BF，角 EAC 和角 FBD 即为髋臼角。新生儿为 30°左右，1 岁为 23°左右，3 岁 20～25°。凡大于此范围者，表示髋臼发育不良，说明髋臼窝较浅，即使股骨头的骨化中心仍在髋臼内，日后仍有脱位的可能。

（2）髋臼象限划分法：由髋臼外上缘向 CD 线划一垂直线 EG 和 FH 线（称 Perkins 线），将髋臼分成四个象限。正常情况下，股骨头的骨化中心在内下象限，如不在此象限，以其移位程度判定为半脱位或脱位。在新生儿和婴儿因股骨头骨化中心未出现，可观察股骨颈喙突在 Perkins 线内侧，髋脱位时在其外侧。

（3）股骨头骨化中心因发育受影响，较健侧小。

（4）颈闭孔线（Shenton 线）：在正常情况下，股骨颈下缘与闭孔上缘，可连成一弧形曲线，若此弧线中断则表示脱位。

（5）患侧股骨颈前倾角加大，与健侧对比，可见股骨上段阴影有差异。股骨颈越短、粗，说明前倾角越大。

（二）站立后期　病儿开始行走的时间较正常儿晚，单侧脱位者步态跛行，双侧脱位者走路时出现左右摇摆，称“鸭步”。站立时骨盆前倾，臀部后翘，腰部明显前凸（图 62－11）。病儿仰卧时，双侧屈髋屈膝 90°，因患肢短缩，可见双膝不在同一平面。患侧臀部在坐骨结节和股骨大转子之间有一凹陷（图 62－12），健侧臀部饱满。推拉患侧股骨时，股骨头如打气筒样可上下移动。患侧股内收肌紧张，髋关节外展受限（Telescope 试验）。

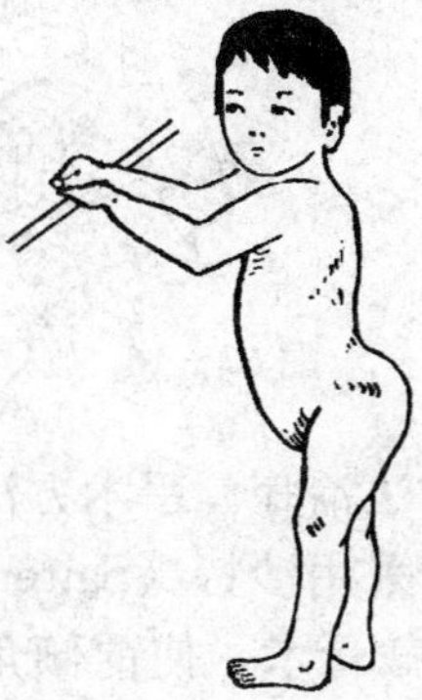

图 62－11　两侧先天性髋脱位，站立时腰部明显前凸

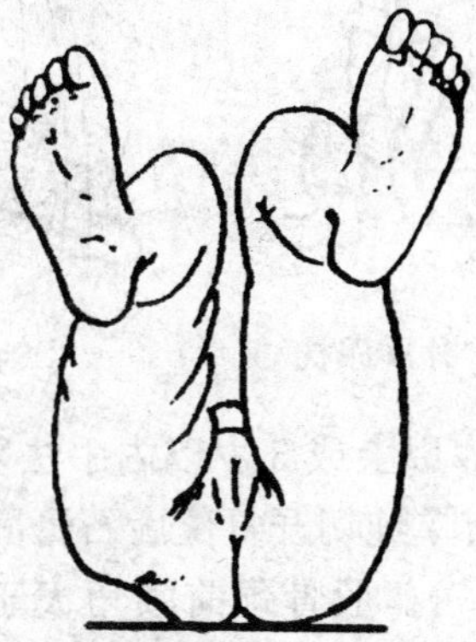

图 62－12　先天性右髋关节脱位，两下肢不等长，右大腿内侧皱褶增加，右臀部有一凹陷

单足站立试验（Trendelenburg 征）阳性（图 62－13）：在正常情况，臀中小肌收缩，对侧骨盆抬起，才能保持身体平衡。髋脱位时，因臀中小肌松弛，对侧骨盆不但不能抬起，反而下降。X 线摄片可确定脱位的性质和程度。

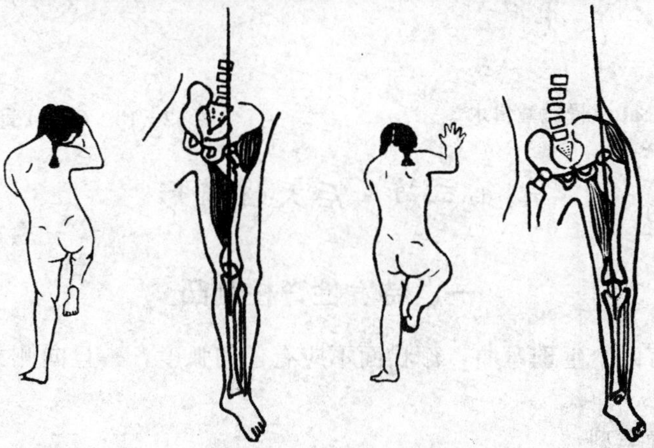

图 62－13　单足站立试验

【治疗】

明确诊断，治疗越早，效果越好。治疗的方法应随年龄的增长而有所不同。一般按年龄拟定治疗方案。

（一）1 岁以内　将双髋保持在外展呈蛙式位，用连衣挽具（图 62－15）、Pavlik 挽具、外展尿枕（图 62－14）治疗固定 3～6 个月。传统的蛙式石膏容易影响股骨头发育及产生缺血坏死改变，故已不用。

（二）1～3 岁　可于全麻下行手法复位。如手法复位有困难，可作股内收肌肌腱切断术。复位后采用髋"人字位"石膏固定，髋关节屈曲 95°，外展 40°～45°（图 62－16），即 Salter 所倡导的"人字位"（human position）石膏固定。

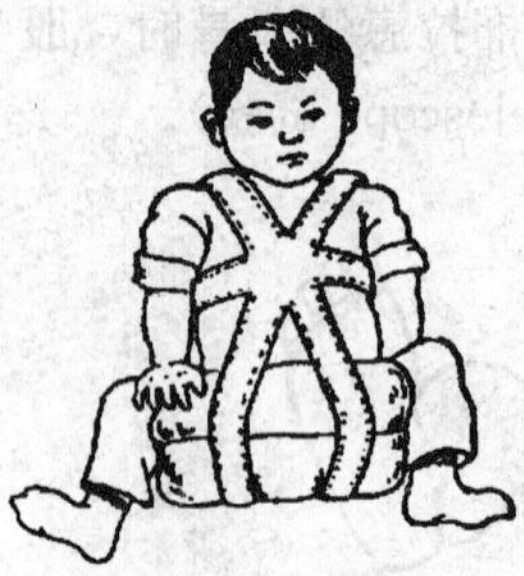

图 62-14 外展尿枕

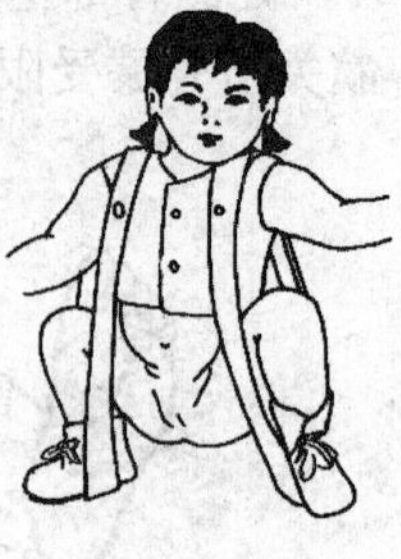

图 62-15 连衣挽具

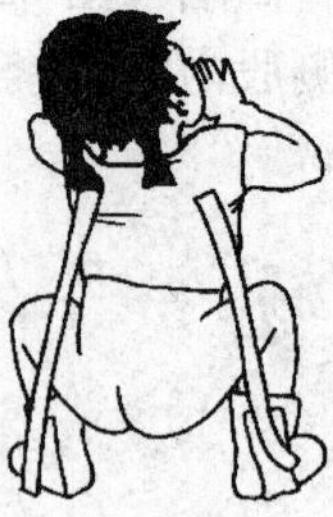

图 62-16 "人字位"石膏

（三）4 岁以上或 3 岁以内手法复位失败者，应采用手术方法治疗。手术方法种类较多，常用的方法有单纯切开复位后石膏固定；18 个月至 6 岁病儿可采用沙特（Salter）骨盆截骨术（图 62-17）。股骨颈前倾角大于 45°者，应加作股骨旋转截骨术，使前倾角恢复正常。年龄较大的，可采用查理（Chiari）骨盆内移截骨术（图 62-18）。

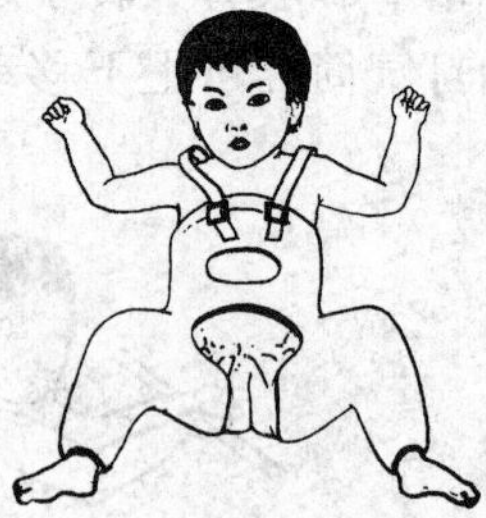

图 62-17 Salter 骨盆截骨术

图 62-18 Chiari 骨盆内移截骨术

第二节 后天性畸形

一、特发性脊柱侧凸

脊柱在矢状面有四个生理弯曲，额状面不应有任何弧度，一旦向侧方出现弧度，就称为脊柱侧凸。

脊柱侧凸有多种类型：

1. 特发性脊柱侧凸　原因不明，预后不一致，有的很快停止发展；有的继续发展到很严重的侧凸。此型最多见，故本节重点介绍。

2. 麻痹性脊柱侧凸，大部分是由脊髓灰质炎后遗症引起的两侧肌力不平衡所致。

3. 神经纤维瘤病性脊柱侧凸，由于脊椎病变引起，很早出现症状，发展迅速，同时合并全身的咖啡斑及多发的神经纤维瘤。畸形范围小但很严重，引起严重的侧凸畸形，矫正很困难，须早期手术治疗。

4. 胸源性脊柱侧凸　儿童由脓胸、胸膜肥厚引起，或胸廓成形术后所致。

5. 先天性脊柱侧凸　先天性半椎体、楔形椎体、肋骨畸形等均可引起脊柱侧凸。

【病理】

各种脊柱侧凸病因不同，但脊柱病理变化相似，侧凸多发生在脊柱的胸段和胸腰段，大多数凸向右侧，除先天性脊柱侧凸外早期为功能性。后期除了侧凸外，脊柱同时有旋转畸形［图 62－19（1）］，致使脊柱凸侧的肋骨向后凸起［图 62－19（2）］，肋骨角可形成一条嵴向后隆起，称剃刀背畸形［图 62－19（3）］。

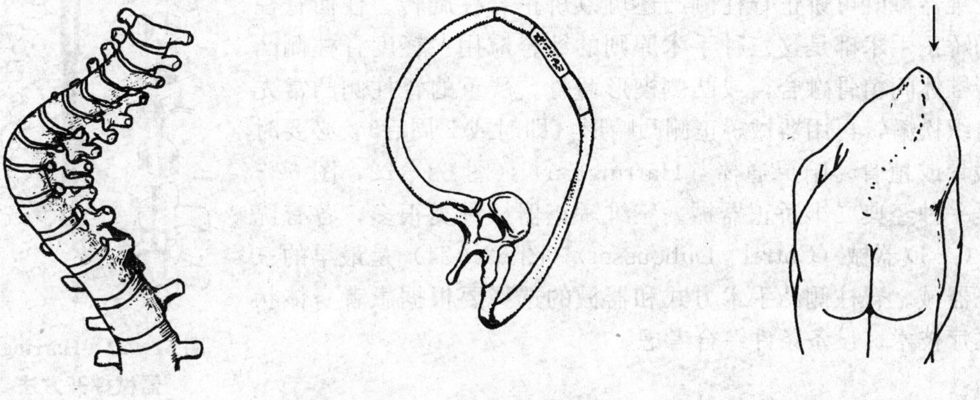

图 62－19　脊柱侧凸的病理变化

（1）胸腰段脊柱右凸合并旋转畸形　（2）脊柱旋转致右后肋向后凸起　（3）剃刀背

【临床表现】

约 70%～80%的脊柱侧凸属于特发性脊柱侧凸，故着重叙述这一类型。此型多见于儿童和青少年，女性较多，早期畸形不明显，无症状，无结构变化，易于矫正。一般在 10 岁后，畸形迅速发展，1～2 年内可见明显畸形。严重的脊柱侧凸可导致继发性胸廓畸形，引起气促、心悸、消化不良等内脏功能障碍。

X 线片上测定侧凸角度最常用的方法为 Cobb 法（图 62－20），在曲线上端中立位椎体的上缘及下端中立位椎体的下缘，做平行线，此二线上再做垂直线相交之角即为侧凸角度。

【治疗】

特发性脊柱侧凸，没有骨性结构异常者，可穿戴支具，用加压垫挤压（图 62－21），密切观察畸形变化。患儿长至 12～16 岁即青春期快速生长阶段，畸形容易恶化。经过非手术治疗后，如果畸形继续发展，或一经发现即为较严重者，应考虑手术治疗。

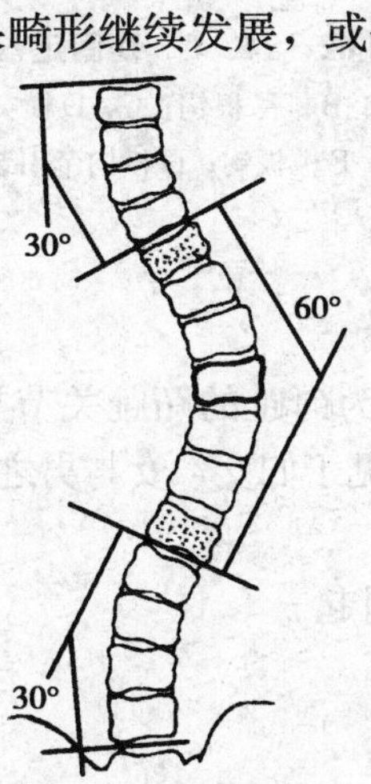

图 62－20　Cobb 法

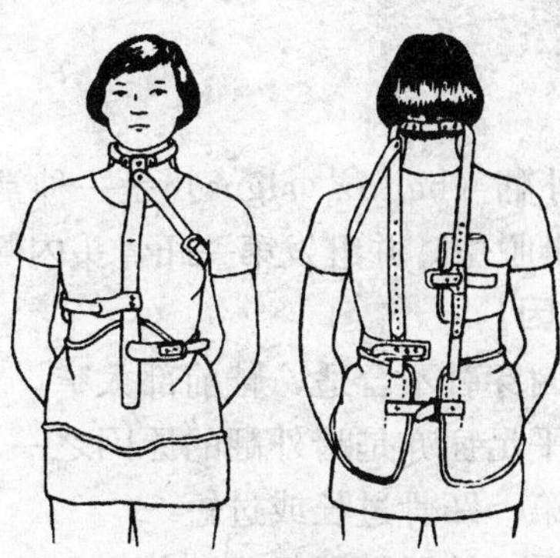

图 62－21　脊柱侧凸支架

脊柱侧凸的手术治疗方法很多，原则是最大限度地矫正畸形和恢复功能，手术内容包括三方面：软组织松解；骨性手术（植骨和截骨）；二维或三维特殊器械矫正。二维器械可以矫正脊柱侧凸，三维器械既可矫正脊柱侧凸还可以矫正脊柱旋转。任何脊柱侧凸的矫正手术都是这三种手术原则的综合应用。轻度脊柱侧凸可单行椎体间植骨融合，或凸侧楔形截骨。严重的脊柱侧凸常先行软组织松懈，再用器械矫正侧凸畸形（即时或 2 周后），必要时辅以截骨或植骨。哈灵通棒（Harrington）（图 62－22，图 62－23）是一种经典二维矫正器械。三维矫正器械种类很多，各有优缺点。C－D 器械（Cotrel－Dubousset）（图 62－24）是最早的三维矫正器械。脊柱侧凸手术方式和器械的选择要根据患者身体状况、医疗技术、设备条件综合考虑。

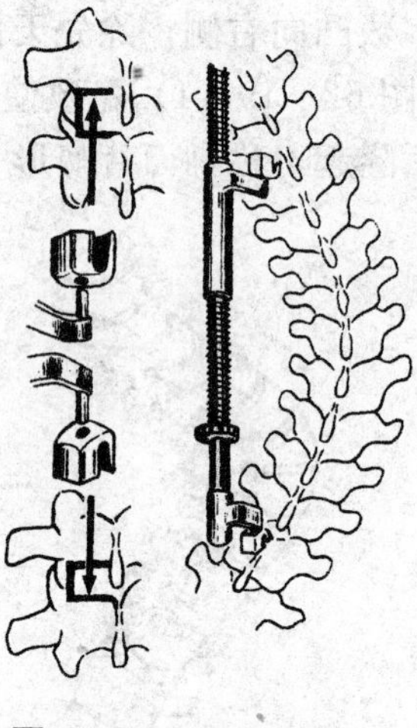

图 62－22　Harrington 器械撑开方法

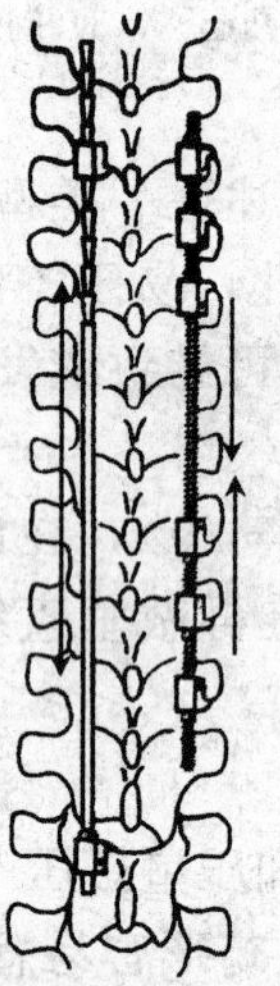

图 62－23　Harrington 器械矫正术后
左为撑开杆，右为压缩杆

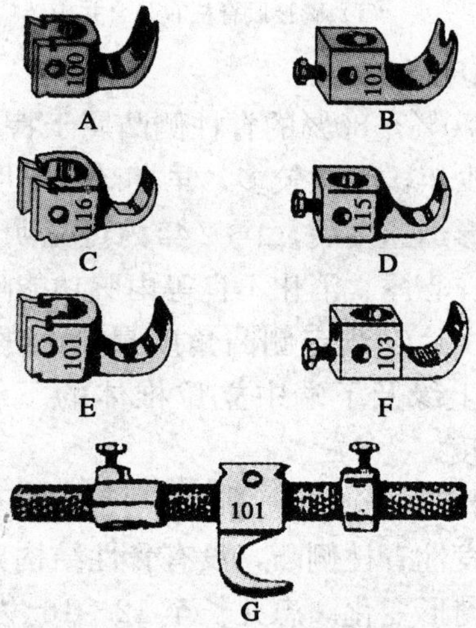

图 62－24　C－D 固定器械
A、B 椎弓根钩；C、D 横突钩
E、F 椎板钩；G 横向牵引装置

二、踇 外 翻

踇外翻（hallux valgus）是一种常见的足部畸形，表现为踇趾的跖趾关节呈外翻位，严重者呈半脱位，并继发第一跖骨头内侧骨赘形成。踇外翻常见于妇女，女与男之比为 15∶1。

【病因】

1. 因穿鞋不合适，鞋前部太窄，长期压迫踇趾向外而引起。
2. 平足症亦是踇外翻的原因之一。
3. 第一跖骨过长或过短。
4. 踇长伸肌腱行径逐渐移至跖趾关节外侧、使踇外翻畸形加重。

【临床表现】

踇外翻常为对称性，踇趾不仅有外翻，且有踇趾旋转。严重者第二趾被挤向踇趾背侧，形成锤状趾（图 61－25），第二、三跖骨头跖面皮肤因负重加大易产生胼胝（俗称“鸡眼”）。第一跖骨头向内明显突出，跖骨头和软组织经鞋帮的长期摩擦，可形成骨赘和踇囊炎。锤状趾、跖骨头下胼胝、踇囊炎及踇趾跖趾关节骨关节病均可引起疼痛（图 62－26）。

【治疗】

平足症者应早治疗、一般踇外翻常随平足症的改善而停止发展。穿鞋应合适，鞋跟不宜过高、鞋头不宜过尖，使踇趾稍有活动余地。畸形严重、疼痛明显者应手术治疗。手术方法很多，较常用的方法是：滑囊骨赘切除，重叠缝合跖趾关节内侧关节囊，踇收肌腱切断术和第一跖骨截骨术（图 62－27）。

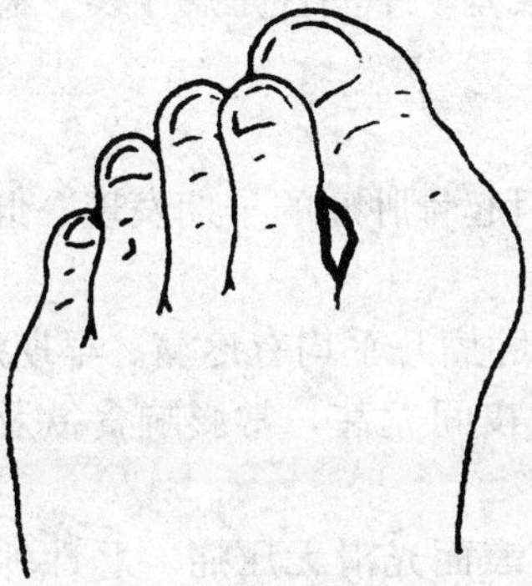

图 62－25　踇外翻

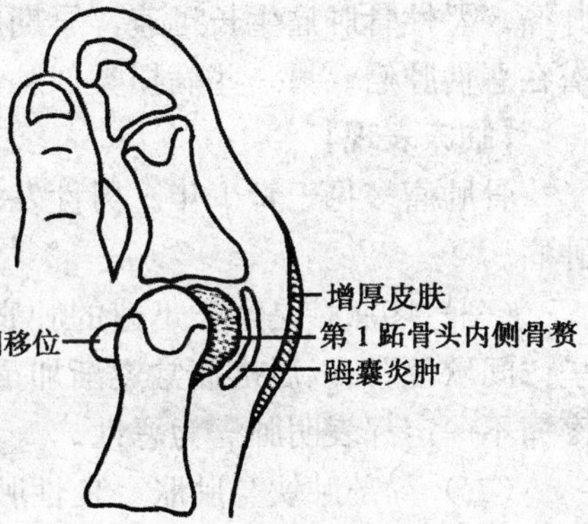

图 62－26　踇外翻形成踇囊炎肿及骨赘

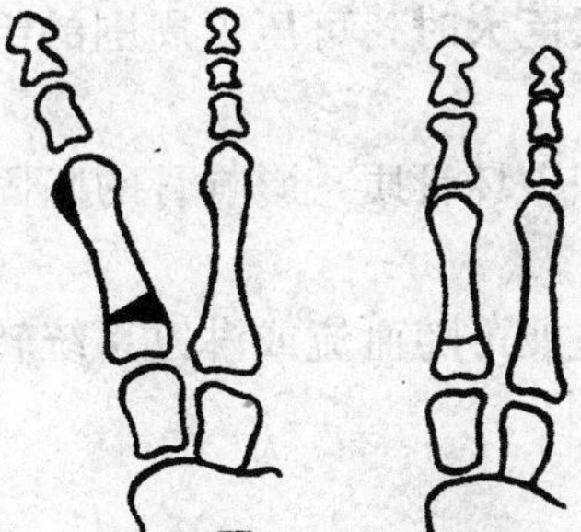

图 62－27　第 1 跖骨基底截骨术

（曹立新）

第六十三章　骨 肿 瘤

第一节　概　论

骨肿瘤是指发生于骨骼或其相关组织（血管、神经、骨髓、脂肪、肌肉）的肿瘤。根据其细胞来源及组织学特性，分为良性、中间性和恶性。良性骨肿瘤发病缓慢，很少转移，容易根治，预后良好。恶性骨肿瘤包括原发性骨肿瘤和从体内其他组织、器官转移至骨骼上的肿瘤。恶性骨肿瘤生长迅速，早期即可发生转移，预后较差。中间性是属于良、恶性之间的潜在恶性肿瘤。另一些病损类似肿瘤称瘤性病损。

【临床表现】

骨肿瘤多见于青少年。男性发病多于女性。损伤常引起骨肿瘤的早期发现，但不会引起肿瘤。

（一）疼痛　是生长迅速的肿瘤的最显著症状。恶性肿瘤几乎均有疼痛。早期疼痛轻微，呈“间歇性”，以后疼痛常逐渐加重，并呈持续性剧痛，夜间尤甚，常影响食欲及睡眠。但疼痛不一定都表明肿瘤为恶性。

（二）局部肿块与肿胀　良性肿瘤界限清楚，质硬，表面光滑无压痛。恶性肿瘤多呈肿胀迅速，浸润性生长，界限不清，有压痛，皮肤红、热及局部血管怒张。

（三）功能障碍　骨肿瘤病变在干骺端，靠近关节，疼痛，肿块和畸形都可影响关节的活动。

（四）压迫症状　骨肿瘤发展巨大时，可压迫周围的组织及血管，产生症状。脊柱肿瘤可压迫脊髓而出现截瘫。

（五）病理性骨折　肿瘤组织破坏骨质，影响骨的坚固性，活动或轻微外伤即可造成骨折。良、恶性肿瘤均可发生。

（六）肿瘤转移　恶性肿瘤进展可随血流或淋巴系统转移到其他部位，如转移到肺，可出现咳嗽、胸痛、咯血等症状。

【X 线检查】

X 线检查是不可缺少的诊断手段，X 线平片显示骨与软组织阴影，可反映骨肿瘤的基本病变，从而判断肿瘤的性质。恶性肿瘤常规拍胸片，以了解有无肺转移。CT、核磁共振等影像学检查，除能帮助诊断外，更能清楚反映肿瘤大小、性质及软组织病变范围。

【实验室检查】

对恶性骨肿瘤，除常规检查外，应测定血钙、血磷、碱性磷酸酶和酸性磷酸酶。血清碱性磷酸酶反映成骨活动。成骨性骨肿瘤时碱性磷酸酶升高。男性酸性磷酸酶由前列腺分泌并贮存，此酶升高提示前列腺癌骨转移。骨髓瘤约有一半病人尿中 Bence－Jones 蛋白阳性。

【活组织检查】

这是鉴定肿瘤细胞来源和性质的惟一可靠检查。分为下列两种方法。

（一）切开活检　可分为切取式和切除式两种，显露或切除肿瘤后，在直视下切取组织块送检。因能切取较大块标本，有利于组织学诊断。但容易造成肿瘤细胞的播散及出血。

（二）穿刺活检　用穿刺针穿刺取材，此法简单，安全，损伤小。用于脊柱、骨盆及四肢的溶骨性病损。但因取材少，有时不易做出诊断及分级。

【诊断】

骨肿瘤的诊断必须坚持临床、X 线和病理检查三结合，并结合生化测定及早做出正确诊断。

【外科分期】

是将外科分级（G）、外科区域（T）和区域性或远外转移（M）结合起来制定手术方案。G 分为：良性（G_0）、低度恶性（G_1）、高度恶性（G_2）；T 指肿瘤侵袭范围，以肿瘤囊和间室为分界：囊内（T_0）、间室内（T_1）、间室外（T_2）；M 为转移：无转移（M_0）、转移（M_1）。

【治疗原则】

对骨肿瘤的治疗应根据肿瘤的性质、部位、浸润的范围及有无转移，选择不同的治疗方法。良性肿瘤以手术切除或刮除植骨为主；恶性肿瘤则采取以手术为主的综合治疗方法，包括术前和术后化疗、放疗、免疫疗法等。采用手术治疗应按外科分期选择，尽量切除肿瘤又考虑到保留肢体，应将截肢放在慎重地位。肿瘤大块切除后，缺损部位可通过瘤体骨灭活再植、异体骨移植或人工假体替代，以保全肢体。

第二节　良性骨肿瘤

一、骨　瘤

骨瘤（osteoma）是一种突出于骨表面的良性肿瘤。好发于青少年，多发生在颅骨和上、下颌骨。它没有软骨帽和滑囊，为真性骨瘤。

【临床表现】

骨瘤生长缓慢，多无症状。发生于面部者可引起面部变形，副鼻窦堵塞，眼球突出或牙齿松动。X 线检查：表现为骨瘤突出于骨表面的致密骨性肿块，边界清楚，无骨纹理。

【治疗】

属 G_0 T_0 M_0。无症状者不需处理；有症状或瘤体较大者，可作手术切除，预后良好。

二、骨样骨瘤

骨样骨瘤（osteoid osteoma），是一种良性骨肿瘤，多见于青少年，好发部位以下肢长骨为主，胫骨、股骨约占病例总数的一半。

【临床表现】

疼痛是其主要症状，疼痛逐渐加重至影响睡眠，多数服用阿司匹林可缓解，并以此作为诊断依据。晚期疼痛加重呈持续性，伴有肌肉萎缩、跛行、局部皮温升高等。

X 线检查：典型的 X 线表现为由反应骨包绕的直径不超过 1cm 圆形或卵圆形的瘤巢等，不持续生长，可有不同程度的钙化。

【治疗】

属 G_0 T_0 M_0。一旦明确诊断，应手术治疗。彻底切除骨样骨瘤及周围反应骨，手术效果好。一般很少复发。

三、骨软骨瘤

骨软骨瘤（osteochondroma）为最常见的良性骨肿瘤，属软骨源性。好发于股骨下端、胫骨上端、肱骨上端的干骺端，以及髂骨、肩胛骨等。肿瘤的结构由骨组织、软骨帽和表面的纤维膜构成。骨软骨瘤的基底细长或粗短，顶端膨大。肿瘤可单发或多发。多发者少见，与遗传有关，可引起骨骺发育障碍及肢体短小畸形，恶变机会较单发者多见。

【临床表现】

本病多见于青少年。可长期无症状，常在无意中发现肿块，若肿物增大，压迫周围组织，可引起疼痛和关节运动障碍。该肿瘤随人体发育增大，当邻近骺板闭合后，即停止生长。如肿瘤继续生长，应警惕发生恶变。X线检查：长骨干骺端与正常骨相连的骨性突起，形如球状或蒂状肿块。软骨帽可有散在钙化，若软骨帽有棉絮状钙化，提示有恶变的可能（图 63-1）。

【治疗】

属 G_0 T_0 M_0。一般不需治疗。若肿瘤生长较快、较大，有压迫症状或有恶变倾向时，应作切除术。切除范围应从肿瘤基底四周部分正常骨组织开始，包括纤维膜、滑囊、软骨帽及肿瘤本身，切除要彻底，以免复发。

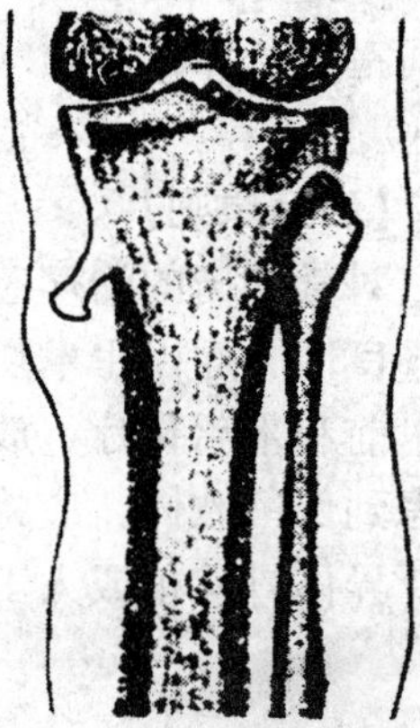

图 63-1 胫骨上端骨软骨瘤

四、软骨瘤

软骨瘤（chondroma）是指好发于四肢短管状骨质内部的一种良性肿瘤，一般由成熟的透明软骨构成，故又有内生软骨瘤之称，可单发或多发。多发者称为内生软骨瘤病或 Ollier 病。常合并骨骼发育障碍和肢体畸形。

【临床表现】

多为青少年，手足骨多见，亦可发生于肱骨、股骨和髂骨。一般无症状，或仅有局部肿胀或轻微疼痛。发生病理骨折时，疼痛及肿胀加重。X线检查：受累骨干内呈溶骨性破坏，其内有透明或半透明骨吸收区，并有砂粒样钙化，骨皮质膨胀变薄（图 63-2）。

【治疗】

属 G_0 T_0 M_0。短管状骨内的软骨瘤应彻底刮除，行局部植骨术；在长管状骨者，易复发或恶变，应彻底切除。对肿瘤较大，畸形严重的次要指（趾），可行截指（趾）术。

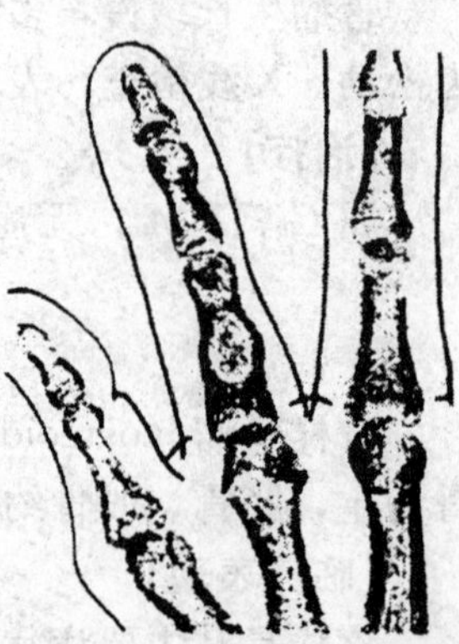

图 63-2 指骨内生软骨瘤

五、骨巨细胞瘤

骨巨细胞瘤（giant cell tumor）是起源于松质骨并以溶骨性破坏为特征的潜在恶性骨肿瘤。

【病理】

（一）大体病理　骨巨细胞瘤发生在骨端松质骨，呈偏心性。在骨破坏区，骨皮质扩张变薄，甚至皮质破裂。肿瘤组织呈淡红色的肉芽组织，质脆易出血，其中可见囊变及坏死区。肿瘤与正常骨组织之间无明显包膜和硬化骨。

（二）组织学分级　骨巨细胞瘤的组成包括基质细胞、多核巨细胞和胶原组织。根据肿瘤基质细胞和多核巨细胞的多少，将骨巨细胞瘤分为三级。Ⅰ级：基质细胞形状规则，排列疏松，核分裂少，多核巨细胞甚多。属良性。Ⅱ级：基质细胞多而密集，细胞核较大，核分裂较多。多核巨细胞数量减少，体积小。有恶变倾向。Ⅲ级：以基质细胞为主，细胞形状不规则，核大小不一。常见分裂象，多核巨细胞很少。属恶性。虽然肿瘤的生物学行为、良恶性，并不完全与病理分级一致。但分级对肿瘤的属性和程度的确定以及对治疗方案的制订和判断预后，有较大的参考价值。

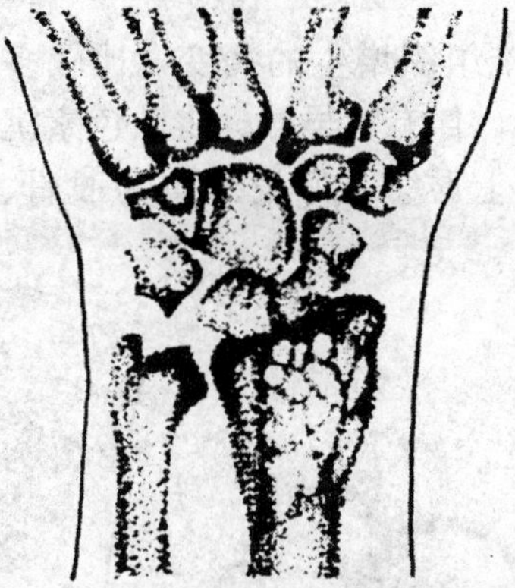

图 63－3　桡骨下端骨巨细胞瘤

【临床表现】

本病发病年龄多在 20～40 岁，男性略多于女性。多生于长管状骨的骨端，以股骨远端、胫骨近端、桡骨远端和肱骨近端多见。早期病变部位疼痛、肿胀，疼痛呈间歇性发作，其严重性与肿瘤的发展相关。局部可变形，皮温增高，触之有“捏乒乓球样”感觉。当肿瘤突破骨皮质侵犯软组织时，肿瘤增大，皮肤紧张发亮，可见表浅静脉怒张，病变的关节可活动受限，部分病例可发生病理性骨折（图 63－3）。X 线检查：主要表现为长管状骨骨端的偏心性、膨胀性、溶骨性破坏，无骨膜反应。病灶边缘清楚，其内可见骨嵴，呈多房性或肥皂泡样改变。如病灶内缘不清楚或皮质骨被破坏，提示有恶变可能。

【治疗】

属Ⅰ、Ⅱ级者，常用局部刮除加物理（液氮）或化学（氧化锌）处理，再行自体或异体松质骨植骨或骨水泥充填，疗效较好。骨皮质未破坏者，可行包括部分正常骨在内的瘤段切除术，刮除肿瘤组织后，用 95％酒精灭活，原位回植，空腔用自体髂骨或骨水泥填充。对于复发者或关节破坏严重，应做节段切除，异体半关节或人工假体置换术。Ⅲ级骨巨细胞瘤应行广泛或根治切除或截肢。化疗对本病无效。放疗易引起肉瘤变，一般不主张采用。

六、骨囊肿

骨囊肿（bone cyst）是常见的骨的瘤样病损。常见于儿童和青少年，男多于女。好发于肱骨、股骨、胫骨上端和桡骨下端。骨囊肿始发于骺板附近，随着骨的生长，逐渐移向骨干。囊肿有一层含骨巨细胞的纤维包膜，内含浆液性或血性液体。包膜外围是薄层硬化骨壁。囊肿多为单腔，亦可被纤维组织分隔为多房性。骨囊肿呈膨胀性生长。骨皮质吸收、变薄，易发生病理性骨折。

【临床表现】

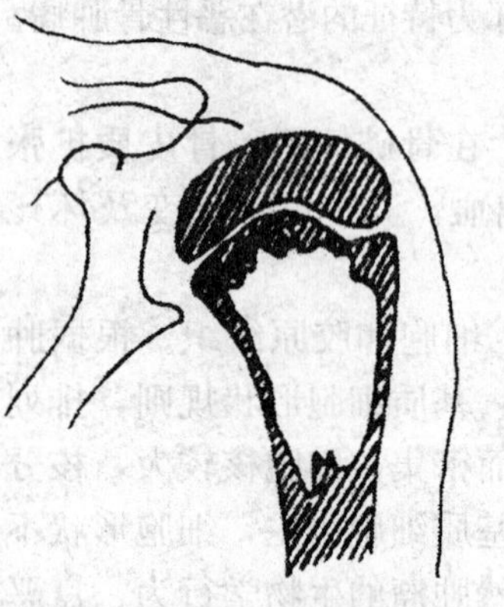

图 63-4 肱骨上端的骨囊肿

一般无症状。多因外伤或病理骨折后意外发现。部分病例有时局部有隐痛或肢体局部肿胀，休息后减轻。X 线检查：骨囊肿一般位于长管状骨的干骺端或骨干部。为圆形或椭圆形界限清楚的透亮区。骨皮质膨胀变薄。部分病例囊肿呈多房性改变，无骨膜反应及钙化（图 63-4）。

骨囊肿发生病理骨折后，囊肿常被新生骨充填而自愈。对于较小的骨囊肿也可采用穿刺抽出囊内容物后用甲基泼尼龙 40～80mg 囊内注射（亦有用到 200mg 者），每 2 个月一次，最多可注射 7 次，一般 2～3 次即可，多数取得良好效果。对较大囊肿或无效者，多需行刮除植骨术。囊肿壁应刮除彻底，防止复发。

七、骨纤维异样增殖症

骨纤维异样增殖症也称骨纤维结构不良，是发生于骨内纤维组织增生的病变，比较多见。本病可见于单骨，亦可见于多骨。多发性者合并内分泌障碍，伴有性早熟、皮肤色素沉着，称为 Albright 综合征。本病多见于青少年和中年。下肢比上肢多。好发部位为股骨、胫骨、颌骨及肋骨。

【临床表现】

本病进展缓慢。单骨性者多无症状或局部仅有轻微酸痛，不适感。主要症状为病变骨的膨胀变形。位于负重部位的病变，可发生病理性骨折。多骨性者除骨骼病损外，背部及大腿内侧可见边界清楚的咖啡色皮肤色斑。本病约有 10％可恶变为纤维肉瘤，特别是放射治疗后，应引起重视。

X 线检查：病变多在长骨干骺端或骨干髓腔内。受累骨皮质膨胀、变薄。髓腔扩大呈磨砂玻璃样变，无骨膜反应。发生在股骨近端的病损可使股骨颈弯曲，出现髋内翻畸形（图 64-5）。

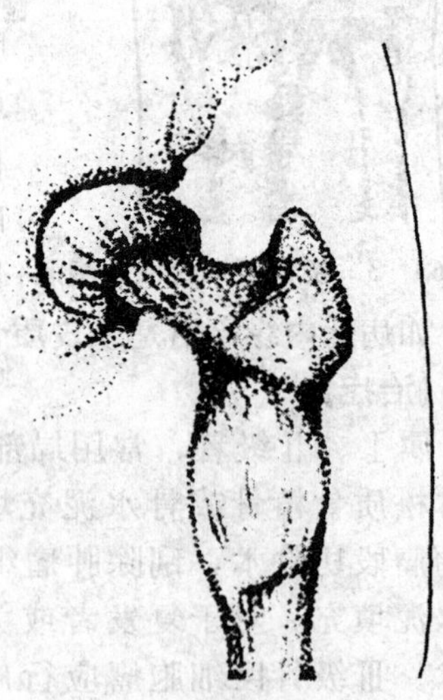

图 63-5 股骨上端骨纤维异样增殖症

【治疗】

单骨且病变局限者无需治疗。病损较大者可采用刮除植骨术。发生在非负重部位，如腓骨、肋骨者，可做节段切除。合并病理骨折按骨折处理。对有畸形者，可行截骨矫形术。

第三节　恶性骨肿瘤

一、骨肉瘤

骨肉瘤（osteosarcoma）是一种最常见的原发恶性肿瘤。本病以 10～25 岁青少年多见。男女之比约 2∶1。骨肉瘤好发于四肢长管状骨的干骺端，其中股骨下端和胫骨上端占 75%，其次为腓骨上端、肱骨上端。

【临床表现】

主要症状为局部疼痛。早期为隐痛，间歇性发作，以后变为持续性逐渐加重的剧痛，夜间尤甚。局部出现肿胀及肿块，皮肤紧张发亮，表浅静脉怒张，皮温增高。肿块质硬韧，不活动，明显压痛。部分触诊有血管搏动感。附近关节功能活动受限。

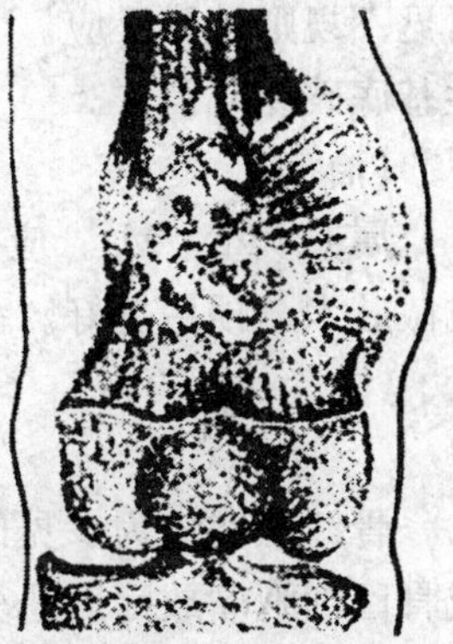

图 63－6　股骨下端骨肉瘤

X 线检查：根据肿瘤成分不同，可有不同形态。可表现为病变内有硬化及溶骨性破坏两种改变，两者常同时存在。肿瘤与正常骨无明显界限，骨膜反应可呈现 Codman 三角或呈“日光放射状”现象。病变突破骨皮质可在软组织中产生大小不同的软组织肿块。发生肺转移时表现为肺的棉絮状团块影。骨转移时表现为骨质破坏及骨密度增高（图 63－6）。

CT、MRI 及骨扫描有助于确定骨肉瘤的诊断、类型及范围。

【实验室检查】

成骨肉瘤血清碱性磷酸酶（反映成骨活动）常明显增高。如手术后碱性磷酸酶仍不下降或下降后又再次升高，说明肿瘤切除不彻底或有转移。此外，还可有贫血、血沉增快及白细胞计数增多。

【病理】

本病的病理诊断难易程度区别很大，典型的瘤组织为灰白色或暗红色脆弱组织。其中可见沙砾样骨化及肿瘤骨。显微镜下骨肉瘤的细胞成分包括瘤样成骨细胞、成软骨细胞和成纤维细胞。瘤细胞形成肿瘤性骨样组织和肿瘤骨。肿瘤血管丰富，瘤细胞常侵犯血管，在血管内形成细胞栓子，随血行转移。

【治疗】

属 G_2 T_{1-2} M_0。应采用化疗、手术、放疗和免疫疗法等综合治疗。术前大剂量化疗 4～8 周，然后作根治切除后置入假体、切除瘤段灭活再植的保肢手术或截肢手术。术后继续应用以化疗为主的综合治疗。

二、软骨肉瘤

软骨肉瘤（chondrosarcoma）是发生于软骨组织的恶性肿瘤，分为原发和继发两种。继发者多由软骨性肿瘤恶变而来。发病以 20～40 岁居多。好发于股骨远端、胫骨和肱骨近端、髂骨和肩胛骨。

【病理】

大体病理，软骨肉瘤呈分叶状。瘤组织呈白色、半透明、有光泽、质脆，其中可见钙化或骨化。显微镜下，软骨肉瘤由肉瘤性软骨细胞、软骨基质和少数黏液细胞构成。同一肿瘤中细胞分化不同。

【临床表现】

主要症状为局部疼痛和肿块，开始为隐痛，呈间歇性，逐渐加重。肿瘤表面光滑，质硬，无压痛。肿块逐渐增大，转移较晚。肿块位于胸腔、盆腔者可出现压迫症状。肿瘤邻近关节可引起活动受限。X线检查：软骨肉瘤多破坏干骺端松质骨，出现大小不等、形状不规则的密度减低阴影。病灶中有斑点状或块状钙化点或絮状斑点。肿瘤附近骨皮质膨胀变薄，可见不规则骨膜反应。骨软骨瘤恶变者，在软骨帽部位可见片状棉絮状钙化，晚期可出现骨性基底破坏或消失。

【治疗】

属 G_2 T_{1-2} M_0。应尽早手术治疗。对化疗、放疗不敏感。保留肢体的根治性局部切除或截肢术，预后良好。

三、骨纤维肉瘤

骨纤维肉瘤为少见的恶性骨肿瘤。多数为原发，少数由骨纤维异样增殖症、畸形性骨炎或骨巨细胞瘤放疗后恶变而来。常见于20～40岁成年人。可发生于任何骨，但好发于四肢长骨干骺端或骨干，以股骨、胫骨多见。

【临床表现】

主要症状为局部疼痛及肿块，疼痛一般不甚严重，肿瘤体积可很大。肿瘤表面光滑、质硬韧，有压痛，肿瘤表面可有静脉怒张。X线检查：骨纤维肉瘤的X线表现为骨髓腔内溶骨性或虫蛀样骨破坏，界限不清，不见钙化、骨化和骨膜反应。肿瘤穿破骨皮质后可见骨皮质缺损和软组织肿块。周围型者常见一侧骨皮质破坏和巨大软组织肿块。常有病理性骨折。

【治疗】

属 G_2 T_{1-2} M_0。根据肿瘤范围和分化程度，可作局部切除的保肢治疗或截肢术。该病对放疗、化疗均不敏感。预后较好。

（王　聪）

第六十四章　断肢（指）再植

肢体离断重获新生是医学发展的重要里程碑。1963 年我国首次断肢再植成功，显微外科从此在该领域发挥了巨大作用，断肢（指）再植在许多医院相继开展，显微外科血管吻合技术由原来的 3.5mm 直径血管吻合成功到现在的 0.2mm 直径血管吻合成功标志着断肢（指）再植技术已成熟。已有数例 10 指完全离断再植全部成活的报道，有 42 天婴儿断腕和 18 个月幼儿断指再植成功的报道，我国的断肢（指）再植无论从数量、成活率以及术后功能恢复方面均处于国际领先水平。再植已不仅仅只限于单纯的成活，而追求功能和外观完美的最佳结果。没有功能的断肢（指）再植，即使成活，也不能算为成功。

【分类】

1. 根据肢体离断的程度　分为完全性断肢和不完全性断肢。前者是指离断的肢体远近两端没有任何组织相连或只有少量损伤的组织相连清创时必须将其切除者；后者是指肢体离断后软组织离断超过肢体截面 2/3，并有主要血管断裂，如不缝接血管将导致远侧肢体坏死。

2. 根据损伤性质　分为切割性、辗压性和撕脱性三大类。

（1）切割性断肢：是由锐性刀具损伤而致，断面比较整齐，污染轻，再植成功率高。

（2）辗压性断肢：是由冲床、车轮等辗压而致，组织损伤较前者广泛，污染较重，清创时需要切去被压轧部分，肢体适当短缩，使其接近切割性断肢。

（3）撕脱断肢：是由滚动的轮带等将肢体撕断。血管、神经、肌腱从肢体中抽出，创面不在同一水平、造成比较广泛的撕脱，手术比较复杂，成活率低，术后功能恢复差。

【再植手术指征】

再植手术随着显微外科技术不断提高，适应证不断扩大。

1. 全身情况良好，能耐受较长时间的手术，无危及生命的重要内脏复合伤方可再植。休克患者，应先纠正休克，再施行再植。有重要脏器如心、肝、肾严重疾病和严重感染、糖尿病、全身出血倾向者，不宜再植。

2. 缺血时限　肢体离断后，究竟在多长时间内再植能成活，这与离断平面、保存方式有关。当离断肢体平面较高时，如大腿或上臂离断，由于离断的肢体包含肌肉较多，在常温下应以 6～8 小时为限，超过这个时间，肌细胞变性坏死，再植后难以成活或无功能，不宜再植。若离断平面低，如断足、断指等，离断肢体肌肉少，时限可延长到 12～24 小时。断肢再植应分秒必争，时间越长，成活率越低。另外，缺血时限与断肢保存方式有关，冷藏（4℃）比常温下保存的肢体缺血时限可明显延长，有报道踝关节离断在冷藏条件下 36 小时再植成活。同样的缺血时间，冷藏比常温下保存再植成活率高。

3. 损伤严重的断肢（指）不宜再植。对于骨缺损过多，血管、神经、肌肉、肌腱挫伤或撕脱广泛的患者，再植后无法恢复功能，不要勉强再植。

4. 断肢（指）经刺激性液体、高渗或低渗液体、消毒液体长时间浸泡者，不宜再植。

5. 病员躁动性精神失常或治疗非常不配合者，不宜再植。

【断肢的保存】

采用干燥冷藏的方法，忌用任何液体浸泡。有条件时，以4℃冰箱冷藏为宜。若受伤现场没有冰箱或在运送途中，宜用无菌或清洁敷料包裹好，放入塑料袋中，再置于已放置冰块或易购的冰性食品的容器内或塑料袋中。整体塑料袋保存适用于离断大的肢体保存。这样既可避免断肢与冰块直接接触而冻伤，又可保持低温，有利于离断肢体的有效保存，为再植创造有利条件（图65－1）。

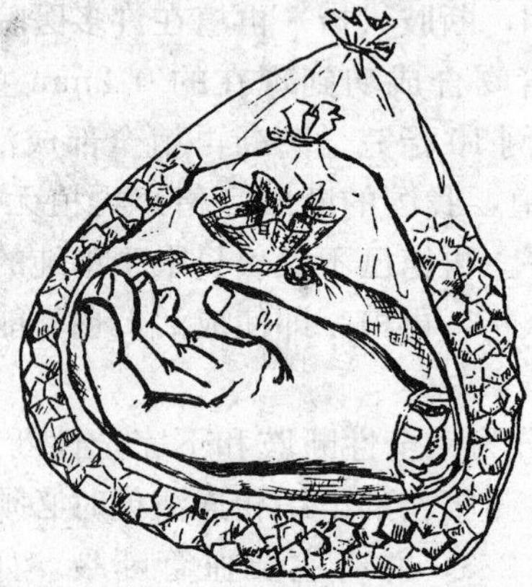

图65－1　断手的保存方法

【再植手术原则】

断肢（指）再植是综合性创伤外科手术，需要良好的显微外科技术，须遵循外科手术基本原则，按一定程序修复。

（一）再植程序　为了有利于操作和节省时间，再植要求按一定程序进行。一般断肢修复的顺序是清创，骨骼固定，肌肉、肌腱（以简单快速而有效的方法修复，目的进一步稳定离断肢体的固定以利血管神经修复）、静脉、动脉吻合，神经修复和皮肤缝合。如果离断肢体缺血时间过长时，断肢修复顺序则是清创，断肢骨固定，吻合动脉、静脉（快速恢复血供），屈、伸肌腱缝合，吻合神经，缝合皮肤。

（二）彻底清创　清创是再植成活和预防感染的关键，要求彻底清除污染、挫灭严重损伤的组织，包括皮肤、皮下组织、筋膜、肌肉等，肢体血循环恢复后，再一次检查肌肉血运情况，清除无血运的肌肉组织，防止术后液化感染。

（三）骨骼固定　骨是肢体的支架，应首先修复，肢体离断后由于软组织回缩和断面创伤组织的清除，再植时需要适当缩短骨骼，以减少软组织缝合张力。上肢骨骼短缩后，对功能影响不大，下肢短缩不应超过4cm（如果必须短缩可先实施短缩再植，待后期可行肢体延长术或支具应用），指骨短缩0.5cm为宜。内固定要确实，可选用钢板、髓内针、外固定架、钢丝、克氏针等进行固定。

（四）肌肉和肌腱的修复　断裂的肌肉采用褥式或“8”字缝合。肌腱缝合方法繁多，目前多采用3－0、5－0尼龙线缝合。显微缝合修复的肌腱愈合快，粘连轻，术后可早期活动，有利于功能恢复。对于腕部离断患者，可以仅缝合功能重要的肌腱，满足手的主要功能。如果时间允许可详尽修复。

（五）血管的修复　吻合血管前应切除挫伤的血管断端，血管要在无张力下吻合，缺损过多要行血管移植。血管吻合方法常用端端吻合、套接吻合法等。修复动、静脉比例应为1∶1.5～2。先吻合静脉，后吻合动脉（如果断肢缺血时间长则先吻合动脉后吻合静脉）。

（六）神经的修复　神经吻合可行外膜缝合和束膜缝合。神经吻合要在再植时Ⅰ期完成，Ⅱ期修复效果差。离断肢体的运动神经Ⅰ期修复尤为重要，另外是手部功能面的感觉神经也要尽量保证修复质量。

【再植术后处理】

再植术后治疗至关重要。再植肢体的手术通血后非常容易因术后的护理和治疗不及时或不当而形成血管危象、血管栓塞而导致再植失败。

（一）一般处理　患肢相对抬高制动、监测血压脉搏、血氧饱和度等生命重要指标。及时补足血容量，严格卧床，禁烟及禁止外界干扰和刺激，平和伤员紧张情绪，严格止痛，避免一切导致血管收缩的潜在因素。冬天保持室温23～25℃，床边烤灯照射（勿离得太近，以免烫伤）。每1～2小时观察一次，观察指标主要是再植肢体的肢端色泽、毛细血管反应；肢端饱满情况；皮温变化等。以上检查以不引起伤员疼痛为原则。

（二）术后用药　抗血管痉挛药如罂粟碱、妥拉唑啉等；抗凝血药如低分子右旋糖酐、小剂量肠溶阿司匹林等，肝素已不主张应用；抗感染药物以广谱抗生素为主，一般首选青霉素等。

（三）血管危象处理　血管危象是指再植术后已通畅的血管因血管吻合质量因素、身体内在因素、医疗、环境、病员情绪等因素引起血管通畅率减低；或因血栓阻塞而导致再植肢体出现血液循环障碍。再植术后48小时之内易发生血管危象。动脉危象表现为指甲、指腹苍白、瘪陷，皮温降低，毛细血管无反应。静脉危象表现为指甲发绀，指腹张力增高，毛细血管反应变快，皮温从略升高而逐渐下降。发生上述情况时，应及时应用罂粟碱等解痉药，观察1～2小时后，若不见好转，应考虑血栓形成，进行手术探查，切除血栓段，重新吻合。血管长度不够时，应移植血管。

（四）术后1～2周配合理疗，早期功能练习，防止肌腱粘连。制订周密的治疗计划，力争最大限度地恢复再植肢体的功能。

（傅中国）